Anatomia Geral e
Sistema Locomotor

PROMETHEUS

Atlas de Anatomia

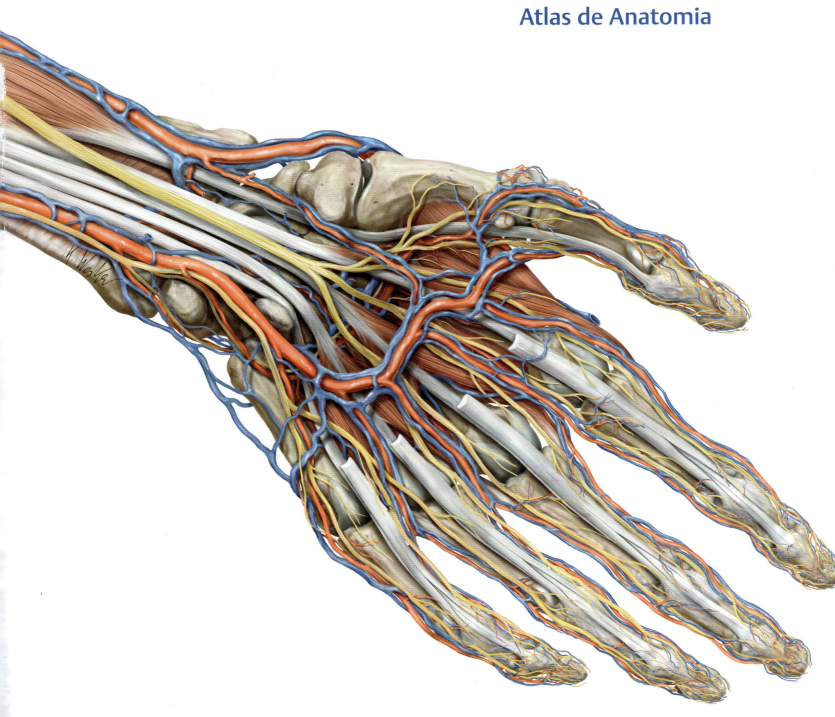

O GEN | Grupo Editorial Nacional – maior plataforma editorial brasileira no segmento científico, técnico e profissional – publica conteúdos nas áreas de ciências humanas, exatas, jurídicas, da saúde e sociais aplicadas, além de prover serviços direcionados à educação continuada e à preparação para concursos.

As editoras que integram o GEN, das mais respeitadas no mercado editorial, construíram catálogos inigualáveis, com obras decisivas para a formação acadêmica e o aperfeiçoamento de várias gerações de profissionais e estudantes, tendo se tornado sinônimo de qualidade e seriedade.

A missão do GEN e dos núcleos de conteúdo que o compõem é prover a melhor informação científica e distribuí-la de maneira flexível e conveniente, a preços justos, gerando benefícios e servindo a autores, docentes, livreiros, funcionários, colaboradores e acionistas.

Nosso comportamento ético incondicional e nossa responsabilidade social e ambiental são reforçados pela natureza educacional de nossa atividade e dão sustentabilidade ao crescimento contínuo e à rentabilidade do grupo.

Anatomia Geral e
Sistema Locomotor

PROMETHEUS
Atlas de Anatomia

Michael Schünke
Erik Schulte
Udo Schumacher

Ilustrações de
Markus Voll
Karl Wesker

6ª edição revisada e ampliada

2.120 ilustrações

Revisão Técnica
Marco Aurélio R. Fonseca Passos MD, Ms, PhD
Médico. Mestre em Anatomia pela Universidade Federal do Rio de Janeiro (UFRJ). Doutor em Ciências pela Universidade do Estado do Rio de Janeiro (UERJ). Chefe do Departamento de Anatomia da UERJ.

Tradução
Mariana Villanova Vieira

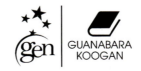

Professor
Dr. med. Dr. rer. nat. Michael Schünke
Anatomisches Institut der
Christian-Albrechts-Universität zu Kiel
Otto-Hahn-Platz 8
24118 Kiel

Professor
Dr. med. Erik Schulte
Universitätsmedizin der
Johannes Gutenberg-Universität Mainz
Institut für Funktionelle und Klinische Anatomie
Johann-Joachim-Becher-Weg 13
55128 Mainz

Professor
Dr. med. Udo Schumacher, FRCPath, FSB, DSc
MSB Medical School Berlin
Hochschule für Gesundheit und Medizin
Rüdesheimer Straße 50
14197 Berlin

Ilustrações
Markus Voll, München (Homepage: www.markus-voll.de)
Karl Wesker, Berlin (Homepage: www.karlwesker.de)

Nota Importante: A medicina é uma ciência em constante mudança e desenvolvimento. A pesquisa e a experiência clínica aumentam continuamente nosso conhecimento, sobretudo em relação ao tratamento adequado e à terapia com fármacos. Quando, neste livro, são mencionadas dosagens ou aplicações, os leitores podem ficar seguros de que os autores, os editores e os divulgadores envidaram todos os esforços para assegurar que tais referências estivessem de acordo com **o conhecimento em vigor no momento da produção do livro**. Entretanto, isso não envolve nem implica nenhuma garantia ou responsabilidade por parte dos editores no tocante a qualquer instrução de dosagem e formas de aplicação citadas neste livro. **Cada usuário deve examinar cuidadosamente** as recomendações dos fabricantes apresentadas em cada medicamento e verificar, se necessário, pela consulta de um clínico geral ou especialista, se a dosagem mencionada ou as contraindicações citadas pelo fabricante diferem daquelas referidas neste livro. Tal exame é, sobretudo, importante para substâncias ou fármacos que são raramente usados ou que foram recentemente introduzidos no mercado. **Os esquemas de dosagem ou formas de aplicação referidos são integralmente do risco e da responsabilidade do próprio usuário**. Os autores e os editores solicitam a cada usuário relatar aos editores eventuais discrepâncias ou falhas observadas.

Esta obra é uma tradução do original da 6ª edição na língua alemã de:
Copyright © 2022 of the original German language edition by Georg Thieme Verlag KG, Stuttgart, Germany.
Original title: Prometheus LernAtlas der Anatomie, Volume 1: Allgemeine Anatomie und Bewegungssystem, 6/e, by Michael Schünke, Erik Schulte, Udo Schumacher, with illustrations by Markus Voll and Karl Wesker.
All rights reserved.

Direitos exclusivos para a língua portuguesa
Copyright © 2024 by
EDITORA GUANABARA KOOGAN LTDA.
Uma editora integrante do GEN | Grupo Editorial Nacional
Travessa do Ouvidor, 11
Rio de Janeiro – RJ – CEP 20040-040
www.grupogen.com.br | faleconosco@grupogen.com.br

Reservados todos os direitos. É proibida a duplicação ou reprodução deste volume, no todo ou em parte, em quaisquer formas ou por quaisquer meios (eletrônico, mecânico, gravação, fotocópia, distribuição pela Internet ou outros), sem permissão, por escrito, da EDITORA GUANABARA KOOGAN LTDA.

Editoração eletrônica: Anthares

Ficha catalográfica

S419p
6. ed.
v. 1
    Schünke, Michael, 1950-
    Prometheus atlas de anatomia : anatomia geral e sistema locomotor / Michael Schünke, Erik Schulte, Udo Schumacher; ilustração Markus Voll, Karl Wesker; revisão técnica Marco Aurélio R. Fonseca Passos; tradução Mariana Villanova Vieira. - 6. ed., rev. e ampl. - Rio de Janeiro: Guanabara Koogan, 2024.
    il.

    Tradução de: Prometheus lernatlas der anatomie
    Apêndice
    Inclui índice
    "2.120 ilustrações"
    ISBN 9788527740524

    1. Anatomia humana - Atlas. 2. Sistema musculoesquelético - Anatomia - Atlas. I. Schulte, Erik. II. Schumacher, Udo. III. Voll, Markus. IV. Wesker, Karl. V. Passos, Marco Aurélio R. Fonseca. VI. Vieira, Mariana Villanova. VII. Título.

24-88778   CDD: 611.0222
         CDU: 611(084.4)

Meri Gleice Rodrigues de Souza - Bibliotecária - CRB-7/6439

Alguns nomes de produtos, patentes e desenhos registrados referidos neste livro são, de fato, marcas registradas ou selos de propriedade, mesmo quando não exista no texto uma referência específica a isto. Portanto, o aparecimento de um nome sem a designação do selo de propriedade não deve ser entendido pelo usuário como uma representação do editor de que ele seja de domínio público.
Este livro, incluindo todas as suas partes, é legalmente protegido pela lei de Direitos Autorais. Qualquer uso, exploração ou comercialização fora dos limites estreitos impostos pela legislação dos direitos autorais, sem consentimento da editora, é ilegal e sujeito a processo jurídico. Isto se aplica principalmente à reprodução como cópias, mimeografias, preparação de microfilmes, processamento e armazenamento eletrônicos de dados.

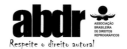

Por que Prometheus?

Segundo a mitologia grega, Prometheus despertou a ira de Zeus por ter criado os homens à semelhança dos titãs e lhes entregado o fogo, que representa a iluminação.

Prometheus, em grego, significa "o que pensa adiante"; e, para fazer jus a seu nome, nosso atlas foi elaborado com o objetivo "abrir novos caminhos". Para tal, foi realizada uma ampla pesquisa com estudantes e docentes – em países de língua alemã e nos EUA –, a fim de se obter um projeto único e inovador. O ponto de partida para este trabalho foi investigar o que deveria constar em um atlas de anatomia para que ele fosse ideal para os estudantes. A partir disso, iniciou-se a busca por um conteúdo adequado para que o estudante pudesse aprender, de maneira objetiva e didática, a grande quantidade de informação que a anatomia demanda.

A anatomia – principalmente a anatomia macroscópica – representa um grande desafio para o estudante, uma vez que abrange inúmeros termos e conceitos, além de ser ensinada já no início da graduação, quando o aluno nem sempre consegue perceber a importância das informações e fazer correlações com outras disciplinas, como a fisiologia, por exemplo.

Sabe-se, não obstante, que o conhecimento sólido da anatomia é indispensável para uma prática médica competente, e isso se torna cada vez mais claro com o avanço dos estudos. É importante também conhecer as variantes do corpo humano, porque isso pode ser muito relevante posteriormente no contexto da interpretação dos achados, ou durante as cirurgias, e ajudar a prevenir erros. Em *Prometheus* houve, portanto, especial atenção às variantes da anatomia humana, tais como vasos sanguíneos adicionais ou não conformes, ou anomalias posicionais de órgãos, ao mesmo tempo que se buscou criar um modelo bem estruturado para facilitar o aprendizado do aluno. Para alcançar esse objetivo, os tópicos foram escolhidos cuidadosamente, visando estabelecer, desde o início, conexões importantes com a atividade clínica do futuro profissional da saúde. Outro propósito foi o de apresentar as figuras sempre acompanhadas de comentários explicativos, conduzindo o leitor, passo a passo, a uma compreensão detalhada dos conceitos e de complexas conexões.

O fato de a anatomia macroscópica ser considerada em muitas áreas – com exceção de alguns conteúdos neuroanatômicos – uma matéria "fechada" foi de grande ajuda. Algo inédito representaria uma exceção. A regra é um conhecimento especializado e estabelecido em muitas áreas, que somente ganha nova visão, em face de mudanças das exigências clínicas. A anatomia seccional é conhecida pelos anatomistas há mais de 80 anos, apesar de não ser amplamente utilizada. Ela passou por um grande renascimento com o avanço de novas técnicas de imagem, tais como as de TC e de RM, que sequer podem ser interpretadas sem um profundo conhecimento da anatomia seccional.

A anatomia pode não ser "nova" no sentido estrito da palavra, mas a maneira da apresentação didática tem de ser moderna e atualizada. Em suma, nosso objetivo maior foi produzir um atlas que representasse um guia didático ao estudante e que lhe despertasse o interesse para essa importante área. Esperamos que *Prometheus* sirva, igualmente, a alunos e profissionais da saúde como uma fonte abalizada e segura de informações.

"Para alcançar o possível, deve-se tentar o impossível."
(Rabindranath Tagore)

Michael Schünke, Erik Schulte, Udo Schumacher, Markus Voll e Karl Wesker
Kiel, Mainz, Hamburgo, Munique e Berlim, agosto de 2022

Agradecimentos

Em primeiro lugar e sempre, gostaríamos de agradecer às nossas famílias, a quem dedicamos esta obra.

Desde o primeiro volume de *Prometheus*, em 2005, recebemos inúmeras notas e sugestões. Gostaríamos de usar esta página para expressar os nossos sinceros agradecimentos às seguintes pessoas que de alguma forma ajudaram ao longo dos anos a aprimorar o *Prometheus*:

Dr. rer. nat. Kirsten Hattermann, Dr. med. dent. Runhild Lucius, Prof. Dr. Renate Lüllmann-Rauch, Prof. Dr. Jobst Sievers, Dr. med. dent. Ali Therany, Prof. Dr. Thilo Wedel (todo o Instituto de Anatomia da Universidade Christian-Albrechts de Kiel) e Prof. Univ. Dr. med. Christoph Düber (Universidade de Medicina de Mainz), Dr. med. dent. Christian Friedrichs (Prática de Odontologia Restauradora e Endodontia, Kiel), Prof. Dr. Reinhart Gossrau (Charité Berlin, Instituto de Anatomia), Prof. Dr. Daniel Haag-Wackernagel (Basileia), Dr. med. Johannes Martin Hahn (Tübingen), Prof. Dr. med. Stefan Müller-Hülsbeck (DIAKO Krankenhaus gGmbH Flensburg), Dr. Róbert Késmárszky, MD, Prof. Susanne Klutmann (UKE Hamburg), Michael Kriwat (Kiel), Prof. Dr. Paul Peter Lunkenheimer (Universidade Westphalian Wilhelms de Münster), Prof. Dr. Janos Mester (UKE Hamburg), docente particular Dr. Jörg Detlev Moritz (Departamento de Radiologia e Neurorradiologia Kiel), docente particular Dr. Thomas Müller (Universidade de Medicina de Mainz), docente particular Dr. Dan mon O'Dey (Luisenhospital Aachen), Dr. Kai-Hinrich Olms, Cirurgia do Pé de Bad Schwartau, Dr. med. Dipl. Fis. Daniel Paech (Centro Alemão de Pesquisa do Câncer de Heidelberg), OA Dr. Thilo Schwalenberg (Clínica Urológica do Hospital Universitário de Leipzig), Dr. med. Hans-Peter Sobotta (Fundação Herzogin Elisabeth Hospital de Braunschweig), Prof. Dr. em. Katharina Spanel-Borowski (Universidade de Leipzig), Dr. Jürgen Specht (Orthopaedicum Frankfurt), Prof. Dr. Christoph Viebahn (Universidade de Göttingen), Dr. med. Imke Weyers (Universidade de Lübeck).
Pelo elaborado trabalho de revisão, em particular no contexto da 1ª edição, agradecemos a bióloga Gabriele Schünke, Dr. med. Jakob Fay e cand. med. Claudia Dücker, cand. med. Simin Rassouli, cand. med. Heike Teichmann, cand. med. Susanne Tippmann e cand. med. dent. Sylvia Zilles, especialmente pela ajuda com as legendas, Dr. Julia Jörns-Kuhnke.

Um agradecimento especial para os nossos dois editores de arte, Stephanie Gay e Bert Sender. A capacidade de organizar imagens e textos, relacionando-os lado a lado em duas páginas, foi fundamental para a qualidade didática e visual do nosso atlas.

Prometheus não teria surgido sem a editora. Como são sempre as pessoas, e não as instituições que tornam um projeto desse tipo possível, agradecemos especialmente àqueles que supervisionaram este projeto. "O impossível tornou-se possível" graças ao Dr. Jürgen Lüthje, programador da Thieme-Verlag. Ele não apenas conseguiu aliar os desejos dos autores e dos artistas gráficos às necessidades reais, mas também manteve ao longo dos anos de trabalho uma equipe de cinco pessoas concentrada em um projeto cujo objetivo nos era conhecido desde o início e cuja ampla dimensão, no entanto, só nos foi aberta ao máximo durante o nosso trabalho. O seu mérito é não ter deixado que os obstáculos impedissem a conquista do objetivo comum de toda a equipe. A paciência admirável e a capacidade de equilíbrio, especialmente em situações problemáticas, mostraram-se nas inúmeras conversas com ele. Portanto, ele merece o nosso sincero e profundo agradecimento. Desde que o Dr. Jürgen Lüthje se aposentou em 2018, o Dr. Jochen Neuberger assumiu *Prometheus* com grande empenho, continuando o desenvolvimento em conjunto com a equipe anterior.

A Sra. Sabine Bartl foi, no melhor sentido do termo, o ponto de referência para os autores. Ela leu – como estudiosa, e não como médica – todos os textos e, em conexão com as imagens, avaliou se para um (ainda não) médico – um estudante do ciclo básico – a lógica da apresentação seria realmente óbvia. Desse modo, sugeriu a reformulação do texto com inúmeras propostas. Graças às suas sugestões, os temas foram reformulados e reconfigurados. Não apenas os autores devem agradecê-la: o leitor, a quem agora os fatos estão bem acessíveis, também se beneficia do seu talento didático.

O Sr. Martin Spencker, Diretor de Publicação de Estudos e Ensino na publicação da 1ª edição, foi, como principal responsável pelo projeto, a conexão crucial na coordenação entre editores, por um lado, e autores e artistas gráficos, por outro. Sua capacidade de lidar com problemas e ambiguidades por meio de decisões rápidas e não convencionais beneficiou muito o projeto. A sua abertura a todas as preocupações dos autores e artistas gráficos, a transparência e a equidade em todas as discussões deram ao projeto cada vez mais impulso e condições estruturais claras para uma parceria aberta e cooperativa. Agradecemos muito a sua contribuição para esta obra.

Sem qualquer exceção, o trabalho conjunto com todos os funcionários da editora Thieme foi, em todos os momentos, agradável e amigável. Infelizmente, por motivos de espaço, não podemos mencionar aqui todas as pessoas que de algum modo estiveram envolvidas na conclusão do *Prometheus*. Nós nos limitamos, portanto, a alguns funcionários que tiveram uma ligação especial com este livro. Neste contexto, gostaríamos de agradecer a Antje Bühl, que esteve presente desde o início como assistente do projeto e assumiu vários trabalhos, como, por exemplo as revisões constantes dos leiautes e a assistência na captura das legendas, a Yvonne Straßburg, Michael Zepf e Laura Diemand, que se certificaram de que *Prometheus* fosse impresso no tempo planejado e dedicaram ao longo do processo de produção toda a sua experiência; Susanne Tochtermann-Wenzel e Anja Jahn, pelo apoio com questões técnicas sobre as ilustrações, Julia Fersch, que garantiu que *Prometheus* também estivesse acessível via eRef., a Almut Leopold e Dr. Wilhelm Kuhn pelo excelente índice; a Marie-Luise Kürschner e Nina Jentschke pelo atraente estilo da capa; e Dr. Thomas Krimmer, Liesa Arendt, Birgit Carlsen, Stephanie Eilmann, Marion Hamm e Anne Döbler representam todos que orientam ou orientaram *Prometheus* em termos de *marketing*, vendas e relações públicas.

Os autores, agosto de 2022

Quem está por trás de Prometheus

Uma obra como Prometheus somente pode ser criada quando as pessoas envolvidas nela trabalham lado a lado. E foi pelo intercâmbio ativo entre os professores de anatomia Michael Schünke, Erik Schulte e Udo Schumacher, por um lado, e entre os ilustradores anatômicos Markus Voll e Karl Wesker, por outro, que surgiu esta obra didática e artística como se apresenta diante dos seus olhos.

A criação de unidades de aprendizagem que abordam consistentemente um tópico em duas páginas lado a lado é, em si mesma, um grande desafio. Os autores devem selecionar o conteúdo com precisão, compilá-lo e fornecê-lo com legendas explicativas. No entanto, a forma como este conteúdo é apresentado no atlas, o quão atraente e memorável é, depende muito das imagens – em Prometheus há agora cerca de 5.000

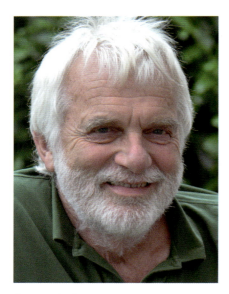

Foto: particular

Prof. Dr. med. Dr. rer. nat. Michael Schünke

Instituto de Anatomia, Universidade de Kiel
Estudo de Biologia e Medicina em Tübingen e Kiel
Ensino intensivo de estudantes de Medicina e Fisioterapeutas
Autor e tradutor de outros livros didáticos

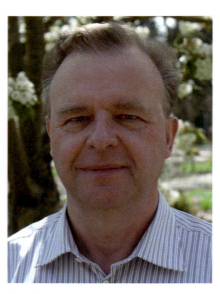

Foto: Kristina Schäfer

Prof. Dr. med. Erik Schulte

Instituto de Anatomia Funcional e Clínica da Universidade de Medicina de Mainz
Estudo de Medicina em Freiburg
Ensino intensivo de estudantes de Medicina
Prêmio de Excelência em Ensino em Mainz

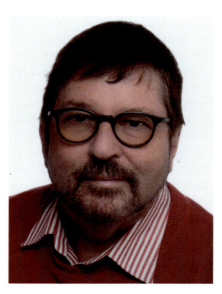

Foto: particular

Prof. Dr. med. Udo Schumacher

MSB Faculdade de Medicina de Berlim
Estudo de Medicina em Kiel, bem como um ano em temporada de estudos no Instituto Wistar de Anatomia e Biologia, Filadélfia
Ensino intensivo de estudantes de Medicina, Fisioterapeutas e Candidatos a Especialista (FRCS). Vários anos de residência em Southampton, com experiência em ensino transversal e integrado

imagens! Para criá-las, Markus Voll e Karl Wesker acumularam décadas de experiência em ilustração anatômica, visitaram coleções anatômicas, estudaram espécimes e trabalharam com obras de anatomia antigas e novas. Assim foi criado o *Prometheus*.

Prometheus o guiará com segurança, passo a passo, pela anatomia e mostrará o importante papel que a anatomia desempenha nas práticas posteriores: seja em uma cirurgia intestinal para um tumor, uma punção do tímpano para uma infecção da orelha média ou um exame de uma gestante – o profundo conhecimento anatômico é sempre necessário. Sem ele, não existe o bom médico.

Além disso, *Prometheus* não o poupará do aprendizado, o tornará, sim, ainda mais bonito. Assim garantem os autores e *designers* gráficos.

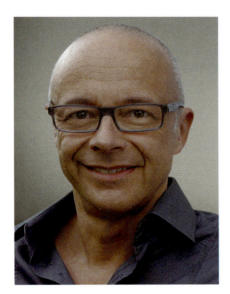

Foto: particular

Markus Voll

Ilustrador e *designer* gráfico *freelancer* em Munique
Formação em *Design* Gráfico na Escola Blocherer de *Design* em Munique
Estudo de Medicina na Universidade Luís Maximiliano de Munique
Décadas de trabalho como ilustrador científico para inúmeros projetos de livros

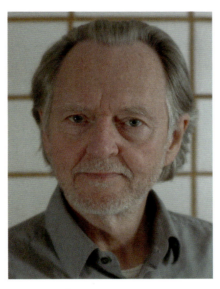

Foto: particular

Karl Wesker

Pintor *freelancer* e artista gráfico em Berlim
Treinamento em Estereografia e Litografia
Estudo de Comunicação Visual na Escola Politécnica de Münster e na Universidade de Artes de Berlim e História da Arte na Universidade Técnica de Berlim
Ativo há décadas na pintura livre e em desenhos gráficos científicos, como em projetos de livros de Anatomia

Sumário

A Anatomia Geral

1 Filogênese e Ontogênese Humanas
1.1 Filogênese Humana ... 2
1.2 Ontogênese Humana: Visão Geral, Fecundação e Estágios Iniciais do Desenvolvimento ... 4
1.3 Ontogênese Humana: Gastrulação, Neurulação e Formação dos Somitos ... 6
1.4 Ontogênese Humana: Desenvolvimento das Membranas Fetais e da Placenta ... 8
1.5 Desenvolvimento dos Arcos Faríngeos (Branquiais) nos Seres Humanos ... 10
1.6 Circulação Embrionária e Desenvolvimento dos Principais Vasos Sanguíneos ... 12
1.7 Desenvolvimento do Sistema Esquelético: Esqueleto Primitivo e Desenvolvimento dos Membros e das Articulações ... 14
1.8 Processos de Desenvolvimento e Remodelação Ósseos ... 16
1.9 Ossificação dos Membros ... 18
1.10 Estrutura e Posição dos Membros ... 20

2 Visão Geral do Corpo Humano
2.1 Corpo Humano (Proporções, Áreas de Superfície e Pesos) ... 22
2.2 Estrutura do Corpo Humano ... 24

3 Anatomia de Superfície e Planos de Orientação do Corpo Humano
3.1 Definições de Orientação do Corpo Humano, de seus Eixos e Planos Principais ... 26
3.2 Posição e Caracterização dos Planos de Avaliação Radiológica ... 28
3.3 Anatomia de Superfície ... 30
3.4 Anatomia de Superfície e Relevos Ósseos Palpáveis ... 32
3.5 Termos de Orientação do Corpo Humano ... 34
3.6 Regiões do Corpo (Anatomia Topográfica) ... 36
3.7 Pele ... 38

4 Ossos e Articulações
4.1 Esqueleto Ósseo e Estrutura dos Ossos Tubulares ... 40
4.2 Articulações: Visão Geral e Articulações "Falsas" (Sinartroses) ... 42
4.3 Articulações Verdadeiras: Elementos Estruturais, Estruturas Intra-articulares e Extra-articulares ... 44
4.4 Articulações Verdadeiras: Estrutura da Cápsula Articular e da Cartilagem Hialina Articular ... 46
4.5 Doenças Degenerativas das Articulações, como a Osteoartrite do Quadril (Coxartrose) ... 48
4.6 Bases da Mecânica Articular: Movimentos ... 50
4.7 Bases da Mecânica Articular: Estabilidade de Transmissão de Forças ... 52
4.8 Fraturas: Classificação, Consolidação e Tratamento ... 54

5 Musculatura Esquelética
5.1 Visão Geral: Sexo Feminino ... 56
5.2 Visão Geral: Sexo Masculino ... 58
5.3 Musculatura Esquelética: Tipos de Fibras Musculares; Músculos Esqueléticos Peniformes e Não Peniformes ... 60
5.4 Musculatura Esquelética: Estrutura e Função ... 62
5.5 Tendões e Mecanismos de Apoio à Função Muscular ... 64

6 Fáscias
6.1 Fáscias Musculares: Estrutura e Função ... 66
6.2 Sistemática das Fáscias do Tronco e das Cavidades Corporais ... 68

7 Vasos
7.1 Visão Geral do Sistema Circulatório ... 70
7.2 Estrutura das Artérias e das Veias ... 72
7.3 Leito Vascular Terminal ... 74

8 Sistema Linfático e Glândulas
8.1 Sistema Linfático Humano ... 76
8.2 Glândulas Exócrinas e Endócrinas ... 78

9 Neuroanatomia Geral
9.1 Desenvolvimento do Sistema Nervoso Central (SNC) ... 80
9.2 Derivados da Crista Neural e Desenvolvimento do Sistema Nervoso Periférico (SNP) ... 82
9.3 Topografia e Estrutura do Sistema Nervoso ... 84
9.4 Células do Sistema Nervoso ... 86
9.5 Estrutura de um Segmento da Medula Espinal ... 88
9.6 Inervação Sensitiva: Visão Geral ... 90
9.7 Inervação Sensitiva: Princípios da Formação de Dermátomos e de Plexos ... 92
9.8 Inervação Sensitiva: Dermátomos e Áreas de Inervação Cutânea ... 94
9.9 Inervação Motora: Organização da Medula Espinal e Reflexos ... 96
9.10 Inervação Motora: 1º e 2º Neurônios Motores ... 98
9.11 Diferenças entre o Sistema Nervoso Central e o Sistema Nervoso Periférico ... 100
9.12 Divisão Autônoma do Sistema Nervoso ... 102
9.13 Lesões nos Nervos Periféricos ... 104

B Parede do Tronco

1 Ossos, Articulações e Ligamentos

1.1	Esqueleto do Tronco	108
1.2	Coluna Vertebral	110
1.3	Desenvolvimento da Coluna Vertebral	112
1.4	Estrutura da Vértebra	114
1.5	Coluna Cervical	116
1.6	Coluna Vertebral Torácica	118
1.7	Coluna Vertebral Lombar	120
1.8	Sacro e Cóccix	122
1.9	Disco Intervertebral: Estrutura e Função	124
1.10	Ligamentos da Coluna Vertebral: Visão Geral e Região Toracolombar	126
1.11	Visão Geral dos Ligamentos da Coluna Cervical	128
1.12	Ligamentos da Parte Superior da Coluna Cervical (Articulações Atlantoccipital e Atlantoaxial)	130
1.13	Articulações dos Processos Articulares, Segmentos Motores e Amplitude dos Movimentos das Diferentes Regiões da Coluna Vertebral	132
1.14	Articulações Uncovertebrais da Coluna Vertebral Cervical	134
1.15	Anatomia Seccional da Região Lombar da Coluna Vertebral	136
1.16	Alterações Degenerativas na Região Lombar da Coluna Vertebral	138
1.17	Caixa Torácica	140
1.18	Esterno e Costelas	142
1.19	Articulações Costovertebrais e Movimentos do Tórax	144
1.20	Pelve Óssea	146
1.21	Ligamentos e Proporções da Pelve	148
1.22	Articulação Sacroilíaca	150

2 Sistemática da Musculatura

2.1	Musculatura da Parede do Tronco, sua Origem e sua Função	152
2.2	Músculos Próprios do Dorso (M. Eretor da Espinha): Feixe Lateral	154
2.3	Feixe Medial	156
2.4	Músculos Próprios do Dorso: Suboccipitais e Pré-vertebrais	158
2.5	Músculos da Parede Abdominal: Laterais e Oblíquos	160
2.6	Anteriores e Posteriores	162
2.7	Funções dos Músculos da Parede Abdominal	164
2.8	Músculos do Tórax (Mm. Intercostais, Escalenos e Transverso do Tórax)	166
2.9	Músculos do Tórax: Diafragma	168
2.10	Músculos do Assoalho Pélvico (Diafragma da Pelve, Diafragma Urogenital e Músculos Esfíncteres e Eretores)	170
2.11	Musculatura Extrínseca Secundária da Parede do Tronco: Musculatura Espinocostal, Espinoumeral e Toracoumeral	172

3 Topografia da Musculatura

3.1	Visão Geral dos Músculos do Dorso e da Aponeurose Toracolombar	174
3.2	Músculos Próprios do Dorso: Feixes Lateral e Medial do M. Eretor da Espinha	176
3.3	Músculos Próprios do Dorso: Músculos Suboccipitais	178
3.4	Músculos da Parede do Tórax e Fáscia Endotorácica	180
3.5	Transição Toracoabdominal: Diafragma	182
3.6	Músculos Laterais e Anteriores da Parede Abdominal	184
3.7	Estrutura da Parede Abdominal e da Bainha do Músculo Reto do Abdome	186
3.8	Músculos do Assoalho Pélvico: Visão Geral da Região Perineal e das Fáscias Superficiais	188
3.9	Músculos do Assoalho Pélvico: Estrutura do Assoalho Pélvico e dos Espaços Pélvicos, nos Dois Sexos	190
3.10	Músculos do Assoalho e da Parede Pélvica, na Mulher, Vista Inferior	192
3.11	Músculos do Assoalho Pélvico: M. Levantador do Ânus	194
3.12	Músculos do Assoalho Pélvico: Posição em Relação aos Órgãos e Vasos no Homem e na Mulher	196

4 Sistemática das Estruturas Vasculonervosas

4.1	Artérias	198
4.2	Veias	200
4.3	Vasos Linfáticos e Linfonodos	202
4.4	Nervos	204

5 Topografia das Estruturas Vasculonervosas

5.1	Parede Anterior do Tronco: Anatomia de Superfície e Vasos e Nervos Superficiais	206
5.2	Parede Posterior do Tronco: Anatomia de Superfície e Vasos e Nervos Superficiais	208
5.3	Parede Posterior do Tronco: Vista Posterior	210
5.4	Parede Posterior do Tronco: Vista Anterior	212
5.5	Parede Anterior do Tronco: Visão Geral e Localização dos Vasos e Nervos com Importância Clínica	214
5.6	Parede Anterior do Tronco: Nervos, Vasos Sanguíneos e Linfáticos da Mama Feminina	216
5.7	Parede Anterior do Tronco: Canal Inguinal	218
5.8	Parede Anterior do Abdome: Anatomia e Pontos Fracos	220
5.9	Hérnias Inguinais e Femorais	222
5.10	Topografia das Hérnias Inguinais	224
5.11	Diagnóstico e Tratamento das Hérnias	226
5.12	Hérnias Externas Incomuns	228
5.13	Desenvolvimento dos Órgãos Genitais Externos	230
5.14	Órgãos Genitais Masculinos Externos: Descida dos Testículos e do Funículo Espermático	232
5.15	Testículo e Epidídimo	234
5.16	Fáscias e Tecidos Eréteis do Pênis	236
5.17	Vasos e Nervos do Pênis	238
5.18	Órgãos Genitais Femininos Externos: Visão Geral e Episiotomia	240
5.19	Estruturas Vasculonervosas, Tecidos Eréteis, Músculos Eréteis e Vestíbulo	242
5.20	Localização, Estrutura e Inervação do Órgão Bulboclitoriano	244
5.21	Formas de Circuncisão e Construção do Pudendo	246

C Membro Superior

1 Ossos, Ligamentos e Articulações

1.1	Membro Superior	250
1.2	Integração do Cíngulo do Membro Superior com o Esqueleto do Tronco	252
1.3	Ossos do Cíngulo do Membro Superior	254
1.4	Ossos do Membro Superior: Úmero	256
1.5	Torção do Úmero	258
1.6	Rádio e Ulna	260
1.7	Faces Articulares do Rádio e da Ulna	262
1.8	Mão	264
1.9	Ossos Carpais	266
1.10	Arquitetura da Transição Radiocarpal e Metacarpal; Fraturas da Região Distal do Rádio e do Escafoide	268
1.11	Articulações do Ombro: Visão Geral, Articulações Claviculares	270
1.12	Ligamentos das Articulações Acromioclavicular e Escapulotorácica	272
1.13	Articulação do Ombro (Glenoumeral), Faces, Cápsulas e Cavidades Articulares	274
1.14	Articulação do Ombro (Glenoumeral), Reforço Capsular Ligamentar e Intervalo dos Rotadores	276
1.15	Espaço Subacromial	278
1.16	Bolsas Subacromial e Subdeltóidea	280
1.17	Artroscopia do Ombro	282
1.18	Anatomia Seccional do Ombro	284
1.19	Movimentos do Cíngulo do Membro Superior e da Articulação do Ombro	286
1.20	Articulação do Cotovelo	288
1.21	Articulação do Cotovelo: Cápsula e Ligamentos	290
1.22	Imagem da Articulação do Cotovelo	292
1.23	Antebraço: Articulações Radiulnares Proximal e Distal	294
1.24	Movimentos das Articulações do Cotovelo e Radiulnares	296
1.25	Visão Geral do Sistema Ligamentar da Mão	298
1.26	Ligamentos Intrínsecos da Mão, Compartimentos Articulares e Complexo Ulnocarpal	300
1.27	Túnel do Carpo	302
1.28	Ligamentos dos Dedos	304
1.29	Articulação Carpometacarpal do Polegar	306
1.30	Movimentos das Articulações da Mão e dos Dedos	308

2 Musculatura: Grupos Funcionais

2.1	Grupos Musculares Funcionais	310
2.2	Músculos do Cíngulo do Membro Superior: Mm. Trapézio, Esternocleidomastóideo e Omo-hióideo	312
2.3	Mm. Serrátil Anterior, Subclávio, Peitoral Menor, Levantador da Escápula e Romboides Maior e Menor	314
2.4	Músculos da Articulação do Ombro: Manguito Rotador	316
2.5	Músculos do Cíngulo do Membro Superior: M. Deltoide	318
2.6	Mm. Latíssimo do Dorso e Redondo Maior	320
2.7	Mm. Peitoral Maior e Coracobraquial	322
2.8	Músculos do Braço: Mm. Bíceps Braquial e Braquial	324
2.9	Mm. Tríceps Braquial e Ancôneo	326
2.10	Músculos do Antebraço: Mm. Flexores Superficiais e Profundos	328
2.11	Músculos Radiais	330
2.12	Mm. Extensores Superficiais e Profundos	332
2.13	Músculos Curtos da Mão: Mm. Tenares e Hipotenares	334
2.14	Mm. Lumbricais e Interósseos	336
2.15	Visão Geral da Função dos Músculos: Articulação do Ombro	338
2.16	Articulação do Cotovelo	340
2.17	Articulação do Punho	342

3 Musculatura: Anatomia Topográfica

3.1	Músculos Posteriores do Cíngulo do Membro Superior e da Articulação do Ombro	344
3.2	Músculos Posteriores da Articulação do Ombro e do Membro Superior	346
3.3	Músculos Anteriores do Cíngulo do Membro Superior e da Articulação do Ombro	348
3.4	Músculos Anteriores da Articulação do Ombro e do Membro Superior	350
3.5	Músculos Anteriores do Antebraço	352
3.6	Músculos Posteriores do Antebraço	354
3.7	Cortes Transversais do Braço e do Antebraço	356
3.8	Bainhas Tendíneas da Mão	358
3.9	Aponeurose Dorsal dos Dedos	360
3.10	Músculos Intrínsecos da Mão: Camada Superficial	362
3.11	Camada Intermediária	364
3.12	Camada Profunda	366

4 Sistemas Vasculonervosos: Formas e Relações

4.1	Artérias	368
4.2	Veias	370
4.3	Vasos Linfáticos e Linfonodos	372
4.4	Plexo Braquial: Organização	374
4.5	Parte Supraclavicular	376
4.6	Parte Infraclavicular do Plexo Braquial: Resumo e Ramos Curtos e Longos	378
4.7	N. Musculocutâneo e N. Axilar	380
4.8	Nervo Radial	382
4.9	Nervo Ulnar	384
4.10	Nervo Mediano	386

5   Sistemas Vasculonervosos: Anatomia Topográfica

5.1	Anatomia Topográfica e Vasos e Nervos Superficiais (Epifasciais): Vista Anterior	388
5.2	Vista Posterior	390
5.3	Região do Ombro: Vista Anterior	392
5.4	Axila: Parede Anterior	394
5.5	Parede Posterior	396
5.6	Bloqueio Anestésico do Plexo Braquial: Princípio, Vias de Acesso e Realização do Bloqueio	398
5.7	Região Braquial Anterior	400
5.8	Região do Ombro: Vistas Posterior e Superior	402
5.9	Região Braquial Posterior	404
5.10	Cotovelo (Região Cubital)	406
5.11	Região Antebraquial Anterior	408
5.12	Região Antebraquial Posterior e Dorso da Mão	410
5.13	Palma: Vasos e Nervos Superficiais (Epifasciais)	412
5.14	Suprimento Vascular	414
5.15	Túnel do Carpo	416
5.16	Regiões do Túnel Ulnar e Carpal Anterior	418

D   Membro Inferior

1   Ossos, Ligamentos e Articulações

1.1	Membro Inferior: Aspectos Gerais	422
1.2	Eixos Anatômico e Mecânico do Membro Inferior	424
1.3	Ossos do Cíngulo do Membro Inferior	426
1.4	Fêmur: Importância do Ângulo do Colo do Fêmur	428
1.5	Cabeça do Fêmur e Deformidades do Colo do Fêmur	430
1.6	Patela	432
1.7	Tíbia e Fíbula	434
1.8	Ossos do Pé (Vistas Dorsal e Plantar)	436
1.9	Ossos do Pé (Vistas Lateral e Medial); Ossos Tarsais Acessórios	438
1.10	Articulação do Quadril: Ossos que se Articulam	440
1.11	Ligamentos da Articulação do Quadril: Estabilização da Cabeça do Fêmur	442
1.12	Irrigação da Cabeça do Fêmur	444
1.13	Anatomia Seccional da Articulação do Quadril. Lesões Típicas de Indivíduos Idosos: Fraturas do Colo do Fêmur	446
1.14	Anatomia Seccional da Articulação do Quadril: Ultrassonografia de Derrame da Articulação do Quadril	448
1.15	Movimentos e Biomecânica da Articulação do Quadril	450
1.16	Desenvolvimento da Articulação do Quadril	452
1.17	Articulação do Joelho: Ossos Articulados	454
1.18	Ligamentos da Articulação do Joelho: Revisão	456
1.19	Articulação do Joelho: Ligamentos Cruzados e Colaterais	458
1.20	Meniscos	460
1.21	Cápsula e Cavidade Articulares	462
1.22	Articulação do Joelho: Amplitude de Movimento e Testes de Função do Aparelho Ligamentar Capsular	464
1.23	Ruptura do Ligamento Cruzado Anterior	466
1.24	Joelho: Anatomia Seccional	468
1.25	Articulações do Pé: Revisão dos Ossos Articulados e das Articulações	470
1.26	Faces Articulares	472
1.27	Talocrural e Talocalcânea	474
1.28	Ligamentos do Pé	476
1.29	Movimentos do Pé	478
1.30	Arco Plantar e Arco Transverso: Visão Geral	480
1.31	Arco Longitudinal do Pé	482
1.32	Ossos Sesamoides e Lâminas Plantares das Articulações Metatarsofalângicas	484
1.33	Doenças Degenerativas do Hálux: Hálux Valgo, Hálux Rígido e Hálux em Martelo	486
1.34	Pé: Anatomia Seccional	488
1.35	Marcha Humana	490

2   Musculatura: Grupos Funcionais

2.1	Músculos do Membro Inferior: Classificação	492
2.2	Músculos do Quadril e Glúteos: Músculos Mediais do Quadril	494
2.3	Músculos Laterais do Quadril	496

2.4	Grupo Adutor	498
2.5	Músculos Anteriores da Coxa: Grupo Extensor	500
2.6	Músculos Posteriores da Coxa: Grupo Flexor	502
2.7	Músculos da Perna: Grupos Extensor e Fibular	504
2.8	Grupo Flexor Superficial	506
2.9	Grupo Flexor Profundo	508
2.10	Músculos Intrínsecos do Pé: Dorso do Pé e Planta	510
2.11	Músculos Curtos do Pé: Planta (Compartimento Central)	512
2.12	Visão Geral das Funções dos Músculos: Articulação do Quadril	514
2.13	Articulação do Joelho	516
2.14	Articulação do Tornozelo	518

3 Musculatura: Anatomia Topográfica

3.1	Músculos da Coxa, do Quadril e da Região Glútea: Vistas Medial e Anterior	520
3.2	Vista Anterior, Origens e Inserções	522
3.3	Vistas Lateral e Posterior	524
3.4	Vista Posterior, Origens e Inserções	526
3.5	Músculos da Perna: Vistas Lateral e Anterior, Origens e Inserções	528
3.6	Vista Posterior, Origens e Inserções	530
3.7	Bainhas Tendíneas e Retináculos do Pé	532
3.8	Músculos Intrínsecos da Planta: Aponeurose Plantar e Camada Superficial	534
3.9	Camada Média	536
3.10	Músculos Intrínsecos da Planta: Camada Profunda, Origens e Inserções	538
3.11	Anatomia Seccional: Coxa, Perna e Pé	540

4 Sistemas Vasculonervosos: Formas e Relações

4.1	Artérias	542
4.2	Veias	544
4.3	Vasos Linfáticos e Linfonodos	546
4.4	Estrutura do Plexo Lombossacral	548
4.5	Nervos do Plexo Lombar: Nn. Ílio-hipogástrico, Ilioinguinal, Genitofemoral e Cutâneo Femoral Lateral	550
4.6	Nn. Obturatório e Femoral	552
4.7	Nervos do Plexo Sacral: Nn. Glúteo Superior, Glúteo Inferior e Cutâneo Femoral Posterior	554
4.8	N. Isquiático (Visão Geral e Distribuição Sensitiva)	556
4.9	N. Isquiático (Trajeto e Distribuição Motora)	558
4.10	Nn. Pudendo e Coccígeo	560

5 Sistemas Vasculonervosos: Anatomia Topográfica

5.1	Anatomia de Superfície I Vasos e Nervos Superficiais: Vista Anterior	562
5.2	Vista Posterior	564
5.3	Região Femoral Anterior, Inclusive Trígono Femoral	566
5.4	Suprimento Arterial da Coxa	568
5.5	Região Glútea: Visão Geral de seus Vasos e Nervos	570
5.6	Forames e Nervo Isquiáticos	572
5.7	Fossa Isquioanal	574
5.8	Canal do Pudendo e Região Perineal (Regiões Urogenital e Anal)	576
5.9	Região Femoral Posterior e Região Genicular Posterior	578
5.10	Região Crural Posterior e Região Retromaleolar Medial	580
5.11	Planta	582
5.12	Região Crural Anterior e Dorso do Pé: Inervação Cutânea	584
5.13	Artérias do Dorso do Pé	586

Apêndice

Referências Bibliográficas 591

Índice Alfabético 593

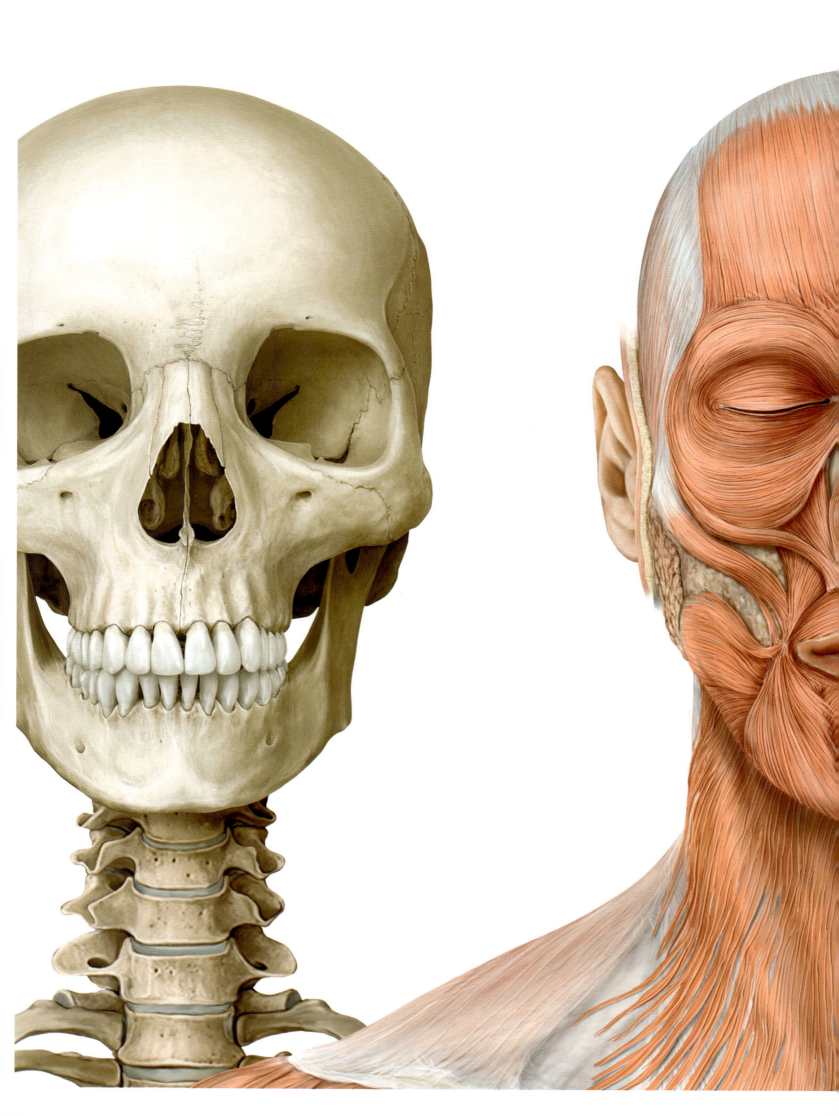

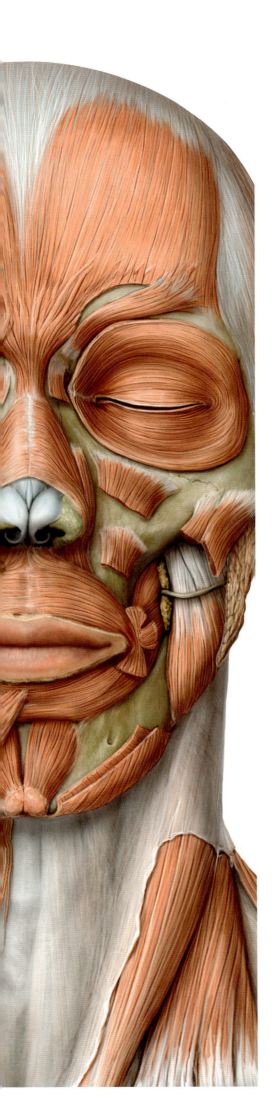

A Anatomia Geral

1	Filogênese e Ontogênese Humanas	2
2	Visão Geral do Corpo Humano	22
3	Anatomia de Superfície e Planos de Orientação do Corpo Humano	26
4	Ossos e Articulações	40
5	Musculatura Esquelética	56
6	Fáscias	66
7	Vasos	70
8	Sistema Linfático e Glândulas	76
9	Neuroanatomia Geral	80

1.1 Filogênese Humana

A Breve visão geral da filogênese humana
O estudo da filogênese humana permite melhor compreensão da evolução do corpo humano. Os seres humanos e os outros primatas pertencem ao **filo Chordata**. Este filo tem cerca de 50.000 espécies e consiste em dois subfilos:

- *Invertebrados*: cordados primitivos (Tunicata ou Urochordata) e cordados sem crânio verdadeiro (Acraniata, Cephalochordata)
- *Vertebrados*: animais que têm coluna vertebral.

Apesar das grandes diferenças na morfologia dos representantes dos cordados, estes se distinguem de todos os outros filos por determinadas características morfológicas que aparecem, muitas vezes, em diferentes fases da vida destes animais, às vezes somente durante a embriogênese (ver **G**). Os cordados invertebrados, sendo o anfioxo da espécie europeia (*Branchiostoma lanceolatum*) mais conhecida, podem ser considerados como *modelo de um vertebrado primitivo* devido a sua organização. Eles fornecem indícios para um entendimento da estrutura básica do corpo de um vertebrado e, portanto, são muito importantes para a compreensão da organização geral dos vertebrados (ver **D**).

Todos os **membros das classes de vertebrados atuais** (lampreias, peixes cartilaginosos, peixes ósseos, anfíbios, répteis, aves e mamíferos) compartilham muitas características (ver **H**), entre elas, a *coluna vertebral*, que consiste em uma sequência de vértebras (daí o nome do *subfilo Vertebrata*). A evolução de um *ovo amniótico*, isto é, o desenvolvimento do embrião no interior de uma casca de ovo rígida e em uma cavidade amniótica preenchida com líquido, aumentou a chance de sobrevida dos vertebrados no ambiente terrestre e, portanto, representou um passo significativo na evolução. Tal adaptação na função reprodutiva permitiu que os vertebrados terrestres (répteis, aves e mamíferos) completassem todo o ciclo de vida em terra e que cortassem seus últimos laços com a origem aquática. Ao compararmos os embriões das diferentes classes de vertebrados, podemos identificar numerosas semelhanças morfológicas e funcionais, como por exemplo, a existência dos arcos branquiais (ver **B**). Dentre os **mamíferos** podemos distinguir **três grupos principais**: monotremados (mamíferos primitivos, p. ex., ornitorrincos), marsupiais (infraclasse Marsupialia, p. ex., gambá, canguru) e placentários. Os seres humanos pertencem a este último grupo. Os mamíferos placentários apresentam algumas características específicas (ver **I**), como um investimento mais significativo no cuidado e na criação dos seus filhotes. Os mamíferos placentários terminam seu desenvolvimento embrionário no interior do útero e estão ligados à mãe, ao longo de sua fase intrauterina, pela placenta. Os seres humanos pertencem à **ordem dos primatas**, cujos primeiros representantes foram provavelmente pequenos mamíferos que viviam nas árvores. Tal como os lêmures, os macacos e os hominídeos, os seres humanos apresentam características que têm suas origens em um modo de vida arborícola. Por exemplo, os primatas têm articulações móveis nos ombros que permitem uma locomoção oscilante de galho em galho; mãos hábeis com as quais conseguem segurar nos galhos e manusear o alimento; bem como campos de visão binocular com substancial superposição que possibilitam a percepção do espaço em profundidade.

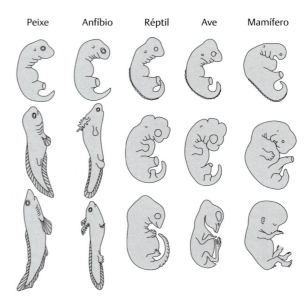

B Diferentes estágios do desenvolvimento embrionário inicial dos vertebrados
Os estágios iniciais do desenvolvimento (faixa superior) de peixes, anfíbios, répteis, aves e mamíferos (como os seres humanos) apresentam notáveis semelhanças que sugerem uma origem evolucionária comum. Um destaque importante é o conjunto de arcos branquiais ou faríngeos nas regiões embrionárias que se tornarão a cabeça e o pescoço. Embora já se tenha acreditado que o embrião em desenvolvimento de um dado vertebrado apresentaria, de forma sequencial, características de organismos representantes de cada etapa anterior de sua evolução ("ontogenia recapitula a filogenia", a "lei biogenética" de Ernst Haeckel (1834–1919), um estudo posterior mostrou que os vertebrados compartilham componentes embriológicos que foram adaptados para formar estruturas adultas parecidas (barbatanas e membros) e, às vezes, muito diferentes (guelras *versus* cartilagem do pescoço).

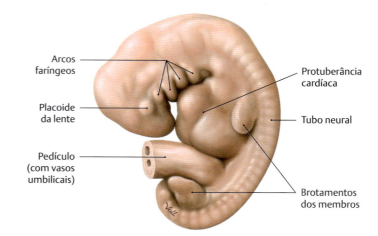

C Brotamento dos arcos faríngeos e branquiais de um embrião humano de 5 semanas
Vista lateral esquerda. Os arcos faríngeos ou branquiais do embrião vertebrado apresentam um arranjo *metamérico* (como os somitos, os segmentos primordiais do mesoderma embrionário). Isto significa que são divididos em segmentos idênticos e sequenciais. Fornecem, entre outras funções, o material para o desenvolvimento espécie-específico do esqueleto visceral (maxila e mandíbula, orelha média, hioide e laringe), da musculatura correspondente da face e do intestino faríngeo (ver p. 11).

1 Filogênese e Ontogênese Humanas | Anatomia Geral

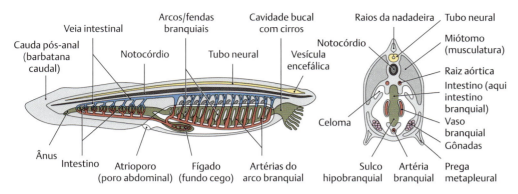

G Características dos cordados

- Existência de notocórdio (notocorda)
- Tubo neural dorsal
- Divisão segmentada do corpo, especialmente da musculatura
- Intestino anterior com fendas (intestino branquial)
- Circulação sanguínea fechada
- Localização pós-anal da cauda

D Estrutura básica de um cordado, ilustrada pelo anfioxo (*Branchiostoma lanceolatum*)

Os vertebrados (incluindo os seres humanos) representam um subfilo dos cordados (filo Chordata), cujo representante típico é o anfioxo. Sua anatomia mostra termos relativamente simples das estruturas comuns a todos os vertebrados. As estruturas características dos cordados incluem a formação de um esqueleto axial: o *notocórdio* (notocorda). Restos do notocórdio também são preservados nos seres humanos, como, por exemplo, o núcleo pulposo dos discos intervertebrais. Entretanto, nos seres humanos, o notocórdio existe somente durante o desenvolvimento embrionário e não é uma estrutura plenamente desenvolvida. Em alguns casos, dos seus restos se formam *cordomas* (tumores raros de crescimento lento). Nos cordados, dorsalmente ao notocórdio, encontra-se o brotamento do *tubo neural*. Grande parte da musculatura é formada a partir dos *miômeros*. Nos humanos, este padrão miomérico é observado, mais claramente, na região do tronco. Outra característica distinta é que os cordados apresentam circulação sanguínea fechada.

H Características dos vertebrados

- Concentração de neurônios, órgãos sensoriais e aparelho oral na cabeça (cefalização)
- Encéfalo com múltiplas partes e hipófise
- Substituição do notocórdio pela coluna vertebral
- Geralmente dois pares de membros
- Formação de arcos branquiais
- Existência de células da crista neural
- Circulação sanguínea fechada, com coração ventral e dividido em câmaras
- Labirinto com ductos semicirculares
- Epiderme estratificada
- Fígado e pâncreas sempre presentes
- Órgãos endócrinos complexos, como tireoide e hipófise
- Sistema imune complexo
- Gêneros quase sempre separados

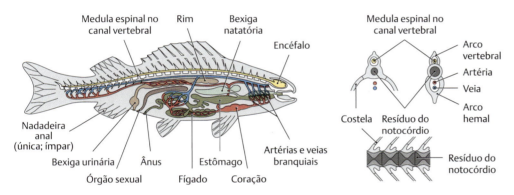

E Estrutura de um vertebrado (peixe ósseo)

Os vertebrados representam um *subfilo dos cordados*. Os seres humanos também pertencem aos cordados. No início da evolução dos vertebrados encontram-se os peixes, nos quais o notocórdio foi modificado para formar a coluna vertebral. As vértebras, dispostas em segmentos, circundam os restos do notocórdio e os substituem. A partir dos corpos vertebrais surgem os arcos dorsais e ventrais. Os arcos dorsais (arcos vertebrais ou neurais) formam o canal vertebral; enquanto os arcos ventrais (arcos hemais) formam na região caudal um "canal hemal" para os grandes vasos sanguíneos; na região do tronco, originam as costelas.

I Características dos mamíferos

- Pele rica em glândulas, coberta por pelos verdadeiros (pelos terminais)
- Fêmeas sempre apresentam glândulas mamárias para a nutrição dos filhotes vivíparos
- Desenvolvimento significativo do telencéfalo
- Musculatura cutânea bastante desenvolvida
- Articulação secundária entre a parte escamosa do temporal e a mandíbula
- O diafragma é o músculo principal da respiração e separa as cavidades torácica e abdominal
- Normalmente com dentição heterodonta especializada, cujos dentes localizam-se em alvéolos
- Coração com quatro câmaras e um arco da aorta (à esquerda)
- Temperatura corporal constante (homeotermia)

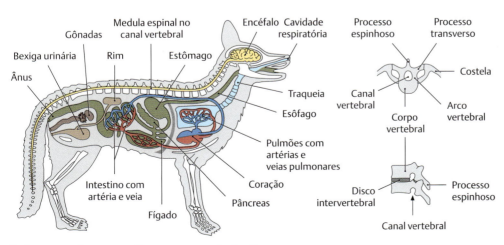

F Estrutura de um mamífero, no exemplo do cão

3

Anatomia Geral | 1 Filogênese e Ontogênese Humanas

1.2 Ontogênese Humana: Visão Geral, Fecundação e Estágios Iniciais do Desenvolvimento

O desenvolvimento de um organismo individual (ontogênese) tem um grande significado para a compreensão do corpo humano. A ontogênese inclui a formação de tecidos (histogênese), de órgãos (organogênese) e do corpo (morfogênese).

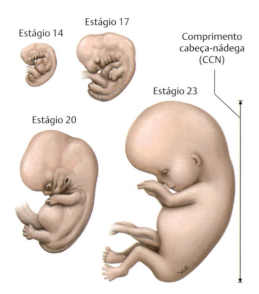

A Embriões de 5 a 8 semanas
Streeter (1942) e O'Rahilly (1987) classificaram o desenvolvimento inicial e o período embrionário do homem em 23 estágios com base em preparações da Carnegie Collection. Os *estágios da Carnegie* são definidos por características morfológicas correlacionadas com a idade de ovulação (dias ou semanas pós-ovulação), e o tamanho (a partir da 5ª semana, o comprimento vértice-cóccix ou cabeça-nádega [CCN]). Assim, define-se o estágio de desenvolvimento.

Estágio 14: 5ª semana, CCN 8 mm, a cabeça está fletida sobre os membros flexionados.
Estágio 17: 6ª semana, CCN 13 mm, os raios dos dedos tornam-se visíveis.
Estágio 20: 7ª semana, CCN 18 mm, braços flexionados, mãos em posição de pronação.
Estágio 23: 8ª semana, CCN 30 mm, as proporções dos membros são adequadas.

B Crescimento longitudinal e ganho de peso durante o período fetal

Idade (semanas)	Comprimento cabeça-nádega (CCN)	Peso (g)
9 a 12	5 a 8	10 a 45
13 a 16	9 a 14	60 a 200
17 a 20	15 a 19	250 a 450
21 a 24	20 a 23	500 a 820
25 a 28	24 a 27	900 a 1.300
29 a 32	28 a 30	1.400 a 2.100
33 a 36	31 a 34	2.200 a 2.900
37 a 38	35 a 36	3.000 a 3.400

C Sequência temporal do desenvolvimento humano pré-natal
(Os estágios da Carnegie são mostrados entre parênteses.)

1ª à 3ª semana: Desenvolvimento inicial

1ª semana:	Migração na tuba uterina, clivagem e formação do blastocisto (estágios 1 a 3)
2ª semana:	Implantação e disco embrionário bilaminar, saco vitelino (estágios 4 a 5)
3ª semana:	Disco embrionário trilaminar, início da neurulação (estágios 6 a 9)

4ª à 8ª semana: Período embrionário

4ª semana:	Dobramento do embrião, término da neurulação, órgãos axiais, morfologia básica do corpo (estágios 10 a 13)
5ª à 8ª semana:	Organogênese (formação de todos os principais órgãos externos e internos, as proporções dos membros são adequadas) (estágios 14 a 23)

9ª à 38ª semana: Período fetal

9ª à 38ª semana:	Crescimento dos órgãos e maturação funcional (diferenciação gênero-específica dos orgãos genitais externos)

Tempo de duração da gravidez

- p.o. = pós-ovulação   266 dias = 38 semanas
- p.m. = pós-menstruação   280 dias = 40 semanas

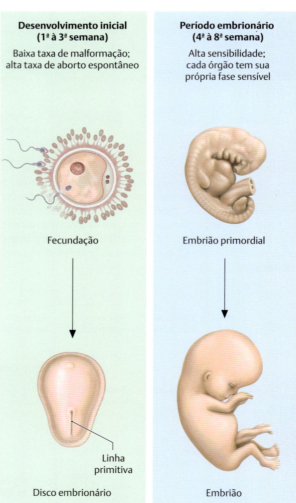
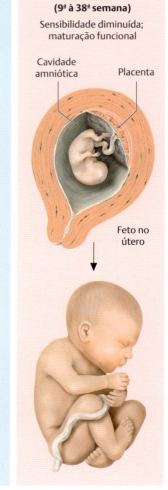

D Estágios sensíveis à ação de teratógenos

1 Filogênese e Ontogênese Humanas | Anatomia Geral

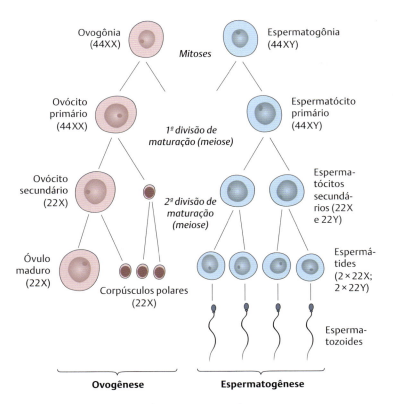

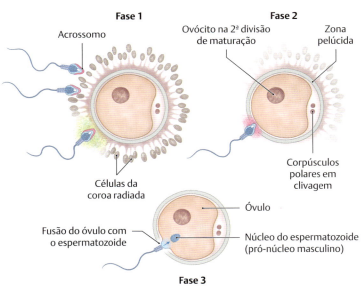

E Formação do óvulo e do espermatozoide
Como resultado da 1ª e da 2ª divisão da meiose, são formadas células com a metade do número de cromossomos (haploides). Durante a fecundação, novamente se forma um conjunto diploide de cromossomos. O objetivo da meiose é a reestruturação e a recombinação dos cromossomos, ou seja, a mistura do material genético.

Ovogênese: A partir das ovogônias, originam-se, por meio de divisão mitótica, os ovócitos primários, os quais ainda apresentam um número diploide de cromossomos (44XX). Em seguida, os ovócitos primários sofrem as 1ª e 2ª divisões da meiose, que levam à formação de células haploides (22X): um óvulo maduro e três corpúsculos polares.

Espermatogênese: As espermatogônias diploides se dividem por mitose e formam os espermatócitos primários (44XY), que, por sua vez, sofrem divisões meióticas e originam quatro espermátides haploides, das quais duas apresentam um cromossomo X (22X) e duas apresentam um cromossomo Y (22Y). Os espermatozoides, com sua típica mobilidade, se desenvolvem a partir das espermátides (espermiogênese).

F Representação esquemática do processo de fecundação
Na *1ª fase*, o espermatozoide atravessa as células da coroa radiada; na *2ª fase*, ele libera as enzimas do acrossomo e a zona pelúcida sofre alterações enzimáticas em sua estrutura. Na *3ª fase*, as membranas plasmáticas do ovócito secundário e do espermatozoide se fundem, de modo que o espermatozoide penetra no citoplasma do óvulo.

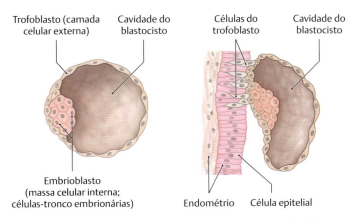

G Implantação do blastocisto na mucosa uterina no 5º/6º dia p.o.

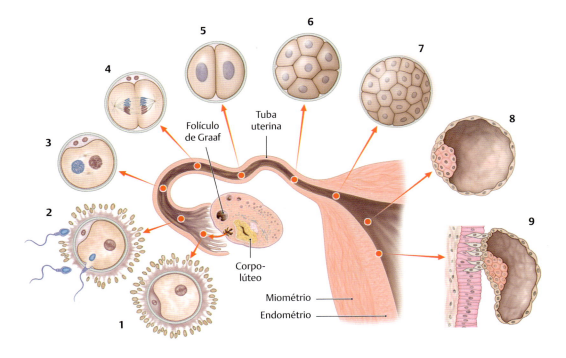

H Processos da 1ª semana de desenvolvimento embrionário
1. Óvulo imediatamente após a ovulação
2. Fecundação aproximadamente 12 h após a ovulação
3. União dos pró-núcleos masculino e feminino, com consequente formação do zigoto
4. Primeira segmentação
5. Estágio de 2 células (30 horas)
6. Estágio de mórula (3º dia)
7. Entrada na cavidade do útero (4º dia)
8. Blastocisto (4º ao 5º dia)
9. Início da implantação (5º ao 6º dia)

5

1.3 Ontogênese Humana: Gastrulação, Neurulação e Formação dos Somitos

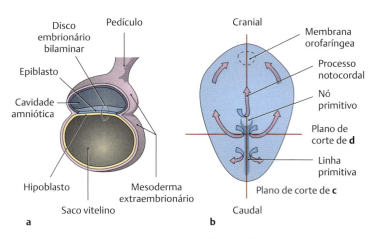
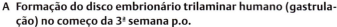
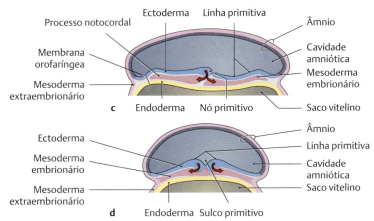

A Formação do disco embrionário trilaminar humano (gastrulação) no começo da 3ª semana p.o.

O resultado da gastrulação é a diferenciação das camadas celulares em ectoderma, endoderma e mesoderma, que darão origem a todas as estruturas do corpo humano (p. ex., a parte central do sistema nervoso e os órgãos sensoriais surgem a partir do ectoderma). Além disso, a gastrulação também define os eixos primários do corpo (ventrodorsal, craniocaudal e esquerdo-direito).

- **a** Corte sagital através do concepto no fim da 2ª semana p.o. O disco embrionário, *ainda bilaminar*, estende-se entre a cavidade amniótica e o saco vitelino. O mesoderma extraembrionário, que se forma a partir do polo posterior do disco embrionário, já recobre todo o concepto, que é conectado à cavidade coriônica, por meio do pedículo.
- **b** Visão de um disco embrionário humano no início da gastrulação. No início da 3ª semana, como um prenúncio da gastrulação, forma-se no epiblasto primeiramente a linha primitiva, da qual se origina o mesoderma intraembrionário, migrando entre o epiblasto e o hipoblasto (as setas indicam os diferentes sentidos da invaginação do mesoderma intraembrionário). Logo em seguida, a partir do epiblasto, no nível do nó primitivo – isto é, na extremidade cranial da linha primitiva – surgem o processo notocordal, crescendo em direção cranial, e – lateralmente – o endoderma definitivo, crescendo de forma radial. Consequentemente, o endoderma definitivo progressivamente substitui o hipoblasto, enquanto o processo notocordal permanece, apenas temporariamente, incluído nesta camada hipoblástica. O processo notocordal se alonga em direção craniocaudal a partir do nó primitivo até a membrana orofaríngea (o âmnio foi removido).
- **c** Corte sagital: disco embrionário ao longo do processo notocordal.
- **d** Corte transversal: disco embrionário à altura do sulco primitivo (as setas em **c** e **d** indicam a direção dos movimentos da gastrulação mesodérmica).

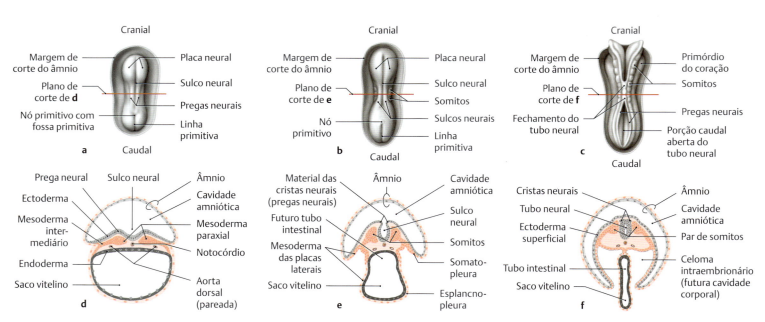

B Neurulação durante o desenvolvimento inicial humano

- **a–c** Vista dorsal, após remoção do âmnio.
- **d–f** Esquemas de cortes transversais dos respectivos estágios, à altura dos planos de corte indicados em **a–c**. Idades p.o.; durante a neurulação, o neuroectoderma se diferencia do ectoderma superficial sob a influência indutiva do notocórdio.
- **a, d** Disco embrionário de 19 dias. Na região da placa neural está se formando o sulco neural.
- **b, e** Disco embrionário de 20 dias. Os primeiros somitos já se formaram e o sulco neural começa a se fechar para formar o tubo neural; começa o dobramento do embrião.
- **c, f** Embrião de 22 dias. Em ambos os lados do tubo neural, parcialmente fechado e deslocado para um nível inferior ao do ectoderma, distinguem-se oito pares de somitos. O material das pregas neurais começa a migrar e a formar o celoma (cavidade corporal).

1 Filogênese e Ontogênese Humanas | Anatomia Geral

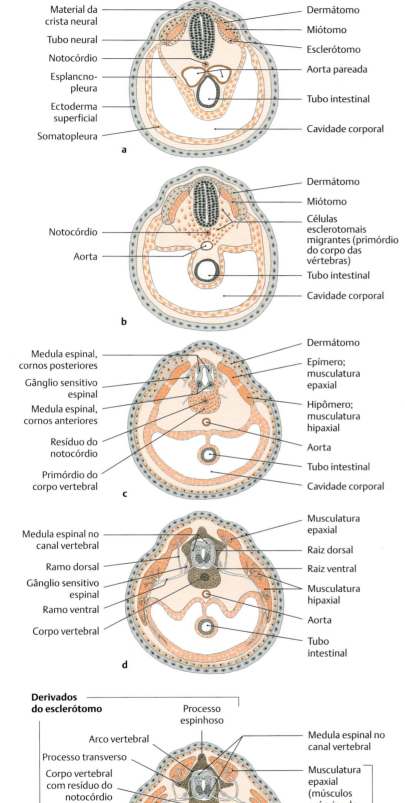

C **Derivados dos somitos e formação dos nervos espinais durante o período embrionário (4ª à 8ª semana), mostrado em esquemas de cortes transversais**

D **Diferenciação das camadas germinativas**

Ectoderma	Tubo neural		Encéfalo, retina, medula espinal
	Crista neural	Crista neural cranial	Gânglios sensitivos e parassimpáticos, sistema nervoso intramural do intestino, células parafoliculares, musculatura lisa, melanócitos, glomo carótico, ossos, cartilagem, tecido conjuntivo, dentina e cemento dos dentes, derme e tela subcutânea na região cranial
		Crista neural caudal	Gânglios sensitivos e autônomos, glia periférica, medula da glândula suprarrenal, melanócitos, plexos intramurais
	Ectoderma superficial	Placódios ectodérmicos	Adeno-hipófise, gânglios sensitivos de nervos cranianos, epitélio olfatório, orelha interna, lente
			Órgão da dentina, epitélio da cavidade oral, glândulas salivares, meatos nasais, seios paranasais, ductos lacrimais, meato acústico externo, epiderme, pelos, unhas, glândulas cutâneas
Mesoderma	Axial	Notocórdio, mesoderma precordal	Músculos extrínsecos do bulbo do olho
	Paraxial		Coluna vertebral, costelas, musculatura esquelética, tecido conjuntivo, derme e tela subcutânea do dorso e de parte da cabeça, musculatura lisa, vasos linfáticos e sanguíneos
	Intermediário		Rins, gônadas, ductos excretores renais e genitais
	Mesoderma das placas laterais	Visceral (Esplancnopleura)	Coração, vasos sanguíneos, musculatura lisa, parede intestinal, sangue, córtex das glândulas suprarrenais, túnica serosa visceral
		Parietal (Somatopleura)	Esterno, membros sem musculatura, derme e tela subcutânea da parede anterolateral do corpo, musculatura lisa, tecido conjuntivo, túnica serosa parietal
Endoderma			Epitélio do tubo intestinal, trato respiratório, glândulas digestórias, glândulas faríngeas, tubas auditivas, cavidade timpânica, bexiga urinária, timo, glândulas paratireoides, glândula tireoide

(Para melhor visualização, o âmnio não é mostrado.) Por volta do 20º dia p.o. formam-se os primeiros pares de somitos; no 30º dia, a formação de todos os 34 ou 35 somitos ("segmentos primordiais") está completa.

a No começo da diferenciação, cada um destes somitos subdivide-se em um dermátomo, um miótomo e um esclerótomo (isto é, em segmentos cutâneo, muscular e vertebral).

b No fim da 4ª semana, as células esclerotomais migram em direção ao notocórdio e formam o brotamento da coluna vertebral.

c O tubo neural – precursor da medula espinal e do encéfalo – diferencia-se e forma uma medula espinal rudimentar com os cornos ventrais e dorsais. As células no corno ventral diferenciam-se em neurônios motores que projetam axônios que formam a *raiz ventral*. A crista neural tem múltiplos derivados, inclusive neurônios sensitivos que formam os gânglios sensitivos dos nervos espinais (da raiz dorsal), que emitem prolongamentos centrais para a medula espinal pela *raiz dorsal*. Os miótomos se subdividem em uma porção dorsal (epímero = musculatura epaxial) e uma porção ventral (hipômero = musculatura hipaxial).

d As raízes dorsal e ventral fundem-se e formam um nervo espinal que se ramifica em dois ramos principais (ramo dorsal e ramo ventral). A musculatura epaxial é suprida pelo R. dorsal, a musculatura hipaxial pelo R. ventral.

e Corte transversal à altura da futura musculatura abdominal. A musculatura epaxial diferencia-se nos músculos próprios do dorso, enquanto a musculatura hipaxial se diferencia, entre outras, na musculatura lateral (Mm. oblíquos externo e interno do abdome, M. transverso do abdome) e anterior (M. reto do abdome) do abdome.

1.4 Ontogênese Humana: Desenvolvimento das Membranas Fetais e da Placenta

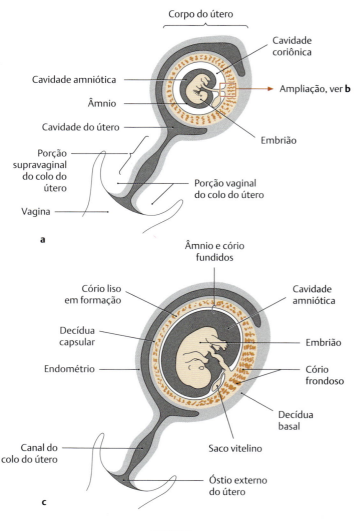

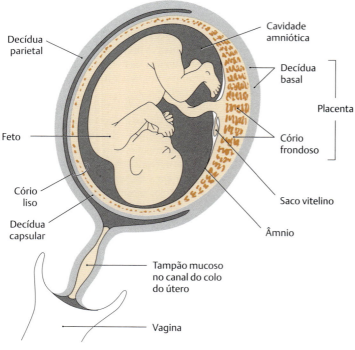

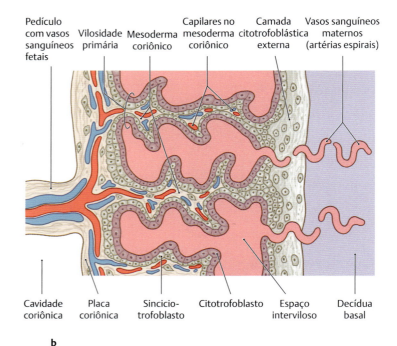

A Desenvolvimento das membranas fetais e da placenta
a, c e **d** Esquemas de cortes do útero em diferentes idades da gestação; **b** Detalhe ampliado de **a**.

a **Embrião de 5 semanas:** Após a implantação do blastocisto na túnica mucosa do útero, a nutrição do embrião é garantida, inicialmente, pelos trofoblasto e mesoderma coriônicos em desenvolvimento. Formam-se as vilosidades coriônicas que envolvem totalmente o saco coriônico e o embrião. As vilosidades primárias originam as secundárias e, em seguida, as terciárias (ver imagem ampliada **b**).

b **Imagem ampliada de a:** No lado materno, as vilosidades primárias da placa coriônica são fixadas por meio de compactas colunas de citotrofoblasto, na placa basal da decídua basal. Apresentam um envoltório de sincício, bem como as vilosidades que brotam deles (sinciciotrofoblasto). Este, por sua vez, estabelece relação com uma camada contínua de citotrofoblasto. No interior das vilosidades desenvolveram-se capilares no mesoderma coriônico que estão ligados aos vasos no pedículo. O sangue materno flui pelas artérias espirais nos espaços intervilosos.

c **Embrião de 8 semanas:** Enquanto as vilosidades coriônicas continuam a crescer no polo embrionário, formando o cório frondoso, elas atrofiam no polo abembrionário, formando, imediatamente abaixo da decídua capsular, o cório liso (sem vilosidades). A cavidade amniótica aumenta à custa da cavidade coriônica e se funde com o cório.

d **Feto de 20 semanas:** A placenta, completamente desenvolvida, consiste em duas porções, uma porção fetal formada pelo cório frondoso, e uma porção materna, a decídua basal.

1 Filogênese e Ontogênese Humanas | Anatomia Geral

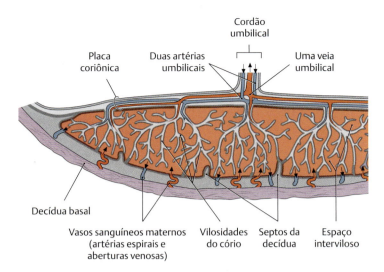

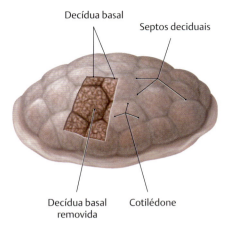

B Esquema de um corte transversal de uma placenta humana madura

A placenta madura apresenta a forma de uma panela rasa, em que o "fundo da panela" é formado pela decídua basal materna (placa basal), e a "tampa" pela placa coriônica fetal. A partir da placa coriônica projetam-se cerca de 40 grupos de vilosidades, com ramificações extensas e vascularização fetal para a porção da placenta que é preenchida com sangue materno (espaços intervilosos). O sangue materno flui por cerca de 80 a 100 artérias espirais nos espaços intervilosos, que são divididos em cotilédones pelos septos deciduais incompletos. Após a passagem do sangue pelas vilosidades ele é redirecionado para a circulação materna, por aberturas venosas, com distribuição irregular, na região da placa basal.

C Placenta após o parto

Vista do lado materno da placenta expelida (uma parte da decídua basal foi removida). Os cotilédones se projetam para fora e na superfície materna são separados pelos septos deciduais.

E Dados sobre a placenta humana madura

Tamanho:	diâmetro de 18 a 23 cm espessura de 2 a 3 cm
Peso:	450–500 g
Volume total da placenta:	cerca de 500 ml
Volume dos espaços intervilosos:	cerca de 150 ml
Superfície das vilosidades:	cerca de 11 a 13 m^2
Circulação sanguínea do lado materno:	500 a 600 ml/min

Estrutura da barreira placentária

- Endotélio dos capilares sanguíneos fetais e lâmina basal
- Estroma frondoso
- Sinciciotrofoblasto e lâmina basal
- Camada de citotrofoblasto contínua (torna-se descontínua após a 20ª semana de gestação)

Trajeto de difusão: cerca de 5 μm (inicialmente, aproximadamente 50 μm)

Funções principais da placenta madura

1. Transporte de substâncias e troca de metabólitos

Mãe – Feto	Feto – Mãe
O_2, água, eletrólitos, carboidratos, aminoácidos e lipídios, hormônios, anticorpos, vitaminas e oligoelementos, mas também drogas, venenos e alguns vírus	CO_2, água, eletrólitos, ureia, ácido úrico, bilirrubina, creatinina, hormônios

2. Síntese de hormônios (sinciciotrofoblasto)

- Gonadotrofina coriônica humana (HCG)
  → manutenção do corpo-lúteo
- Estrogênio
  → crescimento do útero e das mamas
- Progesterona
  → relaxamento da musculatura uterina

Indicação clínica: A HCG sintetizada pelo sinciciotrofoblasto impede a degeneração precoce do corpo-lúteo e mantém a gravidez. A HCG pode ser detectada precocemente na urina da gestantes (exame confirmatório de gravidez).

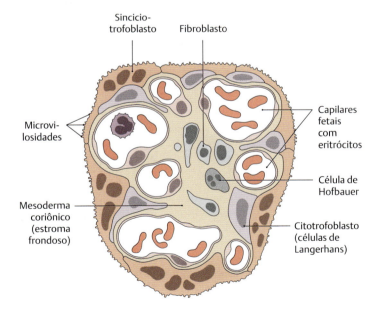

D Corte transversal de uma vilosidade terminal de uma placenta humana madura

9

1.5 Desenvolvimento dos Arcos Faríngeos (Branquiais) nos Seres Humanos

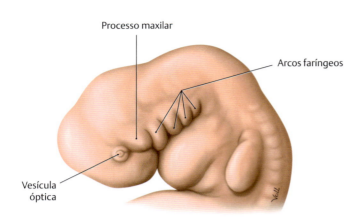

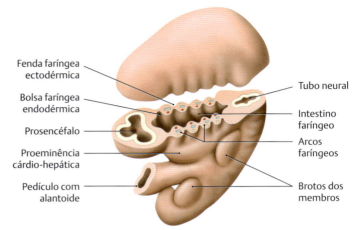

A Região craniocervical de um embrião humano de 5 semanas com visualização dos arcos e fendas faríngeas

Vista da esquerda. Os arcos faríngeos são importantes na formação do pescoço e da face. Nos casos dos *peixes* e *anfíbios*, os arcos branquiais se transformam em um órgão respiratório (as guelras) para a troca de oxigênio e dióxido de carbono entre o sangue e a água. Por outro lado, nos *vertebrados terrestres* (inclusive os seres humanos) não se formam verdadeiros arcos branquiais, mas *arcos faríngeos*. O desenvolvimento dos arcos faríngeos começa na 4ª semana do desenvolvimento embrionário, com a migração de células, a partir da crista neural, para a futura região craniocervical. Dentro de uma semana formam-se, em sequência, quatro protuberâncias oblíquas (arcos faríngeos 1 a 4), cujas projeções se localizam na altura da porção cranial do intestino anterior e são separadas na face externa por fendas profundas (fendas faríngeas). Arcos e fendas faríngeos determinam a morfologia embrionária nesta fase. Nos seres humanos não existe o 5º arco faríngeo, e o brotamento do 6º arco faríngeo ajuda na formação do 4º arco.

B Corte transversal de um embrião humano no nível do intestino faríngeo

Vista superior, à esquerda. Em virtude da curvatura craniocaudal do embrião, o corte transversal segue através dos arcos faríngeos e intestino faríngeo, bem como através do prosencéfalo e da medula espinal. O intestino faríngeo é limitado, dos dois lados, pelos arcos faríngeos (ver também **A**), que contêm um núcleo mesodérmico. Eles são revestidos externamente pela ectoderme e internamente pela endoderme. As *fendas faríngeas* ectodérmicas e as *bolsas faríngeas* endodérmicas estão diretamente opostas. Ao longo da curvatura craniocaudal do embrião encontram-se o intestino faríngeo e os arcos faríngeos sobre a proeminência cárdio-hepática.

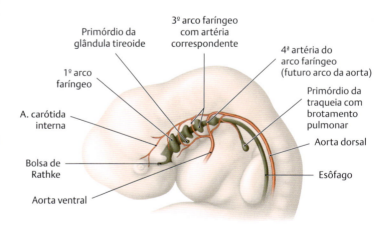

C Estrutura dos arcos faríngeos

Vista superior do assoalho do intestino faríngeo e dos arcos faríngeos, cortados transversalmente. Desta forma, as partes típicas de um arco faríngeo são facilmente identificadas: o arco da aorta, a musculatura e os nervos associados e o elemento esquelético cartilaginoso de cada arco faríngeo. Os derivados deste brotamento contribuem, de forma significativa, para a formação da face, do pescoço, da laringe e da faringe. Como a transformação durante o desenvolvimento das estruturas do arco faríngeo é complexa, ela é facilmente afetada, provocando malformações que envolvem um grupo de derivados correlatos. Malformações congênitas na cabeça e no pescoço (p. ex., cistos e fístulas laterais) precisam ser consideradas, neste contexto, como erros nos processos de transformação.

D Posição das artérias e das bolsas faríngeas

As artérias do arco faríngeo (artérias dos arcos branquiais) *originam-se* da *aorta ventral*, dispostos em par, e avançam entre as bolsas faríngeas. Dorsalmente *desembocam* na *aorta dorsal*, também disposta em par. A artéria do 4º arco faríngeo esquerdo dá origem ao arco da aorta definitivo (ver desenvolvimento das artérias do arco da aorta na p. 12). As bolsas faríngeas são invaginações diverticulares do intestino faríngeo endodérmico, dispostas em pares. Ao todo desenvolvem-se quatro bolsas faríngeas, claramente visíveis, de cada lado; a 5ª bolsa frequentemente permanece rudimentar ou está completamente ausente. Observe a *saliência* no teto da cavidade bucal, a chamada *bolsa de Rathke* (brotamento da futura adenohipófise). Observe também o *brotamento pulmonar* que sai em direção ventral a partir do intestino faríngeo, bem como o *brotamento da glândula tireoide*.

1 Filogênese e Ontogênese Humanas | Anatomia Geral

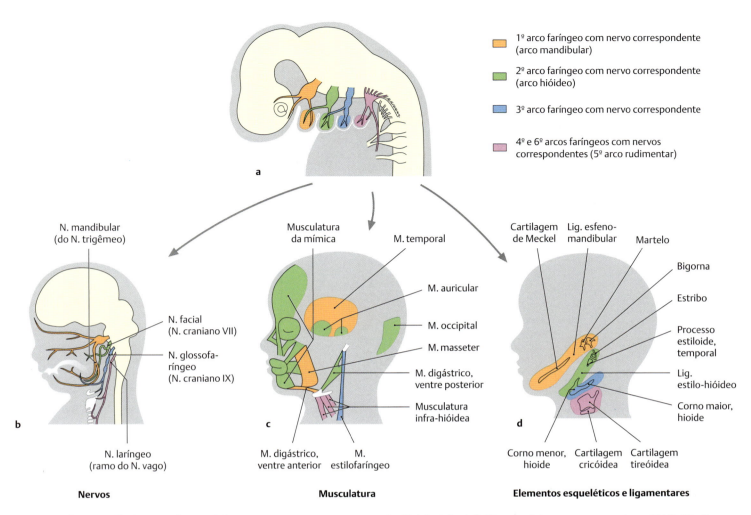

E Sistema dos arcos faríngeos e branquiais
a Brotamento dos arcos faríngeos embrionários com os nervos correspondentes.
b Distribuição definitiva dos futuros nervos cranianos V, VII, IX e X.
c Derivados musculares dos arcos faríngeos.
d Derivados esqueléticos dos arcos faríngeos.

F Derivados dos arcos faríngeos (branquiais) nos seres humanos

Arco faríngeo	Nervo	Músculo	Elementos esqueléticos e ligamentares
1º arco (arco mandibular)	Nervo craniano V (N. mandibular do N. trigêmeo)	Musculatura de mastigação – M. temporal – M. masseter – M. pterigóideo lateral – M. pterigóideo medial M. milo-hióideo M. digástrico (ventre anterior) M. tensor do tímpano M. tensor do véu palatino	Martelo e bigorna Porções da mandíbula Cartilagem de Meckel Lig. esfenomandibular Lig. anterior do martelo
2º arco (arco hióideo)	Nervo craniano VII (N. facial)	Musculatura da mímica M. estilo-hióideo M. digástrico (ventre posterior) M. estapédio	Estribo Proc. estiloide do temporal Corno menor do hioide Parte superior do corpo do hioide
3º arco	N. craniano IX (N. glossofaríngeo)	M. estilofaríngeo	Corno maior do hioide Parte inferior do corpo do hioide
4º e 6º arcos	N. craniano X (Nn. laríngeo superior e laríngeo recorrente)	Musculatura faríngea e laríngea	Esqueleto da laringe (cartilagens tireóidea, cricóidea, aritenóidea, corniculada e cuneiforme)

11

Anatomia Geral | 1 Filogênese e Ontogênese Humanas

1.6 Circulação Embrionária e Desenvolvimento dos Principais Vasos Sanguíneos

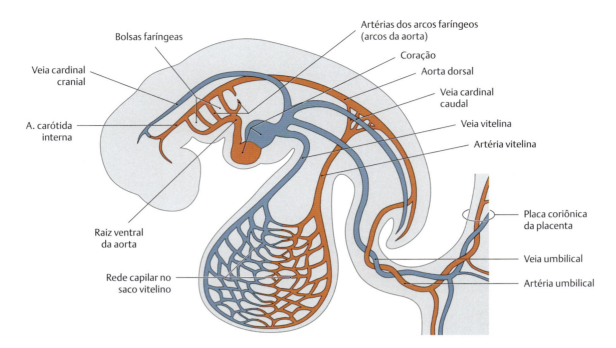

A Circulação embrionária de um embrião humano de 3 a 4 semanas
Vista lateral. O sistema cardiovascular de um embrião humano de 3 a 4 semanas consiste em um coração primitivo e eficiente, com duas câmaras e três sistemas diferentes de circulação sanguínea:

1. Uma **circulação corporal intraembrionária** (aortas ventral e dorsal, arco branquial e artérias do arco faríngeo, Vv. cardinais cranial, caudal e comum)
2. Uma **circulação vitelínica extraembrionária** (Aa. e Vv. onfalomesentéricas/vitelinas) e
3. Uma **circulação placentária** (Aa. e Vv. umbilicais).

A disposição dos vasos ainda é predominantemente simétrica.

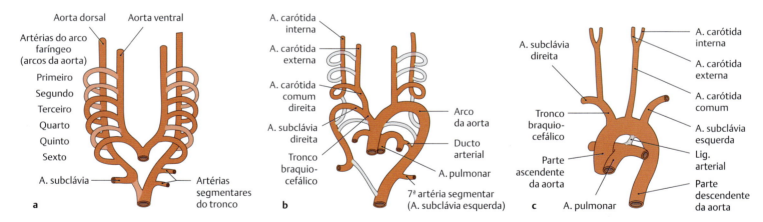

B Desenvolvimento das artérias que se originam a partir das artérias do arco faríngeo

a Estágio inicial (embrião de 4 semanas, vista ventral): em cada arco faríngeo desenvolve-se, no sentido craniocaudal, uma artéria de cada arco faríngeo. Estas artérias se originam nas raízes aórticas ventrais pareada, estendem-se pelo mesênquima dos arcos faríngeos e desembocam em um par de brotamentos aórticos dorsais. Estes brotamentos dão origem às artérias segmentares do tronco. Entretanto, as seis artérias dos arcos faríngeos nunca estão presentes ao mesmo tempo. Por exemplo, enquanto se forma o 4º arco, os primeiros dois arcos já começam a regredir. O desenvolvimento ocorre de tal forma que a simetria inicial se perde favorecendo o lado esquerdo.

b Estruturas que persistem e estruturas que regridem: A 1ª, a 2ª e a 5ª artéria do arco faríngeo regridem em ambos os lados. A partir do 3º arco forma-se, em ambos os lados, a A. carótida comum e a parte proximal da A. carótida interna. O quarto arco esquerdo acaba se tornando o *arco da aorta* definitivo, enquanto o 4º arco direito torna-se o tronco braquiocefálico e A. subclávia direita. A A. subclávia esquerda forma-se a partir da 7ª artéria segmentar. O tronco das artérias pulmonares e o ducto arterial formam-se a partir do 6º arco.

c Situação definitiva no adulto: Além da situação regular aqui demonstrada (77%) ocorrem, com frequências diferentes, numerosas variações do tronco braquiocefálico. Em segundo lugar (13%), a A. carótida comum esquerda também se origina no tronco braquiocefálico. Em cerca de 0,1% dos casos, ocorre um arco da aorta com trajeto para a direita ou um arco aórtico duplo.

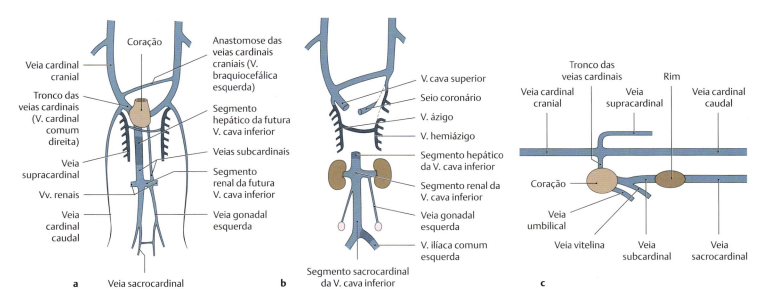

C Desenvolvimento do sistema das veias cardinais a partir da 5ª à 7ª semana até o nascimento

a Na idade de 5 a 7 semanas (vista ventral); b A termo (vista ventral); c Na idade de 5 a 7 semanas (vista lateral).

Até a 4ª semana, três pares de troncos venosos conduzem o sangue de volta para o coração: as veias vitelinas, cardinais e umbilicais. O sistema das Vv. cardinais consiste, neste estágio, nas Vv. cardinais craniais, caudais e comuns. Entre a 5ª e a 7ª semana formam-se os seguintes sistemas adicionais de Vv. cardinais:

- **Vv. supracardinais:** Substituem as Vv. cardinais posteriores e recebem sangue das Vv. intercostais (futuro sistema ázigo: V. ázigo e V. hemiázigo)
- **Vv. subcardinais:** Desenvolvem-se para a drenagem renal — a V. subcardinal direita se transforma na parte média da V. cava inferior.

A anastomose transversa se transforma na V. renal esquerda. A parte distal da V. subcardinal esquerda permanece como uma veia gonadal (V. testicular ou V. ovárica esquerda)

- **Vv. sacrocardinais:** Desenvolvem-se durante a formação dos membros inferiores; sua anastomose transversal se diferencia na V. ilíaca comum esquerda.

Entre os diferentes sistemas de veias cardinais formam-se anastomoses transversais características, que levam o sangue do lado direito para o lado esquerdo, nas proximidades do coração. A anastomose transversa entre as Vv. cardinais craniais forma a futura V. braquiocefálica esquerda. A futura V. cava superior origina-se das Vv. cardinais craniais e comum direitas; a V. cardinal comum esquerda participa da drenagem venosa do coração (seio coronário).

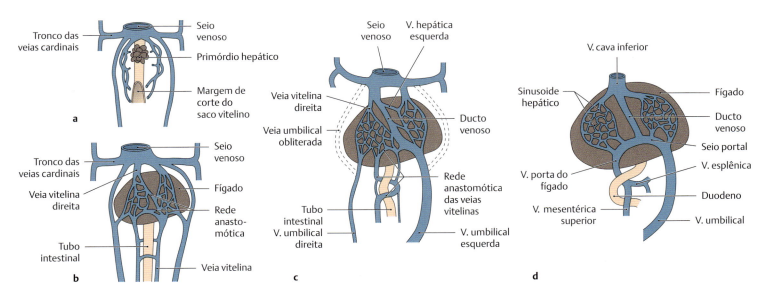

D Desenvolvimento das veias vitelinas e umbilicais

a 4ª semana; b 5ª semana; c 2º mês; d 3º mês (vista ventral). Anteriormente à sua desembocadura no seio venoso, as Vv. vitelinas (Vv. onfalomesentéricas) formam um plexo venoso, em volta do duodeno, perfundem o brotamento do fígado e formam os primeiros sinusoides hepáticos. Neste estágio, as duas Vv. umbilicais circundam o brotamento do fígado. Posteriormente, formam ligações com os sinusoides hepáticos. Quando, no 2º mês, a V. umbilical direita regride completamente, a V. umbilical esquerda se encarrega do transporte completo de sangue da placenta até o feto. O sangue flui por uma ligação direta (ducto venoso) pelo tronco *proximal* da V. vitelina direita (futura parte pós-hepática da V. cava inferior) de volta para o seio venoso. A parte *distal* da V. vitelina direita diferencia-se na futura V. porta do fígado, pela qual flui o sangue dos órgãos abdominais ímpares para o fígado (Vv. mesentéricas superior e inferior, V. esplênica).

1.7 Desenvolvimento do Sistema Esquelético: Esqueleto Primitivo e Desenvolvimento dos Membros e das Articulações

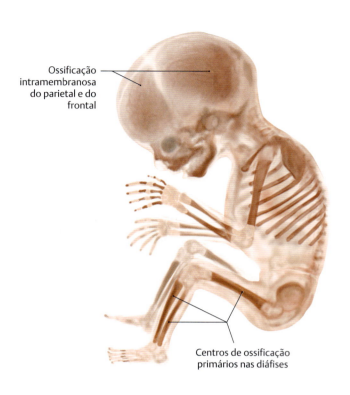

A Esqueleto primitivo, desenvolvimento pré-natal do esqueleto e centros de ossificação (preparação de um feto de 11 semanas de desenvolvimento com centros de ossificação corados com vermelho de alizarina)

Os tecidos conjuntivos do esqueleto humano (sobretudo os tecidos cartilaginoso e ósseo) se formam a partir do tecido conjuntivo embrionário (mesênquima), um tecido derivado do folheto embrionário intermediário (mesoderma, ver p. 7, Tabela **D**). As células mesenquimais se diferenciam inicialmente em condroblastos (por isso, ossificação *endocondral*) e formam – a partir de *cartilagem* hialina – um modelo em miniatura do futuro esqueleto (o esqueleto primitivo). Somente no decorrer no desenvolvimento subsequente é que a cartilagem hialina é substituída pelo tecido ósseo. A maioria dos ossos do esqueleto humano (tronco, membros e base do crânio) se forma por ossificação endocondral. Apenas a calvária craniana, partes do viscerocrânio (ossos da face) e a clavícula sofrem um processo mais direto de ossificação (ossificação *intramembranosa*, isto é, as células mesenquimais se diferenciam diretamente em osteoblastos [ver p. 17]). A ossificação do esqueleto primitivo se inicia no fim do período embrionário (8ª semana). Nos ossos longos, ela se inicia a partir do colar ósseo *pericondral* na região mediana da diáfise (podendo ser denominada ossificação pericondral, na qual a ossificação ocorre diretamente a partir do mesênquima, sendo, portanto, também, uma forma de ossificação intramembranosa). Logo em seguida, com o início da ossificação *endocondral* (ossificação com base em um molde de cartilagem hialina), aparece na *diáfise* o primeiro centro de ossificação, ou seja, o *centro primário de ossificação*. Em torno da 12ª semana, estão presentes os centros primários de ossificação em todos os ossos longos. Nas *epífises* (centros *secundários* de ossificação), a ossificação endocondral inicia-se apenas algum tempo após o nascimento (exceções: epífise distal do fêmur e epífise proximal da tíbia, que já existem por ocasião do nascimento). Muitos ossos curtos, como a maioria dos ossos tarsais e carpais, ainda são constituídos totalmente por cartilagem hialina ao nascimento, e um centro de ossificação próprio se origina somente após alguns meses ou anos.

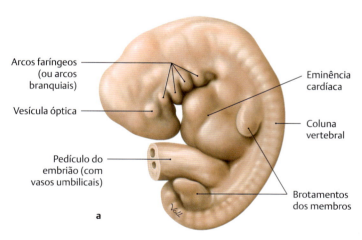

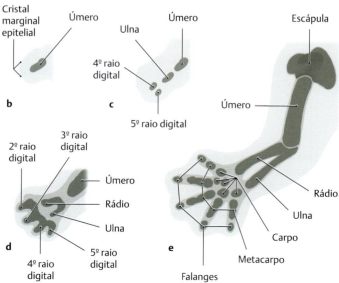

B Desenvolvimento dos membros, com o exemplo do membro superior

Ao fim da 4ª semana de desenvolvimento, surgem os primórdios dos membros, como evaginações em formato de remo, nas regiões laterais do tronco (**a**). Esses brotamentos dos membros são constituídos por um eixo de mesênquima (chamado blastema dos primórdios dos membros, ver p. 153) e um envoltório, de natureza ectodérmica, com um espessamento epitelial apical, a *crista marginal epitelial* (**b**). O crescimento dos brotamentos dos membros, além do estabelecimento de suas porções individuais, ocorre em um sistema espacial coordenado, o qual apresenta um gradiente de diferenciação no sentido craniocaudal. Nos primórdios do desenvolvimento dos braços, forma-se primeiro o úmero, seguido pela ulna e pelos elementos esqueléticos de posição ulnar pertencentes ao carpo (**c**). Consequentemente, a ulna e os 4º e 5º raios digitais são caracterizados como o segmento pós-axial (caudal), enquanto o rádio e os 1º, 2º e 3º raios digitais são caracterizados como o segmento pré-axial (cranial) (**d**). Desta forma originam-se os raios digitais das mãos e dos pés, uma vez que as células das cristas marginais epiteliais se separam em cinco segmentos, devido à morte celular programada (apoptose interdigital) (**e**). Um distúrbio da apoptose ocasiona a fusão de dedos adjacentes das mãos ou dos pés (*sindactilia*). Considera-se *amelia* a completa falha na formação dos membros, e quando apenas algumas partes (p. ex., uma das mãos) não se forma, ocorre o que se denomina *meromelia*.

Observação: Acondroplasia é um distúrbio de natureza genética da ossificação endocondral, sendo uma das causas mais frequentes de baixa estatura desproporcional (membros curtos, tronco curto e crânio relativamente grande). Devido a alterações na divisão celular e na maturação de condrócitos nas cartilagens epifisiais (ou placas epifisiais de crescimento), todos os ossos originados por intermédio de ossificação endocondral permanecem curtos, enquanto os ossos derivados de ossificação intramembranosa apresentam desenvolvimento normal.

1 Filogênese e Ontogênese Humanas | Anatomia Geral

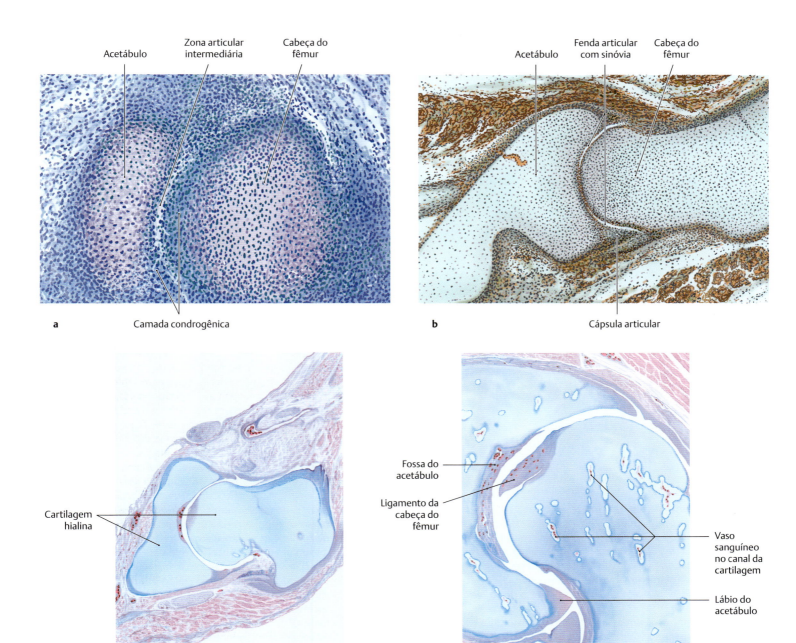

C Desenvolvimento das articulações, a partir do exemplo da articulação do quadril

a Na 6ª semana de desenvolvimento, as células nos locais das futuras articulações se condensam intensamente. Forma-se uma zona articular intermediária com três camadas: duas camadas condrogênicas, dispostas perifericamente aos primórdios esqueléticos em desenvolvimento, e uma camada intermediária, pobre em células.

b Por volta da 8ª semana de desenvolvimento embrionário, devido à morte celular por apoptose, formam-se na região da camada média uma *fenda articular* e, em seguida, a *cavidade articular*. A partir das regiões periféricas da zona articular intermediária surge a *cápsula articular* e inicia-se a produção da *sinóvia*.

c Após o aparecimento da cavidade articular, forma-se a *cartilagem articular*, de natureza *hialina*, na região das camadas condrogênicas. Ao fim da 12ª semana, o *desenvolvimento* das articulações está concluído. A conformação definitiva das articulações dependerá das demandas funcionais (p. ex., devido às contrações musculares), embora o formato geral das articulações seja geneticamente estabelecido.

d Nas articulações há crescimentos intersticial e aposicional da cartilagem hialina. A partir da 13ª semana de desenvolvimento, a nutrição das articulações pela difusão derivada do pericôndrio, assim como da sinóvia presente na cavidade articular, não é mais suficiente. Por isso, começam a se desenvolver vasos sanguíneos ao longo dos chamados canais de cartilagem. Apenas uma região próxima à cavidade articular permanece avascular. Entretanto, essa vascularização das epífises cartilaginosas não tem relação com os centros secundários de ossificação. Na articulação do quadril, por exemplo, a cabeça do fêmur apresenta uma diferença temporal de aproximadamente 12 meses entre os primeiros brotamentos vasculares (3º mês de desenvolvimento) e o aparecimento dos centros de ossificação na epífise proximal do fêmur (6º mês pós-natal).

Observação: Basicamente, as articulações se formam por dois mecanismos:
- Por septação (mais frequentemente), isto é, pela formação de um espaço ou fenda em meio a um primórdio esquelético inicialmente único (ocorre na maioria das articulações: do quadril, do ombro, do cotovelo etc.).
- Por aposição, isto é, dois elementos esqueléticos originariamente separados crescem um em direção ao outro (p. ex., articulações temporomandibular, esternoclavicular e sacroilíaca). Um local de contato entre os componentes origina inicialmente uma bolsa sinovial que, em seguida, envolve a cavidade articular. Além disso, os discos articulares são típicos dessas articulações (exceção: articulação sacroilíaca).

1.8 Processos de Desenvolvimento e Remodelação Ósseos

Os eventos de desenvolvimento e remodelação ósseos apresentam correlação significativa. Durante o crescimento, ocorre um constante processo de remodelação, no qual o tecido ósseo esponjoso imaturo é substituído por tecido ósseo lamelar "maduro". No entanto, no esqueleto adulto também se observa "remodelação" óssea contínua, sobretudo nas áreas de tecido ósseo esponjoso (ver **F**). Desta maneira, nos adultos, cerca de 10% do esqueleto total, em média, sofrem remodelação por ano, isto é, a cada 10 anos (aproximadamente) todo o esqueleto é renovado. Esta permanente remodelação serve, em primeiro lugar, para o ajuste da estrutura óssea às demandas funcionais do esqueleto (modificada ao longo da vida), mas também como resposta ao desgaste estrutural, para o reparo de microfraturas e para a rápida disponibilização de cálcio.

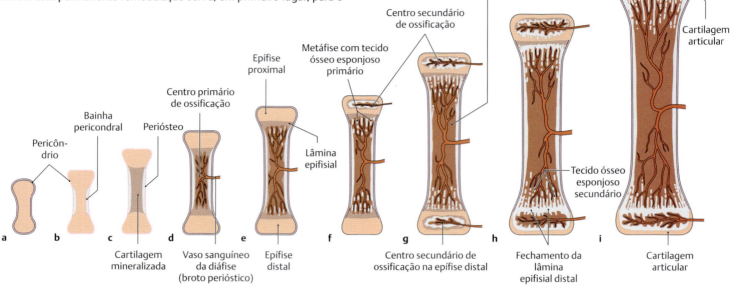

A Desenvolvimento de um osso longo
Os ossos longos se originam predominantemente de um processo *indireto* de ossificação, ou seja, a partir de um molde precursor formado por cartilagem hialina (*ossificação endocondral*). Porém parte dos ossos longos (bainha pericondral, que possibilita o crescimento do osso em espessura) se origina diretamente a partir do mesênquima, caracterizando, portanto, um processo *direto* de ossificação (*ossificação intramembranosa*, ver **E**).
a Molde cartilaginoso de um osso longo do esqueleto primitivo (esqueleto formado no período embrionário); **b** Formação de bainha pericondral diretamente a partir do mesênquima; **c** Diferenciação em condrócitos hipertróficos e mineralização da matriz extracelular cartilaginosa; **d** Entrada de um vaso na região mediana da diáfise e formação de um centro primário de ossificação; **e** Formação das zonas de crescimento (lâminas epifisiais) proximal e distal; **f** Aparecimento dos centros de ossificação na epífise proximal (as epífises são os centros secundários de ossificação); **g** Formação do centro de ossificação na epífise distal; **h** Fechamento da cartilagem epifisial distal; **i** Fechamento da cartilagem epifisial proximal (ao fim do crescimento, aproximadamente entre 18 e 23 anos na maioria dos ossos longos).
Observação: Osteogênese = formação de um osso individual; ossificação = formação de tecido ósseo.

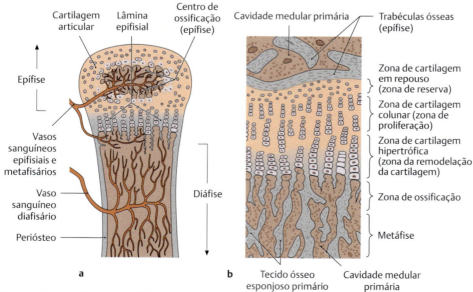

B Estrutura da lâmina epifisial
a Suprimento vascular; **b** Aumento obtido a partir de **a**: caracterização das zonas da lâmina epifisial.

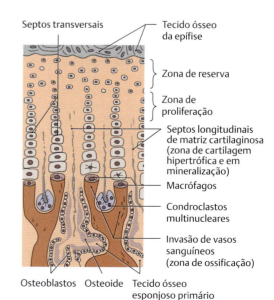

C Representação esquemática dos eventos celulares na lâmina epifisial

1 Filogênese e Ontogênese Humanas | Anatomia Geral

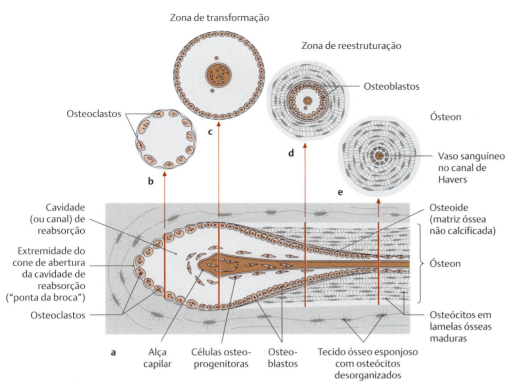

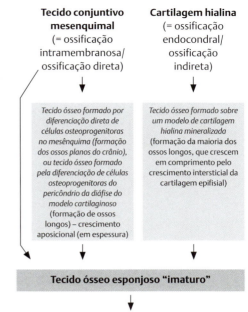

D Desenvolvimento de um ósteon
No contexto de uma remodelação funcional (ver página anterior, em cima), inicialmente ocorre a penetração de vasos sanguíneos e de osteoclastos (células responsáveis pela reabsorção de matriz óssea) no tecido ósseo primário. Como uma broca, eles promovem a abertura de uma cavidade cônica (cone de abertura), levando à formação de um canal vascularizado (cavidade de reabsorção ou canal de reabsorção) no tecido ósseo primário, que já apresenta o diâmetro do futuro ósteon.

- **a** Corte longitudinal de um canal de reabsorção
- **b** Corte transversal de um canal de reabsorção
- **c** Zona de transformação: células osteoprogenitoras (células precursoras dos osteoblastos) se transformam em osteoblastos
- **d** Zona de reestruturação (os osteoblastos formam as lamelas ósseas)
- **e** Ósteon recém-formado.

E Tipos de ossificação
Observação: A maioria dos ossos se origina a partir de um processo *indireto* de ossificação. Algumas poucas exceções são a clavícula e a calvária. Não obstante, parte de seu desenvolvimento ocorre diretamente a partir do mesênquima (ossificação *direta*).

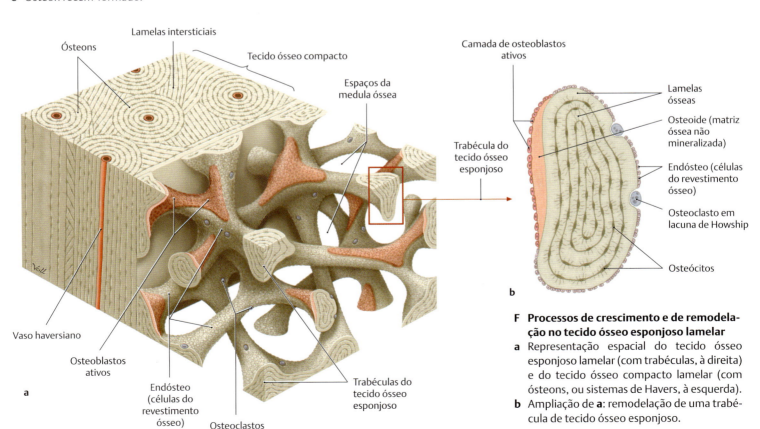

F Processos de crescimento e de remodelação no tecido ósseo esponjoso lamelar
- **a** Representação espacial do tecido ósseo esponjoso lamelar (com trabéculas, à direita) e do tecido ósseo compacto lamelar (com ósteons, ou sistemas de Havers, à esquerda).
- **b** Ampliação de **a**: remodelação de uma trabécula de tecido ósseo esponjoso.

1.9 Ossificação dos Membros

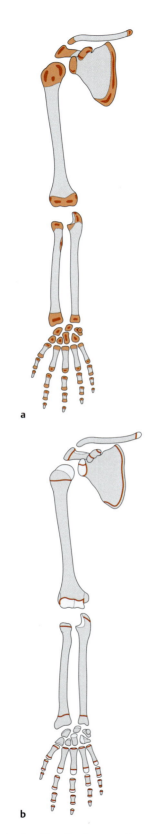
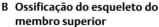
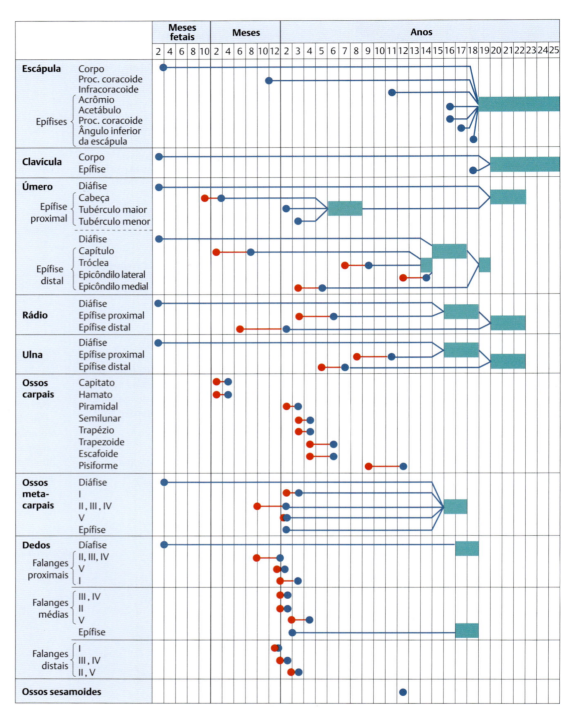

A   Os meses fetais e o 1º ano de vida foram separados do resto do tempo.

Aparecimento dos centros de ossificação:
- ● Feminino
- ● Masculino
- ―― Época da ossificação
- ▬ Época da sinostose

B Ossificação do esqueleto do membro superior
a Posição dos núcleos de ossificação epifisários e apofisários.
b Posição das cartilagens epifisiais e dos discos apofisários.

A e C Cronologia da formação óssea nos membros superior (A) e inferior (C)

O respectivo estágio do desenvolvimento do esqueleto, e, portanto, a idade óssea, podem ser inferidos pelo surgimento temporal de cada um dos núcleos de ossificação, os centros da ossificação. Distinguem-se os *núcleos primários de ossificação*, que normalmente surgem *durante o período fetal* na região da diáfise (ossificação diafisária), e os *núcleos secundários de ossificação*, que se formam, *após o nascimento*, nas epífises e nas apófises cartilaginosas (ossificação epi e apofisária). O fechamento da cartilagem epifisial (sinostose) encerra o crescimento longitudinal. Por exemplo, a ossificação do tubérculo maior começa na idade de 2 anos; entre 6 e 8 anos ocorre o período de sinostose, e em seguida o tubérculo maior cresce somente de forma aposicional, isto é, a partir da face externa. Com o término do crescimento longitudinal, os núcleos de ossificação, até então facilmente visíveis na radiografia, desaparecem. Esta conexão entre o estágio de desenvolvimento e o aparecimento de núcleos secundários torna-se mais clara nos ossos carpais (ver também **B**): Os oito ossos carpais ossificam progressivamente até os 9 anos. O primeiro osso,

1 Filogênese e Ontogênese Humanas | Anatomia Geral

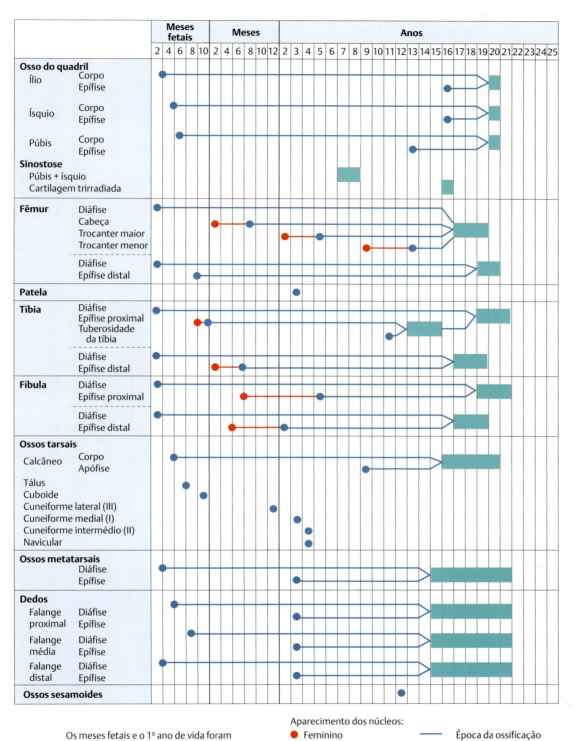

		Meses fetais	Meses	Anos
		2 4 6 8 10	2 4 6 8 10 12	2 3 4 5 6 7 8 9 10 11 12 13 14 15 16 17 18 19 20 21 22 23 24 25
Osso do quadril				
Ílio	Corpo / Epífise			
Ísquio	Corpo / Epífise			
Púbis	Corpo / Epífise			
Sinostose	Púbis + ísquio / Cartilagem trirradiada			
Fêmur	Diáfise / Cabeça / Trocanter maior / Trocanter menor			
	Diáfise / Epífise distal			
Patela				
Tíbia	Diáfise / Epífise proximal / Tuberosidade da tíbia			
	Diáfise / Epífise distal			
Fíbula	Diáfise / Epífise proximal			
	Diáfise / Epífise distal			
Ossos tarsais				
Calcâneo	Corpo / Apófise			
Tálus				
Cuboide				
Cuneiforme lateral (III)				
Cuneiforme medial (I)				
Cuneiforme intermédio (II)				
Navicular				
Ossos metatarsais	Diáfise / Epífise			
Dedos				
Falange proximal	Diáfise / Epífise			
Falange média	Diáfise / Epífise			
Falange distal	Diáfise / Epífise			
Ossos sesamoides				

C Os meses fetais e o 1º ano de vida foram separados do resto do tempo

Aparecimento dos núcleos:
- ● Feminino
- ● Masculino
- ─── Época da ossificação
- ▬ Época da sinostose

o capitato, apresenta um núcleo de ossificação durante o 1º ano de vida; o último osso, o pisiforme, ossifica na idade de 9 anos. De acordo com os padrões, utiliza-se, para o exame radiológico, a mão esquerda ou a mão não dominante. A idade óssea representa mais a maturação biológica do organismo do que a idade cronológica do indivíduo. A estimativa da idade óssea, ou seja, do potencial de crescimento, é de grande importância, por exemplo, para o prognóstico e o tratamento de doenças e de deformações ortopédicas na infância. Devido à existência de uma conexão entre a maturação do esqueleto e o tamanho definitivo do corpo, a altura do indivíduo, habitualmente, pode ser estimada, com exatidão, após o 6º ano de vida, utilizando a idade óssea e as medidas longitudinais.

D Ossificação do esqueleto do membro inferior
a Posição dos centros de ossificação epifisários e apofisários.
b Posição das lâminas epifisiais e dos discos apofisários.

19

Anatomia Geral | 1 Filogênese e Ontogênese Humanas

1.10 Estrutura e Posição dos Membros

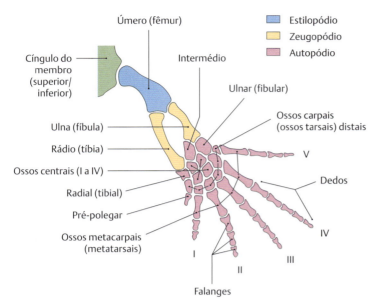

A Estrutura esquelética básica de um membro pentadáctilo de um tetrápode

Tanto os membros anteriores quanto os posteriores de um vertebrado terrestre, de vida livre, apresentam uma estrutura básica uniforme com três porções: segmentos proximal, médio e distal (*estilopódio*, *zeugopódio* e *autopódio*). Entre o estilopódio, que consiste em somente um osso (úmero ou fêmur) e o zeugopódio, constituído por dois elementos esqueléticos (rádio e ulna, ou tíbia e fíbula) situa-se a articulação do cotovelo ou do joelho, respectivamente. No autopódio pentadáctilo (mão e pé, respectivamente) distinguem-se também porções proximal, média e distal (*basipódio*, *metapódio* e *acropódio*) (ver **C**). Desvios desta estrutura básica resultam nas diferentes classes de vertebrados na fusão ou redução de diferentes porções de ossos.

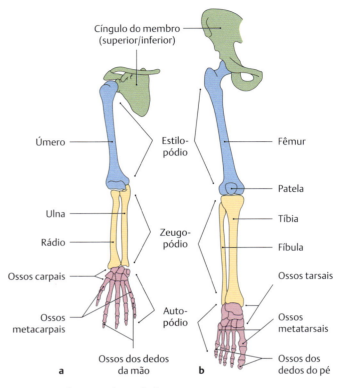

B Estrutura dos membros do homem

Vista anterior. **a** Membro superior direito; **b** Membro inferior direito. Os diferentes segmentos do membro de um tetrápode de **A** (estilo-, zeugo- e autopódio) e os elementos esqueléticos dos membros superior e inferior humanos foram destacados em cores para indicar estruturas homólogas. Deformações congênitas, tais como polidactilia ou sindactilia (dedos supranumerários da mão ou do pé ou sua fusão) não são raras.

C Componentes ósseos do membro pentadáctilo de um tetrápode

Segmentos	Membros anteriores pareados	Membros posteriores pareados
Cíngulo do membro	Cíngulo do membro anterior – Escápula e clavícula	Cíngulo do membro posterior – Ossos do quadril
Parte livre dos membros		
Estilopódio	Braço – Úmero	Coxa – Fêmur
Zeugopódio	Antebraço – Rádio – Ulna	Perna – Tíbia – Fíbula
Autopódio	Mão	Pé
– Basipódio	Ossos carpais – Fileira proximal: radial, intermédio, ulnar – Grupo central: ossos centrais I a IV – Fileira distal: ossos carpais I a V	Ossos tarsais – Fileira proximal: tibial, intermédio, fibular – Grupo central: ossos centrais I a IV – Fileira distal: ossos tarsais I a V
– Metapódio	Metacarpo – Ossos metacarpais I a V	Metatarso – Ossos metatarsais I a V

– Acropódio	Dedos da mão
	– Ossos I a V da mão
	   (com número variável de falanges)
		Dedos do pé
		– Ossos I a V do pé
		   (com número variável de falanges)

1 Filogênese e Ontogênese Humanas | Anatomia Geral

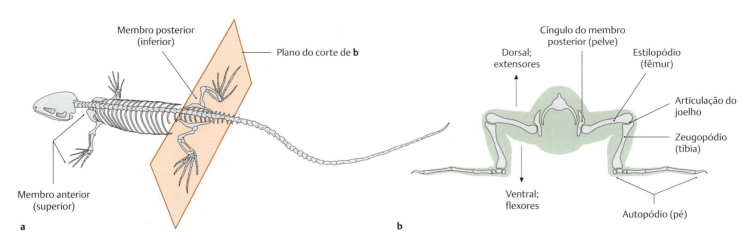

D Posição dos membros de um vertebrado terrestre tetrápode primitivo (lagarto, *Lacerta viridis*)
a Vista dorsal; **b** Corte transversal na altura dos membros posteriores.
No caso dos tetrápodes primitivos e primordiais (por exemplo, salamandras, tartarugas e lagartos), o tronco está posicionado entre os membros e, muitas vezes, encosta no chão. Os membros estão dispostos quase em ângulos reto com o corpo, de tal forma que o braço e a coxa são quase horizontais, e o cotovelo e o joelho apontam para fora. O rádio e a ulna, bem como a tíbia e a fíbula, estão flexionados em ângulo reto nas articulações do cotovelo e do joelho. As superfícies volares das mãos e plantares dos pés estão em contato com o chão. Os eixos em todas as articulações são paralelos à coluna vertebral (ver **E**).
Observe que os músculos *extensores* estão localizados *dorsalmente*, enquanto os músculos *flexores* são *ventrais*. Portanto, a localização dos extensores e flexores não se modifica com a evolução – o osso simplesmente assume um alinhamento diferente (ver também **F**).

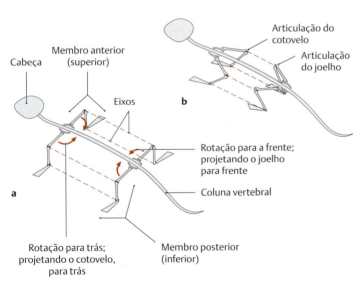

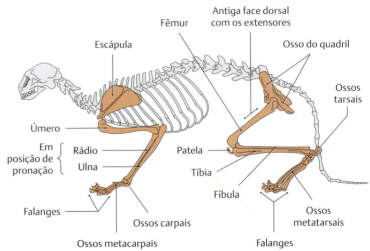

E Rotação dos membros nos ancestrais dos mamíferos
a Antes da rotação; **b** Após a rotação.
Uma característica importante na evolução dos mamíferos foi a *rotação* dos membros tetraploides. Os membros foram reorientados, posicionados paralelamente ao corpo e moveram-se para ficar ao lado ou abaixo do corpo. Esta modificação melhorou a locomoção e permitiu o apoio mais eficiente do corpo. O membro posterior sofreu um rotação *para a frente* (o joelho com orientação cranial), enquanto o membro anterior sofreu rotação *para trás* (o cotovelo com orientação caudal). Ambos os membros apresentam orientação sagital ao lado ou abaixo do tronco (ver **F**).

F Esqueleto de gato (*Felix catus*)
Vista esquerda. Para que as superfícies palmares dos membros anteriores possam encostar no chão, apesar da orientação dos cotovelos para baixo e para trás, os ossos do antebraço têm que se cruzar na posição de pronação. Nos membros posteriores não há necessidade de pronação dos ossos da perna, uma vez que a coxa está rodada para frente.
Esta posição dos elementos esqueléticos nas diferentes porções dos membros se mantém preservada nos seres humanos. Como o membro inferior está virado para a frente, o *antigo lado dorsal* deste membro está virado para frente na posição ortostática. Portanto, os extensores da coxa e perna (os músculos geneticamente "dorsais") situam-se na face anterior do membro, localizados na frente dos ossos correspondentes. Por isso utiliza-se, no homem, no caso do *membro inferior*, "posterior" e "anterior", em vez de "dorsal" e "ventral". Por outro lado, os extensores e flexores do braço e antebraço mantiveram suas posições dorsais e ventrais originais, respectivamente.

2.1 Corpo Humano (Proporções, Áreas de Superfície e Pesos)

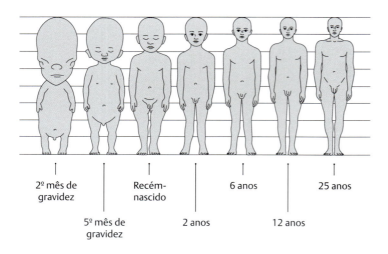

2º mês de gravidez	5º mês de gravidez	Recém-nascido	2 anos	6 anos	12 anos	25 anos

A Alteração das proporções do corpo durante o crescimento
Enquanto o comprimento da cabeça de embriões ao fim do 2º mês de gestação corresponde aproximadamente à metade do comprimento do corpo, em recém-nascidos ela corresponde a um quarto, em crianças de 6 anos ela corresponde a um sexto e em adultos ela corresponde a um oitavo do comprimento total do corpo.

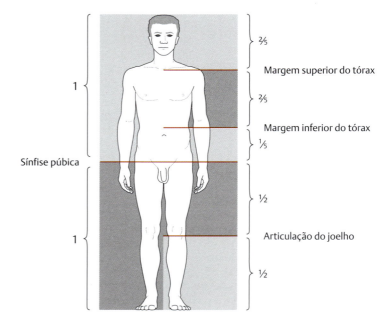

B Proporções normais do corpo
Em adultos, a metade da altura se encontra aproximadamente na altura da sínfise púbica, isto é, onde as regiões superior e inferior do corpo se encontram em uma razão de 1:1. Da região superior do corpo, um quinto corresponde à pelve, dois quintos correspondem ao tórax e ao abdome, e os outros 2/5 correspondem à cabeça e ao pescoço. A região inferior do corpo se divide, na altura da cavidade da articulação do joelho, em uma razão de 1:1, em coxa e perna associada ao pé.

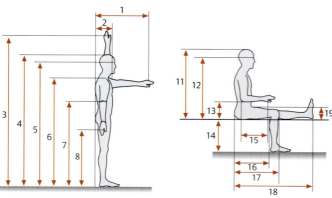

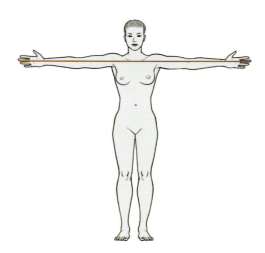

C Envergadura
A envergadura é um pouco *maior* do que a altura (nas mulheres cerca de 103%, e nos homens cerca de 106%).

D Medidas corporais selecionadas do ser humano nas posições ortostática e sentada (despido; 18 a 65 anos), segundo DIN 33402-2 (a partir de Ergonomie – Körpermaße des Menschen – Teil 2: Werte. Beuth, Berlin, 2005)

Os respectivos percentis se referem à porcentagem de pessoas em um grupo da população (neste caso todos residentes na Alemanha, incluindo também imigrantes nos anos de 1999–2002) que tenham valor menor do que o respectivo valor fornecido em relação a determinada medida corporal. Um exemplo é o 95º percentil da altura dos homens de 18 a 65 anos em 185,5 cm. Isto significa que em 95% deste grupo da população os valores são menores que 185,5 cm e que em 5% os valores são maiores que 185,5 cm.

Medidas (em cm) (Os pontos 9, 10, 20 e 21 não estão representados)	Homem 5º	Homem 50º	Homem 95º	Mulher 5º	Mulher 50º	Mulher 95º
1 Alcance para a frente	68,5	74,0	81,5	62,5	69,0	75,0
2 Profundidade do corpo	26,0	28,5	38,0	24,5	29,0	34,5
3 Alcance para cima (com ambos os membros superiores)	197,5	207,5	220,5	184,0	194,5	202,5
4 Altura do corpo	165,0	175,0	185,5	153,5	162,5	172,0
5 Altura dos olhos	153,0	163,0	173,5	143,0	151,5	160,5
6 Altura dos ombros	134,5	145,0	155,0	126,0	134,5	142,5
7 Altura do cotovelo a partir do solo	102,5	110,0	117,5	96,0	102,0	108,0
8 Altura da mão a partir do solo	73,0	76,5	82,5	67,0	71,5	76,0
9 Largura dos ombros	44,0	48,0	52,5	39,5	43,5	48,5
10 Largura do quadril, na posição de pé	34,0	36,0	38,5	34,0	36,5	40,0
11 Altura do corpo, na posição sentada (comprimento do tronco)	85,5	91,0	96,5	81,0	86,0	91,0
12 Altura dos olhos, na posição sentada	74,0	79,5	85,5	70,5	75,5	80,5
13 Altura dos cotovelos acima da superfície de apoio sentado	21,0	24,0	28,5	18,5	23,0	27,5
14 Comprimento da perna com o pé (altura na posição sentada)	41,0	45,0	49,0	37,5	41,5	45,0
15 Distância cotovelo-eixo do punho	32,5	35,0	39,0	29,5	31,5	35,0
16 Profundidade do corpo na posição sentada	45,0	49,5	54,0	43,5	48,5	53,0
17 Comprimento região glútea-joelho	56,5	61,0	65,5	54,5	59,0	64,0
18 Comprimento região glútea-perna	96,5	104,5	114,0	92,5	99,0	105,5
19 Altura da coxa	13,0	15,0	18,0	12,5	14,5	17,5
20 Largura acima dos cotovelos	41,5	48,0	55,5	39,5	48,5	55,5
21 Largura do quadril, na posição sentada	35,0	37,5	42,0	36,0	39,0	46,0

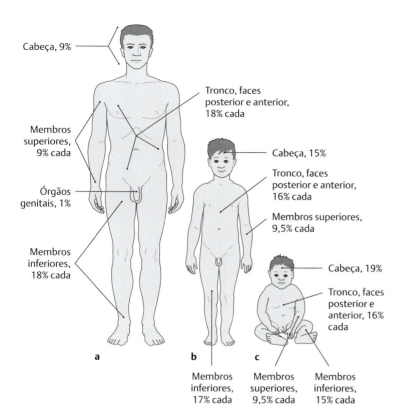

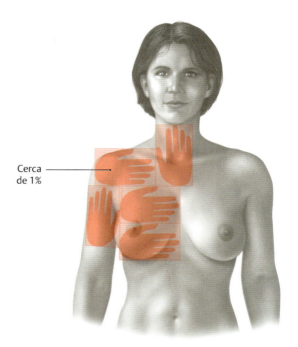

E Distribuição da área de superfície corporal (ASC) de adultos, crianças e lactentes

a De acordo com a "regra dos nove" de Wallace (1950), a área de superfície do corpo de um ser humano com mais de 15 anos (**a**) pode ser dividida em *múltiplos de 9%*: a cabeça e cada braço correspondem, cada um, a 9% da ASC, a face anterior do tronco, a face posterior do tronco e cada um dos membros inferiores correspondem a 18% (2×9), e os órgãos genitais externos a 1%. Em crianças (**b**) e lactentes (**c**), a regra dos nove tem de ser corrigida de acordo com a idade.

Observação: A regra dos nove pode ser usada em vítimas de queimaduras para estabelecer uma estimativa rápida da área queimada.

F Regra da área palmar

A porcentagem da superfície corporal queimada pode ser estimada com acurácia pela regra da área palmar, que estabelece que a região palmar do paciente corresponde, aproximadamente, a 1% da superfície corporal do mesmo. A regra palmar também é aplicável para crianças, visto que suas mãos e a área de superfície corporal total são proporcionalmente menores que nos adultos.

G Relação entre a área de superfície corporal (área de superfície cutânea) e a idade e suas repercussões

Para corpos sólidos progressivamente maiores, a área de superfície aumenta com o raio elevado ao quadrado, porém o volume aumenta com o raio do corpo elevado ao cubo. Devido a esta relação geométrica básica, animais menores, geralmente, apresentam uma área de superfície relativamente maior do que animais maiores. Animais menores perdem, relativamente, mais calor devido à maior razão área de superfície/volume. Por essas razões, pequenos animais como camundongos ou crianças tendem a apresentar metabolismo mais acelerado do que animais maiores como elefantes ou humanos adultos.

Idade	Peso corporal (kg)	Área de superfície corporal (cm²)	Área de superfície corporal / Peso corporal (cm²/kg)
Recém-nascido	3,4	2.100	617,6
6 meses	7,5	3.500	466,7
1 ano	9,3	4.100	440,9
4 anos	15,5	6.500	419,4
10 anos	30,5	10.500	344,3
Adulto	70,0	18.100	258,6

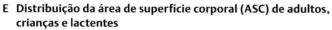

H Índice de massa corporal (IMC)

Na antropometria, o índice da massa corporal (IMC) tornou-se o padrão internacional para a avaliação do peso corporal porque se correlaciona relativamente bem com o tecido adiposo total do corpo. O IMC é definido como peso corporal (kg) dividido pela altura do corpo ao quadrado (m²):

$$IMC = \frac{kg}{m^2}$$

Anatomia Geral | 2 Visão Geral do Corpo Humano

2.2 Estrutura do Corpo Humano

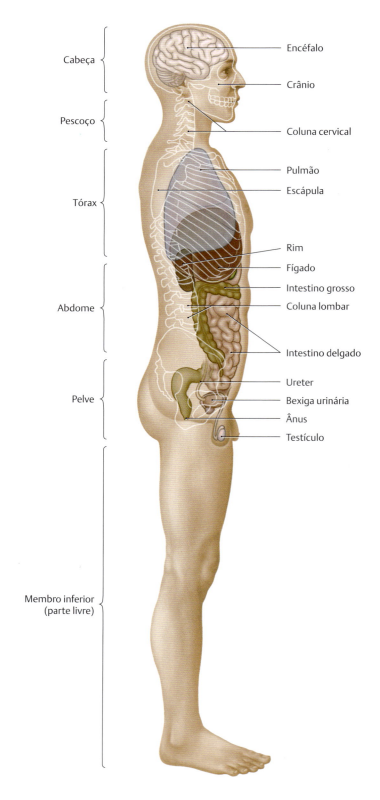

A Localização dos órgãos internos
Vista lateral.

B Subdivisões regionais do corpo

Cabeça
Pescoço
Tronco
- Tórax
- Abdome
- Pelve

Membro superior
- Cíngulo dos membros superiores
- Parte livre dos membros superiores

Membro inferior
- Cíngulo dos membros inferiores
- Parte livre dos membros inferiores

C Subdivisão funcional por sistemas de órgãos

Sistema locomotor
- Ossos e articulações (parte passiva)
- Musculatura esquelética estriada (parte ativa)

Vísceras
- Sistema circulatório
- Sistema linfático
- Sistema endócrino
- Sistema respiratório
- Sistema digestório
- Sistema urinário
- Sistema genital (masculino e feminino)

Sistema nervoso
- Sistemas nervosos central e periférico
- Órgãos dos sentidos

Tegumento comum (pele e seus anexos)

D Cavidades serosas e espaços do tecido conjuntivo

Órgãos e sistemas de órgãos são inseridos ou em cavidades serosas ou em espaços de tecido conjuntivo de diferentes tamanhos. Uma cavidade serosa é um espaço virtual, fechado em todos os lados, revestido por uma membrana brilhante (serosa) e que contém um pequeno volume de líquido. A serosa consiste em dois folhetos que, *geralmente*, estão em contato (os dois folhetos não estão *necessariamente* em contato direto, como na cavidade abdominal): a lâmina visceral envolve diretamente os órgãos, e a lâmina parietal recobre a parede da cavidade corporal onde se encontra a cavidade serosa.

Cavidades corporais topográficas	Cavidades serosas localizadas em cada cavidade topográfica
• Cavidade torácica	• Cavidade pleural
	• Cavidade pericárdica
• Cavidade abdominal	• Cavidade peritoneal do abdome*
• Cavidade pélvica	• Cavidade peritoneal da pelve*

Espaços de tecido conjuntivo
- Espaço entre os folhetos médio e profundo da fáscia cervical
- Mediastino
- Espaço extraperitoneal, com:
  – Espaço retroperitoneal
  – Espaço subperitoneal

Observação: As cavidades peritoneais do abdome e da pelve são contínuas.

2 Visão Geral do Corpo Humano | Anatomia Geral

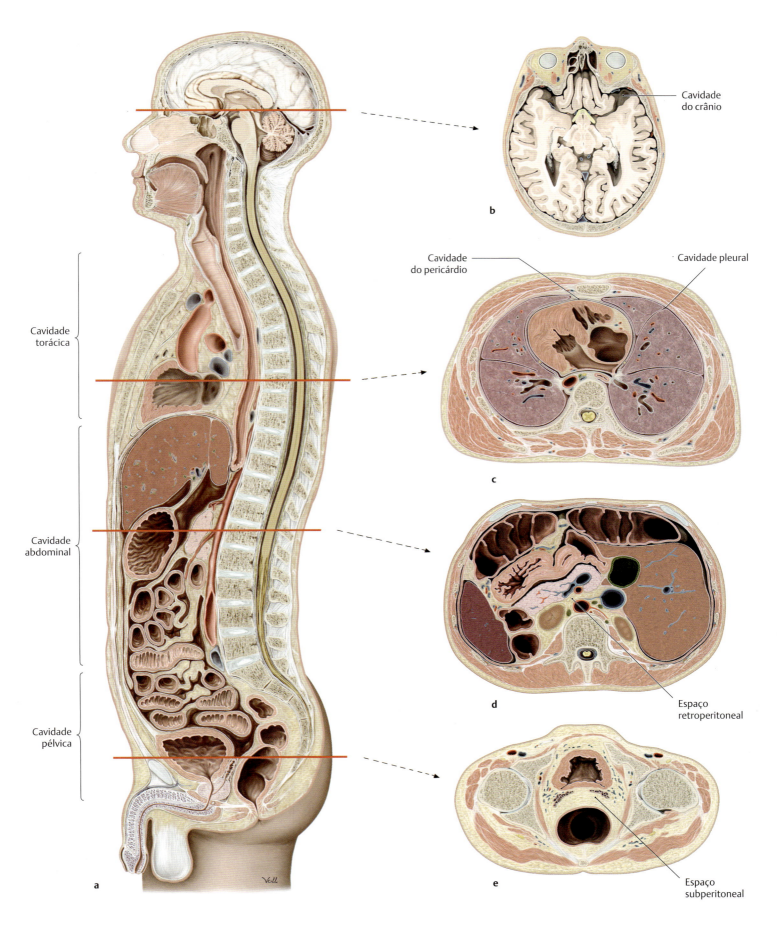

E Alguns planos de corte do corpo
a Corte mediano.
b Corte transversal na altura da cabeça.
c Corte transversal do tórax.
d Corte transversal do abdome.
e Corte transversal da pelve menor (ver também Planos e Eixos Principais, p. 27).

25

Anatomia Geral | 3 Anatomia de Superfície e Planos de Orientação do Corpo Humano

3.1 Definições de Orientação do Corpo Humano, de seus Eixos e Planos Principais

A Termos de orientação (Termos gerais)

Tronco (cabeça, pescoço e tronco/abdome/pelve)

Cranial	Pertinente à cabeça ou situado em direção à cabeça
Sentido cranial	Em direção à cabeça
Caudal	Referente ao sacro ou situado próximo ao sacro
Sentido caudal	Em direção ao sacro
Anterior	Referente à parte da frente do corpo ou localizado próximo
	Sinônimo: ventral (usado em todos os animais)
Posterior	Referente à parte de trás do corpo ou localizado próximo
	Sinônimo: dorsal (usado em todos os animais)
Superior	Sobre ou acima
Inferior	Sob ou abaixo
Médio	Localizado no meio
Transverso	Que atravessa
Flexor	Pertencente a um músculo ou superfície flexora
Extensor	Pertencente a um músculo ou superfície extensora
Axial	Referente ao eixo de uma estrutura
Transversal	Situado em ângulos retos em relação ao eixo longitudinal de uma estrutura
Longitudinal	Paralelo ao eixo longitudinal de uma estrutura
Horizontal	Paralelo ao plano horizontal
Vertical	Perpendicular ao plano horizontal
Medial	Mais próximo do plano mediano
Lateral	Mais distante do plano mediano (situado ao lado)
Mediano	Situado no plano mediano ou linha média
Intermédio	Situado entre uma estrutura lateral e outra medial
Central	Situado no centro ou no interior do corpo
Periférico	Afastado do centro
Superficial	Próximo à superfície do corpo
Profundo	Situado bem abaixo da superfície
Externo	Mais distante de uma cavidade
Interno	Mais próximo de uma cavidade
Apical	Pertencente à ponta ou ao ápice
Basal	Pertencente à base ou fundo
Occipital	Pertinente à parte posterior da cabeça
Temporal	Em direção às têmporas (região lateral da cabeça)
Sagital	Paralelo à sutura sagital
Coronal	Paralelo à sutura coronal (relativo ao vértice da cabeça)
Rostral	Situado em direção ao nariz (ou supercílio)
Frontal	Pertencente à fronte
Basilar	Pertencente à base do crânio

Membros superiores e inferiores

Proximal	Próximo ao tronco ou em direção ao tronco
Distal	Distante do tronco ou em direção à extremidade dos membros
Radial	Referente ao rádio ou à face lateral do antebraço
Ulnar	Referente à ulna ou à face medial do antebraço
Tibial	Referente à tíbia ou à face medial da perna
Fibular	Referente à tíbia ou à face lateral da perna
Palmar	Pertencente à região palmar
Plantar	Pertencente à região plantar
Dorsal	Em direção ao dorso da mão ou do pé

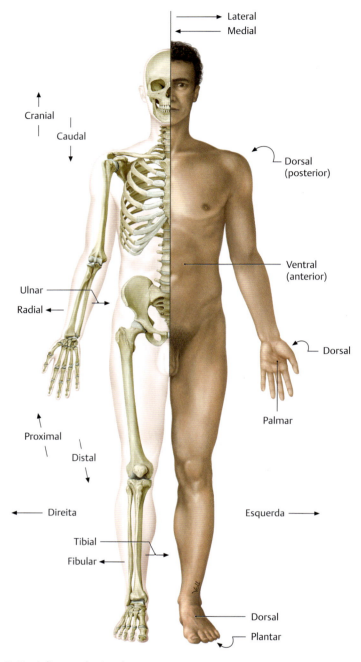

B Posição anatômica do corpo
O olhar é direcionado para a frente, as mãos encontram-se em supinação. O lado *direito* do corpo foi desenhado de forma transparente.
Observe que os termos "esquerdo" e "direito" sempre se referem ao paciente.

C Abreviações

A.	Artéria (Aa. = Artérias)
V.	Veia (Vv. = Veias)
M.	Músculo (Mm. = Músculos)
N.	Nervo (Nn. = Nervos)
L.	Linfonodo (Ll. = Linfonodos)
Lig.	Ligamento (Ligg. = Ligamentos)
R.	Ramo (Rr. = Ramos)
Art.	Articulação (Artt. = Articulações)

3 Anatomia de Superfície e Planos de Orientação do Corpo Humano | Anatomia Geral

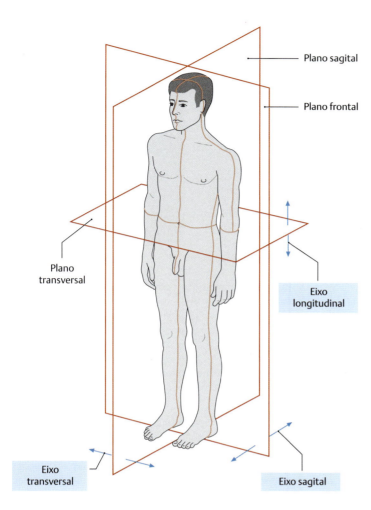

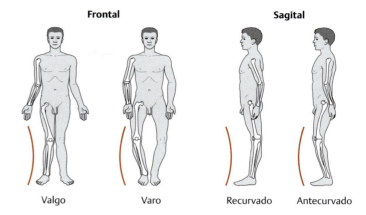

E Desvios dos membros em relação ao eixo do corpo
Podem ocorrer deformidades articulares nos membros, de modo que os eixos de dois ossos articulados se desviem um do outro tanto no plano frontal quanto no plano sagital. De acordo com a convenção internacional, os desvios axiais são caracterizados no plano frontal como as posições em *varo* e em *valgo* e, no plano sagital, como *recurvado* e *antecurvado*. Uma posição em varo ocorre, por exemplo, na articulação do joelho, quando o desvio axial é côncavo em relação ao eixo longitudinal do corpo, ou o osso distal (a tíbia) direciona sua parte distal para a linha média (p. ex., genuvaro ou joelho varo). Em uma posição em valgo na articulação do joelho, o desvio axial é convexo em relação ao eixo longitudinal do corpo, ou a tíbia afasta sua parte distal da linha média (p. ex., genuvalgo ou joelho valgo).

D Planos e eixos principais do corpo humano (posição neutra, vista anterolateral esquerda)
Apesar de podermos traçar um número infinito de eixos e planos pelo corpo humano, habitualmente são definidos *três eixos e planos principais*. Cada eixo e cada plano apresenta uma orientação perpendicular em relação aos outros, e o conjunto define as três coordenadas espaciais.

Planos principais:
- **Plano sagital:** Todos os *planos verticais* com orientação paralela à sutura sagital do crânio que, na posição ortostática, estendem-se de ventral para dorsal. O *plano mediano* divide o corpo em duas metades iguais
- **Plano frontal (= plano coronal):** Todos os planos *paralelos* à *fronte* ou à sutura coronal do crânio que, na posição ortostática, atravessam o corpo verticalmente
- **Plano transversal:** Todos os planos que, na posição ortostática, cortam o corpo *horizontalmente* em uma parte cranial e uma parte caudal. Perpendicular ao eixo longitudinal do corpo.

Eixos principais:
- **Eixo longitudinal ou vertical:** Estende-se, na posição em pé, em sentido *craniocaudal* e orienta-se perpendicularmente ao chão. Situa-se na linha de interseção dos planos frontal e sagital
- **Eixo sagital:** Estende-se em sentido *anteroposterior* da face anterior para a posterior (ou do dorso para a frente do corpo) e situa-se na linha de interseção dos planos sagital e transversal
- **Eixo transversal ou horizontal:** Estende-se da direita para a esquerda (ou vice-versa) e situa-se na linha de interseção dos planos frontal e transversal.

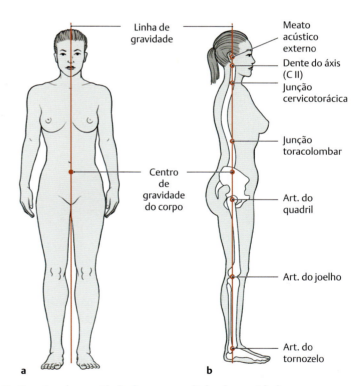

F O centro de gravidade do corpo e a linha de gravidade
a Vista anterior. A linha de gravidade está direcionada verticalmente ao longo do plano mediano e atravessa o centro de gravidade do corpo, situado abaixo do promontório da base do sacro, na altura da segunda vértebra sacral.
b Vista lateral. A linha de gravidade atravessa o meato acústico externo, o dente do áxis, as junções anatomofuncionais na coluna vertebral, o centro de gravidade do corpo, bem como as articulações do quadril, do joelho e do tornozelo.

3.2 Posição e Caracterização dos Planos de Avaliação Radiológica

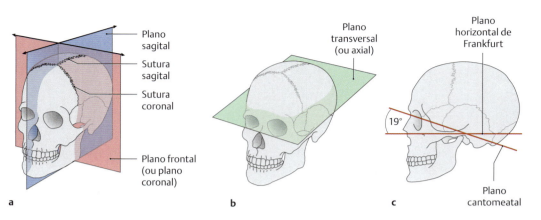
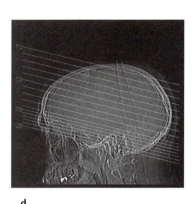

A Planos de avaliação radiológica, com o exemplo do crânio

a De acordo com os três principais planos anatômicos (planos frontal, sagital e transversal, ver p. 27), os planos de corte específicos também podem ser definidos nos principais procedimentos nos exames por imagens (tomografia computadorizada [TC] e ressonância magnética [RM]):

Plano de corte no exame radiográfico		Plano anatômico
Plano coronal	=	Plano frontal (ao longo ou paralelamente à *sutura coronal*)
Plano sagital	=	Plano sagital (ao longo ou paralelamente à *sutura sagital*)
Plano axial	=	Plano transversal (paralelamente ao "*plano horizontal de Frankfurt*" na cabeça, ou perpendicular aos respectivos eixos longitudinais do tronco e dos membros)

b O "plano horizontal de Frankfurt" ou simplesmente plano de Frankfurt (plano transversal) segue a partir da margem superior do meato acústico externo até a margem orbital inferior.

c e d Em geral, a tomografia computadorizada axial do crânio e/ou do encéfalo normalmente é inclinada em torno de aproximadamente 19° (ao longo do chamado plano cantomeatal). Este plano segue da margem superior do meato acústico externo até o ângulo lateral do olho (canto do olho), e protege o conteúdo da órbita contra uma irradiação mais intensa (raios X).

Observação: Entretanto, a princípio é possível a obtenção dos diferentes planos opcionais tanto na TC quanto na RM (imagens multiplanares). Em ambos os procedimentos, obtém-se um volume de dados, a partir do qual são feitas reconstruções bidimensionais, assim como representações espaciais e reconstrução tridimensional (p. ex., no diagnóstico vascular, em alterações anatômicas ou patológicas vasculares mais complexas).

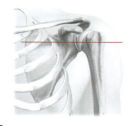
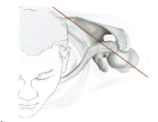
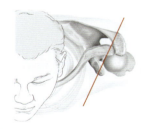

B Planos padronizados na RM do ombro

O paciente é colocado em decúbito dorsal, e o braço do lado a ser examinado encontra-se paralelo ao corpo, em rotação lateral ou em posição neutra.

a Posição do plano de avaliação (ou corte) axial (transversal), ombro direito, vista anterior.
b Posição do plano de corte coronal oblíquo (paralelo ao músculo supraespinal e perpendicular à cavidade glenoidal), vista cranial.
c Posição do plano de corte sagital oblíquo (paralelo à cavidade glenoidal), vista cranial.

Com base na representação do corpo em variados planos de corte (a chamada representação multiplanar) e para uma diferenciação adequada das partes moles periarticulares, a RM é mais indicada para a avaliação das articulações. De acordo com a representação (plano de corte) escolhida e o tempo de relaxamento (medidas de ponderação em T1 e T2), os tecidos podem ser diferenciados segundo a sua posição anatômica, bem como segundo o seu conteúdo de água ou de gordura.

Observação: A apresentação do exame a partir de planos de corte axiais (transversais) (ver **D**) é sempre por uma vista inferior.

C Principais estruturas anatômicas na articulação do ombro, organizadas de acordo com o plano de corte mais conveniente na RM

Plano de corte na RM	Principais estruturas anatômicas visíveis
Plano axial (transversal)	• M. supraespinal • Lábio glenoidal • Cápsula articular • Ligg. glenoumerais • Cabeça longa do músculo bíceps braquial
Plano coronal oblíquo	• M. supraespinal • M. infraespinal • Bolsa subacromial • Art. acromioclavicular • Partes superior e inferior do lábio glenoidal
Plano sagital oblíquo	• Manguito rotador • Lig. coracoacromial • Acrômio • Ligg. glenoumerais • Espaço subacromial

3 Anatomia de Superfície e Planos de Orientação do Corpo Humano | Anatomia Geral

D Caracterização de imagens em plano de corte axial
a e b Tronco; c–e Membro inferior.

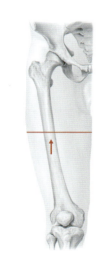
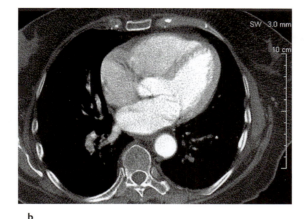
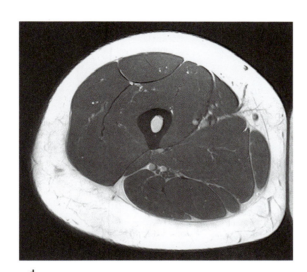

a Tórax em vista anterior e um corte no plano transversal (ou axial) de avaliação, na altura de T VIII.
b TC axial do tórax (vista inferior) na chamada janela de partes moles, isto é, as partes moles (neste caso, o coração) são avaliadas com maior resolução; no entanto, o pulmão se encontra radiotransparente (em preto) devido ao seu conteúdo de ar e os ossos se encontram radiopacos (em branco) (de Duale Reihe Radiologie. Reiser M, Kuhn F, Debus J, Hrsg. 2. Aufl. Stuttgart: Thieme; 2006).
c Coxa direita, vista anterior e um corte no plano de avaliação transversal (axial).
d RM axial, ponderada em T1, da coxa direita, vista inferior (de Möller T, Reif E, Hrsg. Taschenatlas Schnittbildanatomie, Band III: Extremitäten, Gelenke, Wirbelsäule – CT und MRT. 2. Aufl. Stuttgart: Thieme; 2019).
e Imagem de um corte anatômico, com a caracterização das estruturas secionadas.

As imagens em corte axial (ou transversal) são analisadas tanto na TC como na RM a partir da região *caudal* (vista inferior); de modo análogo, os membros são avaliados a partir da região *distal* (vista inferior). Consequentemente, o paciente é colocado em decúbito dorsal. Logo, imagens em cortes axiais mostram a coluna vertebral – em posição dorsal – embaixo, e o esqueleto torácico – em posição ventral – em cima; de modo correspondente, a face anterior da coxa aparece em cima e a face posterior, embaixo; estruturas localizadas à direita são representadas à esquerda do examinador, enquanto estruturas dispostas à esquerda são representadas à direita do examinador.
Observação: As imagens em planos frontal ou coronal são avaliadas como se o paciente estivesse diante do avaliador.

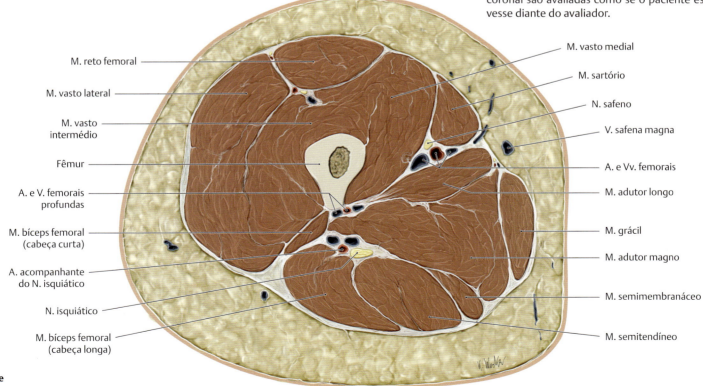

29

Anatomia Geral | 3 Anatomia de Superfície e Planos de Orientação do Corpo Humano

3.3 Anatomia de Superfície

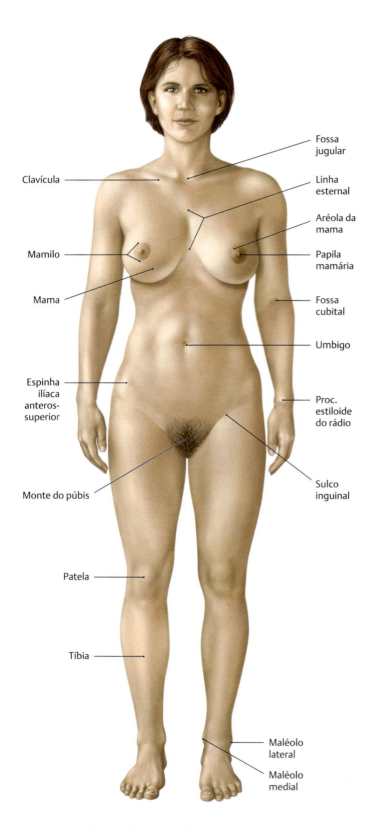
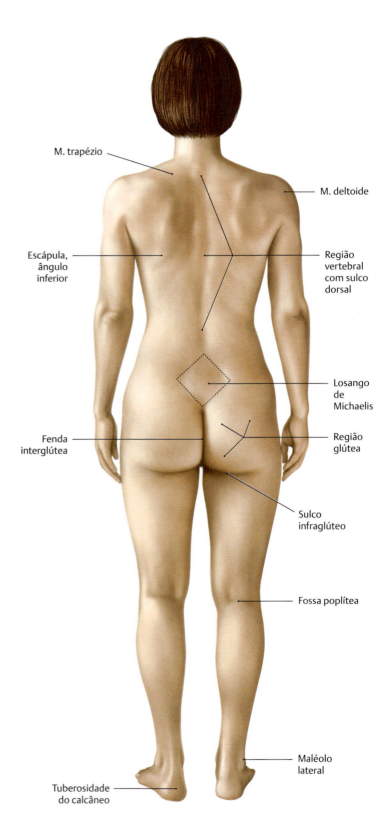

A Anatomia de superfície da mulher
Vista anterior. A anatomia de superfície lida com o indivíduo vivo e abrange, entre outros, o exame da superfície do corpo. É fundamental nos métodos clássicos de investigação (inspeção, palpação, percussão, ausculta e provas funcionais) e, portanto, é de grande importância nos cursos sobre o exame clínico. Para fins de clareza, estruturas idênticas do homem e da mulher, tais como o olécrano, não foram indicadas duas vezes.

B Anatomia de superfície da mulher
Vista posterior.

3 Anatomia de Superfície e Planos de Orientação do Corpo Humano | Anatomia Geral

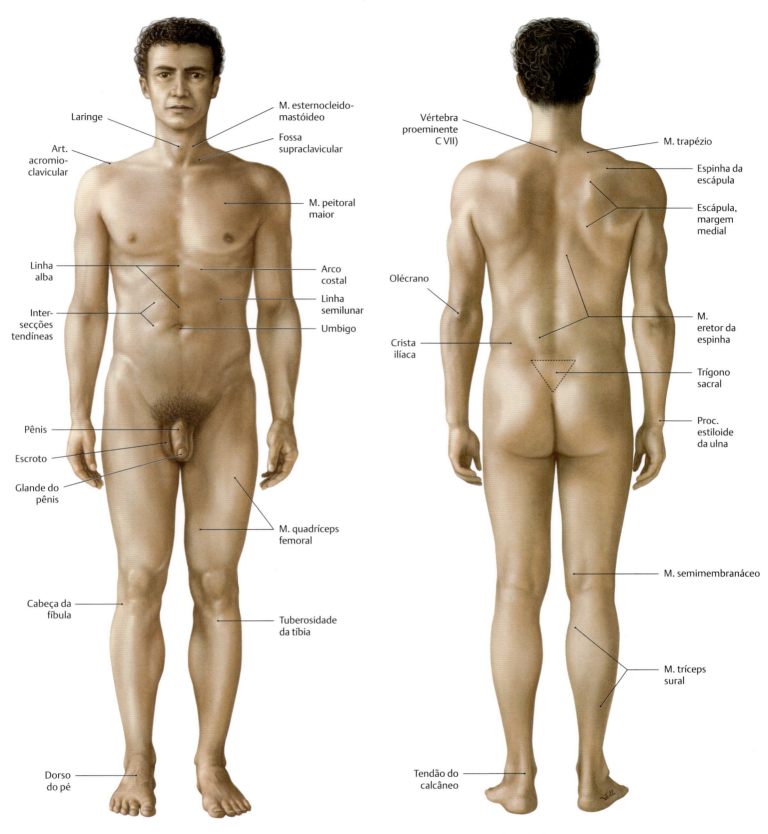

C Anatomia de superfície do homem
Vista anterior.

D Anatomia de superfície do homem
Vista posterior.

3.4 Anatomia de Superfície e Relevos Ósseos Palpáveis

Os relevos ósseos palpáveis são de grande importância para a orientação no esqueleto. A palpação das articulações (p. ex., a articulação do quadril), às vezes não é possível. No exame clínico, sua posição só pode ser estimada pelos relevos ósseos palpáveis.

A Anatomia de superfície e relevos ósseos palpáveis da face e do pescoço
Vista anterior.

B Anatomia de superfície e relevos ósseos palpáveis do tronco e dos membros superiores e inferiores da mulher
Vista anterior.

3 Anatomia de Superfície e Planos de Orientação do Corpo Humano | Anatomia Geral

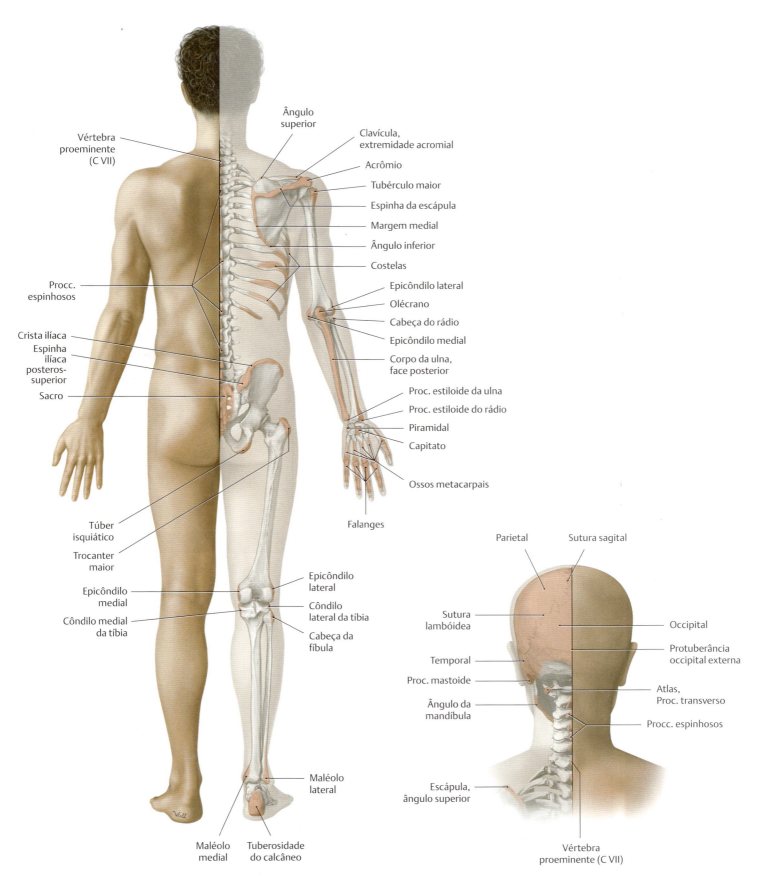

C Anatomia de superfície e relevos ósseos palpáveis do tronco e dos membros superiores e inferiores do homem
Vista posterior.

D Anatomia de superfície e relevos ósseos palpáveis da cabeça e do pescoço
Vista posterior.

33

3.5 Termos de Orientação do Corpo Humano

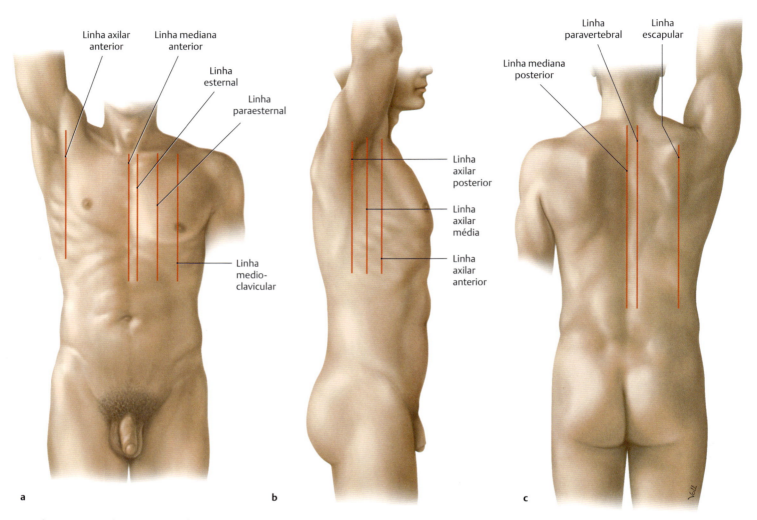

A Linhas verticais de orientação do tronco
a Vista anterior; b Vista lateral direita; c Vista posterior.

Linha mediana anterior	Linha central anterior do tronco que atravessa o centro do esterno
Linha esternal	Linha ao longo da margem do esterno
Linha paraesternal	Linha no centro entre as linhas esternal e hemiclavicular
Linha medioclavicular	Linha que atravessa o ponto médio da clavícula (frequentemente coincidindo com a linha mamilar)
Linha axilar anterior	Linha na altura da prega axilar anterior (M. peitoral maior)
Linha axilar media	Linha entre as linhas axilares anterior e posterior
Linha axilar posterior	Linha no centro da prega axilar posterior (M. latíssimo do dorso)
Linha mediana posterior	Linha média na parte posterior do tronco na altura dos processos espinhosos
Linha paravertebral	Linha na altura dos processos transversos
Linha escapular	Linha que atravessa o ângulo inferior da escápula

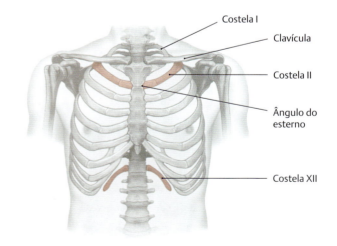

B Orientação anatômica no tórax por meio da "contagem" das costelas
A costela I é coberta pela clavícula. Portanto, somente a costela II é palpável e a contagem é iniciada neste nível. A costela II está ligada ao esterno no nível do ângulo do esterno. Na extremidade inferior da caixa torácica é melhor iniciar a contagem na costela XII, palpável somente na parte posterior.

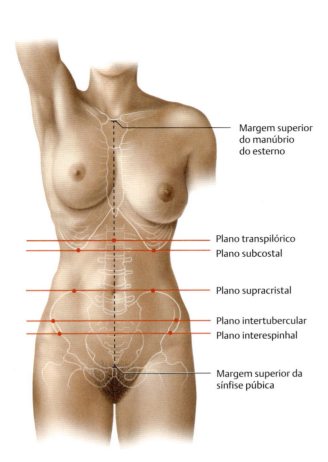

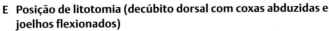

C Planos transversais padrões para a divisão da cavidade abdominal (ver também p. 207)
Vista anterior.

Plano transpilórico	Plano transverso passando pelo ponto médio entre as margens superiores da sínfise púbica e do manúbrio do esterno
Plano subcostal	Plano no nível mais baixo da margem costal (margem inferior da cartilagem da costela X)
Plano supracristal	Plano pelos pontos superiores das cristas ilíacas
Plano intertubercular	Plano na altura dos dois tubérculos ilíacos (o tubérculo ilíaco situa-se a cerca de 5 cm posterolateralmente da espinha ilíaca anterossuperior)
Plano interespinhal	Plano que passa pelas espinhas ilíacas anterossuperiores

D Processos espinhosos como pontos de orientação no dorso
Vista posterior.

Processo espinhoso de C VII	Vértebra proeminente (o processo espinhoso protuberante de C VII é visível e palpável)
Processo espinhoso de T III	Na altura da linha de conexão entre as duas espinhas escapulares
Processo espinhoso de T VII	Na altura da linha de conexão entre os ângulos inferiores das escápulas
Processo espinhoso de T XII	Um pouco abaixo da costela XII
Processo espinhoso de L IV	Na altura da linha de conexão dos pontos superiores das duas cristas ilíacas
Processo espinhoso de S II	Na altura da linha de conexão das duas espinhas ilíacas posterossuperiores (reconhecidas como pequenas depressões cutâneas diretamente acima das espinhas ilíacas)

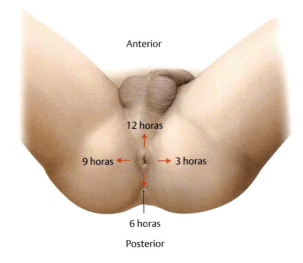

E Posição de litotomia (decúbito dorsal com coxas abduzidas e joelhos flexionados)
Posição preferida para o exame proctológico. A orientação (por exemplo, para o relato da localização de uma lesão) ocorre de acordo com o mostrador de um relógio:

- Superior = em direção ao púbis = 12 horas
- Inferior = em direção ao sacro = 6 horas
- Direita = 3 horas
- Esquerda = 9 horas.

3.6 Regiões do Corpo (Anatomia Topográfica)

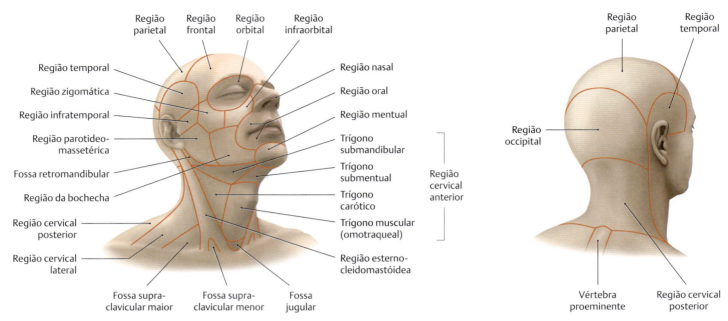

A Regiões da cabeça e do pescoço
Vista anterolateral direita.

B Regiões da cabeça e do pescoço
Vista posterolateral direita.

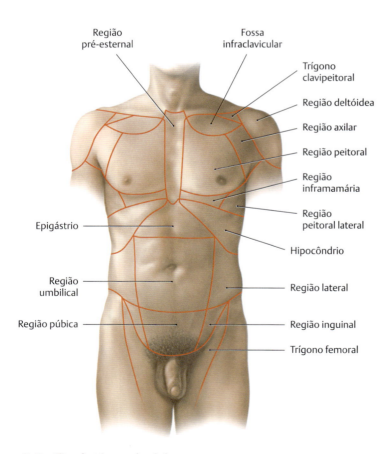

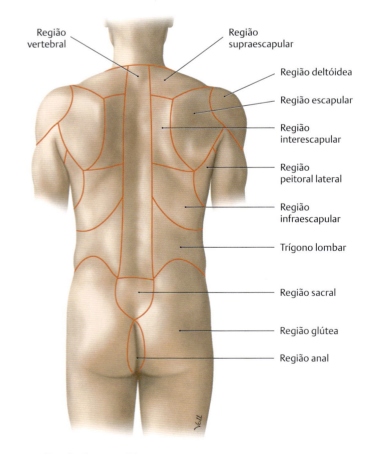

C Regiões do tórax e do abdome
Vista anterior.

D Regiões do dorso e glúteas
Vista posterior.

3 Anatomia de Superfície e Planos de Orientação do Corpo Humano | Anatomia Geral

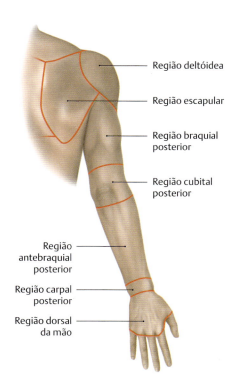

E Regiões do membro superior
Vista posterior.

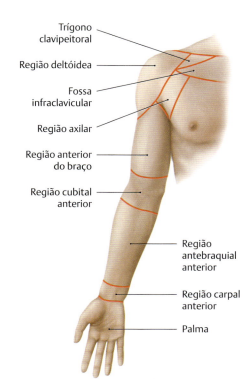

F Regiões do membro superior
Vista anterior.

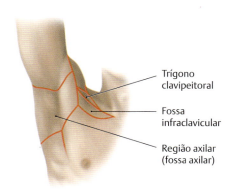

G Regiões da axila
Vista anterior.

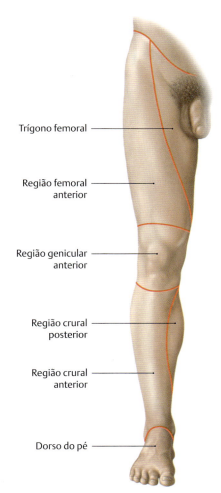

H Regiões do membro inferior
Vista anterior.

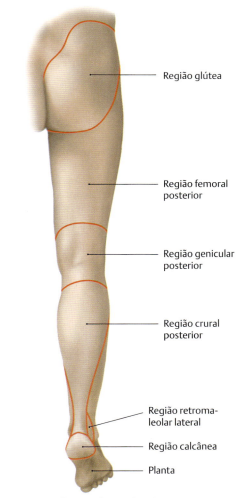

J Regiões do membro inferior
Vista posterior.

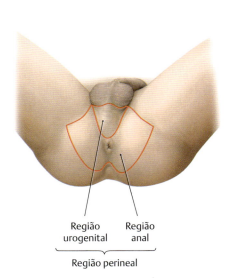

K Região perineal (posição de litotomia)

37

Anatomia Geral | 3 Anatomia de Superfície e Planos de Orientação do Corpo Humano

3.7 Pele

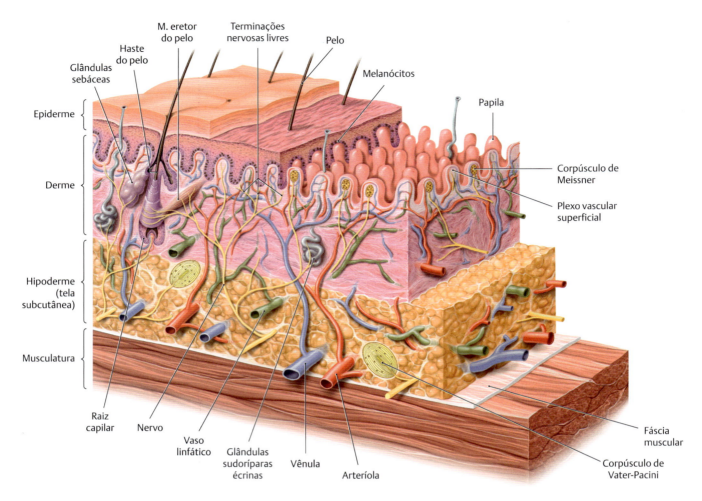

A Estrutura da pele
A pele é a barreira exterior do corpo humano com o meio ambiente. Ela reveste todo o corpo e é, sem dúvida, o maior órgão em termos de área de superfície (aproximadamente 1,8 m²). Dependendo do relevo de superfície (áreas com e sem estruturas rômbicas [*areolae cutaneae*]), é feita uma distinção entre a pele pilosa e a pele glabra. A formação da área glabra é a base da impressão digital (ver p. 388). Há pele glabra apenas na palma e na planta. Ambos os tipos de pele são divididos em camadas, de cima para baixo ou de fora para dentro (ver Tabela **C**):

- Epiderme (camada epitelial da pele)
- Derme (camada de tecido conjuntivo da pele; essa camada da pele de animais de fazenda é transformada em couro)
- Hipoderme (tela subcutânea).

A epiderme é semelhante a uma grande caixa de ovos encaixada com a derme. Isso aumenta a superfície de contato entre as duas estruturas. Na preparação da pele, podem-se ver escavações na parte inferior da epiderme (chamadas de papilas de tecido conjuntivo). Como todas as outras camadas epiteliais, a epiderme também não contém vasos sanguíneos. Os vasos sanguíneos, assim como os receptores sensoriais, encontram-se na derme (ver **B** e **D**). A hipoderme consiste principalmente em tecido adiposo. Ela termina na fáscia geral do corpo.

B Vascularização da pele
A vascularização intacta é essencial não só para a nutrição da pele, mas também para a sua função de termorregulação. Os vasos sanguíneos estão localizados na derme. Na fronteira entre a derme papilar e reticular encontra-se o plexo superficial, e na fronteira entre a derme e a hipoderme encontra-se o plexo profundo. Ambos os plexos são interconectados por vasos verticais. Do plexo superior saem alças de capilares para a irrigação das papilas, incluindo a epiderme sobrejacente. Com um aparelho de corte especial (dermátomo), pode-se seccionar a derme entre esses dois plexos e usar esses fragmentos de pele para cobrir feridas maiores (p. ex., para queimaduras): enxerto de pele de espessura parcial.

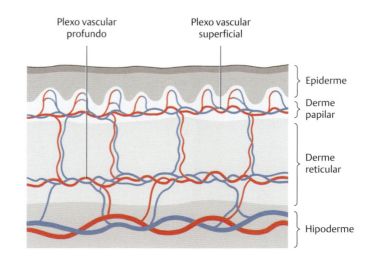

3 Anatomia de Superfície e Planos de Orientação do Corpo Humano | Anatomia Geral

C Camadas da pele e seus componentes

Camada da pele	Outras segmentações, se disponíveis	Descrição	Principais funções
Epiderme (camada epitelial da pele) *Nota:* em histologia, as camadas da epiderme são observadas de *baixo* para *cima*. Aqui são apresentados os componentes individuais em analogia às outras camadas da pele na ordem de *cima* para *baixo* ou de *fora* para *dentro*.	• Estrato córneo	Estrato córneo de células mortas e cornificadas	Proteção mecânica, por exemplo, contra microrganismos, radiação, substâncias químicas (especialmente ácidos)
	• Estrato lúcido	"Camada translúcida" encontrada apenas na pele glabra (plantas e palmas)	Proteção mecânica
	• Estrato granuloso	Camada granular; as células contêm grânulos de cerato-hialina, que servem para vedação física	Proteção contra desidratação
	• Estrato espinhoso	Camada de células espinhosas; geralmente a mais espessa camada de células vivas na pele	• Proteção mecânica por muitos desmossomos e sua interconexão por meio de citoqueratinas • Resposta imune, por células de Langerhans
	• Estrato basal	Camada epitelial mais inferior da epiderme, localizada sobre a membrana basal que separa a epiderme da derme	• Proteção contra a radiação UV por meio de secreção de melanina nos melanócitos • Discos de Merkel (receptores de pressão de adaptação lenta: consistem em células de Merkel e terminações nervosas associadas)
Derme (camada de tecido conjuntivo da pele)	• Estrato papilar (também chamado de derme papilar)	Camada papilar; as papilas se projetam para a epiderme, de modo que a derme e a epiderme ficam inter-relacionadas	• Glândulas sudoríparas: secreção de suor, termorregulação, secreção de peptídios antimicrobianos • Glândulas sudoríparas apócrinas: axila, papila mamária, região perianal, região inguinal, região púbica • Glândulas sebáceas: secreção de gordura, proteção contra evaporação
	• Estrato reticular	Camada de rede com tecido conjuntivo colagenoso denso; a estrutura reticulada produz as linhas de divisão da pele	• Vasos sanguíneos: nutrição, termorregulação • Vasos linfáticos: remoção do líquido intersticial • Pelos: proteção contra a perda de calor e a radiação solar, percepção de estímulo • Receptores de pressão: corpúsculos de Meissner na pele glabra e nos lábios; raros: corpúsculos de Ruffini (encontram-se na derme mais profunda) • Terminações nervosas livres (em qualquer região): percepção e direcionamento do estímulo
Hipoderme (células de gordura e tecido conjuntivo frouxo)		Camada de transição entre a pele e a fáscia geral do corpo, à qual está adjacente	• Adipócitos: reservatório de gordura e, portanto, de energia • Coxim mecânico • Grandes vasos sanguíneos: nutrição, termorregulação • Corpúsculos de Vater-Pacini: mecanorreceptores de adaptação rápida para percepções de vibração. Formas menores: corpúsculos de Krause (também chamados de bulbos terminais de Krause)

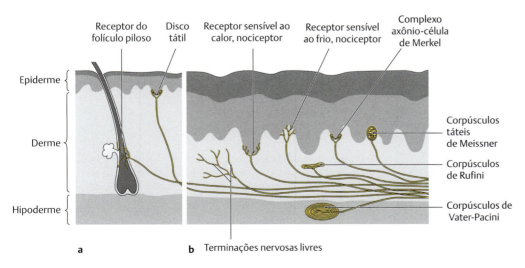

D A pele como órgão sensorial
a Pele com pelos; **b** Pele sem pelos.

A pele é um importante órgão sensorial. Na pele glabra, sem pelos (plantas dos pés, palmas das mãos), e nos lábios, podem ser encontradas papilas dérmicas

- *Corpúsculos de Meissner* (receptores de pressão de adaptação rápida, registram mudanças de pressão)
- *Discos de Merkel* (receptores de pressão de adaptação lenta)
- *Corpúsculos de Ruffini* (receptores de pressão e extensão de adaptação lenta).

Na pele glabra, os corpúsculos de Meissner são substituídos pelos receptores do folículo piloso. Os corpúsculos de Vater-Pacini (mecanorreceptores de adaptação rápida para a percepção vibratória) estão localizados na hipoderme.

Anatomia Geral | 4 Ossos e Articulações

4.1 Esqueleto Ósseo e Estrutura dos Ossos Tubulares

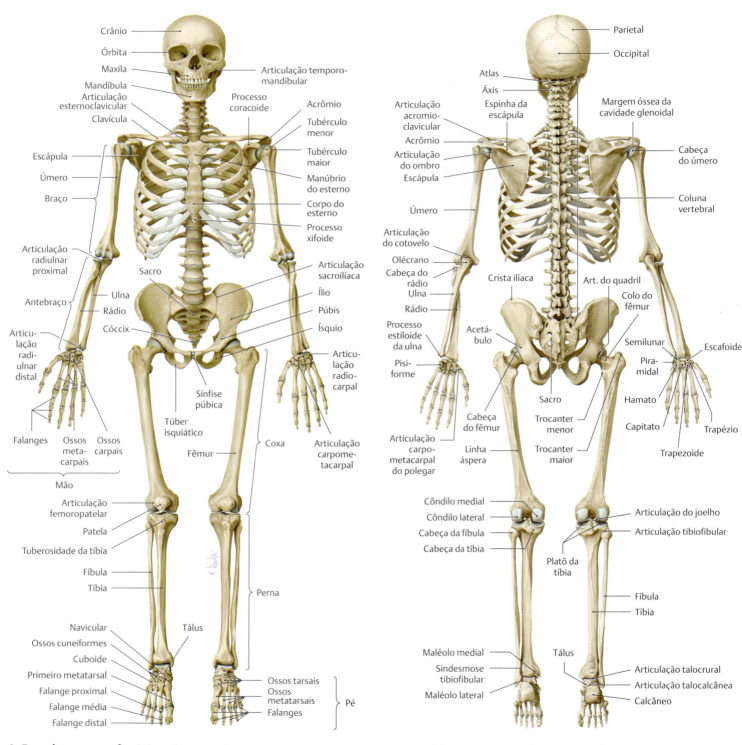

A Esqueleto no sexo feminino, vista anterior
O antebraço esquerdo encontra-se em pronação, e ambos os pés em flexão plantar.

B Esqueleto no sexo masculino, vista posterior
O antebraço esquerdo encontra-se em pronação, e ambos os pés em flexão plantar.

C Tipos de osso

- **Ossos longos**, por exemplo, os ossos tubulares dos membros
- **Ossos curtos**, por exemplo, os ossos tarsais e carpais
- **Ossos planos**, por exemplo, escápula, ílio, calvária
- **Ossos irregulares**, por exemplo, vértebras anômalas, ossos supranumerários nem sempre encontrados na base do crânio
- **Ossos pneumáticos**, por exemplo, ossos da face com seios paranasais

- **Ossos sesamoides** (ossos incluídos nos tendões), por exemplo, patela
- **Ossos acessórios** (anômalos, ossos supranumerários), por exemplo, na calvária e no pé (geralmente resultantes da falha na fusão de centros de ossificação adjacentes)

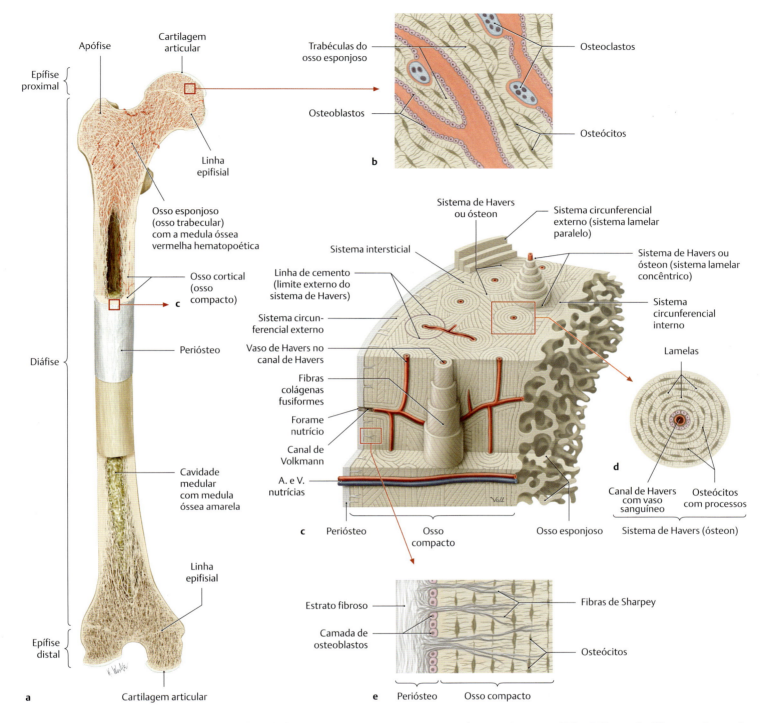

D Estrutura de um típico osso longo, ilustrado pelo fêmur

a Corte coronal pelas partes proximal e distal do fêmur de um adulto (sem seccionar a parte média da diáfise).

b Ampliação de **a**: O preparado do corte mostra a estrutura lamelar ("osso lamelar") das trabéculas do osso esponjoso. As lamelas formam superposição de lâminas, como na madeira compensada. As trabéculas do osso esponjoso apresentam uma espessura de somente 200 a 300 μm, uma vez que não são vascularizadas e que sua nutrição se dá por difusão, a partir da cavidade medular adjacente.

c Ampliação de **a**: Esquema da estrutura tridimensional do osso compacto, cujas unidades estruturais consistem em ósteons vascularizados com 1 cm de comprimento e 250 a 350 μm de diâmetro. Os canais de Havers que correm, geralmente, no sentido longitudinal do osso fazem conexão entre si e também com os vasos do periósteo e da cavidade medular, por meio de canais curtos transversos e oblíquos (canais de Volkmann).

d Ampliação de **c**, microestrutura de um ósteon. O canal de Havers no centro é circundado por cerca de 5 a 20 sistemas lamelares concêntricos, formados por osteócitos e por matriz extracelular. Os osteócitos estão interconectados por numerosos prolongamentos citoplasmáticos delgados.

e Ampliação de **c**, estrutura do periósteo.

4.2 Articulações: Visão Geral e Articulações "Falsas" (Sinartroses)

A Formas das articulações

Articulações "falsas"	Articulações verdadeiras
(Sinartroses; ossos unidos por tecido conjuntivo propriamente dito, cartilagem ou tecido ósseo; pouca ou nenhuma mobilidade – ver página à direita)	(Ossos separados por uma fenda ou cavidade articular; mobilidade bastante variável, de acordo com o conjunto de ligamentos que mantêm os ossos unidos = união descontínua)

• **Sindesmoses** (ossos unidos por tecido conjuntivo; p. ex., fontículos do crânio de recém-nascidos)
• **Sincondroses** (ossos unidos por cartilagem; p. ex., discos intervertebrais; quando todo o tecido for constituído em sua maior parte por cartilagem fibrosa, a articulação é considerada uma sínfise, p. ex., a sínfise púbica)
• **Sinostoses** (ossos unidos por tecido ósseo, p. ex., o sacro – em sentido estrito, este osso não apresenta mais articulações, uma vez que ele é imóvel)
	• **Diartroses** (articulações com diferentes graus de mobilidade/liberdade, ver p. 44); Classificação segundo os seguintes critérios:
	  – Configuração e formato da estrutura da articulação (articulação esferóidea, articulação condilar, articulação selar)
	  – Eixos de movimento
	  – Mobilidade/liberdade
	• **Anfiartroses** ("articulação rígida", p. ex., articulação sacroilíaca)

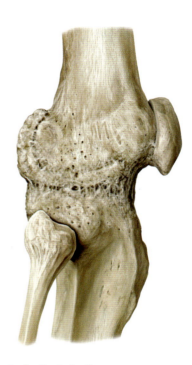

C Anquilose da articulação do joelho
Representação de um preparado da coleção anatômica da Universität Kiel. Quando a cartilagem é completamente destruída, a cavidade articular é gradualmente preenchida com tecido ósseo. Isto leva à fusão com enrijecimento completo da articulação.

B Breve glossário

- **Pseudoartrose** = Chamada "falsa articulação" (instabilidade com base na ausência de união entre ossos), formada após consolidação malsucedida de uma fratura (ver p. 55)
- **Anquilose** = Fusão patológica de uma articulação verdadeira (ver **C**)
- **Artrodese** (na região da coluna vertebral, é chamada **espondilodese**) = Fusão cirúrgica intencional (de caráter terapêutico) de uma articulação por osteossíntese (ver p. 55 e Figura **D**)
  - Principais indicações: artrite infecciosa, distúrbio articular pós-traumático (após lesões e infecções), doenças articulares degenerativas, além de instabilidade dependente de paralisia
  - Princípio: limitação intencional da mobilidade, para fins de analgesia e estabilidade
  - Importante para uma boa função articular pós-operatória: estabilidade na posição funcional postural, que é fundamental para as principais funções das articulações; no caso dos braços e das mãos, a preensão e, no caso das pernas, os atos de *ficar de pé* e de *andar* (*marcha*)
- **Artrotomia** = Remoção cirúrgica de uma articulação
- **Artrografia** = Estudo radiográfico da cavidade articular com o auxílio de um meio de contraste (este exame perdeu a importância com o advento da RM)
- **Artroscopia** = Avaliação endoscópica das articulações, geralmente associada à terapia endoscópica subsequente, por exemplo, reconstrução artroscópica de estruturas capsulares e ligamentares lesadas, remoção de corpos intra-articulares livres, tratamento de defeitos da cartilagem articular (p. ex., osteocondrose dissecante)
- **Sinovectomia** = Remoção do conteúdo intra-articular (sinóvia), por exemplo, na poliartrite crônica
- **Punção articular** (injeção intra-articular) = Punção de líquidos (p. ex., em uma efusão ou derrame articular) e/ou introdução de substâncias (p. ex., medicamentos)
- **Prótese articular** = Substituição cirúrgica da articulação por uma prótese total ou parcial devido a doença articular degenerativa avançada (artrose) (ver p. 48)

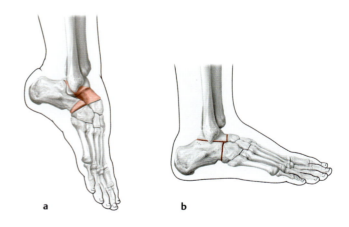

a   b

D Artrodese em T, segundo Lambrinudi, para tratamento de pé equino
Pé direito antes (**a**) e após o tratamento com artrodese (**b**), vista lateral. Uma vez realizada a cirurgia, elimina-se a flexão plantar permanente ("pé equino") pela fusão e enrijecimento da articulação (artrodese) do tornozelo em posição plantígrada (a perna e o pé formam um ângulo de 90°) e, ao mesmo tempo, a mobilidade na região superior do tornozelo é mantida. Visto que três articulações (talocalcânea, talonavicular e calcaneocubóidea, ver p. 470) encontram-se simultaneamente fundidas e enrijecidas, este procedimento é considerado uma "tripla artrodese". Deste modo, a cabeça do tálus sofre uma ressecção cuneiforme e é encaixada – por meio de osteossíntese – em um sulco do navicular.
Observação: A artrodese é a melhor abordagem terapêutica para a instabilidade e o mau posicionamento da articulação do tornozelo e do mediopé.

4 Ossos e Articulações | Anatomia Geral

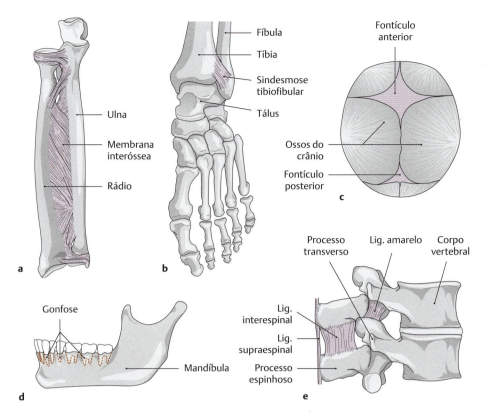

E Sindesmoses (articulações fibrosas)
a Membrana interóssea.
b Sindesmose tibiofibular.
c Fontículos.
d Gonfose.
e Ligamentos amarelo, interespinal e supraespinal.

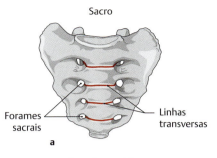

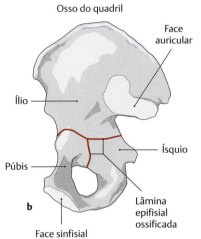

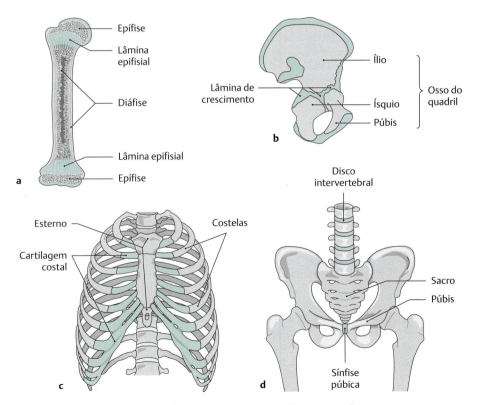

F Sincondroses (articulação cartilagínea)
a Lâminas epifisiais antes do fechamento.
b Osso do quadril antes do fechamento das lâminas epifisiais.
c Cartilagem costal.
d Sínfise púbica e discos intervertebrais (sínfise intervertebral).

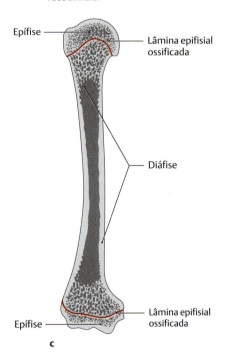

G Sinostoses (locais de fusão óssea)
a Sacro (vértebras sacrais fundidas).
b Osso do quadril (fusão de ílio, ísquio e púbis).
c Lâminas epifisiais fechadas e ossificadas.

43

4.3 Articulações Verdadeiras: Elementos Estruturais, Estruturas Intra-articulares e Extra-articulares

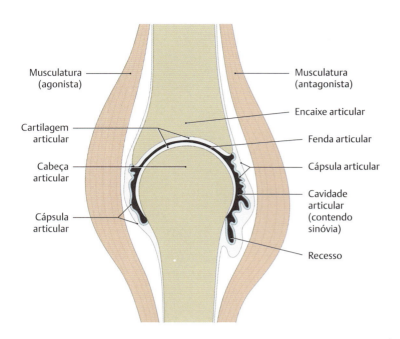

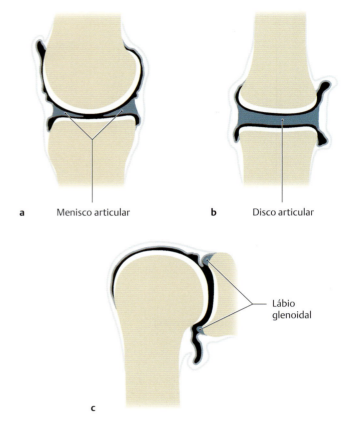

a Menisco articular
b Disco articular
c Lábio glenoidal

A Estrutura de uma articulação verdadeira
Nas articulações verdadeiras (*di*artroses), as faces articulares justapostas se encontram completamente separadas por uma *cavidade articular* – em comparação com as articulações não verdadeiras, nas quais as faces articulares estão em contato entre si (*sin*artroses). As articulações verdadeiras são caracterizadas também como articulações sinoviais, uma vez que a cápsula articular produz um líquido denominado sinóvia. Além da cavidade articular, as articulações verdadeiras apresentam os seguintes elementos estruturais* característicos:

- Faces articulares de diferentes formatos, recobertas por cartilagem hialina
- Cavidade articular com diferentes e amplos recessos articulares
- Cápsula articular completamente fechada, com extensões de superfície de formatos variados: pregas alares, pregas sinoviais e vilos sinoviais
- Sinóvia extramamente viscosa, produzida pela cápsula articular
- Dispositivos intra-articulares auxiliares para o aumento da congruência articular e da distribuição das forças das superfícies envolvidas: por exemplo, meniscos, discos e lábios articulares
- Um resistente sistema de ligamentos, com tensões variáveis, de posições intra-articular e extra-articular e que estabilizam a articulação
- Músculos em torno da articulação, que a movimentam em sentidos opostos (agonistas/antagonistas)
- Bolsas sinoviais frequentemente dispostas nas proximidades das articulações, e que podem se comunicar com a cavidade articular.

*Os elementos estruturais não são sempre encontrados em todas as articulações.

B Estruturas intra-articulares como dispositivos auxiliares
Algumas articulações contêm estruturas *intra-articulares*, que atuam como dispositivos auxiliares de grande importância. Elas aumentam, por exemplo, a distribuição das forças das superfícies em contato, reduzindo a incongruência entre as faces articulares e, consequentemente, a carga de pressão sobre a cartilagem articular. Por definição, as estruturas intra-articulares se encontram na *cavidade articular* e são banhadas pela sinóvia, isto é, estão em contato direto com este líquido, por meio do qual também são nutridas (meniscos, discos e lábios articulares).

a Os **meniscos articulares** são estruturas em formato de meia-lua e de formato cuneiforme em corte transversal e que normalmente são encontradas apenas na articulação do joelho (ver p. 460). Eles são constituídos por tecido conjuntivo com fibras colágenas e por cartilagem fibrosa. Enquanto suas porções periféricas, fundidas à cápsula articular, são nutridas por vasos sanguíneos derivados da cápsula, as porções mais internas, formadas por cartilagem fibrosa, são nutridas pela sinóvia.

b Os **discos articulares** são estruturas em formato esférico, constituídas, em parte, por tecido conjuntivo e, em parte, por cartilagem fibrosa e que subdividem uma articulação em duas câmaras separadas. Normalmente, os discos articulares ocorrem nas articulações temporomandibular e esternoclavicular, assim como na articulação entre a ulna e o carpo (ver p. 301).

c Os **lábios articulares** são revestimentos externos esféricos sobre as margens do acetábulo e da cavidade glenoidal (lábio do acetábulo e lábio glenoidal, respectivamente; ver pp. 444 e 278). Eles são constituídos predominantemente por cartilagem fibrosa e estão fundidos em sua porção externa de tecido conjuntivo à cápsula articular. Graças aos lábios articulares, as faces articulares do ombro e do quadril são aumentadas.

4 Ossos e Articulações | Anatomia Geral

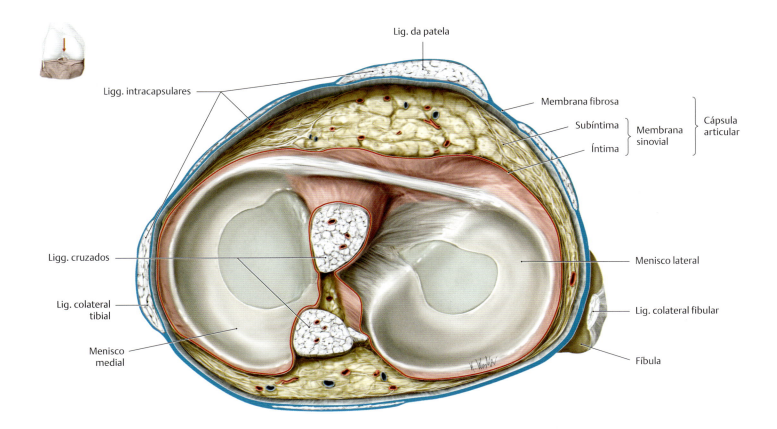

C Sistema de ligamentos das articulações: estruturas extra-articulares, em posição intracapsular (ou seja, na cavidade envolvida pela cápsula articular)

Os *ligamentos intracapsulares* podem ser encontrados na camada subíntima (Ligg. cruzados) ou na membrana fibrosa (p. ex., Ligg. iliofemoral, isquiofemoral e pubofemoral das articulações do quadril). Como ligamentos que *reforçam a cápsula*, apresentam principalmente funções mecânicas; por exemplo, são responsáveis pela estabilidade e pela orientação do movimento da articulação (*ligamentos de orientação*) ou podem restringir ou impedir os movimentos em diferentes graus (*ligamentos de contenção*). Ocasionalmente, os ligamentos articulares não têm real contato direto com a cápsula articular (*Ligg. extracapsulares*), como, por exemplo, o Lig. colateral fibular na articulação do joelho. Frequentemente, estruturas ligamentosas que, à primeira vista, têm um trajeto no interior da cavidade articular (p. ex., os Ligg. cruzados na articulação do joelho, ver p. 458, ou o Lig. da cabeça do fêmur, vascularizado, na articulação do quadril) são caracterizadas de maneira errônea como ligamentos de trajeto intra-articular. Entretanto, uma vez que – ao contrário de um menisco ou de um lábio articular, que são *sempre* recobertos por uma delgada camada íntima sinovial, e, por isso, têm um trajeto *subintimal* – elas se encontram estritamente na cápsula, tais estruturas são caracterizadas como *intracapsulares*, e, da mesma forma, externamente à cavidade articular propriamente dita, sendo, portanto, de trajeto *extra-articular* (ver p. 46).

Observação: Os ligamentos precisam apresentar determinado grau de distensibilidade para que possam orientar e estabilizar a articulação. Quando são superestendidos ou se rompem (devido a estresse excessivo e crônico, ou a lesões como um deslocamento ou torção), a articulação se torna instável. Quando eles se tornam encurtados, uma vez que a articulação não possa se movimentar ou venha a se manter permanentemente em uma posição funcionalmente desfavorável (p. ex., a articulação do joelho em flexão ou as articulações dos dedos em extensão), a articulação perde sua mobilidade (contratura articular).

D Composição e função da sinóvia

A sinóvia (ou líquido sinovial) é um líquido claro, discretamente amarelado e viscoso (produto de secreção dos sinoviócitos; pH 7,4 a 7,7). Nas grandes articulações, como, por exemplo, na articulação do joelho, o seu volume atinge apenas 3 a 5 ml (nas articulações menores, este volume fica abaixo de 1 ml).

Composição	Função
• Hialuronato (ou ácido hialurônico), lubricina (glicoproteína semelhante à mucina) e fosfolipídios • Componentes do plasma sanguíneo (principalmente proteínas e glicose) • Células de defesa, principalmente macrófagos e linfócitos (60 a 150/μl)	① Nutrição da estrutura da cartilagem articular, de natureza hialina e avascular, por difusão e convecção ② Lubrificação das faces cartilaginosas articulares, o que proporciona deslizamento quase sem atritos ③ Função de amortecimento, devido à distribuição similar da pressão efetiva sobre as faces articulares interagentes

4.4 Articulações Verdadeiras: Estrutura da Cápsula Articular e da Cartilagem Hialina Articular

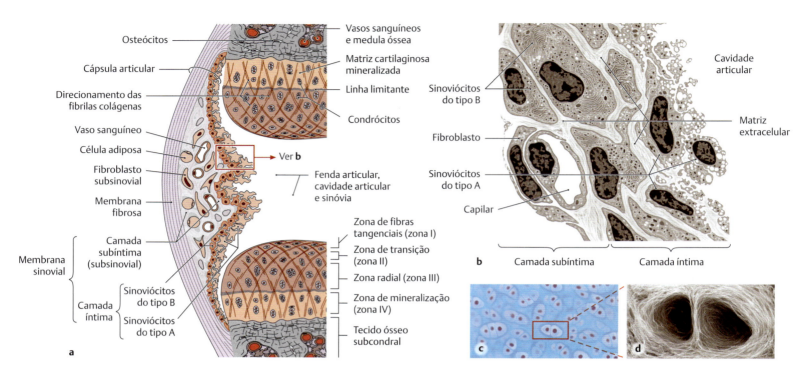

A Estrutura da cápsula articular e da cartilagem hialina articular
A cavidade articular das articulações verdadeiras é completamente circundada por uma cápsula articular, com duas camadas diferentes sob os pontos de vista morfológico e funcional:

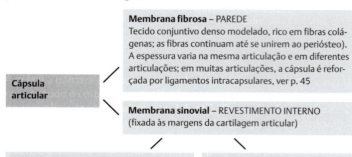

Cápsula articular
- **Membrana fibrosa** – PAREDE
  Tecido conjuntivo denso modelado, rico em fibras colágenas; as fibras continuam até se unirem ao periósteo). A espessura varia na mesma articulação e em diferentes articulações; em muitas articulações, a cápsula é reforçada por ligamentos intracapsulares, ver p. 45
- **Membrana sinovial** – REVESTIMENTO INTERNO
  (fixada às margens da cartilagem articular)

Camada íntima da membrana sinovial – "células de revestimento" ou sinoviócitos (1 a 3 camadas de células epitelioides [não são células epiteliais, uma vez que não há membrana basal!]); **produção e reabsorção da sinóvia**

Camada subíntima ou subsinovial (tecido conjuntivo com vasos sanguíneos e linfáticos, além de receptores para dor [terminações nervosas livres] e de mecanorreceptores [corpúsculos de Pacini e de Ruffini = proprioceptores], os quais reagem às alterações de comprimento e de distensão da cápsula articular = **auxílio no controle da sequência de movimentos da articulação**); a estrutura regional é variável:
- **Membrana sinovial areolar** (tecido conjuntivo frouxo ricamente vascularizado)
- **Membrana sinovial adiposa** (apresenta principalmente adipócitos no tecido conjuntivo)
- **Membrana sinovial fibrosa** (tecido conjuntivo denso fibroso, pobre em vasos sanguíneos)

Sinoviócitos do tipo A (camada que delimita a cavidade articular) são células semelhantes a macrófagos, com vacúolos, aparelho de Golgi, mitocôndrias e lisossomos; reabsorção e renovação da sinóvia, além de fagocitose de bactérias e restos celulares

Sinoviócitos do tipo B (abaixo dos sinoviócitos do tipo A) são células semelhantes a fibroblastos, com retículo endoplasmático granuloso e grânulos de secreção; responsáveis principalmente pela produção da sinóvia

Observação: A **membrana sinovial** pode se regenerar a partir do tecido conjuntivo vizinho até a idade avançada – mesmo após remoção mais completa (= sinovectomia; realizada, por exemplo, devido à inflamação crônica da articulação na doença reumática).

Sob estímulos, a membrana sinovial reage com aumento da secreção, que se manifesta como efusão ou derrame articular e edema de toda a área da articulação. De acordo com o tipo de estímulo (mecânico, alérgico ou infeccioso), o derrame articular pode ser claro e fluido ou turvo e purulento. Um derrame puramente sanguinolento (hemartrose) se origina a partir de lesões (p. ex., ruptura dos ligamentos cruzados). A dor é consequente à intensa distensão da cápsula articular e à liberação de mediadores inflamatórios (p. ex., prostaglandinas, histamina, bradicinina e citocinas). Com exceção da articulação temporomandibular e da articulação esternoclavicular, recobertas por cartilagem fibrosa, todas as demais faces articulares são recobertas por **cartilagem hialina**. Ela se deforma facilmente devido a pressões (a chamada elasticidade de compressão) e, de acordo com a carga, apresenta diferentes espessuras: de, por exemplo, 1 a 2 mm (nas articulações dos dedos das mãos) até 5 a 7 mm (cartilagem da patela da articulação do joelho). A cartilagem hialina é composta por matriz extracelular (MEC) e por condrócitos (aproximadamente 5% do volume total).

Observação: Enquanto a membrana sinovial é capaz de se regenerar a partir do tecido conjuntivo circunjacente, a cartilagem hialina articular (exceto no esqueleto primitivo) não apresenta tecido conjuntivo ao seu redor (pericôndrio) e, por isso, não tem capacidade de regeneração. Além disso, é avascular. Deste modo, as células da cartilagem (condrócitos) necessitam obter os nutrientes exclusivamente da sinóvia (por difusão e convecção, ver **D**, página à direita).

A cartilagem hialina pode ser subdividida em *zonas*, que são definidas a partir do trajeto semelhante a arcadas assumido pelas fibrilas colágenas (**a**). A partir da zona IV (zona mais profunda, onde as fibrilas colágenas se fundem com o tecido ósseo subjacente à cartilagem), as fibrilas colágenas se estendem em um trajeto quase perpendicular (radial) em direção à face articular (zona III), seguem paralelamente à face (zona II), de modo que, após um curto trajeto tangencial (zona I), seguem em direção à porção mais profunda. As fibrilas colágenas são visíveis à microscopia eletrônica de transmissão ou de varredura (ver **d**). À microscopia óptica (ver **c**), são "obscurecidas", uma vez que são refratárias à luz, da mesma forma que ocorre em sua vizinhança. Após dissolução enzimática de condrócitos e de proteoglicanos, pela ação da hialuronidase, obtém-se, à microscopia eletrônica de varredura, o molde das lacunas cartilaginosas vazias (anteriormente ocupadas pelos condrócitos), envolvidas por uma densa trama de fibrilas colágenas (para a composição das fibrilas colágenas, ver **d**). Por sua vez, os proteoglicanos, componentes da matriz extracelular, são bem visualizados à microscopia óptica, uma vez que apresentam cargas elétricas negativas, o que favorece a sua evidenciação pelos corantes basófilos, como, por exemplo, hematoxilina (ver **c**).

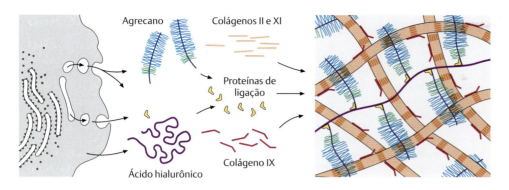

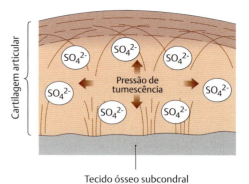

B Estrutura e função da matriz extracelular (MEC)

A matriz extracelular (MEC = todas as macromoléculas que são secretadas pelas células das cartilagens e que ficam imobilizadas no espaço extracelular por meio de interações com outras moléculas) é composta basicamente pelos seguintes elementos:

- Fibras e fibrilas colágenas (principalmente dos tipos II, IX e XI)
- Proteoglicanos (principalmente os agrecanos), com glicosaminoglicanos (p. ex., ácido hialurônico [ou hialuronato], condroitino-sulfato e queratano-sulfato), além de proteínas centrais e proteínas de ligação
- Glicoproteínas (p. ex., proteínas de adesão, como a condronectina) e
- Líquido intersticial (água) e eletrólitos (principalmente cátions, como Ca^{2+}, K^+ e Na^+).

As fibrilas colágenas (diâmetro de 15 a 130 nm) são compostas por moléculas de colágeno, formadas por três cadeias polipeptídicas (as chamadas cadeias α) e apresentam o formato de uma tripla hélice de rotação para a direita. Cada tripla hélice (tropocolágeno) apresenta ligações cruzadas transversais covalentes e, deste modo, mantém a sua característica resistência à tração.

D Modelo viscoelástico bifásico da cartilagem articular (segundo Mow et al.)

A resistência a pressões e a elasticidade são importantes pré-requisitos exibidos pela cartilagem para a eficiência funcional das articulações. Ambos são assegurados pela *pressão de tumescência* (princípio da "mola em espiral"). Ela se origina a partir da interação de proteoglicanos e fibrilas colágenas na matriz extracelular (MEC) que formam um complexo funcional: as fibrilas colágenas proporcionam resistência à tração que promove *estabilidade mecânica* e *integridade estrutural* à cartilagem articular, enquanto os proteoglicanos polianiônicos asseguram as suas *propriedades físico-químicas* (p. ex., a capacidade reversível de associação com moléculas de água). Em uma solução mais líquida, os proteoglicanos normalmente teriam as suas cargas elétricas negativas intensamente expandidas pelas forças de repulsão. Entretanto, as fibrilas colágenas impedem que isso aconteça, de modo que ocupam apenas 1/5 do espaço originalmente necessário. A compressão subsequente dos proteoglicanos é possível apenas de modo limitado. Caso o tecido cartilaginoso seja comprimido por uma carga mecânica (carga normal), o líquido intersticial e os cátions escapam para o espaço articular, de modo que a MEC se torne progressivamente condensada. Consequentemente, há maior dificuldade na drenagem do líquido e, assim, a pressão hidrostática no tecido aumenta (*componente viscoso* do modelo viscoelástico) – e, de fato, isto acontece de forma intensa, até que a pressão hidrostática tecidual interna e a pressão mecânica externa estejam em equilíbrio e a compressão não possa mais ocorrer. Com a condensação da MEC, as cargas negativas dos glicosaminoglicanos também se aproximam umas das outras. Devido à crescente força de repulsão produzida, a resistência aumenta da mesma forma. Com o alívio das forças, o tecido incha até assumir o seu volume original, uma vez que isto faz com que as cargas negativas se distanciem umas das outras, novamente devido à repulsão, e, assim, um novo líquido intersticial com íons livres penetre no tecido (*componente elástico* do modelo viscoelástico), até que a rede de colágeno assuma novamente o controle. O influxo e o efluxo de líquido intersticial devido à carga imposta à cartilagem articular e ao alívio desta carga podem ser caracterizados como *convecção*. Este é um importante pré-requisito para a nutrição da cartilagem articular avascular.

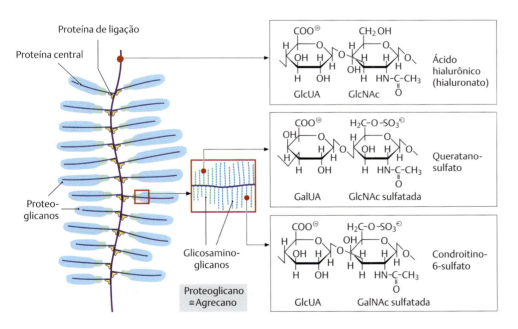

C Agrecano – o principal proteoglicano da cartilagem hialina articular

Os proteoglicanos, como o agrecano, são complexos moleculares muito grandes, com mais de 100 cadeias de glicosaminoglicanos associadas. Eles são semelhantes a uma escova de limpar garrafas, em cuja estrutura as moléculas de glicosaminoglicanos representam as "cerdas", estando cada glicosaminoglicano fixado a uma molécula central de ácido hialurônico pelas chamadas proteínas de ligação. A estrutura básica das cadeias de glicosaminoglicanos são unidades dissacarídicas, compostas normalmente por um ácido urônico (p. ex., o ácido glicurônico, GlcUA) e por uma hexosamina (p. ex., a N-acetilgalactosamina, GalNAc) e que apresentam, em geral, duas cargas negativas (um grupamento carboxila e um grupamento sulfato). Por motivos de eletroneutralidade, os proteoglicanos alojam vários cátions que, por sua vez, podem se ligar de modo reversível a várias moléculas de água por um processo osmótico. Com base na grande capacidade de ligação a moléculas de água, as moléculas de proteoglicanos ocupam um enorme volume e, por isso, constituem grandes estruturas preenchedoras de espaços.

4.5 Doenças Degenerativas das Articulações, como a Osteoartrite do Quadril (Coxartrose)

A Etiologia e patogênese da artrose
As doenças articulares degenerativas – principalmente as artroses – são algumas das principais causas de invalidez em todo o mundo há muitos anos. Devido aos seus altos custos de tratamento e ao absentismo (cerca de 50 milhões no ano de 2004), é um problema muito importante em todo o planeta. Homens idosos são particularmente afetados. O aparente aumento da doença nas últimas décadas tem relação com o aumento do número de homens em idade avançada e, por isso, a artrose também é mais "detectada" (a idade avançada, entretanto, não é inevitavelmente acompanhada de doença articular degenerativa!).
A principal **causa** da artrose* é a *inadequação entre a carga e a capacidade de carga da cartilagem articular*. Deste modo, desenvolvem-se as chamadas artroses secundárias (ao contrário das artroses primárias, nas quais as causas não são conhecidas), quase exclusivamente baseadas em alterações na biomecânica, por exemplo, devido a incongruências das faces articulares. Sobrecargas e ausência de carga têm efeitos importantes nas articulações, causando, por exemplo, deformidades pós-traumáticas, displasias articulares, desvios de eixos e instabilidades. O número crescente de lesões desportivas com sequelas tardias de artroses é particularmente importante na referência deste contexto. Excesso de peso, inatividade física ou sedentarismo, além de alimentação inadequada, favorecem, ainda mais, a artrose. Medidas preventivas, como o diagnóstico precoce e a correção de má postura ou deslocamentos dos eixos corporais, além de osteotomias adaptativas em incongruências articulares, são importantes na **profilaxia** da artrose. Quando uma artrose já se encontra instalada e terapias conservadoras são "esgotadas", além da artrodese (fusão da articulação, ver p. 42), existe a possibilidade de a articulação ser substituída por um implante (prótese, ver **C**).

Do **ponto de vista patogênico**, ocorrem primeiro a deterioração mecânica progressiva, o desgaste e a destruição da cartilagem articular (ver **D**). Quando a cartilagem hialina articular começa a sofrer intensos estresses locais (ver etiologia), isto interrompe o influxo e efluxo normais de líquido intersticial na cartilagem articular (ver p. 42). Este processo prejudica não somente a elasticidade, mas também a nutrição da cartilagem – que é braditrófica (ou seja, obtém seus nutrientes de forma muito lenta, uma vez que é avascular!) – que, devido ao seu metabolismo restrito e à ausência de pericôndrio, não se regenera (ver p. 46). Devido à sobrecarga mecânica local aumentada, áreas de cartilagem articular mais circunscritas têm tanto sua matriz cartilaginosa como os condrócitos lesados (ver **D**). Essas lesões são irreversíveis, ou seja, uma reestruturação completa (*Restitutio ad integrum*) não é possível. No entanto, existem mecanismos endógenos de compensação, que, nos estágios precoces (I e II, ver **D**), conseguem equilibrar a perda cartilaginosa e, nos estágios tardios (III e IV), reduzem a pressão progressiva sobre o tecido ósseo subcondral. Essa "tentativa de reparo" do organismo explica a alternância entre períodos assintomáticos e períodos com queixas mais intensas. Pela artrose, são afetadas *per se* as articulações mais sobrecarregadas, como, por exemplo, as articulações do quadril e do joelho ou, ainda, as articulações intervertebrais (ver **B**).

* Sinônimos: Artrose deformante, osteoartrose – em contraste com a artrite, em que a cartilagem é perdida de modo secundário, em consequência de inflamação da cápsula articular. *Cuidado:* em países anglo-americanos, a artrose é, não obstante, considerada osteo*artrite*!

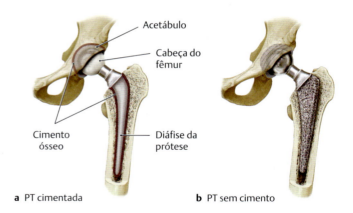

a PT cimentada   b PT sem cimento

C Prótese total (PT) da articulação do quadril
A artroplastia é possível em quase todas as regiões. Os melhores resultados, principalmente em relação aos efeitos a longo prazo, são alcançados na articulação do quadril (substituição da cabeça do fêmur e do acetábulo). O implante – geralmente de metal, material sintético ou cerâmica – é fixado com um cimento especial no osso, ou implantado "sem cimento": a PT cimentada é prontamente submetida a cargas no período pós-operatório, que não exige cimento por muito tempo (algumas semanas), até que o tecido ósseo circunjacente se una firmemente a ela. Por isso, a substituição eventualmente necessária de uma prótese não cimentada (com o afrouxamento da prótese) é mais fácil, uma vez que não há cimento a ser removido. Qualquer que seja a prótese a ser inserida, é preciso levar em conta diferentes fatores: por exemplo, idade, estabilidade primária do osso, além de eventuais doenças prévias dos ossos (osteoporose). As complicações de próteses articulares sintéticas são primariamente afrouxamento do implante e infecções. Até o presente, tanto próteses cimentadas quanto as não cimentadas têm uma probabilidade de 90% de serem preservadas nitidamente até por mais de 10 anos.

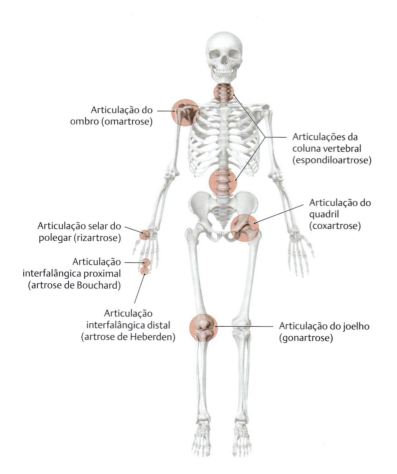

B Localizações preferenciais de doenças articulares degenerativas

4 Ossos e Articulações | Anatomia Geral

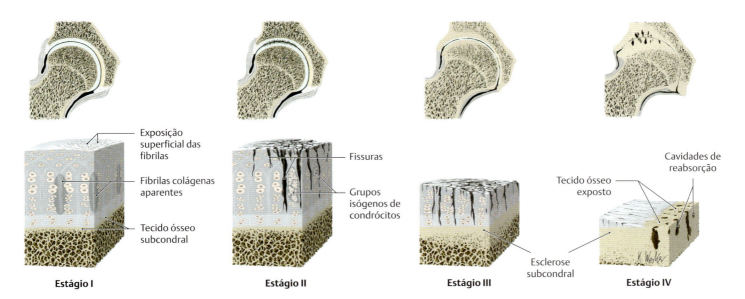

D Estágios, mecanismos de compensação e quadro clínico da artrose

Estágio I	Estágio II	Estágio III	Estágio IV
• A superfície da articulação é áspera e começa a expor as fibrilas (fibrose superficial) • Nas camadas cartilaginosas situadas mais profundamente, as fibrilas colágenas começam a "se revelar" devido à diminuição da síntese de proteoglicanos	• Desenvolvimento de fendas (fissuras) na cartilagem, das regiões profundas em direção à superfície, consequentemente • Ocorre perda de matriz cartilaginosa e • Células cartilagíneas se dividem na região das fissuras (formam grupos isógenos de condrócitos)	• Compressão do tecido ósseo subcondral como reação ao desgaste progressivo da cartilagem • Surgem osteófitos verdadeiros na transição cartilagem-tecido ósseo • Reação inflamatória da cápsula ("sinovite reativa", geralmente com derrame irritativo) devido ao aumento dos produtos de desgaste da cartilagem	• O tecido ósseo é exposto completamente (zona de destruição da cartilagem articular), e ocorre atrito entre as superfícies ósseas • Invasões da cobertura óssea subcondral (necrose óssea) e • Formação de grandes cavidades de reabsorção (cistos de detritos) na medula óssea circunjacente (ver **E**) • Crescimento progressivo de osteófitos

Mecanismos de compensação na fase inicial	Mecanismos de compensação na fase tardia	Objetivo dos mecanismos de compensação
• Proliferação (divisão celular) limitada dos condrócitos pós-mitóticos previamente formados • Formação dos chamados grupos isógenos, com matriz extracelular recém-sintetizada	• Ativação de células precursoras mesenquimais nas cavidades de medula óssea formadas na região subcondral (cistos subcondrais, cistos de detritos) • Em sequência: formação de uma face articular nova por pseudorregeneração metaplásica a partir de cartilagem fibrosa	Equilibrar a perda de cartilagem
Espessamento reativo do tecido ósseo subcondral, com progressiva condensação (esclerose subcondral)	Aumento da força das superfícies envolvidas pela formação de osteófitos marginais (exostoses marginais)	Equilibrar a pressão progressiva no tecido ósseo subcondral

Sintomas clínicos: Após uma fase inicial da doença, de curso assintomático ao longo de vários anos (a chamada "artrose latente"), os pacientes se queixam inicialmente de discreta dor contínua, que aumenta com a carga e é acompanhada por distensão muscular reflexa. No decorrer da doença, além da dor pelo esforço/carga, aparece também dor em repouso (a chamada "artrose ativada"), que tem como causa uma reação inflamatória da cápsula articular, devido ao aumento de produtos de degradação da cartilagem. Esta sinovite reativa quase sempre é acompanhada da formação de uma efusão irritativa. A subsequente progressão da doença é caracterizada pela intensificação dos sintomas, com gradual instabilidade articular. O estágio final consiste em dor permanente, forte restrição ao suporte de carga e/ou esforço, contraturas musculares pronunciadas, mau posicionamento de alto grau e enrijecimento da articulação.

E Sinopse dos achados da avaliação radiológica

Esquema das típicas alterações radiológicas, tendo como exemplo coxartrose em estágio avançado. A destruição e a degeneração da cartilagem hialina articular levam a sinais típicos na radiografia convencional. Neste caso, há estreitamento da fenda articular nas porções articulares mais sobrecarregadas como consequência de progressiva perda cartilaginosa, espessamento do tecido ósseo subcondral (esclerose subcondral) e formação de cavitações (cistos de detritos) do tecido ósseo, além de osteófitos, isto é, alterações ósseas reativas em áreas tanto sobrecarregadas quanto em áreas não sobrecarregadas. Além disso, há uma deformação da cabeça do fêmur.

Anatomia Geral | 4 Ossos e Articulações

4.6 Bases da Mecânica Articular: Movimentos

A As articulações como unidades funcionais

Para a compreensão das articulações como unidades funcionais, é mais adequado remontar às leis da física, porque – embora as articulações possibilitem os *movimentos* como uma atividade prioritária – elas ao mesmo tempo agem na *estabilidade* do sistema locomotor e atuam na *transmissão de forças* entre os ossos nas articulações.

- Os movimentos são alterações no espaço (movimentos de translação e de rotação), que apresentam tanto um componente temporal (movimentos uniformes e não uniformes) quanto um componente espacial (capacidade de movimentação ao longo dos três eixos espaciais = graus de liberdade) (ver **B**, **C** e **D**)
- Para manter o corpo humano em posição ereta e em equilíbrio, em relação à força da gravidade, cada articulação precisa ser estabilizada de modo aproximadamente correspondente à sua posição em relação ao centro de gravidade do corpo, principalmente por meio de ligamentos, músculos e tendões (ver p. 52)
- As forças atuantes sobre uma articulação (forças musculares e ligamentares, peso do corpo e força da gravidade) produzem uma pressão articular (força resultante sobre a articulação) e causam um movimento articular (sobre o momento de rotação) quando se posicionam fora do centro de rotação, por exemplo, sobre um braço de alavanca (ver p. 53).

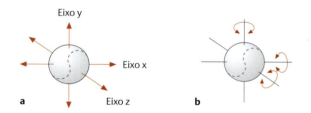

B Graus de liberdade, representados com base nos movimentos possíveis de uma bola de tênis no espaço

a Três graus de liberdade de *translação* (cada grau de liberdade ao longo dos eixos x, y e z).
b Três graus de liberdade de *rotação* (cada grau de liberdade pelos movimentos de rotação ao redor dos eixos x, y e z).

Devido à sua semelhança com uma bola de tênis, a articulação esferóidea (ver **F c** e **d**) é a articulação com a maior mobilidade possível.

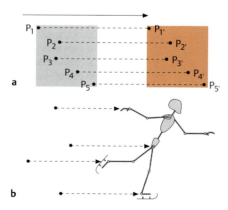

C Movimento de translação

Em um movimento de translação, um corpo desliza sobre uma linha reta ou curva, *sem sofrer rotação*; isto é, todos os pontos do corpo em movimento percorrem uma distância igual na mesma direção.
a Todos os pontos se movimentam sobre linhas paralelas; **b** O patinador deslizando no gelo é um exemplo de translação.

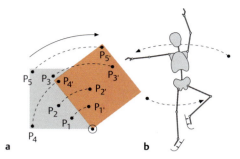

D Movimento de rotação

Em um movimento de rotação, pontos diferentes do corpo se movem em círculos concêntricos e as distâncias percorridas são diferentes.
a Todos os pontos se movimentam em arcos; **b** O patinador, ao realizar uma pirueta, faz uma rotação.

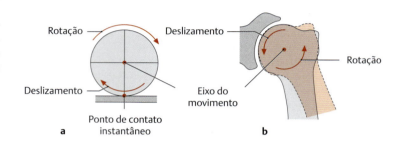

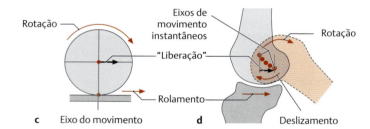

E "Deslizamento" e "rolamento" durante movimentos de rotação

Em movimentos de rotação, as faces articulares deslizam ou rolam uma sobre a outra, existindo normalmente uma combinação de ambos os movimentos (deslizamento em rolamento ou em rotação).
Observação: Quanto mais congruentes forem as faces articulares (aproximadamente com o mesmo raio de curvatura, por exemplo, na articulação do ombro; **a** e **b**), melhor deslizam uma em relação à outra; quanto mais incongruentes as faces articulares, melhor elas rolam uma em relação à outra (p. ex., articulação do joelho; **c** e **d**). Portanto, o rolamento e o deslizamento diferem em relação à liberação do eixo de movimento do corpo em rotação.

a e **b** Rotação *sem* liberação dos eixos de movimento (= deslizamento), isto é, um ponto de uma face articular toca diferentes pontos da outra face articular (**a**) um após o outro, como, por exemplo, durante uma abdução (= movimento de rotação) na articulação do ombro (**b**).
c e **d** Rotação *com* liberação dos eixos de movimento (= rolamento), isto é, a face de um componente articular em rotação rola sobre a face articular do outro componente articular; ou seja, cada ponto de uma face articular entra em contato com determinado ponto da outra face e as rotas em rolamento de ambos os componentes articulares têm exatamente a mesma extensão. Exemplo de flexão na articulação do joelho (**d**): aqui, o rolamento e o deslizamento estão combinados entre si, uma vez que os côndilos do fêmur e da tíbia apresentam raios de curvatura nitidamente diferentes. Durante o rolamento, portanto, o eixo de movimento migra sobre determinado trajeto (evolução) para trás, e é sempre possível afirmar onde ele se encontra no momento do movimento de flexão. Tal eixo é também caracterizado como *eixo de momento*.

F Correlação entre o formato e os movimentos possíveis de uma articulação

Os movimentos que uma articulação consegue executar são essencialmente determinados pelo formato, isto é, pela geometria das faces articulares uma em relação à outra. Eles podem ser atribuídos principalmente a dois movimentos básicos:

- Movimentos de translação (**a** e **b**) e
- Movimentos de rotação (**c–h**).

Enquanto movimentos de translação em articulações normalmente estão restritos a um plano espacial ao longo de um ou dois eixos principais de movimento (p. ex., articulação do joelho [**a**], articulações intervertebrais [**b**]), os movimentos de rotação são encontrados, por exemplo, em articulações esferóideas (articulação do ombro, articulação do quadril) em torno de até três eixos primários de movimento (**c** e **d**). Deste modo, por exemplo, na articulação do joelho, a patela desliza na fossa intercondilar do fêmur para cima ou para baixo, isto é, esta articulação tem um grau de liberdade de translação e, consequentemente, dois movimentos primários. Com as articulações intervertebrais, com suas faces articulares predominantemente planas, os movimentos de translação normalmente ocorrem da mesma forma apenas em um plano, embora em sentidos diferentes (frequentemente com dois graus de liberdade de translação e com quatro movimentos primários). Por sua vez, uma articulação esferóidea apresenta o número de eixos de movimento de forma correspondente, com três graus de liberdade de rotação e, consequentemente, seis movimentos principais (abdução/adução, flexão/extensão, e rotações medial e lateral). Em articulações com movimentos de rotação, de acordo com o formato das faces articulares, o número de eixos de movimento – e, portanto, o número de graus de liberdade – pode ser reduzido, por exemplo, em articulações condilares ou em articulações selares (dois eixos de movimento e, portanto, quatro movimentos primários, **e** e **f**), gínglimo, ou articulações trocóideas (um eixo de movimento, logo, dois movimentos primários, **g** e **h**).

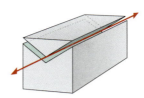

a Articulação do joelho

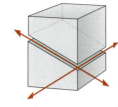

b Articulação intervertebral

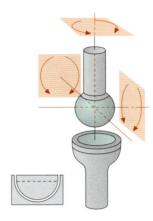

c Articulação esferóidea
(p. ex., articulação do quadril, com uma cavidade profunda, o acetábulo): três eixos de movimentos em posição perpendicular um em relação ao outro, portanto, com seis movimentos primários.

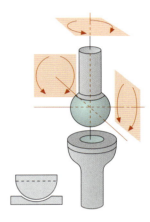

d Articulação esferóidea
(p. ex., articulação do ombro, com uma cavidade mais rasa, a cavidade glenoidal): três eixos de movimento perpendiculares um em relação ao outro, portanto, seis movimentos primários.

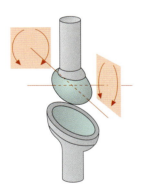

e Articulação condilar
(p. ex., articulação radiocarpal): dois eixos de movimento, portanto, quatro movimentos primários.

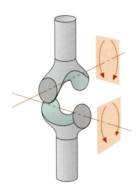

f Articulação selar
(p. ex., articulação selar do polegar): dois eixos de movimento, portanto, quatro movimentos primários.

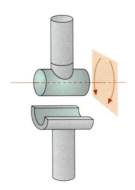

g Gínglimo
(p. ex., parte da articulação do cotovelo): um eixo de movimento, portanto, dois movimentos principais.

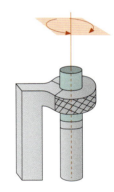

h Articulação trocóidea
(p. ex., articulação radiulnar proximal): um eixo de movimento, portanto, dois movimentos principais.

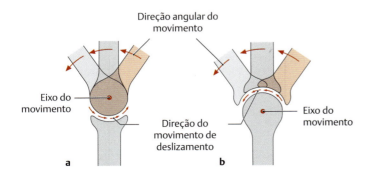

G Regra do convexo-côncavo

A regra do convexo-côncavo descreve a direção do movimento de deslizamento na dependência da direção angular do movimento de rotação.

a Caso o *componente convexo da articulação* seja movimentado angularmente, em torno de um eixo de movimento, o seu movimento de deslizamento na articulação terá a direção contrária em relação ao movimento angular.

b Caso o *componente côncavo da articulação* seja movimentado angularmente em torno de um eixo de movimento, seu movimento de deslizamento na articulação terá a mesma direção que o movimento angular.

51

4.7 Bases da Mecânica Articular: Estabilidade de Transmissão de Forças

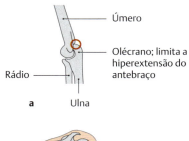

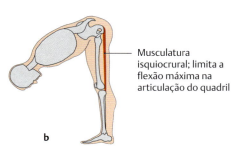

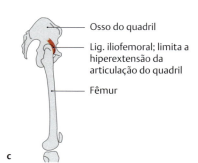

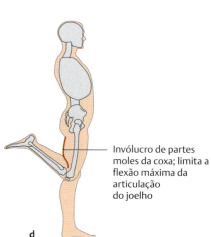

A Alcance de movimento de uma articulação (amplitude articular)

A magnitude do movimento de uma articulação não depende somente do formato da articulação, ou seja, do formato dos ossos, mas também dos músculos, ligamentos e partes moles aos quais a articulação está associada. Consequentemente, a amplitude de movimento de uma articulação é limitada por:

a Ossos.
b Músculos.
c Ligamentos.
d Partes moles.

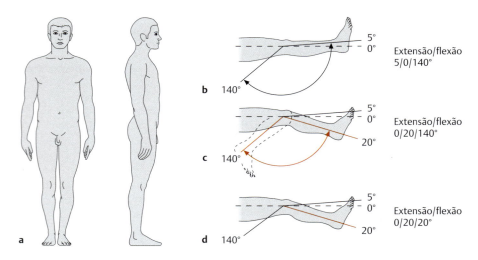

B Método neutro-nulo

Propósito: medição padronizada da mobilidade articular e da amplitude dos movimentos.

a Posição neutro-nula (anterior e lateral).
b Amplitude do movimento da articulação do joelho normal.
c Mobilidade restrita após contratura em flexão.
d Após enrijecimento (anquilose): fixação em posição de 20° de flexão.

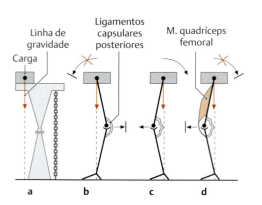

C Estabilização ativa e passiva de uma articulação, usando a articulação do joelho como exemplo

A articulação do joelho é estabilizada, de modo *ativo*, pela ação do músculo quadríceps femoral e, de modo *passivo*, principalmente, pelos ligamentos capsulares posteriores (Ligg. poplíteos oblíquos e arqueados).

a Modelo mecânico: uma carga (peso corporal) produz um momento de rotação na articulação, uma vez que a linha de gravidade esteja situada anteriormente ao centro da articulação. Com isso, o componente superior da articulação não pode se dobrar para a frente, devido à ação de uma força antagônica.
b A estabilização passiva por meio dos ligamentos poplíteos oblíquos e arqueados: a articulação do joelho tem de ser posicionada atrás da linha da gravidade, em direção aos ligamentos capsulares dorsais; deste modo, os ligamentos da articulação do joelho podem proporcionar estabilidade.
c Se a linha de gravidade estiver atrás da articulação do joelho, os ligamentos dorsais não são utilizados; o corpo se dobra para trás e a articulação do joelho é flexionada.
d Estabilização ativa da articulação do joelho pela ação do músculo quadríceps femoral, na região anterior.

D Os principais grupos musculares e ligamentos que possibilitam uma postura ereta

Músculos	Ligamentos
• A musculatura da perna, principalmente os músculos tríceps sural e tibial anterior, estabilizam a parte superior da articulação do tornozelo no plano sagital • A musculatura da coxa (músculo quadríceps femoral) estabiliza a articulação do joelho • A musculatura das nádegas estabiliza a articulação do quadril no plano sagital • A musculatura das nádegas (Mm. glúteos médio e mínimo) estabiliza a articulação do quadril no plano frontal • Os músculos próprios do dorso estabilizam a coluna vertebral	• Os ligamentos capsulares dorsais estabilizam a articulação do joelho • O Lig. iliofemoral estabiliza a articulação do quadril • Os ligamentos colaterais estabilizam a articulação do joelho e a parte anterior da articulação do tornozelo no plano frontal

4 Ossos e Articulações | Anatomia Geral

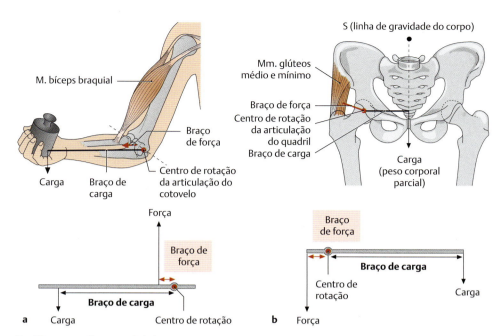

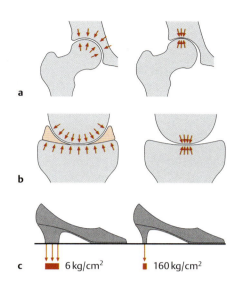

E Alavancas de um e dois braços
a Alavanca de um braço (articulação do cotovelo); **b** Alavanca de dois braços (articulação do quadril). A mecânica das articulações funciona de acordo com as leis das alavancas. A quantidade de força que um músculo consegue transferir a uma articulação depende do comprimento do braço da alavanca associado. Isso depende da distância perpendicular do músculo e de seu tendão em relação ao centro de rotação (*braço de força* da alavanca). Este último se contrapõe ao chamado *braço de carga*, em **a**, a distância do eixo da articulação (centro de rotação) até a carga, no caso da articulação do cotovelo. A *magnitude de cada força efetiva* é calculada pelo produto entre a força e o braço de força. Este produto é denominado torque (= momento de força rotacional), uma vez que as forças atuantes causam um movimento de rotação da alavanca associada. Se o produto "carga × braço de carga" for igual ao produto "força × braço de força", os torques também são idênticos, e a articulação encontra-se em posição de equilíbrio (repouso). A alavanca em **a** é *de um único braço*, uma vez que a força muscular e a carga se encontram *do mesmo lado*, ou seja, à esquerda do centro de rotação. Em **b**, a alavanca apresenta *dois braços*, uma vez que a força muscular "atua" à esquerda do centro de rotação e a força do peso do corpo "atua" à direita do centro de rotação!

F Dependência da carga articular em relação à magnitude da força submetida às superfícies envolvidas
Quanto maior a força aplicada às superfícies envolvidas, maior será a distribuição da força efetiva e, de forma comparativa, menores serão a pressão e a carga sobre a articulação por unidade de superfície.

a Coberturas normal e menor da cabeça do fêmur.
b Articulação do joelho com e sem menisco.
c Exemplo com um sapato de salto mais baixo e mais largo, e um sapato de salto alto e mais fino: com o mesmo peso corporal, porém com diferentes forças sobre as superfícies envolvidas, a carga na planta é muito maior.

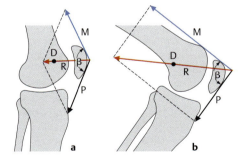

G Dependência da carga articular em relação à magnitude da força resultante articular
a A força resultante (R) da articulação do joelho segue através do centro de rotação da articulação (D) e consiste nos vetores da força muscular (M. quadríceps femoral) e na força dos ligamentos (Lig. da patela) (somatório geométrico dos vetores em um paralelogramo de forças). Ela produz a pressão articular e é uma medida para a força efetiva sobre a articulação.
b Devido à tensão aumentada do músculo quadríceps femoral durante a flexão do joelho, a força resultante em posição de flexão é bem maior do que em posição de extensão, isto é, com progressiva flexão, a carga é aumentada na articulação do joelho.

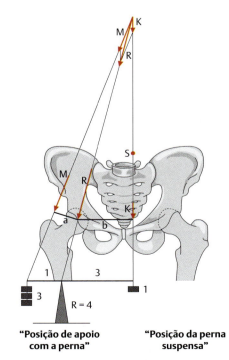

H Carga da articulação direita do quadril na fase de apoio da perna
Vista anterior. Durante o apoio com uma perna ou durante a marcha na fase de apoio da perna, a linha de gravidade (S) é transferida para o lado contrário em direção ao lado em oscilação, de modo que o peso parcial do corpo (K) atue medialmente sobre a articulação do quadril. A partir daí, produz-se um momento de rotação da carga, com a tendência de inclinar a parte do corpo sobre a articulação em direção ao lado da perna suspensa. De modo a se manter um equilíbrio estável, o momento de rotação precisa neutralizar uma força antagônica (p. ex., forças musculares e de ligamentos). Esta força deflagra, na articulação do quadril, essencialmente a força muscular (M) dos músculos abdutores do quadril (Mm. glúteos médio e mínimo). Entretanto, em comparação à força do peso parcial do corpo, ela atua com um braço de alavanca aproximadamente três vezes mais curto na articulação do quadril, isto é, o braço de alavanca da força muscular (a) se mantém em relação ao braço de alavanca do peso parcial do corpo (b) em aproximadamente 1:3. Portanto, a *força muscular* necessária para a estabilização do quadril durante *o apoio com uma perna* é aproximadamente o triplo do peso parcial do corpo. Daí é produzida a *força de pressão* (força resultante articular) que pode sustentar a articulação do quadril, por exemplo, *durante a marcha*, devido aos diferentes comprimentos dos braços da alavanca serem aproximadamente quatro vezes maiores que o peso parcial do corpo K (segundo Pauwels). Em outras palavras, a articulação do quadril precisa sustentar cargas extremas de modo permanente e, por isso, frequentemente apresenta osteoartrite.

53

4.8 Fraturas: Classificação, Consolidação e Tratamento

A Classificação das fraturas
As fraturas podem ser classificadas de acordo com diferentes critérios; os critérios aqui mencionados são fundamentados na prática e já foram comprovados na rotina diária:

- Classificação segundo os **mecanismos de desenvolvimento ou de acidente:**
  - Fratura traumática por impacto *direto* (fratura transversa ou cominutiva, ver **Ba** e **Bg**, por exemplo, devido a lesão pelo para-choque em um pedestre durante um acidente) ou impacto *indireto* (efeito de alavanca e rotação distante do impacto, por exemplo, fratura com torção da perna devido a queda de patins, ver **Bf**)
  - Fratura não traumática ("fratura espontânea") devido a doença óssea localizada ou generalizada preexistente, como tumores, osteomielite ou osteoporose (= fratura patológica, que também pode acontecer sem impacto externo), ou devido a microtraumatismo, que se origina mediante impactos moderados e repetidos sempre em um mesmo local e finalmente leva à fratura (= fratura por estresse ou por fadiga, por exemplo, fratura de um osso metatarsal, conhecida como fratura de marcha)
- Classificação de acordo com a **morfologia da fratura** (p. ex., grau de solução de continuidade – fissura ou fratura, trajeto das linhas de fratura, quantidade de fragmentos, ver **B** e **C**) e

- Classificação de acordo com a **extensão das lesões das partes moles** associadas:
  - Fratura fechada ou
  - Fratura aberta (exposta): geralmente tem de ser considerada infectada; entretanto, a extensão das lesões de partes moles é fundamental para a avaliação de até que ponto a musculatura, os vasos e os nervos foram lesados.

Além disso, são distinguidas nos **ossos longos** – de acordo com a **localização anatômica** da fratura (epifisária, metafisária e diafisária) – fraturas proximais, fraturas de diáfise e fraturas distais, com ou sem envolvimento de articulações. As manifestações clínicas de uma fratura óssea são, além de dor, nítida deformação, mobilidade anormal, crepitações palpáveis e, ocasionalmente, audíveis (rangidos e estalos devido ao atrito ósseo). Entretanto, boa parte dos sinais é demonstrável apenas por meio de técnica de imagem (pelo menos duas incidências).

Observação: Fraturas na infância apresentam particularidades e são diferenciadas daquelas da vida adulta. A principal diferença anatômica envolve as lâminas epifisiais e o periósteo, ainda bastante espesso e resistente na infância. Se, por exemplo, a zona de proliferação da lâmina epifisial for lesada em uma fratura, a morte celular e a formação de um calo ósseo podem causar ossificação precoce dessa cartilagem. Nas chamadas fraturas em galho verde, ocorre fratura unilateral da região cortical do osso, sob um espesso manto perióstico preservado (fraturas intraperiosteais).

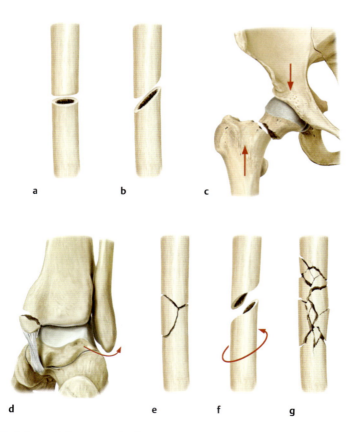

B Principais formatos das fraturas
a Fratura transversal; **b** Fratura oblíqua; **c** Fratura por cisalhamento (p. ex., fratura do colo do fêmur); **d** Fratura por avulsão (p. ex., ruptura de fragmentos dos ligamentos intra-articulares no maléolo medial); **e** Fratura por dobramento, com uma quilha de dobramento como 3º fragmento; **f** Fratura por torção ou em espiral; **g** Fratura cominutiva, com mais de 6 fragmentos.

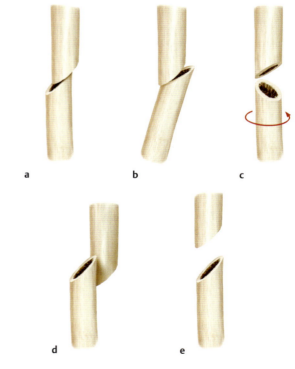

C Deslocamentos típicos das fraturas
As fraturas podem sofrer deslocamentos (luxações) mais ou menos proeminentes de modo primário (por ação da força atuante) ou de modo secundário (por alteração do equilíbrio muscular, por exemplo, a contração muscular sobre os fragmentos).
a Deslocamento lateral; **b** Formação de fissura no eixo; **c** Deslocamento por rotação; **d** e **e** Deslocamento com encurtamento ou alongamento.

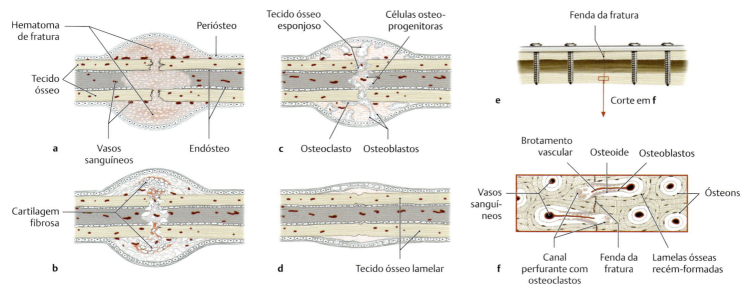

D Consolidação das fraturas

Os pré-requisitos para a adequada consolidação de uma fratura são a reorganização (reposição) e estabilização (retenção) da fratura. Elas podem ser obtidas principalmente por meio de procedimentos conservadores (p. ex., aparelho gessado) ou cirúrgicos (ver **E**). Além disso, células com potencial osteogênico, abundante vascularização e repouso mecânico são necessários na região de fratura. Durante a consolidação a fisioterapia ativa é importante, de modo a evitar atrofia muscular, osteoporose por inatividade, enrijecimento das articulações e distúrbios do fluxo sanguíneo. Na consolidação, estão envolvidos os processos de ossificação endocondral e intramembranosa. Estes são processos que se repetem, pois ocorrem durante o crescimento normal do esqueleto e no decorrer do desenvolvimento da estrutura óssea. As diferenças são as seguintes:

- **Consolidação indireta (natural ou secundária) da fratura (a–d)**, com os seguintes estágios fisiológicos:
  - Formação de hematoma no local de fratura (fase inflamatória, **a**) e organização do hematoma da fratura por meio de tecido conjuntivo frouxo ricamente vascularizado (fase de granulação)
  - Formação de fibrocartilagem devido à participação de células do periósteo e do endósteo (o chamado calo fibrocartilaginoso ou calo de fixação, **b**)
  - Mineralização da cartilagem (enrijecimento do calo 6 a 8 semanas após a fratura – o chamado calo ósseo, inicialmente espesso e volumoso)
  - Degradação/substituição da matriz cartilaginosa devido a um novo processo de ossificação (tecido ósseo esponjoso ou trabecular), realizado por células osteoprogenitoras (**c**)
  - Reorganização óssea em tecido ósseo lamelar dura meses (!) (**d**).

- **Consolidação direta (ou primária) da fratura (e e f)**: Neste caso, não se forma um calo de fratura de origem cartilaginosa, ocorrendo em situações ideais (raramente), ossificação angiogênica direta, isto é, os ósteons em formação crescem diretamente a partir de um fragmento no interior de outros ósteons (**e** e **f**). No entanto, isto exige *obrigatoriamente* osteossíntese cirúrgica, e a fenda de fratura precisa ter, no máximo, 0,5 mm de largura (consolidação por contato). Por meio de estabilização conservadora, aparelho gessado (ou fibra sintética), a consolidação direta de uma fratura *não* é alcançada!

Observação: A pseudoartrose (ausência de fusão óssea após 6 meses!) é a complicação mais frequente da consolidação. É consequente a necessidade mecânica excessiva de regeneração, além da ausência de formação de um calo ósseo devido à vascularização insuficiente.

E Princípios básicos da osteossíntese

A osteossíntese cirúrgica realiza uma união óssea mecânica temporária, com o auxílio de parafusos, placas, fios ou agulhas. Deste modo, a consolidação óssea não é substituída nem acelerada; porém, existe uma série de **vantagens com relação a um tratamento conservador com gesso**:

- Redução exata dos fragmentos ósseos em fraturas articulares
- Mobilização imediata (evita a ocorrência de tromboses, embolias, úlceras de decúbito, além de doenças associadas a fraturas, como, por exemplo, edema e distrofia)
- Estabilidade precoce para exercícios/atividades físicas (mobilização das articulações sem carga) e resistência parcial.

As **desvantagens** são os riscos da sedação ou da própria cirurgia, além da possibilidade de uma infecção. Para a osteossíntese, existem basicamente 5 procedimentos diferentes (combinados de acordo com a necessidade):

- Osteossíntese com parafusos (p. ex., compressão com parafusos de tração na região cortical do osso, **a**)
- Osteossíntese com placas (p. ex., placa de compressão, **b**)
- Pino intramedular (p. ex., em fraturas de diáfise, **c**)
- Osteossíntese por faixa de tensão (p. ex., com alça de arame, **d**)
- Fixador externo (p. ex., como estrutura tridimensional, **e**).

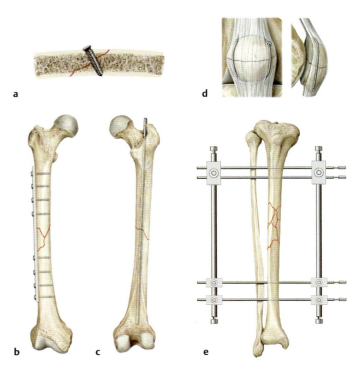

Anatomia Geral | 5 Musculatura Esquelética

5.1 Visão Geral: Sexo Feminino

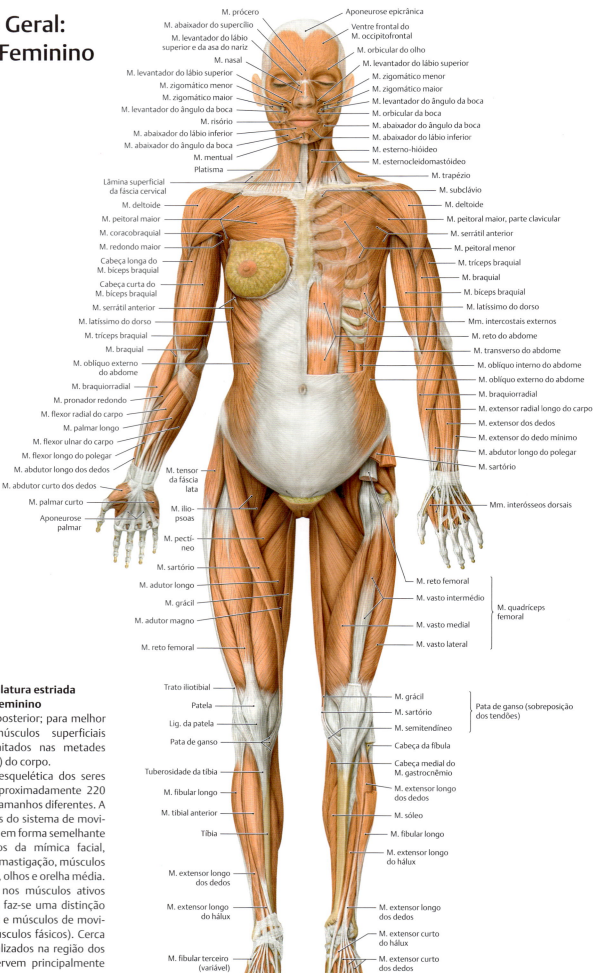

A Visão geral da musculatura estriada esquelética no sexo feminino
a Vista anterior; **b** vista posterior; para melhor visualização, alguns músculos superficiais foram retirados ou limitados nas metades esquerda (**a**) ou direita (**b**) do corpo.

A musculatura estriada esquelética dos seres humanos consiste em aproximadamente 220 músculos de formatos e tamanhos diferentes. A maior parte são músculos do sistema de movimento ativo, que existem em forma semelhante também como músculos da mímica facial, assim como músculos da mastigação, músculos da língua, faringe, laringe, olhos e orelha média. Por motivos funcionais, nos músculos ativos (musculatura extrafusal), faz-se uma distinção entre músculos posturais e músculos de movimento (chamados de músculos fásicos). Cerca de dois terços estão localizados na região dos membros inferiores e servem principalmente

(→ Continuação, ver à direita)

56

5 Musculatura Esquelética | Anatomia Geral

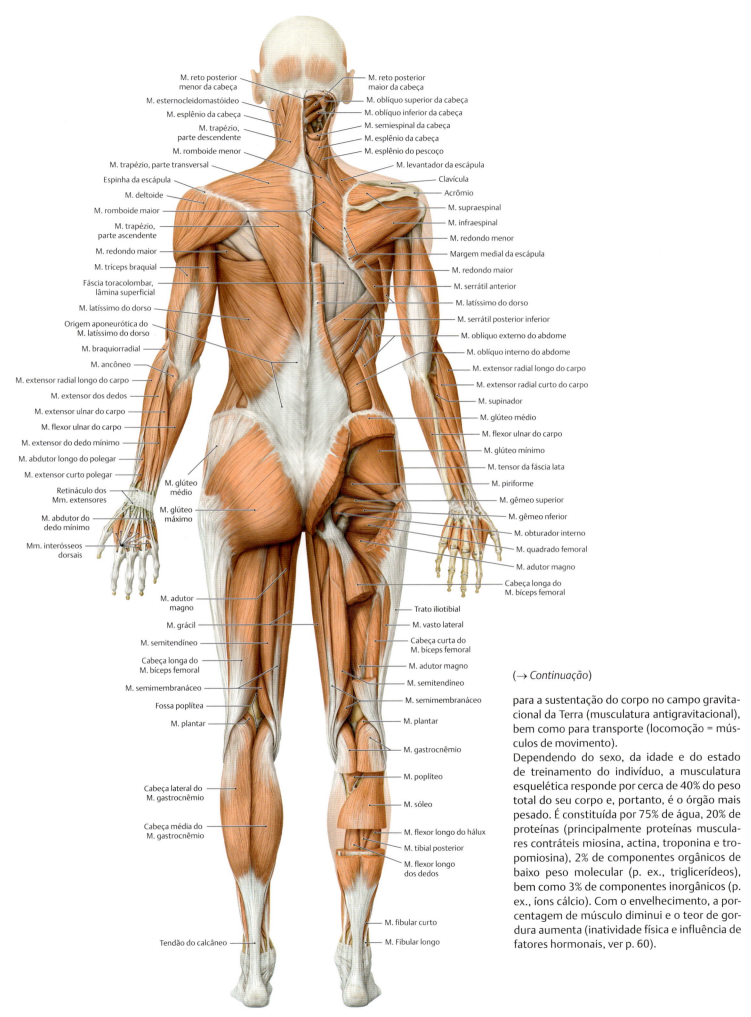

(→ *Continuação*)

para a sustentação do corpo no campo gravitacional da Terra (musculatura antigravitacional), bem como para transporte (locomoção = músculos de movimento).

Dependendo do sexo, da idade e do estado de treinamento do indivíduo, a musculatura esquelética responde por cerca de 40% do peso total do seu corpo e, portanto, é o órgão mais pesado. É constituída por 75% de água, 20% de proteínas (principalmente proteínas musculares contráteis miosina, actina, troponina e tropomiosina), 2% de componentes orgânicos de baixo peso molecular (p. ex., triglicerídeos), bem como 3% de componentes inorgânicos (p. ex., íons cálcio). Com o envelhecimento, a porcentagem de músculo diminui e o teor de gordura aumenta (inatividade física e influência de fatores hormonais, ver p. 60).

57

5.2 Visão Geral: Sexo Masculino

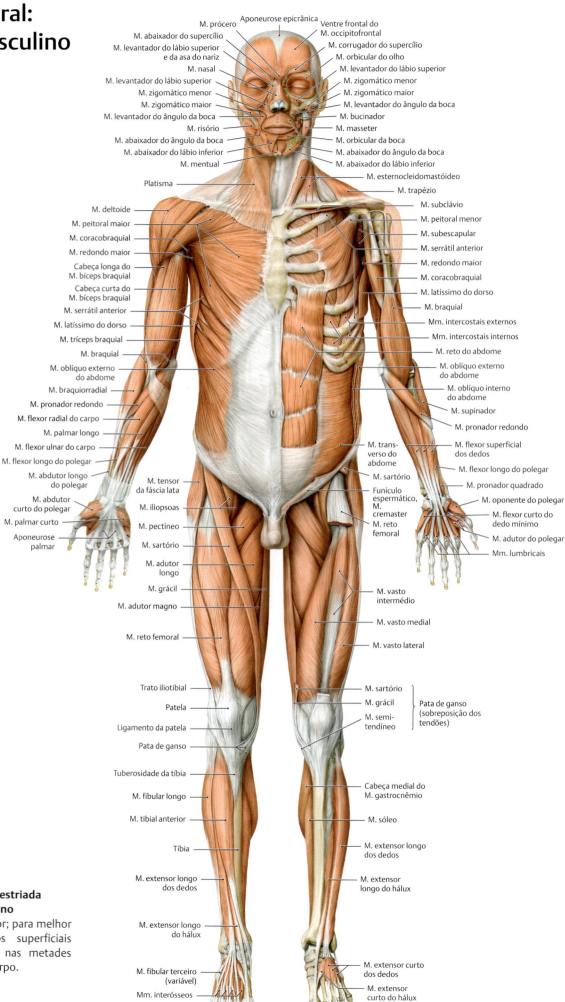

A Visão geral da musculatura estriada esquelética no sexo masculino
a Vista anterior; b Vista posterior; para melhor visualização, alguns músculos superficiais foram retirados ou limitados nas metades esquerda (**a**) ou direita (**b**) do corpo.

5 Musculatura Esquelética | Anatomia Geral

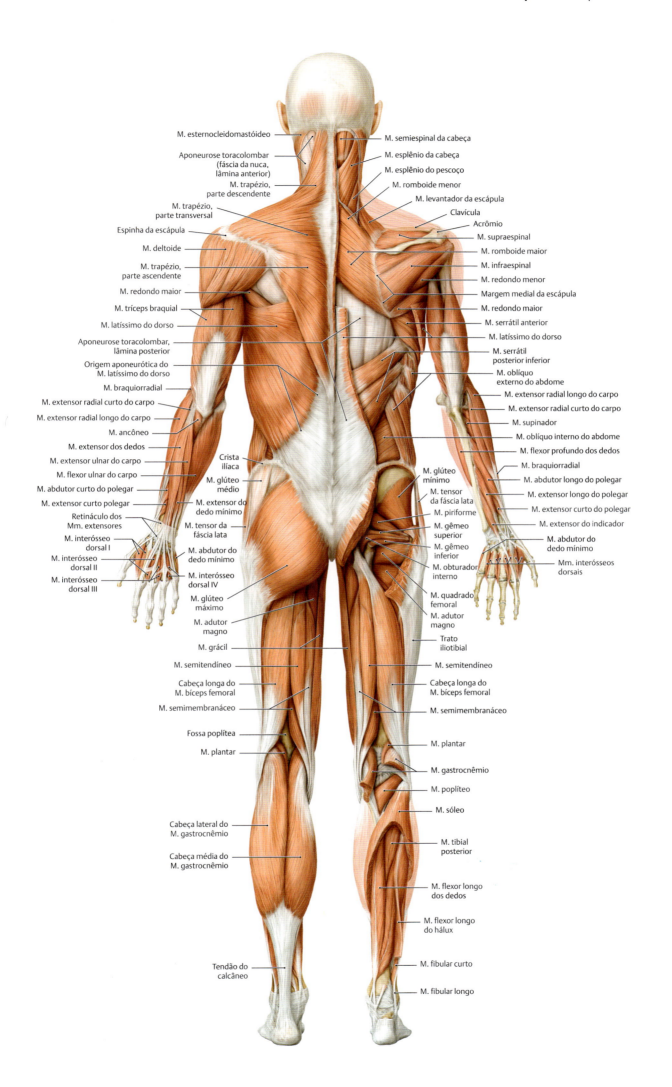

59

5.3 Musculatura Esquelética: Tipos de Fibras Musculares; Músculos Esqueléticos Peniformes e Não Peniformes

A Tipos de fibras musculares dos músculos de sustentação em comparação com os músculos de movimento

Todos os músculos esqueléticos estriados são basicamente constituídos por dois tipos diferentes de fibras musculares (fibras dos tipos I e II), que se distinguem pelas características metabólicas, fisiológicas, histoquímicas e bioquímicas (ver **B**). As fibras musculares do tipo II podem ainda ser divididas em fibras tipos II-A e II-D com base nas diferentes isoformas da cadeia de miosina. Como as fibras do tipo I e do tipo II reagem de acordo com a regra de *tudo ou nada* em um único potencial de ação do axônio com uma única contração, elas são também conhecidas como *fibras de contração*. Nas chamadas *fibras tônicas*, que existem apenas isoladas, por exemplo, em fusos musculares e músculos extrínsecos do bulbo do olho, ocorrem *despolarizações graduadas* de acordo com a redução graduada da fibra.

A duração de contração de fibras dos tipos I e II é diferente: as fibras do tipo I têm contração mais lenta [(fibras de contração lenta (CL)] do que as fibras do tipo II [fibras de contração rápida (CR)]. O *padrão básico* da distribuição das fibras dos tipos I e II no músculo esquelético específico é aparentemente determinado geneticamente. O tipo de fibra muscular de uma unidade motora é determinado por cada neurônio, de modo que todas as fibras de uma unidade motora sejam do mesmo tipo de fibra. Os músculos com pequenas unidades motoras (< 100) são predominantemente de fibras de contração rápida (tipo II), e os músculos com unidades motoras grandes (milhares de fibras musculares) são predominantemente de fibras de contração lenta (tipo I) (ver p. 63). Ao tipo de fibra e a sua duração de contração está associado um tipo específico de *performance* e, portanto, um tipo específico de músculo. Em virtude do seu alto metabolismo oxidativo, as fibras do tipo I são competentes no desempenho de resistência e, portanto, são encontradas principalmente nos músculos de sustentação; por sua vez, as fibras do tipo II podem realizar contrações curtas e vigorosas devido ao seu alto metabolismo glicolítico e são, portanto, encontradas principalmente nos músculos de movimento ou de rápida potência. No entanto, como os músculos esqueléticos têm um elevado potencial adaptativo, a divisão geneticamente programada das fibras dos tipos I e II é influenciada pela atividade neuromuscular, ou pelo treinamento. Por conseguinte, os músculos que contêm predominantemente fibras do tipo I são observados principalmente em atletas de *endurance* bem treinados, como corredores, ciclistas, remadores e esquiadores de *cross-country*, e os músculos que contêm fibras do tipo II são observados principalmente em atletas de rápida potência, como velocistas, saltadores de altas e longas distâncias ou levantadores de peso (Pette e Staron, 2001). Essa *plasticidade fenotípica* do músculo baseia-se na alteração qualitativa e quantitativa da expressão genética e inclui, principalmente, proteínas contráteis e reguladoras do sistema de miofibrilas, bem como as enzimas do metabolismo energético (Pette, 1999).

	Músculos de sustentação	Músculos de movimento
Propriedades:	• Filogeneticamente mais antigos do que os músculos de movimento • Contêm predominantemente fibras musculares de contração lenta (fibras do tipo I, duração da contração: cerca de 100 ms) • Projetados para desempenho de resistência • Lentamente fatigáveis • Unidades motoras grandes • Muita mioglobina • Muitas mitocôndrias • Metabolismo oxidativo (aeróbico) • Pouco glicogênio (PAS-negativos) • Excelente irrigação sanguínea • Tendem a encurtar (aumento do tônus básico) e devem ser alongados regularmente	• Filogeneticamente mais novos do que os músculos de sustentação • Contêm predominantemente fibras musculares de contração rápida (fibras do tipo II, duração da contração: aproximadamente 30 ms) • Contrações rápidas, curtas e vigorosas • Rapidamente fatigáveis • Unidades motoras pequenas • Pouca mioglobina • Poucas mitocôndrias • Trabalho predominantemente anaeróbico (glicólise) • Muito glicogênio (PAS-positivos) • Irrigação sanguínea significativamente menor • Tendem a atrofiar e devem ser tonificados regularmente
Exemplos:	Mm. intercostais, Mm. mastigatórios, M. trapézio (parte descendente), Mm. isquiotibiais, M. iliopsoas, Mm. adutores, M. reto femoral, M. sóleo, M. eretor da espinha (principalmente as partes cervical e lombar)	M. bíceps braquial, Mm. vastos lateral e medial, M. tibial anterior, M. serrátil anterior, M. glúteo máximo, M. gastrocnêmio

Nota: A perda de massa muscular (**sarcopenia**) com o envelhecimento, associada à perda de força muscular e resistência, é a principal causa da restrição da mobilidade física, e, com isso, da menor capacidade de um indivíduo de viver de forma independente. A sarcopenia é principalmente observada na população de idade avançada e causa um impacto financeiro significativo no sistema de saúde. Entre os 25 e os 75 anos quase 40% da massa muscular é perdida (com isso as fibras musculares do tipo II são as principais afetadas). Especialmente expressiva é a perda de força muscular a partir dos 50 anos (15% por década de vida). Considerando que a fraqueza muscular é o fator de risco de queda mais comum na idade avançada, torna-se claro que o treinamento muscular com metas (especialmente de rápida potência) neutraliza muito eficientemente a perda de força, e, em combinação com o treinamento de equilíbrio, pode reduzir significativamente o risco de queda.

B Diferenciação histoquímica de fibras musculares dos tipos I e II no músculo esquelético

Corte transversal de um músculo esquelético (M. tibial anterior de um rato, ampliação 200×, corte congelado com espessura de 8 μm).
Detecção histoquímica da succinato desidrogenase (SDH), uma enzima mitocondrial do metabolismo muscular que catalisa a conversão de succinato em fumarato (redução do corante presente resulta em um produto preto-marrom). A atividade da SDH mitocondrial revela o conteúdo diferente de mitocôndrias nas fibras musculares individuais: fibras do tipo I de cor forte com numerosas mitocôndrias entre as miofibrilas, assim como sob o sarcolema, e fibras do tipo II pálidas com poucas mitocôndrias.

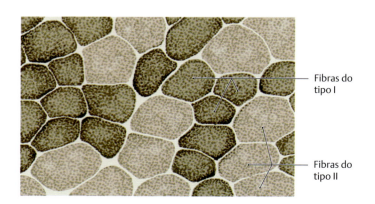

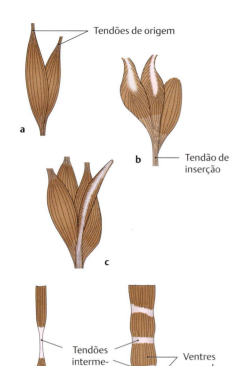

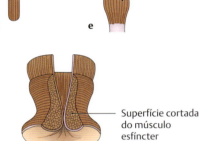

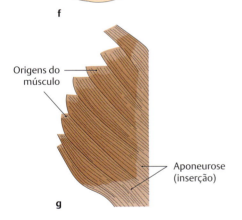

C Formatos dos músculos
a Bicipital – com duas cabeças (p. ex., M. bíceps braquial).
b Tricipital – com três cabeças (p. ex., M. tríceps sural).
c Quadricipital – com quatro cabeças (p. ex., M. quadríceps femoral).
d Digástrico – com dois ventres (p. ex., M. digástrico).
e Multigástrico – com múltiplos ventres (p. ex., M. reto do abdome).
f Radial (p. ex., M. esfíncter externo do ânus).
g Plano (p. ex., M. oblíquo externo do abdome).

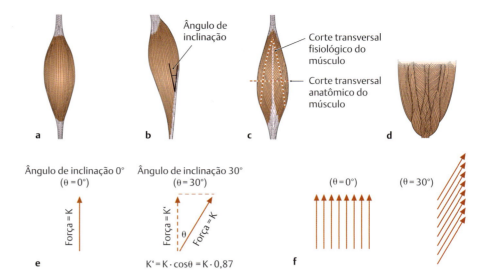

D Músculos esqueléticos peniformes e não peniformes
a Músculo não peniforme (ou fusiforme, com fibras paralelas); **b** Músculo semipeniforme (M. unipeniforme, p. ex., M. semimembranáceo); **c** Músculo peniforme (M. bipeniforme, por exemplo, M. tibial anterior); **d** Músculo multipeniforme (p. ex., músculo deltoide); **e** Efeito da inclinação das fibras musculares sobre a força (a força do tendão K' remonta a um ângulo de inclinação das fibras musculares de 30°, ou seja, 87% da força K das fibras musculares); **f** Efeito da orientação das fibras musculares sobre o número de fibras em um corte transversal do músculo.

Enquanto as fibras dos músculos esqueléticos se apresentam quase todas com a mesma espessura (diâmetro médio de cerca de 60 μm, ver p. 62), são consideravelmente diferentes no que se refere ao seu *comprimento* (de alguns milímetros até 20 cm), à *relação entre o comprimento das fibras e o comprimento do músculo* (de 0,2 a 0,6, isto é, o comprimento das fibras atinge um máximo de 60% do comprimento total do músculo), e ao seu *ângulo de inclinação*.

Os três fatores desempenham um papel crucial para a *força* de levantamento e para a *altura* do levantamento, e, consequentemente, para a "eficiência do trabalho" ou desempenho funcional do músculo (trabalho = força × distância, ou força de levantamento × altura do levantamento):

- Quanto mais longas as fibras, maior é seu possível encurtamento e, consequentemente, maior é a altura de levantamento do músculo.
- Quanto mais longas as fibras em relação ao comprimento total do músculo, menor é o corte transversal fisiológico do músculo e, consequentemente, menor é a *força* de levantamento do músculo.
- Quanto maior o ângulo de inclinação das fibras, maior é o corte transversal fisiológico e, consequentemente, a *força* de levantamento.

E Comparação de músculos não peniformes e peniformes

Músculos não peniformes (com fibras paralelas)	Músculos peniformes
• As fibras encontram-se *aproximadamente* alinhadas em direção longitudinal com o tendão (= linha de trabalho da força muscular) e, portanto, conseguem transmitir *quase toda* a sua força sobre o tendão, ver **f** • O *máximo* encurtamento possível das fibras (= altura de levantamento) e o grau de encurtamento *real* das fibras durante a atividade do músculo são quase idênticos • O corte transversal anatômico (em ângulo reto com o eixo longo do *músculo*, em um local mais espesso) e o corte transversal fisiológico (perpendicular ao eixo longo das *fibras*, ver **c**) são aproximadamente do mesmo tamanho	• As fibras formam, com o eixo longitudinal do tendão, um ângulo de inclinação (de até 30°), conseguindo, portanto, transmitir apenas *uma parte* de sua força sobre o tendão • O encurtamento *máximo* possível das fibras (= altura de levantamento) é devido ao fato de o ângulo de inclinação ser maior do que o encurtamento *real* das fibras durante a atividade do músculo = liberação! • O corte transversal fisiológico é maior do que o anatômico, isto é, mais fibras musculares podem se iniciar em um tendão (devido à angulação) em determinado corte transversal (ver **f**) do que em um músculo com fibras paralelas; isto aumenta a força de levantamento, a qual depende do tamanho do corte transversal fisiológico

Observação: Nos músculos de fibras paralelas, a *produção* de força é maior (transmissão direta de força do músculo ao tendão, uma vez que não há ângulo de inclinação), enquanto em músculos peniformes o *desenvolvimento* da força é maior (mais fibras em um dado corte transversal, uma vez que as fibras estão orientadas de forma oblíqua – por isso, mais força de levantamento, ver acima). Consequentemente, o músculo peniforme compensa a perda de produção de força pelo maior desenvolvimento de força. Sua maior vantagem em relação ao músculo não peniforme é a economia de espaço. Caso houvesse apenas músculos não peniformes, o corpo teria problemas na acomodação de músculos volumosos em vários locais. Por isso, com um grande número de fibras orientadas paralelamente ao eixo longo do músculo, o corte transversal anatômico apresentaria um tamanho inadmissível.

5.4 Musculatura Esquelética: Estrutura e Função

A Estrutura de um músculo esquelético
a Corte transversal; b Ampliação de a (corte transversal); c Ampliação de a (corte longitudinal); d Estrutura de uma fibra muscular; e Estrutura de uma miofibrila.

No músculo esquelético estriado, as fibras musculares e o tecido conjuntivo formam um conjunto funcional. O tecido conjuntivo é subdividido, de dentro para fora, em:

- Endomísio: bainha mais interna de tecido conjuntivo (importante para a resistência à tração do músculo); envolve as células musculares individuais. Contém os ramos terminais dos axônios motores para as placas terminais motoras, bem como numerosos capilares (300 a 400/mm²) bastante tortuosos, ver c. (importante para a irrigação do músculo)
- Perimísio (importante para a transmissão de forças de tração do músculo para o tendão): reúne as fibras musculares em feixes primários mais finos (área média do corte transversal 1 mm²; aproximadamente 200 a 250 fibras musculares [células musculares]; designação antiga, perimísio interno) e vários feixes primários nos chamados feixes secundários maiores (designação antiga, perimísio externo) (ver a), que têm vários milímetros de espessura e, portanto, podem ser vistos facilmente a olho nu ("fibras de carne"). Em alguns músculos, a atribuição dos feixes primários aos feixes secundários não é fácil de entender e parece arbitrária. Além disso, ocorrem apenas feixes primários delicados, especialmente em músculos muito pequenos e finamente motorizados (p. ex., M. estapédio, músculos extrínsecos do bulbo do olho).
- Epimísio: camada de tecido conjuntivo frouxo localizada diretamente sob a fáscia muscular (ver b), estabelece a conexão com o músculo.

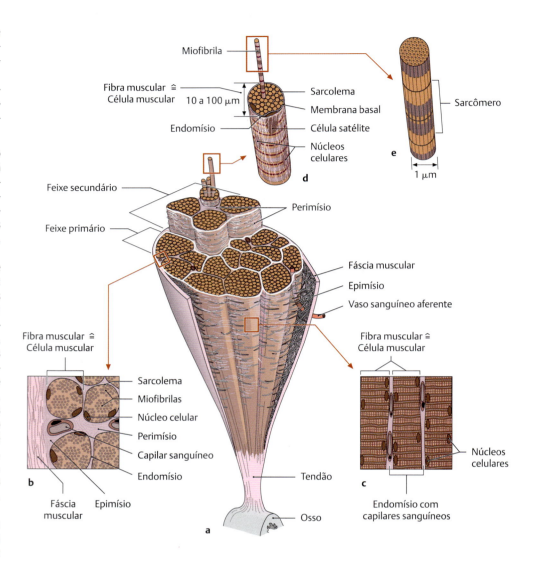

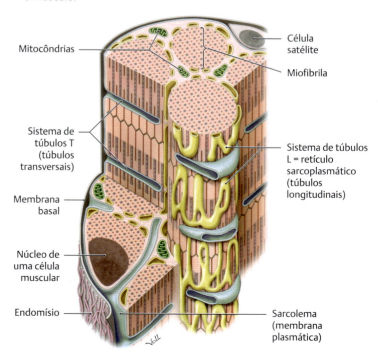

B Estrutura de uma fibra muscular estriada esquelética
As fibras musculares estriadas esqueléticas são células particularmente grandes. Seu diâmetro médio alcança aproximadamente 60 μm (20 a 100 μm) e seu comprimento chega até 20 cm. As principais estruturas encontradas no citoplasma são miofibrilas, mitocôndrias e os chamados sistemas T e L. O *sistema L* (*túbulos longitudinais*) é um sistema de túbulos ocos formados pelo retículo sarcoplasmático, que está disposto paralelamente à direção das miofibrilas e representa um reservatório para os íons cálcio. O *sistema T* (*túbulos transversais*) se origina a partir de invaginações da membrana plasmática, a intervalos regulares, para o interior do citoplasma da fibra muscular, formando, assim, túbulos transversais ao sentido da fibra muscular. Graças ao sistema de túbulos T, a superfície da membrana plasmática de uma fibra muscular estriada esquelética aumenta em torno de 5 a 10 vezes e, por isso, o meio extracelular pode se estender mais ao redor de uma fibra muscular. Isto assegura a rápida propagação do potencial de ação até a parte mais profunda de uma fibra muscular.

Uma das principais características das fibras musculares estriadas esqueléticas é a presença de numerosos núcleos (cerca de 50 núcleos/mm ao longo da fibra) que se dispõem imediatamente abaixo da membrana plasmática (sarcolema). Estes numerosos núcleos se originam no desenvolvimento embrionário, onde as células precursoras das células musculares (chamadas de mioblastos), organizadas de modo a formar fileiras, se fundem umas às outras. Entre o sarcolema e a membrana basal, encontram-se células satélites isoladas (aproximadamente 800/mm³ de tecido muscular) que representam um tipo de reservatório celular com mioblastos em repouso (células-tronco).

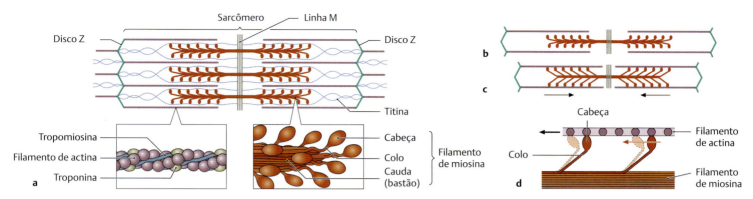

C Estrutura de um sarcômero
a Esquema de um sarcômero (= unidade morfofuncional de uma miofibrila de uma célula muscular estriada); b Cabeças de miosina em posição de repouso; c Cabeças de miosina durante a contração; d Interação das cabeças de miosina com a actina.

A organização das miofibrilas nas fibras musculares estriadas esqueléticas (ver B) apresenta uma estriação transversal quando visualizada à microscopia óptica. Essa estriação é o resultado da disposição alternada e extremamente regular dos filamentos delgados de actina (diâmetro de 7 nm) e dos filamentos espessos de miosina (diâmetro de 15 nm). Enquanto os filamentos de actina e suas proteínas acessórias (tropomiosina e troponina) encontram-se associados uns aos outros em dois sarcômeros adjacentes no nível dos discos (ou linhas) Z, os filamentos de miosina encontram-se associados uns aos outros no nível das linhas M por meio da proteína miomesina, entre outras e, ainda, são mantidos em sua posição pela proteína titina, de propriedades elásticas. Nas moléculas de miosina, estruturadas em disposição bipolar nos filamentos espessos, podem ser distinguidas as porções da cabeça, do colo e da cauda (ou bastão). Durante uma contração muscular, as cabeças da miosina migram ao longo dos filamentos de actina (no chamado *deslizamento dos filamentos*) em direção aos discos Z. Consequentemente, cada sarcômero se encurta até no máximo 70% de sua posição ideal em repouso, de 2,2 μm, embora cada filamento individual mantenha o seu comprimento original. Esse mecanismo de deslizamento se baseia em uma rápida sequência de ciclos de reações, durante os quais as cabeças de miosina e os filamentos de actina se associam formando pontes cruzadas, que logo se desfazem. A esse processo está associado um *movimento de tração* da cabeça da miosina em direção ao meio do sarcômero, durante o qual ocorre o dobramento da região entre a cabeça e o colo da miosina, como um movimento em dobradiça (seta vermelha) e, assim, os filamentos de actina são "tracionados" entre os filamentos espessos (seta escura). Um único movimento de tração desloca os filamentos de actina em torno de 10 a 20 nm, isto é, o sarcômero se encurta em aproximadamente 1% de seu comprimento original. As maiores alterações de comprimento são possíveis devido às múltiplas repetições dessas interações da actina com a miosina. A base desses processos cíclicos é a clivagem do ATP por meio da atividade ATPásica da cabeça da miosina e o aumento da concentração citosólica do Ca^{2+} (*acoplamento eletromecânico*; para maiores detalhes, consulte livros-texto de fisiologia).

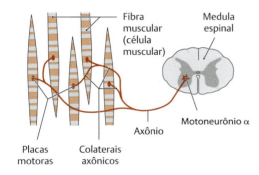

D Unidade motora
Uma unidade motora é o conjunto de todas as fibras musculares que são inervadas por uma única fibra nervosa motora (axônio de um neurônio motor da medula espinal = motoneurônio do tipo α). Existem *unidades motoras pequenas* (< 100), com fibras musculares de contração predominantemente *rápida* e *grandes unidades motoras* (muitos milhares de fibras musculares), com fibras musculares de contração predominantemente *lenta*. Quanto menos fibras musculares estiverem associadas em uma unidade motora, mais precisa será a contração muscular. Portanto, em músculos com movimentos de precisão coordenados e delicados (p. ex., músculos dos dedos, músculos extrínsecos do bulbo do olho), uma unidade motora inclui apenas poucas fibras musculares. Comparativamente, em músculos nos quais funções posturais e grandes sequências de movimentos se encontram em primeiro plano (p. ex., músculos glúteos e do tronco), muitos milhares de fibras musculares são inervados por um único neurônio motor.

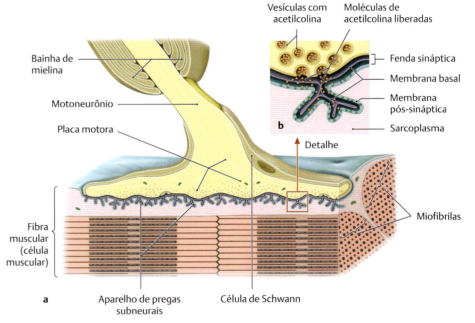

E Placa motora
a Representação esquemática de uma placa motora; b Componentes da região do contato sináptico (corte obtido a partir de a).

O axônio motor origina várias ramificações em sua terminação (um ramo por fibra muscular), perde a sua bainha de mielina e faz contato fisiológico em cada um desses ramos com uma placa motora (sinapse neuromuscular), na qual ocorre a transmissão sináptica do potencial de ação do motoneurônio para a fibra muscular, por meio de um neurotransmissor. A acetilcolina atua como neurotransmissor, sendo armazenada em vesículas sinápticas localizadas no axoplasma dos botões sinápticos. Graças a pregas ou invaginações, a área do sarcolema (ver B), a membrana pós-sináptica – com seus receptores para a acetilcolina – é intensamente aumentada (aparelho de pregas subneurais). No total de aproximadamente 100 nm de um sistema de pregas, a lâmina basal aí localizada apresenta moléculas de acetilcolinesterase ancoradas, responsáveis pela rápida inativação da acetilcolina. A sequência de eventos na placa motora é basicamente a mesma que nas demais sinapses.

Anatomia Geral | 5 Musculatura Esquelética

5.5 Tendões e Mecanismos de Apoio à Função Muscular

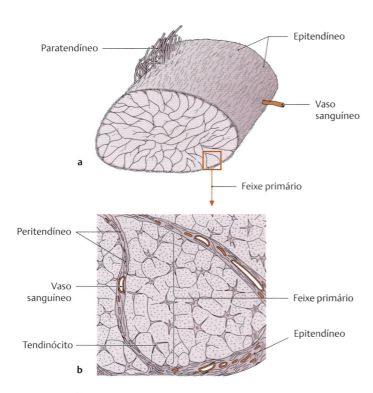

A Estrutura de um tendão (segundo Kristic)
a O tendão é conectado às circunjacências pelo tecido frouxo e bem vascularizado paratendíneo.
b Ampliação de **a**: As faixas primárias individuais são envolvidas pelo peritendíneo e são agrupadas no tendão atual pelo epitendão. A função do tendão é transmitir força muscular para o osso.

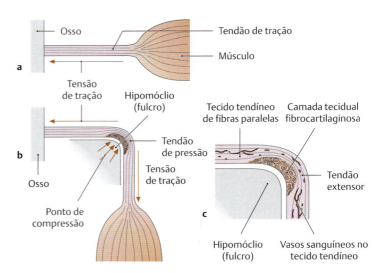

B Tendões de pressão e tendões de tração
a Os tendões de tração produzem tensões por estiramento e consistem em tecido conjuntivo denso com fibras paralelas densas.
b Os tendões de pressão provocam tensão por pressão no osso (em contraste com o tendão de tração). Eles consistem em partes de fibrocartilagem localizadas no osso. O osso tem, nesse caso, a função de ponto de apoio da alavanca (hipomóclio).
c Detalhe de **b**: o tecido fibrocartilaginoso no tendão de pressão não é vascularizado, ao contrário do tecido conjuntivo denso do tendão de tração.

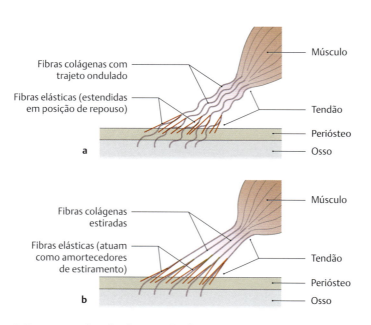

C Estrutura e função da inserção de um tendão no periósteo diafisário
a Tendão no estado de relaxamento.
b Tendão no estado de tensão.

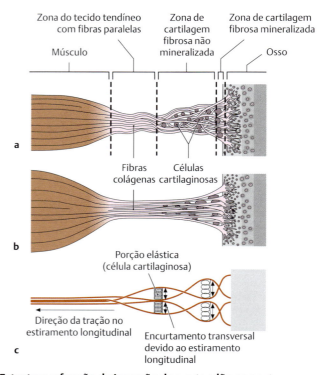

D Estrutura e função da inserção de um tendão na parte cartilaginosa de uma apófise
a Tendão no estado de relaxamento (músculo relaxado).
b Tendão no estado de tensão (músculo contraído).
c Esquema do princípio do amortecimento da tensão: células cartilaginosas na zona fibrocartilaginosa não mineralizada atuam como molas na resistência para resistir ao encurtamento transversal.

5 Musculatura Esquelética | Anatomia Geral

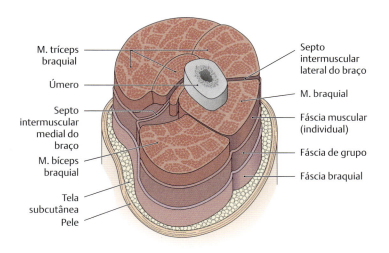

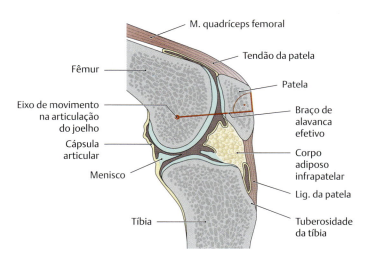

E Fáscias musculares
Corte transversal do terço médio do braço direito, vista proximal.
Com exceção dos músculos da expressão facial, todos os músculos individuais são envolvidos por uma fáscia individual; os grupos musculares funcionalmente uniformes, por fáscias de grupo; e todos os músculos de um membro inteiro, por uma fáscia comum (p. ex., fáscia braquial). No encontro entre duas fáscias de grupo, forma-se um septo intermuscular aderido ao osso, que, com a fáscia muscular e o osso, dá origem aos chamados canais osteofibrosos, nos quais se localizam músculos, nervos e vasos (denominados lojas ou compartimentos musculares; ver também p. 66).
Observação: um compartimento muscular pode tanto conter um único músculo quanto vários músculos.

F Ossos sesamoides
Corte sagital da articulação do joelho. Ossos sesamoides são ossos incorporados em tendões que os protegem do atrito excessivo. Eles não estão presentes na mesma quantidade em todas as pessoas. Os ossos sesamoides se desenvolvem onde os tendões são redirecionados pelos ossos (hipomóclio). A pressão cria primeiro cartilagem, depois osso. Eles estendem o braço de alavanca dos músculos e, assim, reduzem o seu esforço. É ilustrado aqui o exemplo da patela, o maior osso sesamoide do ser humano. Ela aumenta significativamente o braço de alavanca, ou seja, a perpendicular do eixo de movimento no tendão de fixação do M. quadríceps femoral.

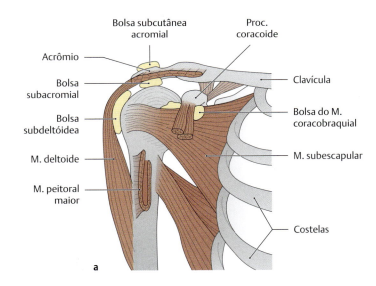

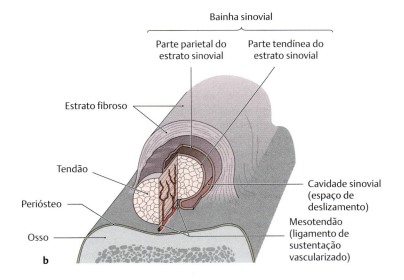

G Bolsas sinoviais e ossos sesamoides – estruturas para a proteção dos tendões e dos músculos
A função primordial da bolsa sinovial (**a**) é proteger o tendão onde ele entra em contato direto com o osso. A forma mais diferenciada da bolsa sinovial é a bainha tendínea (**b**).

a Bolsas sinoviais no ombro. Alguns músculos anteriores do ombro direito foram parcialmente removidos. As bolsas sinoviais são estruturas saculares, de diferentes tamanhos, geralmente achatadas, contendo líquido sinovial. Suas paredes apresentam uma estrutura semelhante à da cápsula articular. Elas podem se inflamar (bursite), causando muita dor.

b Bainha tendínea (bainha sinovial). É formada por um estrato fibroso externo e um estrato sinovial interno (bainha sinovial). A parte tendínea (interna) do estrato sinovial está fixada ao tendão, e a parte parietal (externa) está fixada ao estrato fibroso. Os vasos se estendem pelo mesotendão (também denominado vínculo tendíneo) em direção ao tendão.

6.1 Fáscias Musculares: Estrutura e Função

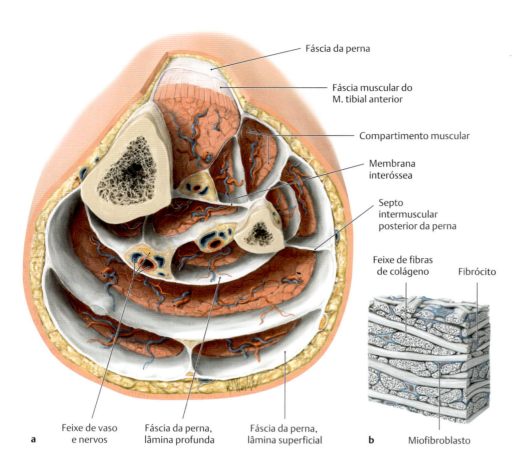

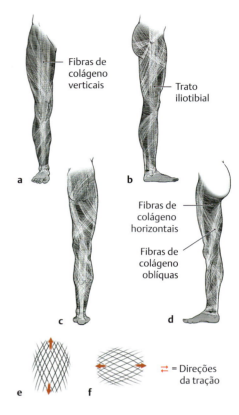

A Definição do termo "fáscia" e estrutura da fáscia muscular
a Fáscia da perna; **b** Tecido conjuntivo denso colagenoso plexiforme.
Definição: Fáscias são (segundo a *Nomina anatomica* de 1978) "aglomerados divisíveis de tecido conjuntivo" que formam bainhas e lâminas e estão dispostos de forma plana ou tubular. Além da fáscia muscular, é feita uma distinção entre fáscia da parede do tronco, fáscia da cavidade corporal e fáscia subcutânea (ver p. 68). No caso dos músculos, estritamente falando, apenas a camada mais externa do tecido conjuntivo, sobre o epimísio, é referida como "fáscia muscular" (ver p. 62).
Observação: O termo "fáscia" é usado de forma muito diferente atualmente e refere-se a quase todos os tipos densos e frouxos de tecido conjuntivo que circundam o corpo como uma rede tridimensional e penetram nas estruturas mais internas (ver o primeiro Fascia Research Congress internacional, Harvard Medical School/Boston, 2007)
Estrutura: Em **a**, a lâmina superficial da fáscia da perna separa o músculo da tela subcutânea, e a lâmina profunda separa os músculos individuais da perna, bem como grupos musculares funcionalmente relacionados (para a divisão em fáscia individual e de grupo, ver p. 65). No encontro de duas fáscias de grupo, forma-se um *septo intermuscular* aderido ao osso. Juntamente com a fáscia muscular e o osso, ele origina *canais osteofibrosos* nos quais estão localizados músculos, nervos e vasos (compartimento ou loja muscular). Nos locais em que a fáscia e o septo intermuscular são reforçados aponeuroticamente, eles servem a outros músculos como superfícies de origem, por exemplo, na forma de retináculos na área de transição perna/pé ou antebraço/mão ou como reforço lateral da fáscia lata na coxa (trato iliotibial, ver pp. 496 e 524).

As fáscias musculares fazem parte dos tecidos conjuntivos densos colagenosos plexiformes. Formam uma malha (ver **b**) que é construída de acordo com o princípio da grelha articulada (ver **B**), ou seja, camadas de fibras de colágeno paralelas do tipo I (90% do colágeno total) alternam-se com camadas adjacentes de fibras de colágeno que têm ângulos de inclinação diferentes. As fibras de colágeno são extensíveis em cerca de 5% e podem ser estendidas em cerca de 3% devido ao seu curso ligeiramente ondulado. Resistem à deformação dos tecidos e, por isso, orientam-se sempre na direção das forças de tração. Ao fazer isso, elas absorvem tensões de tração (resistência à tração). Com alívio prolongado (carga de tração reduzida), elas podem encurtar, e, com o aumento do alongamento, elas podem ser esticadas demais. No entanto, as fibras de colágeno são muito resistentes à ruptura (50 a 100 N/mm²) e adaptam-se funcionalmente ao aumento do estresse (ver **B**).

B Arranjo de grelha articulada usando o exemplo da fáscia da perna
a–d Vista anterior, lateral, medial e posterior; **e, f** Estrutura da grelha articulada do tecido fascial.
Os sistemas fasciais dos membros inferiores preparados por Gerlach e Lierse (1990) (especialmente a fáscia lata na coxa e a fáscia da perna) mostram várias camadas superpostas com fibras de colágeno espirais verticais, horizontais e oblíquas sob luz polarizada (ver **Ab**). Esses diferentes ângulos de inclinação das fibras de colágeno, o chamado arranjo de grelha articulada, não só aumentam a força e a resiliência, mas também a funcionalidade da fáscia:

- Tensão de tração ideal em diferentes direções
- Adaptação da fáscia à forma do músculo, que muda com o estado de contração.

Observação: Principalmente, o reforço *vertical* na face lateral da fáscia lata (o chamado trato iliotibial) reduz a tensão de flexão no fêmur no plano frontal causada pela carga corporal (princípio do cinto de tensão de acordo com Pauwels, ver p. 429), poupando, assim, material ósseo e, por conseguinte, o peso corporal. Juntamente com os diferentes tecidos conjuntivos musculares (endo, peri e epimísio, ver p. 62), as fáscias permitem o livre movimento entre as fibras musculares de um músculo e entre músculos individuais adjacentes, ver **A**).

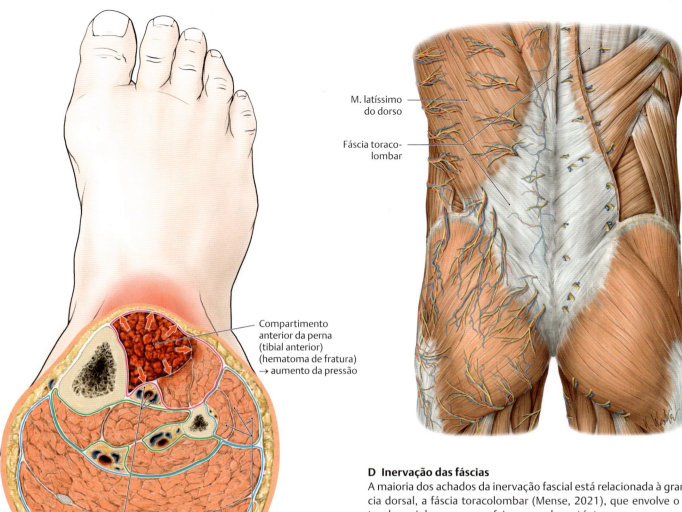

C Síndrome compartimental na perna
Oitenta por cento de todas as síndromes compartimentais acometem a perna e o antebraço. No caso de síndrome tibial anterior frequente (compartimento anterior, ver p. 585), um aumento da pressão do tecido, por exemplo, como resultado de um hematoma de fratura ou edema muscular, leva a um comprometimento da função neuromuscular no compartimento extensor dos dedos. Fisiopatologicamente, a perda do fluxo sanguíneo capilar leva à isquemia e, portanto, a distúrbios metabólicos dos músculos e nervos (dano irreversível após cerca de 4 horas = necrose muscular isquêmica etc.).
Princípio do tratamento cirúrgico: Alívio imediato da pressão por meio do seccionamento fascial (a chamada dermatofasciotomia).
Sintomas clínicos: Após traumatismo por acidente, por exemplo, traumatismo de impacto durante um jogo de futebol, muitas vezes aumento rápido da dor no compartimento afetado com subsequente inchaço compartimental (pressão do compartimento acima de 40 mmHg indica uma síndrome compartimental manifesta). Além disso, a dor passiva por alongamento muscular ocorre com fraqueza motora e distúrbios sensitivos na área de inervação (isquemia dos nervos que passam no compartimento).
Observação: Os pulsos distais são geralmente palpáveis (!), uma vez que aumentos de pressão de 30 a 60 mmHg não são suficientes para comprimir vasos maiores.

D Inervação das fáscias
A maioria dos achados da inervação fascial está relacionada à grande fáscia dorsal, a fáscia toracolombar (Mense, 2021), que envolve o M. eretor da espinha como uma faixa muscular autóctone e, ao mesmo tempo, serve como uma poderosa origem muscular aponeurótica para vários músculos, especialmente o M. latíssimo do dorso. Após Staubesand ter detectado miofibroblastos na fáscia muscular em 1997, sabemos há vários anos que, por exemplo, a fáscia toracolombar contém terminações nervosas livres, bem como órgãos receptores encapsulados, além de numerosas fibras nervosas: noci e proprioceptores, bem como numerosas fibras nervosas aferentes e eferentes do sistema nervoso simpático autônomo. No entanto, deve-se considerar que a inervação com diferentes tipos de receptores não é a mesma em toda a fáscia muscular. Consistentemente, as terminações nervosas livres contêm, sobretudo, os dois neuropeptídios substância P e CGRP (peptídio relacionado ao gene da calcitonina), que tornam provável uma função nociceptiva da fáscia. Em comparação com a densidade de fibras CGRP no M. eretor da espinha, a inervação da fáscia é três vezes maior e, portanto, significativamente mais sensível à dor do que os músculos do dorso. O que surpreendeu foi o achado da inervação particularmente densa da fáscia toracolombar com fibras nervosas simpáticas (40% da inervação total). Isso significaria que o suprimento de sangue para a fáscia é muito dependente da atividade da parte simpática do sistema nervoso ou seja, uma alta atividade da parte simpática do sistema nervoso poderia levar à redução do fluxo sanguíneo para a fáscia.
Observação: É possível que os miofibroblastos intrafasciais sirvam à divisão autônoma do sistema nervoso para regular a pré-carga fascial, ou seja, o tônus fascial e a divisão autônoma do sistema nervoso estejam intimamente relacionados e se influenciém mutuamente. Isso, por sua vez, significa que influências simpáticas involuntárias, como estresse, ansiedade, doenças mentais e parâmetros fisiológicos (frio, calor etc.) podem não apenas causar alterações no tônus fascial, mas também podem levar ao enrijecimento e aderências da fáscia a longo prazo. Técnicas como a mobilização da fáscia podem, portanto, levar a melhor postura e mais mobilidade.

6.2 Sistemática das Fáscias do Tronco e das Cavidades Corporais

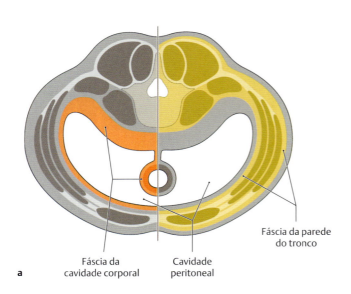
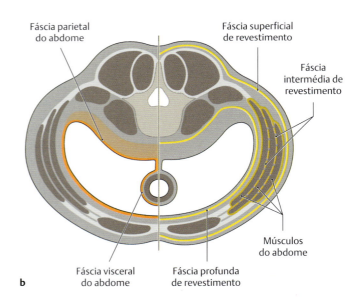

A Classificação e disposição das fáscias do tronco usando como exemplo o abdome

Cortes horizontais do abdome, vista superior. As fáscias abdominais, torácicas e pélvicas pertencem ao grupo das fáscias do tronco.
Como toda fáscia, elas delimitam estruturas e espaços e separam funcionalmente diferentes camadas umas das outras. Ver estrutura básica da fáscia na p. 66.

a Classificação das fáscias do tronco: Do ponto de vista topográfico e funcional, as fáscias do tronco são divididas em dois grandes grupos:

- **Fáscias da parede do tronco:** Incluem e subdividem a parede muscular (abdome) ou muscular/óssea (tórax, pelve, ver **B** e **C**) do tronco e são fáscias de revestimento: do latim, *fascia investiens*
- **Fáscias da cavidade corporal:** Revestem o interior da respectiva cavidade corporal, dividem-na em subespaços e envolvem órgãos e grupos de órgãos com tecido conjuntivo. Sua designação depende da localização na parede da cavidade do corpo ou órgão.

b Disposição das fáscias do tronco:
Fáscias da parede do tronco: as fáscias da parede do tronco podem ser representadas, "de fora para dentro", em três camadas:

- *Camada externa (superficial), fáscia superficial de revestimento:* separa os músculos da parede do tronco da pele e da tela subcutânea e permite o deslocamento da pele e da parede muscular uma contra a outra
- *Camada média (intermediária), fáscia intermédia de revestimento:* envolve os músculos da parede do tronco e separa as camadas musculares individuais umas das outras de forma móvel. A camada média, portanto, cobre um grupo muscular e, portanto, é muitas vezes referida como fáscia de grupo muscular
- *Camada interna (profunda), fáscia profunda de revestimento:* separa a parede muscular da cavidade corporal real.

Observação: No abdome, que serve aqui de exemplo para a subdivisão básica, as três camadas mencionadas são as camadas de *uma única parede muscular* – ver, como comparação, as *duas paredes musculares funcionalmente diferentes* no tórax (ver **B**).

Fáscias da cavidade corporal: Correspondem entre si no abdome, tórax e pelve, mas são quantitativamente muito mais fracas no tórax. Aqui, também, distinguem-se três partes, mas desta vez "do ponto de vista da cavidade":

- *Fáscia parietal, fáscia parietal do abdome:* forma o limite mais externo da cavidade e é diretamente adjacente à camada interna da fáscia da parede do tronco, com a qual frequentemente se funde. A fáscia parietal está localizada para dentro (para as cavidades) na cavidade peritoneal do peritônio parietal como túnica serosa
- *Fáscia visceral (ligada aos órgãos), fáscia visceral do abdome:* envolve os órgãos em graus variados (particularmente pronunciada na pelve ao redor da bexiga e do reto) e está diretamente conectada ao tecido conjuntivo do órgão externo (túnica adventícia; tela subserosa) ou à fáscia do órgão (ver *observação*). Em direção à cavidade, é coberta por peritônio visceral
- *Fáscia extraperitoneal (intermediária), fáscia extraperitoneal do abdome, da pelve):* tecido conjuntivo que conecta as fáscias parietal e visceral e geralmente conduz vias, mais pronunciada na pelve do que no abdome.

Observação: Os músculos individuais da parede do tronco são, novamente, envolvidos, cada um, por sua *fáscia própria do músculo* (ver p. 66), e os órgãos individuais muitas vezes são envolvidos adicionalmente por sua *fáscia própria dos órgãos*. Essas autofáscias são nomeadas de acordo com o músculo ou órgão que elas individualmente compõem. Na subdivisão acima, a fáscia muscular seria topograficamente atribuível à fáscia da parede do tronco (intermédia), e a fáscia do órgão, à fáscia da cavidade corporal (visceral). Estruturalmente, a fáscia profunda da parede do tronco e a fáscia parietal da cavidade corporal não podem ser claramente separadas uma da outra, assim como a fáscia visceral da cavidade corporal e a fáscia própria do órgão. Por razões de sistemática, no entanto, elas se distinguem. Na figura, as fáscias muscular e de órgãos não estão listadas por uma questão de clareza.

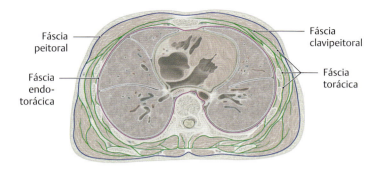

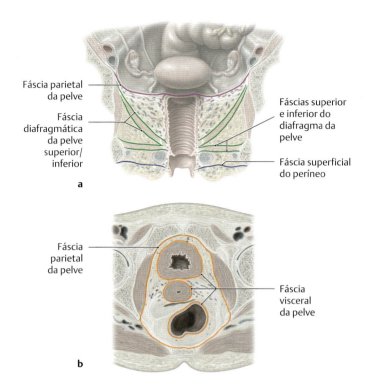

B Fáscias do tórax

No tórax, podem ser representadas **duas paredes musculares** – topograficamente separadas uma da outra (comparar com o abdome: uma parede muscular de três camadas):

- Músculos intercostais: correspondem sistemática e desenvolvimentalmente aos músculos da parede abdominal, estão conectados às costelas e têm camadas
- Músculos para movimentação do braço e cíngulo do membro superior: localizados "mais externamente", utilizam o tórax como origem.

Por esse motivo, no tórax, na fáscia da parede torácica, são distinguidas:

- *Externamente* sob a tela subcutânea, uma *fáscia superficial de revestimento* (azul, corresponde à fáscia superficial de revestimento no abdome)
- *Internamente*, uma *fáscia profunda de revestimento*, rosa, que, do ponto de vista da fáscia da parede do tronco no tórax, delimita a camada mais interna (corresponde à fáscia profunda de revestimento)
- *No meio*, uma *fáscia intermédia de revestimento* complexa, verde, que, no entanto, se divide em lâminas sistematicamente diferentes (também com nomes diferentes), uma vez que – ao contrário do abdome – separa dois grupos musculares diferentes um do outro e do ambiente.

As **fáscias da cavidade corporal do tórax** correspondem às do abdome, mas são quantitativamente muito mais fracas. Também no tórax há extenso tecido conjuntivo semelhante à fáscia fora da túnica serosa (*fáscia extrasserosa*). Corresponde à fáscia extraperitoneal no abdome e na pelve.
Observação: Em virtude da sua localização central no mediastino do tórax, o tecido conjuntivo semelhante à fáscia extrasserosa geralmente não é referido como "fáscia" (embora o seja), mas geralmente como tecido conjuntivo mediastinal. Ver designações de fáscia endotorácica e outras em **D**.

C Fáscias da pelve

a Fáscias da parede pélvica; **b** Fáscias da cavidade pélvica.
Fáscias da parede pélvica: Grandes partes da pelve são envolvidas pela cintura pélvica. Portanto, na parte posterior da pelve, quase apenas os músculos glúteos são envolvidos por fáscia, mas sem relação com a cavidade pélvica. Uma parede muscular essencial relacionada à cavidade pélvica é encontrada no assoalho pélvico com o diafragma da pelve e o diafragma urogenital. Ambos os diafragmas consistem em vários músculos e são circundados por fáscias intermédias de revestimento. Também há fáscia superficial de revestimento sob o subcutâneo, especialmente na região perineal: fáscia do períneo. Uma fáscia profunda de revestimento separada não é descrita na nomenclatura, ela existe em princípio como uma continuação pélvica da fáscia transversal do abdome.
Fáscia da cavidade corporal na pelve: A fáscia parietal, visceral e extraperitoneal (pelve) pronunciada corresponde à fáscia análoga do abdome.

D Nomenclatura especial de algumas fáscias

A nomenclatura sistemática pode ser usada para descrever todas as fáscias no tronco. Por razões históricas, no entanto, algumas fáscias têm um nome diferente (ver tabela), que se tornou amplamente estabelecido e, portanto, é importante.

Nome sistemático da fáscia	Designação especial no tórax	Designação especial no abdome	Designação especial na pelve
Fáscia superficial de revestimento	*Na região do M. peitoral maior*: fáscia peitoral	• Fáscia superficial de revestimento do abdome • *Especialmente no canal inguinal*: fáscia espermática externa	Fáscia superficial do períneo
Fáscia intermédia de revestimento	• *Para os Mm. intercostais*: fáscia torácica • *Para o M. peitoral menor e M. subclávio*: fáscia clavipeitoral	Nenhuma	• *Especialmente no diafragma da pelve*: fáscias superior e inferior do diafragma da pelve • *Especialmente no diafragma urogenital*: fáscia diafragmática urogenital sup./inf.
Fáscia profunda de revestimento	Nenhuma (por causa da má demarcação da fáscia no tórax, aqui a fáscia é, às vezes, chamada de endotorácica)	• Fáscia transversal • *Especialmente no canal inguinal*: fáscia espermática interna	Nenhuma
Fáscia parietal	• Fáscia endotorácica • *Especialmente no diafragma*: fáscia frenicopleural	Fáscia endoabdominal	Nenhuma
Fáscia visceral	Nenhuma ou relacionada aos órgãos	Nenhuma ou relacionada aos órgãos	Nenhuma ou relacionada aos órgãos
Fáscia extraperitoneal	Nenhuma	Nenhuma	Nenhuma

7.1 Visão Geral do Sistema Circulatório

A Representação esquemática do sistema circulatório
O sistema circulatório é um sistema fechado de artérias, veias e capilares no qual o coração mantém o fluxo sanguíneo por meio do seu poder de bombeamento. As artérias levam o sangue para longe do coração, e as veias levam-no de volta a ele. As trocas de substrato e gasosas (oxigênio, dióxido de carbono) ocorrem nos capilares.
Observação: A designação de um vaso como "artéria" ou "veia" é feita de acordo com a **direção do fluxo do sangue**. Ela não se baseia no seu teor de oxigênio. Na imagem apresentada – em contraste com todas as outras figuras do livro – o sangue rico em oxigênio é representado em vermelho, e o sangue pobre em oxigênio é mostrado em azul para ilustrar o transporte de oxigênio. Funcionalmente a circulação sanguínea é dividida em dois circuitos:

- **Circulação pulmonar** (pequena circulação) com Aa. e Vv. pulmonares com todos os ramos e
- **Circulação sistêmica** (grande circulação) com aorta e Vv. cavas com todos os ramos.

Observação: Estas designações da circulação incluem apenas os vasos mencionados acima, as cavidades cardíacas não estão incluídas.

- **Circulação pulmonar (pequena circulação)**: O *sangue pobre em oxigênio* flui através das Aa. pulmonares deixando o coração *para os pulmões*, há enriquecimento com oxigênio; o *sangue rico em oxigênio* flui de volta para o coração através das Vv. pulmonares, primeiro para o átrio esquerdo, depois para o ventrículo esquerdo
- **Circulação sistêmica (grande circulação)**: A partir do ventrículo esquerdo, a aorta conduz o *sangue oxigenado* longe do coração *para os órgãos* que consomem o oxigênio. Através das Vv. cavas, o *sangue desoxigenado* flui de volta para o átrio direito, que o direciona para o ventrículo direito.

A **circulação da veia porta**, na qual duas áreas capilares estão conectadas em série, tem uma posição especial na circulação sistêmica. Antes que o sangue venoso das regiões de capilares dos órgãos abdominais não pareados (estômago, intestinos, pâncreas e baço) entre na V. cava inferior, ele é conduzido através da V. porta do fígado para a região de capilares do fígado. Isso garante que o sangue rico em nutrientes dos órgãos digestórios flua primeiro para o fígado. Somente após o metabolismo no fígado é que o sangue é conduzido à V. cava inferior através das Vv. hepáticas.
Paralelamente ao sistema venoso da circulação sanguínea funciona o **sistema linfático**. Ele tem origem em capilares de fundo cego, coleta o líquido extracelular remanescente depositado no interstício e o transporta de volta para o sangue venoso. Esse transporte de retorno ocorre através dos vasos linfáticos, e passa por linfonodos que são ativados como filtros biológicos.

B Organização funcional básica do sistema circulatório (sem distinção entre as circulações sistêmica e pulmonar; segundo Klinke/Silbernagl)
O sangue é transportado no sistema circulatório ao longo de um gradiente de pressão. Este é criado pelos diferentes níveis de pressão sanguínea nos segmentos arterial e venoso (sistema arterial de alta pressão: aproximadamente 100 mmHg e 13,3 kPa; sistema venoso de baixa pressão: aproximadamente 20 mmHg e 2,6 kPa, respectivamente). Entre os dois sistemas encontra-se a região capilar como uma via de corrente terminal. Nela ocorre o metabolismo.
Por meio da chamada "função câmara de ar" (termo baseado na câmara de ar de pressão técnica), o volume sanguíneo ejetado durante a sístole é absorvido nas **artérias próximas ao coração** (artérias do tipo *elástico*) por meio da expansão da parede arterial. Na diástole, subsequentemente, converte-se em fluxo sanguíneo contínuo pela retração elástica do lúmen vascular. Isso evita picos de pressão arterial. **Artérias distantes do coração** (artérias do tipo *muscular*) podem regular muito eficazmente a resistência e, portanto, o fluxo sanguíneo local, ao expandir (*vasodilatação*) e contrair (*vasoconstrição*) o seu diâmetro. As **veias** atuam como um importante reservatório de sangue. Graças à sua alta elasticidade, elas podem conter 80% do volume sanguíneo total (são chamadas "vasos de capacitância").
Observação: Na circulação pulmonar, as artérias também fazem parte do sistema de baixa pressão. No entanto, há também um gradiente de pressão arteriovenoso.

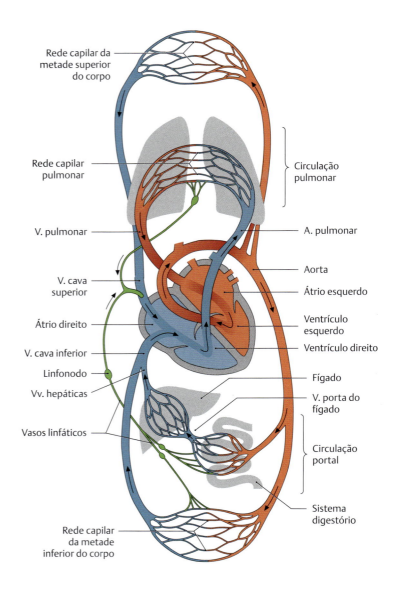

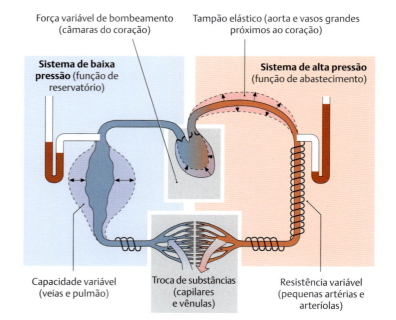

7 Vasos | Anatomia Geral

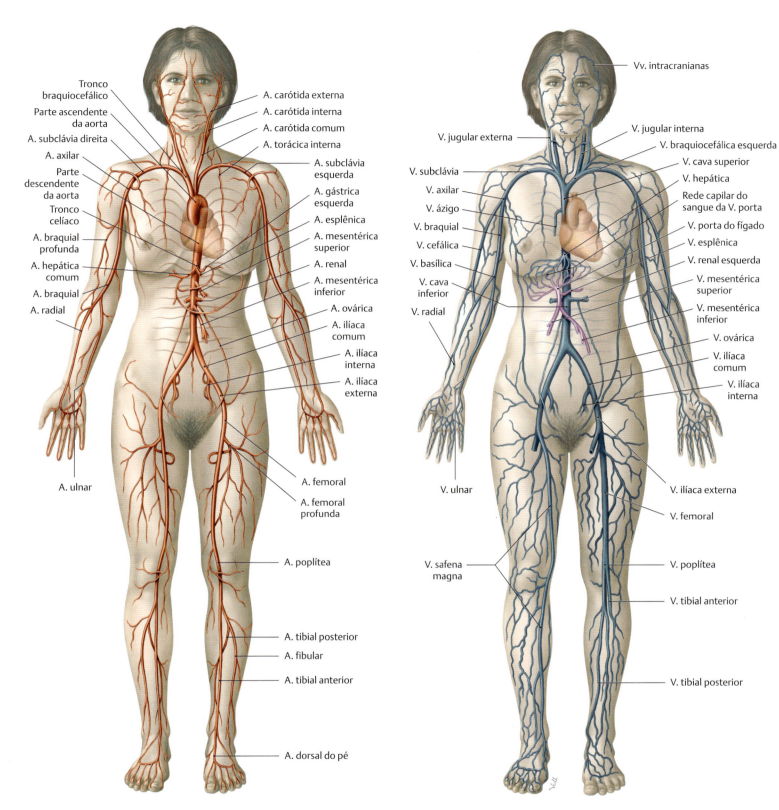

C Vista geral das principais artérias na circulação sistêmica

D Vista geral das principais veias na circulação sistêmica
O sistema venoso consiste em veias superficiais (epifasciais), veias profundas e veias perfurantes, que interconectam os sistemas venosos superficial e profundo.
Observe a circulação portal (V. porta), que conduz o sangue rico em nutrientes (representado em magenta), proveniente dos órgãos digestórios diretamente para o fígado (compare com o lado esquerdo de **A**).

Anatomia Geral | 7 Vasos

7.2 Estrutura das Artérias e das Veias

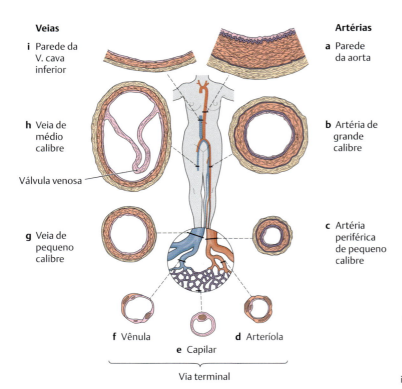

A Estrutura dos vasos sanguíneos nas seções individuais da grande circulação (segundo Frick/Leonhardt/Starck)

De acordo com as demandas variáveis, os vasos das diferentes seções da circulação (sistema de alta e baixa pressão, microcirculação), embora exibam similaridades básicas na sequência das camadas da parede, mostram diferenças locais significativas na estrutura. Enquanto no *sistema arterial* predomina a pressão interior relativamente alta e as artérias têm, portanto, paredes espessas, as *veias*, devido à baixa pressão intravascular, têm paredes relativamente mais finas e maiores seções transversais do que as artérias. Na região da via terminal, no entanto, as camadas da parede dos vasos são reduzidas e, portanto, especialmente, apropriadas para a troca de substâncias, gases e líquidos.

a–c, Artérias, **d–f** via terminal, **g–i** veias. **a** Corte da parede da aorta (artéria do tipo elástico); **b** e **c** Artérias periféricas de grande e pequeno calibres (artérias do tipo muscular); **d** Arteríola; **e** Capilar; **f** Vênula; **g** e **h** Veias de calibres pequeno e médio (algumas com válvulas venosas); **i** Corte da parede da veia cava (V. cava inferior).

B Organização do sistema vascular sanguíneo

Artérias (sistema de alta pressão = função de suprimento)
• Artérias do tipo elástico
• Artérias do tipo muscular

Leito vascular terminal (microcirculação = função de troca)
• Arteríolas
• Capilares
• Vênulas

Veias (sistema de baixa pressão = função de reservatório)
• Veias de médio e pequeno calibres (com válvulas venosas)
• Troncos venosos de grande calibre

	Artérias		Leito vascular terminal		Veias	
	Aorta	Artéria de pequeno calibre	Arteríola	Vênula	Veia	V. cava
Espessura da parede (w)	2,5 mm	1 mm	20 μm	5 μm	0,5 mm	1,5 mm
Raio interno (r_i)	12,5 mm	2 mm	20 μm	20 μm	2,5 mm	15 mm

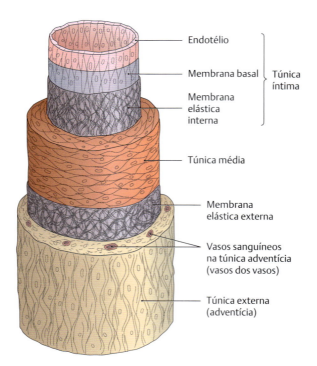

C Estrutura da parede de um vaso sanguíneo, ilustrada por uma artéria do tipo muscular

A parede de um vaso sanguíneo consiste basicamente em *três camadas*: a túnica interna, a túnica média e a túnica externa, chamadas *íntima*, *média* e *adventícia*, respectivamente. A parede arterial mostra claramente esta estrutura de três camadas, enquanto nas veias esta estrutura em camadas é menos definida (ver **D**).

- A túnica **íntima** consiste em uma camada de células endoteliais fusiformes alinhadas ao longo do eixo do vaso, e situadas sobre uma membrana basal e uma camada fina de tecido conjuntivo subendotelial. Nas artérias do tipo muscular, a túnica íntima é consistentemente separada da média por uma membrana elástica interna
- A túnica **média** consiste em um arranjo quase circular de células musculares lisas, fibras elásticas e colágenas, bem como de proteoglicanos. Em artérias do tipo muscular pode existir uma membrana elástica interna que a separa da túnica adventícia
- A túnica **adventícia**, da mesma maneira que a túnica íntima, consiste em estruturas longitudinais, principalmente de tecido conjuntivo. A túnica adventícia das veias pode, além disso, apresentar musculatura lisa. Pela túnica adventícia estendem-se neurônios autônomos, em direção à musculatura. Além disso, especialmente nos vasos maiores, a túnica adventícia também contém os *vasa vasorum* (vasos dos vasos) que suprem o terço externo da parede vascular.

As três túnicas exercem funções definidas: A íntima é principalmente responsável pela troca de substâncias, de gases e de líquido, através da parede vascular. A média regula a corrente sanguínea e a adventícia integra os vasos aos tecidos circundantes.

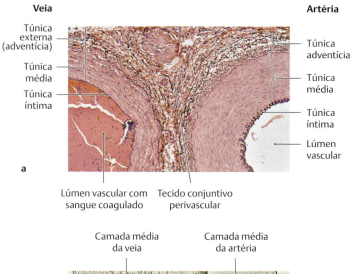
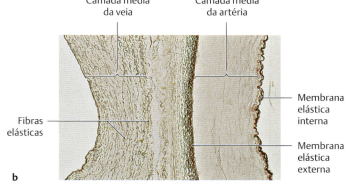
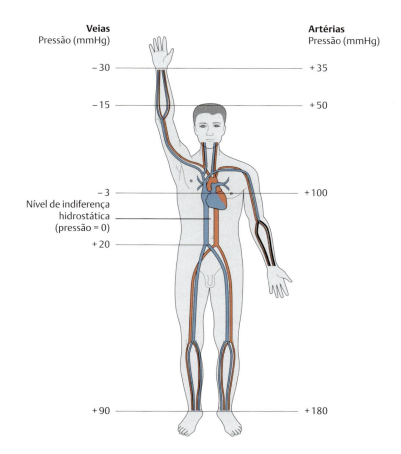

D Diferenças na estrutura da parede de artérias e veias

Cortes da parede de uma artéria do tipo muscular e de uma veia acompanhante. Confronto de cortes com colorações diferentes. **a** Corte corado por H.E.-resorcina-fucsina de A. e V. tibiais posteriores; **b** Corte corado com resorcina-fucsina de A. e V. femorais.

Observe as diferenças estruturais características da túnica média: enquanto a túnica média arterial consiste em camadas densamente acondicionadas de células musculares lisas, a túnica média venosa contém muito mais elementos de tecido conjuntivo (fibras elásticas e colágenas) e, portanto, é distensível. Nas veias não existem uma definição clara das camadas nem uma membrana elástica interna (de Lüllmann-Rauch: *Histologie*, 2. Aufl. Stuttgart: Thieme, 2006).

E Alterações da pressão nas artérias e nas veias na postura ortostática

A mudança da posição de decúbito para a ortostática causa mudança drástica na relação da pressão no sistema circulatório. Devido à pressão hidrostática, a pressão sanguínea aumenta de forma significativa nas regiões inferiores do corpo, diminuindo nas regiões superiores (a pressão permanece constante no nível de indiferença hidrostática, um pouco abaixo do diafragma). Além da pressão hidrostática ocorre deslocamento de um volume de cerca de 500 ml para as veias dos membros inferiores. Este aumento da pressão venosa provoca elevação significativa da pressão transmural das veias dos membros inferiores, enquanto há diminuição desta pressão transmural nas veias cranianas e cervicais, que pode levar até a colapso destas veias. Por este motivo, as veias análogas das regiões superior e inferior do corpo apresentam espessuras diferentes em suas paredes. Por exemplo, as veias do dorso do pé são envolvidas por músculos mais fortes do que as do dorso da mão. Por outro lado, a parede da V. cava inferior é fina como uma folha de papel, devido à baixa pressão sanguínea venosa.

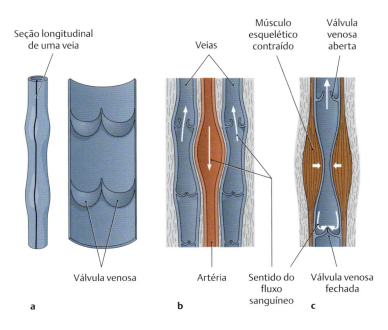

F Retorno venoso em direção ao coração

O retorno venoso para o coração ocorre em função dos seguintes fatores: **a** Abertura e fechamento das válvulas venosas; **b** Acoplamento arteriovenoso (a onda pulsante da artéria é transferida para a veia acompanhante); **c** Bomba muscular.

Além dos mecanismos supracitados, o "efeito de sucção" do coração (baixa pressão pelo deslocamento do plano das válvulas em direção ao ápice cardíaco, durante a sístole) contribui principalmente para o retorno venoso ao coração. A ausência de contração muscular, por exemplo, consequente à permanência demasiada na posição de pé ou sentada, provoca estase do sangue venoso, aumento da pressão intravascular e incompetência das válvulas venosas. Isto pode resultar na formação de edema, varizes e distúrbios da circulação sanguínea.

7.3 Leito Vascular Terminal

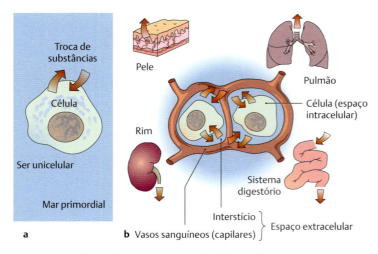

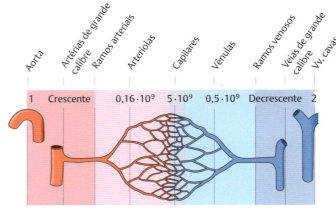

Número de vasos

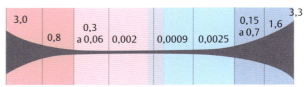

Diâmetro dos respectivos vasos (cm)

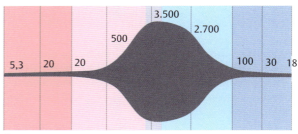

Área transversal total (cm²)

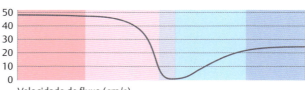

Velocidade de fluxo (cm/s)

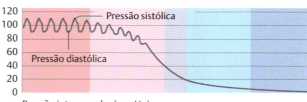

Pressão intravascular (mmHg)

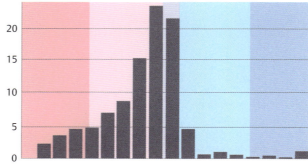

Porcentagem da resistência total (%)

A O meio onde a célula vive (segundo Silbernagl/Despopoulos)

a Seres unicelulares: Interação dos seres unicelulares com seu ambiente, o mar primordial, que se caracterizou como meio de composição constante (os meios interno e externo eram idênticos e, desta maneira, a troca de substâncias não modificou qualquer dos dois).

b Seres humanos: As células de um organismo multicelular são envoltas por líquido extracelular, cujo volume é significativamente menor que o volume intracelular (além disso, há diferenças na composição dos líquidos intra- e extracelular). Este "meio interno" mudaria sua composição rapidamente se o espaço intercelular (interstício) não fosse conectado, pela circulação sanguínea, com órgãos como pulmões, rins ou sistema digestório, onde novos nutrientes são assimilados e os metabólitos secretados. A circulação sanguínea leva nutrientes reabsorvidos no intestino para as células (interstício da região capilar) dos diferentes órgãos. Da mesma forma, os metabólitos das células alcançam os órgãos responsáveis pela excreção (p. ex., os rins e os pulmões).

B Características das diferentes regiões vasculares (segundo Silbernagl/Despopoulos)

O leito vascular terminal é o local da microcirculação, servindo para a troca de substâncias, de gases e de líquidos. Ela compreende:

- Um *ramo arterial aferente* (arteríolas pré-capilares)
- O *leito capilar* propriamente dito com os capilares e
- Um *ramo venoso eferente* (vênulas pós-capilares).

Os menores vasos, os capilares, são constituídos por uma única camada endotelial e uma membrana basal, que pode ser intimamente associada a pericitos (compare com a estrutura complexa dos vasos grandes, na p. 72). Devido à significativa ramificação dos vasos na rede capilar, a área total de corte transversal aumenta (cerca de 800 vezes) e, consequentemente, a velocidade do fluxo sanguíneo diminui (de 50 cm/s na aorta para 0,05 cm/s nos capilares). Com um comprimento capilar médio de 0,5 mm, o tempo disponível para a troca de substâncias é de cerca de 1 segundo. A resistência vascular elevada nas arteríolas e nos capilares, consequente ao contato do sangue com a grande superfície endotelial (aumento da força de atrito), diminui a pressão sanguínea e faz com que os picos de pressão desapareçam. Portanto, os capilares são ideais para processos de troca entre o sangue e o líquido intersticial que envolve as células do corpo.

7 Vasos | Anatomia Geral

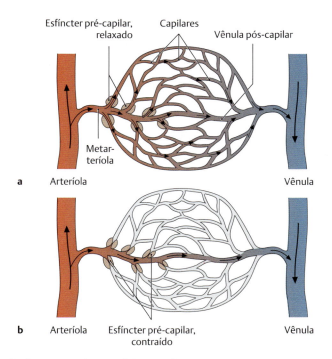

C Fluxo sanguíneo no leito capilar
a Esfíncter relaxado; b esfíncter contraído.
Os esfíncteres pré-capilares com suas células musculares dispostas circularmente situam-se na junção das metarteríolas com os capilares e regulam o fluxo sanguíneo na rede capilar. Quando há contração dos esfíncteres, os capilares aferentes são fechados e o leito capilar, com exceção das metarteríolas, não recebe sangue (p. ex., em repouso somente cerca de 25 a 35% dos capilares contêm sangue). Além disso, as arteríolas e vênulas também podem estar interconectadas por *anastomoses arteriovenosas*.

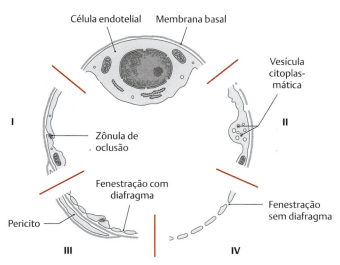

D Tipos diferentes de células do endotélio capilar (esquema de uma visão à microscopia eletrônica)
Os capilares apresentam um diâmetro de 5 a 15 μm e consistem em células endoteliais, lâmina basal e pericitos externos. Os pericitos apresentam diferentes propriedades e funções, inclusive uma participação no desenvolvimento e na regeneração capilar. As células endoteliais são conectadas entre si por contatos de adesão, *zônulas de oclusão* e junções comunicantes de tal maneira que uma troca de substâncias entre diferentes células endoteliais se torna quase impossível. Entretanto, o endotélio de diferentes capilares apresenta vários graus de permeabilidade, e com base nisto podemos distinguir diferentes tipos de células endoteliais:

I Endotélio vedado, sem fenestrações e com membrana basal vedada (p. ex., no sistema nervoso).
II Endotélio vedado com atividade pinocitária (p. ex., na musculatura cardíaca e esquelética).
III Endotélios com fenestrações e diafragma (p. ex., no sistema digestório).
IV Endotélios com lacunas intercelulares (fenestrações amplas) sem lâmina basal contínua (p. ex., no fígado).

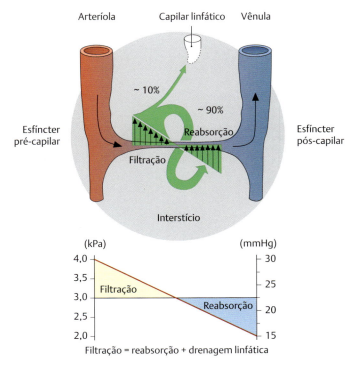

E Esquema do mecanismo da troca de líquido nos capilares
(segundo Silbernagl/Despopoulos)
A troca de líquido entre capilares e o tecido vizinho (interstício) é regulada por um gradiente pressórico, envolvendo a pressão sanguínea nos capilares (pressão sanguínea hidrostática) e a pressão coloidosmótica intravascular. A força motriz para a troca de líquidos é a pressão sanguínea hidrostática. No início da fase arterial do capilar, é 35 mmHg (= 4,6 kPa) e é cerca de 10 mmHg *maior* que a pressão coloidosmótica de 25 mmHg (= 3,3 kPa). Esta diferença positiva de pressão permite que líquidos e solutos, provenientes dos capilares, possam infiltrar o tecido vizinho. Na fase venosa do capilar esta relação se inverte. Aqui a pressão sanguínea diminui para cerca de 15 mmHg (2,0 kPa) enquanto a pressão coloidosmótica permanece quase igual, *i.e.*, 25 mmHg. Consequentemente, a pressão hidrostática na *fase venosa do capilar* é 10 mmHg mais baixa que a pressão coloidosmótica (15 − 25 = −10 mmHg). Portanto, o líquido e seus solutos retornam ao vaso (*reabsorção*).
Dos 20 ℓ diários de líquidos que saem dos capilares, somente 18 ℓ (90%) são reabsorvidos. Cerca de 2 ℓ (10%) do líquido extravascular são drenados, como linfa, pelo sistema linfático. Quando a troca de líquido não funciona do modo exposto acima, podem se formar edemas (*i.e.*, acúmulos permanentes de líquido no interstício). Os motivos para a formação desses edemas são, por exemplo, *pressão hidrostática aumentada* (devido à retenção venosa, no lado venoso dos capilares) ou pressão *coloidosmótica diminuída* (devido à diminuição das proteínas do plasma). Em ambos os casos, a troca de líquido sai do equilíbrio, resultando em acúmulo demasiado no tecido.

75

Anatomia Geral | 8 Sistema Linfático e Glândulas

8.1 Sistema Linfático

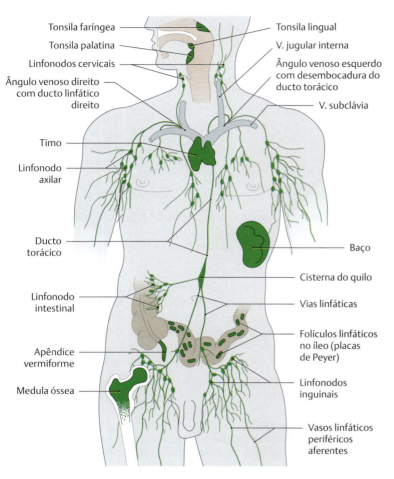

A Sistema linfático
O sistema linfático compreende os vasos e os órgãos linfáticos (órgão do sistema imune, ver **B**). O **sistema dos vasos linfáticos** é paralelo ao sistema venoso e exerce as seguintes funções:

- Em primeiro lugar promove a drenagem de líquido tecidual e de substâncias provenientes dos espaços intersticiais que não são reabsorvidos pela rede capilar venosa. A composição da linfa se assemelha àquela do líquido intersticial do organismo
- Remoção de lipídios provenientes dos nutrientes (quilo) que serão reabsorvidos no intestino
- Transporte dos linfócitos, a partir dos órgãos linfáticos, para o sangue.

O sistema de vasos linfáticos consiste em:

- *Capilares linfáticos* que se iniciam em "fundo cego" na periferia
- *Vasos linfáticos* com *linfonodos* interpostos e
- *Grandes troncos linfáticos* (ducto torácico e ducto linfático direito).

Os capilares linfáticos recolhem o líquido intersticial e o conduzem pelos vasos linfáticos e linfonodos para os grandes troncos linfáticos. A partir daí, o líquido é conduzido ao sistema venoso nos ângulos venosos esquerdo e direito. Durante este processo, a linfa de três quadrantes corporais é conduzida ao ângulo venoso esquerdo, e a linfa do quarto quadrante do corpo — o superior direito — é conduzida ao ângulo venoso direito.

Os **órgãos linfáticos** localizam-se, como parte do sistema imune específico, principalmente nas áreas de risco, os pontos de entrada de patógenos. O único órgão imune diretamente interposto na corrente sanguínea é o baço.

B Órgãos linfáticos primários e secundários
Os órgãos linfáticos se destinam, dentre outras funções, à defesa específica. Distinguimos órgãos linfáticos primários e secundários. Enquanto os órgãos primários participam da formação, da diferenciação e do comprometimento das células imunes, os órgãos secundários são, em seguida, colonizados por linfócitos imunocompetentes. Aqui ocorre a apresentação de antígenos, a multiplicação dos linfócitos e a formação de anticorpos.

- **Órgãos linfáticos primários**:
  - Timo (diferenciação e comprometimento dos linfócitos T)
  - Medula óssea vermelha (diferenciação e comprometimento dos linfócitos B)
- **Órgãos linfáticos secundários**:
  - Baço
  - Linfonodos
  - Tecido linfático das mucosas (MALT = *mucosa-associated lymphatic tissue*), como as tonsilas do anel faríngeo linfático (tonsilas faríngea, palatina e lingual)
  - Tecido linfático dos brônquios (BALT = *bronchus-associated lymphatic tissue*)
  - Tecido linfático associado ao intestino (GALT = *gut-associated lymphatic tissue*), por exemplo, as placas de Peyer e o apêndice vermiforme.

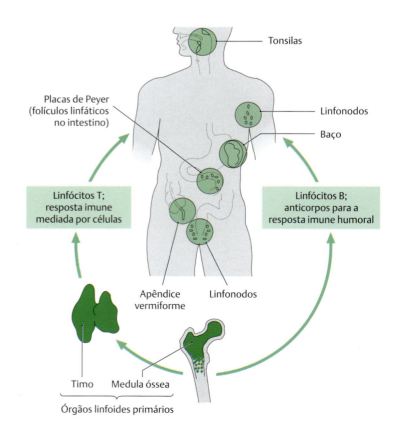

C Divisão e sistemática do sistema dos vasos linfáticos
(segundo Kubik)

Topográfica e funcionalmente podemos distinguir *três compartimentos* no sistema linfático:

1. Um sistema superficial (epifascial) → drena a pele e a tela subcutânea.
2. Um sistema profundo (subfascial) → drena a linfa dos músculos, das articulações, das bainhas sinoviais e dos nervos.
3. Um sistema órgão-específico → drena os órgãos e apresenta diferenças órgão-específicas.

Um sistema dos **vasos perfurantes** conecta os sistemas superficial e profundo e conduz a linfa das regiões superficiais para as mais profundas. **Devido à estrutura histológica da parede dos vasos**, o sistema linfático é dividido em *quatro segmentos*:

1. Vasos capilares linfáticos.
2. Pré-coletores.
3. Coletores.
4. Troncos linfáticos.

Os capilares linfáticos e os pré-coletores também são conhecidos como *vasos linfáticos iniciais*.

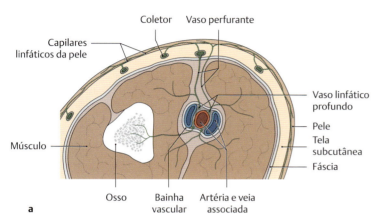

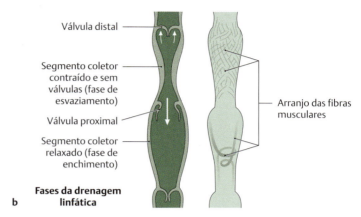

D Organização e estrutura das diferentes regiões dos vasos linfáticos
a Vasos linfáticos na pele e na musculatura.
b Ampliação de **a**, estrutura e função de um segmento coletor.

Tanto o sistema linfático superficial quanto o profundo iniciam-se com os **capilares linfáticos**, com uma parede extremamente fina e um diâmetro de cerca de 50 μm. Apresentam, além do endotélio, uma membrana basal incompleta e são conectados por meio dos chamados "filamentos de ancoragem" de colágeno às fibras colágenas e elásticas nos tecidos. A rede dos capilares linfáticos desemboca em vasos maiores, os **pré-coletores**, com um diâmetro de cerca de 100 μm, e que — ao contrário dos capilares linfáticos — têm válvulas. Além disso, sua parede é reforçada por uma camada de tecido conjuntivo. Os segmentos seguintes são os **coletores** (com um diâmetro de 150 a 600 μm). Também têm válvulas e apresentam — como os vasos maiores e os troncos linfáticos — uma estrutura semelhante à das veias. Apresentam uma divisão difusa da parede em túnica íntima (endotélio e membrana basal), túnica média com musculatura lisa e uma túnica externa (adventícia) de tecido conjuntivo. O *transporte da linfa* ocorre por meio de ondas contráteis rítmicas (10 a 12/min) da musculatura lisa dos segmentos coletores, que não têm válvulas. O *sentido de transporte* é determinado pelo fechamento das válvulas distais e pela abertura das válvulas proximais dos pré-coletores e coletores.

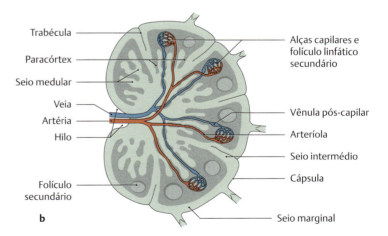

E Esquema da estrutura de um linfonodo
a Circulação linfática; b Suprimento sanguíneo do linfonodo. Linfonodos apresentam um diâmetro de alguns milímetros e são locais de filtração, integrados nas vias linfáticas, bem como órgãos da defesa específica (contêm linfócitos B e T). A maioria dos 600 a 700 linfonodos situa-se na região craniocervical. Existem *linfonodos regionais* e *linfonodos de coleta*, que recebem a linfa a partir de vários linfonodos regionais. A linfa entra no linfonodo por vários vasos aferentes. Ao longo do seu trajeto pelos diferentes seios linfáticos, em direção aos vasos eferentes, a linfa entra em contato com uma significativa área de superfície do tecido linfático. De fora para dentro distinguem-se o córtex, o paracórtex e a medula. Os numerosos folículos secundários no *córtex* formam a *região dos linfócitos B*; as áreas ricas em linfócitos, situadas entre e abaixo dos folículos secundários, formam a *região dos linfócitos T (paracórtex)*. Nas vênulas pós-capilares do endotélio da região dos linfócitos T, os linfócitos deixam a corrente sanguínea e saem do linfonodo, após sua diferenciação, com a linfa eferente.

8.2 Glândulas Exócrinas e Endócrinas

A Desenvolvimento e divisão das glândulas

Glândulas são formações epiteliais de células extremamente diferenciadas (células caliciformes, glândulas intraepiteliais multicelulares) ou de conjuntos celulares maiores, que migram para níveis mais profundos do corpo. Sintetizam e liberam secreções. Distinguem-se duas categorias:

- **Glândulas exócrinas** (p. ex., glândulas salivares, glândulas sudoríparas): A secreção é liberada diretamente ou por ductos, *para o exterior*, isto é, para a pele ou para a túnica mucosa, e
- **Glândulas endócrinas:** A secreção, neste caso *substâncias sinalizadoras ou mensageiras* (hormônios), é liberada *para o interior*, isto é, para o sistema vascular sanguíneo ou linfático, ou para o espaço intercelular. Glândulas endócrinas não têm ductos excretores (ver secreção de hormônios em **F**). A circulação sanguínea distribui os hormônios pelo organismo e os transporta para as células-alvo, onde se ligam a receptores específicos e atuam.

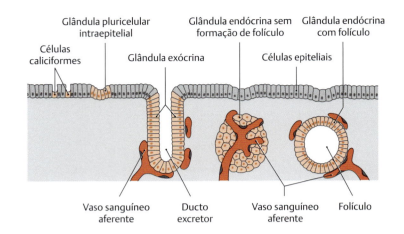

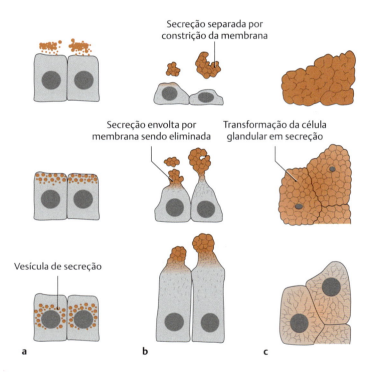

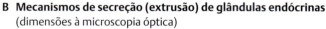

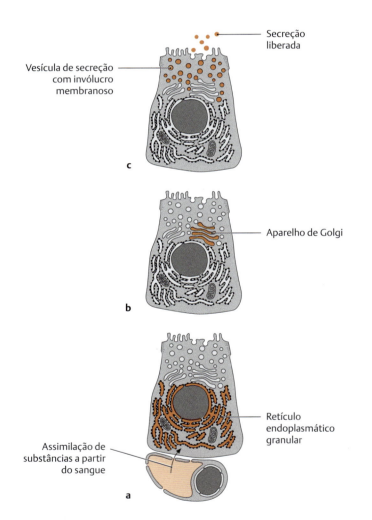

B Mecanismos de secreção (extrusão) de glândulas endócrinas (dimensões à microscopia óptica)

- **a Exocitose:** A secreção ocorre *sem invólucro membranoso* (secreção merócrina ou écrina). As vesículas contendo a secreção e envoltas por uma membrana fundem-se com a membrana apical da célula, e o conteúdo vesicular é liberado para o exterior, sem perda da membrana (mecanismo de secreção da maioria das glândulas, ver também **C**).
- **b Apocitose:** As vesículas *com invólucro membranoso* formam uma evaginação na membrana apical da célula. Por fim, esta evaginação se *fecha* (secreção apócrina). Os produtos da secreção são envolvidos por uma membrana. Este mecanismo de secreção é necessário para a secreção de lipídios. A membrana envolve os lipídios e os mantém desta forma em emulsão (p. ex., glândulas odoríferas e glândulas mamárias).
- **c Holocitose:** A *célula glandular toda se desintegra e torna-se o produto secretório* (secreção holócrina). Desta forma, as células glandulares têm que ser constantemente substituídas por uma camada celular regenerativa basal. Um exemplo é a secreção das glândulas sebáceas da pele.

C Formação e liberação da secreção por exocitose (dimensões à microscopia eletrônica)

Após reabsorção dos precursores, a partir do sangue e da síntese, por exemplo, de proteínas secretoras no retículo endoplasmático granular (**a**), a secreção chega pelo aparelho de Golgi (**b**) na porção apical da célula, onde é liberada por exocitose (**c**).

D Locais principais da formação de hormônios e de substâncias similares

Hormônios são compostos químicos mensageiros, essenciais para a vida, que possibilitam a comunicação intercelular em um organismo. Muitas vezes atuam em concentrações mínimas sobre o metabolismo dos seus órgãos-alvo. Os diferentes hormônios podem ser classificados de acordo com:

- O local de sua formação
- O local de sua atuação
- Seu mecanismo de ação ou
- Sua estrutura química.

Desta forma, distinguimos, por exemplo, hormônios esteroides (p. ex., testosterona, aldosterona), derivados de aminoácidos (p. ex., epinefrina, norepinefrina, dopamina, serotonina, entre outros), hormônios peptídicos (p. ex., insulina, glucagon) e derivados de ácidos graxos (p. ex., as prostaglandinas).

Principais locais de formação	Hormônios/Substâncias semelhantes a hormônios
Glândulas hormonais endócrinas tradicionais	
Hipófise (Adeno-hipófise, Neuro-hipófise)	ACTH (hormônio adrenocorticotrófico, corticotropina)
	TSH (hormônio tireoestimulante, tirotropina)
	FSH (hormônio foliculoestimulante, folitropina)
	LH (hormônio luteinizante, luteotropina)
	STH (hormônio somatotrópico, somatotropina)
	MSH (hormônio estimulante de melanócitos, melanotropina)
	PRL (prolactina)
	HAD (hormônio antidiurético ou vasopressina) e
	Oxitocina. Ambas formadas no hipotálamo e secretadas pela neuro-hipófise
Glândula pineal	Melatonina
Glândula tireoide	Tiroxina (T_4) e tri-iodotironina (T_3)
Células C da tireoide	Calcitonina
Glândulas paratireoides	Paratormônio
Glândulas suprarrenais	Mineralocorticoides e glicocorticoides
	Androgênios
	Epinefrina e norepinefrina
Ilhotas pancreáticas (células de Langerhans)	Insulina, glucagon, somatostatina e polipeptídio pancreático
Ovário	Estrogênios e progesterona
Testículos	Androgênio (principalmente testosterona)
Placenta	Gonadotropina coriônica, progesterona
Tecidos e células singulares formadores de hormônios	
Sistema nervoso central e parte autônoma do sistema nervoso	Transmissores neuronais
Partes do diencéfalo (p. ex., hipotálamo)	Hormônios de regulação (liberinas e estatinas)
Sistema das células endócrinas no sistema digestório	Gastrina, colecistoquinina, secretina
Átrios cardíacos	Peptídio atrial natriurético
Rim	Eritropoetina, renina
Fígado	Angiotensinogênio, somatomedinas
Órgãos imunes	Hormônios do timo, citocinas, linfocinas
Hormônios teciduais	Eicosanoide, prostaglandinas, histamina, bradicinina

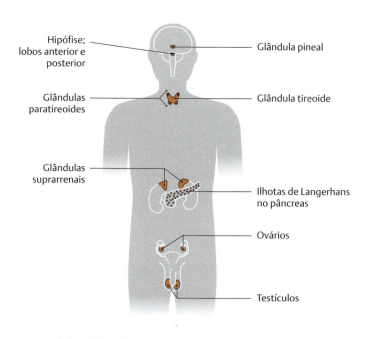

E Vista geral das glândulas endócrinas do homem

O sistema celular endócrino disperso ou difuso (*i.e.*, células endócrinas isoladas, situadas entre as células do epitélio superficial) do sistema digestório não foi desenhado.

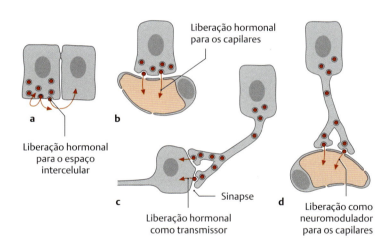

F Tipos de transmissão de informação por meio de hormônios

Quanto às suas funções biológicas, o sistema endócrino apresenta uma forte relação com a divisão autônoma do sistema nervoso e com o sistema imune. Ele atua como uma espécie de sistema de comunicação sem fio, responsável pela coordenação das funções de tecidos-alvo ou órgãos-alvo, muitas vezes distantes.

a **Secreção parácrina e autócrina:** Os hormônios não são liberados para a corrente sanguínea mas para o espaço intercelular e, portanto, atuam nas imediações do local de sua síntese.

b **Secreção endócrina:** Após sua síntese os hormônios são liberados na corrente sanguínea (capilares com fenestrações).

c **Secreção neurócrina:** Os hormônios do sistema neurócrino (neurotransmissores) atuam na forma de transmissores sinápticos e servem para a transmissão local de informações.

d **Neurossecreção:** Hormônios ou neuromoduladores (neuro-hormônios) são produzidos por neurônios especializados e liberados para os vasos sanguíneos das regiões neuro-hemais (p. ex., na hipófise). Desta maneira, são capazes de atuar sobre órgãos distantes.

Anatomia Geral | 9 Neuroanatomia Geral

9.1 Desenvolvimento do Sistema Nervoso Central (SNC)

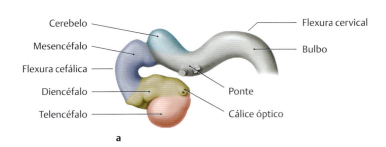

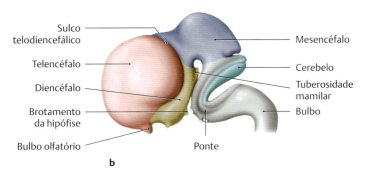

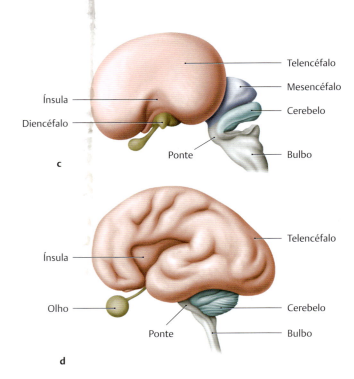

A Desenvolvimento do encéfalo

a Embrião com 10 mm de comprimento cabeça-nádega (CCN), *no início do 2º mês do desenvolvimento*. Mesmo neste estágio é possível ver a diferenciação do tubo neural nos segmentos que darão origem a várias regiões do encéfalo (ver **C**):

- Bulbo (cinza)
- Ponte (cinza)
- Metencéfalo (cerebelo, azul-claro)
- Mesencéfalo (azul-escuro)
- Diencéfalo (amarelo-ocre) e
- Telencéfalo (vermelho).

Observação: O telencéfalo cresce sobre as outras estruturas cerebrais à medida que prossegue o desenvolvimento.

b Feto com CCN de 27 mm *perto do fim do 3º mês do desenvolvimento*. O telencéfalo e o diencéfalo aumentam seu tamanho, o bulbo olfatório se desenvolve a partir do telencéfalo, e o brotamento da hipófise (neuro-hipófise) a partir do diencéfalo.

c Feto com CCN de 53 mm, *aproximadamente no 4º mês do desenvolvimento*. Neste estágio, o telencéfalo já começou a crescer e se projetar por cima das outras regiões encefálicas. A ínsula, futuramente recoberta pelo crescimento das regiões hemisféricas, ainda se situa na face externa do cérebro (compare com **d**).

d Feto com CCN de 33 cm, *aproximadamente no 6º mês do desenvolvimento*. Início da formação dos sulcos e dos giros do cérebro.

B Vesículas encefálicas e seus derivados

A extremidade cranial do tubo neural se expande e forma as três vesículas encefálicas primárias – as vesículas do prosencéfalo, do mesencéfalo e do rombencéfalo. O telencéfalo e o diencéfalo se desenvolvem a partir do prosencéfalo. O mesencéfalo permanece da mesma forma; a partir do rombencéfalo se desenvolvem a ponte, o cerebelo e o bulbo (ou medula oblonga). A ponte e o cerebelo são incluídos também sob o conceito de metencéfalo. A coluna à direita mostra alguns exemplos de importantes estruturas do encéfalo adulto. Com base neste esquema, podem-se acompanhar as suas origens filogenéticas.

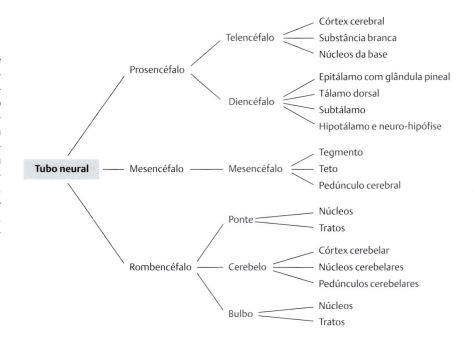

C Desenvolvimento do sistema nervoso: corte transversal do tubo neural, da crista neural e do ectoderma de revestimento

O sulco neural sofre um preguamento durante seu desenvolvimento a partir do ectoderma que, em seguida, é fechado, constituindo o *tubo neural*. A partir das regiões laterais do sulco neural, migram células que formam, em ambos os lados, as *cristas neurais*. O *tubo* neural origina a parte *central* do sistema nervoso (encéfalo e medula espinal) enquanto os derivados da *crista* neural formam a parte *periférica* do sistema nervoso (ver p. 82).

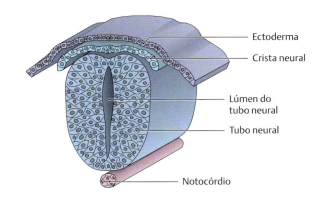

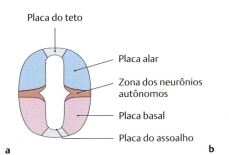
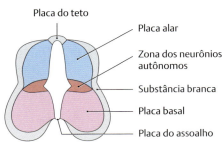
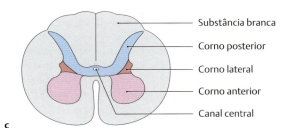

D Diferenciação do tubo neural, na região da medula espinal, durante o desenvolvimento

Corte transversal, vista cranial.
a Tubo neural primitivo; b Estágio intermediário; c Medula espinal adulta. Os neurônios que se formam na *placa basal* são do tipo *eferente* (neurônios motores), e os neurônios formados na *placa alar* são *aferentes* (neurônios sensitivos). Entre essas duas regiões encontra-se — na futura medula torácica, lombar e sacral — uma outra zona, que dá origem aos neurônios viscerais (autônomos). As placas do teto e do assoalho não levam à formação de neurônios. O conhecimento desta distribuição das populações de neurônios facilita a compreensão da estrutura do rombencéfalo (ver **E**).

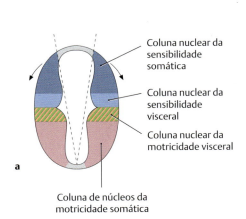
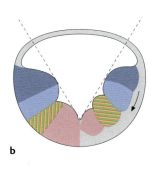
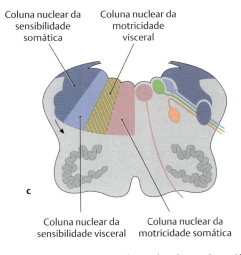

E Movimentos migratórios embrionários de populações de neurônios e sua influência sobre a disposição dos núcleos dos nervos cranianos

Corte transversal, vista cranial. (Comparando a medula espinal com um livro, este estaria fechado em **a**, mas aberto em **b** e **c**.)

a **Situação inicial** na medula espinal: Os neurônios motores situam-se ventralmente, e os sensitivos, dorsalmente. As setas indicam os sentidos da migração.

b No **estágio embrionário inicial**, os neurônios migram lateral e ventralmente, a partir das placas alares.

c No encéfalo adulto (no bulbo e na ponte, derivados do rombencéfalo) distinguem-se, segundo His e Herrick, **quatro colunas nucleares**, que contêm núcleos dos nervos cranianos com funções idênticas: de medial para lateral, as colunas

1. Motora somática (lilás)
2. Motora visceral (listrada em verde e laranja)
3. Aferente visceral (azul-claro) e
4. Aferente somática (azul-escuro).

9.2 Derivados da Crista Neural e Desenvolvimento do Sistema Nervoso Periférico (SNP)

A Desenvolvimento das células da crista neural

A partir da indução do notocórdio, no fim da 3ª semana de desenvolvimento, o ectoderma de revestimento, na região medial do disco embrionário, aumenta de espessura, formando a placa neural (neuroectoderma) e diferencia-se, subsequentemente, no brotamento das partes central e periférica do sistema nervosos. Na placa neural forma-se uma depressão, denominada sulco neural, entre os dois pregueamentos laterais (pregas neurais), que se fecham, em seguida, constituindo o tubo neural. Este tubo destaca-se para a profundidade do corpo do embrião. Porções das pregas neurais, que não participam da formação do tubo neural, diferenciam-se nas cristas neurais. Enquanto na futura região craniana a migração das células da crista neural é iniciada antes do fechamento do tubo neural, na região do tronco, ela se inicia somente após a formação do tubo neural. A migração das células da crista neural começa com uma *diferenciação epitélio-mesenquimal*, isto é, a partir da diferenciação de células epiteliais do neuroectoderma em células mesenquimais livres e móveis e que durante a migração no organismo embrionário podem se estender a grandes distâncias (ver vias principais de migração em **B** e **C**) (segundo Wolpert).

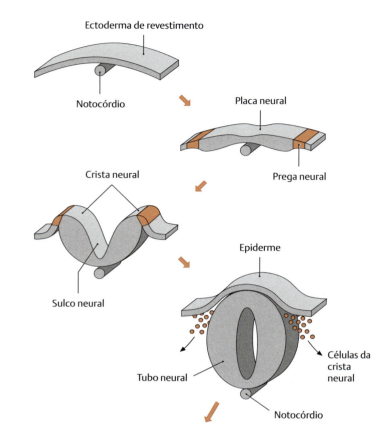

B Vias principais de migração e derivados da crista neural

Os diferentes tipos celulares que se formam a partir das cristas neurais pareadas migram para o tronco e para a região craniocervical (a respeito desta última, ver **C**). O esquema ilustra a migração das células da crista neural *no futuro tronco do embrião* (término da 4ª semana, ver p. 7). Existem três **vias principais de migração**:

① Dorsolateral (melanoblastos que se diferenciam em melanócitos)
② Ventrolateral (ganglioblastos que se diferenciam em neurônios sensitivos, no gânglio sensitivo (da raiz dorsal do nervo espinal) e
③ Ventral (diferenciam-se em células simpático-adrenais, isto é, em neurônios nos gânglios do tronco simpático, nas células cromafins na medula da glândula suprarrenal e no plexo autônomo do trato gastrintestinal).

Portanto, além da formação de numerosos tipos celulares do sistema nervoso, os derivados da crista neural podem também formar células *não neurais* (ver também p. 7). Devido à grande diversidade de tipos celulares, formados a partir da crista neural, as doenças das células da crista neural são diversificadas em sua natureza. Os tumores das estruturas derivadas da crista neural destacam-se frequentemente pela alta malignidade, tornando o seu tratamento muito difícil (ver **D**).

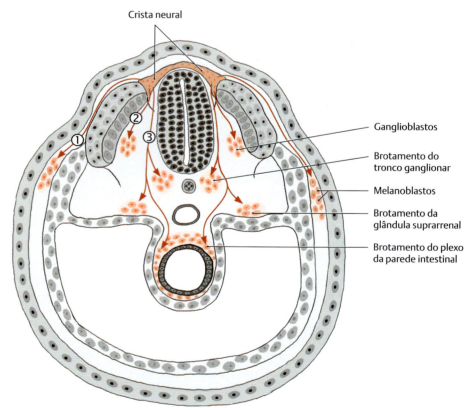

9 Neuroanatomia Geral | Anatomia Geral

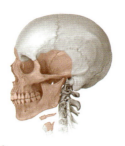
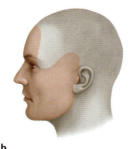

a b

C Derivados da crista neural na região craniocervical
A partir da crista neural, na região craniocervical, originam-se, além das estruturas mencionadas em **B** (os melanócitos), o mesênquima e as estruturas dele derivadas.

a Derivados craniais da crista neural no esqueleto adulto: o esplancnocrânio, o hioide, as partes da cartilagem tireóidea.
b A maior parte da pele da face deriva da crista neural.

D Doenças das estruturas derivadas da crista neural (exemplos selecionados)

Crista neural	Doença
Gânglios viscerais parassimpáticos	Neuroblastoma (tumor maligno na infância)
Sistema nervoso entérico	Doença de Hirschsprung (colo aganglionar)
Células gliais (células de Schwann, células satélites)	Neurofibromatose (von Recklinghausen)
Melanócitos	Melanoma maligno, albinismo
Medula da glândula suprarrenal	Feocromocitoma (tumor das glândulas suprarrenais)
Células endócrinas do pulmão e do coração	Carcinoides (tumores malignos endócrinos ativos)
Células parafoliculares (células C) da tireoide	Carcinoma medular da tireoide

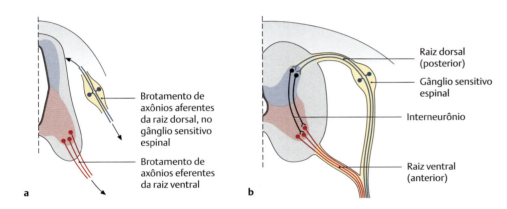

E Desenvolvimento de um nervo periférico
Na fase inicial do desenvolvimento, os axônios aferentes (azul) e eferentes (vermelho) brotam, *separadamente*, a partir dos corpos dos neurônios (**a**). Os neurônios aferentes primários desenvolvem-se no gânglio sensitivo do nervo espinal e os neurônios motores α, a partir da placa basal, na medula espinal (**b**). Os *interneurônios* (preto) que conectam ambos os tipos de neurônios originam-se mais tarde no desenvolvimento.

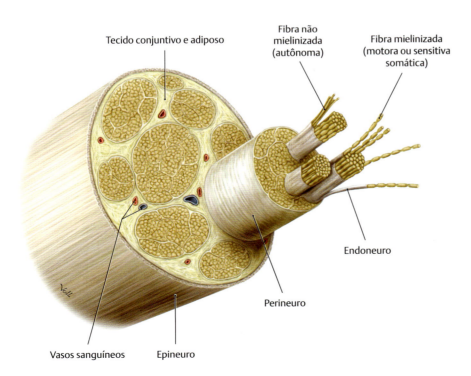

F Estrutura de um nervo
Um nervo consiste somente em axônios (termo alternativo: fibras nervosas) e tecido de revestimento (células de Schwann, fibroblastos, vasos sanguíneos). Os axônios conduzem informações ou da periferia em direção ao SNC (*neurônios aferentes*) ou, inversamente, do SNC para a periferia (*neurônios eferentes*). Existem axônios mielinizados e não mielinizados. Estes últimos apresentam transmissão do impulso nervoso muito mais lenta e são encontrados na divisão autônoma do sistema nervoso (ver p. 103). O *perineuro* é a camada mais importante do invólucro do nervo, visto que representa uma barreira tecidual (ver p. 101).

9.3 Topografia e Estrutura do Sistema Nervoso

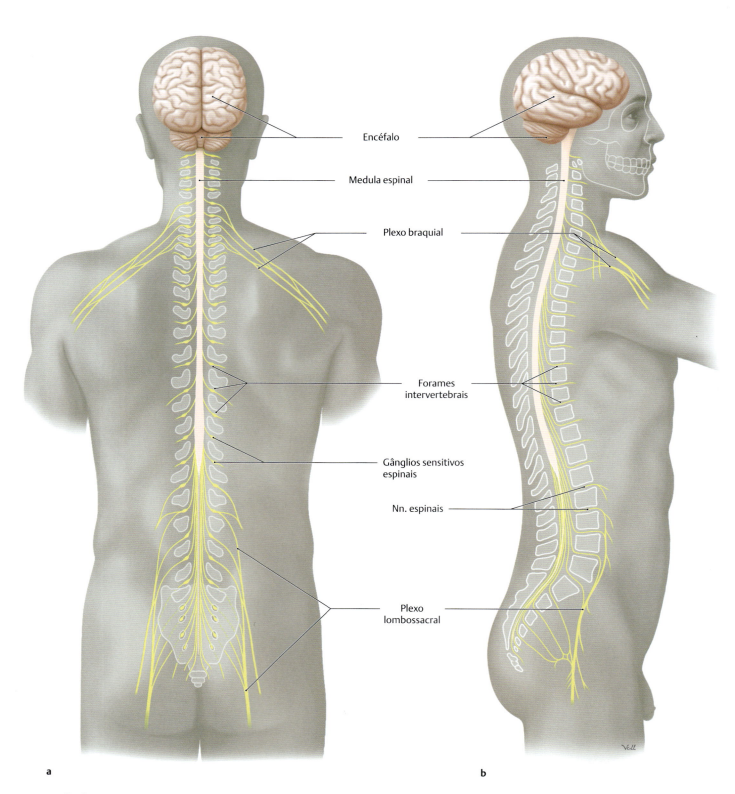

A Topografia do sistema nervoso
a Vista posterior; b Vista lateral direita.
O *sistema nervoso central* (SNC), ou parte central do sistema nervoso, composto pelo encéfalo e pela medula espinal, é indicado em vermelho-claro; o *sistema nervoso periférico* (SNP), ou parte periférica do sistema nervoso, ou seja, os nervos e os gânglios, é indicado em amarelo-claro. Na região da medula espinal, os nervos atravessam os *forames intervertebrais* e se distribuem para seus órgãos-alvo. Nos forames intervertebrais formam-se os *nervos espinais* por meio de união de suas raízes anterior (ventral) e posterior (dorsal) (ver p. 89). Os *gânglios sensitivos dos nervos espinais*, no nível dos forames intervertebrais, apresentam-se como discretas protuberâncias na raiz dorsal (indicados somente na vista posterior; quanto à sua função, ver p. 89).

Na região dos membros, os ramos anteriores dos nervos espinais se unem formando plexos. Os plexos dão origem aos nervos que inervam os membros.

9 Neuroanatomia Geral | Anatomia Geral

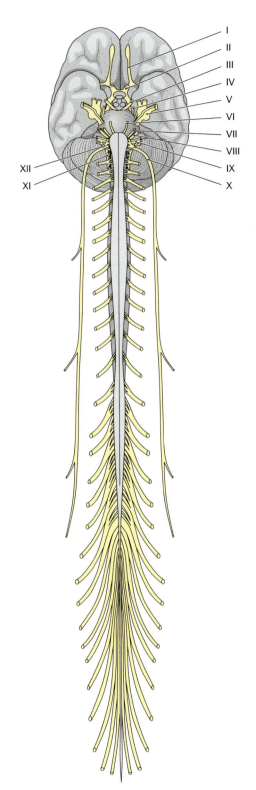

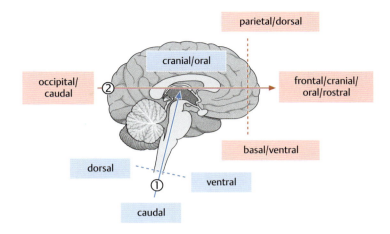

C Relações topográficas na parte central do sistema nervoso
Corte mediano; vista do lado direito.
Observe os dois eixos principais:

① O eixo do tronco encefálico, de trajeto quase vertical (correspondente aproximadamente ao eixo do corpo; *eixo de Meynert*)
② O eixo diencéfalo-telencéfalo, de trajeto horizontal (*eixo de Forel*).

Lembre-se desses eixos de referência quando usar termos topográficos no SNC!

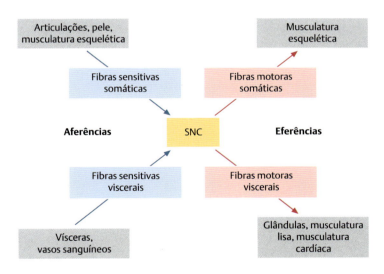

D Esquema do fluxo de informações no sistema nervoso
As informações codificadas nas fibras nervosas são conduzidas *para o SNC* (encéfalo e medula espinal) ou *do SNC* para a periferia (parte periférica do sistema nervoso, SNP, incluindo as partes periféricas da divisão autônoma do sistema nervoso, ver p. 102). As fibras condutoras de informações para o SNC são denominadas *aferentes*, ou simplesmente *aferências*, enquanto as fibras que emergem do SNC são *eferentes* ou *eferências*.
Para fins de terminologia: Em sentido anatômico clássico, o conceito de *sensitivo* é utilizado para as sensações que são percebidas em todo o corpo (p. ex., temperatura ou dor), enquanto o conceito de *sensorial*, por sua vez, é utilizado somente para sensações em locais dos órgãos dos sentidos definidos anatomicamente (como audição, visão, paladar, olfação e sentido do equilíbrio). Atualmente, o conceito de sensorial é cada vez mais imposto a ambos os tipos de sensações.

B Nervos espinais e nervos cranianos
Vista ventral. No *SNP* encontram-se os *31 pares de nervos espinais*, que se originam da medula espinal, ao contrário dos *12 pares de nervos cranianos*, que se originam do encéfalo. Os pares de nervos cranianos são numerados tradicionalmente com algarismos romanos da região cranial para caudal.
Observação: Os dois primeiros nervos cranianos, o nervo olfatório (I) e o nervo óptico (II) não são nervos periféricos no sentido estrito; na verdade, eles são projeções originadas a partir do encéfalo, ou seja, feixes de condução da parte central do sistema nervoso, envolvidos pelas meninges e que contêm células encontradas exclusivamente no SNC – os astrócitos, os oligodendrócitos e as células da micróglia.

Anatomia Geral | 9 Neuroanatomia Geral

9.4 Células do Sistema Nervoso

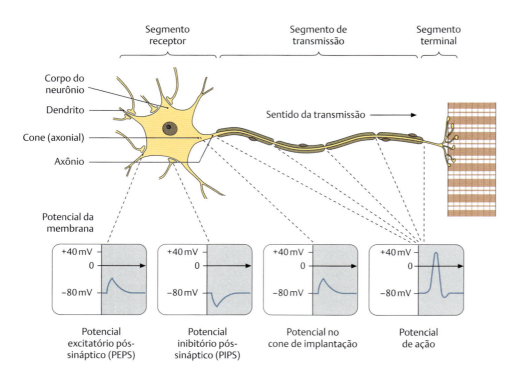

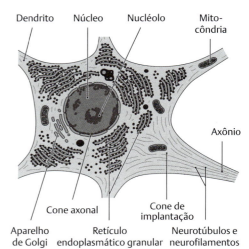

A A célula nervosa (neurônio)
O neurônio representa a menor unidade funcional do sistema nervoso. Os neurônios comunicam-se com outras células, por meio de sinapses. Além das células nervosas, essas outras células podem ser células não neuronais, como por exemplo, células musculares (como mostrado aqui). As *sinapses que terminam em neurônios* ligam-se em sua maioria a dendritos (como pode ser visto aqui). A substância transmissora, liberada nas sinapses, atua na membrana dos dendritos e pode ter um efeito *excitatório* ou *inibitório*. O transmissor aumenta ou diminui o potencial de ação local da membrana do neurônio. Todos os potenciais excitatórios e inibitórios de um neurônio são integrados no cone de implantação. Quando os potenciais excitatórios predominam, o limiar de excitação é atingido e um impulso é conduzido pelo axônio de acordo com o princípio do "tudo ou nada". No final do axônio, no segmento de transmissão, ocorre uma sinapse. A partir disso é liberado um transmissor, que desenvolve seu efeito no órgão alvo, provocando uma contração muscular.

B Microscopia eletrônica do neurônio
Neurônios são ricos em *retículo endoplasmático granular* (síntese de proteínas, metabolismo ativo). Este retículo pode ser visualizado facilmente à microscopia óptica por meio de corantes catiônicos, pois estes se ligam aos mRNA e rRNA aniônicos dos ribossomos. O retículo endoplasmático é também chamado de *substância de Nissl*. Na neuropatologia usa-se o padrão de distribuição da substância de Nissl para a avaliação da integridade funcional dos neurônios. Na *microscopia óptica* o conjunto de neurotúbulos e neurofilamentos é visualizado como *neurofibrilas*, já que não podem ser distinguidos, devido aos seus pequenos diâmetros. As neurofibrilas podem ser visualizadas na microscopia óptica utilizando o método de impregnação pela prata. Isto é de importância na neuropatologia, uma vez que uma agregação das neurofibrilas constitui uma característica da doença de Alzheimer.

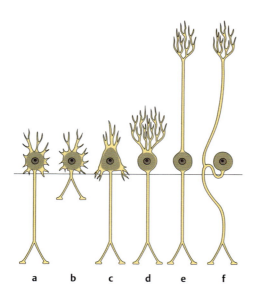

C Tipos básicos de neurônios e suas variações adaptadas para diferentes funções
A linha horizontal marca a região do cone de implantação, o segmento inicial do axônio. (Para a estrutura de um nervo *periférico*, que consiste somente em axônios e tecido de invólucro, ver p. 83.)

a Neurônio multipolar (dendritos múltiplos) com axônio *longo* (= trajeto longo de transmissão); neurônio que se projeta como, por exemplo, o neurônio motor α na medula espinal.

b Neurônio multipolar com axônio *curto* (= trajeto curto de transmissão); interneurônio, ou neurônio de associação, como, por exemplo, na substância cinzenta do encéfalo e da medula espinal.

c Célula piramidal: Dendritos encontram-se somente no ápice e na base do corpo celular tricúspide, o axônio é longo; por exemplo, neurônio eferente do córtex cerebral motor.

d Célula de Purkinje: Uma ramificação extensa de dendritos, a partir de um ponto determinado do corpo da célula; a célula de Purkinje contém numerosos contatos sinápticos de neurônios aferentes, no cerebelo e representa, ao mesmo tempo, a célula eferente do córtex cerebelar.

e Neurônio bipolar: O dendrito ramifica-se na periferia, por exemplo, as células bipolares da retina.

f Neurônio pseudounipolar: Dendrito e axônio não são separados pelo corpo da célula; por exemplo, neurônio aferente primário (= 1º neurônio sensitivo) no gânglio sensitivo do nervo espinal (ver p. 97).

9 Neuroanatomia Geral | Anatomia Geral

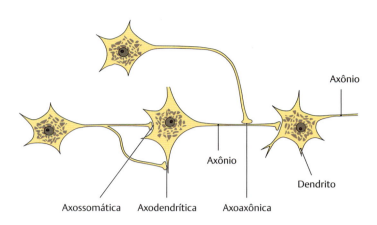

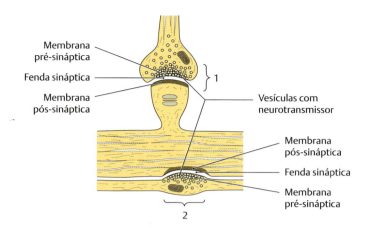

D Conexões em um pequeno grupo de neurônios
Os axônios podem terminar em diferentes regiões do neurônio-alvo constituindo sinapses, conhecidas como sinapses axodendríticas, axossomáticas e axoaxônicas. As sinapses axodendríticas são as mais comuns (ver também **A**).

E Microscopia eletrônica dos dois tipos de sinapses mais frequentes no SNC
Sinapses representam as conexões funcionais entre dois neurônios. Elas consistem em uma membrana pré-sináptica, uma fenda sináptica e uma membrana pós-sináptica no caso da *sinapse em forma de espinha* (1), o bulbo terminal sináptico (*bouton*) contata uma protuberância especializada (a espinha) do neurônio-alvo. Quando o axônio estabelece uma conexão com um neurônio-alvo, chamamos de contato paralelo ou *bouton en passage* (2). As vesículas nas protuberâncias pré-sinápticas contêm as substâncias transmissoras (neurotransmissores) que, após ativação, são liberadas, por meio de exocitose, para a fenda sináptica. A partir daí, os neurotransmissores se difundem até a membrana pós-sináptica, onde se localizam seus receptores. Vários medicamentos e toxinas interferem na transmissão sináptica (antidepressivos, relaxantes musculares, gases tóxicos e toxina botulínica).

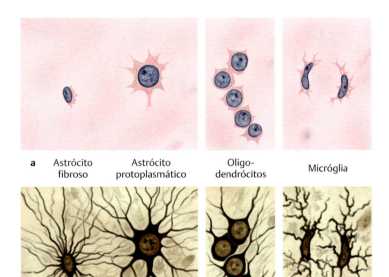

a Astrócito fibroso — Astrócito protoplasmático — Oligodendrócitos — Micróglia

b

F Células gliais no SNC
As células da neuróglia envolvem os neurônios e dão suporte às suas funções (ver **G**). Por meio de diferentes métodos de coloração, na microscopia óptica, as diferentes porções das células da neuróglia podem ser especificamente identificadas:

a Visualização dos núcleos das células, com um corante básico.
b Visualização dos corpos das células, por meio da impregnação pela prata.

G Resumo: células das partes central (SNC) e periférica (SNP) do sistema nervoso e suas funções

Tipo celular	Função
Neurônios (SNC e SNP)	1. Formação do impulso 2. Condução do impulso 3. Processamento da informação
Células gliais	
Astrócitos (somente SNC) (também chamados de *macróglia*)	1. Manutenção da constância do meio interno do SNC 2. Participação na estrutura da barreira hematencefálica (ver p. 101) 3. Fagocitose de sinapses mortas 4. Cicatrização no SNC, por exemplo, após acidente vascular encefálico, e em caso de esclerose múltipla
Células da micróglia (somente no SNC)	Fagocitose ("macrófagos do encéfalo")
Oligodendrócitos (somente SNC)	Formação da bainha de mielina no SNC
Células de Schwann (somente no SNP)	Formação da bainha de mielina no SNP
Células satélites (somente no SNP)	Células de Schwann modificadas; envolvem o corpo celular de neurônios nos gânglios do SNP

87

9.5 Estrutura de um Segmento da Medula Espinal

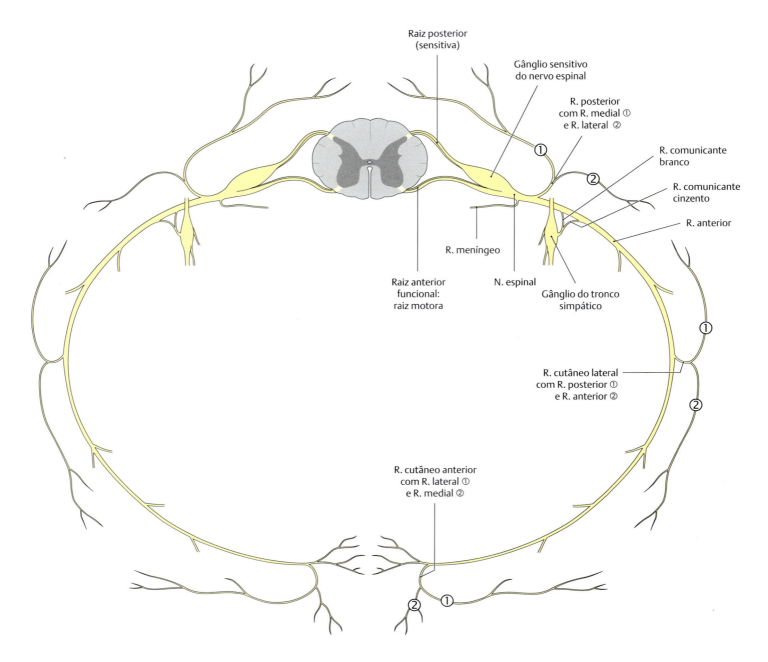

A Estrutura de um segmento da medula espinal e do nervo espinal correspondente

A Vista cranial. A medula espinal consiste em 31 segmentos sobrepostos em camadas (compare com **B**), a partir dos quais se estendem, em ambos os lados, uma *raiz anterior (raiz ventral)* e uma *posterior (raiz dorsal)*. A raiz anterior contém as fibras *eferentes* (motoras), e a raiz posterior, as fibras *aferentes* (sensitivas). Ambas as raízes de um segmento se unem, no forame intervertebral, formando o *nervo espinal*. Nesta união ocorre uma mistura das fibras aferentes (sensitivas) e eferentes (motoras) de tal modo que, após ramificação, os ramos do nervo espinal contêm fibras motoras *e* sensitivas (exceção: R. meníngeo, puramente sensitivo). Esta ramificação ocorre logo após a união das raízes anterior e posterior para a formação do nervo espinal. Portanto, o nervo espinal propriamente dito apresenta um comprimento de somente 1 cm.

Observação: Esta parte do nervo espinal, o nervo espinal no sentido mais estrito, é chamada na Terminologia Anatômica de tronco do N. espinal.

As funções dos ramos principais do N. espinal são:

- O R. anterior inerva as paredes anterior e lateral do abdome e do tórax e os membros
- O R. posterior inerva a pele e os músculos próprios do dorso
- O R. meníngeo torna a penetrar no canal vertebral e é responsável pela inervação sensitiva das meninges da medula espinal
- O R. comunicante branco conduz fibras brancas (= mielinizadas) *em direção* ao gânglio do tronco simpático
- O R. comunicante cinzento conduz fibras cinzentas (= não mielinizadas) do gânglio do tronco simpático de volta ao nervo espinal (a importância funcional disto é discutida na p. 103). Os ramos posteriores e anteriores dos nervos espinais ramificam-se em outros (sub-) ramos.

9 Neuroanatomia Geral | Anatomia Geral

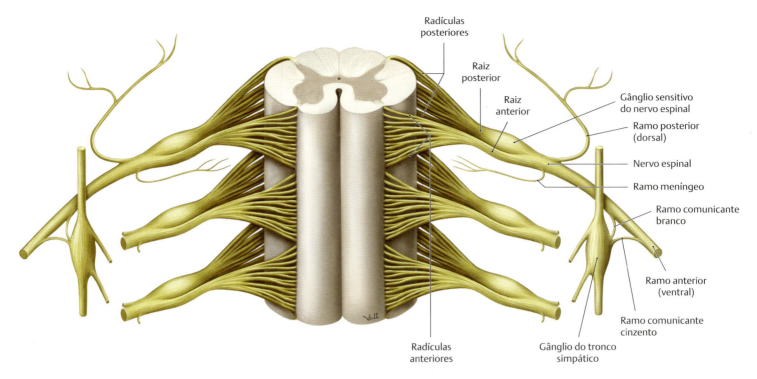

B Segmento da medula espinal em vista anterior
A medula espinal é constituída por vários segmentos sobrepostos, sendo que, de cada um desses segmentos origina-se um par de nervos espinais (representado aqui apenas o segmento superior, para fins didáticos). A partir da região anterior da medula espinal se projetam várias radículas anteriores, que se fundem para formar a *raiz anterior* (ou *motora*), enquanto dorsalmente várias radículas posteriores se fundem para formar a *raiz posterior* (ou *sensitiva*). Consequentemente, várias radículas se unem formando uma raiz anterior ou posterior de um nervo espinal, que em seguida dá origem a seus cinco ramos (ver **A**). A estrutura segmentar da medula espinal é identificada externamente apenas pelas radículas, pois a medula espinal propriamente não apresenta qualquer segmentação externa.

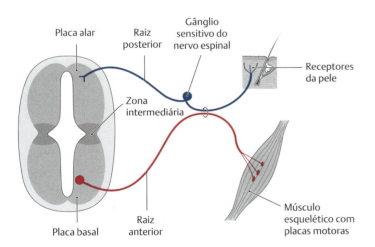

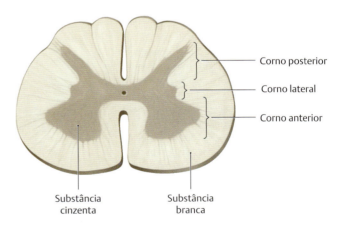

C Derivação embriológica da organização topográfico-funcional no interior de um segmento da medula espinal
Por meio da *raiz posterior* (ou *sensitiva*), as fibras aferentes (p. ex., derivadas de receptores da pele) atingem o corno posterior (ou dorsal) da medula espinal, que se desenvolve da placa alar. As fibras eferentes são derivadas de neurônios que se encontram no corno anterior (ou ventral) da medula espinal, um derivado da placa basal. Elas saem da medula espinal através da *raiz anterior* (ou *motora*) e atingem o seu órgão-alvo, por exemplo, um músculo esquelético. A zona intermediária desenvolve-se no corno lateral, no qual se encontram os neurônios autônomos para o controle dos órgãos.

D Segmento da medula espinal em corte transversal
Vista cranial. Em uma imagem ao corte transversal, pode-se identificar na medula espinal a substância cinzenta em posição central e em formato de borboleta, envolvida pela substância branca. Na substância cinzenta encontram-se os corpos celulares dos neurônios, enquanto na substância branca axônios têm trajetos ascendente e descendente. A substância cinzenta é subdividida nos cornos anterior, posterior e lateral (este último não está em todos os segmentos). Os corpos celulares dos neurônios eferentes estão localizados no corno anterior, os dos neurônios aferentes no corno posterior e os dos neurônios autônomos (controle de órgãos) no corno lateral. A medula espinal apresenta uma divisão horizontal de anterior (função motora) para posterior (sensibilidade). Para a caracterização dos segmentos da medula espinal e dos dermátomos (organização vertical da medula espinal), ver p. 90.

9.6 Inervação Sensitiva: Visão Geral

A Localização e classificação dos segmentos da medula espinal em relação ao canal vertebral

Vista lateral direita. A medula espinal é composta por 31 segmentos ordenados:

- 8 Segmentos cervicais
- 12 Segmentos torácicos
- 5 Segmentos lombares
- 5 Segmentos sacrais e
- 1 Segmento coccígeo (sem importância clínica).

Como o crescimento da medula espinal não acompanha o crescimento da coluna vertebral, nos adultos ela chega somente até cerca do 1º corpo vertebral lombar (ver p. 136), como aqui apresentado. Os segmentos da medula espinal correspondem, na superfície corporal, aos dermátomos (ver **C**). Em outras palavras, um dermátomo é a área na superfície do corpo que carreia os receptores sensoriais da pele (p. ex., para pressão, temperatura, dor, vibração) com seus aferentes em um segmento da medula espinal. Com isso é possível uma correlação 1:1 da superfície corporal com o segmento da medula espinal. Clinicamente, isso significa que, em caso de distúrbio de sensibilidade (disfunção de um dermátomo), é possível determinar em que nível da medula espinal está localizado o distúrbio. O dermátomo abrange apenas o sistema sensitivo; no sistema motor, o miótomo (ver p. 7) corresponde ao dermátomo.

Observação: Todos os pares de nervos cervicais cursam acima do corpo vertebral do mesmo nome, com uma única exceção, o 8º par de nervos cervicais (C8). Motivo: Existem apenas sete vértebras cervicais (C I a C VII), mas oito pares de nervos cervicais (C1 a C8). O 8º par de nervos cervicais deve, portanto, cursar logo acima da 1ª vértebra torácica. Com isso, o 1ª par de nervos torácicos (T1) cursa abaixo da vértebra torácica correspondente (T I). Todos os outros pares de nervos da coluna vertebral (pares de nervos espinais) cursam, do mesmo modo, abaixo do corpo vertebral do mesmo nome.

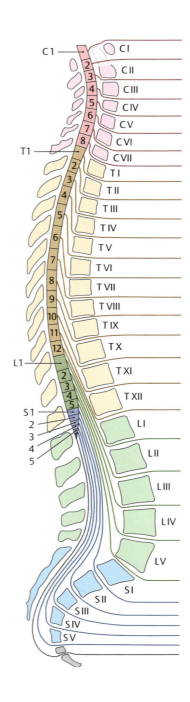

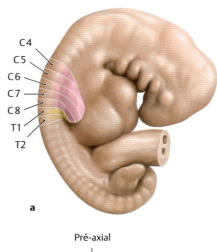

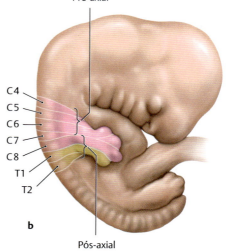

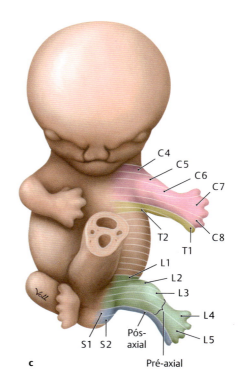

B Dermátomos e brotos dos membros

Os dermátomos refletem a estrutura segmentar baseada no somito (ver p. 7). Do somito, dos quais emergem os membros, emigram células que formam os botões dos membros. Essas células que emigram acompanham sua inervação segmentar original como um fio de Ariadne sendo deixado para trás.

a Em um embrião de 5 semanas os dermátomos são organizados de modo ainda mais segmentar.

b Em um embrião de 6 semanas já ocorreram deslocamentos: os segmentos pré-axiais estão localizados cranialmente, e os segmentos pós-axiais, caudalmente. Os segmentos intermediários moveram-se distalmente na direção da mão.

c Em um embrião de 7 semanas, as condições já são semelhantes às do pós-parto.

Esses esquemas de dermátomos, bem como o esquema **C**, são simplificados, porque as células que formam os dermátomos fazem movimentos migratórios (ver detalhes na p. 14).

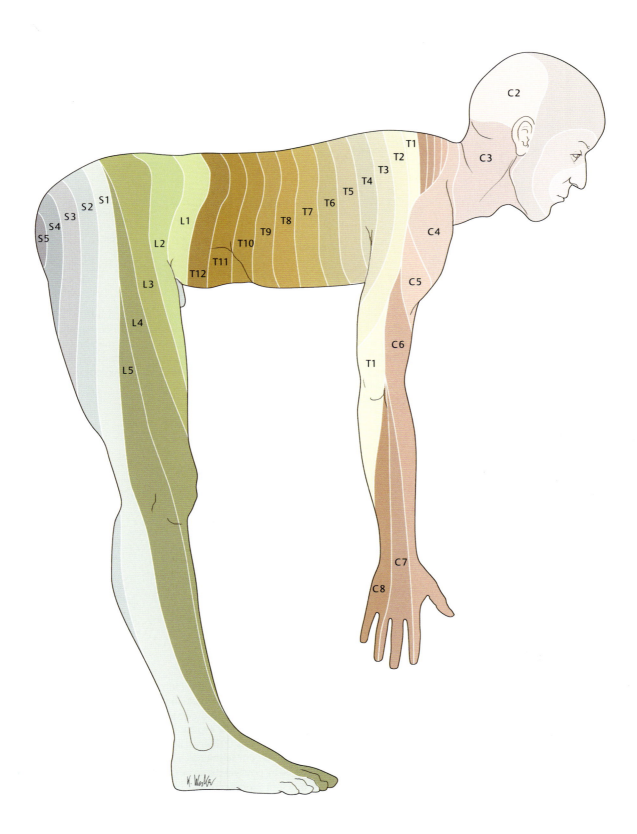

C Esquema simplificado para aprendizado dos dermátomos
As regiões de inervação dos dermátomos nos membros humanos resultam das evaginações dos brotamentos dos membros durante o desenvolvimento. Quando os membros estão posicionados em ângulo reto (em relação ao corpo), como em um animal quadrúpede, o estudo dos dermátomos se torna simplificado – em comparação à posição anatômica normal. Compare a posição dos dermátomos com a dos segmentos da medula espinal em **A**! O padrão mais complexo dos dermátomos, originado com base nos movimentos migratórios, está representado na p. 86.
Observação: Como o segmento C1 contém apenas fibras motoras, o dermátomo C1 está ausente.

9.7 Inervação Sensitiva: Princípios da Formação de Dermátomos e de Plexos

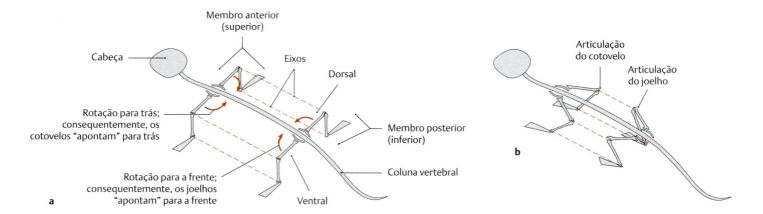

A Derivação filogenética da formação dos dermátomos
Enquanto o tronco pende entre os membros nos tetrápodes inferiores (**a**), os membros nos mamíferos sofrem rotações (**b**). Por isso, nos membros posteriores (ou inferiores), que sofrem rotação para a *frente*, a posição dorsal original da musculatura dos membros se encontra ventralmente quando o mamífero se movimenta para a frente em trajeto retilíneo (para detalhes, ver p. 20). Este não é o caso dos membros anteriores (ou superiores), que sofrem rotação para *trás*. Deste modo, as células que formam os dermátomos na região do membro *inferior*, em comparação com células do mesmo tipo do membro *superior*, devem migrar mais intensamente. Daí resulta a distribuição helicoidal dos dermátomos do membro inferior no padrão definitivo dos dermátomos; no membro superior isto não ocorre (ver p. 94).

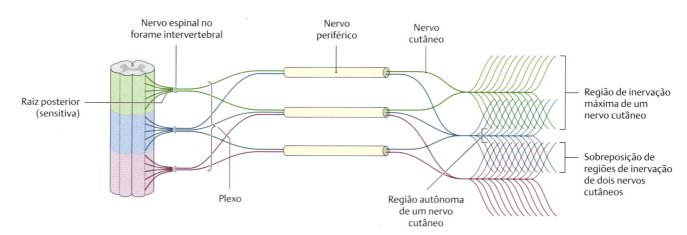

B Trajeto de fibras sensitivas a partir da raiz posterior até o dermátomo
A seguir está descrito apenas o trajeto das fibras *sensitivas* derivadas da medula espinal até a periferia; portanto, *no sentido contrário ao fluxo de informações* nestas fibras (aferentes). Isto tem razões puramente didáticas.

As fibras sensitivas se projetam das *raízes posteriores* em direção aos foramens intervertebrais, onde se unem às fibras motoras para formar um nervo espinal. Em seguida, as fibras sensitivas se distribuem nos ramos anterior e posterior de cada nervo espinal. A organização segmentar simples das regiões de inervação sensitiva, que ainda existe no tronco, está suspensa/abolida na região dos membros (ver p. 91). Isto se deve aos movimentos migratórios de diferentes primórdios de áreas de músculos e de pele, durante o desenvolvimento dos membros. Como esses primórdios levam a sua inervação segmentar, ocorre inevitavelmente nos membros uma mistura de fibras sensitivas derivadas de diferentes segmentos (formação de plexos, ver **D**). Após a troca de fibras nos plexos, as fibras seguem nos nervos periféricos até suas regiões de suprimento, formando frequentemente, no seu último segmento, nervos cutâneos puramente sensitivos. A área de pele inervada por um segmento da medula espinal é caracterizada como *dermátomo*. Os dermátomos de segmentos adjacentes da medula espinal frequentemente se encontram tão próximos que suas áreas de inervação se sobrepõem. Consequentemente, na deficiência de um segmento, a perda de sensibilidade clinicamente detectável inclui possivelmente uma região essencialmente pequena. Esta região, que tem suprimento sensitivo exclusivamente a partir de um nervo cutâneo, é caracterizada como a *região autônoma* deste nervo. Caso um segmento se torne deficiente, os nervos cutâneos derivados de dois segmentos adjacentes da medula espinal permanecem na região periférica para a inervação da área cutânea afetada.

Com base neste esquema, a diferença entre a *inervação radicular* (= segmentar) e a *inervação sensitiva periférica* está nítida. Caso uma raiz nervosa seja lesada (p. ex., durante um prolapso de disco intervertebral), a perda da sensibilidade segue o padrão da inervação radicular (ver p. 94); por outro lado, caso um nervo periférico seja lesado (p. ex., acidente na região de um membro), vale o padrão da inervação periférica (ver p. 95).

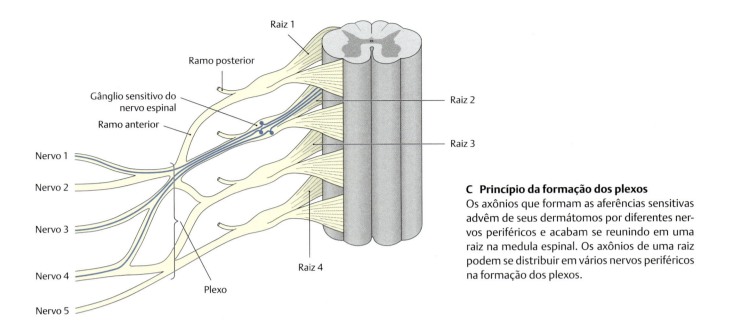

C Princípio da formação dos plexos
Os axônios que formam as aferências sensitivas advêm de seus dermátomos por diferentes nervos periféricos e acabam se reunindo em uma raiz na medula espinal. Os axônios de uma raiz podem se distribuir em vários nervos periféricos na formação dos plexos.

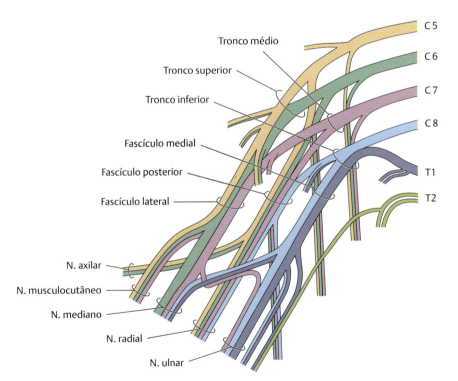

D Desenvolvimento do plexo tomando como exemplo o plexo braquial

Durante o desenvolvimento embrionário, ocorre, *na região dos membros*, migração e consequente mistura das posições ventrais dos dermátomos e miótomos. Os miótomos e dermátomos acompanham sua inervação como um "fio de Ariadne". Os princípios de construção de miótomos e dermátomos são idênticos; aqui apenas os dermátomos são discutidos (para os miótomos, ver p. 96). Durante o desenvolvimento, os complexos de dermátomos enviam sinais para os axônios sensitivos que aparecem (ver p. 83). Como resultado, cada dermátomo recebe os axônios do seu segmento espinal. (Para esclarecer, aqui cada segmento da coluna vertebral é marcado com uma cor diferente.) Para que os axônios do respectivo segmento da medula espinal possam chegar ao "seu" dermátomo, eles devem se associar a diferentes nervos periféricos. O local onde ocorrem o deslocamento e a mistura de axônios (fibras) é chamado de *plexo*. No plexo braquial há diferentes seções. Antes da formação do plexo, os axônios se reúnem desde um segmento até as raízes. Os axônios que partem das raízes de C5 e C6 se reunem para o *tronco superior*, os axônios de C7, para o *tronco médio*, e os axônios de C8 e T1, para o *tronco inferior*. Então, a partir das divisões anteriores dos troncos superior e médio, forma-se o *fascículo lateral*; a partir da divisão anterior do tronco inferior, forma-se o *fascículo medial*, e a partir das divisões posteriores de todos os três troncos, forma-se o *fascículo posterior*. A partir dos fascículos surgem então os grandes nervos do braço e do ombro, nos quais se encontram os axônios no seu trajeto para os dermátomos.

9.8 Inervação Sensitiva: Dermátomos e Áreas de Inervação Cutânea

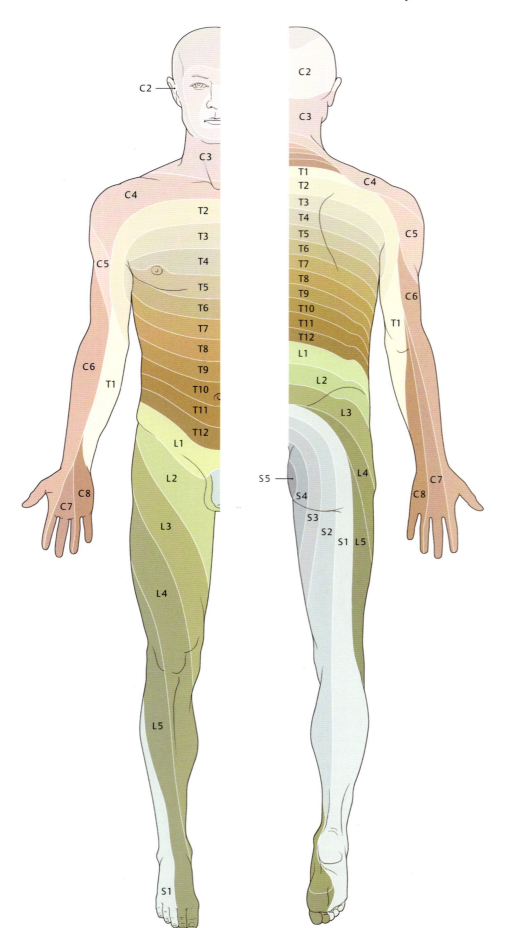

A Esquema da inervação sensitiva radicular (segmentar)

A área cutânea, suprida por uma raiz posterior do nervo espinal, é chamada *dermátomo*. Como o segmento C1 consiste somente em fibras motoras, não existe qualquer área sensitiva correspondente nesta raiz. O conhecimento da inervação radicular é clinicamente muito importante: se, por exemplo, um prolapso de disco intervertebral comprimir uma raiz sensitiva, ocorrerá uma perda de sensibilidade no dermátomo afetado. A perda de sensibilidade de um dermátomo permite a localização da lesão: que disco intervertebral será comprometido? Uma infecção por vírus herpes-zóster de um gânglio sensitivo do nervo espinal afeta o respectivo dermátomo, suprido por este gânglio.

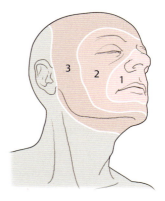

B Esquema da inervação nuclear sensitiva na região da cabeça

A inervação sensitiva da cabeça é provida pelo N. trigêmeo (nervo craniano V). Uma lesão do núcleo sensitivo do N. trigêmeo no encéfalo (= lesão central) causará distúrbio de sensibilidade em forma de casca de cebola, ao longo das *linhas de Sölder*, que se estendem, de forma concêntrica, em volta da boca e das narinas. O trajeto destas linhas corresponde à distribuição dos neurônios no núcleo sensitivo do N. trigêmeo (organização somatotópica, isto é, determinadas regiões de inervação na periferia correspondem a determinados grupos de neurônios no SNC). A região 1 é suprida pela coluna nuclear craniana, a região 2 pela coluna nuclear média, e a região 3 pela coluna nuclear caudal. Este padrão corresponde ao de uma lesão periférica (do nervo).

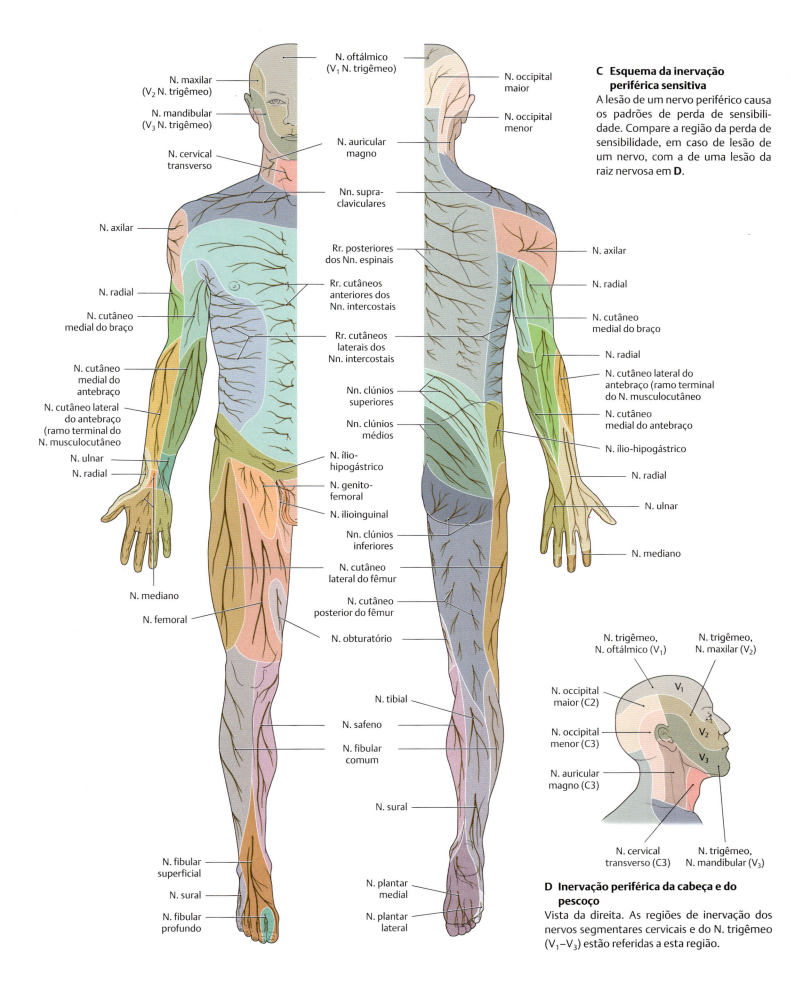

9.9 Inervação Motora: Organização da Medula Espinal e Reflexos

A Organização dos cornos anteriores da medula espinal
Enquanto os dermátomos estão relacionados à inervação sensitiva (= *aferências*), os miótomos se relacionam à inervação da musculatura esquelética (= *eferências*). Assim como nos cornos posteriores, os segmentos também se superpõem na região dos cornos anteriores. Com relação à inervação, podem ser distinguidos basicamente dois tipos de inervação da musculatura esquelética:

- Monossegmentar e
- Polissegmentar.

Na inervação monossegmentar, os corpos celulares dos neurônios que inervam a musculatura esquelética (= motoneurônios) se encontram no nível de um único segmento da medula espinal (músculo na cor verde). Nos músculos inervados de modo polissegmentar, os motoneurônios se encontram em uma coluna nuclear que se estende ao longo de vários segmentos (músculos nas cores azul e laranja). Os músculos inervados exclusivamente ou predominantemente por um segmento são chamados *músculos característicos* desses segmentos. A capacidade funcional desses músculos pode ser comprovada pelo exame dos reflexos, entre outros.

B Princípio da formação de plexos
Colunas nucleares mais longas para um músculo inervado de modo polissegmentar enviam os seus axônios por meio de múltiplas raízes na periferia. Deste modo, na região do plexo, os axônios oriundos de várias raízes se unem em feixes para formar um nervo periférico que, em seguida, projeta-se em direção ao músculo.

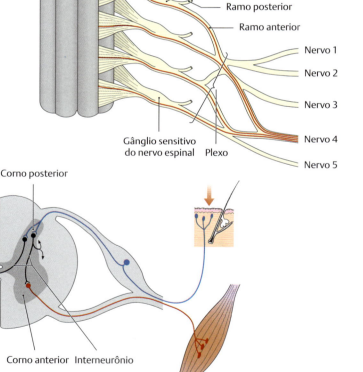

C Reflexos
A substância cinzenta da medula espinal também atua na coordenação local da atividade muscular no nível da medula espinal, sem que a consciência seja ativada. Isso envolve os reflexos. Existem, em termos gerais, reflexos próprios ou reflexos miotáticos intrínsecos, monossinápticos (representados à esquerda), e reflexos superficiais ou exteroceptivos, de natureza polissináptica (representados à direita).

Reflexo miotático monossináptico: Receptores no próprio músculo transmitem informações sobre a posição do músculo (comprimento, estiramento do músculo) para a medula espinal. A transmissão das informações ocorre através de um neurônio em um gânglio sensitivo, cuja sinapse termina sobre um motoneurônio de um músculo, cuja atividade é então influenciada.

Reflexo exteroceptivo polissináptico: As informações aferentes não se originam no músculo propriamente, mas, por exemplo, em receptores da pele. Essas informações aferentes são repassadas, por um interneurônio, ao motoneurônio. Como essa cadeia de transmissão de informações envolve mais do que uma sinapse, este reflexo é considerado um reflexo polissináptico (externo ou extrínseco ou, ainda, exteroceptivo).

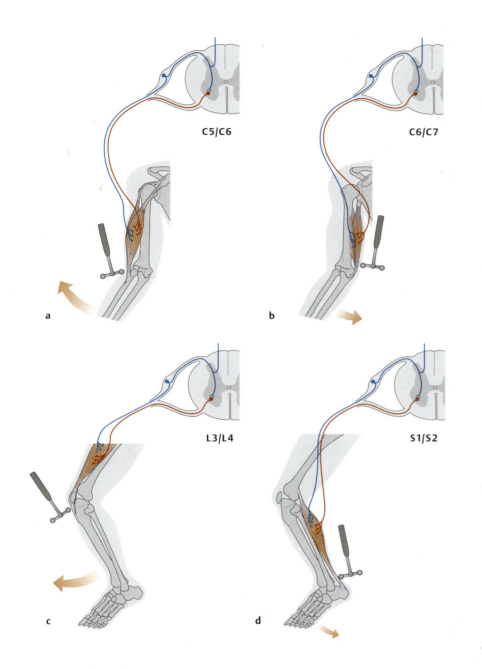

D Reflexos intrínsecos clinicamente importantes

a Reflexo bicipital; **b** Reflexo tricipital; **c** Reflexo patelar (reflexo do músculo quadríceps); **d** Reflexo do tendão do calcâneo (reflexo aquileu).

Estão representados os músculos, os pontos de deflagração dos reflexos, os nervos envolvidos (aferências em azul e eferências em vermelho), além dos segmentos da medula espinal correspondentes. Os principais reflexos musculares devem ser avaliados a cada exame clínico. Cada reflexo é deflagrado com o auxílio de uma leve percussão com o martelo de reflexos, geralmente sobre o tendão do músculo. Com isso, o músculo é levemente estirado. Quando o músculo se contrai em resposta a esse estiramento, o arco reflexo se encontra intacto. Embora se trate de um único músculo e de um único nervo responsável pelo seu suprimento, vários segmentos da medula espinal estão envolvidos na inervação (músculos de inervação plurissegmentar, ver **A**). Durante a avaliação clínica do reflexo, deve-se realizar sempre a comparação com o lado oposto, uma vez que aumentos ou reduções unilaterais ou, ainda, reações anômalas podem ser observados.

E Sinopse: organização topográfica e funcional de um segmento da medula espinal

As **fibras aferentes** da pele, dos músculos e das articulações (somatossensoriais, azul), assim como das vísceras (viscerossensoriais) migram pela raiz posterior para a medula espinal e terminam no corno posterior. Ambas as fibras são provenientes dos neurônios pseudounipolares situados nos gânglios sensitivos dos nervos espinais.

As **fibras eferentes** para a musculatura esquelética (somatomotoras, vermelho), assim como para as vísceras (visceromotoras, marrom) migram pela raiz anterior para os respectivos órgãos efetores, ou seja, para os músculos esqueléticos e para a musculatura lisa dos vasos e órgãos internos. Apenas a origem das fibras é diferente: para os músculos esqueléticos, no corno anterior, e para as vísceras, no corno lateral em determinados segmentos da medula espinal.

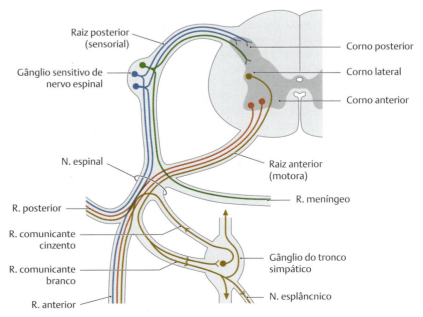

9.10 Inervação Motora: 1º e 2º Neurônios Motores

A Esquema simplificado da inervação motora

Os 1ºˢ neurônios motores ou motoneurônios (em vermelho-escuro) estão localizados no *córtex motor*. Seus axônios se agregam para formar o trato corticospinal (os tratos são normalmente denominados de acordo com a origem dos axônios a partir de seus corpos celulares até suas terminações axonais); os axônios se estendem juntos através da substância branca do encéfalo até a *medula espinal*. A maioria dos axônios cruza para o lado oposto, no nível da região inferior do bulbo, antes de atingir a medula espinal (a chamada *decussação das pirâmides*; a partir daqui, o trato é chamado de piramidal). Na medula espinal, esses axônios dos 1ºˢ motoneurônios estabelecem conexões sinápticas com os 2ºˢ motoneurônios (em vermelho-claro), os quais, sob estímulos, promovem a contração dos respectivos músculos esqueléticos inervados.

Os 2ºˢ motoneurônios são influenciados em sua atividade por aferências derivadas da periferia (representadas em azul). Esse circuito é caracterizado como um *arco reflexo*.

Quando um 1º motoneurônio é lesado (incluindo seu axônio) (p. ex., durante um acidente vascular encefálico), as influências do trato piramidal sobre os 2ºˢ motoneurônios (ou motoneurônios α) falham e também, consequentemente, a regulação consciente e controlada da musculatura esquelética pelo cérebro. Além do trato piramidal, do mesmo modo outros tratos motores suplementares, com suas fibras, também decaem de função. Como consequência da lesão, estabelecem-se circuitos locais no plano da medula espinal. Desse modo, as aferências derivadas das raízes dorsais afetam os motoneurônios α de modo isolado e sem cooperação por parte do trato piramidal. Esses circuitos levam a contração permanente involuntária, de natureza patológica, dos músculos situados abaixo da lesão, caracterizando o que se chama de *paralisia espástica* ou *central* (isto é, o músculo precisa ser movimentado pelo examinador contra uma resistência interna inconsciente oferecida pelo paciente). Por outro lado, caso o 2º motoneurônio (ou motoneurônio α) (inclusive seu axônio) seja lesado, o resultado é *paralisia flácida* ou *periférica* (o músculo pode ser movimentado pelo examinador sem resistência do paciente), uma vez que não há eferências que atinjam o músculo.

Observação: Os 2ºˢ motoneurônios encontram-se, do ponto de vista morfológico, no SNC; porém, do ponto de vista funcional, são caracterizados como neurônios periféricos (ver **C** para a transição morfológica).

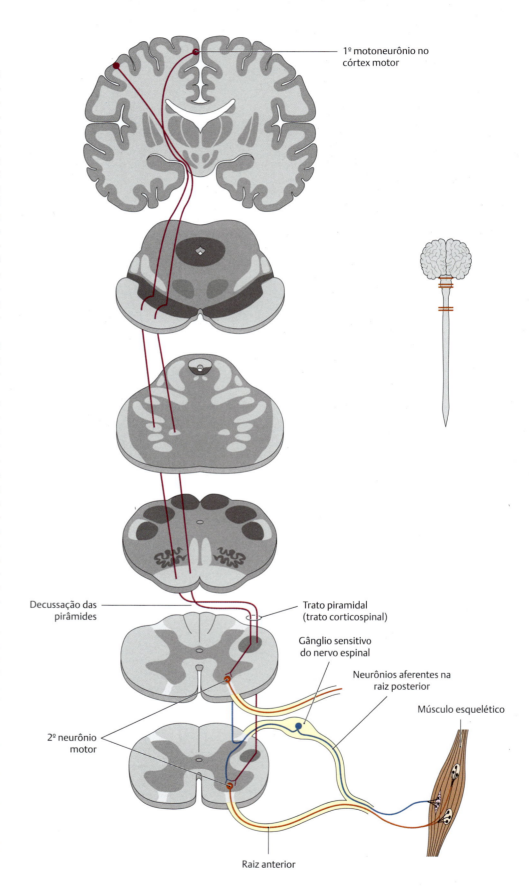

9 Neuroanatomia Geral | Anatomia Geral

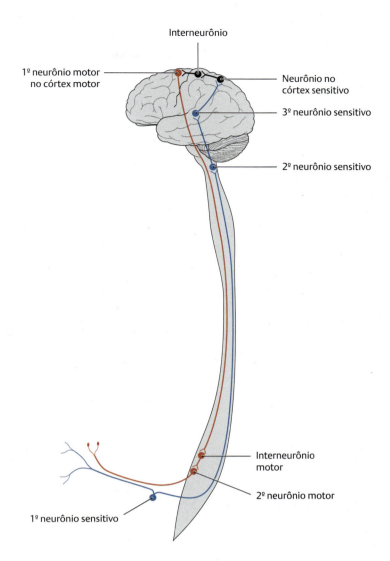

B Circuito neural da inervação sensitiva e motora
Vista pelo lado esquerdo. O processamento das informações no SNC é essencialmente muito mais complexo do que representado em **A**, uma vez que a inervação motora é influenciada por aferências que não estão representadas aqui (= circuito sensitivo-motor). Em cada etapa do circuito existem vários neurônios interconectados de maneira uniforme – neste esquema, está representado apenas um neurônio de cada etapa. As informações sensitivas, codificadas como impulsos elétricos, atingem a medula espinal por meio de um neurônio aferente primário (1º neurônio sensitivo), cujo corpo celular encontra-se em um gânglio sensitivo do nervo espinal (neurônio aferente, representado em azul). As informações são transmitidas por conexões sinápticas para o 2º e o 3º neurônio (neurônios sensitivos), os quais enviam as informações para o córtex sensitivo (em preto). Graças a neurônios de associação (interneurônios, em preto), as informações atingem o 1º motoneurônio no córtex. Este conduz as informações de volta à medula espinal, onde presumivelmente – por um interneurônio – atingem um 2º motoneurônio eferente (motoneurônio α). Este último conduz os impulsos para a musculatura esquelética, de controle voluntário. Como o interneurônio, durante deficiências do trato piramidal (ver **A**), é de importância secundária sob o ponto de vista clínico, frequentemente não é considerado na composição principal do trato piramidal (da mesma maneira, não está representado na figura à esquerda para a inervação motora).

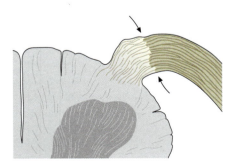

C Zona de Obersteiner-Redlich da raiz dorsal
Esta zona indica o limite morfológico entre o SNC e o SNP (seta). No SNC a bainha de mielina dos axônios é formada pelos oligodendrócitos, até a sua saída pela raiz dorsal da medula espinal. As bainhas de mielina no SNP são formadas pelas células de Schwann (detalhes, ver p. 100). Nestes locais a mielina é tão delgada que as fibras parecem amielínicas. Isto parece predispor à ocorrência de doenças imunes, tais como as reações imunológicas no estágio tardio da sífilis.

99

9.11 Diferenças entre o Sistema Nervoso Central e o Sistema Nervoso Periférico

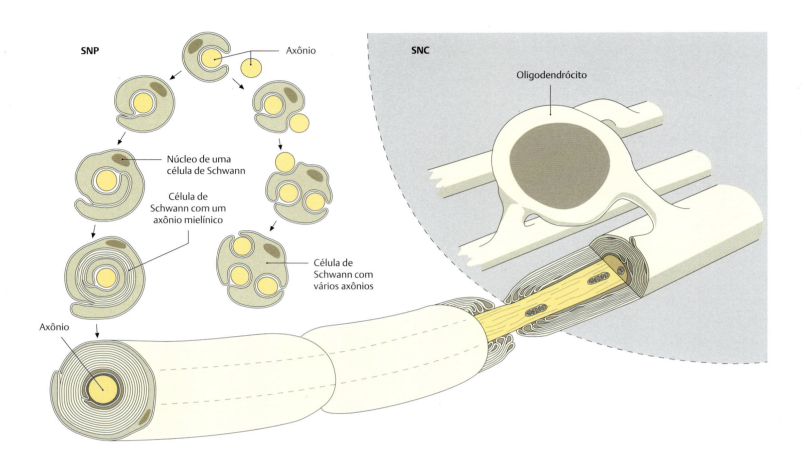

A Diferenças na mielinização do SNP e do SNC

O objetivo da mielinização é o isolamento elétrico dos axônios, resultando em aumento considerável da velocidade de condução das fibras nervosas (ver livros-texto de fisiologia). Para este isolamento, as membranas plasmáticas – muito ricas em lipídios – de células mielinizadoras se enovelam ao redor dos axônios. No *SNP*, as células de Schwann (à esquerda) formam a mielina, enquanto no *SNC* quem forma a mielina são os oligodendrócitos (à direita).
Observação: No *SNC*, um único oligodendrócito emite prolongamentos que *sempre envolvem vários* axônios, enquanto, no *SNP*, quando uma única célula de Schwann envolve vários axônios, ela determina a formação de fibras nervosas *amielínicas*. Em fibras nervosas *mielínicas* no SNP, uma única célula de Schwann se enovela sempre ao redor de um único axônio.

Devido ao isolamento mais eficiente, a velocidade de condução nas fibras nervosas mielínicas é muito maior do que nas fibras amielínicas. Assim, onde houver a necessidade de reações rápidas (p. ex., a contração muscular) atuam as fibras mielínicas, enquanto fibras amielínicas são encontradas onde a transmissão de informações rápidas não é necessária, por exemplo, na transmissão de dor visceral. Dependendo dos diferentes tipos celulares, a composição da mielina é diferente no SNC e no SNP. Esta diferença na mielinização também é importante do ponto de vista clínico. No caso da esclerose múltipla, por exemplo, os oligodendrócitos são afetados, porém as células de Schwann não são atingidas; deste modo, a bainha de mielina na parte periférica do sistema nervoso permanece intacta, enquanto na parte central do sistema nervoso é acometida.

B Mielinização

Princípios
• Os axônios mielínicos geralmente são mais calibrosos do que os axônios amielínicos
• Os axônios mielínicos conduzem impulsos mais rapidamente do que axônios amielínicos
• Axônios amielínicos existem apenas no SNP.

SNC
• Os axônios são mielinizados por oligodendrócitos; com isso um oligodendrócito emite vários prolongamentos que se enovelam ao redor de vários axônios (até 50 – cada prolongamento envolve um segmento axônico).

SNP
• Os axônios são mielinizados por células de Schwann; neste caso, uma única célula de Schwann se enovela ao redor de um segmento axônico, formando várias camadas de mielina
• Os axônios da função motora somática e da sensibilidade somática geralmente são mielínicos (exceção: pequenas fibras que conduzem dor)
• Os axônios da divisão autônoma do sistema nervoso frequentemente não são mielínicos (exceção: por exemplo, ramo branco das fibras pré-ganglionares)
• Uma única célula de Schwann pode envolver vários axônios amielínicos, situados em sulcos em sua superfície
• A transição de células de Schwann para oligodendrócitos ocorre na zona de Redlich-Obersteiner (ver p. 99, Figura **C**).

9 Neuroanatomia Geral | Anatomia Geral

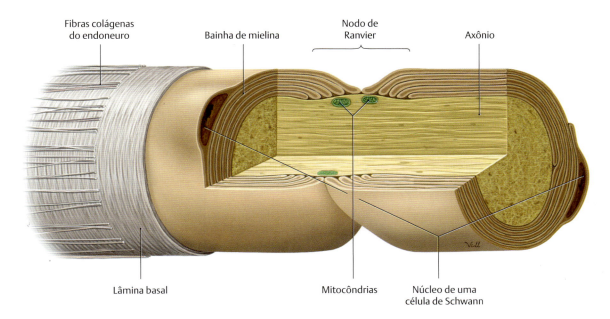

C Estrutura de um nodo de Ranvier no SNP
No SNP, duas células de Schwann contíguas delimitam um nodo de Ranvier. Nesta região, um pequeno espaço do axônio permanece sem mielina; este local é a base morfológica da condução saltatória do impulso nervoso, que possibilita a condução nervosa mais rápida (consulte livros-texto de fisiologia). As mitocôndrias estão concentradas nos nodos de Ranvier para garantir o fornecimento de energia da Na/K-ATPase.

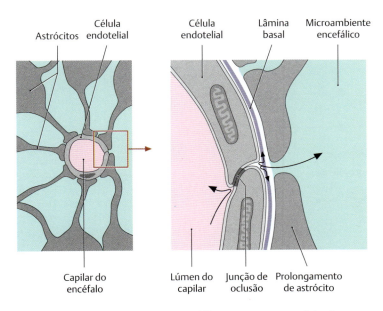

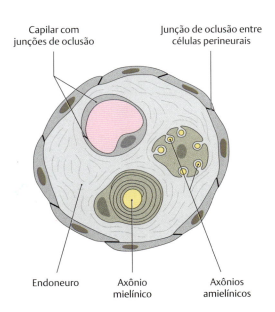

D Estrutura da barreira hematencefálica na parte central do sistema nervoso
Além do tipo de mielinização, as barreiras teciduais na transição do SNP para o SNC também sofrem modificações. O SNC se encontra separado dos tecidos circunjacentes pela barreira hematencefálica. No SNC, esta barreira se encontra localizada essencialmente na microcirculação do encéfalo e impede a passagem de macromoléculas e de substâncias de baixo peso molecular, que poderiam causar lesões a neurônios sensíveis. Junções de oclusão unem as células endoteliais de capilares no SNC e, deste modo, impedem o transporte de substâncias entre as células da camada endotelial. A lâmina basal e os prolongamentos dos astrócitos, dispostos ao redor dos capilares, complementam a estrutura da barreira hematencefálica, do ponto de vista físico. No SNP, uma barreira de constituição semelhante é formada pela bainha perineural (ver **E**).

E Estrutura da bainha perineural na parte periférica do sistema nervoso
A bainha perineural (ou perineuro), de forma semelhante à barreira hematencefálica, é formada também por junções de oclusão entre os fibroblastos de natureza epitelioide (células perineurais) (para o perineuro, ver p. 83). Ela isola o microambiente dos axônios do espaço endoneural externo circunjacente (endoneuro) e, deste modo, impede o acesso de substâncias nocivas aos axônios. Esta barreira tecidual pode ser transposta por fármacos, que atuam sobre os axônios, como ocorre no caso de anestesias locais (consulte livros-texto de farmacologia).

9.12 Divisão Autônoma do Sistema Nervoso

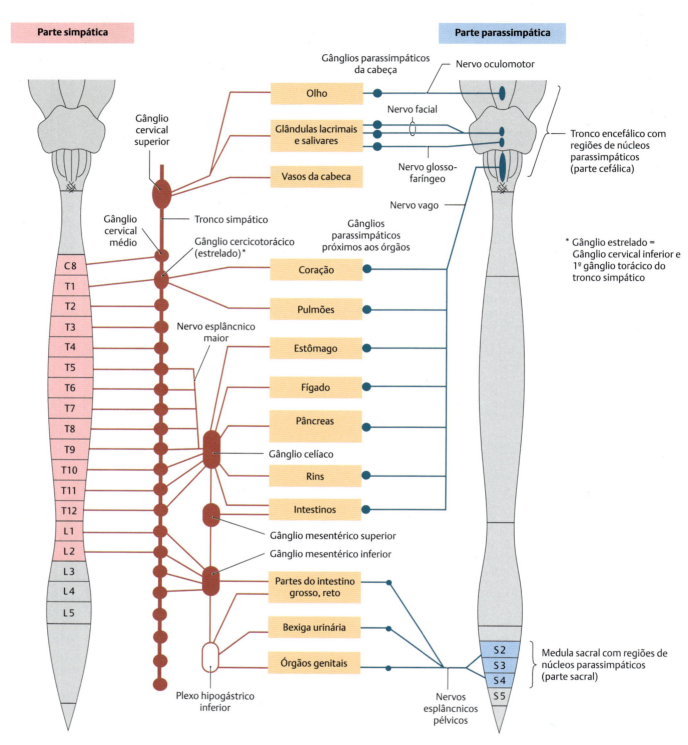

A Estrutura da divisão autônoma do sistema nervoso
O sistema nervoso motor somático, que inerva a musculatura esquelética voluntária, é complementado pela *divisão autônoma do sistema nervoso* (ou *sistema vegetativo*). Na divisão autônoma do sistema nervoso podem ser distinguidas as partes simpática (representada em vermelho) e parassimpática (representada em azul – para a função, ver **B**). Enquanto os *neurônios da parte parassimpática* estão localizados em partes dos núcleos dos nervos cranianos e da medula sacral, os *neurônios da parte simpática* encontram-se nos cornos laterais das regiões cervical, torácica e lombar da medula espinal. Na parte parassimpática ocorre a *transmissão do 1º neurônio para o 2º neurônio*, seja em gânglios da cabeça ou em gânglios próximos dos órgãos. Na parte simpática esta transmissão ocorre nos gânglios do tronco simpático ou em gânglios próximos dos órgãos ou, ainda, localizados nos próprios órgãos. Os conceitos de partes simpática e parassimpática foram concebidos originariamente por Langley (1905) apenas em relação aos neurônios eferentes e seus axônios (fibras eferentes viscerais ou visceroeferentes; apenas estas fibras estão representadas). No entanto, foi comprovado que aferências também seguem nos sistemas simpático e parassimpático (aferências viscerais ou visceroaferências, receptores para dor e distensão; não representados). O sistema nervoso entérico (sistema nervoso visceral) também é considerado uma parte distinta da divisão autônoma do sistema nervoso.

9 Neuroanatomia Geral | Anatomia Geral

B Sinopse das partes simpática e parassimpática
1. A parte simpática é a porção estimuladora da divisão autônoma do sistema nervoso e de reações de *luta ou fuga*!
2. A parte parassimpática coordena as fases de repouso e da digestão do corpo: *descanse e digira*!
3. Embora ambas as partes mantenham regiões de núcleos em separado, apresentam vínculos anatômicos e funcionais importantes na periferia.
4. O neurotransmissor principal do órgão-alvo é a acetilcolina na parte parassimpática e a norepinefrina na parte simpática.
5. A estimulação das partes simpática e parassimpática provoca os seguintes efeitos diferentes nos órgãos individuais:

Órgão	Parte simpática	Parte parassimpática
Olho	Dilatação da pupila	Constrição da pupila e aumento da curvatura da lente
Glândulas salivares	Redução da secreção da saliva (pouca, fluida)	Aumento da secreção da saliva (viscosa)
Coração	Aumento da frequência cardíaca	Redução da frequência cardíaca
Pulmões	Redução da secreção brônquica e broncodilatação	Aumento da secreção brônquica e broncoconstrição
Trato gastrintestinal	Redução da secreção/motilidade	Aumento da secreção/motilidade
Pâncreas	Redução da secreção das células endócrinas	Aumento da secreção
Órgãos sexuais masculinos	Ejaculação	Ereção
Pele	Vasoconstrição, secreção de suor, ereção do pelo	Sem efeito

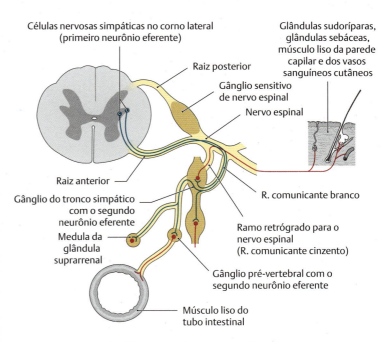

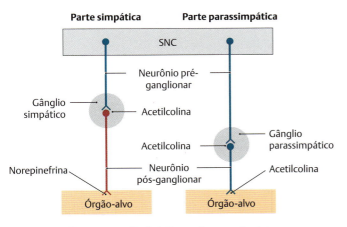

C Esquema de circuitos da divisão autônoma do sistema nervoso
O 1º neurônio na parte central do sistema nervoso contém, como substância neurotransmissora, *a acetilcolina, tanto na parte simpática como na parte parassimpática* (neurônio colinérgico, representado em azul); na parte simpática, este neurônio estabelece sinapses nos gânglios com um 2º neurônio que libera *norepinefrina* (neurônio adrenérgico, representado em vermelho); na parte parassimpática, o 2º neurônio mantém a acetilcolina como neurotransmissor.
Observação: Para a acetilcolina, existem *diferentes tipos de receptores* (= sensores para o neurotransmissor), que estão localizados na membrana plasmática da célula-alvo. Assim, a acetilcolina – dependendo do tipo de receptor – deflagra efeitos bastante diversos.

D Distribuição das fibras simpáticas na periferia
A pele (vasos sanguíneos, glândulas anexas da pele, células do músculo liso da parede capilar), bem como os vasos sanguíneos dos músculos esqueléticos são inervados apenas pela parte simpática. Para essas regiões, a troca ocorre no neurônio pós-ganglionar no gânglio do tronco simpático. Para a troca das fibras simpáticas para as vísceras no neurônio pós-ganglionar, ver **E**.
Observação: A pele e os músculos esqueléticos *não* são inervados pela parte parassimpática.

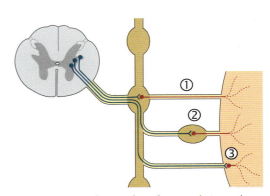

E Locais de transmissão de impulsos dos neurônios pré-ganglionares para neurônios pós-ganglionares na parte simpática
Como a acetilcolina é o neurotransmissor tanto no 1º neurônio como no 2º neurônio na parte parassimpática, a mudança da acetilcolina para a norepinefrina na parte simpática (ver **C**) é funcionalmente importante, pois ambos os sistemas, nos órgãos-alvo na periferia, diferem a respeito do neurotransmissor. Desta maneira, é simplesmente possível que, por exemplo, os brônquios sofram dilatação pela ação das fibras simpáticas, mas, no entanto, sofram constrição pela ação das fibras parassimpáticas (ver **B**). A transmissão do 1º neurônio (colinérgico, em azul) para o 2º neurônio (adrenérgico, em vermelho) pode ocorrer na parte simpática em três locais:

① Em gânglios paravertebrais, que se encontram adjacentes e de ambos os lados da coluna vertebral e que se unem de maneira sequencial aos gânglios do tronco simpático. Nestes gânglios ocorre principalmente a transmissão de impulsos para os vasos sanguíneos da pele e da musculatura esquelética (ver **D**)
② Em gânglios pré-vertebrais, que se encontram à frente da coluna vertebral. Neles ocorre a transmissão de impulsos para as fibras viscerais de órgãos do abdome e da pelve
③ Nos próprios órgãos-alvo, como no caso da medula da glândula suprarrenal.

103

9.13 Lesões nos Nervos Periféricos

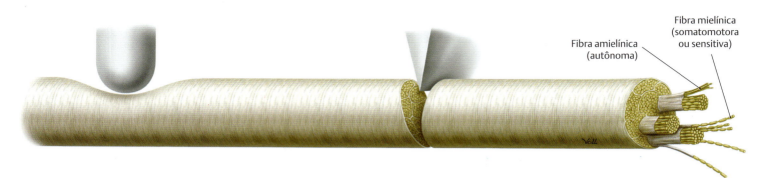

A Lesão em um nervo periférico
Um nervo periférico é um conjunto de feixes formados por axônios aferentes (para dor, temperatura, pressão, vibração e propriocepção) e eferentes (motores somáticos e viscerais). Ele pode sofrer lesões ao longo de seu trajeto (geralmente bastante longo) devido à compressão (à esquerda) e à transecção (à direita).
Lesões devido à compressão: Os nervos periféricos reagem de modo muito sensível a pequenas pressões agudas, com as quais o sistema aferente é inicialmente afetado: um estímulo mais leve já é capaz de causar sensações estranhas ou parestesias (p. ex., formigamento por estimulação do nervo ulnar devido a um leve toque na região medial do cotovelo), enquanto pressões mais longas e mais intensas causam perda parcial ou total de sensibilidade na região de distribuição do nervo. Deficiências motoras ocorrerão apenas se houver lesões no sistema eferente.

No corpo existe uma série de passagens estreitas (como, por exemplo, canais [osteo]fibrosos em formato de túnel ou de fenda), onde comumente ocorrem as chamadas *síndromes compressivas*. Elas são identificadas inicialmente pela dor e, mais tarde, pela perda funcional dos músculos afetados. Algumas síndromes importantes estão mencionadas em **B**.
Lesões devido à transecção: Na lesão por transecção (secção completa de um nervo misto), os sistemas aferente e eferente são comprometidos simultaneamente. Os músculos supridos pelo nervo não podem mais se movimentar, causando paralisia flácida (para diferenciar paralisia flácida de paralisia espástica, ver p. 98). Além disso, ocorre naturalmente a perda da sensibilidade devido ao acometimento das aferências e, ainda, sinais e sintomas vegetativos (distúrbios da sudorese e aumento da perfusão sanguínea cutânea) nas áreas de pele supridas pelo nervo, devido ao comprometimento das fibras simpáticas.

B Exemplos de síndromes compressivas dos nervos
A Tabela a seguir fornece uma visão geral sobre as síndromes e a sintomatologia que a compressão de determinados nervos pode provocar (para detalhes sobre as síndromes, consulte livros-texto de neurologia).

Nervo acometido	Região anatômica	Síndrome/sintomatologia
Cíngulo do membro superior e membro superior		
Plexo braquial	Abertura torácica superior	"Síndrome da abertura torácica" (p. ex., síndrome do escaleno, síndrome da costela cervical, síndrome costoclavicular)
Nervo supraescapular	Incisura da escápula	Síndrome da incisura da escápula
Nervo axilar	Espaço axilar lateral	Síndrome do espaço axilar lateral
Nervo ulnar	Sulco do nervo ulnar Tendão de origem do músculo flexor ulnar do carpo Margem ulnar da região palmar	Síndrome do sulco do nervo ulnar Síndrome do túnel cubital Síndrome do túnel do nervo ulnar (síndrome da loja de Guyon)
Nervo radial	Sulco do nervo radial	"Paralisia do sábado à noite"
– Ramo profundo	Músculo supinador (arcada de Frohse)	Síndrome do supinador (síndrome da compressão radial distal)
– Ramo superficial	Margem radial da região distal do antebraço	Síndrome de Wartenberg
Nervo mediano	Passagem através do músculo pronador redondo Túnel do carpo	Síndrome do pronador redondo Síndrome do túnel do carpo
Cíngulo do membro inferior e membro inferior		
Nervo isquiático	Região glútea	Síndrome do piriforme
Nervo femoral	Região inguinal	Dor/fraqueza na face anterior da coxa
Nervo obturatório	Região anterior do púbis	Síndrome de Howship-Romberg
Nervo safeno	Canal dos adutores	Disestesia na face medial da perna
Nervo cutâneo femoral lateral	Região inguinal lateral ou região lateral da coxa	Meralgia parestésica (síndrome do ligamento inguinal)
Nervo fibular comum	Cabeça/colo do fêmur	Síndrome do túnel fibular
Nervo fibular profundo	Face anterior do tornozelo	Síndrome do túnel tarsal anterior
Nervo tibial/nervos plantares	Região do maléolo medial	Síndrome do túnel tarsal posterior
Nervos digitais plantares	Região dos coxins digitais III/IV	Nevralgia interdigital de Morton

C Topografia da lesão de um nervo periférico, tendo como exemplo a lesão de uma fibra sensitiva

Com relação à sua participação como via aferente, o nervo atua funcionalmente como parte de uma via de condução, que termina no córtex sensitivo do cérebro e aí proporciona a percepção consciente dos respectivos estímulos (ver p. 99). O cérebro localiza a lesão de um nervo sempre na área de distribuição do respectivo nervo cutâneo e de maneira uniforme, esteja a lesão (ramos) próxima ou distante da medula espinal. Consequentemente, no caso de perda de sensibilidade, a lesão no sistema sensitivo pode não estar localizada exatamente na região onde a perda de sensibilidade é percebida.

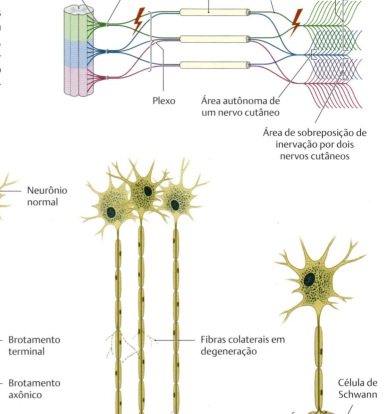

D Regeneração de um nervo periférico após transecção

Na parte periférica do sistema nervoso (SNP), a princípio, um nervo pode ter seus axônios regenerados após uma transecção.

a Alguns dias após a transecção, o axônio degenera, inicialmente na região distal à lesão (a chamada *degeneração walleriana*); sua bainha de mielina se desintegra e o axônio se degrada, uma vez que não é mais suprido pelo corpo celular (a chamada função trófica do pericário é perdida). Nos corpos celulares afetados, os núcleos neuronais se posicionam na periferia e os corpúsculos de Nissl são parcialmente dissolvidos (cromatólise). Simultaneamente, as células de Schwann proliferam, originando as chamadas *bandas de Büngner*.

b Semanas mais tarde, os axônios seccionados começam a emitir brotamentos a partir do coto proximal (brotamentos axônicos) e se deslocam aproximadamente 1 mm/dia em sua própria região de inervação. A partir de axônios adjacentes, mas não de axônios afetados pela lesão, podem surgir colaterais axônicos que avançam na região afetada. O progresso dos brotamentos axônicos pode ser avaliado pelo sinal de Hoffmann-Tinel. Pode-se realizar a palpação do nervo ao longo de seu trajeto, de modo a provocar formigamento na região na qual os axônios estão emitindo os seus brotamentos.

c Meses mais tarde, a regeneração está concluída: os axônios alcançam novamente as células musculares esqueléticas e as reinervam.

Os axônios que não atingirem as células musculares esqueléticas afetadas, assim como os axônios dos colaterais axônicos que brotaram, acabam por sofrer degeneração. Uma vez que as células de Schwann distais à lesão proliferaram, esta mesma rota torna os axônios mielinizados por uma quantidade maior de células de Schwann do que ocorria antes. Isto também aumenta os nodos de Ranvier – portanto, a condução saltatória do impulso torna-se mais lenta, o que é mensurável pela avaliação da velocidade de condução do nervo. A posição dos núcleos dos neurônios e a textura dos corpúsculos de Nissl nos corpos celulares são normalizadas.

Após a transecção de um nervo periférico, as extremidades seccionadas são novamente aproximadas por meio de uma sutura no nervo (neurorrafia). O objetivo desta neurorrafia é manter a continuidade dos envoltórios de tecido conjuntivo, sendo que as colunas de células de Schwann servem como uma estrutura-guia para os brotamentos axônicos. Caso um grande fragmento do nervo tenha sido perdido, utiliza-se um transplante de nervo, que preenche este espaço; assim, forma-se a via condutora para os axônios em brotamento. Tal via condutora é importante para os brotamentos axônicos, uma vez que os axônios não podem penetrar em cicatrizes de tecido conjuntivo. Caso os brotamentos axônicos não possam prosseguir até o músculo apropriado devido a esta cicatriz, forma-se um neuroma de amputação (ver **d**) – um conglomerado de células de Schwann e de brotamentos axônicos.

B Parede do Tronco

1 Ossos, Articulações e Ligamentos 108

2 Sistemática da Musculatura 152

3 Topografia da Musculatura 174

4 Sistemática das Estruturas Vasculonervosas . . 198

5 Topografia das Estruturas Vasculonervosas . . 206

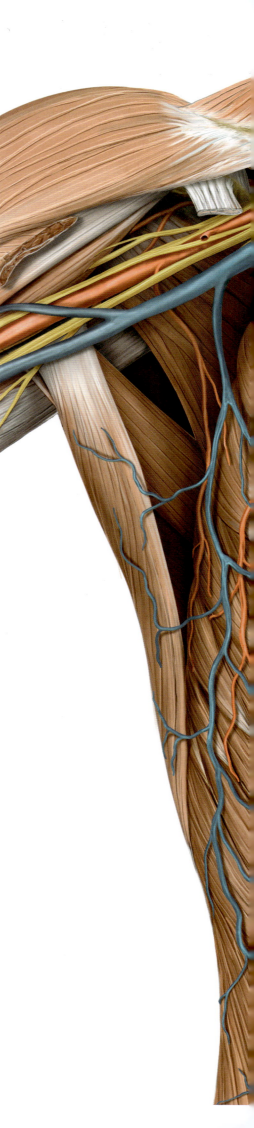

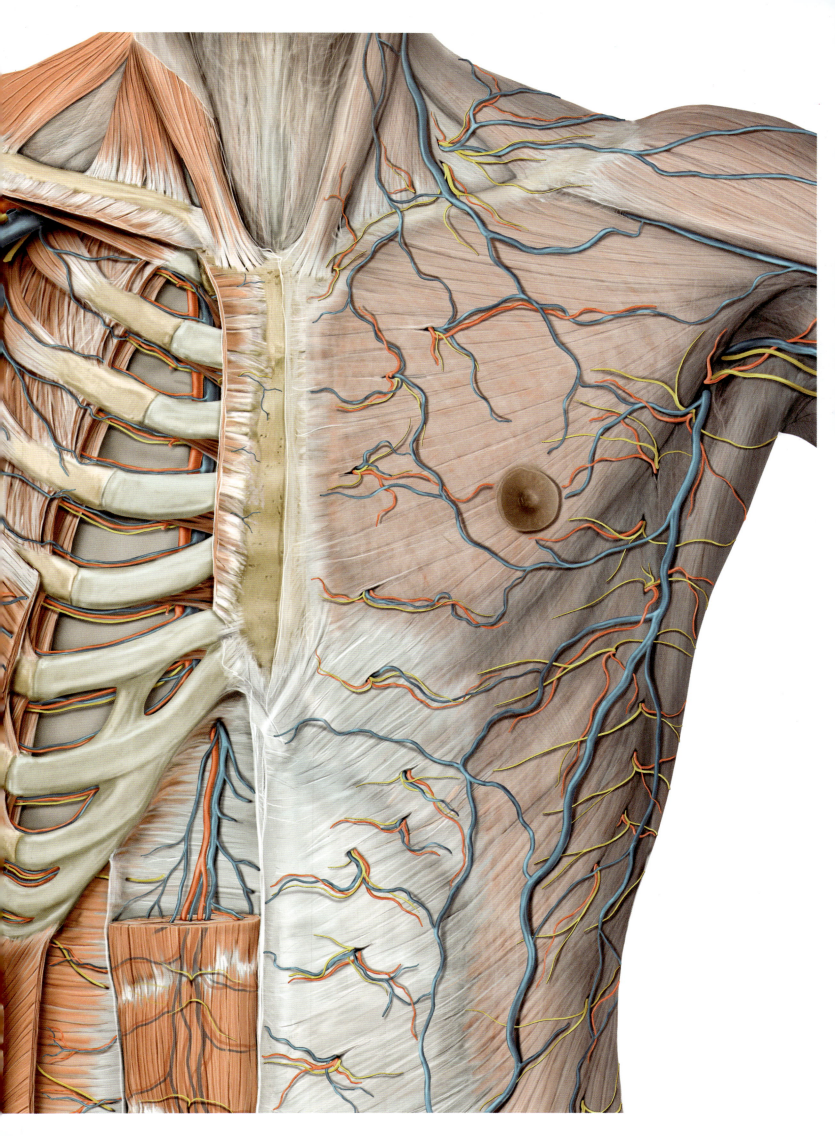

Parede do Tronco | 1 Ossos, Articulações e Ligamentos

1.1 Esqueleto do Tronco

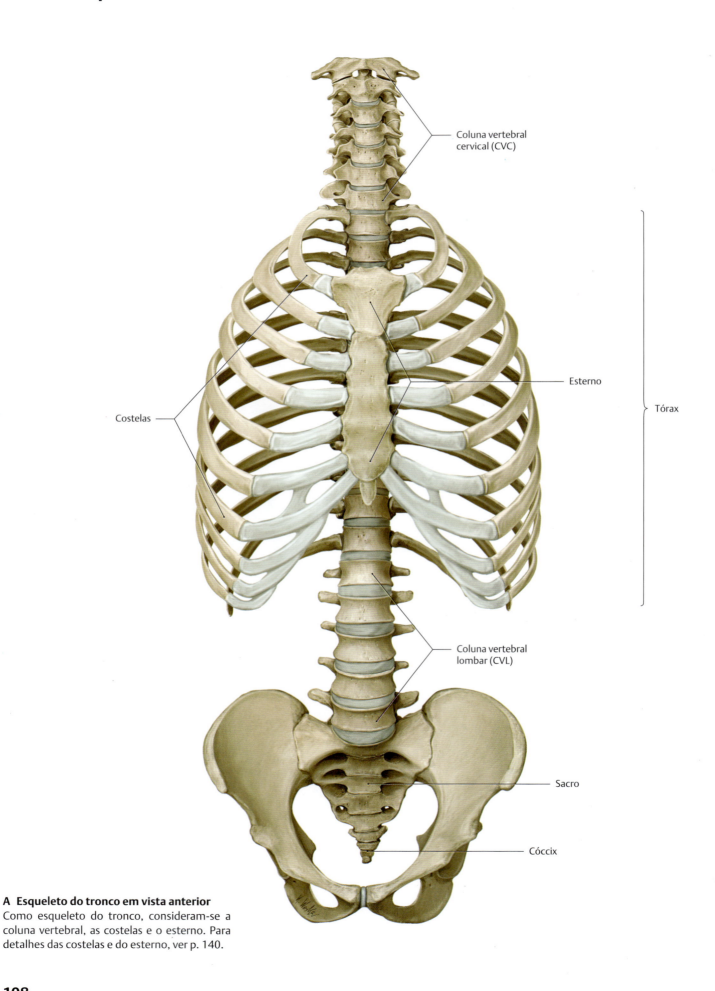

A Esqueleto do tronco em vista anterior
Como esqueleto do tronco, consideram-se a coluna vertebral, as costelas e o esterno. Para detalhes das costelas e do esterno, ver p. 140.

1 Ossos, Articulações e Ligamentos | Parede do Tronco

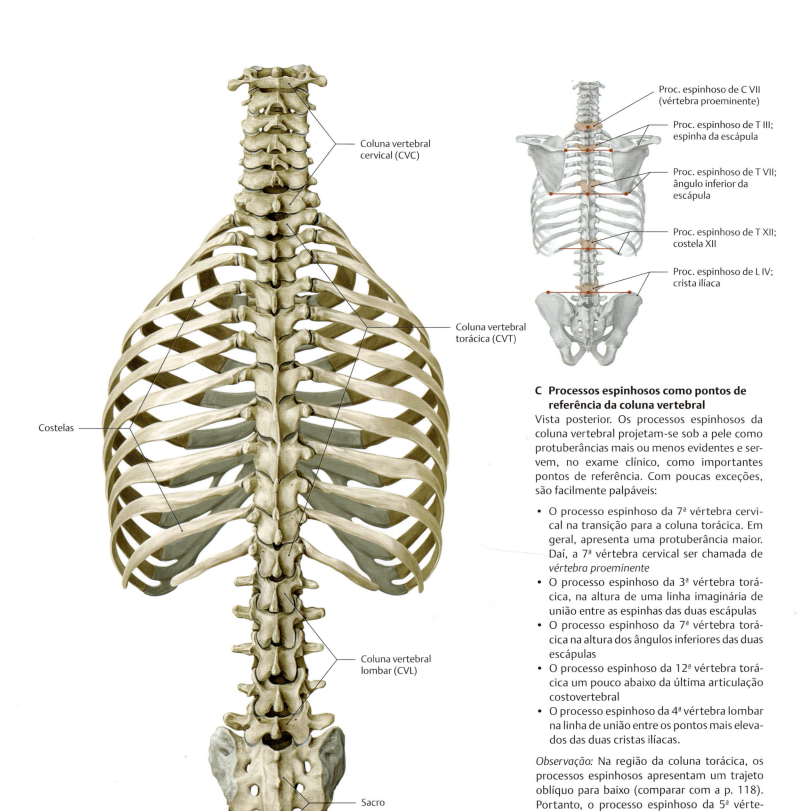

B Esqueleto do tronco em vista posterior

C Processos espinhosos como pontos de referência da coluna vertebral

Vista posterior. Os processos espinhosos da coluna vertebral projetam-se sob a pele como protuberâncias mais ou menos evidentes e servem, no exame clínico, como importantes pontos de referência. Com poucas exceções, são facilmente palpáveis:

- O processo espinhoso da 7ª vértebra cervical na transição para a coluna torácica. Em geral, apresenta uma protuberância maior. Daí, a 7ª vértebra cervical ser chamada de *vértebra proeminente*
- O processo espinhoso da 3ª vértebra torácica, na altura de uma linha imaginária de união entre as espinhas das duas escápulas
- O processo espinhoso da 7ª vértebra torácica na altura dos ângulos inferiores das duas escápulas
- O processo espinhoso da 12ª vértebra torácica um pouco abaixo da última articulação costovertebral
- O processo espinhoso da 4ª vértebra lombar na linha de união entre os pontos mais elevados das duas cristas ilíacas.

Observação: Na região da coluna torácica, os processos espinhosos apresentam um trajeto oblíquo para baixo (comparar com a p. 118). Portanto, o processo espinhoso da 5ª vértebra torácica, por exemplo, situa-se na altura do corpo da 6ª vértebra torácica.

Parede do Tronco | 1 Ossos, Articulações e Ligamentos

1.2 Coluna Vertebral

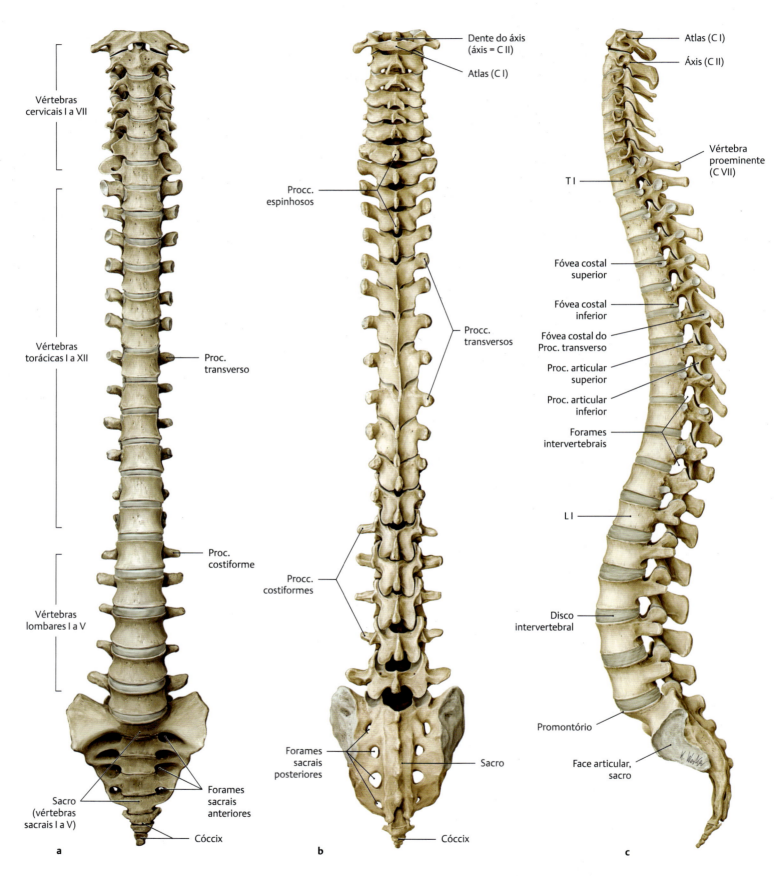

A Coluna vertebral
a Vista anterior; b Vista posterior; c Vista lateral esquerda.
Observação: De acordo com a sua filogênese, os processos transversos das vértebras lombares correspondem a costelas rudimentares. Portanto, são chamados de Procc. costiformes (comparar com p. 114).

1 Ossos, Articulações e Ligamentos | Parede do Tronco

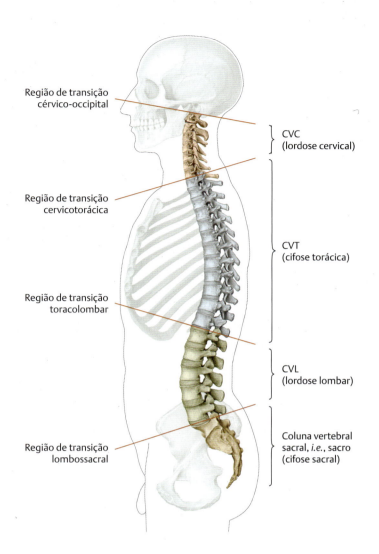

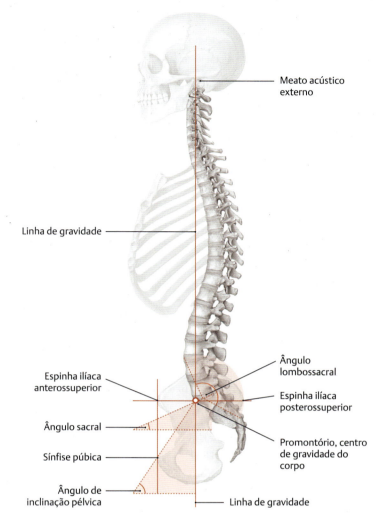

B Segmentos e curvaturas da coluna vertebral
Vista lateral esquerda. A coluna vertebral de um adulto é dividida em quatro segmentos e apresenta, no plano sagital, quatro curvaturas distintas. Estas curvaturas evoluíram em consequência da adaptação à postura bípede e ereta dos seres humanos (amortecimento de peso). De cranial para caudal, distinguimos os seguintes segmentos e curvaturas:

- Coluna vertebral cervical (CVC) — lordose cervical
- Coluna vertebral torácica (CVT) — cifose torácica
- Coluna vertebral lombar (CVL) — lordose lombar
- Coluna vertebral sacral (sacro) — cifose sacral.

CVC, CVT e CVL também são chamadas de *coluna vertebral pré-sacral*. As regiões de transição entre as partes da coluna vertebral são clinicamente importantes, visto que representam as zonas mais propícias para as lesões da coluna (p. ex., o prolapso de disco). Algumas vezes, as vértebras destas regiões apresentam formas atípicas e são então chamadas de *vértebras de transição*. Isto é muito frequente na transição da coluna vertebral lombar para o sacro. Dependendo do aspecto desta transição, falamos de *lombarização* ou *sacralização*. Em caso da lombarização, a 1ª vértebra sacral é fundida à coluna lombar, gerando, portanto, uma vértebra lombar adicional. Em caso de sacralização existe uma sinostose entre a 5ª vértebra lombar e o sacro, ou seja, ocorre a redução do número de vértebras lombares. Estas *anomalias de assimilação* são muitas vezes unilaterais (hemilombarização, hemissacralização).

C Articulação da coluna vertebral com o cíngulo do membro inferior
Esqueleto do tronco com o crânio e o cíngulo do membro inferior, vista lateral esquerda. A coluna vertebral apresenta normalmente uma curvatura e uma articulação típicas com o cíngulo do membro inferior, de tal maneira que se formam ângulos característicos entre determinadas linhas e eixos projetados. Estes eixos e linhas são importantes, por exemplo, no exame radiológico, para a identificação de falhas no posicionamento e na forma da coluna vertebral ou do tronco.
Ângulo lombossacral: O ângulo entre os eixos da 5ª vértebra lombar e da 1ª vértebra sacral (em média, 143°). Resulta do fato de que o sacro como parte fixa do anel pélvico (ver p. 146) não contribui significativamente para a retificação da coluna vertebral. Isto resulta em uma projeção pronunciada e característica, na passagem da porção pré-sacral da coluna vertebral para o sacro.
Ângulo sacral: O ângulo entre a linha horizontal e o plano do sacro direcionado para cima (em média, 30°).
Ângulo de inclinação pélvica: O ângulo entre o plano da abertura superior da pelve (conectando promontório/margem superior da sínfise púbica) e uma linha horizontal. Mede cerca de 60° na posição ortostática. Este ângulo aumenta ou diminui, nos casos de inclinação da pelve para a frente ou para trás, respectivamente (comparar com p. 165). Na posição ortostática, a pelve posiciona-se de tal maneira que as espinhas ilíacas anteroposterior e posterossuperior encontram-se em uma linha horizontal, e a espinha ilíaca anterossuperior e a margem superior da sínfise púbica alinham-se em uma direção vertical. Este conhecimento é importante, uma vez que permite a avaliação do posicionamento correto da pelve durante a palpação destes relevos ósseos.
Linha de gravidade: Ao longo da linha de gravidade encontram-se, por exemplo, o meato acústico externo, o dente do áxis (a 2ª vértebra cervical), as transições anatomofuncionais da coluna vertebral (entre lordoses e cifoses) e o centro de gravidade do corpo, imediatamente à frente do promontório.

1.3 Desenvolvimento da Coluna Vertebral

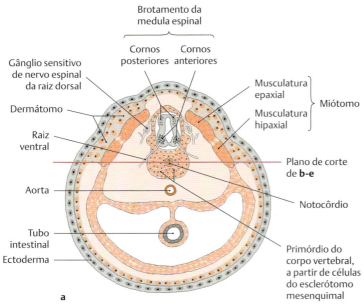

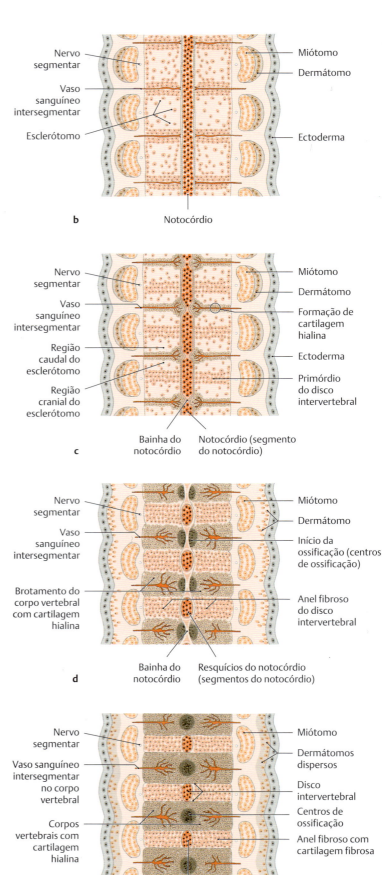

A Desenvolvimento da coluna vertebral (4ª a 10ª semana)
a Esquema de um corte transversal; **b–e** Esquemas de cortes frontais (os planos de corte de **b–e** são indicados em **a**).

a e **b** Os somitos originais diferenciaram-se em miótomos, dermátomos e esclerótomos. As células esclerotômicas se separam do conjunto no fim da 4ª semana e migram em direção ao notocórdio, formando um conjunto de células mesenquimais ao seu redor (primórdio da futura coluna vertebral).

c Segmentos adjacentes craniais e caudais do esclerótomo, acima e abaixo dos vasos intersegmentares, se unem e, na 6ª semana, começam a transformar-se em cartilagem, deslocando o material do notocórdio para cima e para baixo (segmentos do notocórdio).

d Entre os corpos vertebrais rudimentares desenvolvem-se os discos intervertebrais com o núcleo pulposo e o anel fibroso. A ossificação começa no centro dos corpos vertebrais (8ª semana).

e Pela fusão dos segmentos cranial e caudal dos esclerótomos, os miótomos segmentares conectam, agora, os processos de dois primórdios vertebrais adjacentes conectando os discos intervertebrais. Desta maneira formam-se os chamados *segmentos motores* (comparar com a p. 132). O nervo espinal segmentar estende-se na altura do futuro forame intervertebral, e os vasos intersegmentares transformam-se em *vasos nutrícios* dos corpos vertebrais (10ª semana).

Aplicação clínica: A falta do fechamento completo do tubo neural ou das partes posteriores dos arcos vertebrais, durante o desenvolvimento embrionário, constitui a *espinha bífida*. O canal vertebral permanece aberto dorsalmente e não há processos espinhosos (quanto às diferentes formas e consequências, consulte os textos sobre embriologia). A falha, habitualmente bilateral, dos arcos vertebrais (geralmente comprometendo a região de L IV e L V) é chamada de *espondilólise*. Pode ser congênita ou adquirida (p. ex., pós-traumatismo). Os casos adquiridos são mais comuns em atletas, nos quais os arcos vertebrais podem fraturar-se com maior frequência (lançamento de dardo, ginástica olímpica, salto com vara). Em caso de lesão adicional do disco intervertebral correspondente, o corpo vertebral começa a deslizar para a frente (*espondilolistese* = deslizamento vertebral). No caso de *espondilólise congênita* (associada a níveis variáveis de espondilolistese), o processo de deslizamento ocorre progressivamente durante o crescimento e tende a estabilizar após os 20 anos.

1 Ossos, Articulações e Ligamentos | Parede do Tronco

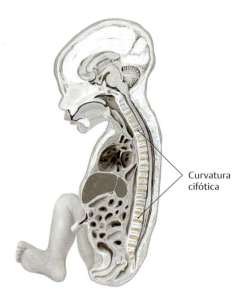

B Cifose neonatal
Corte sagital mediano de um recém-nascido, vista da esquerda. Devido à posição curvada do feto durante a gravidez, o recém-nascido apresenta "cifose" da coluna vertebral sem lordose cervical e lombar.

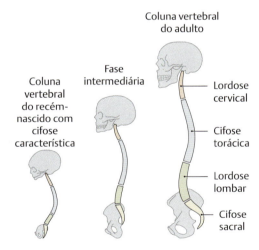

C Retificação da coluna vertebral durante o desenvolvimento normal
As curvaturas características da coluna vertebral do adulto já existem, parcialmente, no recém-nascido (comparar com **B**). Elas se desenvolvem ao longo da vida pós-natal. Primeiro, aparece a lordose cervical, com participação da musculatura da nuca, cada vez mais fortalecida, para o equilíbrio da cabeça; ao longo do desenvolvimento — com o aprendizado de sentar, ficar em pé e andar — também se desenvolve a lordose lombar. Esta lordose lombar se acentua até que os membros inferiores possam ser estendidos nas articulações do quadril, mas somente é fixada, de forma definitiva, ao longo da puberdade. Uma reestruturação semelhante ocorre durante o desenvolvimento filogenético da mudança da postura quadrúpede para bípede.

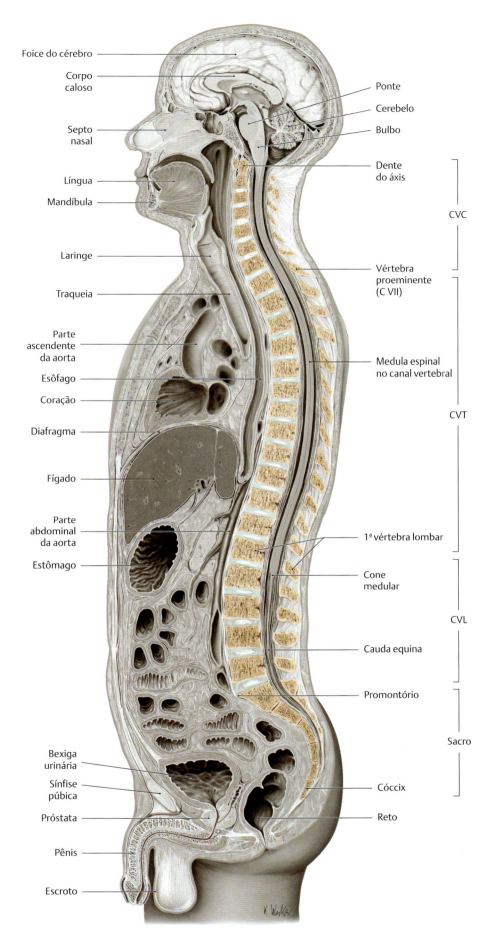

D Curvaturas fisiológicas da coluna vertebral do adulto
Corte sagital mediano de um homem adulto, vista da esquerda.

113

Parede do Tronco | 1 Ossos, Articulações e Ligamentos

1.4 Estrutura da Vértebra

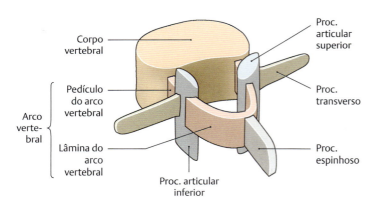

A Elementos estruturais da vértebra
Vista da esquerda, superior e inferior. Todas as vértebras, com exceção da 1ª e 2ª vértebras cervicais (atlas e áxis) (comparar com p. 115), apresentam um plano básico estrutural único e consistem nos seguintes elementos anatômicos:

- Um corpo vertebral
- Um arco vertebral
- Um processo espinhoso
- Dois processos transversos
- Quatro processos articulares.

Os processos servem como pontos de inserção para músculos e ligamentos, e integram, na região dos corpos vertebrais torácicos, as articulações costovertebrais. Os corpos e arcos vertebrais delimitam o forame vertebral. O conjunto dos forames vertebrais forma o canal vertebral.

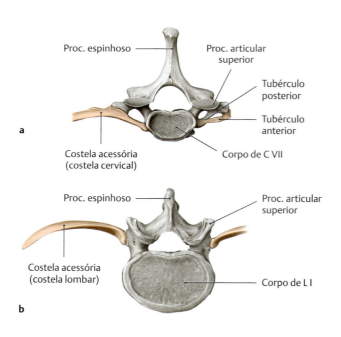

B Brotamentos adicionais das costelas
Vista superior. **a** Costela cervical; **b** Costela lombar.
Brotamentos acessórios das costelas podem, por exemplo, na região cervical, diminuir o espaço entre os músculos escalenos e formar um desfiladeiro anatômico para o plexo braquial e para a A. subclávia (síndrome do escaleno ou da costela cervical, comparar com p. 376). Uma costela lombar adicional, por outro lado, não causa problemas.

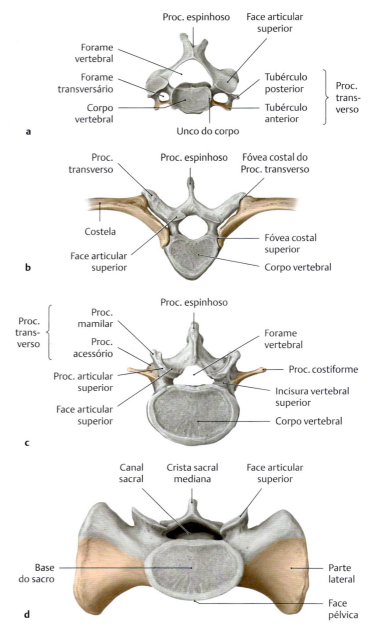

C Brotamentos costais nas diferentes regiões da coluna vertebral
Vista superior. A forma e a estrutura das vértebras são intimamente ligadas à formação das costelas ou dos seus respectivos brotamentos rudimentares (aqui destacados em cores).

a Vértebras cervicais: Aqui, o rudimento costal forma o tubérculo anterior que, junto com o tubérculo posterior, delimita o forame transversário.
b Vértebras torácicas: Como pontos de articulação das costelas, tanto os corpos vertebrais quanto os processos transversos são recobertos por faces articulares cartilaginosas (fóvea costal dos processos transversos e fóveas costais superior e inferior).
c Vértebras lombares: Aqui, os brotamentos costais, em forma dos "processos transversos", são muito mais espessos do que na coluna cervical. Os processos transversos das vértebras lombares são também chamados de processos costiformes.
d Sacro: Aqui, a costela rudimentar forma a porção anterior das partes laterais e é fundida com os processos transversos.

1 Ossos, Articulações e Ligamentos | Parede do Tronco

D Vértebras típicas de diferentes regiões da coluna vertebral
Vistas superior e lateroesquerda.

- **a e b** 1ª vértebra cervical (atlas).
- **c e d** 2ª vértebra cervical (áxis).
- **e e f** 4ª vértebra cervical.
- **g e h** 6ª vértebra torácica.
- **i e j** 4ª vértebra lombar.
- **k e l** Sacro.

As vértebras das diferentes partes da coluna vertebral distinguem-se tanto pelo tamanho quanto por características específicas. Enquanto os *corpos* vertebrais aumentam gradativamente de cranial para caudal para resistir ao aumento da carga aplicada pelo peso corporal, os *forames* vertebrais diminuem, da mesma forma, o seu diâmetro, visto que a medula espinal fica mais delgada. Além disso, a estrutura e a forma externa dos arcos vertebrais e de seus processos adjacentes sofrem modificações (para detalhes, ver pp. 117, 119 e 121).

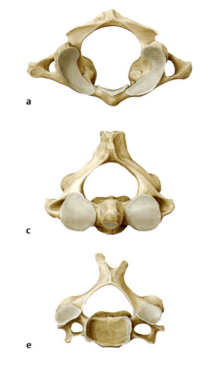
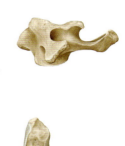
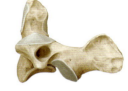
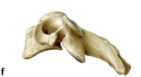
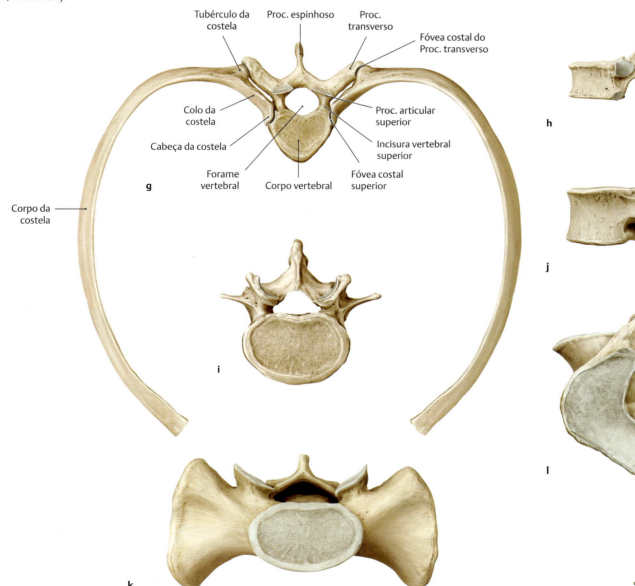
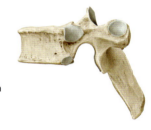
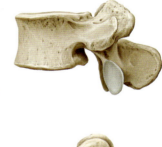
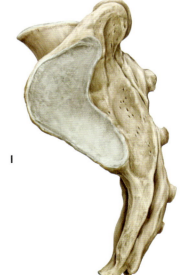

115

1.5 Coluna Cervical

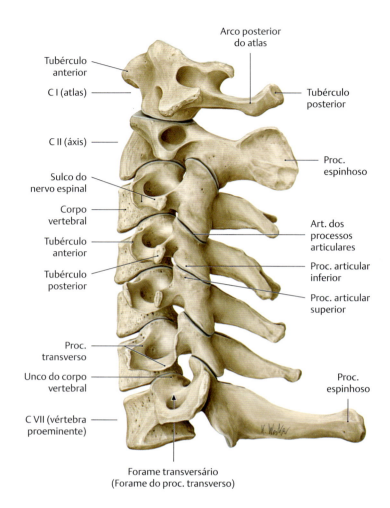

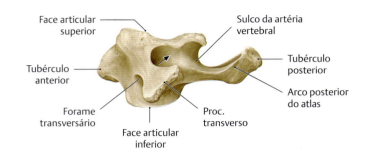

a 1ª vértebra cervical (atlas)

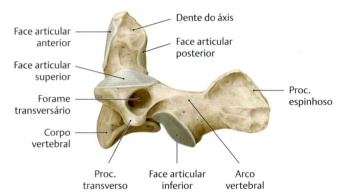

b 2ª vértebra cervical (áxis)

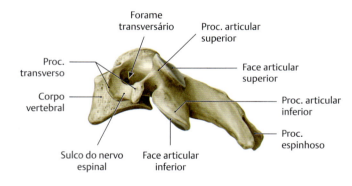

c 4ª vértebra cervical

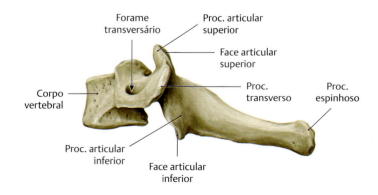

d 7ª vértebra cervical (vértebra proeminente)

B Vértebras cervicais (vista esquerda)

A Coluna cervical, vista esquerda
De um total de sete vértebras cervicais, a **1ª e a 2ª vértebra cervical** (atlas e áxis) divergem mais da estrutura básica vertebral. Suas estruturas permitem que possam tanto receber o peso da cabeça, quanto — como uma articulação esferóidea — mover-se ao longo dos três graus de liberdade. As **cinco vértebras cervicais restantes** apresentam um corpo relativamente pequeno, com formato cuboide (visto superior), bem como um forame vertebral largo e triangular (ver **Cc**). As faces superior e inferior dos corpos vertebrais apresentam uma curvatura em forma de sela. As faces superiores apresentam protuberâncias laterais (uncos dos corpos vertebrais) que surgem somente a partir do 10º ano de vida (ver p. 134). O Proc. transverso consiste em duas projeções anterior e posterior que terminam lateralmente em dois pequenos tubérculos (anterior e posterior). Estas projeções circundam o forame transversário por onde passa, a partir da 6ª vértebra cervical, a artéria vertebral, em direção cranial, e em ambos os lados. A face superior do processo transverso apresenta, a partir da 3ª vértebra cervical, um sulco profundo e largo (sulco do N. espinal), por onde passa o respectivo nervo espinal. Os processos articulares superior e inferior são largos e achatados, e suas faces articulares planas inclinam-se cerca de 45° em relação à linha horizontal. Os processos espinhosos da 3ª à 6ª vértebra cervical são curtos e bifurcados; o processo espinhoso da 7ª vértebra cervical supera os outros quanto ao comprimento e à resistência e é o primeiro dos processos espinhosos facilmente palpável sob a pele (vértebra proeminente).

1 Ossos, Articulações e Ligamentos | Parede do Tronco

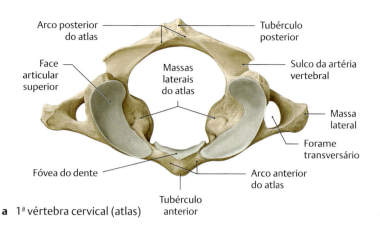

a 1ª vértebra cervical (atlas)

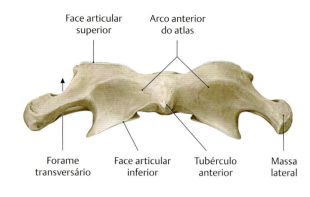

a 1ª vértebra cervical (atlas)

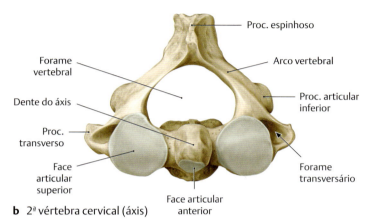

b 2ª vértebra cervical (áxis)

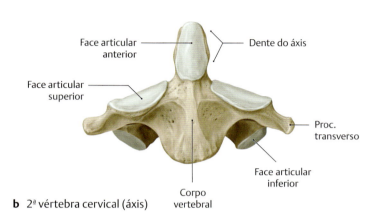

b 2ª vértebra cervical (áxis)

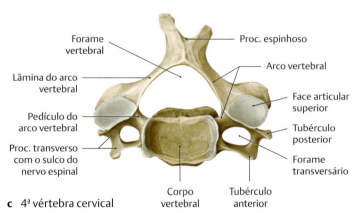

c 4ª vértebra cervical

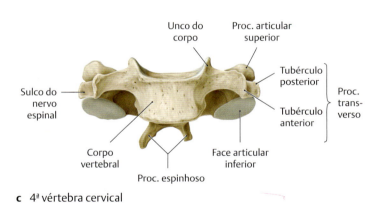

c 4ª vértebra cervical

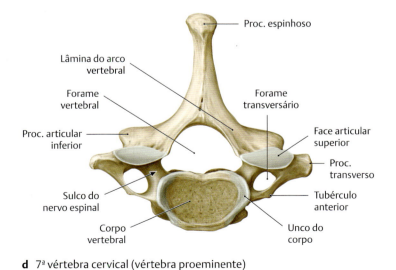

d 7ª vértebra cervical (vértebra proeminente)

C Vértebras cervicais (vista superior)

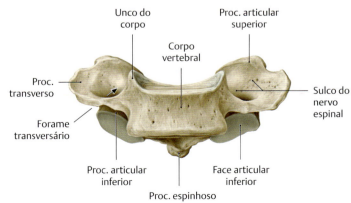

d 7ª vértebra cervical (vértebra proeminente)

D Vértebras cervicais (vista anterior)

117

1.6 Coluna Torácica

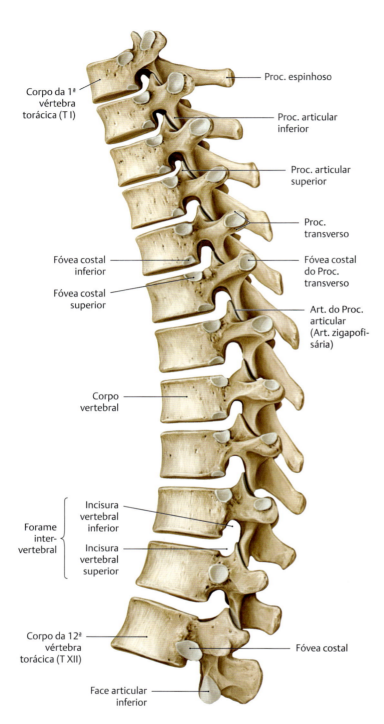

A Coluna torácica, vista lateral esquerda
Os corpos vertebrais torácicos aumentam progressivamente sua altura e largura da 1ª até a 12ª vértebra, de tal maneira que a forma transverso-oval dos corpos das vértebras torácicas inferiores assemelha-se à dos corpos vertebrais lombares. O forame vertebral é arredondado e menor do que o dos segmentos cervical e lombar. As superfícies dos corpos são triangulares a arredondadas. Os processos espinhosos são longos e angulados agudamente para baixo, criando um arranjo que interliga as vértebras torácicas. As faces articulares dos processos articulares *inferiores* direcionam-se para a frente, enquanto as dos processos articulares *superiores* direcionam-se para trás de tal forma que se articulem com as faces inferiores, formando as articulações dos processos articulares (p. 132). Outra característica especial das vértebras torácicas é que os seus processos transversos são angulados posteriormente para permitir a articulação com as costelas. As fóveas costais são superfícies recobertas por cartilagem que se articulam com as costelas correspondentes (ver p. 145). Os corpos da 1ª à 9ª vértebra torácica (T I–T IX) apresentam *duas* faces articulares *de cada lado* — as fóveas costais superior e inferior — de tal forma que duas vértebras adjacentes combinam-se para formar uma face articular completa (com exceção do corpo de T I, que apresenta uma face articular completa na margem superior). O corpo vertebral de T X apresenta apenas uma fóvea costal superior (que forma um encaixe com a fóvea costal inferior da 9ª vértebra torácica; a fóvea costal inferior pode ser "eliminada" porque o corpo vertebral da 11ª vértebra torácica, adjacente (como o da 12ª), tem uma face articular completa (fóvea costal). Conforme mencionado, os processos transversos das vértebras torácicas – com exceção da 11ª e da 12ª vértebra – também apresentam faces articulares (fóvea costal do processo transverso).

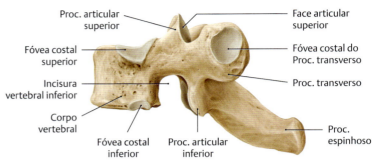

a 2ª vértebra torácica

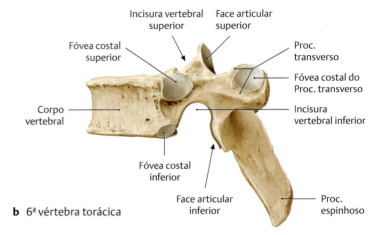

b 6ª vértebra torácica

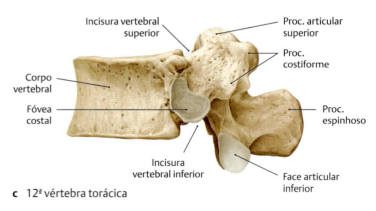

c 12ª vértebra torácica

B Vértebras torácicas, vista lateral esquerda

1 Ossos, Articulações e Ligamentos | Parede do Tronco

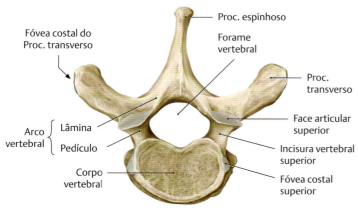

a 2ª vértebra torácica

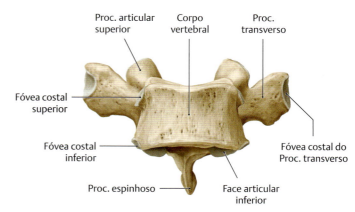

a 2ª vértebra torácica

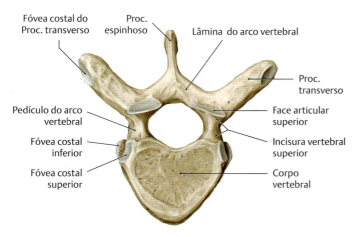

b 6ª vértebra torácica

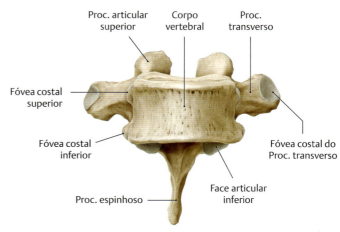

b 6ª vértebra torácica

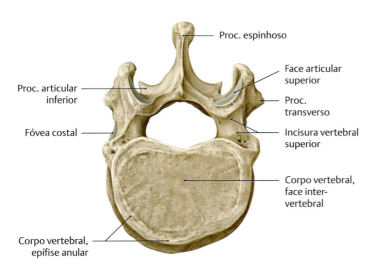

c 12ª vértebra torácica

C Vértebra torácica, vista superior
O arco vertebral é formado pelas lâminas e pelos pedículos.

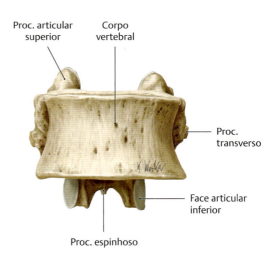

c 12ª vértebra torácica

D Vértebra torácica, vista anterior

119

1.7 Coluna Vertebral Lombar

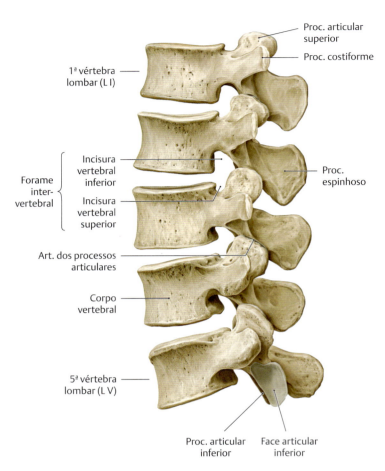

A Coluna vertebral lombar, vista lateral esquerda
Os corpos vertebrais lombares são espessos, com aspecto transverso-oval em uma visão superior (ver **C**). Os arcos vertebrais delimitam um forame vertebral aproximadamente triangular e se unem dorsalmente, formando um processo espinhoso espesso e achatado. Os chamados "processos transversos" das vértebras lombares correspondem às costelas rudimentares (ver p. 114). São, portanto, denominados Procc. costiformes e não são homólogos com os Procc. transversos das vértebras dos outros segmentos. Os Procc. costiformes espessos são fundidos com o processo transverso propriamente dito, formando pequena protuberância pontiaguda na base do Proc. costiforme (Proc. acessório, ver **Cb**). Os espessos processos articulares superior e inferior têm faces articulares levemente inclinadas, com orientação vertical e próximas ao plano sagital. As faces articulares dos processos articulares superiores são levemente côncavas e orientadas medialmente, enquanto os processos articulares inferiores são discretamente convexos e orientados lateralmente. Nas faces externas dos processos articulares superiores encontram-se os chamados processos mamilares como pontos de origem ou inserção de músculos próprios do dorso (ver **Bb** e **Ca**).

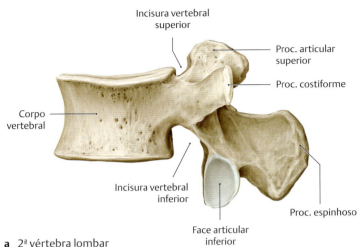

a 2ª vértebra lombar

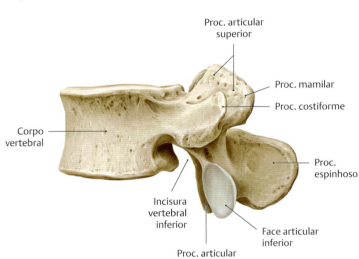

b 4ª vértebra lombar

c 5ª vértebra lombar

B Vértebra lombar, vista lateral esquerda

120

1 Ossos, Articulações e Ligamentos | Parede do Tronco

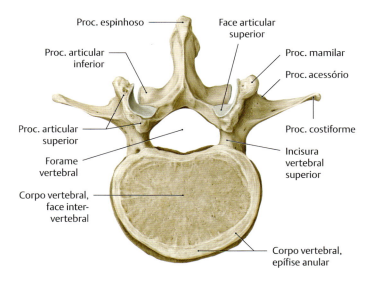

a 2ª vértebra lombar

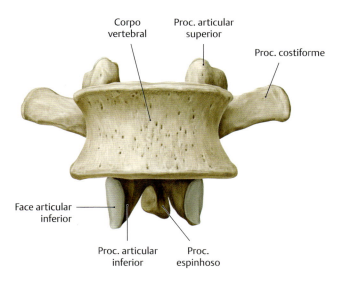

a 2ª vértebra lombar

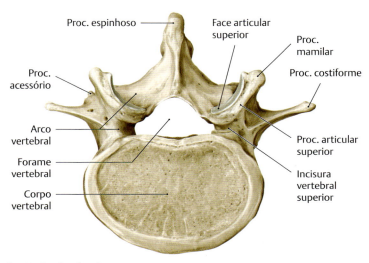

b 4ª vértebra lombar

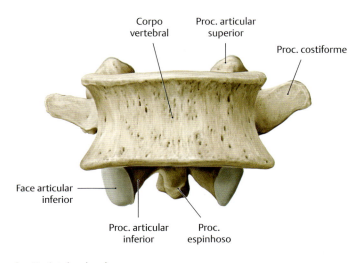

b 4ª vértebra lombar

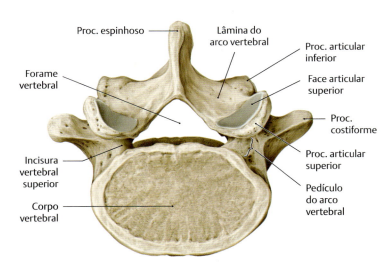

c 5ª vértebra lombar

C Vértebra lombar, vista superior

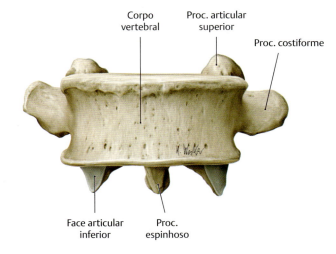

c 5ª vértebra lombar

D Vértebra lombar, vista anterior

1.8 Sacro e Cóccix

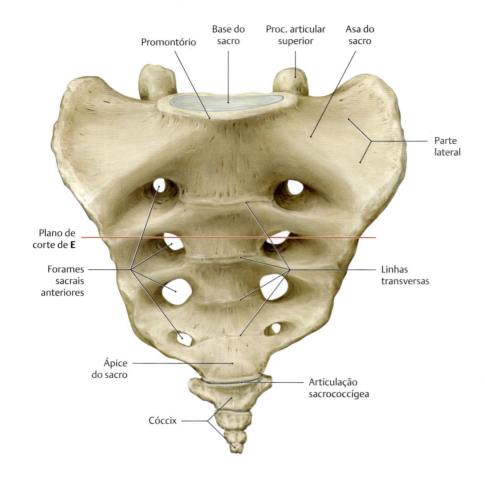

A Sacro e cóccix, vista anterior (pélvica)
O sacro consiste originalmente em cinco vértebras sacrais independentes. Estas se fundem na vida pós-natal, formando um único osso, que é achatado anteroposteriormente, assemelhando-se a um triângulo, na vista anterior. A *base do sacro* orienta-se para cima e é articulada com o corpo da 5ª vértebra lombar, por meio de um disco intervertebral cuneiforme. O *ápice do sacro* orienta-se para baixo e é articulado ao cóccix. A face anterior do sacro (*face pélvica*) apresenta uma curvatura côncava nos planos sagital e transverso (ver **C**). Entre os forames sacrais anteriores estendem-se quatro linhas transversas na altura do antigo ponto de união das cinco vértebras sacrais. O cóccix consiste em três a quatro vértebras rudimentares, das quais somente a 1ª vértebra coccígea retém a estrutura típica de uma vértebra. Apresenta, como resquícios dos processos articulares craniais, dois pequenos cornos coccígeos e processos transversos curtos, e é muitas vezes conectado ao ápice do sacro, por meio de uma sincondrose (Art. sacrococcígea). Tal fato possibilita um movimento passivo do cóccix para a frente e para trás (aumento do diâmetro anteroposterior da saída da pelve, durante o parto, ver p. 147).

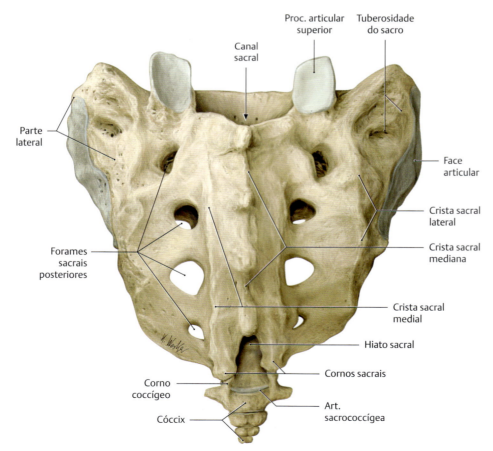

B Sacro e cóccix, vista posterior
Os processos espinhosos unidos formam, na face dorsal convexa do sacro, uma crista óssea dentada, a *crista sacral mediana*. Lateralmente a ela, em cada lado, formam-se, pela fusão dos processos articulares, as *cristas sacrais mediais* pareadas. Estas cristas se estendem em direção caudal para os processos articulares rudimentares da 5ª vértebra sacral (cornos sacrais), e em direção cranial para os dois processos articulares superiores da 5ª vértebra lombar, que assumem uma orientação aproximadamente frontal. Entre os cornos sacrais forma-se, em função da falta do 5º arco vertebral, uma abertura, o hiato sacral, que representa o acesso para o canal sacral (anestesia do hiato sacral). Lateralmente aos forames sacrais posteriores estende-se em uma segunda crista pareada *(crista sacral lateral)*, originada da união dos processos transversos. A união óssea entre os processos transversos e os rudimentos costais forma, em ambos os lados do corpo do sacro, as espessas partes laterais da asa do sacro que abrigam, em seus lados, as faces articulares, em forma de orelha (faces "auriculares") para os ílios (ver **C**).

1 Ossos, Articulações e Ligamentos | Parede do Tronco

C Sacro na vista lateral esquerda

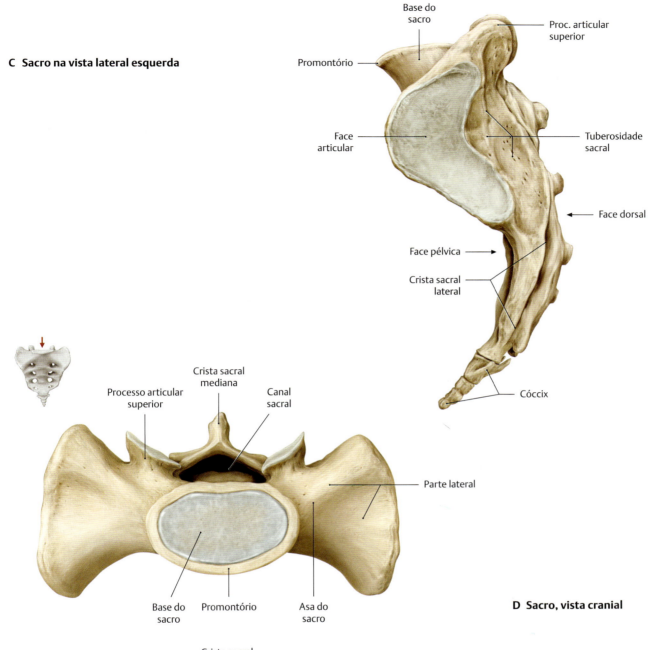

D Sacro, vista cranial

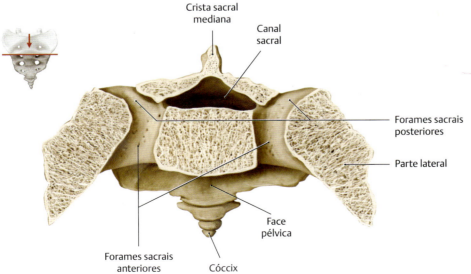

E Corte transversal do sacro
Vista cranial; localização dos planos de corte, ver **A**. Devido à fusão das vértebras, surgem na área das quatro vértebras sacrais superiores, no local das aberturas das vértebras intermediárias, em ambos os lados, quatro canais ósseos em forma de T através dos quais os nervos sacrais 1 a 4 passam. Os ramos ventrais e dorsais correspondentes dos nervos espinais deixam os canais ósseos através dos forames sacrais anterior e posterior (ver p. 555).

123

Parede do Tronco | 1 Ossos, Articulações e Ligamentos

1.9 Disco Intervertebral: Estrutura e Função

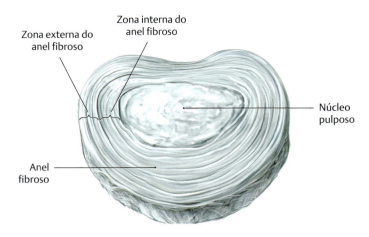

A Estrutura do disco intervertebral
Disco intervertebral lombar isolado, vista superoanterior. O disco intervertebral consiste em um *anel fibroso* externo e um *núcleo pulposo* central. No anel fibroso distinguem-se uma zona externa e uma zona interna. A zona externa consiste em um envoltório de tecido conjuntivo, resistente à tração e composto por lamelas concêntricas de fibras colágenas do tipo I. Estas fibras se cruzam, em diferentes ângulos de inclinação, e conectam as epífises anulares de duas vértebras adjacentes (comparar com **B**) nas quais são ancoradas. Na transição para a zona interna do anel fibroso, o tecido conjuntivo rígido da zona externa continua, sem limite definido, com um tecido de cartilagem fibrosa, cujas fibras colágenas do tipo II se estendem para as lâminas do assoalho de cartilagem hialina dos corpos vertebrais (comparar com **Da** e **Ea**).

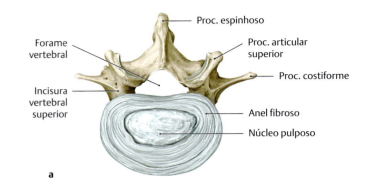

a

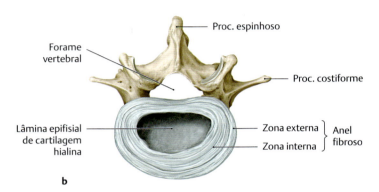

b

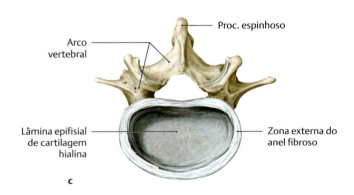

c

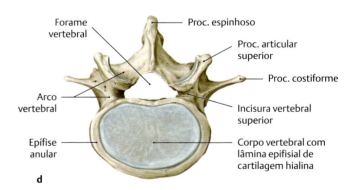

d

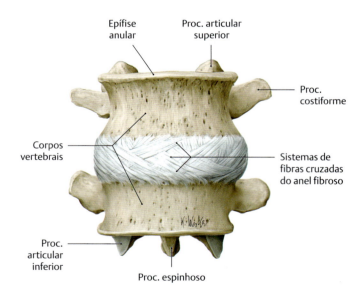

B Zona externa do anel fibroso
Disco intervertebral entre as 3ª e 4ª vértebras lombares, vista anterior. Os feixes fibrosos de tecido conjuntivo da zona externa do anel fibroso cruzam-se e conectam-se às epífises anulares de dois corpos vertebrais adjacentes.

C Visualização das diferentes porções do disco intervertebral
Corpo da 4ª vértebra lombar com seu disco intervertebral superior, vista superior.

a Disco intervertebral com anel fibroso e núcleo pulposo.
b Anel fibroso (núcleo pulposo removido).
c Zona externa do anel fibroso (zona interna removida).
d Lâmina epifisial de cartilagem hialina, na epífise anular (disco intervertebral completamente removido).

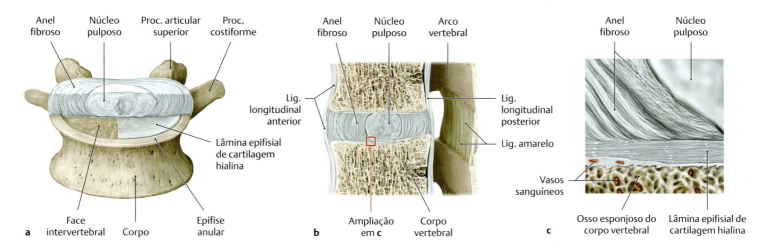

D Posição do disco intervertebral no segmento motor
a Lâmina epifisial de cartilagem hialina, vista superoanterior (a metade anterior do disco intervertebral e a metade direita da lâmina epifisial foram removidas).
b Corte sagital de um segmento motor (comparar com p. 132), vista da esquerda.
c Ampliação de **b**.

Com exceção da zona externa do anel fibroso, o disco intervertebral continua-se, superior e inferiormente, com as camadas de cartilagem hialina da lâmina epifisial e do assoalho. A porção óssea subcondral da lâmina epifisial consiste em osso compacto (faces intervertebrais) e apresenta numerosos poros (ver **c**), que representam uma conexão com os vasos dos espaços da medula óssea vermelha dos corpos vertebrais (nutrição do disco intervertebral).

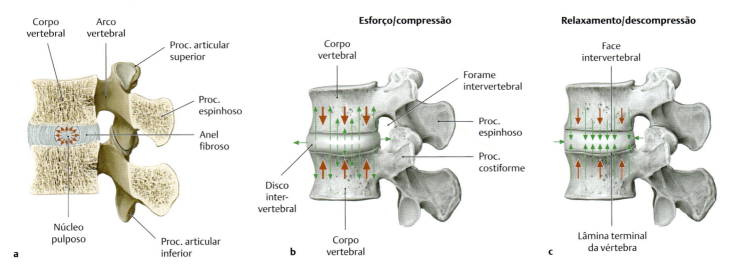

E Deslocamento de líquidos secundário a carga no disco intervertebral
a O núcleo pulposo atua como uma "almofada aquosa", para absorver cargas transitórias aplicadas no disco. Do ponto de vista mecânico, o disco intervertebral corresponde a um sistema hidrostático que apresenta resistência à pressão, consistindo em um invólucro resistente à tração (o anel fibroso), e um núcleo hidrófilo não compressível: o núcleo pulposo. Este núcleo consiste em 80 a 85% de água armazenada, de forma reversível (devido ao alto conteúdo de glicosaminoglicanas), em sua estrutura gelatinosa e mucoviscosa e pobre em células. O núcleo pulposo apresenta alta pressão hidrostática, particularmente quando submetido à ação da gravidade e de outras forças. Esta pressão pode ser absorvida pelas lâminas cartilagíneas adjacentes, bem como pelo anel fibroso, que transforma as forças de compressão em forças de tração). Desta maneira, o núcleo pulposo exerce a função de "almofada aquosa" ou de prensa hidráulica entre dois corpos vertebrais adjacentes. Junto com o anel fibroso, o núcleo é uma espécie de amortecedor que garante distribuição homogênea da pressão para as lâminas epifisiais.

b Fluxo do líquido do disco intervertebral (setas verdes) em caso de esforço contínuo (setas vermelhas grossas). Enquanto um curto esforço pode ser compensado pela função amortecedora do núcleo pulposo e do anel fibroso (ver **a**), um esforço contínuo resulta na drenagem vagarosa mas permanente de líquido. O turgor e a espessura do disco intervertebral diminuem, enquanto as lâminas epifisiais — e, por extensão, as partes ósseas das vértebras — se aproximam (ver degeneração dos discos intervertebrais na p. 139).

c Absorção de líquido pelo disco intervertebral (setas verdes) durante o relaxamento (setas vermelhas finas). O processo mostrado em **b** é reversível, visto que a espessura do disco intervertebral aumenta em condições de relaxamento. Tal aumento resulta de absorção de líquido do tecido, a partir dos vasos subcondrais dos espaços da medula óssea, que em primeiro lugar servem para a nutrição do disco (comparar com **Dc**). Devido a este deslocamento de líquido, dependente da pressão (convecção), na região dos discos intervertebrais, o comprimento do corpo diminui cerca de 1% em um dia (1,5 a 2,0 cm) em relação ao comprimento inicial.

Parede do Tronco | 1 Ossos, Articulações e Ligamentos

1.10 Ligamentos da Coluna Vertebral: Visão Geral e Região Toracolombar

A Ligamentos da coluna vertebral na altura da transição toracolombar (T XI–L III)
Vista lateral esquerda; as vértebras torácicas são seccionadas ao meio, ao longo do plano mediano.

B Ligamentos da coluna vertebral
Os ligamentos da coluna vertebral fornecem uma conexão estável entre as vértebras e possibilitam um suporte às altas cargas mecânicas. Entre os ligamentos distinguimos ligamentos do *corpo* vertebral e ligamentos do *arco* vertebral.

Ligamentos do corpo vertebral
• Lig. longitudinal anterior
• Lig. longitudinal posterior

Ligamentos do arco vertebral
• Ligg. amarelos
• Ligg. interespinais
• Lig. supraespinal
• Lig. nucal*
• Ligg. intertransversários

*O Lig. nucal com sua orientação sagital estende-se entre a margem da protuberância occipital externa e a vértebra proeminente (7ª vértebra cervical) e corresponde a um Lig. supraespinal alargado cranialmente (comparar com p. 129).

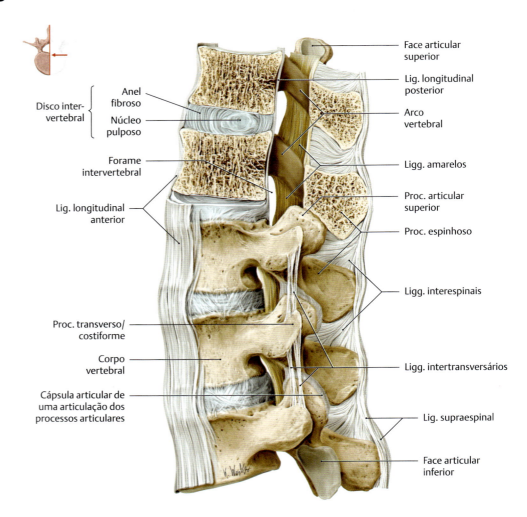

C Visualização esquemática dos ligamentos do corpo e do arco vertebral
Vista oblíqua posterior esquerda.
a Ligamentos do corpo vertebral.
b–d Ligamentos do arco vertebral.

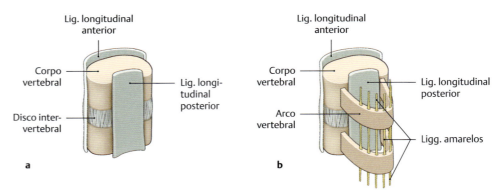

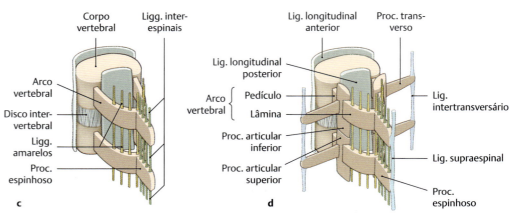

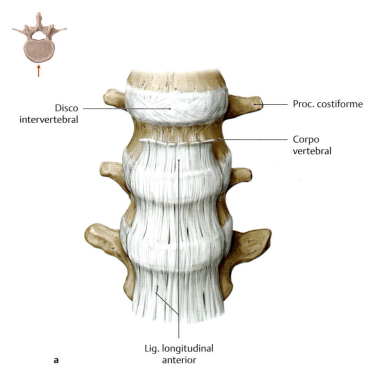
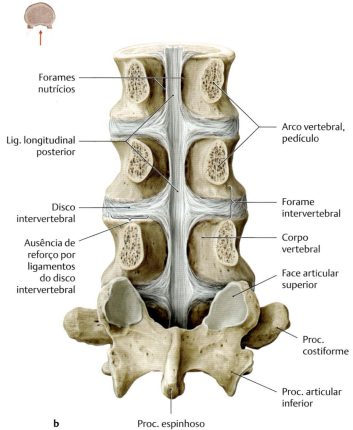
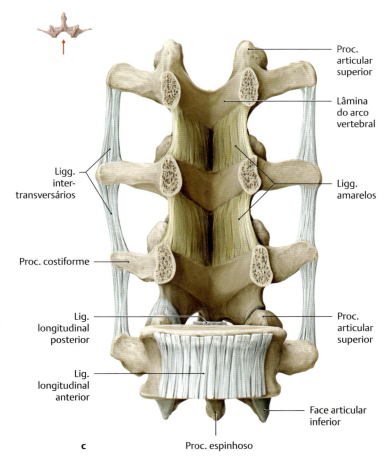

D Ligamentos na região da coluna vertebral lombar
a Lig. longitudinal anterior, vista anterior.
b Lig. longitudinal posterior, vista posterior, após remoção dos arcos vertebrais, no nível dos seus pedículos.
c Ligg. amarelos e Ligg. intertransversários na vista anterior (após remoção dos corpos de L II a L IV). (O restante dos ligamentos dos arcos vertebrais não pode ser visto nesta figura.)

O **Lig. longitudinal anterior** cobre uma ampla área na face anterior dos corpos vertebrais e estende-se, a partir da base do crânio, até o sacro. Suas fibras profundas conectam corpos vertebrais adjacentes, enquanto suas partes superficiais se estendem por vários segmentos. As fibras colágenas formam uma ligação firme com os corpos vertebrais, mas a conexão é tênue com os discos intervertebrais. O **Lig. longitudinal posterior** é menos espesso e origina-se no clivo, estendendo-se na face posterior dos corpos vertebrais até o canal sacral. É estreito na região dos corpos vertebrais e fixado nas margens superior e inferior destes. Na altura dos discos vertebrais, com os quais apresenta uma ligação firme, estende-se lateralmente. Apesar da fixação do Lig. longitudinal posterior no anel fibroso dos discos intervertebrais (não visível aqui, uma vez que está oculto pelo próprio ligamento), uma parte significativa dos discos intervertebrais não apresenta reforço ligamentar, principalmente na região lateral (prolapsos laterais de disco intervertebral, ver p. 139). Ambos os ligamentos longitudinais participam da manutenção das curvaturas da coluna vertebral. Os **Ligg. amarelos** são constituídos principalmente por fibras elásticas, responsáveis pela sua coloração. Estendem-se, como espessos e resistentes ligamentos, entre as lâminas de arcos vertebrais adjacentes e completam, para trás, a parede do canal vertebral (comparar com **A**). Na postura ortostática, os Ligg. amarelos estão tensionados e ajudam os músculos do dorso na estabilização do plano sagital. Além disso, evitam flexão anterior excessiva da coluna vertebral e apoiam desta forma a extensão da coluna vertebral flexionada para a frente. As extremidades dos processos costiformes são conectadas pelos **Ligg. intertransversários**, que limitam principalmente movimentos laterais de uma vértebra sobre a outra.

Parede do Tronco | 1 Ossos, Articulações e Ligamentos

1.11 Visão Geral dos Ligamentos da Coluna Cervical

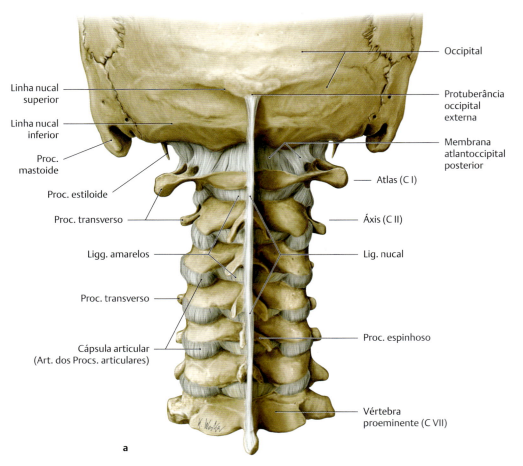

A Ligamentos da coluna cervical
a Vista posterior.
b Vista anterior após remoção da base do crânio (quanto aos ligamentos da coluna cervical superior, principalmente das Artt. do crânio, ver p. 130).

B Articulações da cabeça

As articulações da cabeça compreendem, por um lado, as articulações entre o atlas (1ª vértebra cervical) e o occipital (Art. atlantoccipital), e por outro, as articulações entre o atlas e o áxis (2ª vértebra cervical) (Artt. atlantoaxiais). Ao todo existem seis articulações, anatomicamente distintas, que, por outro lado, combinam-se mecanicamente e formam uma unidade funcional (comparar com p. 133).

Articulação superior da cabeça
(Art. atlantoccipital)

Articulação pareada entre as fóveas articulares superiores, ovais e levemente côncavas, do atlas com os côndilos occipitais convexos.

Articulações inferiores da cabeça
(Artt. atlantoaxiais)

- Art. atlantoaxial lateral = articulação pareada entre as faces articulares inferiores do atlas e as faces articulares superiores do áxis
- Art. atlantoaxial mediana = articulação ímpar (com uma parte anterior e uma posterior) entre o dente do áxis, a fóvea do dente do atlas e a face cartilagínea do Lig. transverso do atlas (ver p. 131).

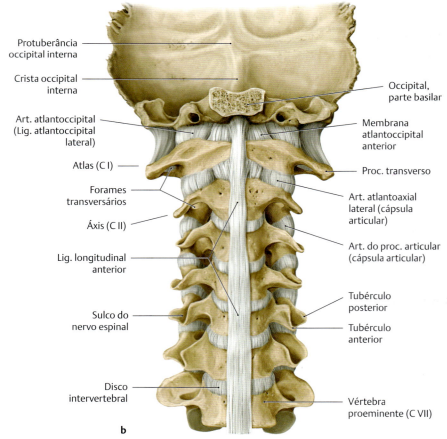

1 Ossos, Articulações e Ligamentos | Parede do Tronco

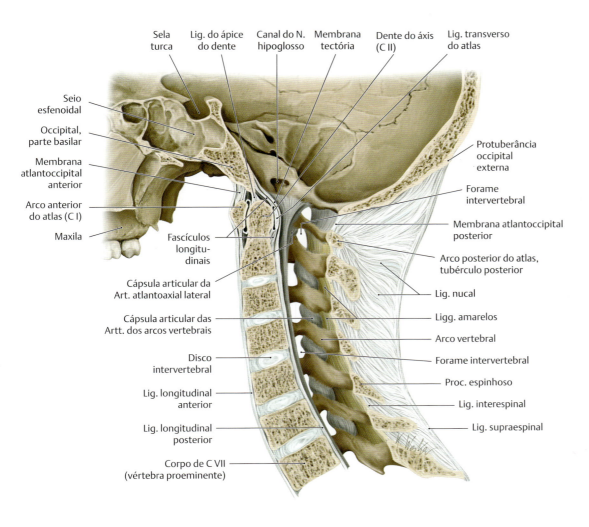

C Ligamentos da coluna cervical: Lig. nucal
Corte mediano, vista esquerda. O Lig. nucal é a parte sagital alargada do Lig. supraespinal, que se estende, a partir da vértebra proeminente, até a protuberância occipital externa (ver **A**; ver ligamentos das articulações superior e inferior da cabeça na p. 130.)
Observação: entre o atlas e o áxis, encontra-se o forame intervertebral, dorsalmente da cápsula articular.

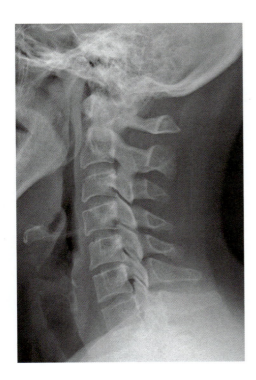

D Radiografia da coluna cervical, incidência lateral
Vista da esquerda.

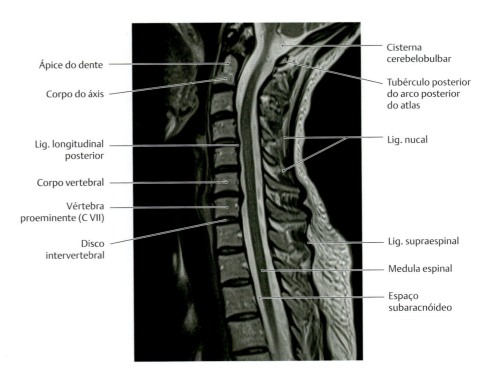

E Ressonância magnética da coluna cervical
Corte mediano, vista esquerda, sequência TSE ponderada em T2 (figura original: Prof. Dr. med. S. Müller-Hülsbeck, Inst. für Diagnostische und Interventionelle Radiologie/Neuroradiologie, DIAKO Krankenhaus gGmbH Flensburg).

129

1.12 Ligamentos da Parte Superior da Coluna Cervical (Articulações Atlantoccipital e Atlantoaxial)

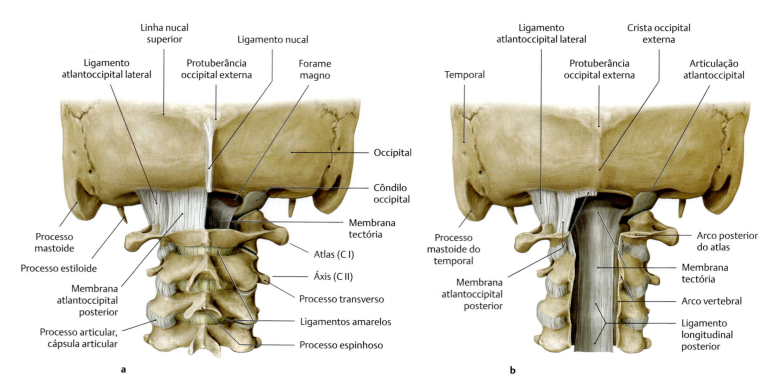

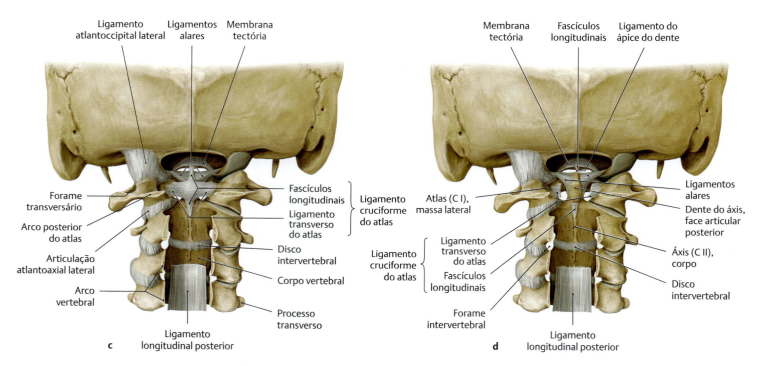

A Ligamentos do crânio
Crânio e parte superior na coluna cervical, vista dorsal.

a A membrana atlantoccipital posterior, o ligamento amarelo (comparar com a p. 128) entre o atlas (C I) e o occipital, segue do arco posterior do atlas até a margem posterior do forame magno (parcialmente removido no lado direito).

b Após a abertura do canal vertebral e a remoção da medula espinal, pode-se ver, como limite frontal do canal vertebral na altura das articulações do crânio, a membrana tectória, uma extensão alargada do ligamento longitudinal posterior.

c Após a remoção da membrana tectória pode-se ver o ligamento cruciforme do atlas). Ele consiste em uma parte horizontal mais resistente, o ligamento transverso do atlas, e em extensões longitudinais verticais mais delgadas, os fascículos longitudinais.

d O ligamento transverso do atlas e os fascículos longitudinais foram parcialmente removidos. Vê-se o par de ligamentos alares, que seguem da face lateral do dente do áxis até a respectiva face interna dos côndilos occipitais, e o ligamento do ápice do dente (ímpar), que segue da extremidade do dente do áxis até a margem anterior do forame magno.

1 Ossos, Articulações e Ligamentos | Parede do Tronco

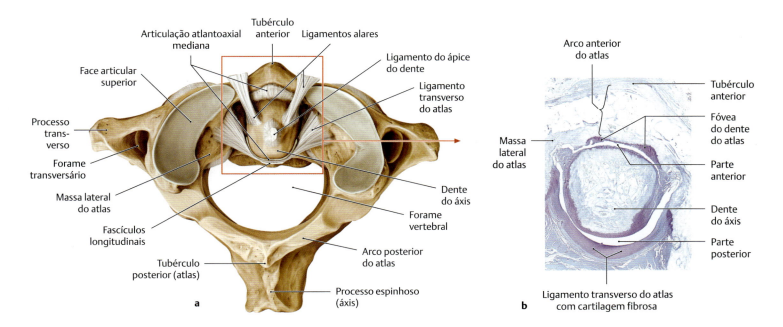

B Ligamentos e histologia da articulação atlantoaxial mediana
a Atlas e áxis na vista cranial, fóvea do dente (parte da articulação atlantoaxial mediana) oculta pela cápsula articular.
b Corte de **a**, ver destaque. Corte horizontal da parte anteroposterior da articulação atlantoaxial mediana, vista cranial (homem, 85 anos, corante: azul de toluidina, espessura do corte: 10 μm).

Observe: 1. Parte do ligamento transverso do atlas enfatizada com a pressão e, consequentemente, criada a partir da cartilagem fibrosa e 2. A osteoartrite avançada (perda acentuada da cartilagem articular) na parte anterior da articulação atlantoaxial mediana. Ela é, provavelmente, o resultado de carga excessiva sobre esta articulação ao longo da vida (quase 70% da rotação cervical total).

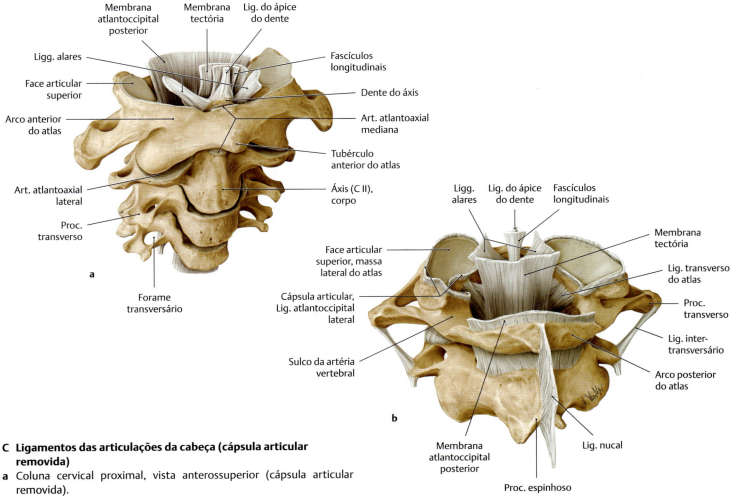

C Ligamentos das articulações da cabeça (cápsula articular removida)
a Coluna cervical proximal, vista anterossuperior (cápsula articular removida).
b Atlas e áxis, vista posterossuperior.

1.13 Articulações dos Processos Articulares, Segmentos Motores e Amplitude dos Movimentos das Diferentes Regiões da Coluna Vertebral

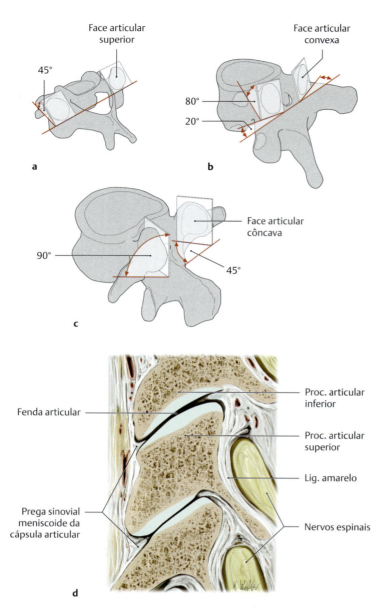

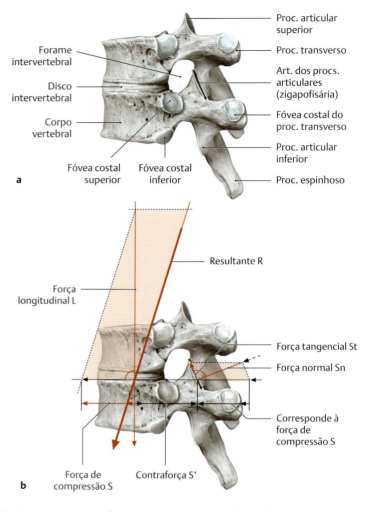

A Articulações dos processos articulares
Posição dos processos articulares, em diferentes regiões da coluna vertebral; **a** CVC; **b** CVT; **c** CVL, vista esquerda posterior e superior; **d** Corte sagital das articulações dos processos articulares na altura das 3ª, 4ª e 5ª vértebras cervicais, vista lateral (uma preparação da coleção do Anatomischen Instituts der Universität de Kiel).

As articulações pareadas dos processos articulares são sinoviais e formadas pelos processos articulares dos arcos vertebrais (ver p. 114). Dependendo da região da coluna vertebral, suas **faces articulares** apresentam diferentes inclinações em relação aos planos horizontal (e vertical), o que indica a existência de determinadas direções e amplitudes de movimento (em relação aos detalhes das possibilidades de movimento, ver **D**). A **cápsula articular** das articulações dos processos articulares origina-se nos ligamentos das faces articulares e, muitas vezes, apresenta ligação próxima com o Lig. amarelo (ver **d**). A cápsula articular na região da CVC é larga e frouxa, enquanto nas regiões torácica e lombar é significativamente mais estreita. Quase todas as articulações vertebrais apresentam as chamadas *pregas sinoviais meniscoides* que se estendem, em forma de foice, para dentro da fenda articular. Estas pregas consistem em tecido conjuntivo frouxo vascularizado às vezes denso, e compensam as eventuais incongruências das faces articulares (**d**).

B Estrutura e carga do segmento motor, em duas vértebras torácicas
Vista lateral. O termo "segmento motor" refere-se à ligação articular e muscular entre duas vértebras adjacentes (**a**). Consiste no disco intervertebral e nas Artt. dos processos articulares pareadas, bem como nos ligamentos e nos músculos das respectivas regiões (aqui não representadas). Além disso, do ponto de vista clínico, o conteúdo dos forames intervertebrais (nervos e vasos sanguíneos, ver pp. 198 e 204) e do canal vertebral também faz parte do segmento motor. Ao longo da coluna vertebral existe um total de 25 segmentos motores, representando unidades distintas, tanto do ponto de vista fisiológico quanto morfológico. Portanto, distúrbios em determinada região da coluna vertebral influenciam também as outras regiões. Cada um destes segmentos motores resiste a determinadas cargas que podem ser representadas pelas forças atuantes (**b**): uma *força de deslizamento* direcionada anteriormente e uma *força de compressão* direcionada para baixo — com uma força resultante R. A força de compressão atua sobre os corpos e os discos vertebrais, enquanto a força de deslizamento é resistida principalmente pelos ligamentos e pelas articulações dos processos articulares (contraforça S'). A força de compressão pode ser dividida em uma força normal (Sn) e uma força tangencial (St). Uma vez que a força de compressão não atua perpendicularmente sobre as faces articulares das Artt. dos processos articulares, a carga destas faces articulares é representada pela *força normal* (Sn) com orientação axial e de menor intensidade do que a força de compressão original. Os ligamentos e a musculatura intrínseca do dorso evitam o deslocamento das vértebras pela *força tangencial* (St) orientada superiormente (segundo Kummer).

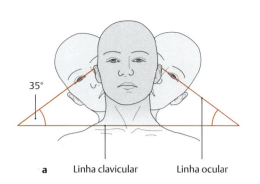
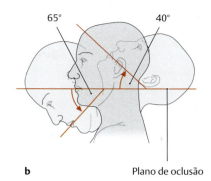
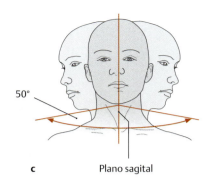

a Linha clavicular   Linha ocular   b Plano de oclusão   c Plano sagital

C Amplitude total dos movimentos da coluna vertebral cervical
a Flexão lateral; **b** Flexão/extensão; **c** Rotação.

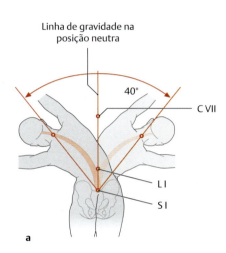
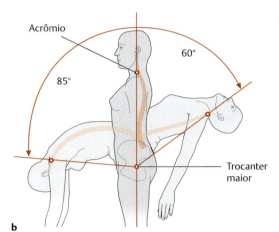
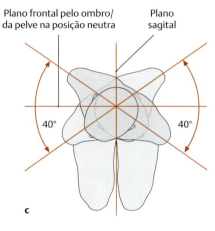

D Amplitude total dos movimentos da coluna vertebral (torácica e lombar)
a Flexão lateral; **b** Flexão/extensão; **c** Rotação.

O exame clínico e, aqui principalmente, a prova funcional, são importantes na investigação da coluna vertebral. Uma vez que a amplitude dos movimentos da coluna vertebral resulta de movimentos de 25 segmentos motores, podemos normalmente avaliar distúrbios em determinadas regiões. Por exemplo, podemos diagnosticar claramente rigidez de determinadas partes da coluna vertebral. O médico pode se orientar pelas linhas de referência (p. ex., o plano clavicular ou de oclusão) para averiguar se a amplitude do movimento está normal ou restrita.

E Amplitude média de movimento nas diferentes regiões da coluna vertebral (graus)

	CVC AAo	AAa	CVC total	CVT	CVL	CVC + CVT + CVL
Flexão anterior	20	–	65	35	50	150
Extensão posterior	10	–	40	25	35	100
Flexão lateral*	5	–	35	20	20	75
Rotação*	–	35	50	35	5	90

AAo = art. atlantoccipital   * = para ambos os lados
AAa = art. atlantoaxial

Em vez de flexão anterior/extensão posterior, na linguagem clínica para a região da coluna vertebral cervical utilizam-se também os conceitos de inclinação e reclinação.

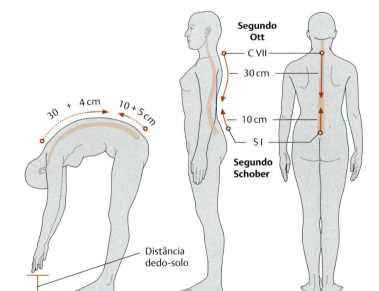

F Mensuração da flexão anterior das regiões torácica e lombar da coluna vertebral, segundo Schober e Ott

Na medição, segundo Schober e Ott, em posição ortostática, pode-se distinguir o processo espinhoso de S I e um segundo ponto a 10 cm, em posição cranial. Após flexão máxima para a frente, os dois pontos se afastam um do outro aproximadamente 15 cm (10 + 5) (mobilidade da região lombar da coluna vertebral). Para que a amplitude da mobilidade da coluna torácica seja medida, marca-se – em posição ortostática – um ponto a 30 cm de distância do processo espinhoso de C VII (vértebra proeminente) para baixo. O aumento de comprimento com inclinação máxima para a frente atinge até 4 cm (30 + 4). Uma opção é determinar a menor distância entre os dedos da mão e o assoalho, com os joelhos estendidos.

1.14 Articulações Uncovertebrais da Coluna Vertebral Cervical

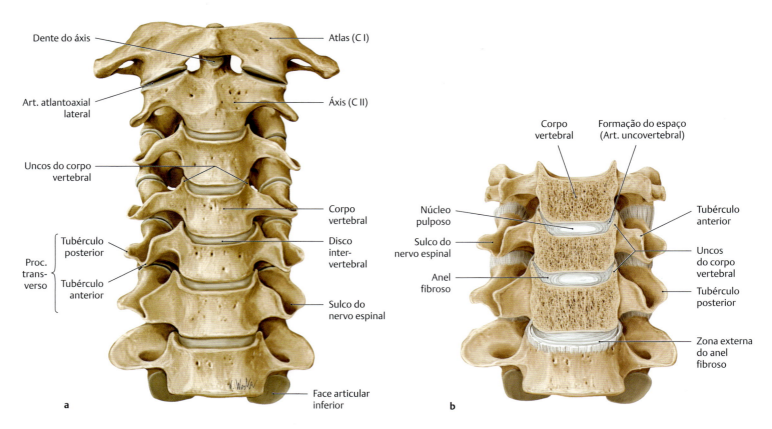

A Articulações uncovertebrais de um jovem adulto
Coluna vertebral cervical de um homem de 18 anos, vista anterior.

a As faces superiores dos corpos da 3ª à 7ª vértebra cervical apresentam protuberâncias laterais (uncos dos corpos vertebrais). Estas protuberâncias formam-se somente ao longo da infância. Na idade aproximada de 10 anos, elas entram em contato com uma margem oblíqua em forma de meia-lua na face inferior do corpo vertebral superior adjacente. Nas partes externas dos discos intervertebrais formam-se, então, fendas laterais (as chamadas articulações uncovertebrais, ver **b**).

b 4ª a 7ª vértebras cervicais. Os corpos das 4ª, 5ª e 6ª vértebras cervicais foram seccionados frontalmente para melhor visualização das articulações uncovertebrais. As articulações uncovertebrais são limitadas lateralmente por uma estrutura de tecido conjuntivo, uma espécie de cápsula articular, e apresentam, portanto, semelhanças com os espaços articulares das articulações sinoviais. Estas fendas ou rupturas no disco intervertebral foram descritas já em 1858 pelo anatomista Hubert von Luschka, que as chamou de *"hemiartroses laterais"*. Viu nelas dispositivos primários que favorecem a mobilidade da coluna cervical e, portanto, uma vantagem funcional (segundo preparações da Coleção Anatômica da Universität de Kiel).

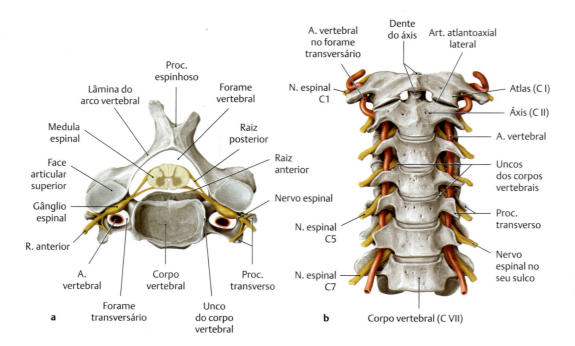

B Relação topográfica entre N. espinal e A. vertebral e o unco do corpo

a 4ª vértebra cervical com medula espinal, raízes espinais, nervos espinais e Aa. vertebrais. Vista superior.
b Coluna vertebral cervical com Aa. vertebrais e Nn. espinais emergindo em ambos os lados, vista anterior.

Observe o trajeto da A. vertebral através dos forames transversários e o trajeto do N. espinal na altura dos forames intervertebrais. Devido a sua vizinhança imediata, osteófitos (uncoartrose) podem comprimir tanto a artéria quanto o nervo (comparar com **D**).

1 Ossos, Articulações e Ligamentos | Parede do Tronco

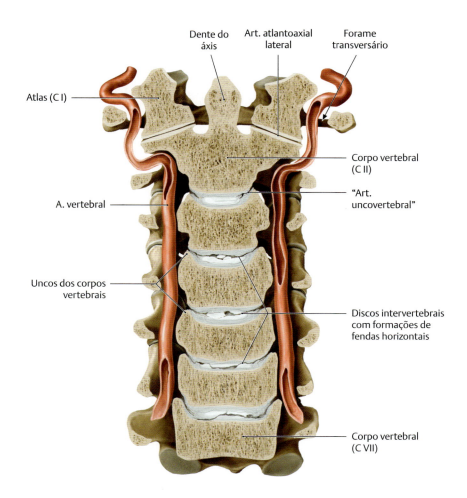

C Alterações degenerativas na coluna vertebral cervical (uncoartroses)
Corte frontal da coluna cervical de um adulto de 35 anos, vista anterior. *Observe* o trajeto da A. vertebral em ambos os lados dos corpos vertebrais.
Com a formação das articulações uncovertebrais, a partir dos 10 anos, começa também a formação de fendas nos discos intervertebrais. Com o avanço da idade estas fendas aumentam em direção ao centro do disco intervertebral, resultando finalmente na formação de fendas transversas completas que dividem os discos intervertebrais em duas fatias de espessuras quase iguais. Isto aumenta a degeneração, isto é, achatamento dos discos intervertebrais e instabilidade dos segmentos motores (segundo preparações da Coleção Anatômica da Universität de Kiel).

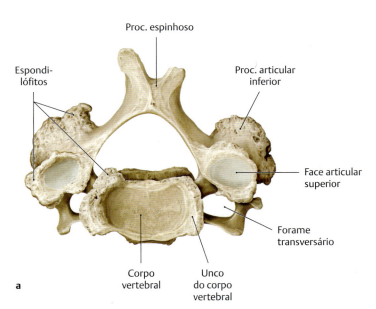
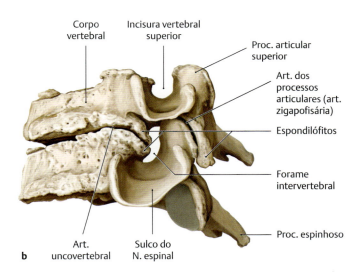

D Uncoartrose avançada na região das vértebras cervicais
a 4ª vértebra cervical, vista superior; b 4ª e 5ª vértebras cervicais, vista lateral (segundo preparações da Coleção Anatômica da Universität de Kiel).
As articulações uncovertebrais sofrem modificações degenerativas como outras articulações, incluindo a formação de osteófitos (chamados de espondilófitos nos corpos vertebrais). Estas novas formações ósseas aumentam a área que recebe a força e, desta forma, reduzem a pressão exercida sobre a articulação. A desestabilização avançada do segmento motor correspondente leva, ao mesmo tempo, à espondiloartrose das articulações dos processos articulares com subsequente formação de osteófitos. Devido à proximidade topográfica com o forame intervertebral e com a A. vertebral, os osteófitos das articulações uncovertebrais são muito importantes clinicamente (uncoartrose). Ocorre estreitamento progressivo do forame intervertebral com aumento da compressão do nervo espinal e muitas vezes também da A. vertebral (comparar com **C**). Ao mesmo tempo pode ocorrer estreitamento maciço do canal vertebral por osteófitos (estenose espinal).

135

1.15 Anatomia Seccional da Região Lombar da Coluna Vertebral

A Corte mediano através do segmento inferior da coluna vertebral
Vista lateral esquerda.
Observação: A medula espinal termina no cone medular, que na maioria dos seres humanos encontra-se na altura do corpo da 1ª vértebra lombar, e em outros casos, na altura do corpo da 2ª vértebra lombar.

Até a 12ª semana de desenvolvimento, a medula espinal e o canal vertebral têm o mesmo comprimento, de modo que cada par de nervos espinais se projeta através do forame intervertebral na mesma altura. Entretanto, com o crescimento, a coluna vertebral cresce mais rapidamente em comprimento do que a medula espinal, de modo que o cone medular passa a se posicionar mais cranialmente. Logo ao nascimento, o cone medular se encontra na altura de L III. Nos primeiros anos de vida, até aproximadamente o 10º ano, ela migra gradualmente para uma posição ainda mais alta. Devido a esse crescimento diferenciado, as raízes espinais seguem inclinadas para baixo a partir de seu segmento de origem na medula espinal até os seus forames intervertebrais correspondentes. As raízes que têm trajeto abaixo do cone medular constituem, em conjunto, a *cauda equina*. Todavia, como os envoltórios da medula espinal (meninges) atingem o canal sacral, pode-se proceder, de maneira segura, à retirada de líquido cerebrospinal (*punção lombar*) no espaço subaracnóideo (cisterna lombar) abaixo da 3ª vértebra lombar sem provocar lesão na medula espinal. Do mesmo modo, na *anestesia subaracnóidea*, realizada no mesmo local, um anestésico pode ser injetado no líquido cerebrospinal, de modo a provocar bloqueio completo de condução tanto nas raízes nervosas aferentes (analgesia – supressão da dor) quanto nas raízes nervosas eferentes (paralisia muscular) dos membros inferiores e da região da pelve.

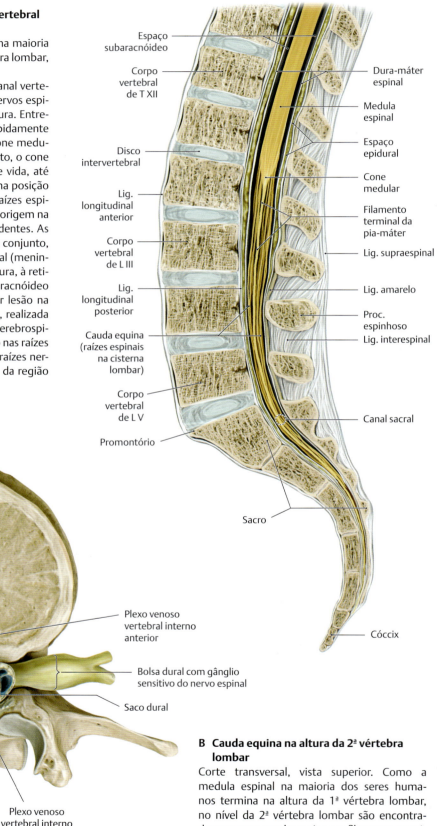

B Cauda equina na altura da 2ª vértebra lombar

Corte transversal, vista superior. Como a medula espinal na maioria dos seres humanos termina na altura da 1ª vértebra lombar, no nível da 2ª vértebra lombar são encontrados apenas a cauda equina e o filamento terminal no saco dural, que terminam na altura da 2ª vértebra sacral (ver **A**). Aqui, o espaço epidural está aumentado e encontra-se preenchido por plexos venosos dilatados e por tecido adiposo.

1 Ossos, Articulações e Ligamentos | Parede do Tronco

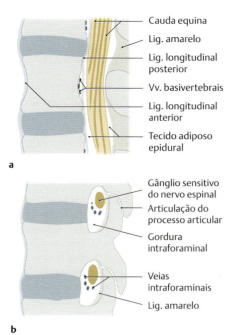
a
b

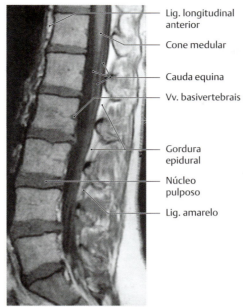
c

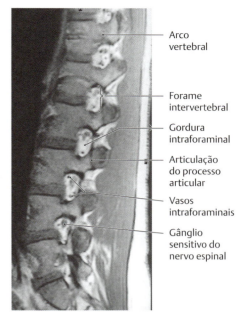
d

C Ressonância magnética da região lombar da coluna vertebral normal: cortes sagital e transversal (Fotografias obtidas de Vahlensieck e Reiser: MRT des Bewegungsapparates, 3. Aufl. Stuttgart: Thieme; 2006)

a e **b** Estruturas visíveis aos cortes sagitais (inclusive mediano).

c e **d** Sequência *spin-echo* (SE), ponderada em T1, da região lombar da coluna vertebral em cortes sagitais mediano e lateral.

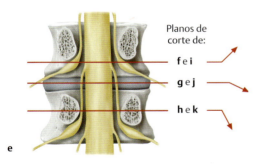
e

e Segmento de movimento formado pelas 4ª e 5ª vértebras lombares após a retirada dos arcos vertebrais. Vista posterior; posição dos planos transversais de corte:

f Plano supradiscal.
g Plano discal.
h Plano infradiscal.

Em **f** e **g**, os forames intervertebrais aparecem no corte, enquanto em **h** aparece o pedículo do arco vertebral.

i–k Sequências SE, ponderadas em T1, dos segmentos de movimento que compreendem as 4ª e 5ª vértebras lombares nos correspondentes planos axiais (*transversais*) de corte.

Observe a posição das raízes espinais em relação ao saco dural. As raízes espinais seguem nas chamadas bolsas durais, que atravessam os forames intervertebrais, isto é, as raízes e os gânglios sensitivos dos nervos espinais são banhados pelo líquido cerebrospinal (ver figura **B**)!

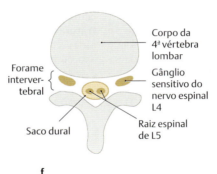
f

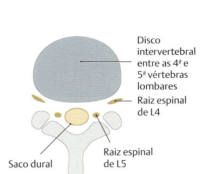
g

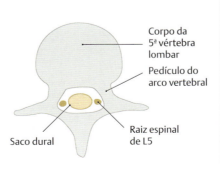
h

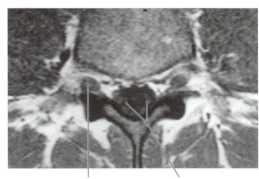
i

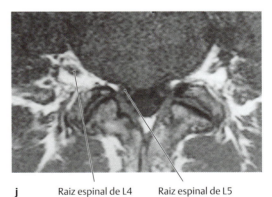
j

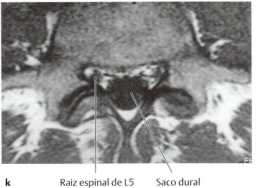
k

137

1.16 Alterações Degenerativas na Região Lombar da Coluna Vertebral

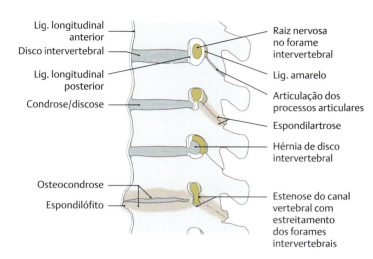

A Visão geral das alterações degenerativas na coluna vertebral
As alterações degenerativas na coluna vertebral são comuns. A frequência depende da idade do indivíduo, aumentando nitidamente após os 30 anos. Os discos intervertebrais são particularmente afetados, além das lâminas ósseas adjacentes do assoalho e do teto, as articulações vertebrais, além do conjunto de ligamentos dos segmentos de movimento envolvidos.
Degeneração e hérnia dos discos intervertebrais: Devido à perda de líquido no núcleo pulposo (capacidade reduzida de retenção de água – comum no envelhecimento), o espaço dos discos intervertebrais diminui e o segmento de movimento envolvido torna-se mais instável. O aumento da demanda mecânica no local dos discos intervertebrais alterados leva ao esgarçamento das fibras e à consequente formação de lacerações no anel fibroso (*condrose* ou *discose*), e, finalmente, *prolapso* ou *hérnia* de disco intervertebral (ver **D**).
Estenose do canal vertebral: O corpo tenta equilibrar a degeneração dos discos intervertebrais por meio de alterações reativas dos ossos – de forma semelhante à artrose das articulações dos membros (ver p. 48). Nos corpos vertebrais crescem esporões marginais (osteófitos ou espondilófitos), que aumentam a força das superfícies associadas e, consequentemente, aliviam cada articulação vertebral, podendo estabilizar o segmento de movimento; as faces intervertebrais dos corpos sofrem um processo de esclerose (*osteocondrose*). Processos semelhantes acontecem nas articulações dos processos articulares (*espondilartrose*). O consequente estreitamento progressivo associado do canal vertebral e dos forames intervertebrais leva ao quadro clínico de estenose degenerativa do canal vertebral (ver **B**). Os osteófitos crescem um em direção ao outro, até que finalmente entram em contato e formam uma "ponte" no segmento de movimento, unindo os ossos e enrijecendo a região (sindesmófitos, ver **Cc**). Isto restringe gradualmente os movimentos da coluna vertebral e frequentemente os sintomas diminuem. A partir de então, a hérnia do disco intervertebral não é mais possível. Por este motivo, dificilmente ocorrem hérnias de discos intervertebrais em pessoas idosas.
Fraturas e deformidades dos corpos vertebrais: Na velhice, o corpo de cada vértebra é frequentemente o elo mais fraco: a osteoporose progressiva ou metástases osteolíticas e a consequente perda de estabilidade óssea associada podem levar a fraturas e a deformidades dos corpos vertebrais. Isto se manifesta inicialmente como dor localizada, mas que pode se irradiar quando ocorrem compressões de raízes nervosas.

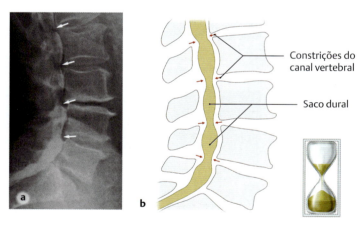

B Estenose degenerativa do canal vertebral na região lombar
O sinal característico deste quadro clínico é o estreitamento concêntrico do canal vertebral na altura do respectivo segmento de movimento. Existe constrição congênita e/ou alteração degenerativa adquirida, como, por exemplo, espondilófitos dorsais e espondilartrose. A hipertrofia dos ligamentos, em particular do ligamento longitudinal posterior e dos ligamentos amarelos, também contribui, em raros casos, para o estreitamento do canal vertebral. Dor neurogênica na região da coluna lombar e nos membros inferiores, relacionada com a sustentação do peso corporal, é característica. A dor surge durante longas caminhadas ou quando o indivíduo está em posição ortostática, e melhora com o alívio de carga ou peso (p. ex., sustentação com os braços) e com o arqueamento da região lombar (sentar com a parte superior do corpo inclinada para a frente). Devido à dor ou a distúrbios de sensibilidade e paralisias, a marcha é, frequentemente, bastante limitada (claudicação). O diagnóstico é feito habitualmente por ressonância magnética e/ou com o auxílio de mielografia lombar em incidência lateral (**a**). (de Niethard F, Pfeil J, Biberthaler P, Hrsg. Duale Reihe Orthopädie und Unfallchirurgie. 8. Aufl. Stuttgart: Thieme; 2017). *Observe* as constrições, em formato de ampulheta, do saco dural preenchido com um meio de contraste (**b**).

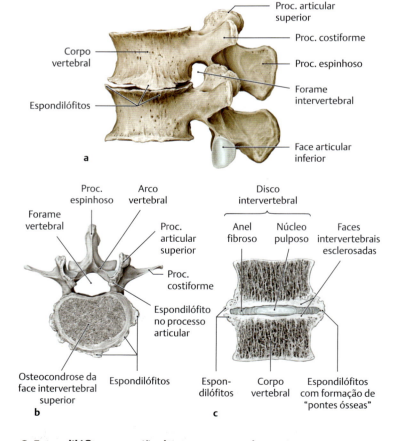

C Espondilófitos na região de um segmento de movimento
a 3ª e 4ª vértebras lombares, vista lateral (o disco intervertebral foi removido).
b 4ª vértebra lombar, vista superior.
c Corte frontal através da 3ª e da 4ª vértebra lombar.

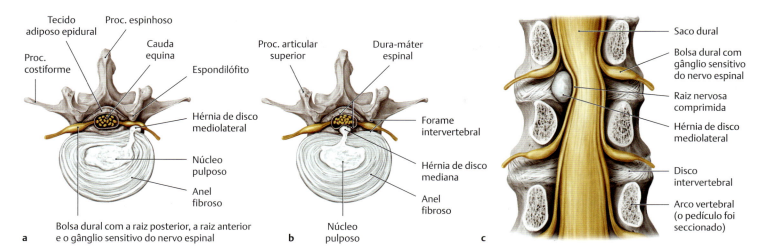

D Hérnia de disco intervertebral na região lombar
a Hérnia mediolateral de disco intervertebral, vista superior.
b Hérnia mediana posterior de disco intervertebral, vista superior.
c Hérnia de disco mediolateral, vista posterior (os arcos vertebrais foram retirados na altura dos pedículos; pode-se identificar o saco dural lombar e as raízes nervosas correspondentes).

Com a idade, os discos intervertebrais não somente tornam-se mais delgados (diminuição da capacidade de retenção de água pelo núcleo pulposo, ver **A**), mas também se deslocam. Isto resulta da menor capacidade de resistência do "envoltório" dos discos intervertebrais, o anel fibroso, onde ocorrem lacerações e cujas fibras se tornam esgarçadas. O tecido da região central e gelatinosa do disco intervertebral, o núcleo pulposo, é deslocado inicialmente em direção aos pontos vulneráveis do anel fibroso (protrusão do disco intervertebral). Quando o anel fibroso se rompe, devido à sobrecarga prolongada, o núcleo pulposo escapa completamente através desse local de ruptura (hérnia do disco intervertebral) e comprime o conteúdo do forame intervertebral (raízes nervosas e vasos acompanhantes). Ocorre o chamado *sequestro* quando uma parte do disco intervertebral herniado não apresenta mais uma ligação com o restante do disco. Nas hérnias *mediolaterais* de discos intervertebrais (**c**), geralmente a raiz nervosa de localização mais profunda é comprimida, com a ocorrência de dores, mas também podem ocorrer perda de sensibilidade nos dermátomos mais caudais e paralisia dos músculos correspondentes.

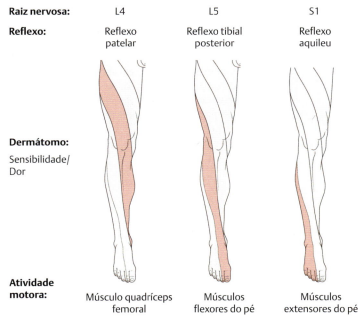

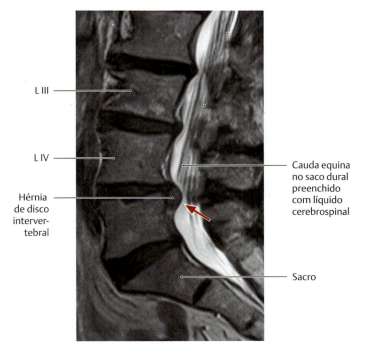

E Representação esquemática dos déficits neurológicos devido a síndromes de compressão de raízes lombares por prolapso dos discos intervertebrais (L4, L5 e S1)
Os prolapsos de discos intervertebrais lombares comprometem as raízes de L5 e S1 em mais de 90% dos casos. Os pacientes se queixam de dor e apresentam distúrbios de sensibilidade nos dermátomos envolvidos, além de fraqueza e paralisia nos músculos supridos pelas raízes nervosas. Os sintomas das síndromes de compressão de raízes nervosas apresentam uma sequência cronológica progressiva de dor, distúrbios de sensibilidade e paralisia. Frequentemente, existe diminuição ou perda dos reflexos miotáticos associados às raízes afetadas.

F Hérnia de disco dorsal
Mulher de 74 anos com compressão de L V à direita. **Achados:** na altura das vértebras L IV/L V, é visível um vazamento de tecido pulposo do núcleo, sequestrado caudalmente. No corte mediano da ressonância magnética ponderada em T1 (com saturação de gordura), o contraste se acumula na região periférica desse tecido (seta vermelha) (de: Stäbler A, Ertl-Wagner B. Hrsg. Radiologie-Trainer: Bewegungsapparat. 4. Aufl.: Stuttgart: Thieme; 2022).

Parede do Tronco | 1 Ossos, Articulações e Ligamentos

1.17 Caixa Torácica

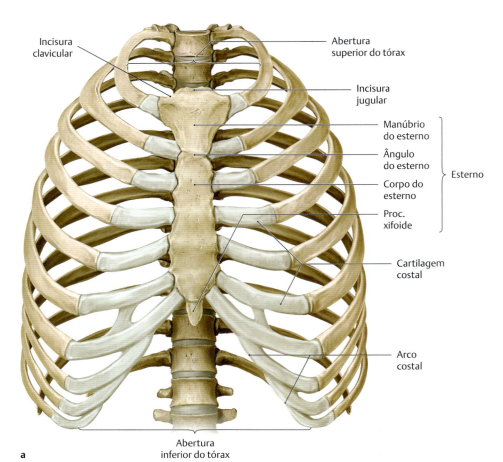

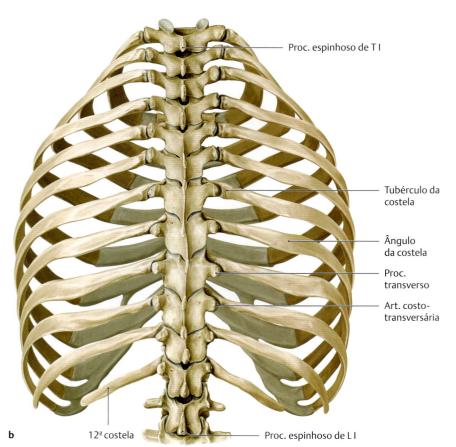

A Caixa torácica
a Vista anterior; b Vista posterior.

A caixa torácica é formada pela coluna torácica, os doze pares de costelas e o esterno. Estas estruturas são conectadas entre si, mostrando mobilidade, graças aos ligamentos e às articulações sinoviais e cartilagíneas, e suas posições são fixadas pelos Mm. intercostais. O tórax engloba a cavidade torácica e apresenta duas aberturas: superior e inferior. Sua forma apresenta, além de diferenças individuais, variações significativas dependentes da idade e do sexo. No lactente, a inclinação das costelas é pequena; as costelas são quase horizontais. Com o avanço da idade, as costelas se inclinam e o tórax achata-se na dimensão anteroposterior. Ao mesmo tempo a abertura inferior do tórax diminui. O tórax feminino é normalmente mais estreito e mais curto do que o masculino. Do ponto de vista funcional, a caixa torácica e sua parede muscular formam um invólucro forte e estável que permite os movimentos respiratórios e representa, portanto, a base da respiração normal. Isto fica especialmente claro em casos de lesões torácicas graves; por exemplo, em fraturas múltiplas de costelas, após ferimentos contusos, que muitas vezes levam à respiração paradoxal devido à instabilidade da parede torácica (= contração inspiratória e expansão expiratória do lado afetado do tórax). Isto resulta em um efeito *pendular*: o ar "circula" entre os dois pulmões, resultando em aumento da ventilação do espaço morto (= diminuição da troca gasosa alveolar), causando insuficiência respiratória. Geralmente os pacientes têm de ser intubados.

1 Ossos, Articulações e Ligamentos | Parede do Tronco

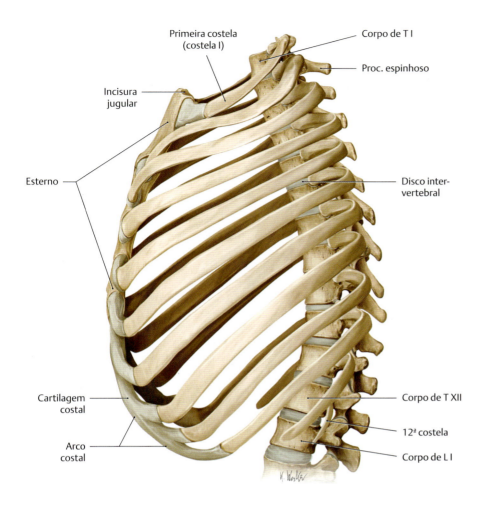

B Caixa torácica em vista lateral

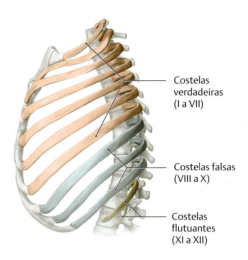

C Costelas verdadeiras, falsas e flutuantes
Vista lateral. Cada par das doze costelas é bilateralmente simétrico, mas apresenta-se com uma forma diferente em cada segmento. Os primeiros sete pares normalmente se articulam com o esterno (*costelas verdadeiras*). Dos cinco pares restantes, chamados de *costelas falsas*, somente a 8ª, a 9ª e a 10ª costela apresentam conexão indireta com o esterno: suas cartilagens costais fundem-se na costela superior adjacente e participam, desta forma, da estrutura do arco costal (comparar com **Aa**). Os dois últimos pares de costelas "falsas" terminam normalmente entre os músculos da parede lateral do abdome (*costelas flutuantes*).

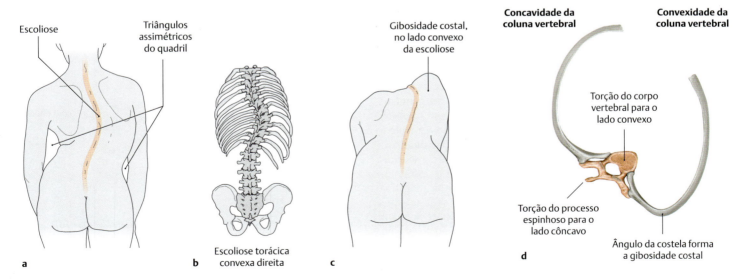

D Curvatura lateral da coluna vertebral (escoliose)
a e **b** Vista posterior; a escoliose apresenta-se mais frequentemente como curvatura *convexa direita* da coluna vertebral na altura da 8ª/9ª vértebra torácica (**b**) e esta deformidade pode ser bem identificada em posição ortostática (**a**).

c e **d** Durante a flexão do tronco, forma-se, em caso da curvatura convexa direita, uma gibosidade costal típica, no lado convexo da escoliose (**c**). A razão disso é que — devido à torção dos corpos vertebrais — as costelas adjacentes também são deslocadas (**d**, vista superior).

141

1.18 Esterno e Costelas

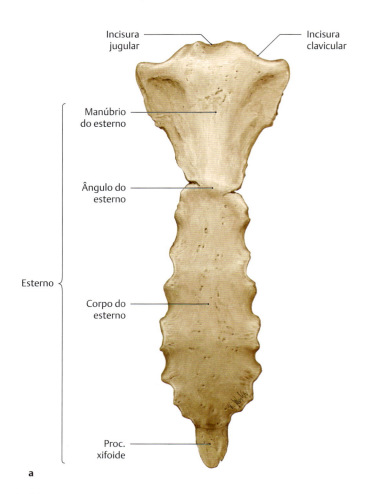

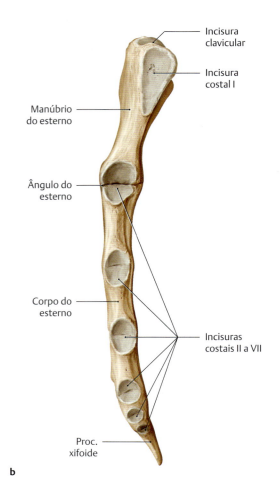

A Esterno
a Vista anterior; b Vista lateral. O esterno é um osso achatado com uma leve protuberância frontal cujas margens laterais apresentam várias incisuras (incisuras costais). No adulto apresenta três partes ósseas:

- O manúbrio do esterno
- O corpo do esterno e
- O processo xifoide.

No adolescente e no adulto jovem, o manúbrio, o corpo e o Proc. xifoide são conectados entre si por sincondroses (sínfise manubriesternal e sínfise xifosternal) que, com o avanço da idade, sofrem ossificação progressiva (e, portanto, não são mostrada nesta figura). Na margem cranial do esterno existe um recesso (incisura jugular), facilmente palpável, pela pele, como limite inferior da chamada fossa jugular. Lateralmente à incisura jugular existe, em ambos os lados, uma depressão (incisura clavicular) que forma as articulações com as respectivas clavículas. Imediatamente abaixo da incisura clavicular encontra-se, em ambos os lados, um entalhe achatado (incisura costal I) para a conexão sincondrótica com a 1ª costela. Na passagem do manúbrio para o corpo do esterno situa-se a face articular para a conexão da 2ª costela (incisura costal II). Neste ponto, o manúbrio é levemente curvado para trás em relação ao corpo do esterno (ângulo do esterno). Nas margens laterais do corpo do esterno encontram-se as incisuras costais III a VII para as conexões com as 3ª a 7ª cartilagens costais, onde as incisuras para a 6ª a 7ª cartilagem costal são imediatamente adjacentes. O Proc. xifoide, com frequência, é bifurcado e perfurado, não tem costelas articuladas e apresenta formas variáveis. Muitas vezes permanece cartilaginoso também no adulto.

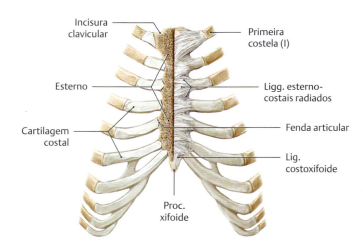

B Articulações esternocostais
Gradil costal na vista anterior (para a demonstração das Artt. esternocostais, o lado direito do esterno foi cortado frontalmente). As conexões entre as cartilagens costais da 1ª à 7ª costela e das incisuras costais do esterno representam, em parte, sincondroses e, em parte, articulações sinoviais. Um espaço articular é normalmente encontrado apenas para a 2ª e a 5ª costela, enquanto a 1ª, a 6ª e a 7ª costela apresentam-se articuladas por meio de cartilagem (sincondroses) com o esterno. Tanto nas articulações sinoviais quanto nas sincondroses estendem-se ligamentos (Ligg. esternocostais), a partir do pericôndrio da cartilagem costal, até a face anterior do esterno, que se entrelaçam com o periósteo, formando uma lâmina de tecido conjuntivo denso (membrana do esterno).

1 Ossos, Articulações e Ligamentos | Parede do Tronco

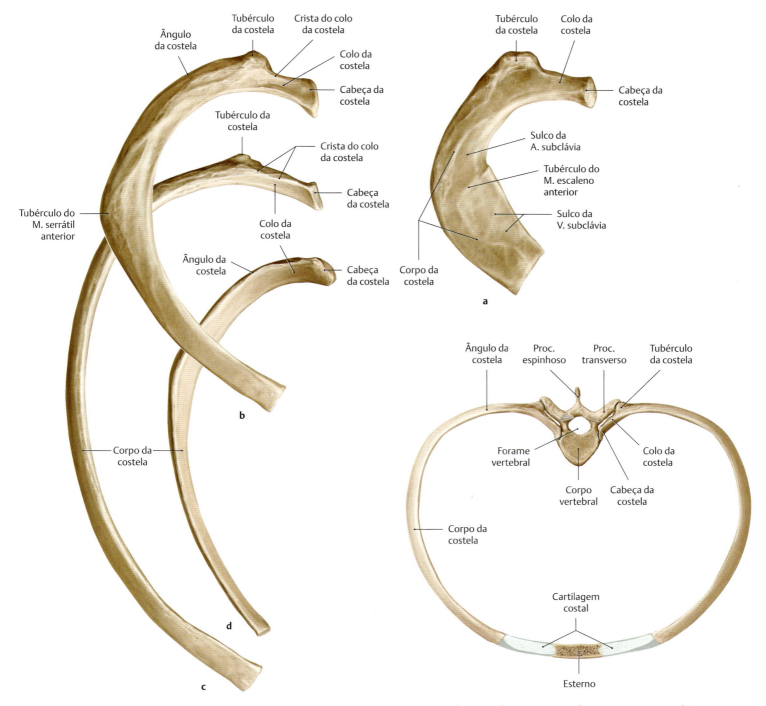

C Diferentes formas de costela
a 1ª costela; b 2ª costela; c 5ª costela; d 11ª costela (costelas direitas, vista superior).
O colo da costela estende-se da cabeça até o tubérculo da costela e apresenta, com exceção da 1ª costela, uma crista direcionada para cima (crista do colo da costela). Lateralmente ao tubérculo da costela, o corpo da costela muda seu trajeto e curva-se para a frente, formando o ângulo da costela. Principalmente os corpos da 2ª à 11ª costela apresentam tortuosidades irregulares (dos planos e das margens) e apresentam também uma torção pelo seu eixo longitudinal. Esta torção das costelas causa inclinação das suas faces externas na extremidade vertebral para baixo, e na extremidade anterior para cima. Normalmente, a 1ª e a 12ª costela são as mais curtas, e a 7ª costela é a mais longa. Por outro lado, a cartilagem costal aumenta seu comprimento da 1ª à 7ª costela, e fica mais curta a partir da 8ª costela. Com exceção da 1ª, da 11ª e da 12ª, as costelas têm na sua face inferior um sulco (sulco da costela) por onde correm os vasos e nervos intercostais e que funciona como um meio de proteção (comparar com pp. 181 e 213).

D Partes das costelas e estrutura de um segmento torácico
O 6º par de costelas, vista superior. Cada costela consiste em uma parte óssea (osso costal) e uma parte cartilagínea (cartilagem costal). Partindo da coluna vertebral, distinguem-se as seguintes porções na parte óssea da costela:

- A cabeça da costela
- O colo da costela
- O tubérculo da costela
- O corpo da costela com
- O ângulo da costela.

1.19 Articulações Costovertebrais e Movimentos do Tórax

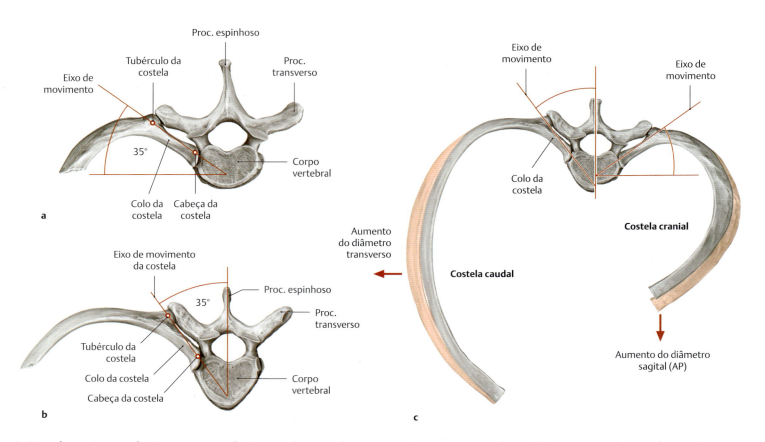

A Eixos de movimento das Artt. costovertebrais e movimentos das costelas

Vista superior; **a** Eixo de movimento das costelas superiores; **b** Eixo de movimento das costelas inferiores; **c** Direção dos movimentos costais (em relação às Artt. costovertebrais, comparar com **C**).

Os eixos do movimento costal são paralelos ao colo da costela, onde os eixos das costelas craniais apresentam uma orientação predominantemente frontal (**a**) e os eixos das costelas caudais, uma orientação predominantemente sagital (**b**). A elevação das costelas, na parte superior do tórax, aumenta, portanto, o diâmetro anteroposterior, enquanto, na parte inferior do tórax, a elevação costal aumenta o diâmetro transversal. Ver também **B**.

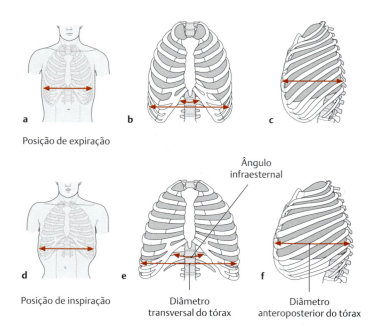

B Movimentos do tórax durante a respiração torácica ou costal (respiração esternocostal)

Os pré-requisitos para a respiração são as modificações do volume do tórax. O aumento do volume torácico, necessário para a inspiração, pode ocorrer de duas maneiras:

1. Pela descida do diafragma (respiração costodiafragmática ou respiração abdominal) (comparar com p. 168) ou
2. Pela elevação das costelas (respiração esternocostal ou respiração torácica ou costal).

No estado de repouso praticamente só ocorre a respiração abdominal; após um esforço adicional, entra em ação a respiração torácica com a atuação dos Mm. intercostais e da musculatura acessória. Esta figura mostra as variações volumétricas do tórax durante a *respiração torácica ou costal*, na qual o volume do tórax aumenta e diminui tanto na direção laterolateral quanto na direção anteroposterior; **a–c** mostram a posição de expiração e, portanto, *diminuição*, **d–f** a posição de inspiração e, portanto, *aumento* da circunferência do tórax e dos diâmetros laterais e anteroposterior.

1 Ossos, Articulações e Ligamentos | Parede do Tronco

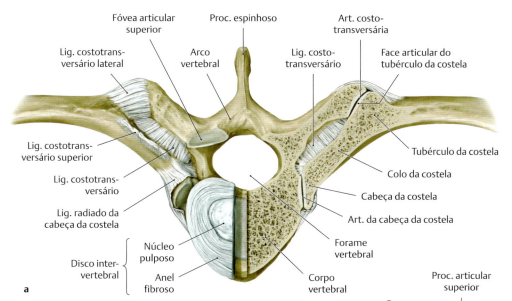

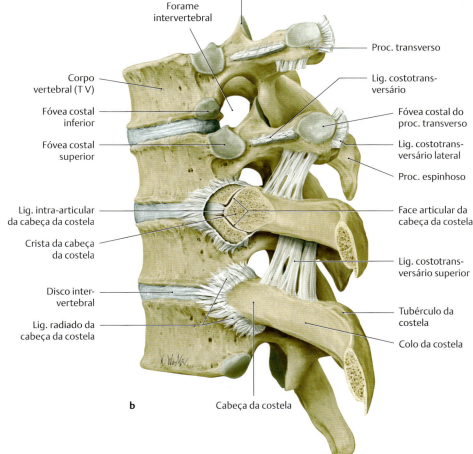

C Ligamentos das Artt. costovertebrais

As articulações costovertebrais conectam as costelas com as vértebras. Distinguimos sempre uma Art. da cabeça da costela e uma articulação entre o tubérculo da costela e o Proc. transverso da vértebra (Art. costotransversária). Ambas as articulações são morfologicamente distintas, mas seus movimentos são naturalmente dependentes.

a Articulações da 8ª costela com a 8ª vértebra torácica, vista superior (no lado esquerdo, as Artt. da cabeça da costela e do tubérculo da costela foram abertas por um corte transversal).

b Coluna vertebral torácica (5ª a 8ª vértebras torácicas) com costelas adjacentes (7ª e 8ª costelas), vista lateral esquerda (a articulação da cabeça da 7ª costela foi aberta por um corte tangencial).

Articulação da cabeça da costela: A Art. da cabeça da costela é formada por duas faces articulares:

1. Uma na cabeça da costela (*face articular da cabeça da costela*)
2. Uma no corpo da costela (*fóvea costal*).

No caso da 2ª à 10ª costela, a face articular da cabeça (definida pela crista da cabeça da costela) articula-se com as faces articulares dos corpos de duas vértebras torácicas adjacentes, e com o disco entre elas. O Lig. intra-articular da cabeça da costela, que se estende a partir da crista da cabeça da costela até o disco intervertebral, divide a cavidade da 2ª à 10ª cabeça da costela em dois compartimentos. Em contrapartida, a 1ª, a 11ª e a 12ª costela somente se articulam com o corpo de uma vértebra torácica (comparar com **A**, p. 118). Em todas as articulações de cabeça da costela, a cápsula articular é reforçada pelo *Lig. radiado da cabeça da costela*.

Articulação costotransversária: Na Art. costotransversária da 1ª à 10ª costela, a face articular do tubérculo da costela articula-se com a face articular do processo transverso da respectiva vértebra torácica (fóvea costal do Proc. transverso). No caso da 11ª e da 12ª costela faltam as articulações correspondentes, visto que os processos transversos da 11ª e da 12ª vértebra torácica não apresentam faces articulares (comparar com **A**, p. 118). Três ligamentos seguram a Art. costotransversária e fortalecem ao mesmo tempo a cápsula articular:

1. O Lig. costotransversário lateral (a partir da ponta do Proc. transverso até o tubérculo da costela)
2. O Lig. costotransversário (entre o colo da costela e o Proc. transverso) e
3. O Lig. costotransversário superior (entre o colo da costela e o Proc. transverso da vértebra superior adjacente).

145

Parede do Tronco | 1 Ossos, Articulações e Ligamentos

1.20 Pelve Óssea

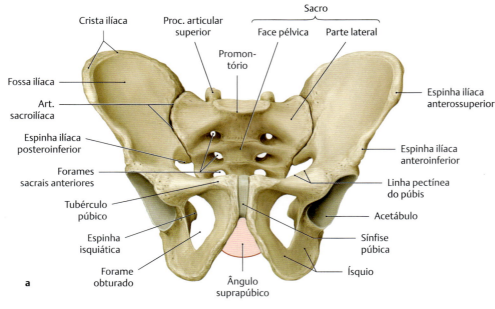

A Pelve óssea masculina
a Vista anterior.
b Vista posterior.
c Vista superior.

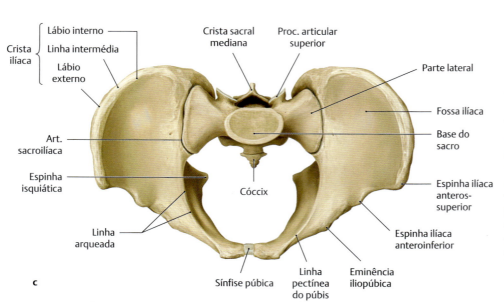

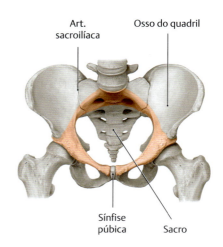

B Cíngulo do membro inferior e anel pélvico

Vista anterossuperior. O cíngulo do membro inferior consiste nos dois ílios. As articulações sacroilíacas e a sínfise púbica cartilagínea conectam as partes ósseas do cíngulo do membro inferior com o sacro, formando uma estrutura estável: o anel pélvico (realçado em cores). Este anel permite somente mobilidade restrita, visto que sua estabilidade é importante para a transmissão do peso do tronco para a parte livre dos membros inferiores.

1 Ossos, Articulações e Ligamentos | Parede do Tronco

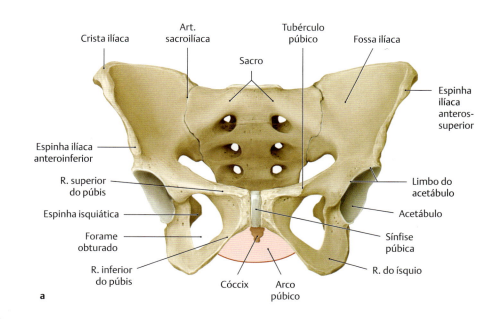

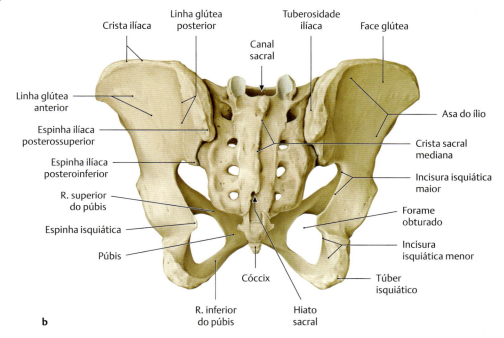

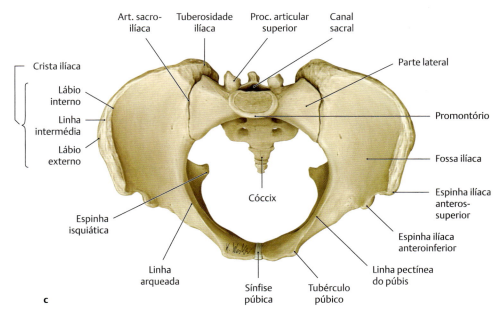

C Pelve óssea feminina
a Vista anterior.
b Vista posterior.
c Vista superior.

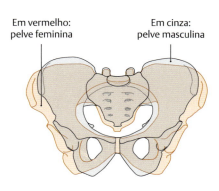

Em vermelho: pelve feminina
Em cinza: pelve masculina

D Características sexo-específicas da pelve
Vista anterossuperior. Para a demonstração das diferenças sexo-específicas é mostrada a sobreposição de uma pelve masculina e uma pelve feminina. A comparação das duas pelves revela que a pelve feminina é maior e mais larga que a pelve masculina, e esta, por sua vez, é mais maciça, verticalizada e estreita do que a pelve feminina. A abertura superior da pelve feminina é maior do que a do homem e com um formato transverso-oval. A pelve do homem apresenta uma protuberância mais pronunciada do promontório (ver **Cc**). Também existem diferenças sexo-específicas no ângulo inferior do púbis. Enquanto o ângulo entre os ramos inferiores do púbis do homem é agudo (70°), este é significativamente maior em mulheres (90° a 100°). Portanto, usa-se para o homem o termo ângulo subpúbico, para a mulher o termo arco púbico (ver **D**, p. 149). O sacro apresenta também diferenças sexuais. O sacro feminino apresenta uma curvatura mais acentuada na altura da 3ª e da 4ª vértebra (comparar com a p. 122), enquanto o sacro masculino apresenta uma curvatura mais homogênea.

147

1.21 Ligamentos e Proporções da Pelve

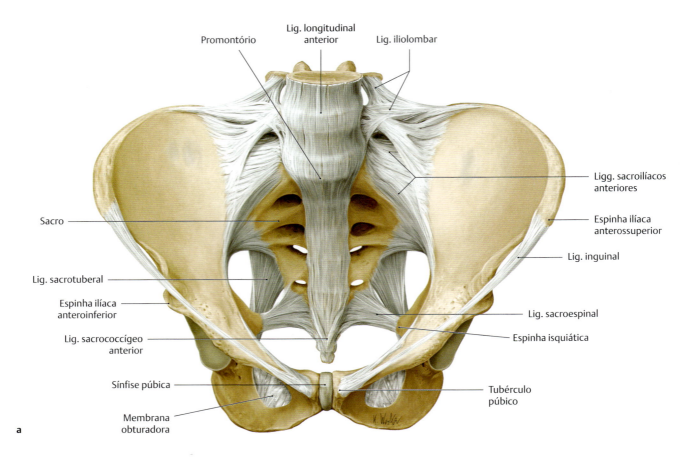

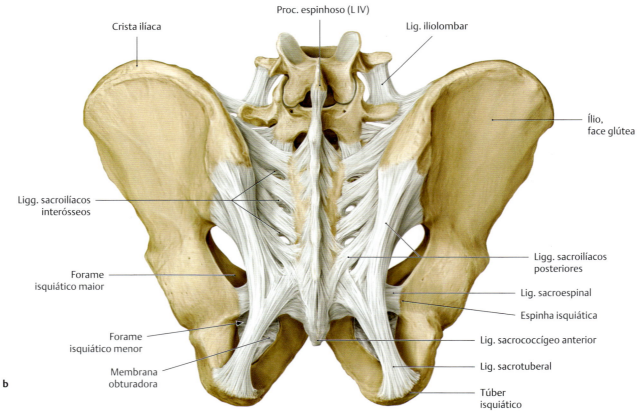

A Ligamentos da pelve masculina
a Vista anterossuperior.
b Vista posterior.

1 Ossos, Articulações e Ligamentos | Parede do Tronco

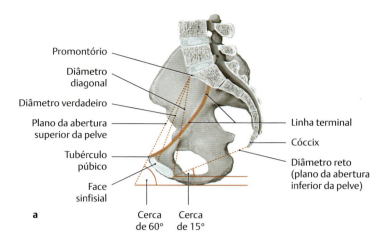

C Proporções internas e externas da pelve, linha terminal e abertura superior da pelve

As proporções internas e externas da pelve fornecem informações diretas e indiretas sobre a forma e o tamanho dos limites ósseos da pelve menor. Uma vez que a pelve menor funciona como o canal de parto, as proporções internas e externas são muito importantes na prática obstétrica: informam se a cavidade pélvica é suficientemente larga para permitir a passagem da cabeça, durante o parto normal. Neste contexto, o diâmetro verdadeiro é especialmente importante como menor diâmetro anteroposterior da pelve menor. A *pelvimetria*, a determinação das proporções pélvicas, permite o diagnóstico precoce de possíveis obstáculos para o parto vaginal. A medida faz-se habitualmente por meio da ultrassonografia vaginal. Algumas medidas pélvicas, como o diâmetro diagonal, podem ser precisamente estimadas pelo exame vaginal.

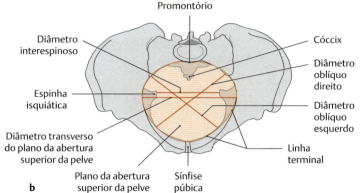

Proporções internas da pelve feminina (ver Ba e Bb)

- Diâmetro verdadeiro = 11 cm (distância entre o promontório e a margem posterior da sínfise púbica)
- Diâmetro diagonal = 12,5 a 13 cm (distância entre o promontório e a margem inferior da sínfise púbica)
- Diâmetro sagital do plano inferior da pelve (diâmetro reto) = 9 (+2) cm (distância entre a margem inferior da sínfise púbica e a extremidade do cóccix)
- Diâmetro transverso da abertura superior da pelve = 13 cm (maior distância entre as linhas terminais)
- Diâmetro interespinoso =11 cm (distância entre as espinhas isquiáticas)
- Diâmetro oblíquo direito (I) e esquerdo (II) = 12 cm (distância entre a Art. sacroilíaca na altura da linha terminal e a eminência iliopúbica [antes "iliopectínea"] do lado oposto)

Proporções externas da pelve masculina (ver Bc)

- Distância interespinosa = 25 a 26 cm (distância entre as duas espinhas ilíacas anterossuperiores)
- Distância intercristal = 28 a 29 cm (maior distância entre as cristas ilíacas esquerda e direita no plano frontal)
- Diâmetro externo = 20 a 21 cm (distância entre a margem superior da sínfise púbica e o Proc. espinhoso da 5ª vértebra lombar)

Linha terminal (ver B)

Limite entre a pelve maior e a pelve menor (a partir do promontório ao longo da linha arqueada através das linhas pectíneas do púbis até a margem superior da sínfise púbica)

Plano da abertura superior da pelve (ver Bb e Bc)

Linha traçada pela abertura superior da pelve na altura da linha terminal
A pelve menor situa-se abaixo deste plano

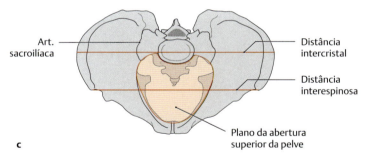

B Proporções internas e externas da pelve

a Metade direita da pelve feminina, vista medial.
b Pelve feminina, vista superior.
c Pelve masculina, vista superior.

Em **a** a linha terminal foi realçada em vermelho. O plano da abertura superior da pelve está realçado em cores em **b** e **c**.

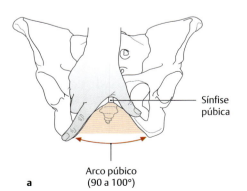
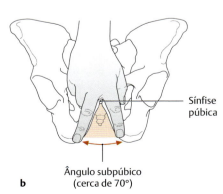

D Ângulo púbico inferior
Vista anterior.

a Pelve feminina: arco púbico.
b Pelve masculina: ângulo subpúbico.

149

1.22 Articulação Sacroilíaca

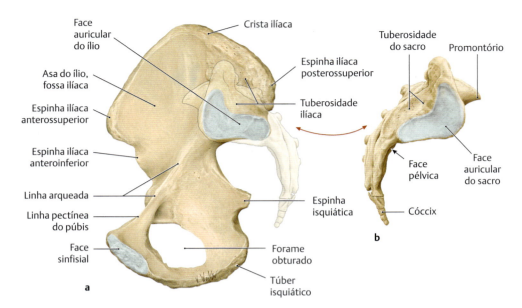

A Faces articulares da Art. sacroilíaca
a Face auricular do ílio, quadril direito, vista medial (o sacro é mostrado de forma transparente).
b Face auricular do sacro, sacro na vista lateral direita.

As Artt. sacroilíacas conectam as duas faces auriculares, do ílio e do sacro. A superfície da face auricular do sacro é levemente entalhada no centro. Nesta depressão encaixa-se uma protuberância correspondente da face auriculares do ílio. A forma e o tamanho das duas faces auriculares diferem entre indivíduos — mais do que em outras articulações; seu revestimento cartilaginoso é irregular, e a espessura da cartilagem articular do lado do sacro é o dobro em relação ao ílio.

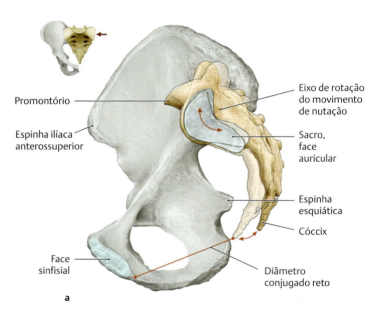

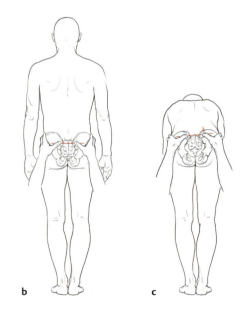

B Movimento e bloqueio na articulação sacroilíaca (teste de flexão em posição ortostática

Os movimentos na articulação sacroilíaca (ASI) são, basicamente, bem restritos (ver **C**). Sua amplitude varia para cada indivíduo e sexo. Esses movimentos têm importância prática, por exemplo, no processo de parto porque afetam a largura do anel pélvico. Movimentos de rotação e translação mínimos são possíveis. Em um movimento de rotação (movimento de nutação ou inclinação), o sacro gira em torno de um eixo na região dos pontos de fixação do ligamento sacroilíaco interósseo. Quando gira para frente, desloca o promontório caudoventralmente e o cóccix craniodorsalmente: o diâmetro reto da abertura inferior da pelve aumenta. Quando gira para trás, amplia o diâmetro sagital no nível da abertura superior da pelve: o diâmetro reto da abertura inferior da pelve diminui.

Se o sacro for forçado, por exemplo, em uma lesão desportiva (salto mal finalizado, entre outros), os movimentos na articulação sacroilíaca não são mais possíveis (**bloqueio da articulação sacroilíaca**). Isso é visto no **teste de flexão na posição ortostática** (ver **b** e **c**). Nesse teste o paciente fica de costas para o examinador, com os pés afastados na linha do quadril. O examinador senta-se em um banco atrás do paciente e palpa, com dois polegares ao mesmo tempo, ambas as espinhas ilíacas posterossuperiores (EISP, ver **b**). Então pede ao paciente que retifique os membros inferiores, estique os joelhos, e lentamente incline o tronco (ver **c**) para frente. Ao mesmo tempo, ele observa se os dois polegares sobre as EISP se movem ao mesmo tempo e na mesma magnitude nos sentidos cranial e ventral. Se a ASI estiver normalmente móvel, o movimento de nutação do sacro em relação às espinhas ilíacas também é uniforme, e o examinador mantém os dois polegares (e, portanto, as espinhas ilíacas do paciente) na curvatura do tronco no mesmo nível do início. Se a articulação sacroilíaca estiver bloqueada lateralmente, a espinha ilíaca desse lado, juntamente com o sacro em comparação com o outro lado, se moverá mais rápido no sentido cranial (teste de flexão em pé positivo no lado afetado).

Um bloqueio da articulação sacroilíaca causa expansão significativa da cápsula articular e manifesta-se por dor intensa em praticamente todos os movimentos do corpo. A dor na articulação sacroilíaca também pode ser causada por doenças inflamatórias crônicas ou degenerativas (espondilite anquilosante, artrose, e outras), bem como por fraqueza ligamentar (ver **C**). A fraqueza ligamentar geral ou frouxidão ligamentar causada por gestação ou condição hormonal pode provocar hipermobilidade da articulação sacroilíaca e, com isso, dor.

1 Ossos, Articulações e Ligamentos | Parede do Tronco

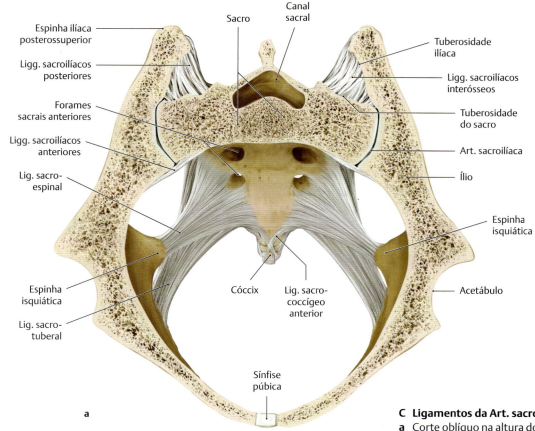

C Ligamentos da Art. sacroilíaca
a Corte oblíquo na altura do plano da abertura superior da pelve, vista superior (quanto à posição do plano de corte, ver **b**).
b Metade direita da pelve, vista medial.

Embora a Art. sacroilíaca seja uma articulação sinovial, seus movimentos são muito limitados pela rigidez da cápsula articular e por fortes ligamentos (anfiartrose). Na face interna da pelve, os Ligg. sacroilíacos anteriores estabilizam a articulação, enquanto na face dorsal, principalmente, os Ligg. sacroilíacos interósseos e posteriores, bem como os Ligg. iliolombares (ver p. 148). Os fortes Ligg. sacroilíacos interósseos são feixes profundos localizados medialmente, logo atrás da Art. sacroilíaca, a partir da tuberosidade ilíaca até a tuberosidade do sacro. Eles são completamente recobertos pelos Ligg. sacroilíacos posteriores. O conjunto destes ligamentos ajuda na ancoragem do sacro no anel pélvico na posição ortostática e evita o deslizamento do sacro para a cavidade pélvica. Além disso, o Lig. sacrotuberal e o Lig. sacroespinal (ver **b**) fixam as duas articulações sacroilíacas e evitam a inclinação dorsal da pelve por um eixo transverso.

2.1 Musculatura da Parede do Tronco, sua Origem e sua Função

Musculatura da Parede do Tronco

A musculatura da parede do tronco consiste, no sentido estrito, nos músculos próprios do dorso e na musculatura da parede do tórax e do abdome. No sentido mais amplo, são incluídos também os músculos do assoalho pélvico (que formam o limite caudal das cavidades abdominal e pélvica) e o diafragma (que separa a cavidade torácica da cavidade abdominal). As paredes anterior e posterior do tórax apresentam — além da musculatura primária da parede do tronco — os músculos do cíngulo do ombro e do membro superior, cujas origens, ao longo da filogênese, estenderam-se para o tronco (musculatura que migrou da parede do tronco = *músculos secundários do dorso e do tórax*). Os exemplos são os músculos *toracoumerais* (músculos entre o tórax e o braço) situados ventralmente, os músculos *espinoumerais* (músculos entre o tronco e o braço e entre o tronco e o cíngulo do ombro) e *espinocostais* (músculos entre o tronco e as costelas) com trajeto dorsolateral. Outros músculos que sofreram migração, como o M. trapézio, originam-se do mesênquima dos arcos branquiais (musculatura branquial). São inervados pelos nervos cranianos (o M. trapézio pelo N. acessório) e foram incorporados, em um segundo momento, ao sistema locomotor (ver p. 312 e seguintes).

A Musculatura da parede do tronco (sentido estrito)

Músculos próprios do dorso (M. eretor da espinha)

Feixe lateral do M. eretor da espinha
- Sistema sacroespinal
  - M. iliocostal
  - M. longuíssimo
- Sistema transversoespinal
  - M. esplênio
- Sistema intertransversário
  - Mm. intertransversários
  - Mm. levantadores das costelas

Feixe médio do M. eretor da espinha
- Sistema espinal
  - Mm. interespinais
  - M. espinal
- Sistema transversoespinal
  - Mm. rotadores curtos e longos
  - M. multífido
  - M. semiespinal

Músculos curtos da nuca e das articulações da cabeça (Mm. da cabeça e suboccipitais)*
- M. reto posterior maior da cabeça
- M. reto posterior menor da cabeça
- M. oblíquo superior da cabeça
- M. oblíquo inferior da cabeça

Músculos pré vertebrais do pescoço (pertencem topograficamente ao grupo dos músculos profundos do pescoço, mas exercem sua ação principal sobre a coluna cervical)

- M. longo da cabeça
- M. longo do pescoço
- M. reto lateral da cabeça
- M. reto anterior da cabeça

Músculos do tórax
- Mm. intercostais
- M. transverso do tórax
- Mm. subcostais
- Mm. escalenos (pertencem topograficamente ao grupo dos músculos profundos do pescoço, mas apresentam uma relação funcional com a respiração torácica)

Músculos da parede abdominal

Músculos abdominais laterais (oblíquos)
- M. oblíquo externo do abdome
- M. oblíquo interno do abdome
- M. transverso do abdome

Músculos abdominais anteriores (retos)
- M. reto do abdome
- M. piramidal

Músculos abdominais posteriores (profundos)
- M. quadrado do lombo
- M. psoas maior (pertence funcionalmente aos músculos do quadril, ver p. 494)

B Músculos da parede do tronco (sentido mais amplo)

Músculos do assoalho pélvico

Diafragma da pelve
- M. levantador do ânus
  - M. puborretal
  - M. pubococcígeo
  - M. iliococcígeo

Diafragma urogenital**
- M. transverso profundo do períneo
- M. transverso superficial do períneo

Músculos esfíncteres e eretores dos sistemas digestório e urogenital
- M. esfíncter externo do ânus
- M. esfíncter externo da uretra
- M. bulboesponjoso
- M. isquiocavernoso

Diafragma
- Parte costal
- Parte lombar
- Parte esternal

C Esquema dos músculos que migraram, em um segundo momento, para a parede do tronco (descritos no capítulo sobre o Membro Superior, p. 250)

Músculos espinocostais (ver p. 172)
- M. serrátil posterior superior
- M. serrátil posterior inferior

Músculos espinoumerais entre o tronco e o cíngulo do ombro
- Mm. romboides maior e menor
- M. levantador da escápula
- M. serrátil anterior
- M. subclávio
- M. peitoral menor
- M. trapézio

Músculos espinoumerais entre o tronco e o braço
- M. latíssimo do dorso

Músculos toracoumerais
- M. peitoral maior

* Os Mm. suboccipitais, no sentido estrito, são os músculos curtos e profundos próprios do dorso (critério: inervados por um R. dorsal). Por este motivo, mesmo situados topograficamente abaixo do occipital, os Mm. retos anterior e lateral da cabeça *não* fazem parte dos músculos próprios do dorso, visto que são inervados pelos Rr. ventrais.

** N.R.T.: A Terminologia Anatômica descreve como espaço profundo do períneo.

2 Sistemática da Musculatura | Parede do Tronco

Origem da musculatura da parede do tronco

A musculatura estriada esquelética da parede do tronco (incluindo o diafragma e o grupo do assoalho pélvico) origina-se — como a musculatura dos membros — dos miótomos somíticos (ver p. 6) e, portanto, também é chamada *musculatura somática*. Entre o 20º e 30º dia do desenvolvimento formam-se, na região do mesoderma paraxial (ver p. 6) cerca de 42 a 44 pares de somitos segmentares. Na sequência craniocaudal formam-se, primeiramente, cinco somitos occipitais, sete somitos cervicais, 12 somitos torácicos, cinco somitos lombares, cinco somitos sacrais e, finalmente, 8 a 10 somitos coccígeos (ver **D**). Destes somitos, especialmente, os primeiros occipitais e a maioria dos coccígeos desaparecem, em seguida. Portanto, o número de somitos originais é maior que o número dos segmentos vertebrais subsequentes. O limite entre a cabeça e o pescoço atravessa o 5º par de somitos occipitais. No fim da 6ª semana de desenvolvimento os miótomos migram, em direção dorsoventral, e se dividem em uma parte dorsal (epímero ou musculatura epaxial) e uma parte ventral (hipômero ou musculatura hipaxial) (**E**). Enquanto os músculos epaxiais dão origem aos músculos próprios do dorso e permanecem na sua localização original, o hipômero forma os músculos anterolaterais da parede abdominal e do tórax, bem como os músculos dos membros (**F**). Esta divisão dos miótomos corresponde também à ramificação dos nervos espinais em um *R. posterior* (para a musculatura epaxial) e um *R. anterior* (para a musculatura hipaxial, ver **Ea**). O arranjo segmentar (metamérico) original da musculatura do tronco praticamente desaparece depois. Ele se mantém somente nas camadas profundas dos músculos próprios do dorso (p. ex., Mm. rotadores, interespinais e intertransversários) e do tórax (p. ex., Mm. intercostais internos e externos), enquanto as partes superficiais dos miótomos se fundem, para formar músculos individuais longos que atravessam os segmentos ("polimerização"). Aqui, somente o suprimento nervoso e vascular lembra o arranjo segmentar original (ver **F**).

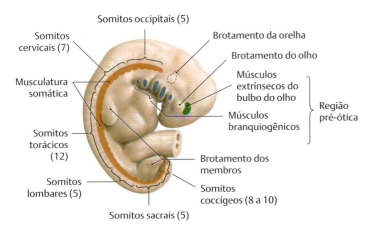

D Somitos de um embrião humano de 5 semanas

Vista direita. Os somitos, formados a partir do mesoderma paraxial, podem ser divididos em uma parte *pré-ótica* (marcada em azul e verde) e uma parte *pós-ótica* (marcada em vermelho). Portanto, estão localizados anterior e posteriormente ao brotamento da orelha. A musculatura somática se desenvolve a partir da parte pós-ótica. A parte pré-ótica não apresenta segmentação em somitos distintos. Nesta região encontram-se os brotamentos da musculatura branquiogênica, do arco faríngeo, bem como dos músculos extrínsecos do bulbo do olho. A inervação nesta região é provida por nervos cranianos.

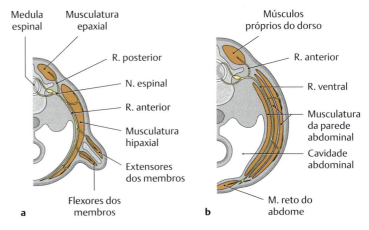

E Cortes transversais de um embrião humano de 6 semanas

a Corte transversal na região do brotamento de um membro; **b** Corte transversal na região da parede abdominal.

As células precursoras dos músculos, com capacidade proliferativa, localizadas no nível do brotamento dos membros, e os miótomos que permanecem nestas regiões formam os músculos próprios do dorso. Paralelamente ao crescimento do brotamento dos membros, o tecido muscular se diferencia em um brotamento dorsal (blastema) para os músculos extensores, e um brotamento ventral para os músculos flexores, de ambos os membros (ver p. 20). A inervação da musculatura dos membros dispõe-se do mesmo modo que no hipômero, por meio dos ramos anteriores dos nervos espinais (plexo braquial e plexo lombossacral, ver pp. 374 e 548).

Observe a diferença entre a inervação da musculatura epaxial (R. posterior do nervo espinal) e da musculatura hipaxial (R. anterior do nervo espinal).

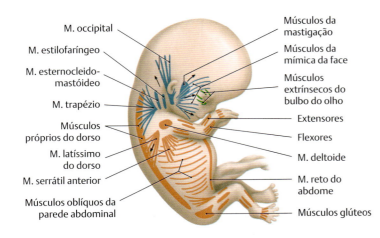

F Esquema dos principais grupos musculares do embrião humano de 8 semanas

Vista da direita; vermelho = musculatura somática, azul = musculatura branquiogênica (do arco faríngeo), verde = musculatura extrínseca do bulbo do olho.

153

2.2 Músculos Próprios do Dorso (M. Eretor da Espinha): Feixe Lateral

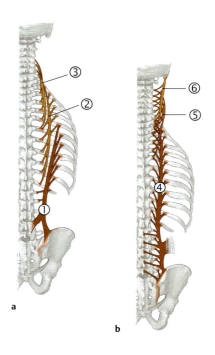

A Feixe lateral do M. eretor da espinha: sistema sacroespinal
a M. iliocostal.
b M. longuíssimo.

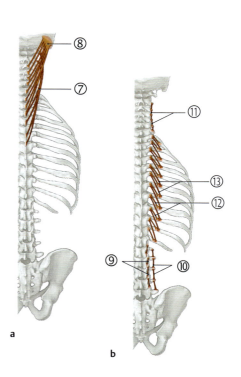

B Feixe lateral do M. eretor da espinha: sistemas transversoespinal e intertransversário
a M. esplênio.
b Mm. intertransversários e levantadores das costelas.

M. iliocostal (*ver p. 155 à direita embaixo)

Origem:	① M. iliocostal do lombo: sacro, crista ilíaca, aponeurose toracolombar
	② M. iliocostal (parte torácica): 7ª a 12ª costelas
	③ M. iliocostal do pescoço: 3ª a 7ª costelas
Inserção:	• M. iliocostal (parte lombar): 6ª a 12ª costelas, lâmina profunda da aponeurose toracolombar, processos transversos da parte superior da coluna lombar
	• M. iliocostal (parte torácica): 1ª a 6ª costelas
	• M. iliocostal do pescoço: processos transversos da 4ª a 6ª vértebras cervicais
Ação:	Extensão do tronco, quando ocorre contração bilateral. Flexão homolateral (ipsolateral) durante a contração unilateral
Inervação:	Ramos laterais dos Rr. posteriores dos nervos espinais (C8 a L1)

M. longuíssimo

Origem:	④ M. longuíssimo do tórax: sacro, crista ilíaca (tendão de origem comum com o M. iliocostal), processos espinhosos da coluna lombar, processos transversos das vértebras torácicas inferiores
	⑤ M. longuíssimo do pescoço: processos transversos da 1ª a 6ª vértebras torácicas
	⑥ M. longuíssimo da cabeça: processos transversos da 1ª a 3ª vértebras torácicas e processos transversos e articulares da 4ª a 7ª vértebras cervicais
Inserção:	• M. longuíssimo do tórax: 2ª a 12ª costelas, processos costiformes das vértebras lombares, processos transversos das vértebras torácicas
	• M. longuíssimo do pescoço: processos transversos da 2ª a 5ª vértebras cervicais
	• M. longuíssimo da cabeça: Proc. mastoide do temporal
Ação:	• Extensão do tronco (durante contração bilateral), flexão homolateral durante contração unilateral
	• M. longuíssimo da cabeça: extensão da cabeça durante a contração bilateral, flexão lateral e rotação homolateral da cabeça durante a contração unilateral
Inervação:	Ramos laterais dos Rr. posteriores dos nervos espinais (C1 a L5)

M. esplênio

Origem:	⑦ M. esplênio do pescoço: processos espinhosos da 3ª a 6ª vértebras torácicas
	⑧ M. esplênio da cabeça: processos espinhosos da 3ª vértebra cervical até a 3ª vértebra torácica
Inserção:	• M. esplênio do pescoço: processos transversos da 1ª e 2ª vértebras cervicais
	• M. esplênio da cabeça: linha nucal laterossuperior, Proc. mastoide
Ação:	Extensão da coluna cervical e da cabeça (contração bilateral). Flexão e rotação homolaterais (contração unilateral)
Inervação:	Ramos laterais dos Rr. posteriores dos nervos espinais (C1 a C6)

Mm. intertransversários

Origem e inserção:	⑨ Mm. intertransversários mediais do lombo: estendem-se entre Procc. mamilares adjacentes de todas as vértebras lombares
	⑩ Mm. intertransversários laterais do lombo: estendem-se entre os Procc. costiformes de todas as vértebras lombares
	⑪ Mm. intertransversários posteriores do pescoço: estendem-se entre tubérculos posteriores adjacentes da 2ª a 7ª vértebras cervicais
	• Mm. intertransversários anteriores do pescoço: estendem-se entre os tubérculos anteriores adjacentes da 2ª a 7ª vértebras cervicais
Ação:	• Contração bilateral: estabilização e extensão da coluna cervical e lombar
	• Contração unilateral: flexão homolateral da coluna cervical e lombar
Inervação:	Rr. posteriores dos nervos espinais com exceção dos Mm. intertransversários laterais do lombo e dos Mm. intertransversários anteriores do pescoço (Rr. anteriores dos nervos espinais)

Mm. levantadores das costelas

Origem:	⑫ Mm. levantadores curtos das costelas: processos transversos da 7ª vértebra cervical e das 1ª a 11ª vértebras torácicas
	⑬ Mm. levantadores longos das costelas: processos transversos da 7ª vértebra cervical e das 1ª a 11ª vértebras torácicas
Inserção:	• Mm. levantadores curtos das costelas: ângulo da costela inferior
	• Mm. levantadores longos das costelas: ângulo da costela imediatamente após a inferior
Ação:	• Contração bilateral: extensão da coluna torácica
	• Contração unilateral: flexão lateral homolateral e rotação contralateral
Inervação:	Rr. posteriores e anteriores dos nervos espinais

2 Sistemática da Musculatura | Parede do Tronco

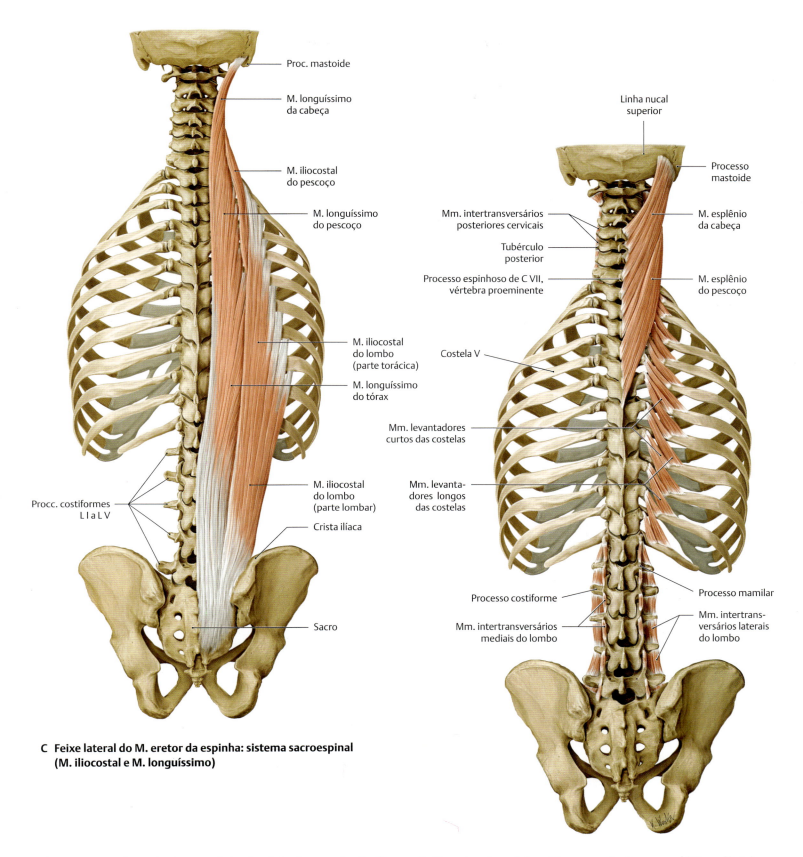

C Feixe lateral do M. eretor da espinha: sistema sacroespinal (M. iliocostal e M. longuíssimo)

* As estruturas denominadas nas tabelas da página à esquerda não são necessariamente indicadas nas figuras da página à direita, já que nem sempre estão visíveis. Os diagramas e tabelas, à esquerda, fornecem uma visão geral sistemática de cada músculo e de sua ação. As figuras à direita mostram o aspecto do músculo após a dissecção.

D M. eretor da espinha: sistemas espinotransversal (M. esplênio) e intertransversal (Mm. intertransversários e levantadores das costelas)

2.3 Músculos Próprios do Dorso (M. Eretor da Espinha): Feixe Medial

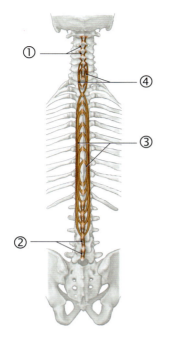

A Feixe medial do M. eretor da espinha: esquema do sistema espinal
Mm. interespinais e M. espinal.

Mm. interespinais

Origem e inserção:	① Mm. interespinais do pescoço: estendem-se entre os processos espinhosos da coluna cervical
	② Mm. interespinais do lombo: estendem-se entre os processos espinhosos das vértebras lombares
Ação:	Extensão da coluna cervical e lombar
Inervação:	Rr. posteriores dos nervos espinais

M. espinal

Origem:	③ M. espinal do tórax: face lateral dos processos espinhosos das 10ª a 12ª vértebras torácicas e das 1ª a 3ª vértebras lombares
	④ M. espinal do pescoço: processos espinhosos das duas primeiras vértebras torácicas e das 5ª a 7ª vértebras cervicais
Inserção:	• M. espinal do tórax: face lateral dos processos espinhosos das 2ª a 8ª vértebras torácicas
	• M. espinal do pescoço: processos espinhosos das 2ª a 4ª vértebras cervicais
Ação:	• Contração bilateral: extensão da coluna cervical e torácica
	• Contração unilateral: flexão homolateral da coluna torácica e cervical
Inervação:	Rr. posteriores dos nervos espinais

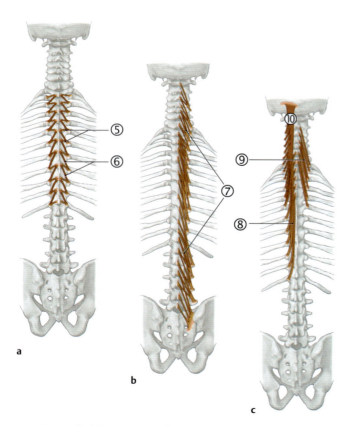

B Feixe medial do M. eretor da espinha: esquema do sistema transversoespinal
a Mm. rotadores curtos e longos.
b M. multífido.
c M. semiespinal.

Mm. rotadores curtos e longos*

Origem e inserção:	⑤ Mm. rotadores curtos: estendem-se entre o processo transverso e o processo espinhoso imediatamente acima, ao longo de toda coluna torácica
	⑥ Mm. rotadores longos: estendem-se entre o processo transverso e o processo espinhoso de dois níveis acima, ao longo de toda coluna torácica
Ação:	• Contração bilateral: extensão da coluna torácica
	• Contração unilateral: rotação contralateral
Inervação:	Rr. posteriores dos nervos espinais

⑦ M. multífido

Origem e inserção:	Estende-se entre o processo transverso e o processo espinhoso (omitindo 2 a 4 vértebras) ao longo de toda coluna vertebral (2ª vértebra cervical até o sacro), mais desenvolvido na coluna lombar
Ação:	• Contração bilateral: extensão do tronco
	• Contração unilateral: flexão homolateral e rotação contralateral)
Inervação:	Rr. posteriores dos nervos espinais

M. semiespinal

Origem:	⑧ M. semiespinal do tórax: processos transversos das 6ª a 12ª vértebras torácicas
	⑨ M. semiespinal do pescoço: processos transversos das 1ª a 6ª vértebras torácicas
	⑩ M. semiespinal da cabeça: processos transversos da 3ª vértebra cervical até a 6ª vértebra torácica
Inserção:	• M. semiespinal do tórax: processos espinhosos da 6ª vértebra cervical até 4ª vértebra torácica
	• M. semiespinal do pescoço: processos espinhosos das 2ª a 7ª vértebras cervicais
	• M. semiespinal da cabeça: occipital entre as linhas nucais superior e inferior
Ação:	• Contração bilateral: extensão da coluna torácica, da coluna cervical e da cabeça (estabilização das articulações craniovertebrais)
	• Contração unilateral: flexão ipsolateral e rotação contralateral (cabeça, coluna cervical e coluna torácica)
Inervação:	Rr. posteriores dos nervos espinais

*N.R.T.: A Terminologia Anatômica Internacional denomina esses dois grupos de Mm. rotadores do tórax.

2 Sistemática da Musculatura | Parede do Tronco

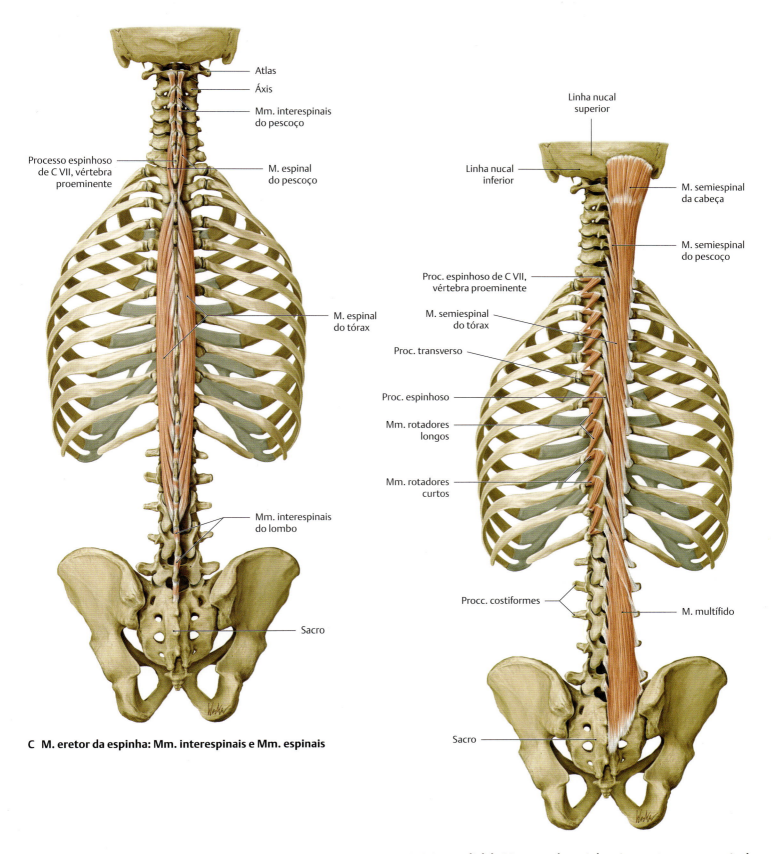

C M. eretor da espinha: Mm. interespinais e Mm. espinais

D Feixe medial do M. eretor da espinha: sistema transversoespinal
(Mm. rotadores curtos e longos, M. multífido e M. semiespinal)

157

2.4 Músculos Próprios do Dorso: Suboccipitais e Pré-vertebrais

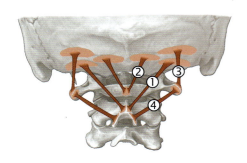

A Músculos suboccipitais: Mm. retos posteriores maior e menor da cabeça e Mm. oblíquos superior e inferior da cabeça

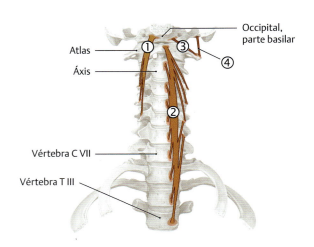

B Esquema dos músculos pré-vertebrais* do pescoço: Mm. longos da cabeça e do pescoço bem como os Mm. retos anterior e lateral da cabeça

① **M. reto posterior maior da cabeça**

Origem:	Processo espinhoso do áxis
Inserção:	Terço médio da linha nucal inferior
Ação:	• Contração bilateral: extensão da cabeça • Contração unilateral: rotação ipsolateral da cabeça
Inervação:	R. posterior de C1 (N. suboccipital)

② **M. reto posterior menor da cabeça**

Origem:	Tubérculo posterior do atlas
Inserção:	Terço medial da linha nucal inferior
Ação:	• Contração bilateral: extensão da cabeça • Contração unilateral: flexão ipsolateral da cabeça
Inervação:	R. posterior de C1 (N. suboccipital)

③ **M. oblíquo superior da cabeça**

Origem:	Processo transverso do atlas
Inserção:	Superiormente à região de inserção do M. reto posterior maior da cabeça
Ação:	• Contração bilateral: extensão da cabeça • Contração unilateral: flexão ipsolateral da cabeça
Inervação:	R. posterior de C1 (N. suboccipital)

④ **M. oblíquo inferior da cabeça**

Origem:	Processo espinhoso do áxis
Inserção:	Processo transverso do atlas
Ação:	• Contração bilateral: extensão da cabeça • Contração unilateral: rotação ipsolateral da cabeça
Inervação:	R. posterior de C1 (N. suboccipital)

① **M. longo da cabeça**

Origem:	Tubérculos anteriores dos processos transversos das 3ª a 6ª vértebras cervicais
Inserção:	Parte basilar do occipital
Ação:	• Unilateral: flexão lateral e leve rotação da cabeça ipsolaterais • Bilateral: flexão da cabeça
Inervação:	Ramos diretos do plexo cervical (C1 a C4)

② **M. longo do pescoço**

Origem:	• Parte reta (medial): faces anteriores dos corpos vertebrais das 5ª a 7ª vértebras cervicais e das 1ª a 3ª vértebras torácicas • Parte oblíqua (lateral) superior: tubérculos anteriores dos processos transversos das 3ª a 5ª vértebras cervicais • Parte oblíqua (lateral) inferior: faces anteriores dos corpos das 1ª a 3ª vértebras torácicas
Inserção:	• Parte reta: faces anteriores das 2ª a 4ª vértebras cervicais • Parte oblíqua superior: tubérculo anterior do atlas • Parte oblíqua inferior: tubérculos anteriores dos processos transversos das 5ª e 6ª vértebras cervicais
Ação:	• Unilateral: flexão lateral e rotação da coluna cervical para o mesmo lado • Bilateral: flexão da coluna cervical
Inervação:	Ramos diretos do plexo cervical (C2 a C6)

③ **M. reto anterior da cabeça**

Origem:	Massa lateral do atlas
Inserção:	Parte basilar do occipital
Ação:	• Unilateral: flexão lateral da articulação atlantoccipital • Bilateral: flexão da articulação atlantoccipital
Inervação:	R. anterior do 1º N. cervical

④ **M. reto lateral da cabeça**

Origem:	Proc. transverso do atlas
Inserção:	Parte lateral do occipital (lateralmente aos côndilos occipitais)
Ação:	• Unilateral: flexão lateral da articulação atlantoccipital • Bilateral: flexão da articulação atlantoccipital
Inervação:	R. anterior do 1º N. cervical

*Observação: A musculatura pré-vertebral não inclui os músculos próprios do tronco, uma vez que são inervados pelos ramos anteriores.

2 Sistemática da Musculatura | Parede do Tronco

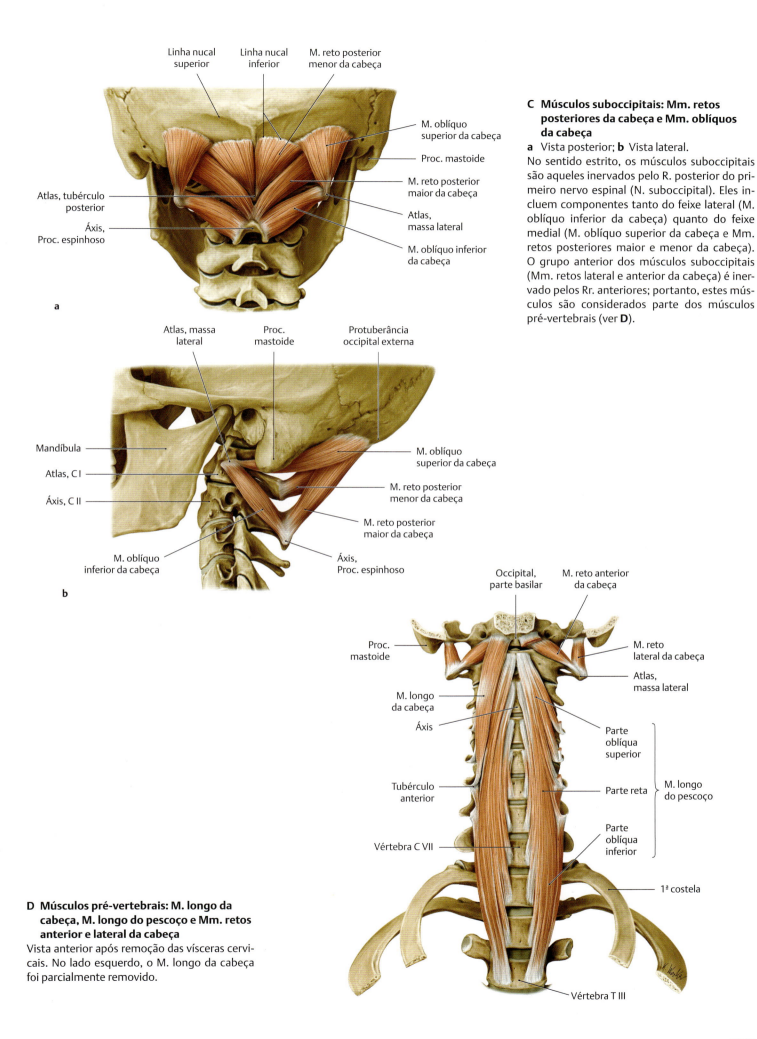

C Músculos suboccipitais: Mm. retos posteriores da cabeça e Mm. oblíquos da cabeça
a Vista posterior; b Vista lateral.
No sentido estrito, os músculos suboccipitais são aqueles inervados pelo R. posterior do primeiro nervo espinal (N. suboccipital). Eles incluem componentes tanto do feixe lateral (M. oblíquo inferior da cabeça) quanto do feixe medial (M. oblíquo superior da cabeça e Mm. retos posteriores maior e menor da cabeça). O grupo anterior dos músculos suboccipitais (Mm. retos lateral e anterior da cabeça) é inervado pelos Rr. anteriores; portanto, estes músculos são considerados parte dos músculos pré-vertebrais (ver **D**).

D Músculos pré-vertebrais: M. longo da cabeça, M. longo do pescoço e Mm. retos anterior e lateral da cabeça
Vista anterior após remoção das vísceras cervicais. No lado esquerdo, o M. longo da cabeça foi parcialmente removido.

159

2.5 Músculos da Parede Abdominal: Laterais e Oblíquos

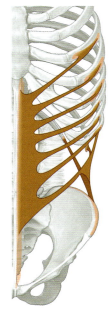

A Esquema do M. oblíquo externo do abdome

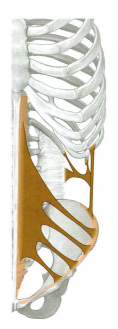

B Esquema do M. oblíquo interno do abdome

M. oblíquo externo do abdome

Origem:	Face externa das 5ª à 12ª costela
Inserção:	• Lábio externo da crista ilíaca
	• Lâmina anterior da bainha do M. reto do abdome, linha alba
Ação:	• Unilateral: flexão ipsolateral do tronco, rotação contralateral do tronco
	• Bilateral: flexão anterior do tronco, retroversão da pelve, manutenção do tônus abdominal (prensa abdominal), expiração
Inervação:	Nn. intercostais (T5 a T12)

M. oblíquo interno do abdome

Origem:	Lâmina profunda da aponeurose toracolombar, linha intermédia da crista ilíaca, espinha ilíaca anterossuperior, metade lateral do Lig. inguinal
Inserção:	• Margens inferiores das 10ª à 12ª costela
	• Lâminas anterior e posterior da bainha do M. reto do abdome, linha alba
	• Transição para o M. cremaster
Ação:	• Unilateral: flexão ipsolateral do tronco, rotação ipsolateral do tronco
	• Bilateral: flexão anterior do tronco, retroversão da pelve, manutenção do tônus abdominal (prensa abdominal), expiração
Inervação:	• Nn. intercostais (T8 a T12), N. ílio-hipogástrico, N. ilioinguinal
	• M. cremaster (R. genital do N. genitofemoral)

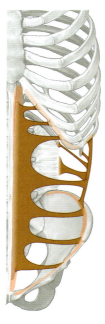

C Esquema do M. transverso do abdome

M. transverso do abdome

Origem:	• Faces internas das 7ª à 12ª cartilagem costal (bem como costelas XI e XII)
	• Lâmina profunda da aponeurose toracolombar
	• Lábio interno da crista ilíaca, espinha ilíaca anterossuperior
	• Parte lateral do Lig. inguinal
Inserção:	Lâmina posterior da bainha do M. reto do abdome, linha alba
Ação:	• Unilateral: rotação ipsolateral do tronco
	• Bilateral: manutenção do tônus abdominal (prensa abdominal), expiração
Inervação:	Nn. intercostais (T5 a T12), Nn. ílio-hipogástrico e ilioinguinal

2 Sistemática da Musculatura | Parede do Tronco

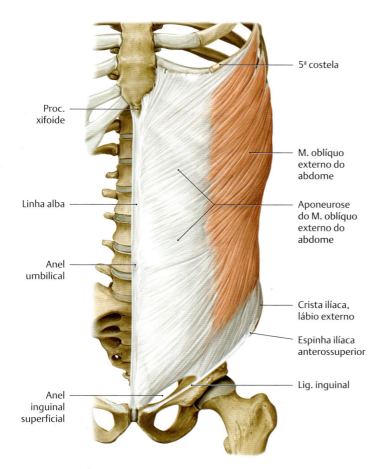

D M. oblíquo externo do abdome
Lado esquerdo, vista anterior.

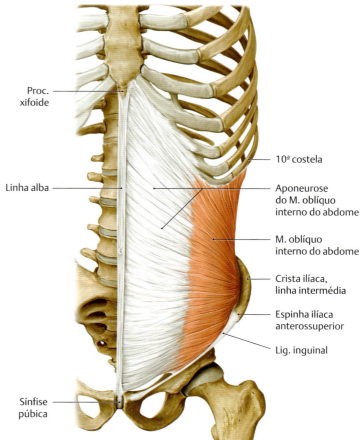

E M. oblíquo interno do abdome
Lado esquerdo, vista anterior.

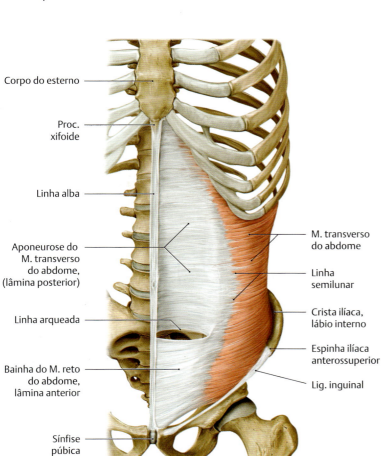

F M. transverso do abdome
Lado esquerdo, vista anterior.
Para a estrutura da bainha do M. reto do abdome, ver p. 187.

161

2.6 Músculos da Parede Abdominal: Anteriores e Posteriores

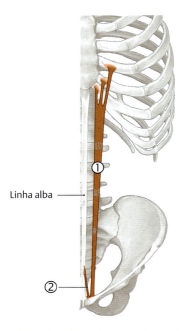

Linha alba

A Esquema dos músculos retos anteriores da parede abdominal: Mm. reto do abdome e piramidal

① **M. reto do abdome**

Origem:	
Inserção:	Púbis (entre o tubérculo púbico e a sínfise púbica) Cartilagens da 5ª à 7ª costela, Proc. xifoide do esterno
Ação:	Flexão do tronco, retroversão da pelve, manutenção do tônus abdominal (prensa abdominal), expiração
Inervação:	Nn. intercostais (T5 a T12)

② **M. piramidal***

Origem:	Púbis (anteriormente à inserção do M. reto do abdome)
Inserção:	Linha alba (na bainha do M. reto do abdome)
Ação:	Tensão da linha alba
Inervação:	N. subcostal (N. intercostal XII)

*Variável; ausente em 10 a 25% das pessoas.

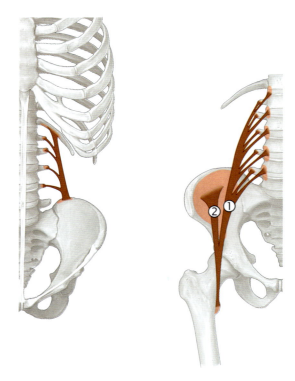

B Esquema da musculatura posterior profunda da parede abdominal: Mm. quadrado do lombo e psoas maior

M. quadrado do lombo

Origem:	Crista ilíaca
Inserção:	12ª costela, processos costiformes da 1ª à 4ª vértebra lombar
Ação:	• Unilateral: flexão homolateral do tronco • Bilateral: manutenção do tônus abdominal (prensa abdominal) e expiração
Inervação:	N. subcostal (N. intercostal XII, T12)

M. iliopsoas (① M. psoas maior e ② M. ilíaco)*

Origem:	• M. psoas maior (camada superficial): faces laterais dos corpos da 12ª vértebra torácica, da 1ª à 4ª vértebra lombar e dos respectivos discos intervertebrais • M. psoas maior (camada profunda): Procc. costiformes da 1ª à 5ª vértebra lombar • M. ilíaco: fossa ilíaca
Inserção:	Inserem-se, com o nome de iliopsoas, no trocanter menor do fêmur
Ação:	• Articulação do quadril: flexão e rotação lateral • Coluna lombar: durante a contração unilateral (ponto fixo no fêmur) flexão homolateral do tronco, durante a contração bilateral, flexão do tronco, a partir do decúbito dorsal
Inervação:	N. femoral (L1 a L4) e ramos diretos do plexo lombar

* Destes dois músculos, somente o M. psoas maior pertence topograficamente aos músculos abdominais posteriores; funcionalmente pertence aos músculos do quadril (ver p. 488).

2 Sistemática da Musculatura | Parede do Tronco

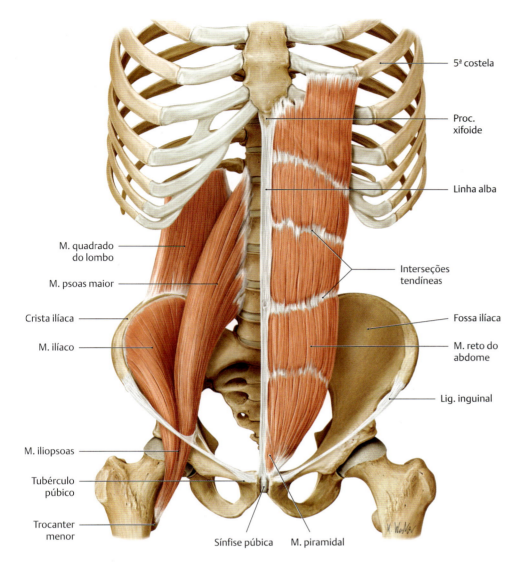

C Músculos anteriores (Mm. reto do abdome e piramidal) e posteriores (Mm. quadrado do lombo e iliopsoas) da parede abdominal
Vista anterior. Os músculos anteriores da parede abdominal são mostrados do lado esquerdo e os posteriores do lado direito.

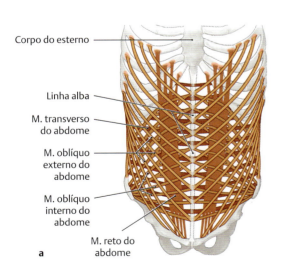

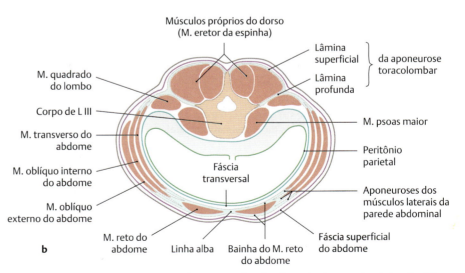

D Organização dos músculos da parede abdominal com um sistema de tensões

a Vista anterior; b Corte transversal na altura do corpo da 3ª vértebra lombar.

Os músculos anteriores (retos) e laterais (oblíquos) da parede abdominal e suas aponeuroses formam um complexo funcional. Considerando o trajeto do músculo e o entrelaçamento de suas extensas aponeuroses, na região da linha alba originam-se alças musculares funcionais que atuam como sistemas de tensão da parede abdominal. Consequentemente, as aponeuroses envolvem os músculos laterais da parede abdominal formando um invólucro para os músculos retos anteriores do abdome, e – juntamente com as fáscias da parede abdominal – formam a bainha dos músculos retos do abdome (ver p. 187). As fibras musculares e as fibras dos tendões formam três sistemas de tensão – um oblíquo, um transversal e um vertical. Estes sistemas de tensão da parede abdominal são importantes para que as vísceras permaneçam em "seu devido lugar", e porque aqui a carga é especialmente intensa.

163

2.7 Funções dos Músculos da Parede Abdominal

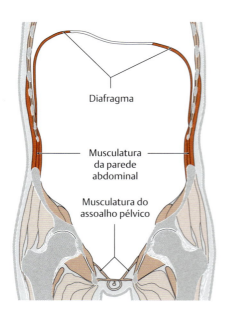

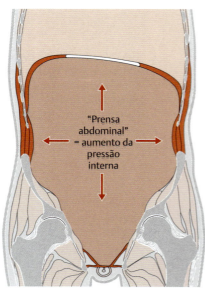

A Prensa abdominal = aumento da pressão intra-abdominal por meio da tensão dos músculos da parede abdominal, do assoalho pélvico e do diafragma

Cortes frontais esquematizados pela cavidade abdominal, vista anterior.

a As paredes das cavidades abdominal e pélvica são formadas tanto por ossos (coluna vertebral, tórax e pelve) quanto por músculos (diafragma, músculos abdominais e do assoalho pélvico).

b A contração dos músculos envolvidos (prensa abdominal) diminui o volume da cavidade abdominal e, portanto, aumenta a pressão intra-abdominal, pressionando ativamente as vísceras. Esta ação é importante, por exemplo, para expelir as fezes do reto (defecação), a urina da bexiga (micção) e o conteúdo do estômago (vômito). Durante a fase de expulsão do parto, a prensa abdominal ajuda as contrações do útero.

Funções dos músculos da parede abdominal

Os diferentes músculos da parede abdominal exercem numerosas funções, muitas vezes, em conjunto com outros grupos musculares (p. ex., os músculos do dorso, da região glútea e o diafragma). As ações principais são:

- Manutenção do tônus abdominal: aumento da tensão da parede abdominal e compressão das vísceras abdominais (prensa abdominal)
- Estabilização e proteção da coluna vertebral
- Movimento do tronco e da pelve
- Auxílio à respiração.

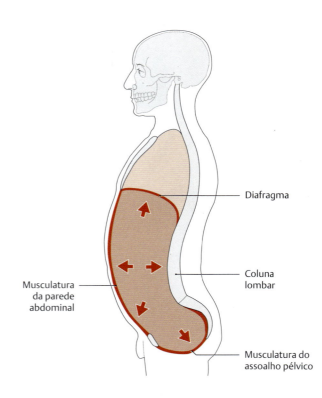

B Prensa abdominal = estabilização da coluna vertebral por meio do aumento da pressão intra-abdominal

Corte mediano esquematizado pelo tronco, vista da esquerda. As contrações simultâneas do diafragma, da musculatura da parede abdominal e do assoalho pélvico aumentam a pressão intra-abdominal (prensa abdominal). O efeito hidrostático da prensa abdominal estabiliza o tronco, reduz a tensão sobre a coluna lombar e enrijece a parede abdominal como a parede de uma bola insuflada. Este mecanismo ocorre automaticamente durante o levantamento de cargas pesadas. Como uma "cavidade insuflável", o tronco consegue diminuir a sobrecarga pressórica dos discos intervertebrais em até 50% na região superior da coluna lombar, e aproximadamente 30% na região inferior da coluna lombar. Ao mesmo tempo, a força exigida pelos músculos próprios do dorso é reduzida em mais de 50%. Isto explica a importância da musculatura abdominal bem exercitada na profilaxia e na terapia de doenças da coluna vertebral.

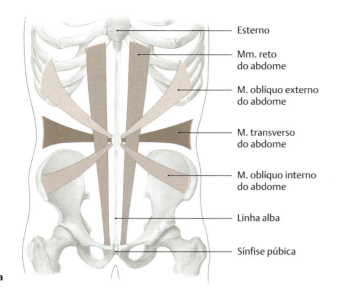
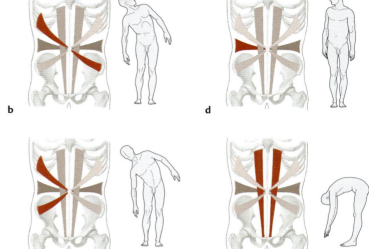

C Movimentos do tronco apoiados pelos músculos retos e oblíquos da parede abdominal

a Trajeto e arranjo dos músculos retos e oblíquos da parede abdominal.
b Flexão lateral para a direita com rotação simultânea do tronco para o lado esquerdo por meio da contração do M. oblíquo externo do abdome do lado direito e do M. oblíquo interno do abdome do lado esquerdo.
c Flexão lateral para a direita por meio da contração dos Mm. oblíquos externo e interno do abdome do lado direito (apoio do M. quadrado do lombo direito).
d Rotação para a direita pela contração do M. transverso do abdome do lado direito.
e Flexão do tronco principalmente pelos Mm. retos do abdome em ambos os lados.

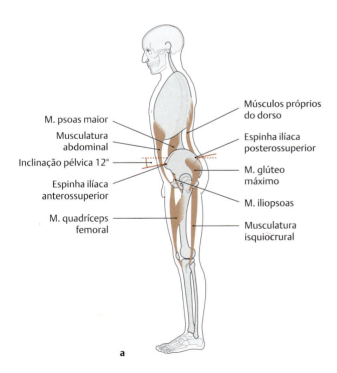
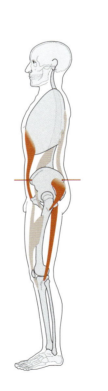
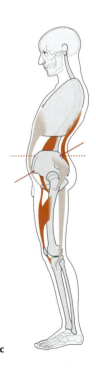

D Efeito da musculatura da parede abdominal sobre os movimentos da pelve: postura ativa e passiva

a Postura ativa normal; b Postura ativa tensa; c Postura passiva relaxada. Um desequilíbrio entre os músculos próprios do dorso e os músculos abdominais pode ser evidenciado na região inferior da coluna vertebral e pelo grau de inclinação da pelve. Na postura ativa normal, a pelve apresenta uma inclinação anterior de cerca de 12° (a). Na postura ativa rígida ("*barriga para dentro, peito para fora*"), a pelve é levemente retrovertida, de tal modo que a espinha ilíaca anterossuperior e a espinha ilíaca posterossuperior se encontram em uma linha horizontal (b). Os músculos são, principalmente, os da parede abdominal, os glúteos e os isquiocrurais. A musculatura abdominal relaxada e pouco treinada leva a uma postura passiva relaxada (c) com inclinação anterior exagerada da pelve. A coluna lombar torna-se hiperlordótica, devido ao encurtamento progressivo dos músculos próprios do dorso. Esta postura é favorecida pela tendência do M. iliopsoas (M. psoas maior e M. ilíaco) de se encurtar.

2.8 Músculos do Tórax (Mm. Intercostais, Escalenos e Transverso do Tórax)

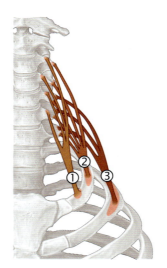

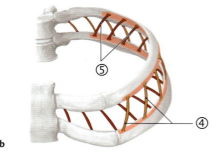

A Esquema dos músculos do tórax
Vista anterior.

a Mm. escalenos.
b Mm. intercostais.

Mm. escalenos	
Origem:	① M. escaleno anterior: tubérculos anteriores dos processos transversos da 3ª à 6ª vértebra cervical
	② M. escaleno médio: tubérculos posteriores dos processos transversos da 3ª à 7ª vértebra cervical
	③ M. escaleno posterior: tubérculos posteriores dos processos transversos da 5ª à 7ª vértebra cervical
Inserção:	• M. escaleno anterior: tubérculo do M. escaleno da 1ª costela
	• M. escaleno médio: 1ª costela (dorsalmente ao sulco da A. subclávia)
	• M. escaleno posterior: face externa da 2ª costela
Ação:	• Ponto móvel nas costelas: inspiração (levantamento das costelas superiores)
	• Ponto fixo nas costelas: flexão homolateral da coluna cervical (durante a contração unilateral)
	• Flexão da coluna cervical (contração bilateral)
Inervação:	Ramos diretos dos plexos cervical e braquial (C3 a C6)

Mm. intercostais	
Origem e inserção:	④ Mm. intercostais externos (tubérculo da costela até o limite entre a cartilagem e o osso): originam-se na margem inferior de uma costela e inserem-se na margem superior da costela imediatamente abaixo (trajeto: de posterossuperior para anteroinferior)
	⑤ Mm. intercostais internos (do ângulo da costela até o esterno): originam-se na margem superior de uma costela e inserem-se na margem inferior da costela imediatamente acima (trajeto oblíquo para a frente e para cima)
	• Mm. intercostais íntimos: divisão dos Mm. intercostais internos (trajeto e função iguais)
Ação:	• Mm. intercostais externos: elevam as costelas (inspiração), reforçam os espaços intercostais, estabilizam a parede torácica
	• Mm. intercostais internos e íntimos: abaixam as costelas (expiração); reforçam os espaços intercostais, estabilizam a parede torácica
Inervação:	Nn. intercostais I a XI

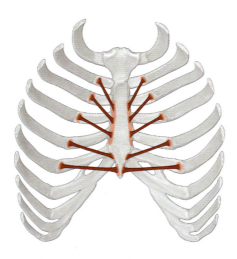

B Esquema do M. transverso do tórax
Vista posterior.

M. transverso do tórax	
Inserção:	Faces internas do corpo e do Proc. xifoide do esterno
Origem:	Face interna das cartilagens costais da 2ª à 6ª costela
Ação:	Abaixa as costelas (expiração)
Inervação:	Nn. intercostais II a VI

2 Sistemática da Musculatura | Parede do Tronco

C Mm. escalenos anterior, médio e posterior e os Mm. intercostais internos e externos

Caixa torácica parcialmente exposta, vista anterior. Os Mm. escalenos pertencem topograficamente ao grupo profundo do pescoço. Entretanto, funcionalmente, estão relacionados com a respiração torácica. Os músculos subcostais apresentam a mesma orientação dos Mm. intercostais *internos*, mas se projetam sobre uma ou duas costelas, formando bainhas musculares contínuas, principalmente na região da 6ª à 11ª costela.

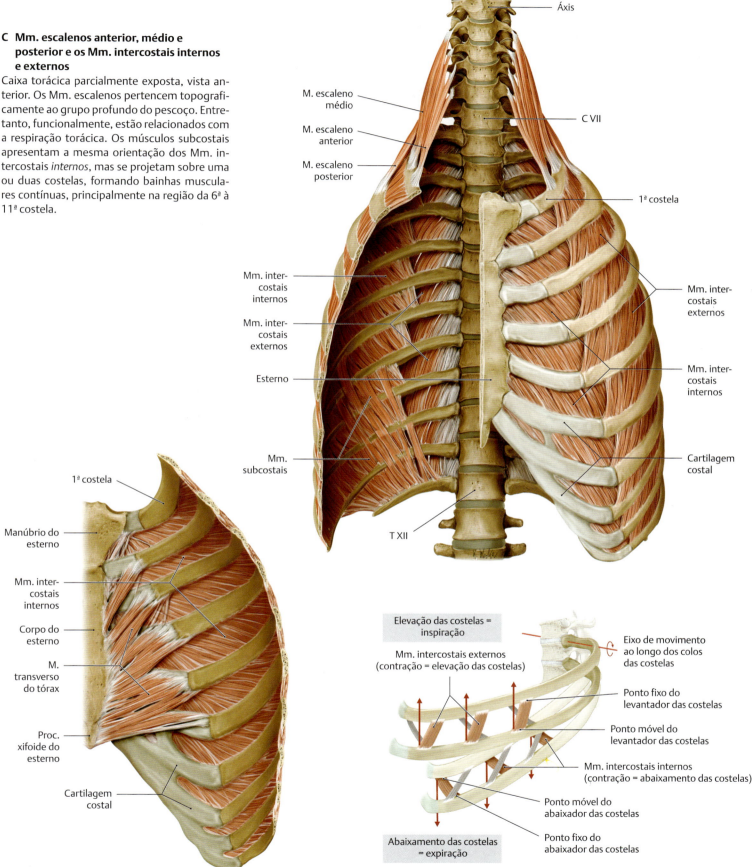

D M. transverso do tórax
Face posterior do corte retirado de **C** (metade direita do M. transverso do tórax), vista posterior.

E Ações dos Mm. intercostais externos e internos
Observe a posição dos eixos de movimento ao longo dos colos das costelas.

167

2.9 Músculos do Tórax: Diafragma

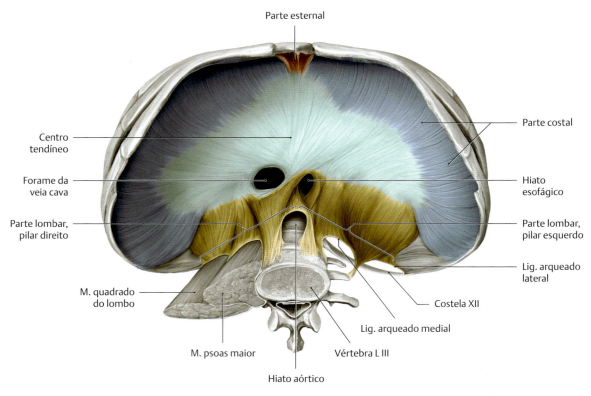

A Visão geral do diafragma

Origem:	• Parte costal: margem inferior do arco costal (face interior das costelas VII a XII)
	• Parte lombar (pilar direito e pilar esquerdo):
	  – parte medial: vértebras lombares I a III, 2º e 3º discos intervertebrais, Lig. longitudinal anterior
	  – parte lateral: 1º arco tendíneo do ligamento arqueado medial, da vértebra lombar II até o seu anexo costal; 2º arco tendíneo do ligamento arqueado lateral, do anexo costal da vértebra lombar II até o ápice da costela XII
	• Parte esternal: face posterior do processo xifoide do esterno

Inserção:	Centro tendíneo
Função:	Músculo da inspiração mais importante (respiração diafragmática ou abdominal)
Inervação:	N. frênico do plexo cervical (C3 a C5)

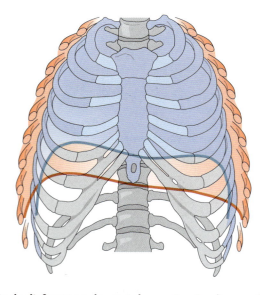

B Posição do diafragma e das costelas nas inspiração e expiração máximas
Caixa torácica, vista anterior.
Observe as diferentes posições do diafragma após a inspiração profunda (vermelho) e a expiração completa (azul). A percussão permite a definição dos limites anteriores do pulmão, durante o exame clínico. O deslocamento respiratório do diafragma entre a inspiração profunda e a expiração completa deve ser determinado. Equivale a aproximadamente 4 a 6 cm (ver pp. 182 e seguintes).

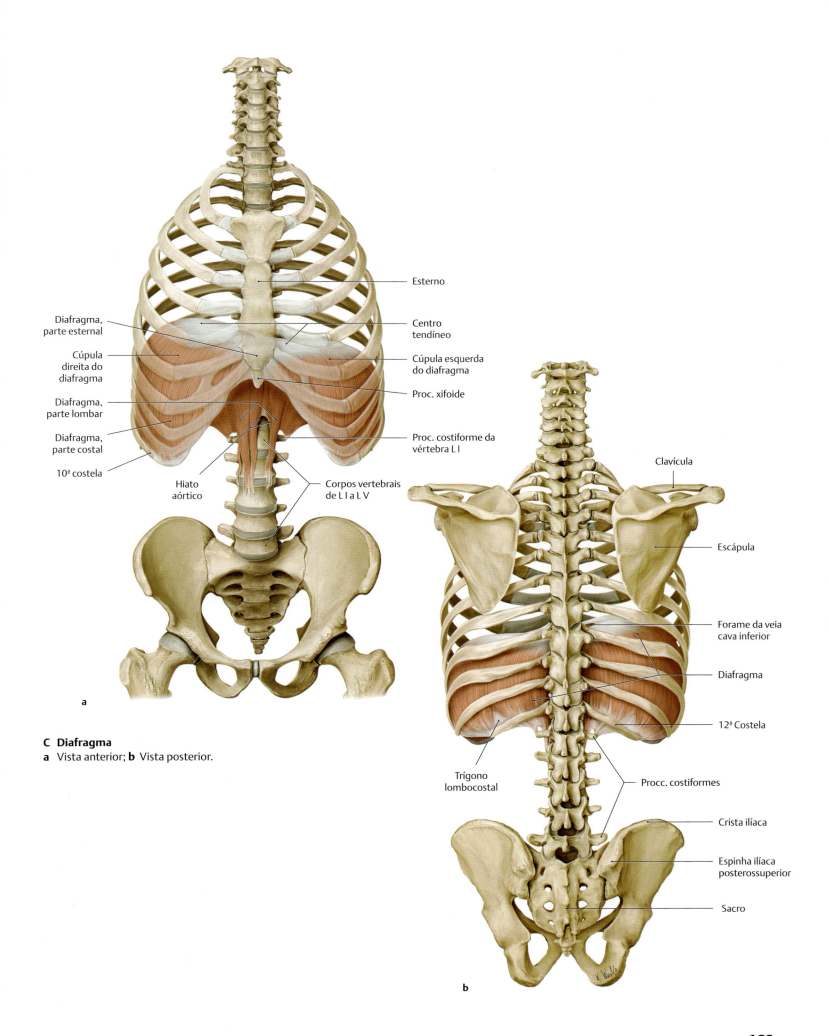

C Diafragma
a Vista anterior; b Vista posterior.

Parede do Tronco | 2 Sistemática da Musculatura

2.10 Músculos do Assoalho Pélvico (Diafragma da Pelve, Diafragma Urogenital e Músculos Esfíncteres e Eretores)

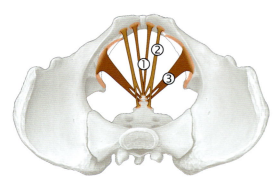

A Esquema do diafragma da pelve: M. levantador do ânus (Mm. puborretal, pubococcígeo e iliococcígeo)
Vista anterior.

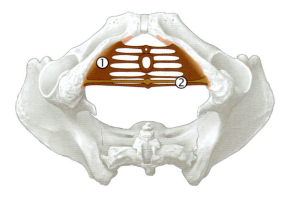

B Esquema do diafragma urogenital: Mm. transversos profundo e superficial do períneo
Vista inferior.

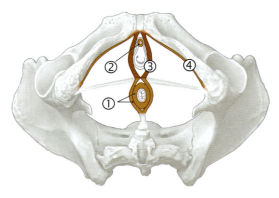

C Esquema dos músculos esfíncteres e eretores do assoalho pélvico: Mm. esfíncter externo do ânus, esfíncter da uretra, bulboesponjoso e isquiocavernoso
Vista inferior.

M. levantador do ânus

① **M. puborretal**

Origem:	No ramo púbico superior, em ambos os lados da sínfise púbica
Inserção:	Em torno da junção anorretal, entrelaçada com a parte profunda do M. esfíncter externo do ânus
Inervação:	N. pudendo (S2 a S4)

② **M. pubococcígeo**

Origem:	Púbis (lateral na origem do M. puborretal)
Inserção:	Lig. anococcígeo, cóccix
Inervação:	N. pudendo (S2 a S4)

③ **M. iliococcígeo**

Origem:	Arco tendíneo da fáscia do M. obturador interno (arco tendíneo do M. levantador do ânus)
Inserção:	Entre a rafe dos Mm. iliococcígeos, sacro
Ação do diafragma da pelve:	Mantém a posição dos órgãos pélvicos
Inervação:	N. pudendo (S2 a S4)

---

① **M. transverso profundo do períneo**

Origem:	R. inferior do púbis; R. do ísquio
Inserção:	Parede da vagina e da uretra feminina e masculina, centro tendíneo
Inervação:	N. pudendo (S2 a S4)

② **M. transverso superficial do períneo**

Origem:	R. do ísquio
Inserção:	Centro tendíneo
Ação do diafragma urogenital:	Mantém a posição dos órgãos pélvicos, mecanismo de fechamento da uretra
Inervação:	N. pudendo (S2 a S4)

---

① **M. esfíncter externo do ânus**
Estende-se a partir do centro tendíneo dorsalmente para o Lig. anococcígeo (circunda o ânus) (subdividido em partes subcutânea, superficial e profunda)

Ação:	Fechamento do ânus
Inervação:	N. pudendo (S2 a S4)

② **M. esfíncter externo da uretra**
Consiste em duas partes: uma parte interna em forma de anel composta por músculo liso e uma parte externa estriada (no formato da letra ômega)

Ação:	Fechamento da uretra
Inervação:	N. pudendo (S2 a S4)

③ **M. bulboesponjoso**
Estende-se, na mulher, do centro tendíneo para frente, até o clitóris (no homem até a rafe do pênis)

Ação:	Contrai o óstio da vagina na mulher e, no homem, envolve o corpo esponjoso do pênis
Inervação:	N. pudendo (S2 a S4)

④ **M. isquiocavernoso**

Origem:	R. do ísquio
Inserção:	Ramo do pênis/ramo do clitóris
Ação:	Pressiona o sangue para o corpo cavernoso do pênis/do clitóris
Inervação:	N. pudendo (S2 a S4)

2 Sistemática da Musculatura | Parede do Tronco

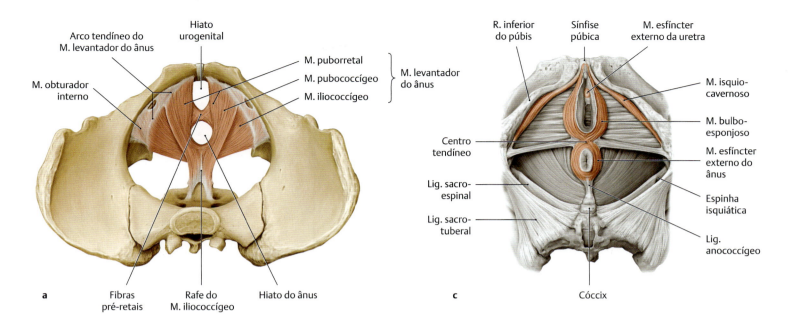

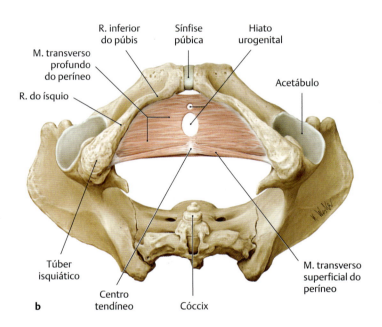

D Musculatura do assoalho pélvico da mulher
a Diafragma da pelve, vista superior.
b Diafragma urogenital, vista inferior.
c Músculos esfíncteres e eretores, vista inferior.

O termo "diafragma urogenital" não consta mais na nova Terminologia Anatômica, principalmente porque a existência do M. transverso profundo do períneo na pelve feminina é controversa. Isto se deve ao fato de que este músculo é fortemente permeado por tecido conjuntivo com o envelhecimento e, principalmente, após sucessivos partos vaginais. Em mulheres idosas, o espaço profundo do períneo (ver p. 191) contém, principalmente, tecido conjuntivo, que preenche o hiato urogenital na região das desembocaduras da uretra e da vagina (comparar com p. 196).

Importantes funções da musculatura do assoalho pélvico
O assoalho pélvico exerce dupla função:

- Mantém a posição dos órgãos abdominais e pélvicos, por meio do fechamento inferior das cavidades abdominal e pélvica e, portanto, suporta a maior parte do peso das vísceras
- Controla as aberturas do reto, das vias urinárias e genitais (função de esfíncter), cuja passagem reduz a resistência mecânica do assoalho pélvico.

Para poder exercer estas funções aparentemente contraditórias (fechamento da cavidade pélvica e manutenção simultânea de algumas aberturas), o assoalho pélvico é recoberto por camadas sobrepostas de tecidos muscular e conjuntivo. Todavia, esta estrutura complexa fragiliza o assoalho pélvico (especialmente na mulher). Flutuações extremas e recorrentes da pressão intra-abdominal e outros estresses, principalmente no fim da gravidez, levam a enfraquecimento do tecido conjuntivo e/ou lesão da musculatura do assoalho pélvico. Estiramentos e outras lesões, por exemplo, durante o parto, podem (em multíparas) resultar em insuficiência do assoalho pélvico, com diversas consequências clínicas:

- Descenso dos órgãos pélvicos (distopia ou *descida do útero*)
- Em casos extremos, descida total do útero com eversão da vagina (*prolapso uterino*).

A ptose das vísceras é geralmente associada com incontinência urinária ou fecal, em resposta à tosse ou outras ações (*incontinência de estresse*). Em casos de ptoses leves, muitas vezes, é suficiente a recuperação por meio de exercícios do assoalho pélvico. Em casos mais graves, uma *cirurgia plástica do assoalho pélvico* faz-se necessária (exposição cirúrgica e aproximação dos dois pilares do M. levantador = M. puborretal), ou é necessária a fixação de um órgão pélvico à parede pélvica (colopexia, retopexia).

2.11 Musculatura Extrínseca Secundária da Parede do Tronco: Musculatura Espinocostal, Espinoumeral e Toracoumeral

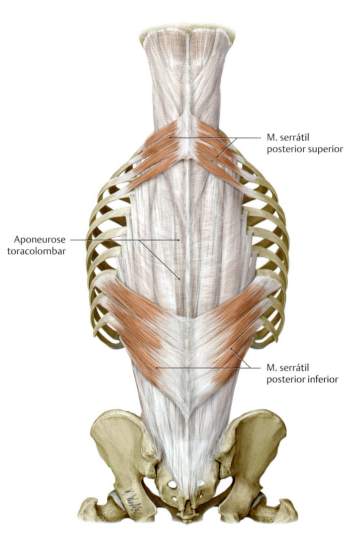

A Visão geral da musculatura espinocostal
Devido à sua posição acima da aponeurose toracolombar e à sua inervação pelos ramos anteriores dos nervos espinais, os dois músculos serráteis posteriores não são incluídos no grupo dos músculos próprios do dorso, mas como músculos extrínsecos secundários do dorso. Os músculos, habitualmente muito delgados e frequentemente bem segmentados, atuam como músculos auxiliares da inspiração (ver Tabela abaixo).

M. serrátil posterior superior	
Origem:	Processos espinhosos das 6ª e 7ª vértebras cervicais e das 1ª e 2ª vértebras torácicas
Inserção:	2ª a 5ª costelas, na altura dos ângulos das costelas
Ação:	Eleva as costelas e, assim, sustenta a inspiração
Inervação:	Nervos intercostais T1 a T4

M. serrátil posterior inferior	
Origem:	Processos espinhosos das 11ª e 12ª vértebras torácicas, das 1ª e 2ª vértebras lombares, e na aponeurose toracolombar
Inserção:	Na margem inferior das 9ª a 12ª costelas
Ação:	Sustenta do mesmo modo a inspiração (!), pois sua contração impede o estreitamento da abertura torácica inferior e, deste modo, o diafragma atinge um ponto fixo estável
Inervação:	Nn. intercostais T9 a T12

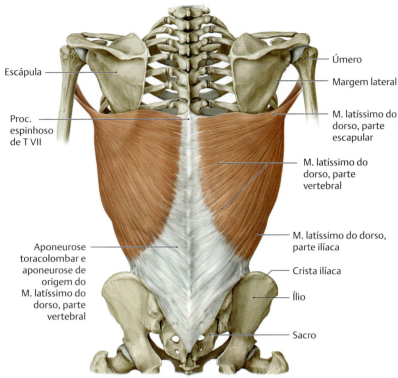

B M. latíssimo do dorso
Vista posterior. *Observação*: A aponeurose de origem do M. latíssimo do dorso é firmemente ligada à aponeurose toracolombar. Portanto, as duas estruturas não são separadas.

C Visão geral da musculatura extrínseca secundária da parede do tronco
(Discussão, com exceção dos músculos serráteis, na p. 312.) Todos os músculos próprios do dorso se estendem para baixo até a pelve. No curso da filogênese, estendem a sua origem sobre o tronco (musculatura extrínseca do dorso, ver p. 153). Esses músculos migraram inicialmente da região posterior como músculos hipoaxiais (inervação: ramos anteriores) – seguindo em direção ao membro superior (por isso também constituem os músculos do cíngulo do membro superior), para futuramente retornar ao dorso, provavelmente no contexto do desenvolvimento dos tetrápodes, à medida que a musculatura do cíngulo do membro superior se torna cada vez maior, de modo a poder sustentar mais peso! Pode-se distinguir os seguintes músculos:

Músculos entre a coluna vertebral e as costelas
• M. serrátil posterior superior
• M. serrátil posterior inferior

Músculos entre a coluna vertebral e o cíngulo do membro superior ou entre a coluna vertebral e o braço

• Musculatura do cíngulo do membro superior
  – Mm. romboides maior e menor
  – M. levantador da escápula
  – M. serrátil anterior
  – M. subclávio
  – M. peitoral menor
  – M. trapézio
• Musculatura do braço
  – M. latíssimo do dorso
  – Muculatura toracoumeral ou toracobraquial
  – M. peitoral maior

Observação: Todos os músculos extrínsecos são inervados pelos ramos anteriores dos nervos espinais.

2 Sistemática da Musculatura | Parede do Tronco

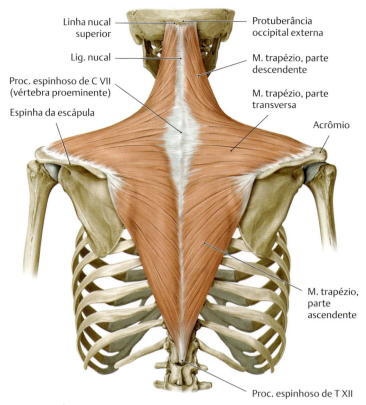

D M. trapézio
Vista posterior.

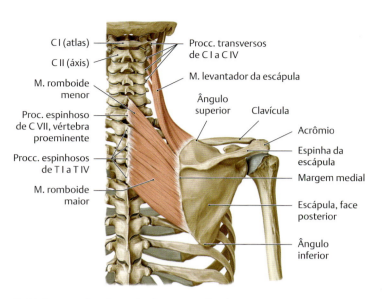

F M. levantador da escápula, M. romboide maior e M. romboide menor
Lado direito, vista posterior.

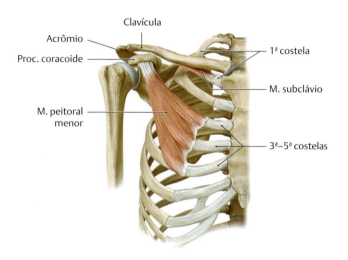

G M. peitoral menor e M. subclávio
Lado direito, vista anterior.

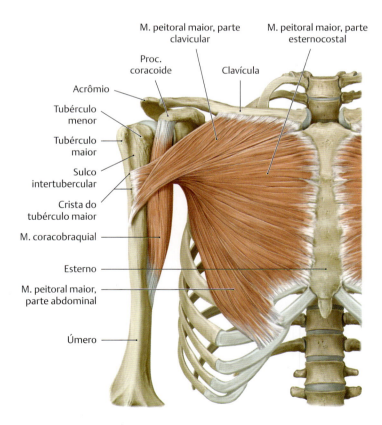

E Mm. peitoral maior e coracobraquial
Lado direito, vista anterior.

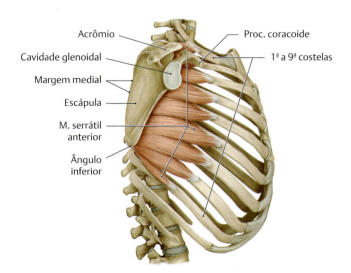

H M. serrátil anterior
Lado direito, vista lateral.

173

Parede do Tronco | 3 Topografia da Musculatura

3.1 Visão Geral dos Músculos do Dorso e da Aponeurose Toracolombar

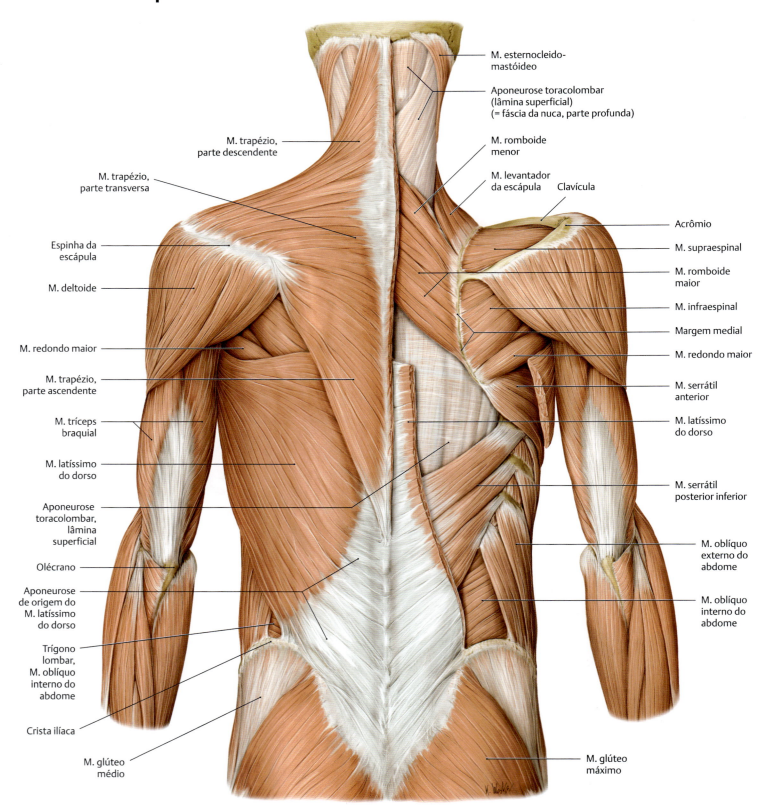

A Aponeurose toracolombar como um "plano de clivagem" entre os músculos próprios do dorso e os extrínsecos

No lado direito da figura, o M. trapézio foi completamente removido e o M. latíssimo do dorso foi parcialmente removido para melhorar a visualização da aponeurose toracolombar. A lâmina superficial da aponeurose toracolombar separa os músculos próprios do dorso (M. eretor da espinha) daqueles que migraram para a região dorsal.

Observação: A lâmina superficial da aponeurose toracolombar é reforçada inferiormente pela aponeurose de origem do M. latíssimo do dorso. Lateral a essa linha de origem, a lâmina superficial se desloca ao mesmo tempo sobre o tendão e o músculo e perde, com isso, o seu contato direto com a tela subcutânea. Em toda a sua extensão – tanto medial quanto lateral – a lâmina superficial cobre os músculos próprios do dorso.

174

3 Topografia da Musculatura | Parede do Tronco

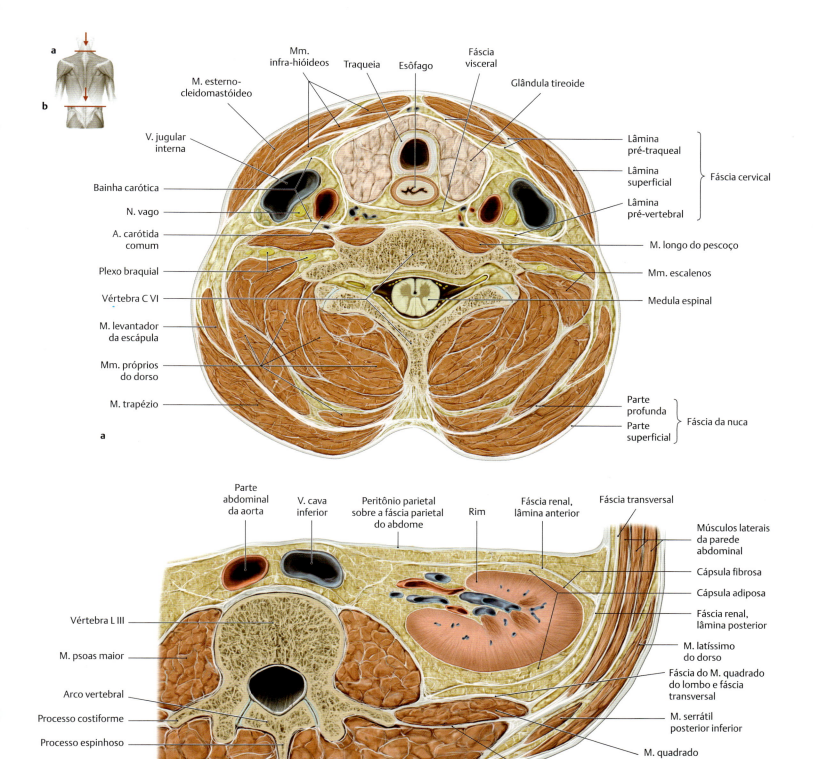

B Aponeurose toracolombar
a Corte transversal do pescoço na altura da 6ª vértebra cervical, vista superior.
b Corte transversal da parede posterior do tronco, na altura da 3ª vértebra lombar, vista superior.

A aponeurose toracolombar constitui a parte lateral de um canal osteofibroso onde estão os músculos próprios do dorso (M. eretor da espinha). Além da aponeurose toracolombar, este canal é formado pelos arcos vertebrais e pelos processos espinhosos e costiformes. Na região da coluna lombar, especialmente, a aponeurose toracolombar é composta por uma lâmina superficial e uma profunda, que se fundem na margem lateral do M. eretor da espinha. Na região da nuca, a lâmina superficial da aponeurose toracolombar se continua com a fáscia da nuca (parte profunda) e, portanto, é uma extensão da lâmina pré-vertebral das fáscias do pescoço.

Observação: Segundo a nova Terminologia Anatômica, a fáscia toracolombar consiste em três lâminas: a anteriormente lâmina profunda se torna a lâmina média, a nova lâmina profunda é a fáscia do M. quadrado do lombo, a lâmina superficial permanece.

3.2 Músculos Próprios do Dorso: Feixes Lateral e Medial do M. Eretor da Espinha

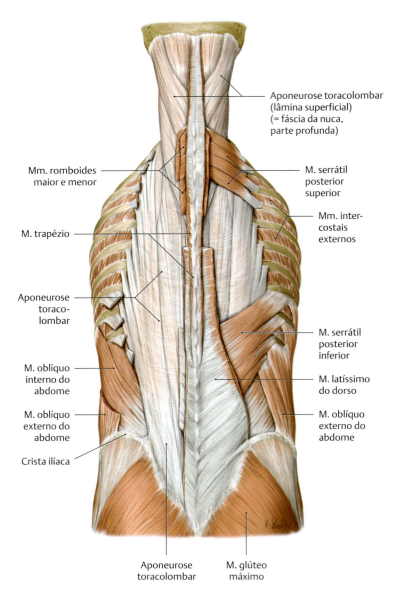

A Trajeto da aponeurose toracolombar
Vista posterior. Para visualizar a aponeurose toracolombar, o cíngulo do membro superior e os músculos próprios do dorso foram removidos (com exceção dos Mm. serráteis posteriores superior e inferior, bem como da aponeurose de origem do M. latíssimo do dorso, no lado direito).

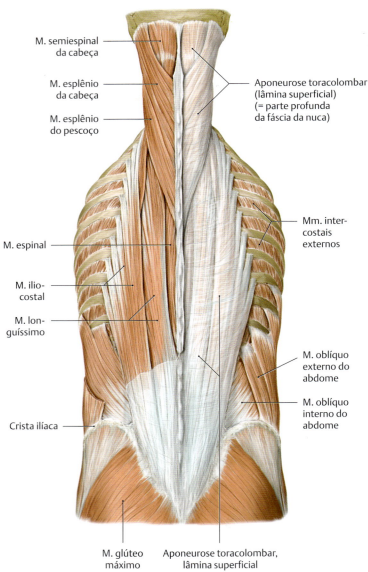

B Feixe lateral do M. eretor da espinha
Vista posterior. Para expor o feixe lateral (Mm. iliocostal, longuíssimo, esplênios do pescoço e da cabeça), foram removidas, na metade esquerda do dorso, partes da lâmina superficial da aponeurose toracolombar. Os Mm. levantadores das costelas e intertransversários, que também pertencem ao feixe lateral, são aqui cobertos pelos Mm. iliocostal e longuíssimo (comparar com **C** e **D**).
Observe que, na região da nuca, a aponeurose toracolombar continua como a parte profunda da fáscia da nuca.

3 Topografia da Musculatura | Parede do Tronco

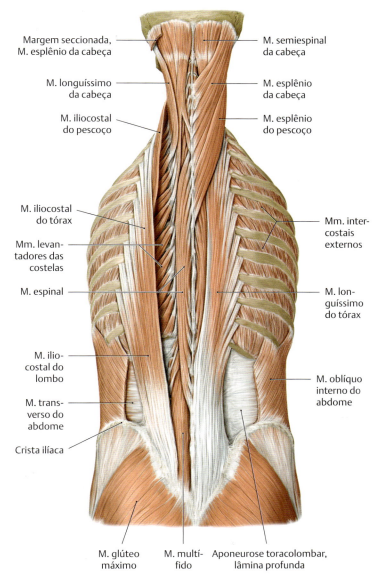

C Feixe medial do M. eretor da espinha (as partes do feixe lateral permaneceram na sua topografia normal)

Vista posterior. O M. longuíssimo (exceto o M. longuíssimo da cabeça) e os Mm. esplênios do pescoço e da cabeça foram removidos, na metade esquerda do dorso. Na metade direita do dorso, o M. iliocostal foi inteiramente removido (ver **D** a respeito dos Mm. rotadores).

Observe a lâmina profunda da aponeurose toracolombar, que dá origem tanto ao M. oblíquo interno do abdome quanto ao M. transverso do abdome (comparar com **D**).

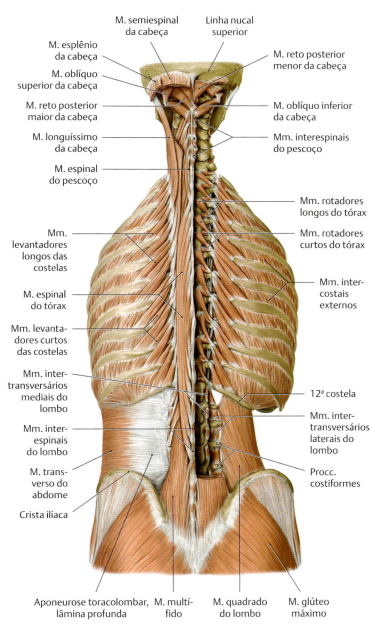

D Feixe medial do M. eretor da espinha (o feixe lateral foi inteiramente removido)

Vista posterior. Para a visualização dos diferentes músculos do feixe medial, o feixe lateral foi totalmente removido (exceto os Mm. intertransversários e levantadores das costelas) e também partes do feixe medial.

Observe na região lombar a origem do M. transverso do abdome, na lâmina profunda da aponeurose toracolombar (lado esquerdo).

À direita, a lâmina profunda e o M. multífido foram removidos, para visualizar os Mm. intertransversários (feixe lateral do M. eretor da espinha) e o M. quadrado do lombo (músculo abdominal posterior profundo).

3.3 Músculos Próprios do Dorso: Músculos Suboccipitais

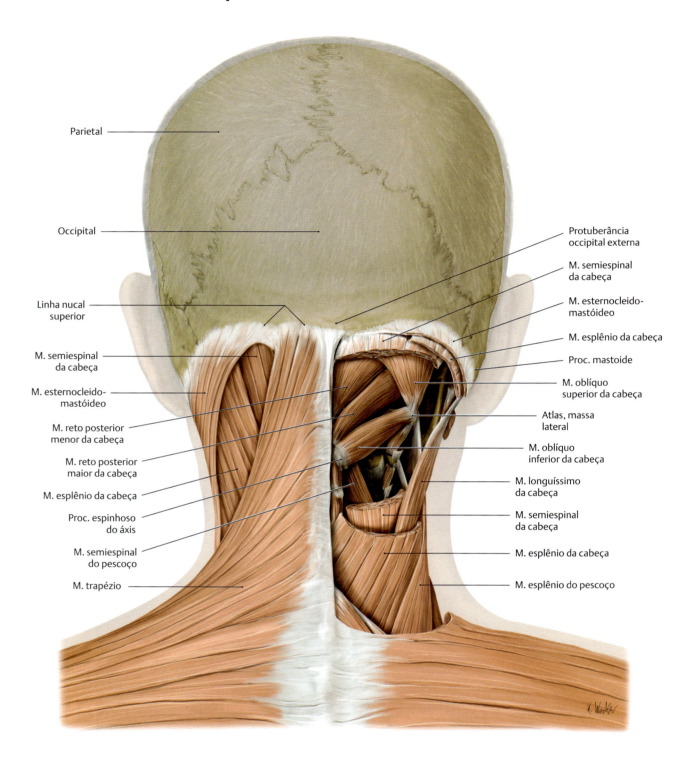

A Posição dos músculos suboccipitais
Região da nuca, vista posterior. Os Mm. suboccipitais, no sentido estrito, são os músculos curtos ou profundos da nuca e pertencem aos músculos próprios do dorso (Mm. retos posteriores maior e menor da cabeça e oblíquos superior e inferior da cabeça). O critério para esta divisão é o fato de serem inervados por um R. posterior e, neste caso, pelo R. posterior I: o N. suboccipital. Por este motivo é que, mesmo situados topograficamente abaixo do occipital, os Mm. retos anterior e lateral da cabeça não fazem parte dos músculos próprios do dorso, uma vez que são inervados pelos Rr. anteriores. Os músculos suboccipitais são profundos, internamente à aponeurose toracolombar, e estendem-se entre o occipital e as duas primeiras vértebras cervicais. Atuam principalmente nas articulações craniovertebrais (ver p. 128) e dão apoio aos movimentos diferenciados da cabeça (p. ex., o ajuste fino da postura da cabeça). Para a visualização da sua posição, os seguintes músculos na região direita da nuca foram parcialmente removidos: Mm. trapézio, esternocleidomastóideo, esplênio da cabeça e semiespinal da cabeça. Uma importante referência na região profunda da nuca é o processo espinhoso do áxis.

3 Topografia da Musculatura | Parede do Tronco

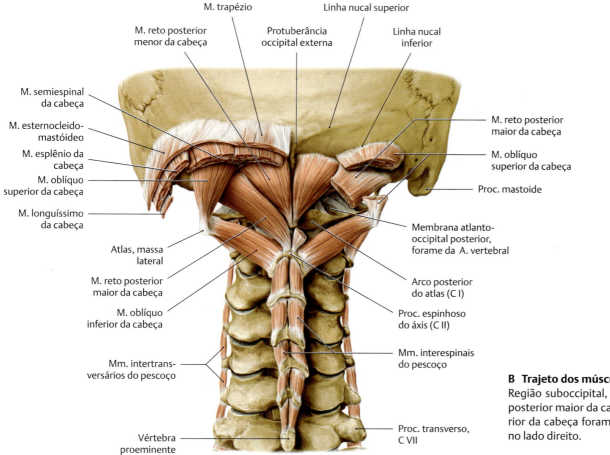

B Trajeto dos músculos suboccipitais
Região suboccipital, vista posterior. O M. reto posterior maior da cabeça e o M. oblíquo superior da cabeça foram parcialmente removidos, no lado direito.

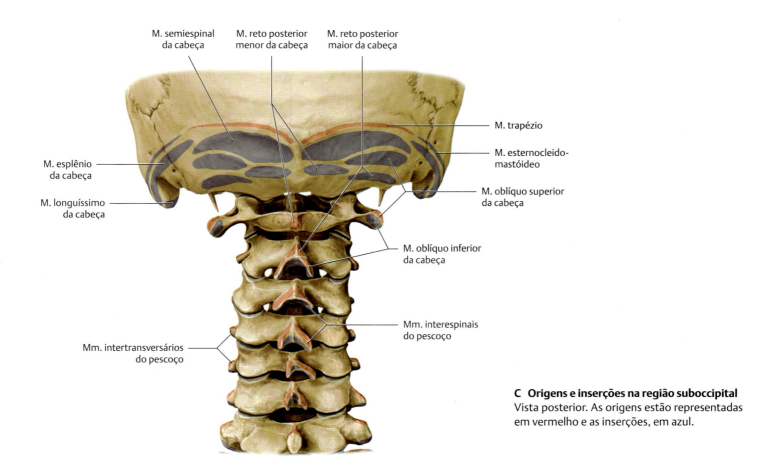

C Origens e inserções na região suboccipital
Vista posterior. As origens estão representadas em vermelho e as inserções, em azul.

179

3.4 Músculos da Parede do Tórax e Fáscia Endotorácica

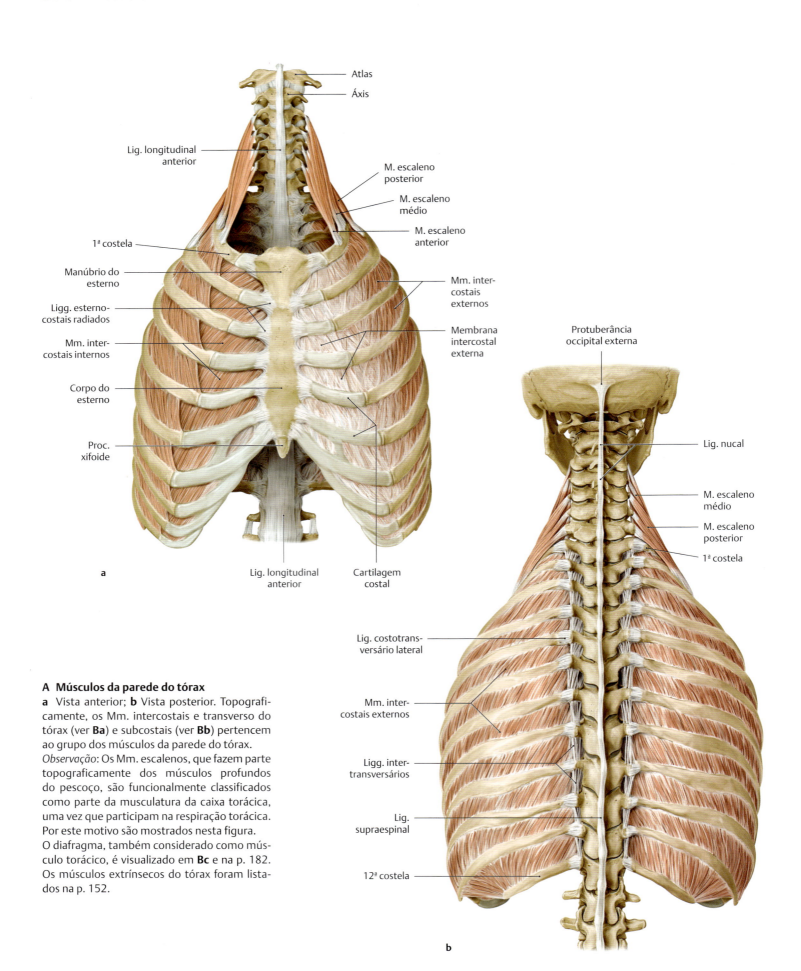

A Músculos da parede do tórax
a Vista anterior; **b** Vista posterior. Topograficamente, os Mm. intercostais e transverso do tórax (ver **Ba**) e subcostais (ver **Bb**) pertencem ao grupo dos músculos da parede do tórax.
Observação: Os Mm. escalenos, que fazem parte topograficamente dos músculos profundos do pescoço, são funcionalmente classificados como parte da musculatura da caixa torácica, uma vez que participam na respiração torácica. Por este motivo são mostrados nesta figura.
O diafragma, também considerado como músculo torácico, é visualizado em **Bc** e na p. 182. Os músculos extrínsecos do tórax foram listados na p. 152.

3 Topografia da Musculatura | Parede do Tronco

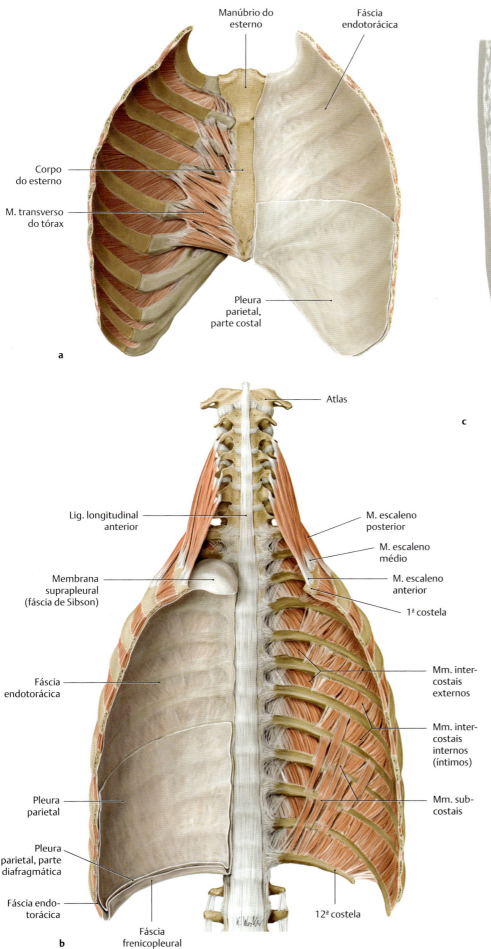

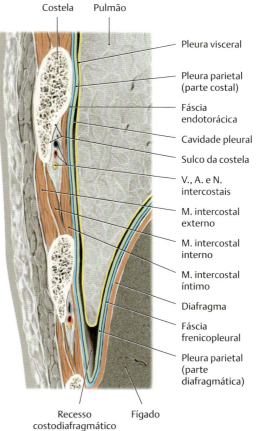

B Fáscia endotorácica
a Lado posterior da fáscia torácica removida em **b**; **b** Parede torácica posterior, vista ventral (fáscia endotorácica do lado esquerdo removida); **c** Corte frontal na altura da parede torácica lateral na região do recesso costodiafragmático.

O interior do tórax é coberto com uma camada de tecido conjuntivo tipo fáscia (*fáscia endotorácica*). Ela está localizada entre os músculos internos da parede torácica e a parte costal da pleura parietal (pleura), com a qual está conectada firmemente e corresponde à fáscia transversal do abdome (**a**). Na região da cúpula da pleura, a fáscia endotorácica é reforçada e é conhecida como *membrana suprapleural* (*fáscia de Sibson*). A parte da fáscia endotorácica, que liga a pleura parietal/parte diafragmática com o diafragma, é chamada de *fáscia frenicopleural* (**b**). O recesso costodiafragmático (**c**) entre a parede torácica e o diafragma é um espaço de reserva, que aumenta com a inspiração (retificação do diafragma) e no qual os pulmões podem se expandir. O espaço pleural está localizado entre a parte costal da pleura parietal e a pleura visceral, que se localiza no tecido pulmonar.

3.5 Transição Toracoabdominal: Diafragma

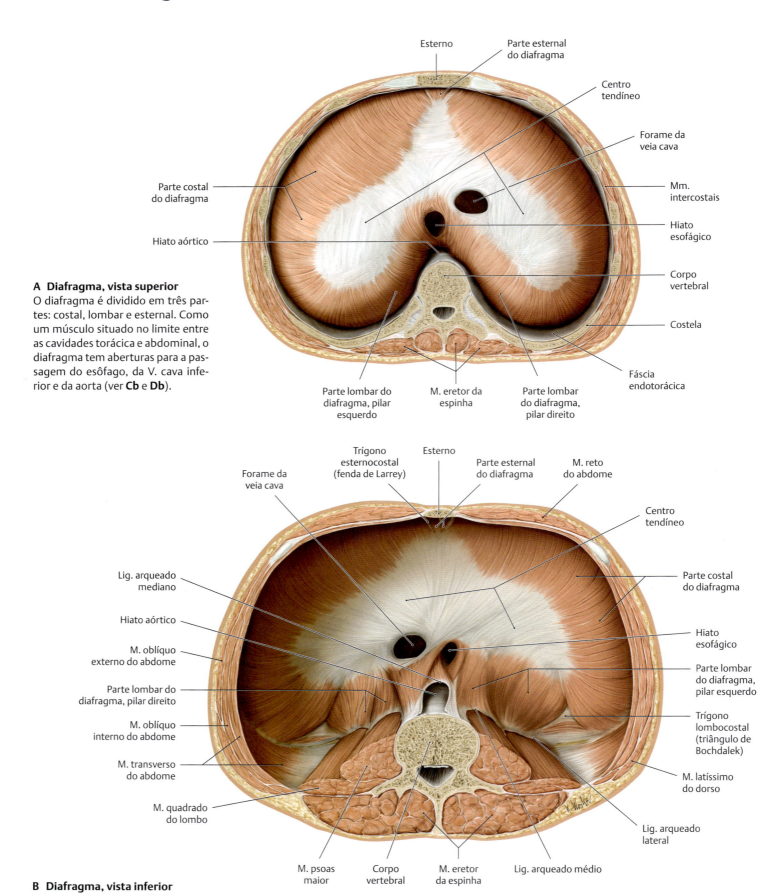

A Diafragma, vista superior
O diafragma é dividido em três partes: costal, lombar e esternal. Como um músculo situado no limite entre as cavidades torácica e abdominal, o diafragma tem aberturas para a passagem do esôfago, da V. cava inferior e da aorta (ver **Cb** e **Db**).

B Diafragma, vista inferior

3 Topografia da Musculatura | Parede do Tronco

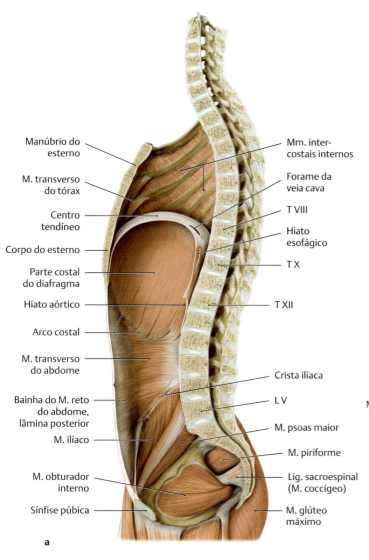

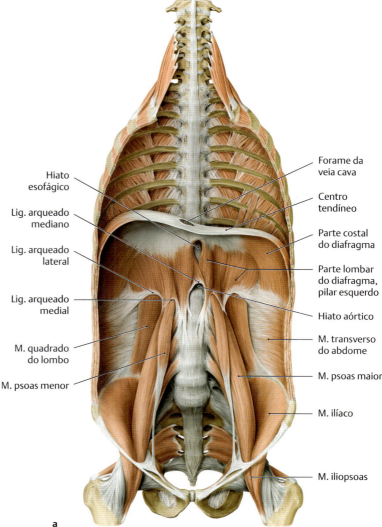

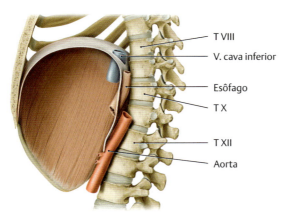

C Posição e forma do diafragma, vista esquerda
Corte mediano, visualizando a metade direita do corpo, diafragma na posição de repouso (no fim da expiração).

a Projeção das aberturas de passagem das estruturas toracoabdominais (forame da veia cava: corpo vertebral de T VIII; hiato esofágico: corpo vertebral de T X; hiato aórtico: corpo vertebral de T XII).
b Aberturas de passagem com as estruturas correspondentes (ver p. 213).

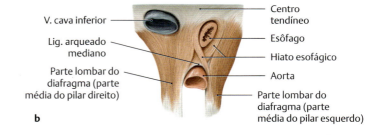

D Posição e forma do diafragma na vista frontal
Corte frontal, diafragma na posição de repouso da respiração.

a As aberturas de passagem situam-se na região do centro tendíneo (V. cava inferior) e da parte lombar do diafragma (hiatos esofágico e aórtico).
b O forame da veia cava situa-se à direita, enquanto os hiatos esofágico e aórtico localizam-se à esquerda do plano mediano.

Na *hérnia diafragmática* (ruptura do diafragma), as vísceras abdominais penetram na cavidade torácica, por um ponto fraco, congênito ou adquirido, no diafragma. O sítio mais comum de herniação é o hiato esofágico (em 90% dos casos). Tipicamente, a parte distal do esôfago e a cárdia do estômago (entrada do estômago) "deslizam" pelo hiato esofágico para o tórax (hérnia axial de hiato ou hérnia por deslizamento; cerca de 85% de todas as hérnias de hiato). Os sintomas típicos são: azia, refluxo ácido e sensação de pressão retroesternal, após a refeição, e que podem chegar a náusea, vômito, falta de ar e queixas cardíacas funcionais.

183

3.6 Músculos Laterais e Anteriores da Parede Abdominal*

* Os músculos posteriores ou profundos da parede abdominal, principalmente o M. psoas maior, são, do ponto de visão funcional, considerados músculos do quadril, uma vez que exercem seu efeito principal sobre a articulação do quadril. Portanto, serão abordados junto com os Membros Inferiores na p. 492.

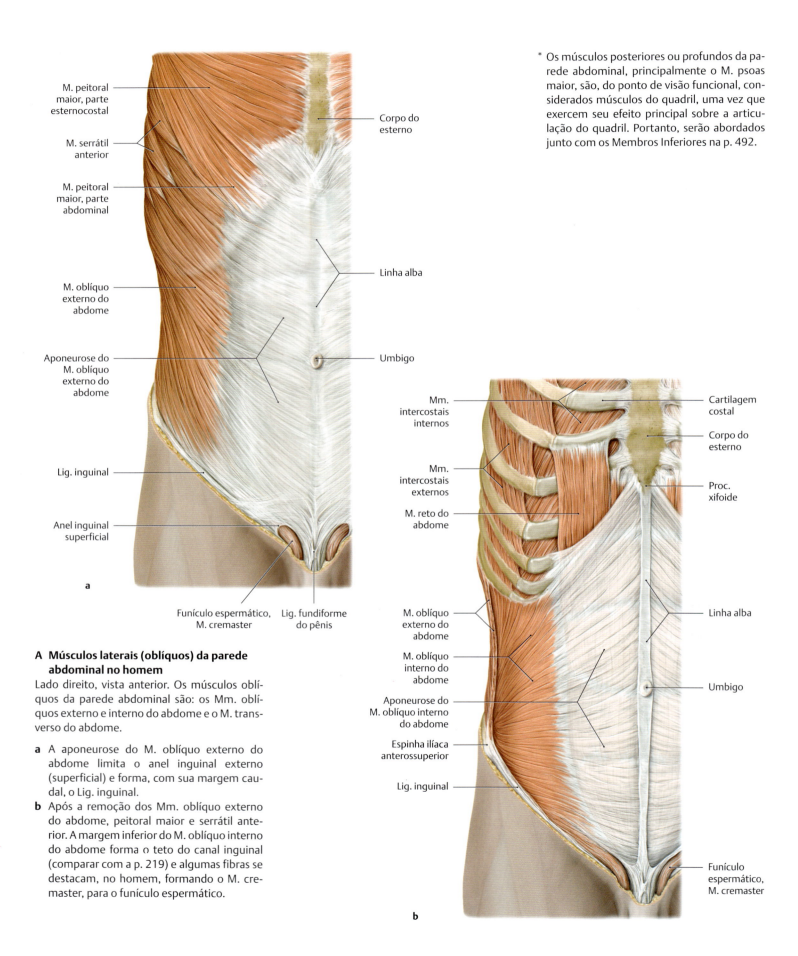

A Músculos laterais (oblíquos) da parede abdominal no homem
Lado direito, vista anterior. Os músculos oblíquos da parede abdominal são: os Mm. oblíquos externo e interno do abdome e o M. transverso do abdome.

a A aponeurose do M. oblíquo externo do abdome limita o anel inguinal externo (superficial) e forma, com sua margem caudal, o Lig. inguinal.

b Após a remoção dos Mm. oblíquo externo do abdome, peitoral maior e serrátil anterior. A margem inferior do M. oblíquo interno do abdome forma o teto do canal inguinal (comparar com a p. 219) e algumas fibras se destacam, no homem, formando o M. cremaster, para o funículo espermático.

3 Topografia da Musculatura | Parede do Tronco

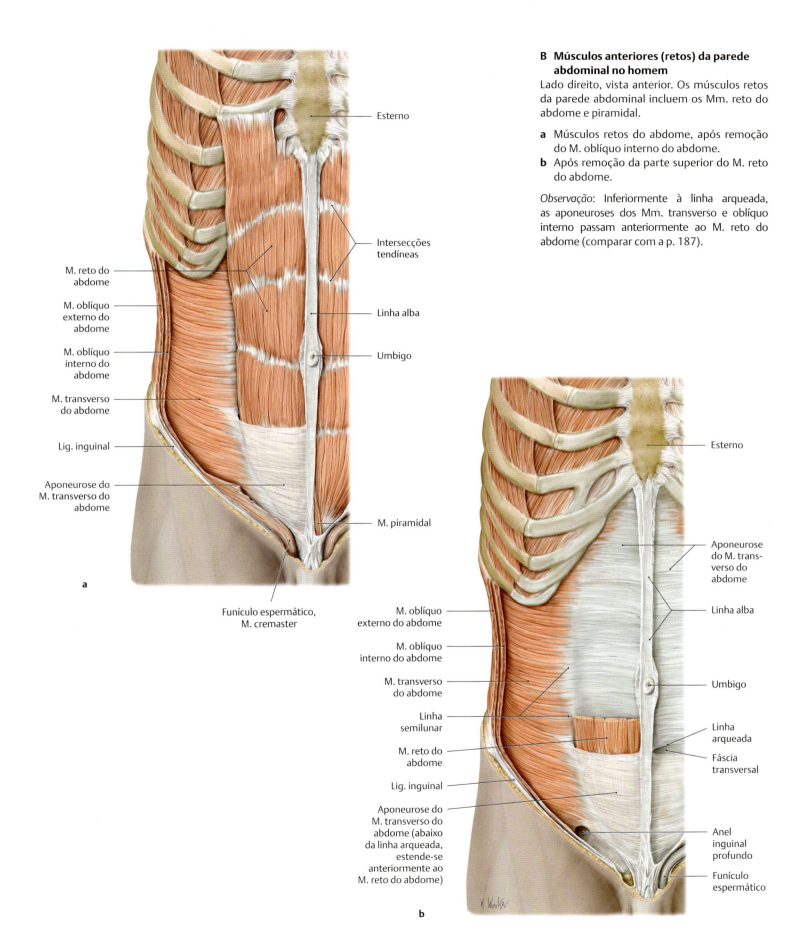

B Músculos anteriores (retos) da parede abdominal no homem

Lado direito, vista anterior. Os músculos retos da parede abdominal incluem os Mm. reto do abdome e piramidal.

a Músculos retos do abdome, após remoção do M. oblíquo interno do abdome.
b Após remoção da parte superior do M. reto do abdome.

Observação: Inferiormente à linha arqueada, as aponeuroses dos Mm. transverso e oblíquo interno passam anteriormente ao M. reto do abdome (comparar com a p. 187).

185

Parede do Tronco | 3 Topografia da Musculatura

3.7 Estrutura da Parede Abdominal e da Bainha do Músculo Reto do Abdome

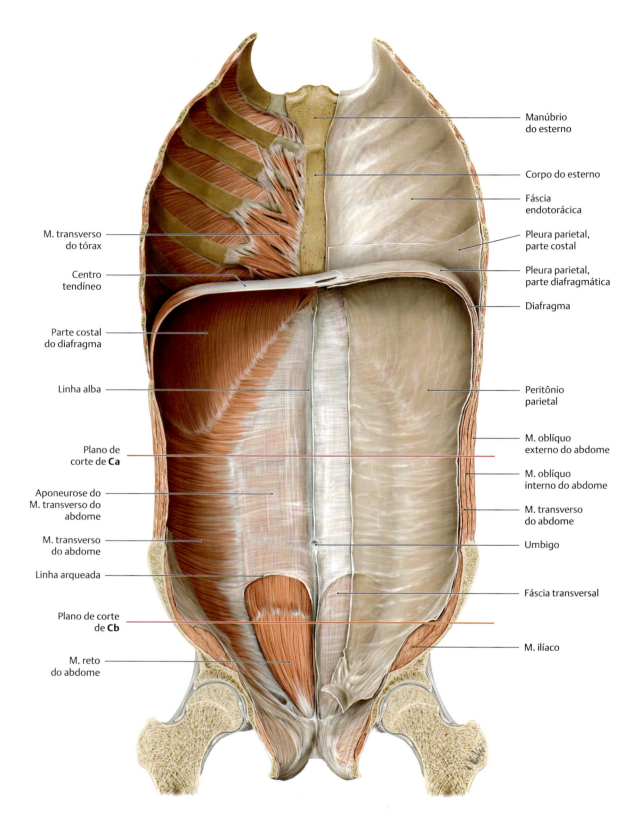

A Visão geral da parede abdominal e da bainha do M. reto do abdome

Vista posterior, após remoção das vísceras. Para visualizar o diafragma separando as cavidades torácica e abdominal, a fáscia transversal e o peritônio parietal foram removidos, na região esquerda da *parede abdominal*. Na região esquerda da *parede torácica*, a fáscia endotorácica e a pleura parietal foram removidas. A bainha do M. reto do abdome exerce um papel importante, na parede abdominal, uma vez que sua estrutura se modifica, inferiormente à linha arqueada, para acomodar o aumento da pressão das vísceras sobre a parede abdominal (ver **C**). A bainha do M. reto do abdome é composta pelas aponeuroses dos músculos laterais do abdome (das quais só se pode ver a do M. transverso, enquanto as demais estão encobertas) e divide-se em uma lâmina anterior e uma lâmina posterior.

B Estrutura da parede abdominal

Corte transversal da parede abdominal, superiormente ao umbigo, vista superior. Na parede lateral do abdome distinguem-se as seguintes camadas, de dentro para fora:

- Peritônio parietal
- Fáscia transversal
- M. transverso do abdome
- M. oblíquo interno do abdome
- M. oblíquo externo do abdome
- Fáscia superficial de revestimento do abdome*
- Tela subcutânea e pele.

Observação: A nomenclatura anatômica anterior considerava a fáscia superficial da parede anterior do abdome formada por duas partes:

- Lâmina superficial ou **Fáscia de Camper** (Peter Camper, 1722-1789, professor de anatomia, cirurgia e Medicina, Amsterdam)
- Lâmina profunda ou **Fáscia de Scarpa** (Antonio Scarpa, 1747-1832, professor de anatomia e cirurgia em Modena).

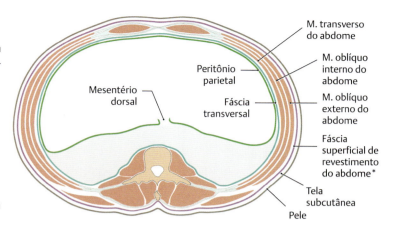

A Terminologia Internacional Anatômica *atual* denomina essas fáscias, respectivamente, **panículo adiposo do abdome** e **estrato membranáceo do abdome**. Entretanto, especialmente na clínica médica, esses termos ainda não foram bem absorvidos.

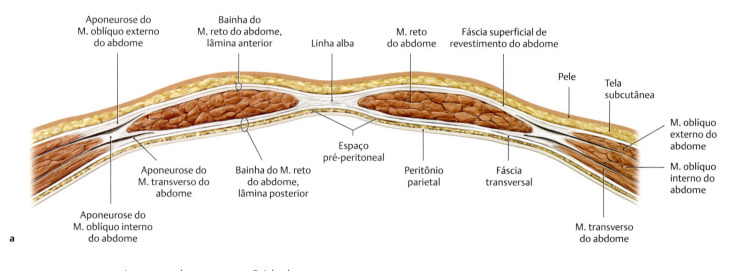

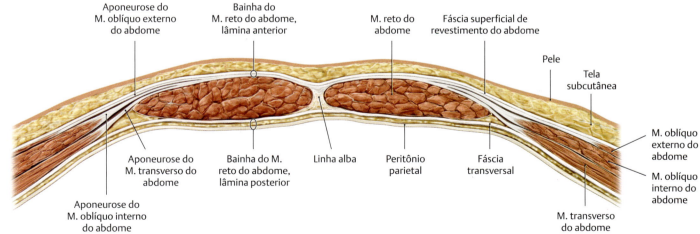

C Estrutura da bainha do M. reto do abdome

Cortes transversais da bainha do M. reto do abdome superior (**a**) e inferiormente (**b**) à linha arqueada, vista superior. As aponeuroses dos músculos laterais do abdome envolvem, em forma de envelope, os músculos retos do abdome, em ambos os lados, e formam, junto com as fáscias da parede abdominal, a bainha do M. reto do abdome. Esta disposição cria um compartimento muscular que consiste em uma lâmina anterior e uma lâmina posterior. Já superiormente ao umbigo, as aponeuroses dos três músculos laterais do abdome contribuem igualmente para as lâminas anterior e posterior, que se fundem cerca de 3 a 5 cm inferiormente ao umbigo (na altura da linha arqueada), formando uma lâmina única (e, portanto, mais estável) que se estende em frente ao M. reto do abdome. *Inferiormente à linha arqueada*, a lâmina posterior da bainha do M. reto do abdome é formada exclusivamente pela fáscia transversal e pelo peritônio. Entre a fáscia transversal e o peritônio parietal encontra-se o chamado espaço pré-peritoneal – uma delicada camada de tecido conjuntivo frouxo e tecido adiposo (ver também p. 224).

3.8 Músculos do Assoalho Pélvico: Visão Geral da Região Perineal e das Fáscias Superficiais

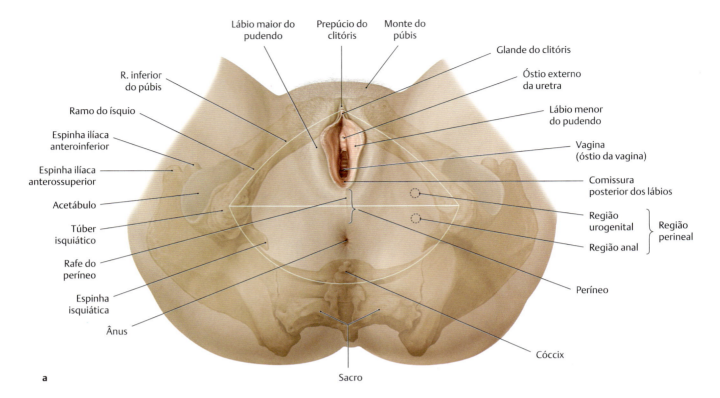

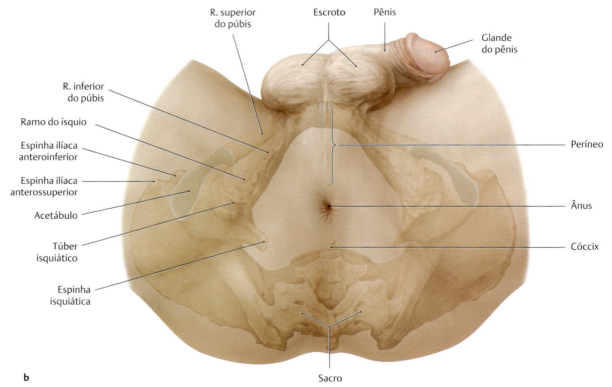

A Região perineal da mulher (a) e do homem (b)
Posição de litotomia, vista inferior. A região perineal se divide, em ambos os sexos, em uma *região urogenital* anterior e uma *região anal* posterior. O limite entre as duas regiões é feito por uma linha que cruza os dois túberes isquiáticos. O *períneo* (no sentido estrito) corresponde às partes moles situadas entre o ânus e o órgão genital, separando o sistema urogenital do digestório. Na mulher, o períneo é relativamente estreito e estende-se a partir da margem anterior do ânus até a comissura posterior da vagina. No homem, é mais amplo e estende-se até a raiz do escroto. O períneo é uma estrutura de tecido conjuntivo que contém numerosas fibras musculares lisas e estriadas (com corpo do períneo sobrejacente). A estrutura do períneo será detalhada na p. 192.

3 Topografia da Musculatura | Parede do Tronco

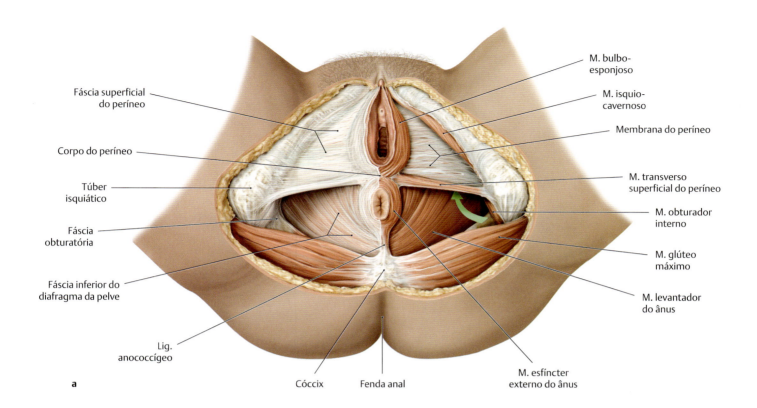

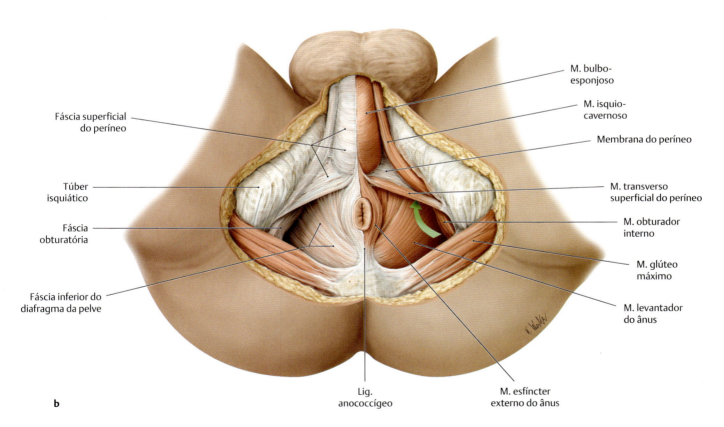

B Fáscias superficiais dos assoalhos pélvicos feminino (a) e masculino (b)
Posição de litotomia, vista inferior. No lado direito, as fáscias superficial do períneo (região urogenital) e inferior do diafragma da pelve (região anal), foram mantidas, e no lado esquerdo foram removidas. Portanto, no lado esquerdo da figura, o espaço superficial do períneo foi aberto na região urogenital, visualizando, na região anal, o M. levantador do ânus.

O espaço superficial do períneo é limitado posteriormente pelo M. transverso superficial do períneo e superiormente pela membrana do períneo, que envolve o M. transverso profundo do períneo. Neste espaço perineal superficial situam-se medialmente o M. bulboesponjoso, lateralmente o M. isquiocavernoso, e posteriormente o M. transverso superficial do períneo. As setas verdes indicam a fossa isquioanal esquerda (comparar com a p. 574).

189

Parede do Tronco | 3 Topografia da Musculatura

3.9 Músculos do Assoalho Pélvico: Estrutura do Assoalho Pélvico e dos Espaços Pélvicos, nos Dois Sexos

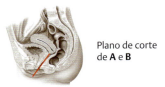
Plano de corte de **A** e **B**

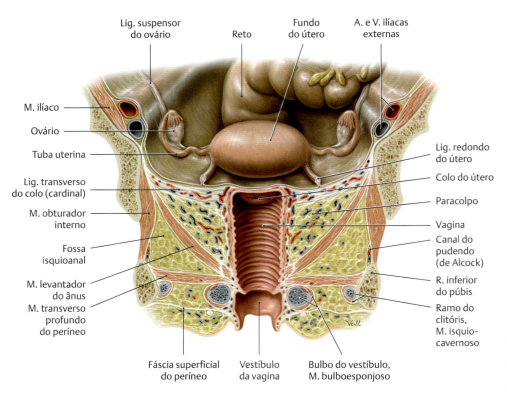

A Corte frontal da pelve feminina
Vista anterior.

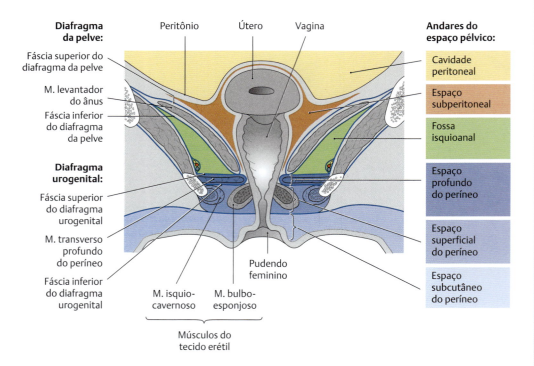

B Espaços pélvicos, fáscias e organização da musculatura do assoalho pélvico, na mulher
Corte frontal na altura da vagina. Para entender melhor a posição exata do plano de corte, ver o esquema acima. Os planos dos espaços pélvicos são visualizados em cores diferentes.

C Divisão do espaço pélvico e estrutura do assoalho pélvico (em ambos os sexos)

Subdivisão da cavidade pélvica

A *cavidade pélvica* é a porção da cavidade abdominal localizada na pelve menor. É delimitada pelo esqueleto da pelve menor, que se limita com a pelve maior, na *linha terminal* (ver p. 149). A cavidade pélvica é dividida pelo peritônio em três andares:

- **Andar superior:** cavidade peritoneal da pelve menor
- **Andar médio:** espaço subperitoneal
- **Andar inferior:** fossa isquioanal.

Abaixo da cavidade pélvica situam-se outros três espaços considerados como partes separadas do espaço pélvico: o *espaço profundo do períneo*, o *espaço superficial do períneo* e o *espaço subcutâneo do períneo* (ver **A** e **B**, bem como **F**).

Estrutura do assoalho pélvico

As três camadas de músculo e de tecido conjuntivo que participam da estrutura do assoalho pélvico também são estruturadas em três andares:

- **Andar superior:** diafragma da pelve
- **Andar médio:** diafragma urogenital*
- **Andar inferior:** músculos esfíncteres e eretores dos sistemas urogenital e intestinal.

O diafragma da pelve, em forma de funil, é formado, principalmente, pelo M. levantador do ânus e pelas suas fáscias superior e inferior (fáscias superior e inferior do diafragma da pelve). O diafragma urogenital (comparar com p. 192) forma uma lâmina horizontal de tecido muscular e conjuntivo, que se estende entre os ramos do ísquio e do púbis. É formado principalmente pelo M. transverso profundo do períneo e pelas suas fáscias superior e inferior. Dos músculos esfinctéricos e eretores fazem parte os Mm. bulboesponjoso, isquiocavernoso, esfíncter da uretra e esfíncter externo do ânus, com suas fibras musculares individuais (ver p. 170).

---

*A Terminologia Anatômica não usa mais este termo.

190

3 Topografia da Musculatura | Parede do Tronco

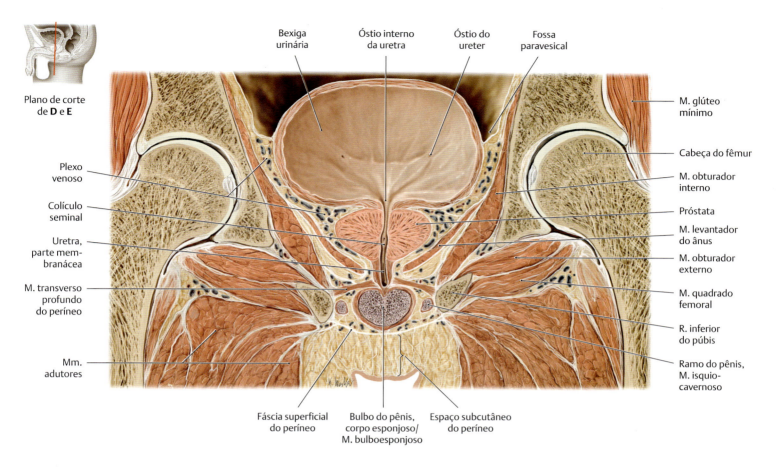

D Corte frontal da pelve masculina
Vista anterior.

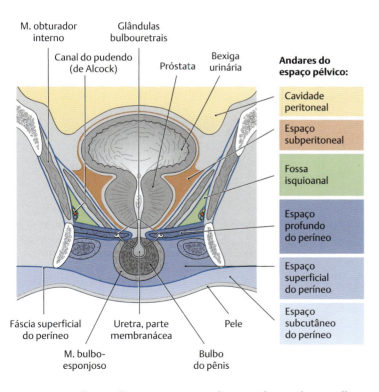

E Espaços pélvicos, fáscias e estrutura da musculatura do assoalho pélvico, no homem
Corte frontal na altura da próstata; para entender melhor a posição exata do plano de corte, ver o esquema acima. Foram usadas cores diferentes para indicar os andares do espaço pélvico e os espaços perineais.

F Limites e conteúdo dos espaços profundo e superficial (espaço de Colles) do períneo masculino [feminino]

Espaço profundo do períneo
• Limites: – Fáscia inferior do diafragma urogenital (inferior) – Fáscia superior do diafragma urogenital (superior) – M. transverso superficial do períneo (posterior) • Conteúdo no homem [na mulher]: – M. transverso profundo do períneo – M. esfíncter externo da uretra – Parte membranácea da uretra – Glândulas bulbouretrais [glândulas vestibulares maiores] – Ramos terminais de A. e V. pudendas internas – Ramos terminais do N. pudendo

Espaço superficial do períneo
• Limites: – Fáscia superficial do períneo (inferior) – Fáscia inferior do diafragma urogenital (superior) – M. transverso superficial do períneo (posterior) • Conteúdo no homem [na mulher]: – Bulbo do pênis [bulbo do vestíbulo] – Corpo cavernoso do pênis [corpo e glande do clitóris] – M. bulboesponjoso – M. isquiocavernoso – Ramos terminais de A. e V. pudendas internas – Ramos terminais do N. pudendo

O **espaço subcutâneo do períneo** situa-se entre a fáscia superficial do períneo e a pele e contém, principalmente, tecido adiposo.

3.10 Músculos do Assoalho e da Parede Pélvica, na Mulher, Vista Inferior

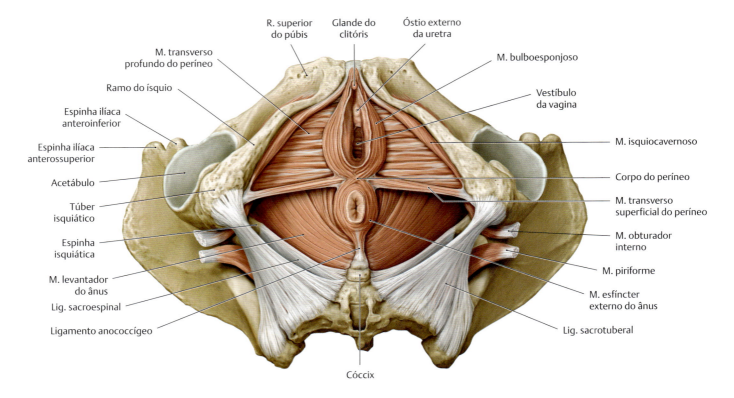

A Musculatura do assoalho pélvico, após remoção das fáscias
Pelve feminina, vista inferior. Nas figuras **B–D** os músculos foram progressivamente removidos, possibilitando ver as diferentes camadas musculares, sempre com a mesma perspectiva. O M. levantador do ânus será abordado em detalhes nas páginas a seguir.

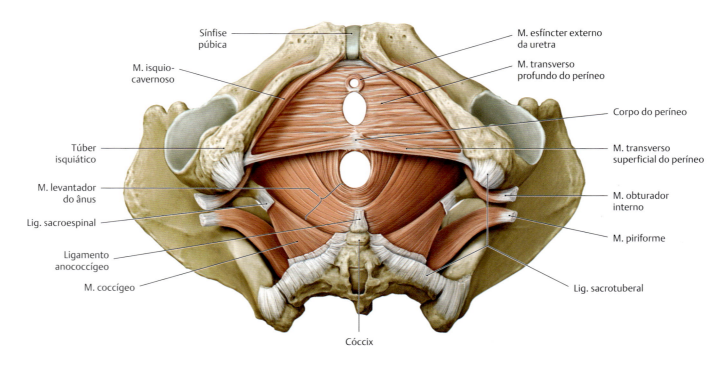

B Musculatura do assoalho pélvico, após remoção dos Mm. esfíncteres
Pelve feminina, vista superior. Após remoção dos Mm. esfíncteres dos sistemas urogenital e digestório (= M. bulboesponjoso e M. esfíncter externo do ânus; o M. esfíncter externo da uretra foi mantido).

3 Topografia da Musculatura | Parede do Tronco

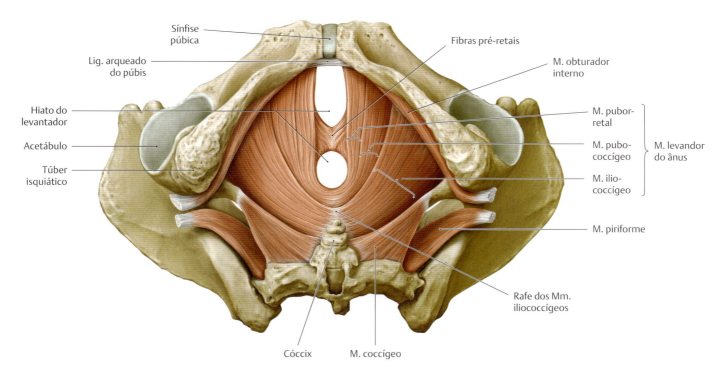

C Musculatura do assoalho pélvico, após remoção dos músculos do diafragma urogenital
Pelve feminina, vista inferior. Após remoção dos músculos do diafragma urogenital (= Mm. transversos profundo e superficial do períneo e os Mm. isquiocavernosos).

Observe o hiato do levantador, limitado pelos dois pilares do M. puborretal, bem como pelas fibras pré-retais como uma divisão do M. puborretal. As fibras pré-retais entrelaçam-se com as fibras de tecido conjuntivo e da musculatura lisa, formando a base fibromuscular do períneo (comparar com p. 188).

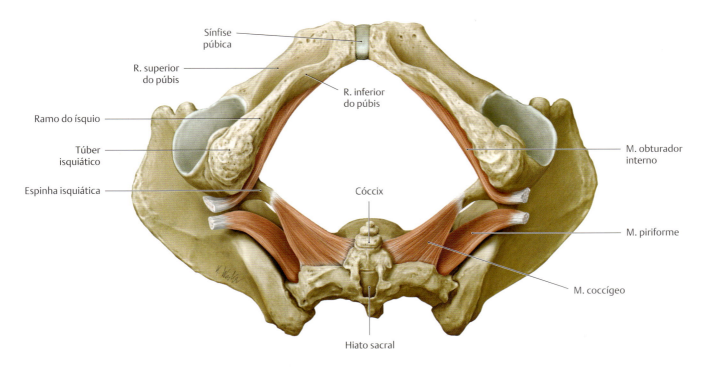

D Musculatura da parede pélvica (músculos parietais da pelve menor)
Pelve feminina, vista inferior. Após remoção de todos os músculos do assoalho pélvico, apenas permanecem intactos os músculos obturador interno, coccígeo e piriforme. Participam, juntamente com o esqueleto da pelve menor, da estrutura da parede pélvica e servem como uma vedação adicional da abertura posterior da pelve. O M. obturador interno forma com sua fáscia muscular uma origem tendínea para uma parte do M. levantador do ânus, o M. iliococcígeo (arco tendíneo do M. levantador do ânus, ver p. 195).

193

3.11 Músculos do Assoalho Pélvico: M. Levantador do Ânus

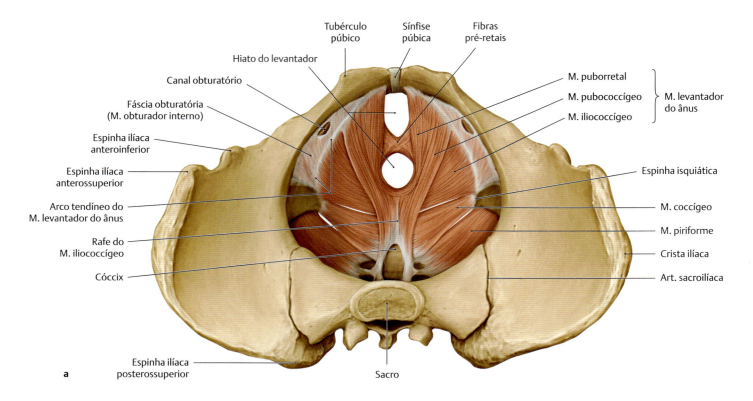

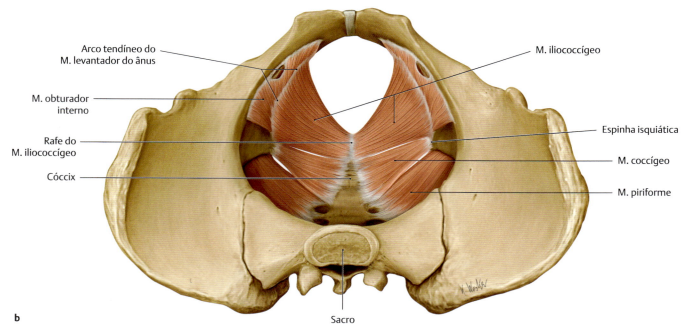

A Componentes do M. levantador do ânus e os músculos parietais da cavidade pélvica
Pelve feminina, vista superior.

a O M. levantador do ânus consiste em três partes (Mm. puborretal, pubococcígeo e iliococcígeo) e origina-se na parede pélvica anterolateral, em uma linha que se estende, a partir do centro da sínfise púbica, até a espinha isquiática (= arco tendíneo do M. levantador do ânus). Como parte do órgão de continência, o *M. puborretal*, juntamente com o M. esfíncter externo do ânus (não mostrado aqui), exerce um papel importante como músculo esfíncter anal. Origina-se, em ambos os lados, da sínfise púbica, no ramo superior do púbis e estende-se lateralmente aos órgãos, para trás, unindo-se, posteriormente, ao reto (rafe anococcígea). Apresenta a forma de um portal arqueado (chamado de "portal do levantador") e delimita, com seus dois pilares, o hiato do levantador. A contração do M. puborretal desloca a flexura anorretal para frente como se fosse uma alça.

b Após remoção dos Mm. puborretal e pubococcígeo. Em direção posterior, o M. coccígeo (fibras musculares no Lig. sacroespinal) e o M. piriforme completam a abertura inferior da pelve, em ambos os lados do sacro.

3 Topografia da Musculatura | Parede do Tronco

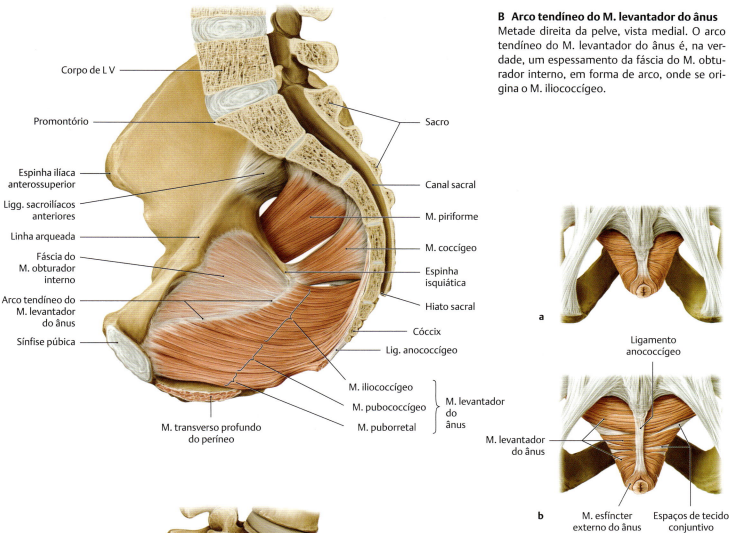

B Arco tendíneo do M. levantador do ânus
Metade direita da pelve, vista medial. O arco tendíneo do M. levantador do ânus é, na verdade, um espessamento da fáscia do M. obturador interno, em forma de arco, onde se origina o M. iliococcígeo.

D Diferenças específicas na estrutura do M. levantador do ânus com relação aos sexos (**a** no homem, **b** na mulher)
Vista posterior.
Observe os espaços de tecido conjuntivo entre as partes musculares do M. levantador do ânus na mulher.

C Formato em funil do M. levantador do ânus
Pelve em vista lateral direita; partes do púbis e do ísquio estão mostradas por transparência. A contração do M. levantador do ânus, em formato de funil, leva ao levantamento do ânus e um movimento para a frente devido à contração do M. puborretal. O M. levantador do ânus – verticalizado em posição de repouso – abaixa durante a contração. Com o aumento simultâneo da pressão abdominal durante a defecação, as partes periféricas do M. levantador do ânus se contraem discretamente; as regiões próximas aos esfíncteres, incluindo o M. puborretal, relaxam, de modo que o ânus possa se posicionar mais profundamente e a coluna de fezes possa ser pressionada através do canal anal aberto.

195

Parede do Tronco | 3 Topografia da Musculatura

3.12 Músculos do Assoalho Pélvico: Posição em Relação aos Órgãos e Vasos no Homem e na Mulher

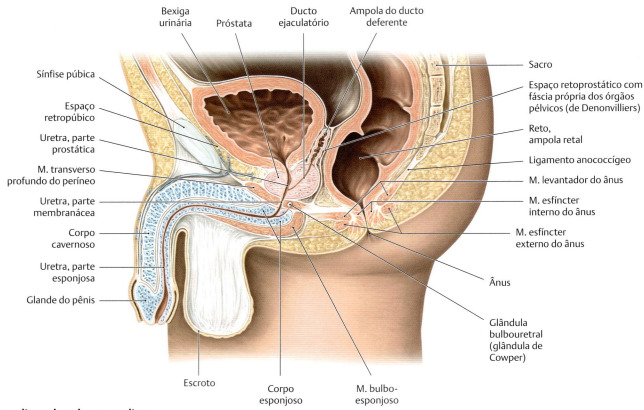

A Corte mediano da pelve masculina
Metade da pelve direita, observada pelo lado esquerdo.

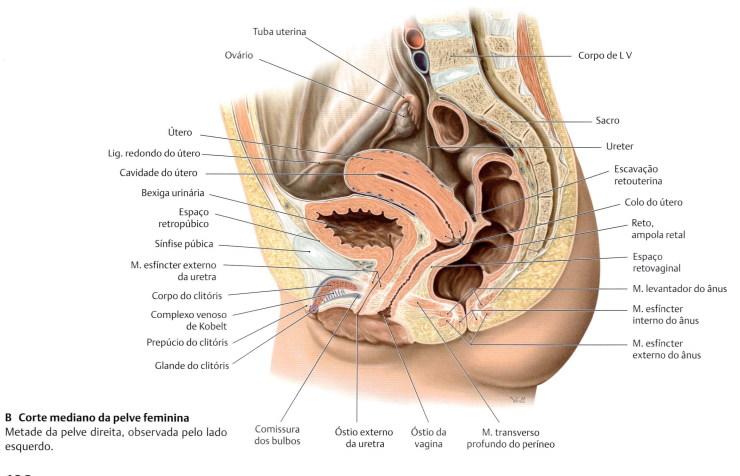

B Corte mediano da pelve feminina
Metade da pelve direita, observada pelo lado esquerdo.

3 Topografia da Musculatura | Parede do Tronco

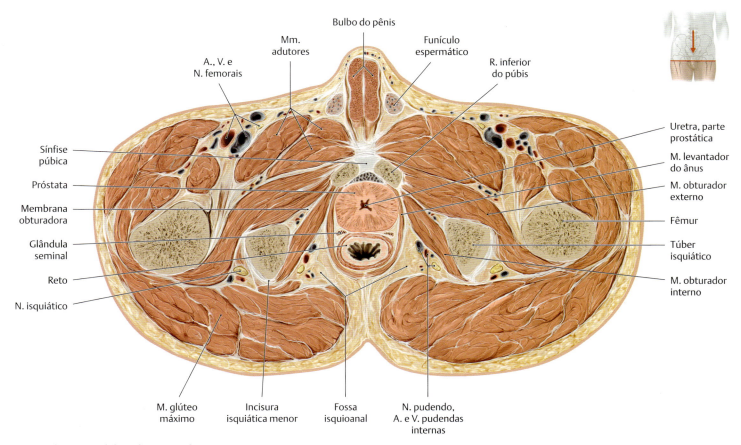

C Corte horizontal da pelve masculina
Vista superior.

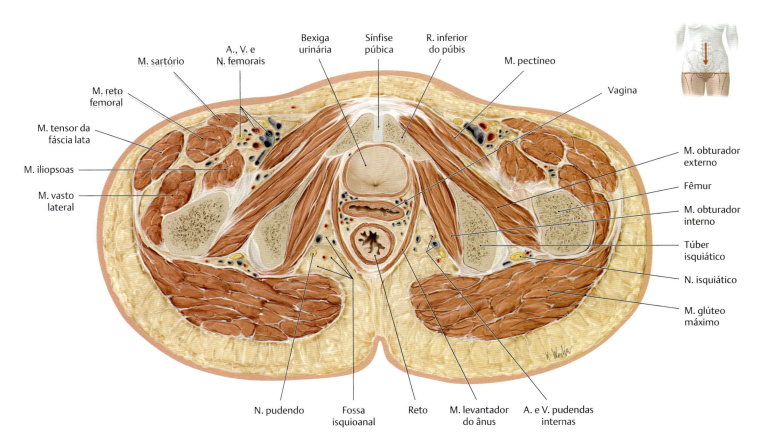

D Corte horizontal da pelve feminina
Vista superior.

197

Parede do Tronco | 4 Sistemática das Estruturas Vasculonervosas

4.1 Artérias

A Visão geral das artérias da parede do tronco

O trajeto das estruturas vasculonervosas do tronco reflete a organização segmentar da parede do tronco especialmente na região do tórax. Em cada espaço intercostal seguem, consequentemente, uma artéria intercostal, uma veia intercostal e um nervo intercostal. Todas as *artérias* destinadas ao suprimento do tronco se originam da aorta.

> As paredes posterior, lateral e anterior do tronco são supridas, principalmente, pelas Aa. intercostais posteriores que se originam da aorta e pelos Rr. intercostais anteriores, que originam-se da A. torácica interna:
>
> - 1ª e 2ª Aa. intercostais posteriores, provenientes da A. intercostal suprema (ramo do tronco costocervical, ver **Da**)
> - 3ª a 11ª Aa. intercostais posteriores (cada uma delas dá origem a um R. dorsal, um R. colateral e um R. cutâneo lateral, ver **Db**)
> - A. musculofrênica (um dos dois ramos terminais da A. torácica interna), que se estende atrás do arco costal, ver **B**
> - A. subcostal (12ª A. intercostal), ver **B**
> - Rr. intercostais anteriores que provêm da A. torácica interna, ver **B**
>
> **Muitas outras artérias "regionais" suprem as paredes anterior, lateral e posterior do tronco**
>
> *Parede anterior do tronco*
> - Rr. perfurantes (provenientes da A. torácica interna, i. e., os Rr. mamários mediais que suprem a mama), ver **Db**
> - A. epigástrica superior (continuação da A. torácica interna, ver **B** e **C**)
> - A. epigástrica inferior (proveniente da A. ilíaca externa, ver **B** e **C**)
> - A. epigástrica superficial, ver **B**
> - A. circunflexa ilíaca superficial, ver **B**
> - A. circunflexa ilíaca profunda, ver **B**
>
> *Parede posterior do tronco*
> - Rr. dorsais (provenientes da A. intercostal posterior), cada um com um ramo cutâneo medial, um ramo cutâneo lateral e um ramo espinal, ver **Dc**
> - 1ª a 4ª Aa. lombares (cada uma com um R. dorsal e um R. espinal), ver **B**
> - A. sacral mediana, ver **B**
>
> *Parede lateral do tronco*
> - A. torácica superior, ver **B**
> - A. toracoacromial, ver **B**
> - A. torácica lateral, ver **B**
> - Rr. cutâneos laterais (provenientes da A. intercostal) que distribuem ramos principalmente para a mama (Rr. mamários laterais, ver **Db**)
> - A. iliolombar (proveniente da A. ilíaca interna) que dá origem a um R. ilíaco, um R. lombar e um R. espinal, ver **B**

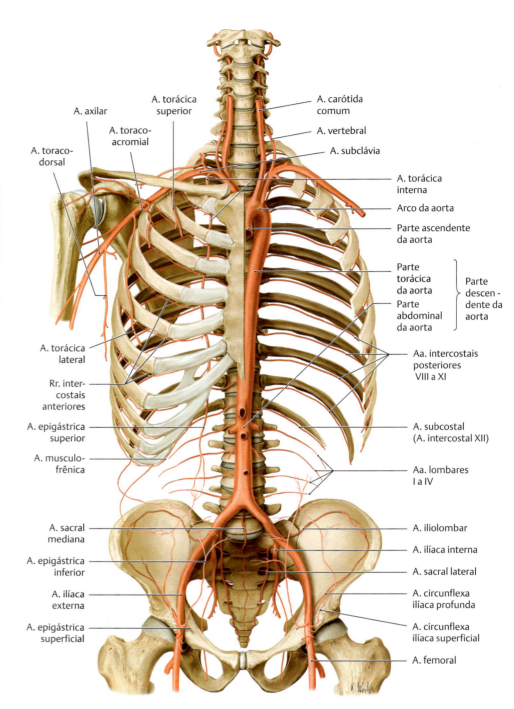

B Artérias da parede do tronco
Vista anterior. No lado esquerdo, as partes anteriores das costelas foram removidas.

4 Sistemática das Estruturas Vasculonervosas | Parede do Tronco

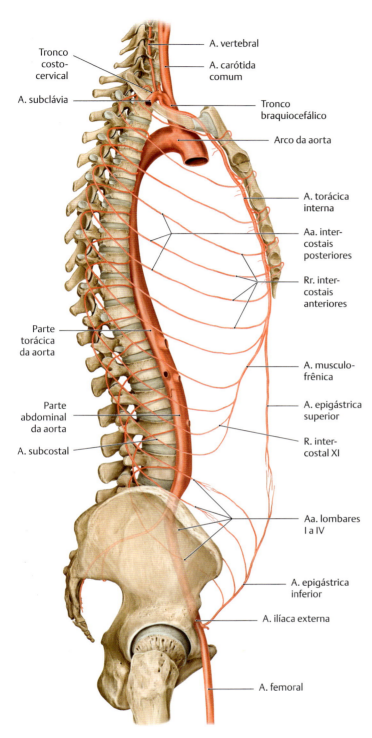

C Artérias da parede do tronco
Vista lateral direita.

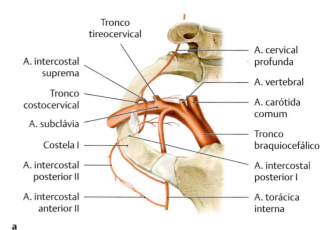

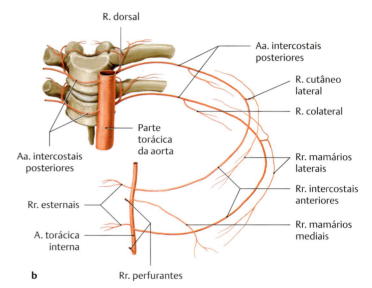

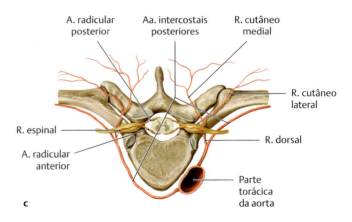

D Curso e ramos das artérias intercostais
a A. intercostal suprema como o tronco das duas primeiras artérias intercostais, vista anterior.
Observe: As Aa. intercostais posteriores I e II não são ramos da parte torácica da aorta, elas se originam na A. intercostal suprema (ramo do tronco costocervical); que por sua vez, tem origem na artéria subclávia.
b Vista anterior das Aa. intercostais posteriores III a XI com os ramos segmentares da parte torácica da aorta.
Observe: Os Rr. intercostais *anteriores* provêm da A. subclávia (através da A. torácica interna), enquanto as Aa. intercostais *posteriores* originam-se diretamente da parte torácica da aorta.
c Ramos das Aa. intercostais posteriores, vista superior.

199

Parede do Tronco | 4 Sistemática das Estruturas Vasculonervosas

4.2 Veias

A Visão geral das veias das paredes do tronco
As veias das paredes do tronco drenam tanto para o sistema venoso cava quanto para o sistema da V. ázigo (ver **B**). No sistema venoso cava podemos distinguir as regiões de drenagem das V. cava inferior e V. cava superior, que está localizada no limite entre o abdome e o tórax. As conexões entre as Vv. cavas superior e inferior são chamadas de *anastomoses cavo-cavais*.

Tributárias da V. cava superior
- V. ázigo (ver **B**)
- V. intercostal suprema (V. braquiocefálica) (ver **B**)
- Vv. intercostais anteriores (V. torácica interna, V. subclávia) (ver **D**)
- V. epigástrica superior (V. torácica interna, V. subclávia)
- V. torácica lateral (V. axilar) (ver **C**)
- V. toracoepigástrica (V. axilar) (ver **C**)

Tributárias da V. cava inferior (ver **B**)
- Vv. intercostais posteriores (imediatamente sob a parede torácica)
- V. subcostal
- 1ª a 4ª Vv. lombares
  } V. lombar ascendente

- V. iliolombar
- V. sacral mediana
- V. sacral lateral
  } V. ilíaca comum

- V. circunflexa ilíaca profunda
- V. epigástrica inferior
  } V. ilíaca externa

- V. obturatória (ver p. 220)
- V. pudenda interna (ver p. 238)
  } V. ilíaca interna

- Vv. pudendas externas
- V. circunflexa ilíaca superficial
- V. epigástrica superficial
  } V. femoral

Tributárias da V. ázigo (ver **B**)
- Vv. intercostais superiores (a maior parte)
- Vv. intercostais posteriores
- V. hemiázigo
- V. hemiázigo acessória
- Veias da coluna vertebral, ver **Ea**

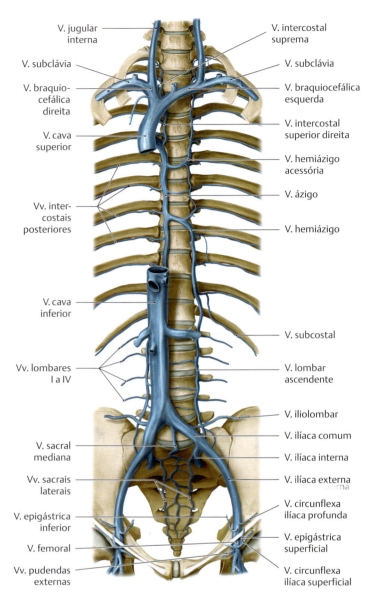

B Veias principais do tronco
Vista anterior.

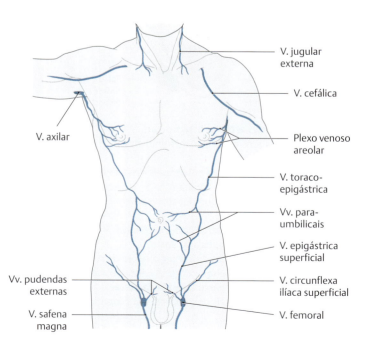

C Veias superficiais da parede anterior do tronco
Vista anterior. Normalmente, estas veias não são palpáveis mas são de suma importância para o desenvolvimento das anastomoses portocavas, nas quais a V. umbilical embrionária conecta a V. porta do fígado com as Vv. cavas superior e inferior. Em casos de hipertensão da V. porta, decorrente de doenças hepáticas (cirrose hepática secundária a etilismo), o sangue venoso, proveniente da V. porta, desvia-se parcialmente do fígado, fluindo pelas veias paraumbilicais (ver p. 218) e, em seguida, para as veias superficiais do tronco, na região umbilical (Vv. paraumbilicais) e, finalmente, para o coração. Nestas condições, como as veias superficiais têm que conduzir um volume maior de sangue, elas sofrem dilatação varicosa e tornam-se visíveis e palpáveis, no abdome. Esta drenagem pode ocorrer tanto pelas Vv. toracoepigástricas como pelas Vv. epigástricas superficiais. Isto também é chamado de "cabeça da Medusa", uma vez que as veias em volta do umbigo — dilatadas e com trajeto tortuoso — assemelham-se à cabeça de cobras da górgona.

4 Sistemática das Estruturas Vasculonervosas | Parede do Tronco

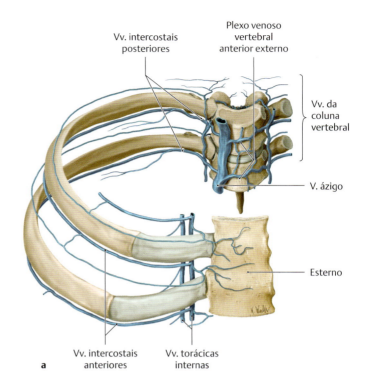

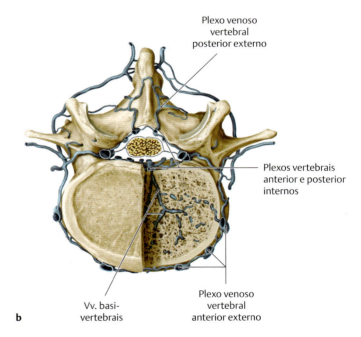

E Veias intercostais e plexos venosos do canal vertebral
a Coluna vertebral e segmento costal, vista anterior e superior.
b Vértebra lombar, vista superior.

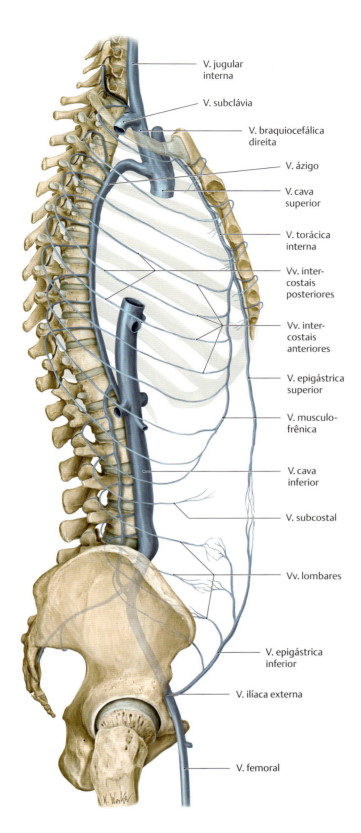

D Veias da parede do tronco
Vista lateral direita.

201

4.3 Vasos Linfáticos e Linfonodos

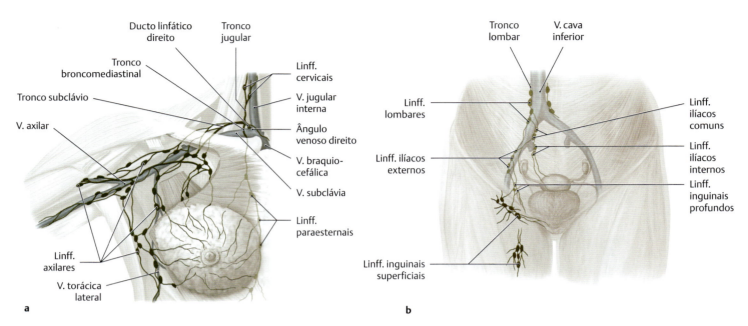

A Linfonodos regionais e suas áreas de drenagem
Vista anterior.

a Linfonodos axilares, paraesternais e cervicais (regiões torácica direita e axilar direita, com o braço abduzido). As cadeias de linfonodos serão descritas na página 217.
b Linfonodos da região inguinal e da pelve menor.

B Ângulos venosos esquerdo e direito
Vista anterior. O *ducto linfático direito*, com aproximadamente 1 cm de comprimento, coleta a linfa do quadrante direito superior do corpo (ver **Ca**) e lança o seu conteúdo no **ângulo venoso direito**, na junção entre a V. jugular interna direita e a V. subclávia direita. Seus troncos contribuintes principais são:

- O tronco jugular direito (metade direita da cabeça e do pescoço)
- O tronco subclávio direito (membro superior direito, lado direito das paredes do tórax e do dorso) e
- O tronco broncomediastinal direito (órgãos da cavidade torácica direita).

O *ducto torácico* apresenta um comprimento de, aproximadamente, 40 cm e transporta a linfa de toda metade inferior do corpo e do quadrante superior esquerdo e desemboca no **ângulo venoso esquerdo**, entre a V. jugular interna esquerda e a V. subclávia esquerda. Seus principais troncos são:

- O tronco jugular esquerdo (metade esquerda da cabeça e do pescoço)
- O tronco subclávio esquerdo (membro superior esquerdo, lado esquerdo das paredes do tórax e do dorso)
- O tronco broncomediastinal esquerdo (órgãos da cavidade torácica esquerda)
- O tronco intestinal (órgãos abdominais) e
- Os troncos lombares direito e esquerdo (membros inferiores direito e esquerdo; vísceras pélvicas; paredes da pelve esquerda, do abdome e do dorso).

Os vasos linfáticos intercostais transportam a linfa dos espaços intercostais esquerdo e direito para o ducto torácico.

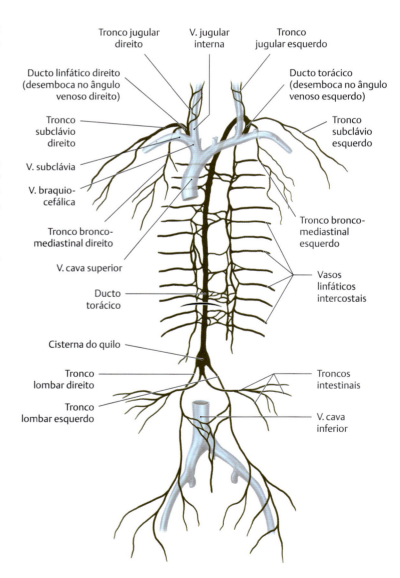

4 Sistemática das Estruturas Vasculonervosas | Parede do Tronco

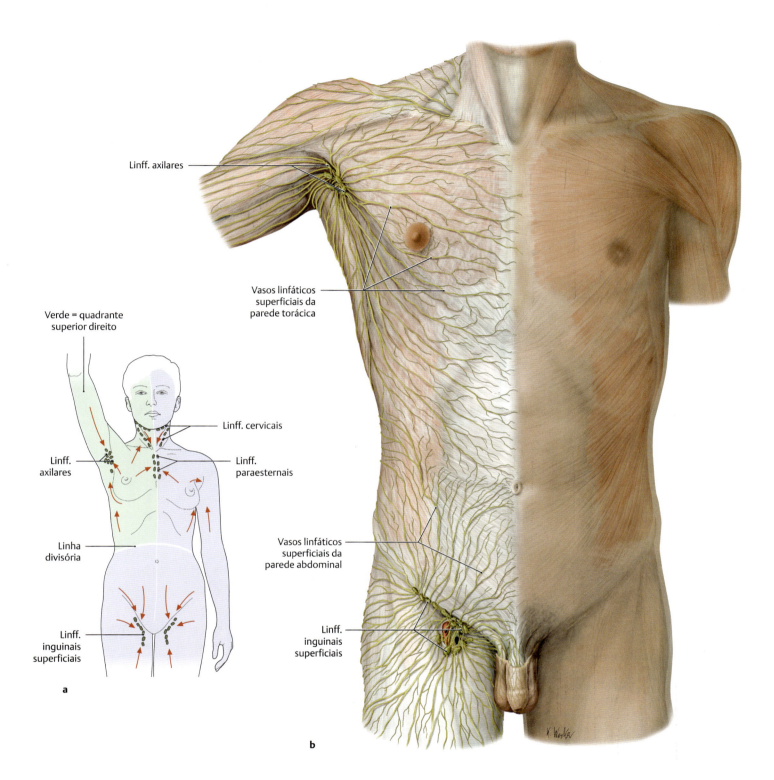

C Regiões drenadas pelos vasos linfáticos superficiais da parede anterior do tronco
Vista anterior.

a Vias linfáticas e linfonodos regionais da parede anterior do tronco (as setas indicam o sentido do fluxo linfático).
b Rede superficial dos vasos linfáticos na parede anterior direita do tronco.

A linfa da pele da parede do tronco é coletada pelos Linff. axilares e inguinais superficiais, seguindo o padrão geral da drenagem venosa, na parede anterior do tronco. A "linha divisória" entre as duas áreas de drenagem é traçada abaixo dos arcos costais e acima do umbigo. A linfa dos linfonodos regionais axilares e inguinais é finalmente coletada pelos dois troncos linfáticos. Cada um deles drena para a junção venosa jugular-subclávia, no lado correspondente do corpo (ângulo venoso direito ou esquerdo, ver **B**). A linfa proveniente do quadrante superior direito (em verde) chega ao sistema venoso pelo *ducto linfático direito*, enquanto a linfa proveniente dos outros três quadrantes (em roxo) chega até as veias pelo *ducto torácico*.

4.4 Nervos

A Ramos anteriores e posteriores dos Nn. espinais

A parede do tronco recebe a maior parte do suprimento nervoso sensitivo pelos Rr. anteriores e posteriores dos segmentos T1 a T12 da medula espinal (Nn. intercostais e Rr. posteriores dos Nn. espinais) (ver também p. 208).

Segmento da medula espinal	Rr. anteriores	Rr. posteriores
C1	Plexo cervical	N. suboccipital,
C2		N. occipital maior,
C3		N. occipital terceiro
C4		(ver p. 208)
C5	Plexo braquial	
C6		
C7		
C8		
T1	Nn. intercostais	
T2		
T3		
T4		
T5		
T6		Rr. posteriores dos Nn. espinais*
T7		
T8		
T9		
T10		
T11		
T12		
L1	Plexo lombar	
L2		
L3		
L4		
L5	Plexo sacral	
S1		
S2		
S3		
S4		
S5	Plexo coccígeo (ver p. 560)	
Co1		
Co2		

* Os Rr. posteriores dos Nn. espinais L1 a L3 também são conhecidos como Nn. clúnios superiores, e os Rr. posteriores dos N. espinais S1 a S3 como Nn. clúnios médios (ver **C**).
Observação: Os Nn. clúnios *inferiores* se originam dos Rr. anteriores do plexo sacral, ver também p. 554.

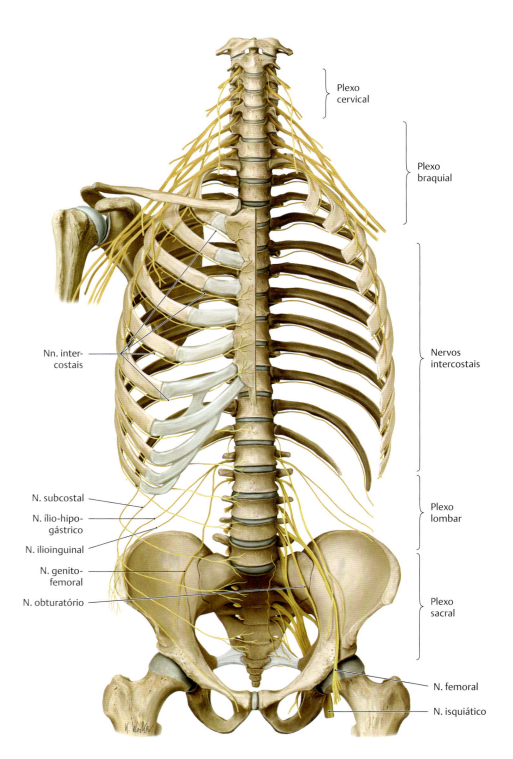

B Nervos da parede do tronco

Vista anterior. A parte anterior da metade esquerda da caixa torácica foi removida. A parede do tronco recebe a maior parte de sua inervação sensitiva e motora pelos doze pares de nervos espinais torácicos. Entre todos os Nn. espinais, esses doze pares refletem mais nitidamente a organização segmentar original (metamérica) do corpo. Os Rr. anteriores correm anterogradamente nos espaços intercostais e se tornam os nervos intercostais, enquanto os Rr. posteriores são distribuídos para os músculos próprios do dorso e para a pele do dorso. Partes da parede do tronco também são inervadas por ramos oriundos do plexo cervical (Nn. supraclaviculares), plexo braquial (p. ex., N. torácico longo) e plexo lombar (p. ex., N. ilioinguinal).

4 Sistemática das Estruturas Vasculonervosas | Parede do Tronco

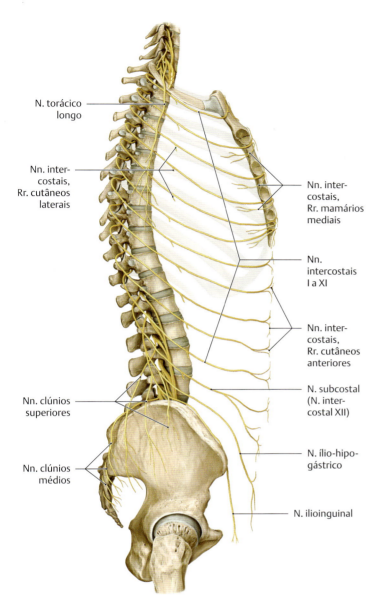

C Trajeto dos nervos na parede lateral do tronco
Vista lateral direita.
Observe o arranjo segmentar dos Nn. intercostais (comparar com o arranjo segmentar das artérias e veias, ver pp. 199 e 201).

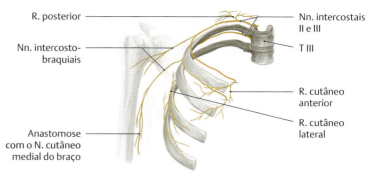

D Trajeto dos nervos intercostais
Lado direito, vista anterior.

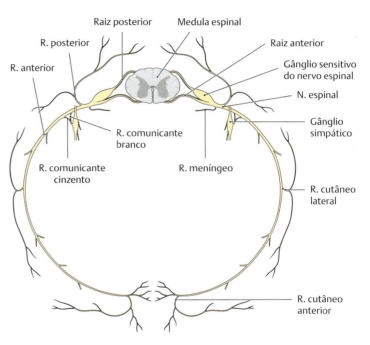

E Ramos de um N. espinal
Formado pela união das raízes posterior (sensitiva) e anterior (motora), o N. espinal de, aproximadamente, 1 cm de comprimento passa pelo forame intervertebral e divide-se em cinco ramos, após sua saída do canal vertebral (ver **F**).

F Ramos dos nervos espinais e suas áreas de distribuição

Ramo do N. espinal	Área de inervação motora ou motora visceral	Área de inervação sensitiva
① R. anterior	Todos os músculos somáticos, com exceção dos Mm. próprios do dorso	Pele das paredes lateral e anterior do tronco e dos membros superiores e inferiores
② R. posterior	Músculos próprios do dorso	Pele posterior da cabeça e da nuca, pele do dorso e da região glútea
③ R. meníngeo		Meninges espinais, ligamentos da coluna vertebral, cápsulas das articulações dos processos articulares
④ R. comunicante branco	Conduz fibras pré-ganglionares do N. espinal, em direção ao tronco simpático ("branco" porque as fibras pré-ganglionares são mielinizadas)	
⑤ R. comunicante cinzento*	Conduz fibras pós-ganglionares do tronco simpático, em direção ao N. espinal ("cinzento" porque as fibras não são mielinizadas)	

*No sentido estrito, o R. comunicante cinzento não é um ramo do N. espinal mas um ramo que se estende a partir do tronco simpático em direção ao N. espinal.

Parede do Tronco | 5 Topografia das Estruturas Vasculonervosas

5.1 Parede Anterior do Tronco: Anatomia de Superfície e Vasos e Nervos Superficiais

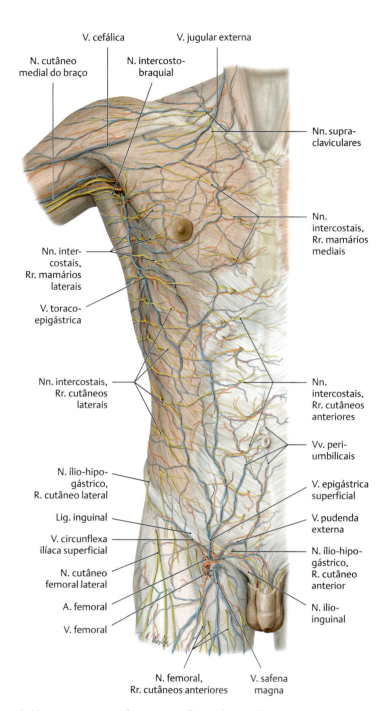

A Vasos e nervos cutâneos superficiais da parede anterior do tronco
Vista anterior.

Vasos superficiais: Quase todo *suprimento arterial* da parede anterior do tronco provém da A. torácica interna e da A. epigástrica superficial. As *veias* superficiais drenam principalmente para a V. axilar (pela V. toracoepigástrica) e para a V. femoral (pelas Vv. epigástrica superficial e circunflexa ilíaca superficial). As Vv. peri- e paraumbilicais são responsáveis pela comunicação entre as Vv. superficiais da parede do tronco e a V. porta (anastomoses portocavas).

Nervos superficiais: A *inervação sensitiva* da parede anterior do tronco apresenta um arranjo segmentar (oriundo, por exemplo, dos ramos cutâneos laterais e anteriores dos Nn. intercostais). O plexo cervical (Nn. supraclaviculares) está envolvido na inervação da região torácica da mesma maneira que o plexo lombar (p. ex., Nn. ílio-hipogástrico e ilioinguinal), na região inferior do abdome.

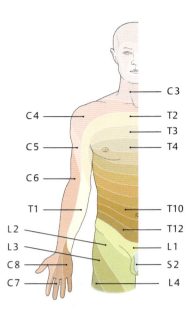

B Inervação cutânea segmentar (radicular) da parede anterior do tronco (dermátomos)
Metade direita do tronco e membro superior adjacente, vista anterior. Cada raiz nervosa sensitiva (raiz posterior) inerva uma área específica da pele. Estes "dermátomos" (ver p. 94) correspondem a determinados segmentos da medula espinal. O arranjo dos dermátomos apresenta um padrão em forma de faixa, que circunda as paredes torácica e abdominal superior. Abaixo do umbigo, os dermátomos apresentam uma leve inclinação para baixo, em direção à linha média. Entre os dermátomos C4 e T2 existe um "espaço segmentar" devido ao brotamento filogenético do membro superior humano que incorporou as fibras sensitivas de C5 a C8 e de T1 da parede do tronco.

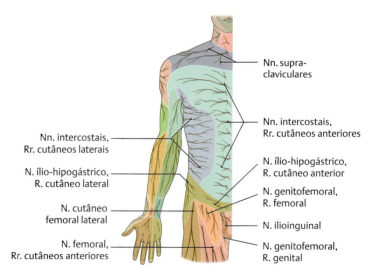

C Inervação cutânea sensitiva da parede anterior do tronco
Metade direita do tronco e membro superior adjacente, vista anterior. O mapeamento em cores dos territórios dos Nn. cutâneos periféricos segue o padrão de ramificação dos Nn. cutâneos na tela subcutânea. Além dos Rr. cutâneos dos Nn. intercostais (Rr. cutâneos anteriores e laterais), a pele da parede anterior do tronco é inervada, principalmente, pelos Nn. supraclaviculares, ílio-hipogástrico e ilioinguinal.

5 Topografia das Estruturas Vasculonervosas | Parede do Tronco

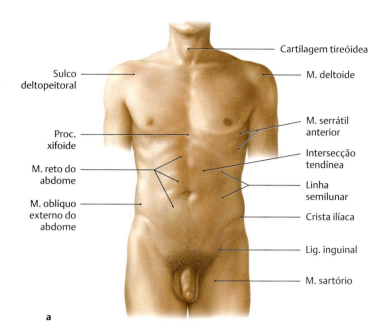
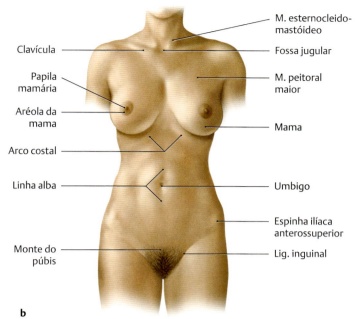

D Anatomia de superfície da parede anterior do tronco
a No homem; b Na mulher.

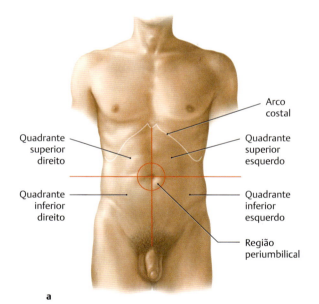
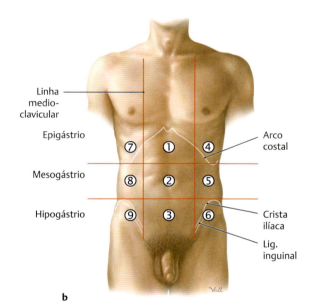

E Critérios para a divisão do abdome em regiões
a O abdome é dividido em quatro quadrantes por duas linhas perpendiculares com intersecção no umbigo.
b Sistemas de coordenadas compostas de duas linhas verticais e duas horizontais. Estas linhas dividem o abdome em nove regiões, localizadas no epigástrio, no mesogástrio ou no hipográstrio. As duas linhas verticais representam as linhas medioclaviculares esquerda e direita. As duas linhas horizontais atravessam o ponto mais baixo do 10º par de costelas e o ponto mais alto das duas cristas ilíacas (ver p. 35).

① Região epigástrica
② Região umbilical
③ Região púbica
④ Hipocôndrio esquerdo
⑤ Região lateral esquerda
⑥ Região inguinal esquerda
⑦ Hipocôndrio direito
⑧ Região lateral direita
⑨ Região inguinal direita

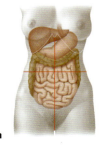
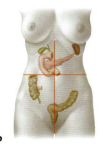
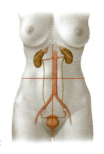

F Projeção dos órgãos abdominais nos quatro quadrantes da parede anterior do abdome
a Órgãos da camada anterior; b Órgãos da camada média; c Órgãos da camada posterior.
Os órgãos da camada *anterior* relacionam-se diretamente com a parede anterior do abdome. Os órgãos da camada *média* localizam-se na parte posterior da cavidade abdominal (alguns são, parcialmente, retroperitoneais), e os órgãos da camada *posterior* localizam-se externamente à cavidade peritoneal (ou seja, são retroperitoneais).

207

5.2 Parede Posterior do Tronco: Anatomia de Superfície e Vasos e Nervos Superficiais

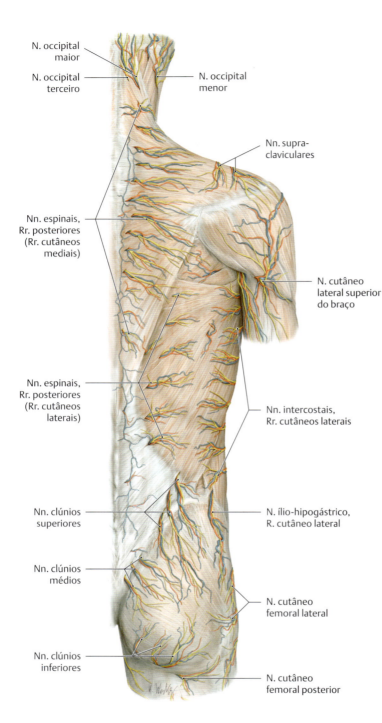

A Vasos e nervos cutâneos superficiais da parede posterior do tronco
Vista posterior. Com exceção da parte inferior da região glútea e das partes laterais da parede do tronco, o restante da parede posterior do tronco recebe sua inervação sensitiva dos Rr. posteriores dos Nn. espinais e dos Rr. cutâneos laterais dos Nn. intercostais. Este padrão de inervação, predominantemente segmentar, é análogo ao descrito na parede anterior do tronco. Os ramos dos Nn. cutâneos laterais e mediais dispõem-se, juntamente com os vasos cutâneos, através dos músculos próprios do dorso, até a pele do dorso. A pele das regiões glúteas é suprida por Rr. laterais, provenientes das três raízes lombares superiores e das raízes sacrais (Nn. clúnios superiores e médios).
Observação: A parte inferior da região glútea é suprida pelos Tnn. clúnios inferiores que são ramos do plexo sacral; portanto, originam-se dos Rr. ventrais dos Nn. espinais.

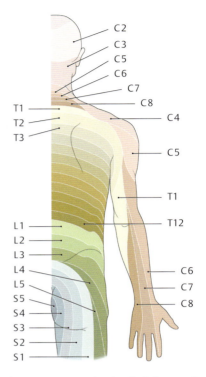

B Inervação cutânea segmentar (radicular) da parede posterior do tronco (dermátomos)
Metade direita do tronco e membro superior adjacente, vista posterior.

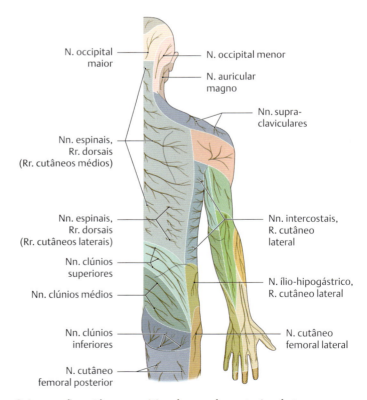

C Inervação cutânea sensitiva da parede posterior do tronco
Metade direita do tronco e membro superior adjacente, vista posterior.

5 Topografia das Estruturas Vasculonervosas | Parede do Tronco

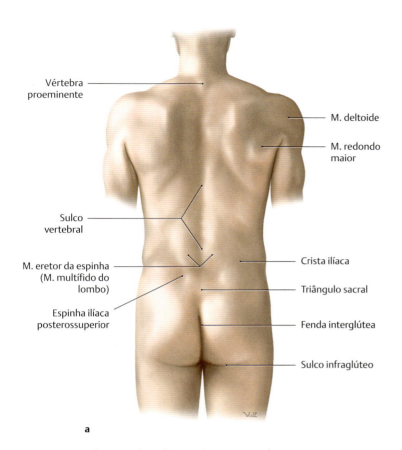

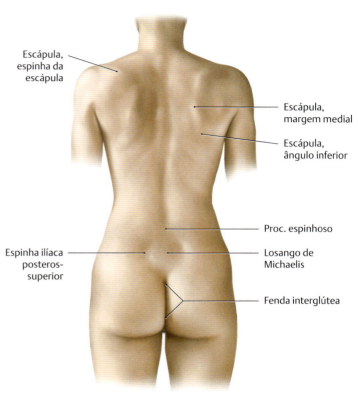

a

b

D Anatomia da superfície da parede posterior do tronco
a No homem; b Na mulher.
Em ambos os sexos, um *sulco vertebral* estende-se verticalmente na linha mediana posterior do tronco, do processo espinhoso de C VII para baixo. Ele é formado pela fixação da tela subcutânea nos processos espinhosos correspondentes. No nível sacral, no sexo masculino, o sulco se alarga e forma o *triângulo sacral* (limitado pelas espinhas ilíacas posterossuperiores esquerda e direita e pela parte superior da fenda interglútea). Nas mulheres, a região correspondente, em forma de diamante, é chamada *losango de Michaelis* (ver **F**).

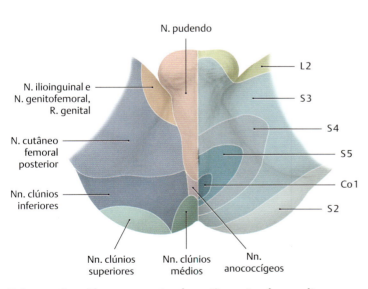

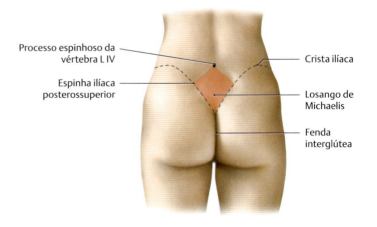

E Inervação cutânea segmentar da região perineal masculina
Posição de litotomia. Os segmentos ou dermátomos foram mapeados no lado esquerdo do corpo, e as regiões supridas pelos Nn. cutâneos periféricos são indicadas no lado direito.

F Limites anatômicos do losango de Michaelis
Região glútea feminina, vista posterior. Nas mulheres, encontra-se uma figura em forma de diamante com os seguintes limites: as espinhas ilíacas posterossuperiores esquerda e direita, o processo espinhoso da vértebra L IV e a parte superior da fenda interglútea. Na pelve feminina normal, as dimensões vertical e horizontal do losango são aproximadamente iguais. A forma do losango de Michaelis (chamado assim em homenagem ao ginecologista alemão G. A. Michaelis, 1798–1848) reflete a largura da pelve feminina e constitui um indicador indireto das dimensões do canal de parto.

209

5.3 Parede Posterior do Tronco: Vista Posterior

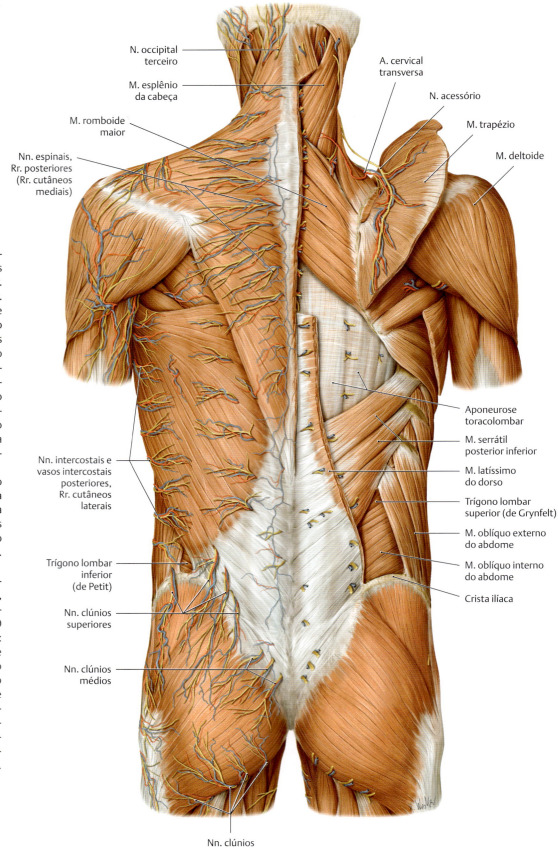

A Estruturas vasculonervosas da parede posterior do tronco e da região da nuca

Vista posterior. O arranjo segmentar das estruturas vasculonervosas da parede posterior do tronco (Rr. posteriores dos Nn. espinais e Rr. posteriores dos vasos intercostais e lombares posteriores) é mostrado no lado esquerdo do tronco (todas as fáscias musculares, com exceção da lâmina superficial da aponeurose toracolombar, foram removidas). No lado direito, o M. trapézio foi removido das suas origens e rebatido lateralmente, para mostrar o trajeto da A. cervical transversa, na região profunda da escápula (comparar com **B**).

Observação: Na parede posterior do tronco, somente a região lateral da nuca (N. occipital menor, ver **C**) e a região glútea inferior (Nn. clúnios inferiores) recebem sua inervação sensitiva dos Rr. anteriores dos Nn. espinais.

O M. latíssimo do dorso foi parcialmente removido, no lado direito, para mostrar o trígono lombar superior (triângulo de Grynfelt). O trígono lombar superior (limites: 12ª costela, M. eretor da espinha e M. oblíquo interno) é semelhante ao trígono lombar inferior (triângulo de Petit, limitado pela crista ilíaca e pelos Mm. latíssimo do dorso e oblíquo externo) que representa um local predileto para raras hérnias lombares adquiridas (hérnias de Grynfelt ou de Petit, ver também p. 229).

5 Topografia das Estruturas Vasculonervosas | Parede do Tronco

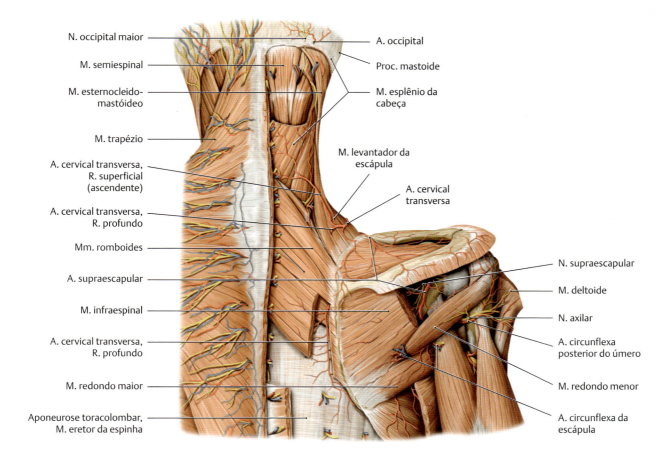

B Artérias da região escapular profunda
Região escapular direita, vista posterior. No lado direito, os Mm. trapézio, esplênio da cabeça, deltoide, infraespinal e romboides maior e menor foram completa ou parcialmente removidos. A região escapular profunda é suprida pelas Aa. cervical transversa, cervical profunda (ver **C**), supraescapular, circunflexa da escápula e circunflexa posterior do úmero. Todos esses vasos originam-se direta ou indiretamente — através do tronco tireocervical — da A. subclávia (não mostrados aqui).

As Aa. supraescapular, circunflexa da escápula e circunflexa posterior do úmero formam a "*arcada escapular*" (ver p. 403). Medialmente ao Proc. mastoide encontramos a A. occipital, abaixo do tendão de inserção do M. esternocleidomastóideo, que se estende, juntamente com o N. occipital maior sensitivo, para cima, em direção à pele da região occipital. O N. occipital maior perfura os Mm. trapézio e semiespinal da cabeça, na região das suas espessas fixações tendíneas. O nervo pode ser comprimido neste local, levando à *neuralgia occipital*.

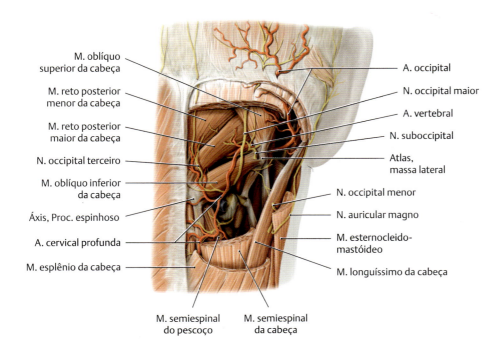

C Trígono suboccipital (triângulo da A. vertebral)
Vista posterior. Os Mm. trapézio, esternocleidomastóideo, esplênio da cabeça e semiespinal da cabeça foram removidos para mostrar a região suboccipital, no lado direito. O trígono suboccipital é limitado pelos Mm. suboccipitais (M. reto posterior maior da cabeça e Mm. oblíquos superior e inferior da cabeça). Na parte profunda do trígono, a A. vertebral aloja-se em seu sulco, no atlas. O N. suboccipital (C1), exclusivamente motor, emerge superiormente ao arco posterior do atlas e supre os músculos suboccipitais. O N. occipital maior (C2) e, em um nível inferior, o N. occipital terceiro (C3) curvam-se posteriormente, ao longo de sua passagem pela margem inferior do M. oblíquo inferior da cabeça. A A. cervical profunda, um ramo do tronco costocervical, estende-se entre os Mm. semiespinais da cabeça e do pescoço.

211

5.4 Parede Posterior do Tronco: Vista Anterior

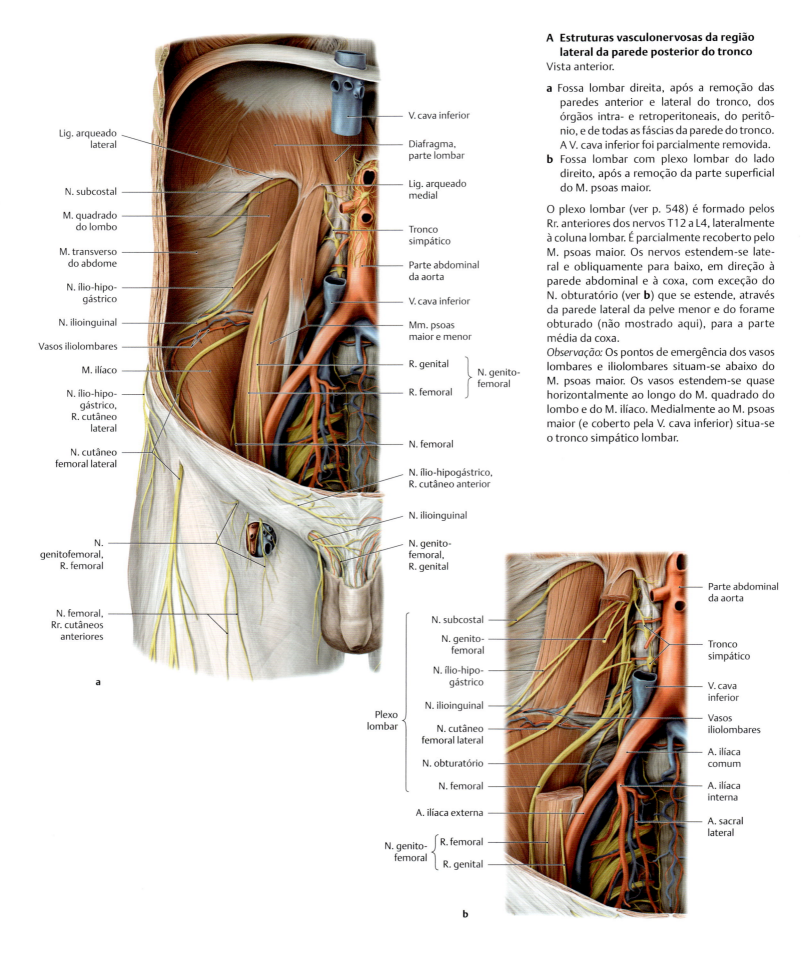

A Estruturas vasculonervosas da região lateral da parede posterior do tronco
Vista anterior.

a Fossa lombar direita, após a remoção das paredes anterior e lateral do tronco, dos órgãos intra- e retroperitoneais, do peritônio, e de todas as fáscias da parede do tronco. A V. cava inferior foi parcialmente removida.

b Fossa lombar com plexo lombar do lado direito, após a remoção da parte superficial do M. psoas maior.

O plexo lombar (ver p. 548) é formado pelos Rr. anteriores dos nervos T12 a L4, lateralmente à coluna lombar. É parcialmente recoberto pelo M. psoas maior. Os nervos estendem-se lateral e obliquamente para baixo, em direção à parede abdominal e à coxa, com exceção do N. obturatório (ver **b**) que se estende, através da parede lateral da pelve menor e do forame obturado (não mostrado aqui), para a parte média da coxa.

Observação: Os pontos de emergência dos vasos lombares e iliolombares situam-se abaixo do M. psoas maior. Os vasos estendem-se quase horizontalmente ao longo do M. quadrado do lombo e do M. ilíaco. Medialmente ao M. psoas maior (e coberto pela V. cava inferior) situa-se o tronco simpático lombar.

5 Topografia das Estruturas Vasculonervosas | Parede do Tronco

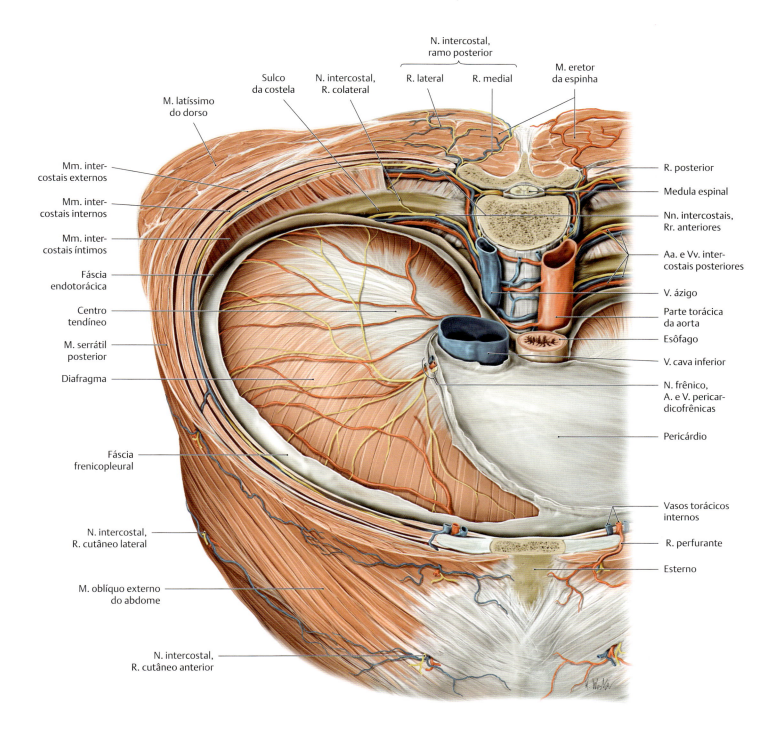

B Vias de condução da parede dorsal na região do tórax
Corte horizontal da caixa torácica após a remoção dos órgãos torácicos, da pleura parietal e, parcialmente, da fáscia endotorácica, vista anterossuperior. A irrigação arterial da parede torácica é feita pelas Aa. intercostais posteriores, e a drenagem venosa pelas Vv. intercostais no sistema ázigo. Os vasos intercostais seguem juntamente com os Nn. intercostais na margem inferior da respectiva costela protegidos no sulco da costela.

5.5 Parede Anterior do Tronco: Visão Geral e Localização dos Vasos e Nervos com Importância Clínica

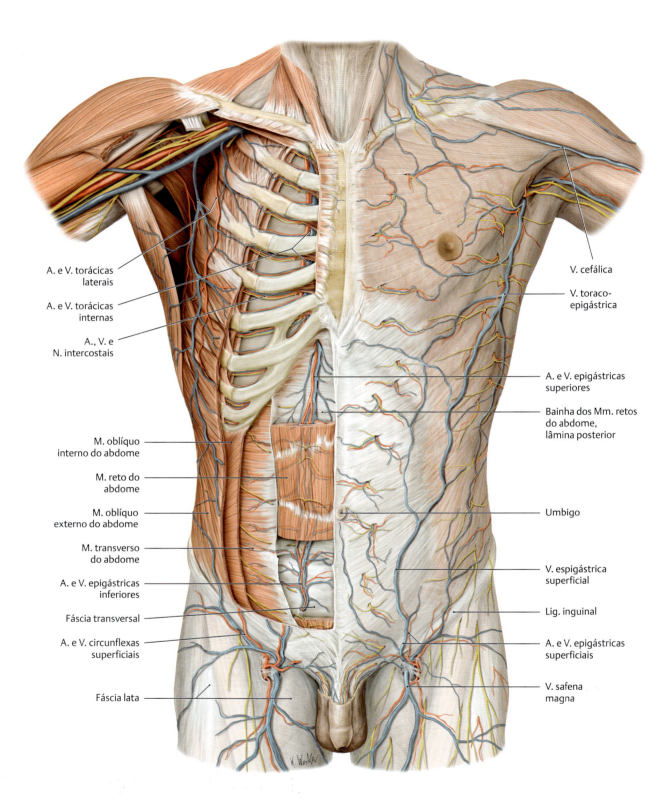

A Estruturas vasculonervosas da região lateral da parede anterior do tronco

Vista anterior. As estruturas vasculonervosas superficiais (subcutâneas) são mostradas no lado esquerdo do tronco, e as estruturas vasculonervosas profundas, no lado direito. Para efeito de demonstração, os Mm. peitorais maior e menor foram completamente removidos e os Mm. oblíquos externo e interno do abdome parcialmente removidos, no lado direito. Partes do M. reto do abdome foram removidas ou representadas como se fossem transparentes, para permitir a visualização dos vasos epigástricos inferiores. Finalmente, os espaços intercostais foram expostos para visualizar o trajeto dos vasos e dos nervos intercostais.

5 Topografia das Estruturas Vasculonervosas | Parede do Tronco

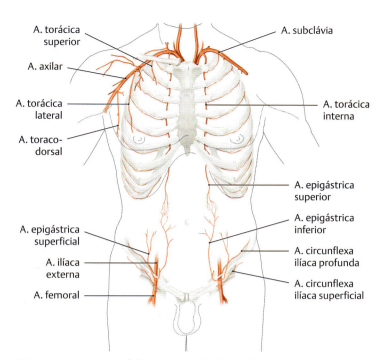

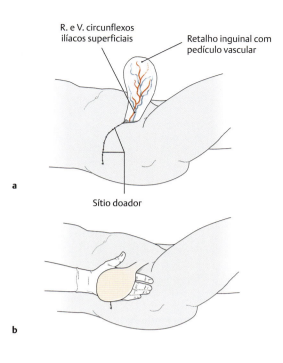

B Suprimento arterial da parede anterior do tronco
Vista anterior. O suprimento sanguíneo da parede anterior do tronco provém de duas fontes: a A. torácica interna, que se origina da A. subclávia, e a A. epigástrica inferior, que se origina da A. ilíaca externa. Esta parede também é suprida por pequenos vasos originados da A. axilar (A. torácica superior, A. toracodorsal e A. torácica lateral) e da A. femoral (A. epigástrica superficial e A. circunflexa ilíaca superficial).

C Importância da A. circunflexa ilíaca superficial, na obtenção de retalhos cutâneos para a cirurgia plástica
a Remoção de um retalho cutâneo ligado à A. circunflexa ilíaca superficial.
b O retalho inguinal transferido para o dorso da mão direita.

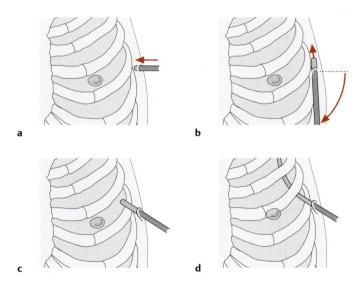

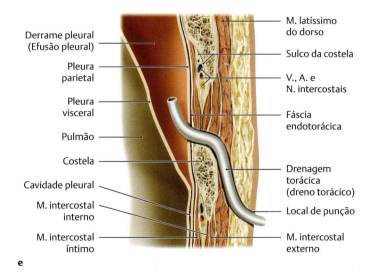

D Localização/preservação de artéria, veia e nervo intercostais durante drenagem torácica ou punção pleural
Uma drenagem torácica (drenagem de Bülau) e/ou uma punção pleural têm de ser realizadas, por exemplo, no caso de acúmulo de líquido no espaço pleural (= efusão ou derrame pleural, devido a um carcinoma brônquico). Primeiro, é necessário realizar drenagem torácica. Por meio de percussão ou de ultrassonografia, pode-se determinar onde a cânula de drenagem deve ser introduzida. Normalmente, um local adequado de punção, estando o paciente sentado, encontra-se na altura do 7º ou 8º espaço intercostal ao longo da linha axilar posterior (ver **e** e p. 34). Basicamente, o dreno torácico é introduzido sempre na *margem superior de uma costela*, para que haja proteção de artéria, veia e nervo intercostais, conforme representado aqui (para outros locais de punção, consulte livros-texto de cirurgia).

a–d Etapas da introdução de um dreno torácico (vista anterior):
a Após anestesia local e incisão da pele: movimentação do dreno torácico inicialmente em posição perpendicular à parede do tórax.
b Ao atingir as costelas: giro do dreno em torno de 90° e movimento do dreno pela tela subcutânea em direção cranial, paralelamente à parede do tórax.
c Ao atingir as proximidades do espaço intercostal superior, o dreno perfura a musculatura intercostal, acima da costela.
d Em seguida, movimenta-se o dreno para a cavidade pleural.
e Corte longitudinal através da parede torácica na altura da linha axilar posterior devido a efusão (ou derrame) pleural e após a introdução de um dreno torácico.

5.6 Parede Anterior do Tronco: Nervos, Vasos Sanguíneos e Linfáticos da Mama Feminina

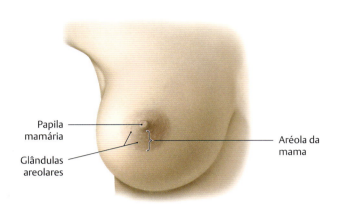

A Forma e aspecto da mama feminina
Mama direita, vista anterior. A mama assemelha-se a um cone mais arredondado na sua metade inferior do que nos seus quadrantes superiores. Consiste em tecido glandular (glândula mamária) e estroma fibroso que contém tecido adiposo. Os ductos excretores do tecido glandular desembocam na papila mamária, em forma de cone (conhecida popularmente como *mamilo*), que se localiza no centro da aréola, mais pigmentada. Numerosas protuberâncias pequenas marcam os orifícios das glândulas sudoríparas apócrinas e das glândulas sebáceas (glândulas areolares).

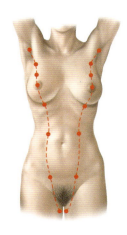

B Linhas mamárias
Em ambos os sexos, os rudimentos das glândulas mamárias dispõem-se ao longo das linhas mamárias, em forma de um espessamento epidérmico que se estende, em ambos os lados, a partir da axila até a região inguinal. Com exceção de raros casos, nos quais papilas mamárias acessórias persistem ao longo das linhas mamárias nos humanos (politelia), normalmente todos os rudimentos desaparecem, com exceção do par torácico. No fim do desenvolvimento fetal, os ductos lactíferos brotam na tela subcutânea, a partir das duas protuberâncias epiteliais remanescentes. Após a menarca, o desenvolvimento da mama, nas mulheres, é marcado pelo crescimento do estroma fibroso e pela proliferação do tecido glandular, em resposta ao estímulo dos hormônios sexuais.

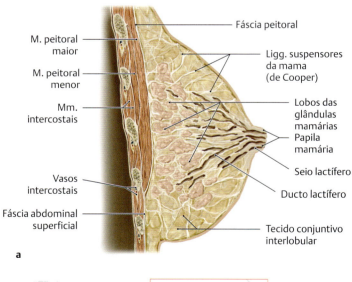

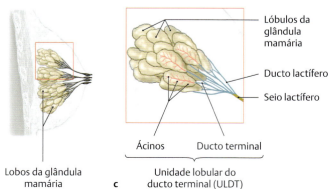

C Anatomia macroscópica e microscópica da mama
a A base de uma mama adulta estende-se da 2ª à 6ª costela, ao longo da linha medioclavicular, e situa-se diretamente à frente dos Mm. peitoral maior, serrátil anterior e oblíquo externo. A mama é fixada, por tecido conjuntivo frouxo, à fáscia peitoral e às fáscias adjacentes (fáscias da axila e do abdome). Recebe, ainda, um suporte adicional, principalmente na sua parte superior, por meio de feixes de tecido conjuntivo (Ligg. suspensores da mama, *Ligg. de Cooper*). O tecido glandular é composto por 10 a 20 lobos individuais, apresentando, cada um deles, um ducto lactífero maior, que desemboca na papila mamária, por meio de um segmento dilatado, o seio lactífero (a estrutura do lobo é mostrada em **b**). As glândulas e os ductos lactíferos são envolvidos por tecido fibroadiposo denso, com rico suprimento sanguíneo.
b Corte sagital do sistema de ductos e das partes de um lobo: o lobo mamário assemelha-se a uma árvore com ductos lactíferos ramificados que terminam em lóbulos menores (aproximadamente 0,5 mm de diâmetro). Na *mama não lactante* (mostrada aqui), esses lóbulos contêm ácinos rudimentares com um arranjo em forma de um brotamento epitelial sem lúmen visível.
c A unidade lobular do ducto terminal (ULDT): um lóbulo e seu ducto terminal compõem a unidade secretora básica da mama. Cada lóbulo é composto por ácinos que desembocam em um dúctulo terminal. O tecido conjuntivo intralobular associado (túnica) contém células-tronco, responsáveis pelo grande crescimento celular (proliferação do sistema de ductos e diferenciação dos ácinos) que ocorre durante o desenvolvimento da *mama lactante*. A ULDT é essencial no exame histopatológico, porque representa o local de origem da maioria dos tumores mamários malignos (segundo Lüllmann).

5 Topografia das Estruturas Vasculonervosas | Parede do Tronco

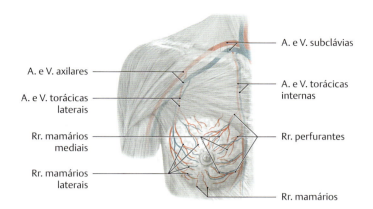

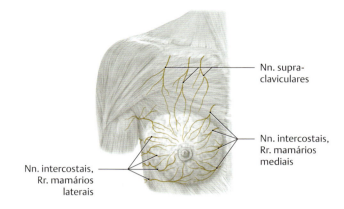

D Suprimento sanguíneo da mama
A mama é irrigada pelos ramos perfurantes da A. torácica interna (= Rr. mamários médios do 2º ao 4º espaço intercostal), ramos da A. torácica lateral (Rr. mamários laterais) e ramos diretos da 2ª à 5ª A. intercostal (Rr. mamários). A mama é drenada pelas Vv. torácicas internas e laterais.

E Suprimento nervoso da mama
A inervação sensitiva da mama apresenta um arranjo segmentar e é suprida pelos ramos do 2º ao 6º N. intercostal (Rr. mamários laterais e médios). Os ramos do plexo cervical (Nn. supraclaviculares) também suprem a parte superior da mama.

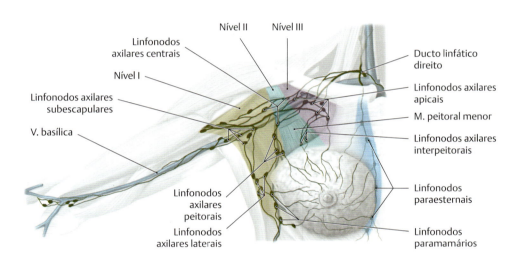

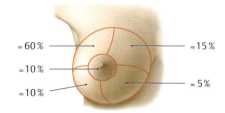

G Distribuição dos tumores malignos por quadrantes da mama
Os números indicam a frequência (em percentagem) da localização dos tumores malignos.

F Drenagem linfática da mama
Os vasos linfáticos da mama podem ser divididos em um sistema superficial, um sistema subcutâneo e um sistema profundo. O sistema profundo origina-se de capilares linfáticos, no nível dos ácinos (ver **Cb** e **c**) e é especialmente importante como trajeto de metástases tumorais. As principais cadeias regionais de drenagem da linfa são os linfonodos axilares e paraesternais, nas quais aproximadamente *30 a 60 linfonodos axilares* recebem a maior parte da drenagem linfática. Eles são os primeiros linfonodos afetados por metástases (ver **G**) e, portanto, são de grande importância em oncologia. Os linfonodos axilares são subdivididos em diferentes níveis (ver p. 372):

- **Nível I: grupo axilar inferior** (lateralmente ao M. peitoral menor):
  – Linfonodos axilares peitorais
  – Linfonodos axilares subescapulares
  – Linfonodos axilares laterais
  – Linfonodos paramamários
- **Nível II: grupo axilar médio** (no mesmo nível que o M. peitoral menor):
  – Linfonodos axilares interpeitorais
  – Linfonodos axilares centrais
- **Nível III: grupo infraclavicular superior** (medial ao M. peitoral menor):
  – Linfonodos axilares apicais.

Os *linfonodos paraesternais* são distribuídos ao longo dos vasos torácicos e drenam, principalmente, a parte média da mama. A partir daí, as células tumorais podem disseminar-se para o lado oposto, atravessando a linha média. A taxa de sobrevida de pacientes com câncer de mama está significativamente correlacionada ao número de linfonodos envolvidos nos diferentes níveis *axilares*. Os linfonodos paraesternais raramente têm importância a este respeito. Segundo Henne-Bruns, Dürig e Kremer, a *taxa de sobrevida de 5 anos* é, aproximadamente, de 65% em casos de envolvimento metastático do nível I e de 31% com envolvimento no nível II, mas alcança 0% em pacientes com envolvimento do nível III. Estes fatos explicam a importância da *linfadenectomia sentinela* (remoção dos linfonodos-sentinela) no prognóstico. Esta técnica se baseia na suposição que cada ponto do tegumento drena por vias linfáticas específicas para determinado linfonodo e, raramente, para mais de um linfonodo. Assim, o primeiro linfonodo que recebe linfa, proveniente do tumor primário, será o primeiro a conter as células tumorais que se disseminaram do tumor primário, por via linfogênica. A via específica de drenagem linfática e, portanto, o linfonodo-sentinela, pode ser identificada por meio do cintigrafia com microcoloide (^{99m}Tc microcoloide de enxofre), que substituiu a técnica antiga de injeção de corante vital azul. O primeiro linfonodo a ser visualizado é o linfonodo-sentinela. Ele será identificado, removido e microscopicamente examinado, para detectar células tumorais. Se o linfonodo-sentinela não apresentar células tumorais, o restante dos linfonodos axilares, em geral, também serão negativos. Este método apresenta 98% de acurácia na predição pré-operatória do nível dos linfonodos axilares envolvidos.

5.7 Parede Anterior do Tronco: Canal Inguinal

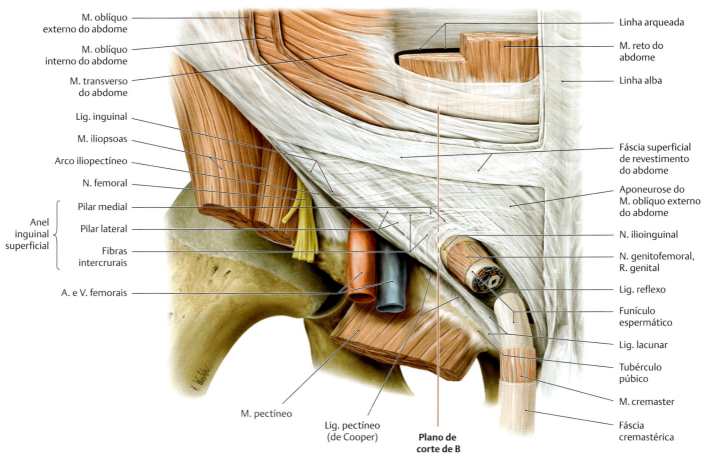

A Localização do canal inguinal no homem
Região inguinal direita, vista anterior. O canal inguinal tem aproximadamente 4 a 6 cm de comprimento, se estende obliquamente anterior, inferior e medialmente, logo acima do Lig. inguinal, atravessando a parede anterior do abdome. Origina-se, profundamente, no anel inguinal profundo (**D** e **E**), na fossa inguinal lateral (ver p. 220) e termina, externamente, no anel inguinal superficial, lateralmente ao tubérculo púbico. Após a remoção da fáscia superficial de revestimento do abdome, esta "abertura externa" do canal pode ser identificada como um orifício, em forma de fenda, localizado na aponeurose do M. oblíquo externo do abdome. É limitado superomedialmente pelo *pilar medial*, e inferolateralmente pelo *pilar lateral*. Ambos os pilares são conectados por *fibras intercrurais*. O anel inguinal superficial é completado internamente por fibras do Lig. reflexo, formando um sulco profundo. O canal inguinal masculino constitui uma via para a descida dos testículos, durante a fase fetal (ver p. 232). No homem, contém (após a descida do testículo) o funículo espermático e na mulher o Lig. redondo do útero (ver **C**).

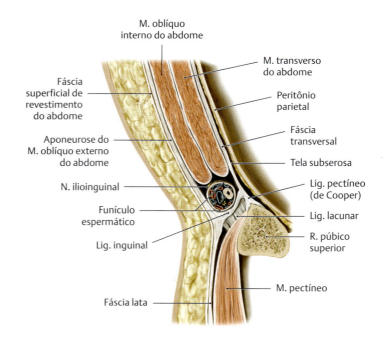

B Corte sagital do canal inguinal masculino
Vista medial. *Observe* as estruturas que formam as paredes do canal inguinal, acima e abaixo do funículo espermático e nas paredes anterior e posterior (comparar com **C**). As aberturas e as estruturas da parede do canal inguinal são importantes na fisiopatologia das hérnias.

C Aberturas e estruturas do canal inguinal

O canal inguinal assemelha-se a um tubo achatado com uma abertura interna e outra externa (ver adiante), um assoalho, um teto e paredes anterior e posterior. O lúmen somente existe após a remoção do seu conteúdo (o funículo espermático no homem e o Lig. redondo do útero e a sua artéria na mulher, e o N. ilioinguinal e os vasos linfáticos, em ambos os sexos). O canal inguinal permanece aberto durante toda a vida, especialmente no homem, e forma, portanto, uma via potencial de herniação na parede abdominal (ver p. 221).

Aberturas do canal inguinal (ver A)

Anel inguinal superficial	Abertura na aponeurose do M. oblíquo externo do abdome, limitada pelos pilares medial e lateral, pelas fibras intercrurais e pelo Lig. reflexo
Anel inguinal profundo	Abertura entre os Ligg. interfoveolar e inguinal e a prega umbilical lateral; formada por uma projeção da fáscia transversal (que forma a fáscia espermática interna) (ver p. 220)

Estruturas da parede do canal inguinal (ver B)

Assoalho	Lig. inguinal (fibras densamente entrelaçadas da aponeurose do M. oblíquo externo do abdome e da fáscia lata adjacente à coxa)
Teto	M. transverso do abdome e M. oblíquo interno do abdome
Parede anterior	Aponeurose do M. oblíquo externo do abdome e fáscia superficial de revestimento do abdome
Parede posterior	Fáscia transversal e peritônio (reforçado parcialmente pelo Lig. interfoveolar)

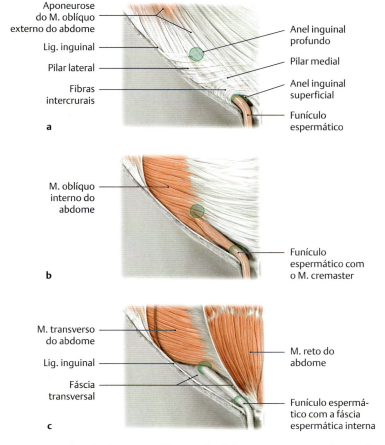

D Contribuição dos Mm. oblíquos do abdome na estrutura do canal inguinal masculino
Região inguinal direita, vista anterior.
a–c Remoção progressiva dos músculos da parede abdominal.

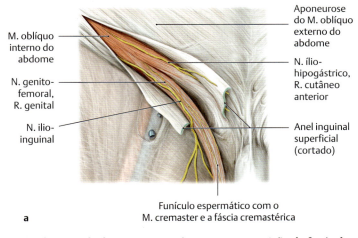

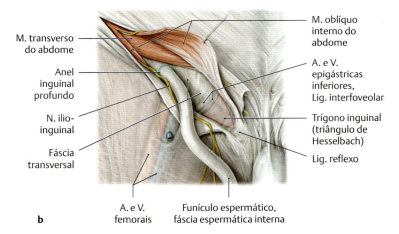

E Canal inguinal, aberto, em sequência, para exposição do funículo espermático

a A abertura da aponeurose do M. oblíquo externo do abdome mostra o M. oblíquo interno do abdome e algumas de suas fibras seguem o funículo espermático como o M. cremaster. O R. genital do N. genitofemoral segue o cordão acompanhando a fáscia cremastérica (ver p. 550). O N. ilioinguinal estende-se, pelo canal inguinal, acima do funículo espermático. Suas fibras sensitivas atravessam o anel inguinal superficial em direção à pele sobre a sínfise púbica e se distribuem para as regiões laterais do escroto ou dos lábios maiores do pudendo, bem como para a região medial da coxa.

b Após a seção do M. oblíquo interno do abdome e do M. cremaster, todo o trajeto do funículo espermático, pelo canal inguinal, pode ser visualizado. O funículo espermático surge no anel inguinal profundo onde a fáscia transversal sofre uma invaginação para o interior do canal inguinal (e envolve o funículo espermático como a fáscia espermática interna, ao longo do seu trajeto para os testículos). Estende-se inferiormente ao M. transverso do abdome, ao longo da parede posterior do canal inguinal (fáscia transversal e peritônio). A parede da parte média do canal é formada pelo Lig. interfoveolar e é reforçada medialmente pelo Lig. reflexo. Medialmente ao Lig. interfoveolar — abaixo do qual estendem-se os vasos epigástricos e acima do qual segue o Lig. inguinal — situa-se o *triângulo de Hesselbach*, um ponto fraco na parede abdominal que é uma localização frequente das hérnias inguinais diretas (ver também p. 221).

5.8 Parede Anterior do Abdome: Anatomia e Pontos Fracos

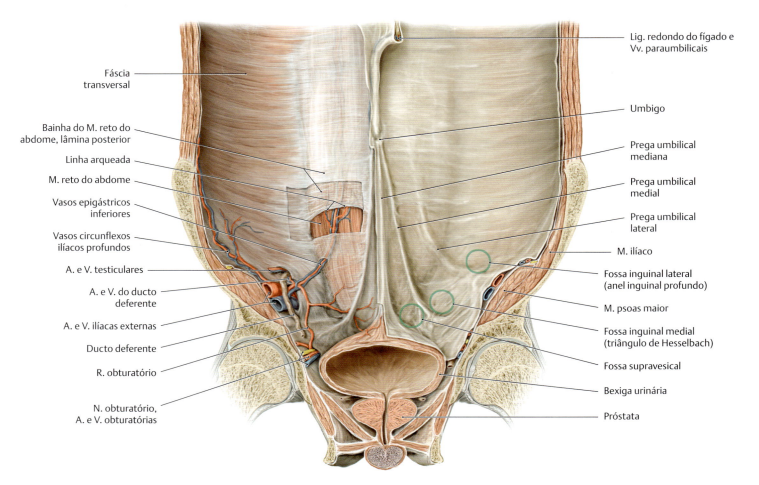

A Relevo interno da parede anterior do abdome no sexo masculino
Corte frontal através das cavidades abdominal e pélvica na altura da articulação do quadril, vista posterior. Com exceção da bexiga urinária e da próstata, todos os órgãos abdominais e pélvicos foram retirados. Além disso, o peritônio e a fáscia transversal foram parcialmente retirados do lado esquerdo. O relevo das faces interna e inferior da parede abdominal é caracterizado por cinco pregas peritoneais que seguem em direção ao umbigo:

- Uma *prega umbilical mediana*, ímpar, que segue no plano mediano (contém o úraco obliterado)
- Um par de *pregas umbilicais mediais*, esquerda e direita (com as artérias umbilicais esquerda e direita obliteradas) e
- Um par de *pregas umbilicais laterais*, esquerda e direita (com os vasos epigástricos inferiores esquerdos e direitos).

Entre as pregas peritoneais se encontram, a cada lado, três fossas mais ou menos nítidas, que podem ser consideradas pontos fracos da parede abdominal anterior para a formação de orifícios herniários internos:

- Uma *fossa supravesical*, entre a prega umbilical mediana e a prega umbilical medial, acima do ápice da bexiga
- Uma *fossa inguinal medial* (triângulo de Hesselbach), entre a prega umbilical medial e a prega umbilical lateral e
- Uma *fossa inguinal lateral*, lateralmente à prega umbilical lateral (localização do anel inguinal profundo).

B Visão geral dos orifícios herniários internos e externos na parede anterior do abdome
Acima do ligamento inguinal, as pregas umbilicais mediana, mediais e laterais (ver **A**) delimitam a cada lado três pontos fracos, onde ocorrem as hérnias inguinais diretas e indiretas e as hérnias suprapúbicas. Um outro ponto fraco se encontra *abaixo do ligamento inguinal*, medialmente à veia femoral, na lacuna dos vasos. Neste local, o chamado anel femoral é ocupado exclusivamente pelo septo femoral, uma estrutura flexível de tecido conjuntivo e atravessada por numerosos vasos sanguíneos. O ligamento lacunar como limite medial favorece o encarceramento de uma hérnia femoral (ver p. 223).

Orifício herniário interno	Hérnia	Orifício herniário externo
Acima do ligamento inguinal:		
Fossa supravesical	Hérnia supravesical	Anel inguinal superficial
Fossa inguinal medial (triângulo de Hesselbach)	Hérnia inguinal direta	Anel inguinal superficial
Fossa inguinal lateral (anel inguinal profundo)	Hérnia inguinal indireta	Anel inguinal superficial
Abaixo do ligamento inguinal:		
Anel femoral	Hérnia femoral	Hiato safeno (fossa oval)

5 Topografia das Estruturas Vasculonervosas | Parede do Tronco

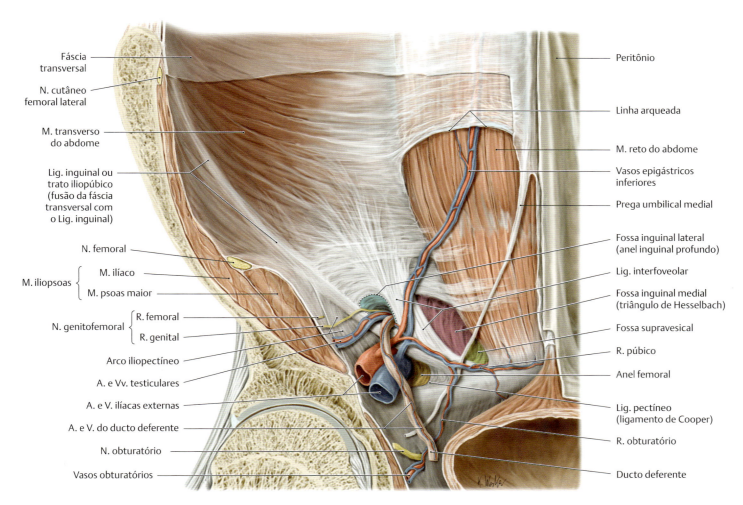

C Orifícios herniários internos nas regiões inguinal e femoral de um homem

Extraído de **A**, vista posterior. Para melhor representação dos orifícios herniários, o peritônio e a fáscia transversal foram parcialmente retirados. Os orifícios herniários internos (ver **A** e **B**) das hérnias inguinais direta e indireta, das hérnias femorais e das hérnias suprapúbicas (ou supravesicais) estão indicados em cores.

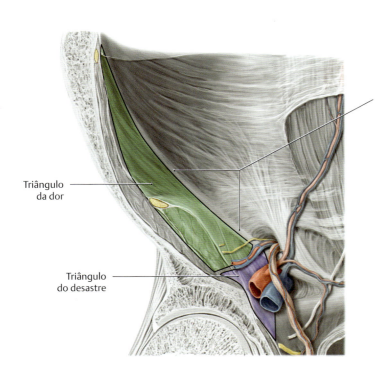

D Triângulos do desastre e da dor

Especialmente em cirurgias laparoscópicas para reparo de hérnia inguinal (ver p. 227), há no espaço pré-peritoneal duas regiões significativas, nas quais, por exemplo, nenhum clipe para fixação de acúmulos líquidos deve ser colocado: os *triângulos da dor e do desastre*. Esses triângulos são limitados cranialmente pelo trato iliopúbico (fusão da fáscia transversal com o ligamento inguinal). O triângulo da dor está localizado lateralmente aos vasos testiculares, e o triângulo do desastre, medialmente. O triângulo da dor contém ambos os ramos do N. genitofemoral, o N. femoral e o N. cutâneo femoral lateral. Uma lesão desses nervos pode estar associada a dor e disestesia. No triângulo do desastre, os grandes vasos para o membro inferior (vasos ilíacos externos) acompanham os vasos testiculares. Uma lesão desses vasos pode levar a hemorragia substancial.

5.9 Hérnias Inguinais e Femorais

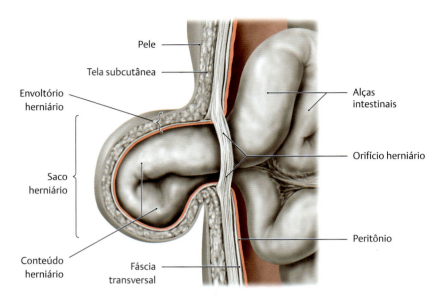

A Definição, incidência e estrutura de uma hérnia

Entre o tórax e a pelve óssea existe um espaço sem ossos delimitado por um revestimento abdominal de múltiplas camadas, constituído por músculos, fáscias, aponeuroses e peritônio, todos com amplas superfícies planas. Em determinados locais da parede abdominal, não há músculos e a parede abdominal é constituída apenas por estruturas de tecido conjuntivo. Essas regiões são pontos vulneráveis da parede abdominal (locais de menor resistência) e que, ocasionalmente, não resistem à pressão intra-abdominal e, portanto, são portas de passagem para hérnias. Hérnia é a protrusão do peritônio através de uma abertura anatômica (p. ex., hérnias inguinais ou femorais) ou de um defeito secundário (p. ex., hérnia umbilical). Quando a hérnia atravessa a cavidade abdominal e se torna visível na superfície do corpo, é denominada externa, e quando a protrusão se dá para um recesso peritoneal no abdome é chamada hérnia interna. Em relação ao momento de surgimento da hérnia, elas podem ser divididas em hérnias congênitas (p. ex., hérnia umbilical, hérnia inguinal indireta devido a um processo vaginal pérvio) e hérnias adquiridas (p ex., hérnia inguinal direta, hérnias femorais). Do ponto de vista cirúrgico, são importantes os seguintes componentes de uma hérnia:

- **Orifício herniário:** Local de passagem da hérnia, a partir do qual a hérnia é caracterizada (p. ex., hérnia inguinal, femoral ou cicatricial)
- **Saco herniário:** A estrutura sacular, geralmente revestida por peritônio parietal, que contém a víscera herniada; suas dimensões são muito variáveis (dependem do volume da hérnia)
- **Conteúdo herniário:** Pode ser constituído por quase todos os componentes da cavidade abdominal, sendo que o omento maior e as alças do intestino delgado são os mais frequentemente envolvidos
- **Envoltórios herniários:** As camadas de tecidos circunjacentes ao saco herniário; sua constituição depende da localização e do mecanismo de formação da hérnia.

B Hérnias da região inguinal: hérnias inguinais e femorais*

Hérnia	Abertura e trajeto
• **Hérnia inguinal direta (medial)** Sempre adquirida	• *Abertura interna:* triângulo de Hesselbach, *i.e.*, acima do Lig. inguinal e medialmente às A. e V. epigástricas inferiores • *Trajeto:* saco herniário perpendicular à parede abdominal • *Abertura externa:* anel inguinal superficial
• **Hérnia inguinal indireta (lateral)** Congênita (Proc. vaginal pérvio) ou adquirida	• *Abertura interna:* anel inguinal profundo, *i.e.*, acima do Lig. inguinal e lateralmente às A. e V. epigástricas inferiores • *Trajeto:* saco herniário no canal inguinal • *Abertura externa:* anel inguinal superficial
• **Hérnia femoral** Sempre adquirida	• *Abertura interna:* anel e septo femorais, *i.e.*, abaixo do Lig. inguinal • *Trajeto:* saco herniário no canal femoral, abaixo da fáscia lata • *Abertura externa:* hiato safeno

*Oitenta por cento de todas as hérnias são hérnias inguinais (destas, 90% ocorrem em homens), e aproximadamente 10% são hérnias femorais (mais comuns em mulheres) (ver também p. 224). As hérnias inguinais encontram-se entre os defeitos estruturais mais comuns nos humanos e são responsáveis por cerca de 20% de todas as cirurgias (na Alemanha, são realizadas cerca de 200.000 cirurgias de hérnia inguinal por ano).

5 Topografia das Estruturas Vasculonervosas | Parede do Tronco

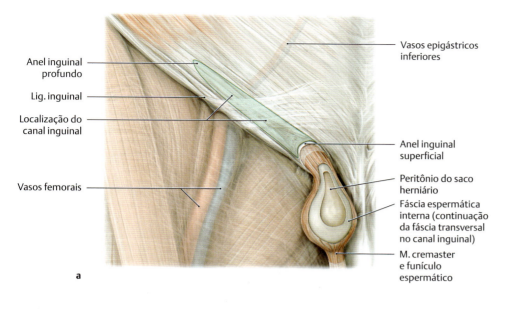

C Hérnias inguinais indireta e direta
Região inguinal direita masculina após remoção da pele e da fáscia superficial de revestimento. A fáscia lata é representada transparente e o funículo espermático com uma janela.

a Hérnias inguinais indiretas (laterais, congênitas ou adquiridas): Seguem paralelamente à parede abdominal. O saco herniário passa através do anel inguinal profundo, dilatado e situado lateralmente aos vasos epigástricos. Elas seguem no funículo espermático até o anel inguinal superficial e podem chegar ao escroto.

b Hérnia inguinal direta (medial e sempre adquirida): O saco herniário passa diretamente através e perpendicularmente à parede abdominal, sem o "desvio" através do canal inguinal (portanto, "hérnia direta"). O orifício interno da hérnia está localizado no triângulo de Hesselbach, medialmente aos vasos epigástricos. Sua exteriorização, como na hérnia indireta, se faz através do anel inguinal superficial, normalmente medial ao cordão espermático.

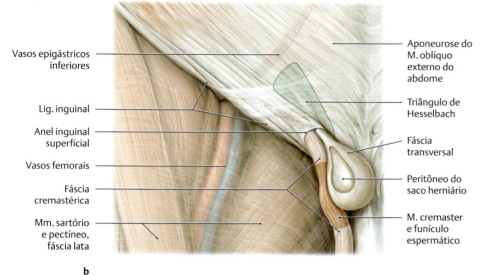

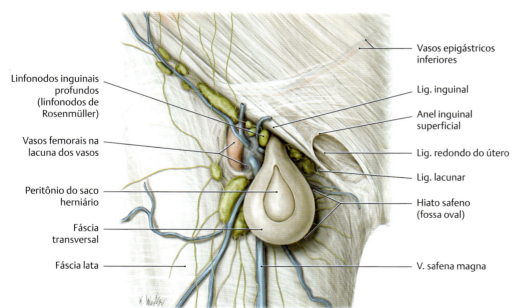

D Hérnia femoral adquirida
Região inguinal direita de uma mulher após a remoção da pele e da fáscia superficial de revestimento, vista anterior. As hérnias femorais são sempre adquiridas e ocorrem predominantemente em mulheres (pois apresentam pelve mais larga e maior lacuna dos vasos). Elas se estendem sempre abaixo do ligamento inguinal e medialmente à veia femoral, através da parte medial da lacuna dos vasos no canal femoral (não visualizado aqui). O canal femoral, com formato afunilado, se inicia no anel femoral (orifício herniário interno, ver p. 220) e termina aproximadamente 2 cm caudalmente ao hiato safeno (fossa oval). Ele se encontra sobre a fáscia pectínea e é delimitado medialmente pelo ligamento lacunar, de margens agudas (perigo de encarceramento de uma hérnia), e lateralmente pela veia femoral. O canal femoral é em geral preenchido por tecido conjuntivo frouxo e tecido adiposo, além dos linfonodos de Rosenmüller (linfonodos inguinais profundos proximais). Na região do hiato safeno (orifício herniário externo), que é recoberta pela delgada lâmina cribriforme, as hérnias femorais aparecem sob a pele.

5.10 Topografia das Hérnias Inguinais

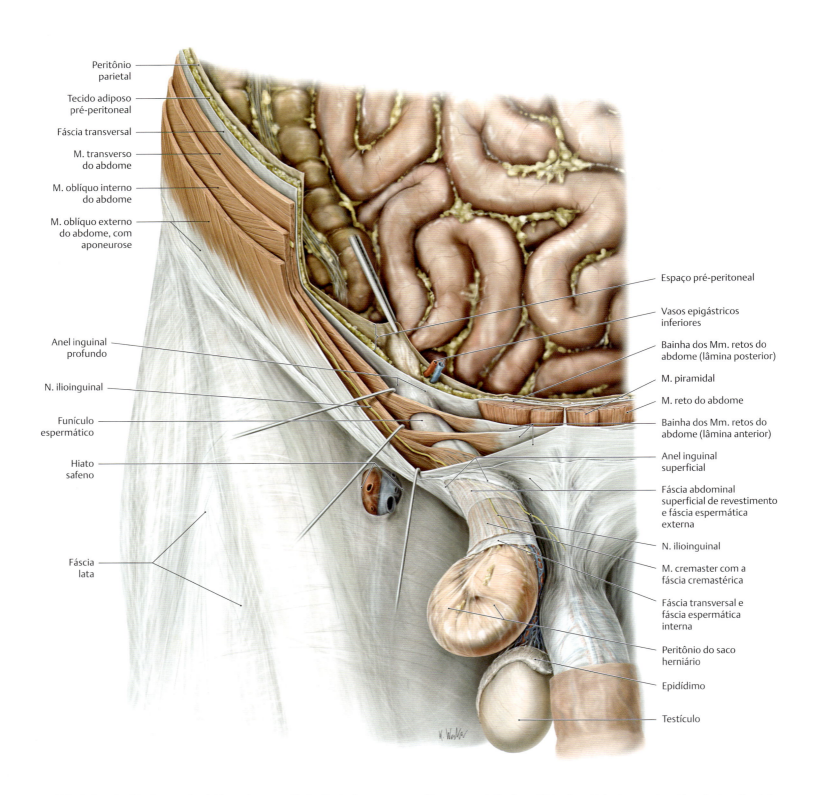

A Hérnia inguinal indireta adquirida no homem (lado direito)
Vista anterior; a pele e as camadas da parede abdominal foram removidas em sua maior parte. Na região do canal inguinal, de trajeto oblíquo desde a região lateral superior até a região medial inferior, as camadas individuais da parede abdominal estão representadas individualmente, por motivos didáticos. Pode-se identificar uma hérnia indireta, isto é, no canal inguinal, com o saco herniário preenchido com uma alça intestinal. Como o saco herniário se encontra no funículo espermático, o conteúdo herniário é revestido tanto pelo peritônio parietal e a fáscia transversal, quanto pelo músculo cremaster e sua fáscia (fáscia cremastérica).

Observe a posição dos orifícios herniários interno (anel inguinal profundo) e externo (anel inguinal superficial), assim como o chamado espaço pré-peritoneal, entre o peritônio e a fáscia transversal, que é preenchido com tecido conjuntivo frouxo e tecido adiposo. No caso de hérnias inguinais ou femorais, este espaço é cirurgicamente aberto para que telas de material sintético sejam colocadas para o reforço da parede posterior do canal inguinal (ver p. 227).

5 Topografia das Estruturas Vasculonervosas | Parede do Tronco

B Representação esquemática do canal inguinal, das camadas da parede abdominal e de seus prolongamentos para os envoltórios testiculares

Por motivos didáticos, múltiplos planos de corte foram combinados. As duas setas indicam a fossa inguinal lateral (= anel inguinal profundo) e a fossa inguinal medial (triângulo de Hesselbach). Entre elas seguem os vasos epigástricos inferiores na prega umbilical lateral. A fossa inguinal lateral é o orifício herniário *interno* para hérnias inguinais indiretas (ver **Da**), e a fossa inguinal medial está associada às hérnias inguinais diretas (ver **Db**). Como orifício herniário *externo*, ambas as formas de hérnias inguinais saem pelo anel inguinal superficial.
Observe a túnica vaginal do testículo com suas lâminas visceral e parietal, além de sua cavidade fechada, como remanescente do processo vaginal peritoneal obliterado (**b**) (ver p. 232).

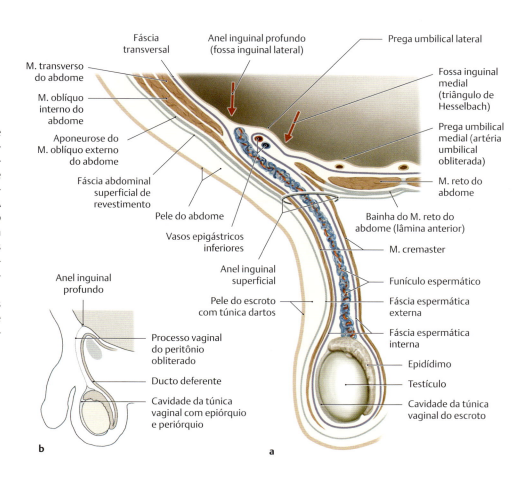

C Comparação entre as camadas da parede abdominal e os respectivos envoltórios dos testículos e dos funículos espermáticos

Os envoltórios dos funículos espermáticos e dos testículos são derivados dos músculos e fáscias da parede abdominal e do peritônio. Eles representam um prolongamento das camadas da parede abdominal anterior e envolvem o funículo espermático e o testículo em uma bolsa formada pela pele do abdome (escroto).

Camadas da parede abdominal	Envoltórios dos funículos espermáticos e dos testículos
• Pele do abdome	→ Pele do escroto com túnica dartos (miofibroblastos na derme)
• Fáscia superficial de revestimento do abdome	→ Fáscia espermática externa
• M. oblíquo interno do abdome	→ M. cremaster com fáscia cremastérica
• Fáscia transversal	→ Fáscia espermática interna
• Peritônio	→ Túnica vaginal do testículo, com lâmina visceral e lâmina parietal

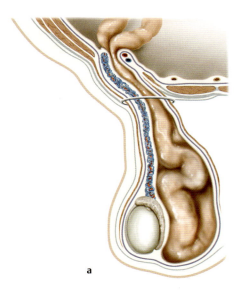

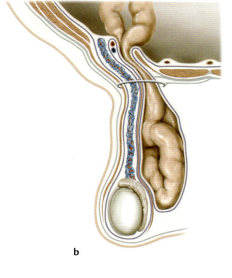

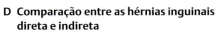

D Comparação entre as hérnias inguinais direta e indireta

a Hérnia inguinal indireta (congênita ou adquirida): O orifício herniário interno (fossa inguinal lateral = anel inguinal profundo) se encontra lateralmente aos vasos epigástricos inferiores. O conteúdo herniário (p. ex., alças intestinais), envolvido pelo peritônio parietal, se aprofunda de modo secundário pelo canal inguinal para o escroto (hérnia adquirida), ou se movimenta através do processo vaginal do peritônio (ver **Bb**), que permanece pérvio, para o escroto (hérnia congênita). Os envoltórios herniários são, em ambos os casos, os mesmos: peritônio parietal, fáscia transversal e músculo cremaster.

b Hérnia inguinal direta (sempre adquirida!): O orifício herniário interno (fossa inguinal medial = triângulo de Hesselbach) se encontra medialmente aos vasos epigástricos inferiores. O saco herniário segue, sem qualquer contato com o canal inguinal, diretamente através da parede abdominal, e, do mesmo modo, atinge o escroto através do anel inguinal superficial. Em comparação com as hérnias inguinais indiretas, os envoltórios herniários são compostos apenas pelo peritônio parietal e pela fáscia transversal (!).

5.11 Diagnóstico e Tratamento das Hérnias

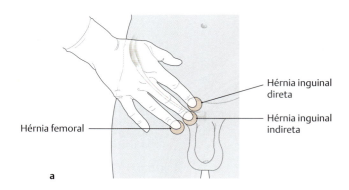

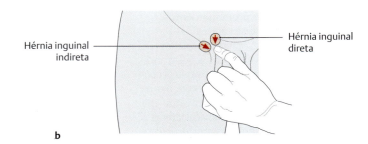

A Técnica de exame de hérnias inguinais e femorais
Como ocorre na maioria das hérnias, as hérnias da região inguinal se projetam sobretudo após aumento da pressão intra-abdominal (p. ex., devido a tosse, espirros ou compressões) e são palpadas como uma protrusão na região inguinal. Em geral esta protuberância regride de tamanho espontaneamente na posição de decúbito; por isso, o exame clínico deve ser realizado com o paciente de pé. Em uma hérnia não complicada, dor espontânea é incomum; mais frequentemente, ocorre a sensação de um corpo estranho. Dor persistente associada à sensação de pressão simultânea devido à projeção da hérnia, além de náuseas e vômitos, indicam um provável encarceramento da hérnia (ver **C**). Protrusões na região inguinal e massas na região do escroto (ver p. 235) exigem investigação diagnóstica de, por exemplo, hidrocele, varicocele, testículo ectópico, linfoma ou tumores do testículo ou do epidídimo. Habitualmente o diagnóstico de hérnia inguinal ou femoral é clínico (p. ex., por meio de inspeção e de palpação), se forem hérnias externas.

a Palpação da espinha ilíaca (a chamada regra dos três dedos): Com a regra dos três dedos, é frequentemente possível classificar as hérnias das regiões inguinal e femoral do ponto de vista topográfico, de maneira mais exata e, consequentemente, diferenciá-las entre hérnias inguinais ou femorais, diretas ou indiretas. Coloca-se a eminência tenar sobre a espinha ilíaca anterossuperior, marca-se com o dedo indicador o trajeto de uma hérnia direta, com o dedo médio o trajeto de uma hérnia indireta, e com o dedo anular o trajeto de uma hérnia femoral. Cuidado: Considerando que o saco herniário segue através do anel inguinal externo tanto na hérnia inguinal direta quanto na indireta, ambos os tipos de hérnia não são distinguidos nem à inspeção nem à palpação.

b Palpação do escroto: Hérnias inguinais muito pequenas podem ser palpadas no paciente em pé com o auxílio do dedo mínimo. Com uma pequena compressão da pele escrotal ou inguinal pode-se palpar ao longo do funículo espermático através do anel inguinal externo, projetando-se a polpa digital sobre a parede posterior do canal inguinal. Quando o paciente tosse, o examinador experiente percebe uma hérnia direta fazendo contato contra a polpa digital e, no caso de uma hérnia indireta, contra a ponta distal do dedo.

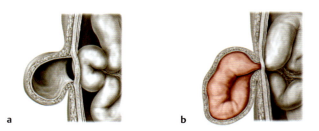

B Redução completa de uma hérnia e encarceramento de uma hérnia
a Devido à maior mobilidade do conteúdo herniário no saco herniário e no orifício herniário, habitualmente é possível que uma hérnia sofra regressão espontânea ou seja reduzida por uma manobra simples, por exemplo, quando o paciente fica em decúbito dorsal, conforme descrito anteriormente. Portanto, não existe o risco imediato de encarceramento da hérnia.

b O encarceramento é a complicação mais grave de uma hérnia. Devido ao estrangulamento no orifício herniário, a circulação sanguínea do conteúdo herniário é comprometida e pode ocorrer necrose intestinal. O paciente pode apresentar sinais e sintomas de obstrução intestinal de natureza mecânica ou funcional. Este é o conhecido íleo paralítico. A consequência pode ser perfuração intestinal, associada à inflamação do peritônio (peritonite). Constitui indicação de cirurgia de emergência (ver **C**).

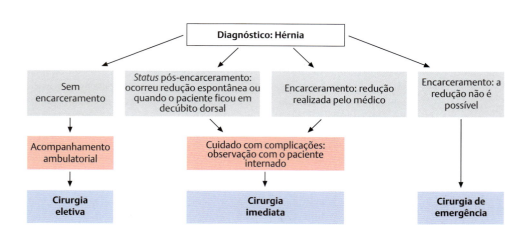

C Sintomatologia de hérnia e quando a cirurgia é necessária (segundo Henne-Bruns, Dürig e Kremer)
O tratamento conservador (p. ex., com o uso de uma cinta) nem sempre é possível para as hérnias. Um tratamento bem-sucedido e de longa duração é alcançado apenas pela herniorrafia (fechamento cirúrgico do orifício herniário) (ver **E**). A intervenção cirúrgica depende de a hérnia ser ou não passível de redução e de estar ou não encarcerada.

5 Topografia das Estruturas Vasculonervosas | Parede do Tronco

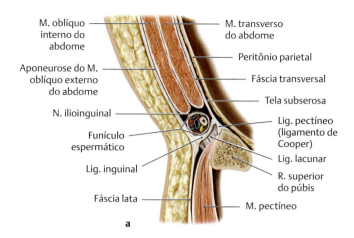

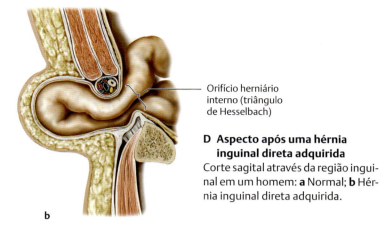

D Aspecto após uma hérnia inguinal direta adquirida
Corte sagital através da região inguinal em um homem: **a** Normal; **b** Hérnia inguinal direta adquirida.

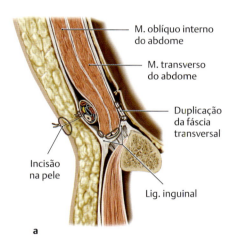

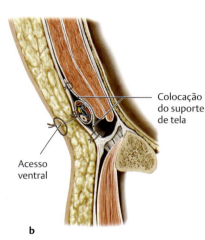

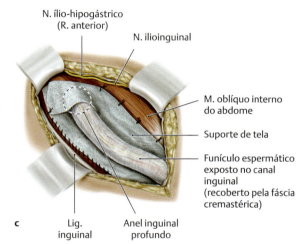

E Cirurgias de hérnias inguinais

Para o fechamento dos orifícios herniários, existem vários métodos cirúrgicos. Eles são diferentes sobretudo pela técnica específica utilizada para o reforço da parede posterior do canal inguinal. As seguintes etapas são realizadas em todas as cirurgias:

- Exposição e preparação do saco herniário
- Redução do conteúdo do saco herniário na cavidade abdominal
- Fechamento do orifício herniário e consequente restabelecimento da integridade da parede abdominal.

Enquanto em pacientes jovens o reparo pode ser feito sem materiais sintéticos (p. ex., cirurgia pela técnica de Shouldice) graças às boas condições da musculatura e das fáscias, em pacientes idosos ou em hérnias recidivantes a parede abdominal costuma ser reforçada com um dispositivo em tela para aliviar a tensão local (p. ex., cirurgia segundo a técnica de Lichtenstein).

a Cirurgia de Shouldice: A parede posterior do canal inguinal é reforçada, uma vez que os músculos oblíquo interno e transverso do abdome são fixados em duas fileiras e a fáscia transversal é duplicada.

b e c Cirurgia de Lichtenstein: Com o reparo para o alívio da tensão segundo Lichtenstein, a parede abdominal é reforçada, por um acesso anterior, pela introdução de uma tela de material sintético anteriormente aos músculos oblíquo interno e transverso do abdome.

d–f Colocação de uma tela através de acesso extraperitoneal total (EPT) ou acesso pré-peritoneal transabdominal (PPTA): A parede abdominal é reforçada pela colocação laparoscópica de uma tela de material sintético posteriormente aos músculos oblíquo interno e transverso do abdome, no chamado espaço pré-peritoneal, entre a fáscia transversal e o peritônio parietal (**d**). Enquanto no EPT a cavidade abdominal não é aberta (acesso extraperitoneal, ver **e**), no PPTA o peritônio parietal precisa ser aberto a partir da cavidade abdominal (acesso transabdominal, ver **f**).

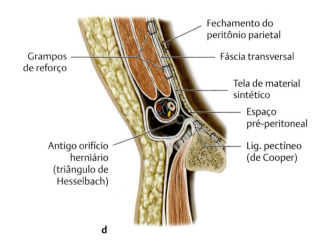

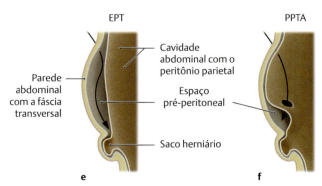

5.12 Hérnias Externas Incomuns

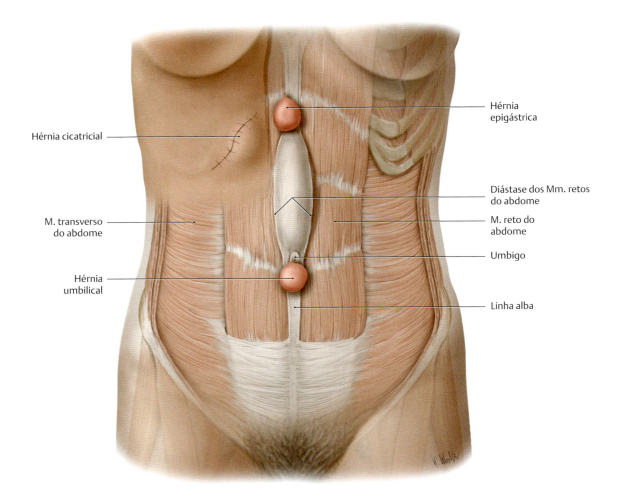

A Localização das hérnias na parede abdominal anterior

B Hérnias da parede abdominal anterior*

Hérnia	Localização, ocorrência e características
• Hérnia umbilical	• Na região do umbigo, tendo o anel umbilical como orifício herniário: – Hérnia umbilical congênita: quando não há regressão completa da hérnia umbilical fisiológica devido à cicatrização da papila umbilical (saco herniário: âmnio e peritônio) – Hérnia umbilical adquirida: ocorre frequentemente após várias gestações, porém também ocorre devido à obesidade, à cirrose hepática ou à ascite (alargamento secundário do anel umbilical)
• Onfalocele (hérnia do cordão umbilical)	• Malformação congênita do desenvolvimento (1:6.000) devido a um defeito na parede abdominal, com reposicionamento incompleto das vísceras abdominais durante o período fetal; em comparação à hérnia umbilical, a hérnia do cordão umbilical ou onfalocele não é recoberta por pele e tela subcutânea, mas por peritônio, pela geleia de Wharton e pelo epitélio amniótico (por isso o conteúdo herniário se torna bastante visível)
• Hérnia epigástrica	• Os orifícios herniários são espaços na linha alba, com exceção do umbigo (transição para uma diástase do M. reto do abdome, ver a seguir)
• Diástase dos Mm. retos do abdome**	• Enfraquecimento e separação dos Mm. retos do abdome (= orifício herniário) na linha alba durante a contração da musculatura abdominal (com o relaxamento, a hérnia é reduzida; os problemas são raros)
• Hérnias cicatriciais	• Os orifícios herniários são as suturas fasciais que enfraquecem e se separam nas áreas das cicatrizes cirúrgicas (mais frequentes após uma laparotomia na região mediana superior do abdome)

* As hérnias umbilicais e as hérnias epigástricas perfazem aproximadamente 10% do total de hérnias.
** As hérnias por diástase dos Mm. retos do abdome não estão entre as hérnias mais comuns da parede abdominal anterior.

5 Topografia das Estruturas Vasculonervosas | Parede do Tronco

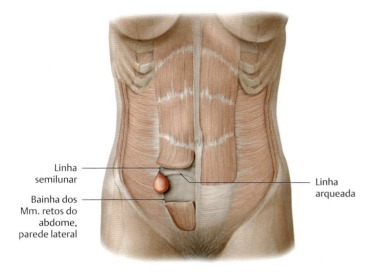

D Hérnia de Spiegel

C Outras formas incomuns de hérnias nas demais áreas do tronco*

Hérnia	Localização
• Hérnia de Spiegel	• Na região da parede abdominal anterior, entre a linha semilunar e a região lateral da bainha do M. reto do abdome, habitualmente no ponto de cruzamento com a linha arqueada
• Hérnia lombar	• Entre a 12ª costela e a crista ilíaca: – Hérnia lombar superior (trígono lombar superior ou triângulo de Grynfelt): entre a 12ª costela e o M. iliocostal – Hérnia lombar inferior (trígono iliolombar inferior ou triângulo de Petit): entre a crista ilíaca, o M. latíssimo do dorso e o M. oblíquo externo do abdome
• Hérnia obturatória	• Através do forame obturado, e nesse caso, passando entre os Mm. pectíneo, adutor longo e obturador externo
• Hérnia isquiática	• Através do forame isquiático maior: – Hérnia suprapiriforme (acima do M. piriforme) – Hérnia infrapiriforme (abaixo do M. piriforme) – Hérnia espinotuberal (anterior ao Lig. sacrotuberal)
• Hérnia perineal	• Através do assoalho da pelve: – Hérnia perineal anterior (anteriormente ao M. transverso profundo do períneo) – Hérnia perineal posterior (posteriormente ao M. transverso profundo do períneo) – Hérnia isquiorretal (através do M. levantador do ânus na fossa isquioanal)

*Menos de 1% do total de hérnias; normalmente adquiridas (segundo Schumpelick).

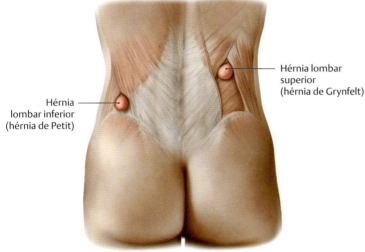

E Hérnia lombar

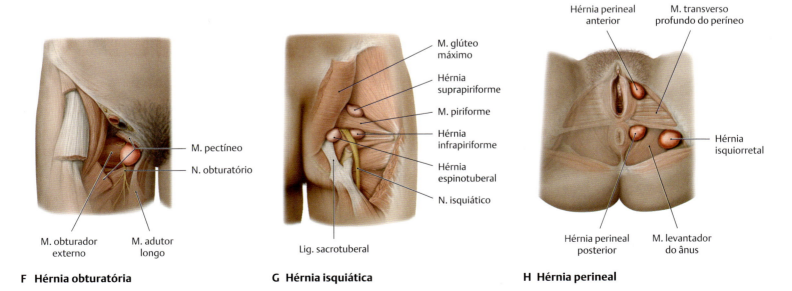

F Hérnia obturatória   **G** Hérnia isquiática   **H** Hérnia perineal

229

5.13 Desenvolvimento dos Órgãos Genitais Externos

A Desenvolvimento dos órgãos genitais externos

a Órgãos genitais externos rudimentares, não diferenciados, de um embrião de 6 semanas.
b Diferenciação dos órgãos genitais externos (masculino ou feminino), no feto de 10 semanas.
c Órgãos genitais externos diferenciados no recém-nascido.

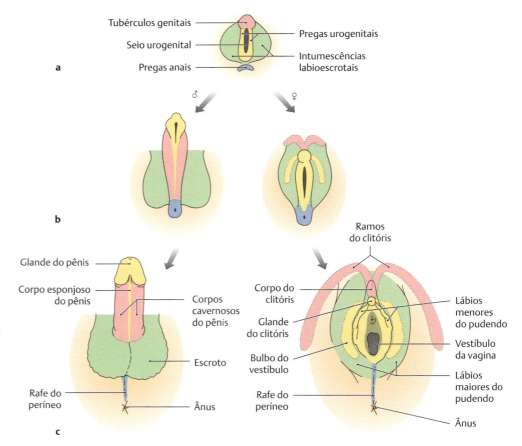

Os órgãos genitais externos desenvolvem-se a partir de um primórdio mesodérmico, não diferenciado, na região da *cloaca* e, como as gônadas, atravessam um **estágio não diferenciado** inicial. A região anorretal e o seio urogenital (cloaca) não se separaram ainda e são fechados, externamente, por uma membrana cloacal comum. Devido à intensa proliferação das células mesodérmicas, desenvolvem-se, ao redor da membrana cloacal, as seguintes protuberâncias:

- Anteriormente: os tubérculos genitais
- Lateralmente: as pregas genitais (pregas uretrais)
- Posteriormente: as pregas anais (interglúteas)
- Lateralmente às pregas genitais: as intumescências genitais (intumescências labioescrotais).

Mais adiante, entre a 6ª e a 7ª semana do desenvolvimento, o septo urorretal divide a cloaca em uma parte anterior (seio urogenital) e outra posterior (ânus e reto). A membrana cloacal desaparece e o óstio urogenital forma-se, anteriormente. O períneo, nos estágios iniciais, forma-se no nível do septo urorretal (pela fusão das pregas anais pareadas que constituirão a rafe perineal). A **diferenciação dos órgãos genitais** começa aproximadamente nas 8ª e 9ª semanas do desenvolvimento fetal. A diferenciação sexual torna-se flagrante na 13ª semana e é completamente desenvolvida na 16ª semana.

- No *feto masculino*, os tubérculos genitais aumentam sob a *influência de testosterona*, formando o falo e o futuro pênis. O seio urogenital fecha-se completamente após a fusão das pregas genitais, formando a parte esponjosa da uretra. As intumescências genitais (escrotais) se unem e formam o escroto

- No *feto feminino (ausência de testosterona)*, os tubérculos genitais formam o corpo do clitóris, assim como os ramos do clitóris. O seio urogenital persiste, como vestíbulo da vagina, e as duas pregas genitais formam os lábios menores do pudendo. As intumescências genitais aumentam e formam os lábios maiores do pudendo, os bulbos do vestíbulo, assim como a chamada parte esponjosa residual (PER), sob o corpo do clitóris.

Os órgãos sexuais masculinos desenvolvem-se somente quando existem os seguintes fatores:

- Um *gene SRY* (região determinante do sexo do cromossomo Y) funcional no cromossomo Y (caso contrário, desenvolvem-se os ovários e um fenótipo feminino). O gene *SRY* garante a produção do hormônio antimülleriano e das células de Leydig (ver adiante)

- Entre outras funções, o *hormônio antimülleriano* induz a regressão dos ductos müllerianos. O hormônio é produzido a partir da 8ª semana da vida fetal nas células somáticas dos cordões seminíferos testiculares (futuras células de Sertoli)
- As *células de Leydig* começam a se formar nos testículos fetais, a partir da 9ª semana, e produzem grandes quantidades de androgênios (testosterona) até o nascimento. Elas estimulam a diferenciação do *ducto de Wolff* nos túbulos seminíferos e o desenvolvimento dos órgãos genitais masculinos externos.

Uma alteração ou interrupção deste processo de diferenciação, em qualquer estágio, pode resultar na fusão incompleta da linha média que deixa fendas persistentes (hipospadias, epispadias, ver **C**), ou nas anomalias dos órgãos genitais externos das diferentes formas de intersexualidade (ver **E**).

B Derivados do primórdio genital embrionário, não diferenciado, durante o desenvolvimento dos órgãos genitais externos (Baskin et al, 2018)*

Primórdio não diferenciado	♂ Masculino	♀ Feminino
Tubérculos genitais	Corpo cavernoso do pênis	Corpo do clitóris, com a parte ascendente e descendente, ângulo do clitóris e ramos do clitóris
Pregas genitais	Corpo esponjoso do pênis, glande do pênis	Lábios menores do pudendo, bulbo do vestíbulo, glande do clitóris, parte esponjosa residual (PER) sob o corpo do clitóris
Intumescências labioescrotais	Escroto	Lábios maiores do pudendo
Seio urogenital	Parte esponjosa da uretra	Vestíbulo da vagina
Pregas anais	Rafe do períneo	Rafe do períneo

*Detalhes do desenvolvimento das gônadas e dos sistemas genitais podem ser encontrados em livros-texto de embriologia.

5 Topografia das Estruturas Vasculonervosas | Parede do Tronco

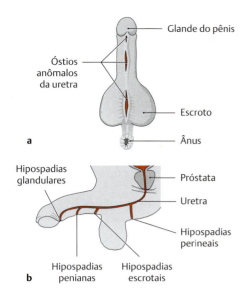

C Hipospadias: uma anomalia da uretra nos meninos
a Fendas anormais na face inferior do pênis e do escroto.
b Locais possíveis de localização do óstio da uretra em caso de hipospadias (pênis em vista lateral).

A fusão incompleta das pregas genitais, durante a diferenciação sexual (ver **A**), causa anomalias da fenda na uretra que pode desembocar na face inferior do pênis (*hipospadias*) ou na sua face dorsal (*epispadias*). As hipospadias são mais comuns, com uma incidência de 1:3.000, comparada com 1:100.000 para as epispadias. O achado mais comum é um orifício anormal da uretra na glande do pênis. Além disso, o corpo do pênis é encurtado e é inclinado para baixo, devido aos Ligg. fibrosos ventrais. A correção cirúrgica é feita habitualmente entre o 6º mês e o 2º ano de vida.

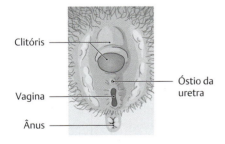

D Órgãos genitais externos de uma mulher com síndrome adrenogenital
Vista anterior. Os órgãos genitais externos apresentam sinais definitivos de masculinização. O clitóris está significativamente aumentado. Os lábios maiores e menores do pudendo estão parcialmente fundidos, e o seio urogenital forma um pequeno vestíbulo (ver **E**, pseudo-hermafroditidismo feminino).

E Diferentes formas de intersexualidade*

Aspecto	Características
• **Hermafroditismo verdadeiro****	• Forma extremamente rara de hermafroditismo (aproximadamente 70% dos casos apresentam um cariótipo feminino: 46,XX). As gônadas contêm tecido tanto testicular quanto ovariano, mas com predominância de tecido ovariano. Portanto, os órgãos genitais externos tendem a apresentar aparência feminina com um clitóris significativamente aumentado. Com frequência existe um útero. A maioria dos hermafroditas é criada como mulher
• **Pseudo-hermafroditismo**	• No pseudo-hermafrodita existe um sexo cromossômico definido (feminino: 46,XX ou masculino: 46,XY) mas um fenótipo do sexo oposto. A condição é chamada de pseudo-hermafroditismo masculino quando existem ovários
– *Pseudo-hermafroditismo masculino* → Sexo cromossômico: masculino (46,XY) → Fenótipo: feminino	• **Etiologia e patogênese** O fenótipo feminino resulta da falta de exposição do feto aos androgênios 1. Distúrbio da síntese de testosterona 2. Distúrbio da conversão da testosterona 3. Defeito no receptor de androgênios 4. Disgenesia testicular • **Exemplo: feminização testicular** (1:20.000 dos nascidos vivos): – Cariótipo: 46,XY – O indivíduo apresenta um fenótipo feminino (síntese de estrogênio) mas não apresenta pelos púbicos ou axilares. Não há útero nem a parte superior da vagina – *Causa*: defeito do receptor de androgênios ou distúrbios no metabolismo de androgênios (defeito da 5α-redutase-2) – *Resultado*: ausência de espermatogênese – *Tratamento*: remoção dos testículos que normalmente se encontram na região inguinal (risco de transformação maligna) e reposição de estrogênio para o resto da vida
– *Pseudo-hermafroditismo feminino* → Sexo cromossômico: feminino (46,XX) → Fenótipo: masculino	• **Etiologia e patogênese** O fenótipo masculino é resultado da exposição fetal aos androgênios: 1. Defeito enzimático congênito 2. Exposição diaplacentária a androgênios • **Exemplo: síndrome adrenogenital congênita** (1:5.000 dos nascidos vivos): – Cariótipo: 46,XX – Órgãos genitais internos femininos com órgãos genitais externos masculinizados (clitóris aumentado, fusão parcial dos lábios maiores do pudendo, seio urogenital pequeno, ver **D**) – *Causa*: hiperplasia adrenocortical com distúrbio da síntese de esteroides, devido a um defeito enzimático genético (mais frequente é a deficiência da 21-hidroxilase). O baixo nível hormonal causa aumento da secreção de ACTH, levando a superprodução de androgênios – *Tratamento*: hidrocortisona para o resto da vida, que pode ser associada a um mineralocorticoide

* Intersexualidade é uma condição marcada por um conflito do desenvolvimento das características sexuais externas gerais, as gônadas e o sexo cromossômico.
** Designado de acordo com *Hermaphroditos*, o filho andrógeno de Hermes e Afrodite, da mitologia grega.

5.14 Órgãos Genitais Masculinos Externos: Descida dos Testículos e do Funículo Espermático

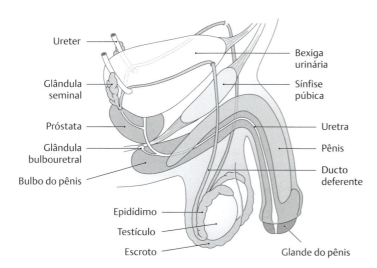

A Aspectos gerais do órgão genital masculino
Os órgãos genitais masculinos internos e externos distinguem-se por suas *origens*: os órgãos internos originam-se das duas cristas urogenitais, localizadas superiormente ao assoalho pélvico (com exceção da próstata e das glândulas de bulbouretrais [de Cowper], que se desenvolvem a partir do epitélio uretral e, portanto, são derivados do seio urogenital). Em contrapartida, os órgãos sexuais externos desenvolvem-se ao redor do seio urogenital e formam um primórdio genital, localizado abaixo do assoalho pélvico (ver p. 230).

Órgãos genitais masculinos internos	Órgãos genitais masculinos externos

• Testículos
• Epidídimo
• Ducto deferente
• Glândulas sexuais acessórias
  – Próstata
  – Glândula seminal
  – Glândulas bulbouretrais (de Cowper)
	• Pênis
	• Escroto
	• Envoltórios do testículo

Entretanto, topograficamente, os testículos, os epidídimos e uma parte do ducto deferente são classificados como órgãos genitais externos, visto que migram, a partir da cavidade abdominal para o escroto, durante o desenvolvimento fetal (descida do testículo)

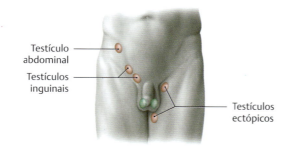

C Posições anormais dos testículos
Anomalias da descida dos testículos ocorrem em aproximadamente 3% dos recém-nascidos masculinos. Os testículos podem ser retidos na cavidade abdominal ou no canal inguinal (criptorquida). A causa provável é deficiência da produção de androgênios. Um testículo ectópico desvia-se do trajeto normal e ocupa uma posição anômala. As principais consequências são infertilidade, devido à temperatura local elevada, e aumento do risco de transformação maligna.

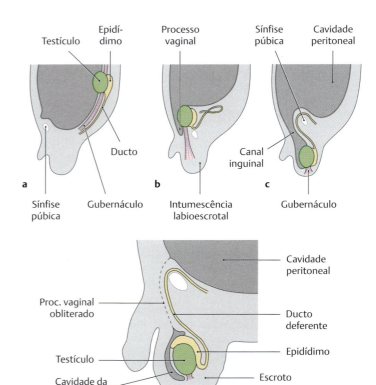

B Descida dos testículos
Vista lateral.
a Segundo mês; **b** Terceiro mês; **c** No momento do nascimento; **d** Após obliteração do processo vaginal do peritônio.

Próximo do fim do 2º mês de desenvolvimento, as gônadas e o resíduo do mesonefro situam-se no interior de uma prega peritoneal comum (a prega urogenital), que dá origem aos "Ligg. gonadais", após a regressão do mesonefro. O ligamento gonadal inferior, chamado de gubernáculo, é importante para a descida dos testículos. Ele se estende abaixo dos ductos genitais, perfura a parede abdominal na região do canal inguinal e termina nas intumescências labioescrotais, uma protuberância da parede ventral do abdome. A tração exercida por este Lig. gonadal (uma consequência do crescimento do corpo que é mais rápido do que o dos órgãos genitais) é responsável pela descida dos testículos e dos epidídimos ao longo da parede posterior do tronco, externamente ao peritônio **(descida transabdominal)**. No início do 3º mês, o testículo já chegou à entrada do futuro canal inguinal. O processo vaginal, uma protuberância afunilada do peritônio, forma-se, anteriormente ao gubernáculo, e continua-se em direção à intumescência escrotal, acompanhado de outras camadas da parede abdominal. Ele origina os invólucros do funículo espermático e dos testículos, após a descida completa destas estruturas. Uma segunda fase, que termina imediatamente antes do nascimento **(descida transinguinal)**, culmina na passagem do testículo pelo canal inguinal para o escroto. Após a descida do testículo (no nascimento), o processo vaginal é obliterado, com exceção de um pequeno espaço que envolve parcialmente os testículos, como uma cavidade escrotal (túnica vaginal do testículo com uma lâmina visceral, o *epiórquio*, e uma lâmina parietal, o *periórquio*, ver p. 234). A falha deste processo de obliteração resulta em uma comunicação persistente entre as cavidades abdominal e testicular (hérnia inguinal direta congênita, ver p. 222) (segundo Starck).

5 Topografia das Estruturas Vasculonervosas | Parede do Tronco

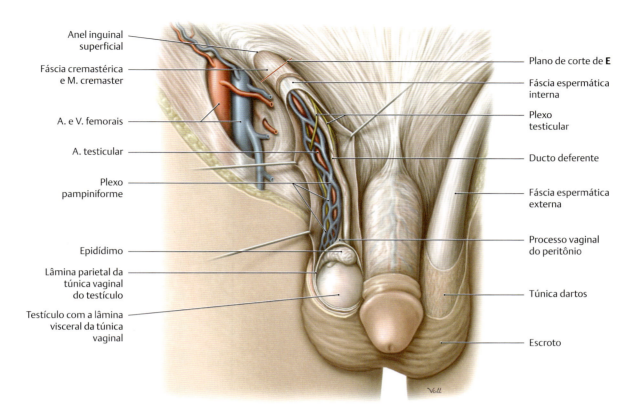

D Pênis, escroto e funículo espermático
Vista anterior. Na região do escroto e do funículo espermático a pele foi parcialmente removida. À esquerda estão a túnica dartos e a fáscia espermática externa descobertas; à direita, está o cordão espermático aberto em camadas. A pele do escroto difere em muitos aspectos da pele da parede abdominal. Ela é relativamente fortemente pigmentada, bem mais fina, mais facilmente móvel e livre do tecido adiposo subcutâneo. Além disso, existe uma rede de miofibroblastos na derme do escroto (túnica dartos), cuja contração causa sulcos na pele. Com isso a área da superfície é diminuída e, pela constrição simultânea dos vasos da pele, a produção de calor é reduzida. Por meio deste mecanismo, a temperatura é regulada para os limites ideais para a espermatogênese.

E Conteúdo do funículo espermático
Corte transverso do funículo espermático. As estruturas vasculonervosas, que suprem o testículo, convergem na altura do anel inguinal profundo, formando um feixe com a espessura de um dedo mínimo e unido por tecido conjuntivo frouxo e pelas camadas do funículo espermático e dos testículos. As camadas e estruturas vizinhas são:

- A. e V. do ducto deferente
- N. ilioinguinal*
- Ducto deferente
- R. genital do N. genitofemoral
- A. testicular
- Fáscia cremastérica com o M. cremaster
- A. e V. cremastéricas
- Vv. testiculares (plexo pampiniforme)
- Fibras nervosas autônomas (plexo testicular)
- Vasos linfáticos
- Processo vaginal obliterado.

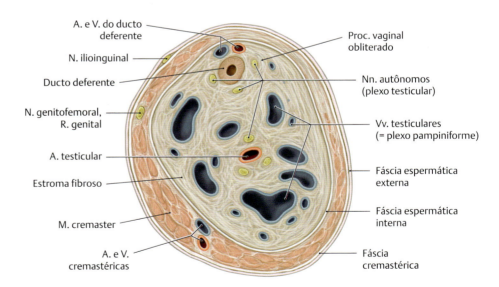

Características especiais: As grandes veias do plexo pampiniforme apresentam uma parede excepcionalmente espessa, com três camadas e, portanto, são facilmente confundidas com as artérias. Durante a vida, o ducto deferente, com sua parede muscular espessa, é palpável, por meio da pele, como um cordão firme com espessura de uma agulha de tricotagem. A facilidade de um acesso cirúrgico neste local permite a *vasectomia* — laqueadura do ducto deferente — para interromper o transporte dos espermatozoides (esterilização).

*Observando-se o funículo espermático *fora* do canal inguinal, como mostrado na figura, a fáscia espermática externa (continuação da fáscia superficial do corpo) pertence ao funículo espermático, de modo que o N. ilioinguinal passa *dentro* dele. No canal inguinal não há fáscia espermática externa, então o N. ilioinguinal segue *fora* do funículo espermático. Como na demonstração na sala de preparação, a fáscia superficial do corpo (a fáscia espermática externa) é, de qualquer modo, geralmente separada, há a falsa impressão de que o N. ilioinguinal segue basicamente fora do funículo espermático.

5.15 Órgãos Genitais Masculinos Externos: Testículo e Epidídimo

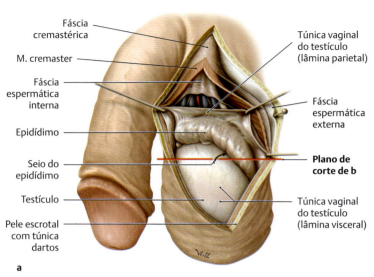

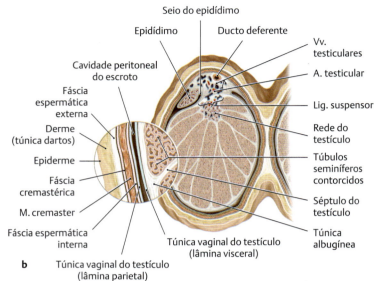

A Túnica vaginal do testículo e cavidade peritoneal do escroto (cavidade serosa do testículo)
a Túnica vaginal aberta do testículo esquerdo, vista lateral.
b Corte transverso do testículo, do epidídimo e do escroto, vista superior.

A túnica vaginal do testículo (extremidade não obliterada do processo vaginal, ver p. 232) forma um revestimento seroso, que envolve o testículo e o epidídimo. Sua lâmina visceral é fundida com a túnica albugínea do testículo. No mediastino testicular, o Lig. suspensor por onde os nervos e vasos entram e saem do testículo, a túnica vaginal é refletida, formando a lâmina parietal, externamente revestida pela fáscia espermática interna. Entre as duas camadas encontra-se um espaço, em forma de fenda, revestido por mesotélio (cavidade peritoneal do escroto) que contém um pouco de líquido e que se continua, parcialmente, entre o testículo e o epidídimo (seio do epidídimo). O acúmulo anormal de líquido na cavidade serosa é chamado de *hidrocele testicular* (ver **Fb**).

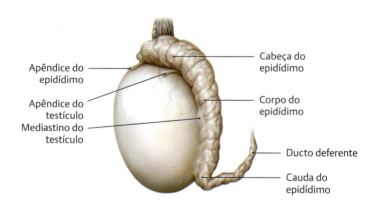

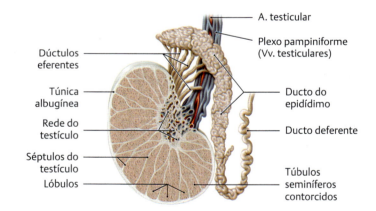

B Anatomia da superfície do testículo e do epidídimo
Testículo e epidídimo esquerdos, vista lateral. O peso conjunto do testículo e do epidídimo, durante a maturidade sexual, é aproximadamente 20 a 30 g. O *testículo* apresenta forma ovoide (aproximadamente 5 cm de comprimento e 3 cm de largura) e um volume médio de cerca de 18 mℓ (12 a 20 mℓ). O tecido testicular é contido em uma cápsula fibrosa resistente (túnica albugínea) com consistência elástica. O *epidídimo* é constituído por uma cabeça, fixada no polo superior do testículo, um corpo e uma cauda, que se estendem, ao longo do mediastino do testículo, até a face posterior da gônada. A cauda do epidídimo continua-se como ducto deferente, no polo inferior do testículo.

C Estrutura do testículo e do epidídimo
Corte do testículo (epidídimo intacto), vista lateral. Os séptulos do testículo estendem-se, radialmente, a partir da túnica albugínea do testículo, em direção ao mediastino testicular, dividindo o conteúdo do testículo em cerca de 370 lóbulos cuneiformes. Cada lóbulo contém um ou mais túbulos seminíferos contorcidos, em cujo epitélio são formados os espermatócitos (espermatogênese, ver p. 4), desembocando na rede do testículo. A partir daí, cerca de 10 a 15 dúctulos eferentes estendem-se para a cabeça do epidídimo, onde se origina o ducto do epidídimo. Este ducto único continua-se, na sua extremidade distal, como o ducto deferente, que atravessa o canal inguinal, no funículo espermático, e penetra na cavidade abdominal, desembocando na parte prostática da uretra, por meio de um segmento curto, o ducto ejaculatório (ver p. 237).

5 Topografia das Estruturas Vasculonervosas | Parede do Tronco

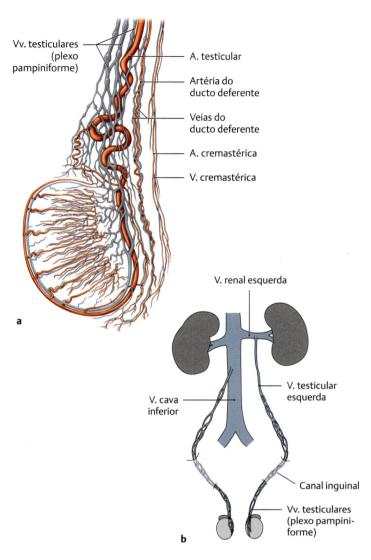

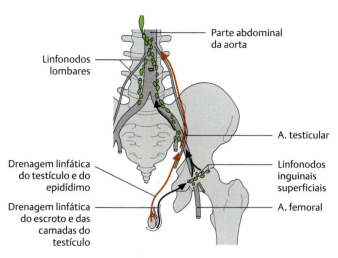

E Drenagem linfática e linfonodos regionais do testículo, do epidídimo, das camadas do testículo e do escroto

Os vasos linfáticos do testículo e do epidídimo drenam para os linfonodos lombares, acompanhando os vasos testiculares. Os linfonodos regionais, que recebem a linfa do escroto e do revestimento do testículo, são os linfonodos inguinais superficiais (ver p. 546).
Observação: Tumores testiculares em estágio avançado tendem a produzir metástases para linfonodos retroperitoneais porque servem como via linfática primária do testículo e do epidídimo.

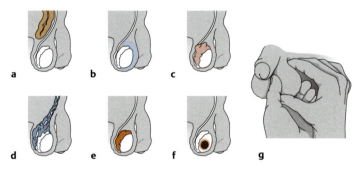

D Suprimento sanguíneo do testículo
a Suprimento arterial: O testículo, o epidídimo e seus revestimentos são supridos pos três diferentes artérias, que formam uma anastomose entre si:

- A. testicular: origina-se diretamente da aorta
- A. do ducto deferente: a partir da A. ilíaca interna
- A. cremastérica: a partir da A. epigástrica inferior.

Os vasos que irrigram o escroto originam-se da A. pudenda interna (ver p. 574).

b Padrões distintos da drenagem venosa dos testículos direito e esquerdo: O sangue venoso do testículo e do epidídimo flui para as Vv. testiculares, na região do mediastino do testículo. Estas veias formam uma rede alongada, principalmente na extremidade distal, chamada plexo pampiniforme. Este plexo envolve os ramos da A. testicular, acompanhando-a no canal inguinal em direção ao retroperitônio. Aqui, a V. testicular *direita* desemboca na V. cava inferior, enquanto a V. testicular *esquerda* desemboca na V. renal esquerda. Esta diferença na drenagem venosa tem grande relevância clínica: a V. testicular esquerda conecta-se com a V. renal esquerda em um ângulo reto. Isto cria uma constrição fisiologicamente significativa que pode dificultar a drenagem da V. testicular esquerda e, portanto, do plexo pampiniforme (varicocele, ver **Fd**). Neste caso, o plexo pampiniforme não consegue exercer sua função de "termostato" (o esfriamento do sangue venoso que retorna da A. testicular), resultando em aumento localizado da temperatura que compromete a fertilidade do testículo esquerdo.

F Achados anormais no exame clínico dos órgãos genitais externos
a–f Doenças prováveis associadas à tumefação escrotal: a Hérnia inguinal; **b** Hidrocele testicular (acúmulo de fluido seroso na cavidade serosa); **c** Espermatocele (cisto de retenção no epidídimo); **d** Varicocele (dilatação varicosa dolorosa do plexo pampiniforme); **e** Epididimite (inflamação bacteriana dolorosa do epidídimo); **f** Tumor testicular (endurecimento indolor do testículo, geralmente unilateral).

g Exame bimanual do testículo e do epidídimo: O exame clínico dos órgãos genitais externos deve incluir a palpação do testículo e do epidídimo (exame bimanual). Baseado nas características das doenças antes mencionadas, as seguintes questões devem ser respondidas durante o exame clínico:

- A massa detectada é restrita ao escroto?
- Ocorre aumento transitório da massa quando o paciente está tossindo?
- A massa é translúcida, quando examinada por *transiluminação* (iluminação com lanterna)?
- A massa é indolor ou amolecida sob pressão?

Observação: O endurecimento indolor do testículo, principalmente em homens jovens, sempre deve levantar a suspeita de um tumor testicular.

5.16 Órgãos Genitais Masculinos Externos: Fáscias e Tecidos Eréteis do Pênis

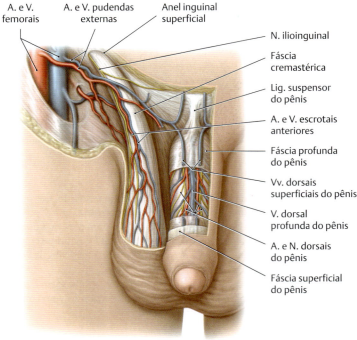
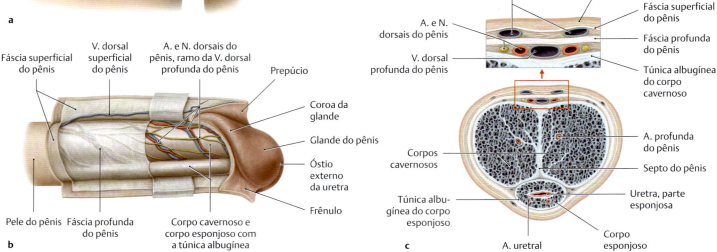

A Arranjo das fáscias penianas
a Vista anterior do pênis (pele e fáscias parcialmente removidas).
b Vista lateral direita do pênis (pele e fáscias parcialmente removidas).
c Corte transverso do corpo do pênis.

O pênis é revestido por uma pele delgada e móvel sem tecido adiposo. A pele que recobre a glande do pênis é refletida, formando o prepúcio, que é fixado na face inferior da glande pela prega mediana do frênulo (ver **b**). Os tecidos eréteis do pênis são recobertos por uma camada resistente e comum de fibras colágenas, a *túnica albugínea*. As duas camadas da *fáscia peniana* (superficial e profunda) também envolvem o corpo esponjoso e os corpos cavernosos. Os tecidos eréteis, suas bainhas fibrosas, e o modo pelo qual os vasos são incorporados, nessas estruturas fibrosas são importantes para a compreensão da função do pênis (ver p. 239).

B Constrição do prepúcio (fimose)
a Fimose em um menino de 3 anos.
b Aspecto após a postectomia.

Em recém-nascidos e lactentes, o epitélio da camada interna do prepúcio encontra-se fundido ao epitélio superficial da glande do pênis. Em função disso, forma-se um estreitamento, a chamada **fimose fisiológica**, na transição distal da parte externa do prepúcio com a sua camada interna. Durante os dois primeiros anos de vida, as inserções epiteliais se separam devido ao crescimento da glande do pênis e à secreção de esmegma (restos celulares descamados do epitélio estratificado pavimentoso). Por conta de uma estenose funcional (que se origina em função de não haver a dissociação dos epitélios fundidos, por exemplo, devido a não ter havido secreção de esmegma), caso o prepúcio ainda não se movimente sobre a glande ao fim de 3 anos, o estreitamento do prepúcio deve ser eliminado por meio de uma cirurgia denominada postectomia. Esta cirurgia pode ser (de acordo com a gravidade do estreitamento) conservadora ou radical, isto é, realiza-se a ressecção total do prepúcio (conforme demonstrado aqui). A imediata intervenção cirúrgica (também antes de completar os 3 anos) é necessária nos casos de **parafimose** (situação de emergência!), em que o prepúcio estreitado e retraído provoca estrangulamento da glande do pênis (isto causa edema doloroso e lívido da glande do pênis em consequência da redução do fluxo sanguíneo, com risco de necrose) (segundo Sökeland, Schulze e Rübben).

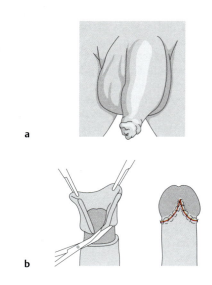

5 Topografia das Estruturas Vasculonervosas | Parede do Tronco

C Tecidos e músculos eréteis do pênis

a Vista inferior. O corpo esponjoso foi parcialmente deslocado, e a pele e as fáscias foram removidas. No lado esquerdo, os Mm. isquiocavernoso e bulboesponjoso foram removidos junto com a fáscia inferior do diafragma urogenital.

b Corte transverso da raiz do pênis. A raiz do pênis é firmemente fixada na membrana perineal e no esqueleto pélvico. Ela é distinta do corpo do pênis, livremente móvel, com suas faces posterior e anterior e da glande do pênis, onde está o óstio externo da uretra. O pênis contém dois tipos de tecido erétil:

- Um par de corpos cavernosos
- O corpo esponjoso ímpar.

Na raiz do pênis, cada um dos corpos cavernosos se afunila progressivamente para formar os ramos do pênis. Entre os dois ramos situa-se a extremidade espessada do corpo esponjoso, o bulbo do pênis. A glande do pênis forma a extremidade distal do corpo esponjoso. Sua margem posterior é alargada, formando a coroa, que recobre as extremidades dos corpos cavernosos. Os tecidos eréteis são irrigados por ramificações da A. pudenda interna, que se divide no espaço perineal profundo (ver pp. 191 e 238).

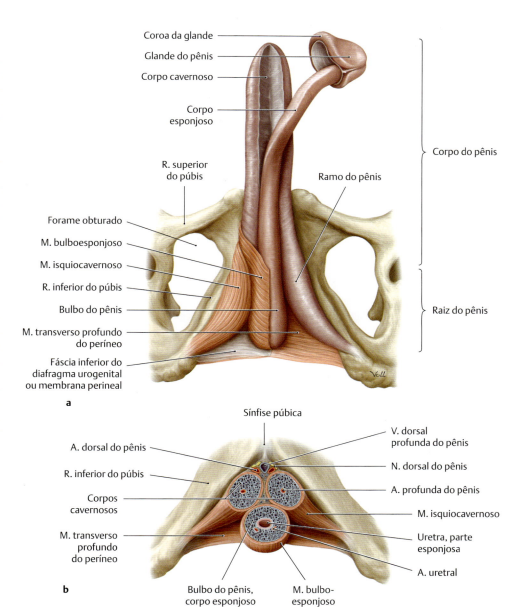

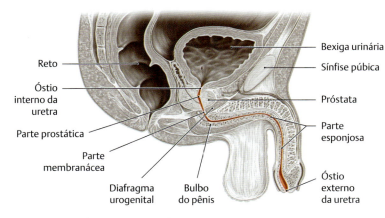

D Trajeto da uretra masculina
Corte mediano da pelve masculina. A uretra masculina consiste em uma parte prostática, uma parte membranácea e uma parte esponjosa, de acordo com as diferentes regiões da pelve e dos órgãos genitais externos (ver p. 232). A parte esponjosa inicia-se abaixo do diafragma urogenital, no bulbo do corpo esponjoso e termina no óstio externo da uretra.

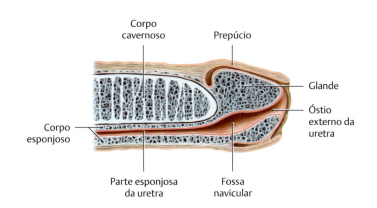

E Corte sagital mediano da parte distal do pênis
Na glande do pênis, a parte esponjosa da uretra apresenta uma dilatação fusiforme de aproximadamente 2 cm de comprimento. Nesta região, a fossa navicular, o epitélio estratificado colunar da uretra é substituído por epitélio pavimentoso estratificado e não queratinizado. As camadas celulares superficiais deste epitélio são ricas em glicogênio que — como no meio vaginal da mulher — fornece um meio de cultura para os lactobacilos locais (pH ácido protege contra microrganismos patogênicos).

237

5.17 Órgãos Genitais Masculinos Externos: Vasos e Nervos do Pênis

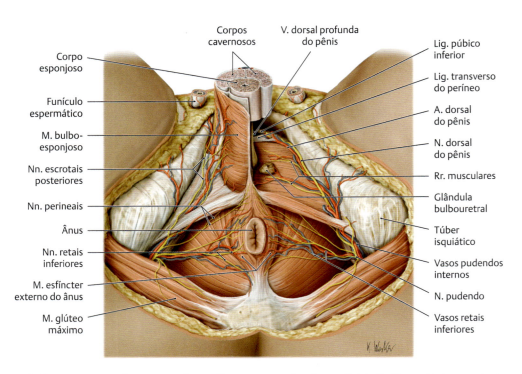

A Estruturas vasculonervosas da região perineal masculina
Posição de litotomia com o escroto removido, vista inferior. O espaço perineal superficial do lado direito foi aberto pela remoção da fáscia perineal superficial. Os Mm. eréteis e a raiz do pênis foram removidos, no lado esquerdo, e o espaço perineal profundo foi parcialmente exposto. O corpo do pênis e os funículos espermáticos foram seccionados transversalmente.

B Vasos e nervos dorsais do pênis
O prepúcio, a pele e as fáscias superficiais foram completamente removidos do corpo do pênis. A fáscia peniana profunda também foi removida do dorso do pênis, no lado esquerdo.

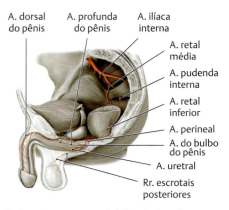

C Suprimento arterial do pênis e do escroto
Vista lateral esquerda. O pênis e o escroto são irrigados pela A. pudenda interna. Este vaso entra na fossa isquioanal e, após emitir a A. retal inferior para o ânus, estende-se até a margem posterior do diafragma urogenital. Após a emissão da A. perineal, o vaso atravessa o espaço perineal profundo em direção ao espaço perineal superficial (ver p. 191), onde se divide em seus ramos terminais: A. dorsal do pênis, A. profunda do pênis, A. do bulbo do pênis e A. uretral.

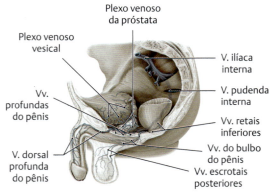

D Drenagem venosa do pênis e do escroto
Vista lateral esquerda. As veias do pênis (especialmente a V. dorsal profunda do pênis e suas tributárias: as Vv. profunda do pênis e do bulbo do pênis) desembocam, inicialmente, na V. pudenda interna e, em seguida, no plexo venoso da próstata. Exceções são as Vv. dorsais do pênis (não mostradas aqui), que drenam por meio das Vv. pudendas externas para a Vv. safena magna. Ao longo do seu trajeto para o plexo venoso da próstata, a V. dorsal profunda do pênis atravessa um espaço estreito abaixo da sínfise púbica, entre o Lig. púbico inferior e o Lig. transverso do períneo (ver ligamentos em **A**).

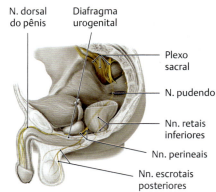

E Inervação do pênis e do escroto
Vista lateral esquerda. O N. pudendo penetra na fossa isquioanal e, após emitir os Nn. retais inferiores, estende-se até o M. esfíncter externo do ânus e até a pele anal, na margem posterior do diafragma urogenital. Aí se divide nos seus ramos terminais, os Nn. perineais. Os Rr. superficiais atravessam o espaço perineal superficial até a pele do períneo e a parte posterior do escroto (Nn. escrotais posteriores). Os Rr. profundos estendem-se no espaço perineal profundo. Eles inervam os Mm. eréteis (por meio de Rr. musculares), a pele do pênis e os corpos eréteis (por meio do N. dorsal do pênis). O trajeto das fibras autônomas é indicado em **F**.

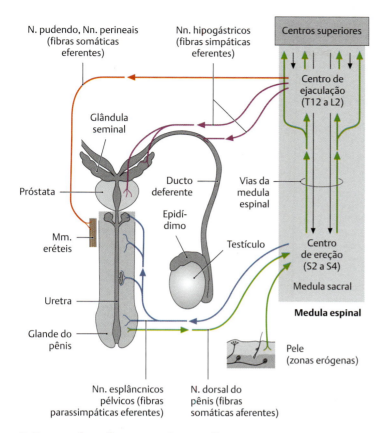

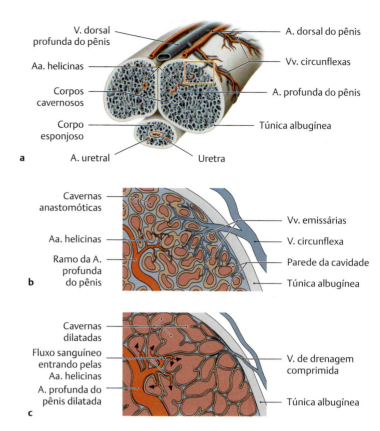

F Resumo dos reflexos sexuais masculinos
Os reflexos sexuais, no homem, são desencadeados por vários estímulos (p. ex., estímulos táteis, visuais, olfatórios, auditivos e psicogênicos). Vias nervosas somáticas e autônomas transmitem os estímulos para os centros de ereção e de ejaculação na medula espinal toracolombar e sacral, de onde são transmitidos para os centros superiores (p. ex., os sistemas hipotalâmicos e límbico). Os *estímulos táteis cutâneos* dos órgãos genitais são transmitidos para a medula sacral, por meio de fibras *somáticas aferentes* (N. dorsal do pênis ramificando-se do N. pudendo, mostrado em verde), e são transmitidos, no centro de ereção (S2 a S4), para fibras parassimpáticas *eferentes* (Nn. esplâncnicos pélvicos, mostrados em azul). Estes impulsos provocam dilatação das artérias que suprem os tecidos eréteis (ver **G**), sendo influenciados pela via descendente dos centros superiores. Em contrapartida, os impulsos excitatórios, gerados pelo estímulo mecânico da glande do pênis, ascendem na medula sacral para o centro de ejaculação localizado na altura de T12 a L2. São transmitidos para fibras *simpáticas eferentes* (Nn. hipogástricos, mostrados em roxo) que estimulam as contrações dos músculos lisos do epidídimo, do ducto deferente, da próstata e das vesículas seminais. O estímulo simultâneo dos Mm. eréteis pelas fibras nervosas *somáticas* eferentes (Nn. perineais do N. pudendo, mostrados em vermelho) provocam a contração rítmica que expele o sêmen pela uretra (ejaculação). A falha em conseguir uma ereção, mesmo com libido ativa (interesse psicológico na atividade sexual), é definida como *disfunção erétil*. O desenvolvimento de um tratamento clínico bem-sucedido da disfunção erétil com *sildenafila* baseia-se em sua modulação do mensageiro secundário monofosfato cíclico de guanosina (cGMP). Quando os estímulos neuronais liberam o mensageiro primário — o óxido nítrico (NO) — este mensageiro ativa a enzima guanilatociclase no tecido erétil do pênis. Esta enzima gera cGMP como mensageiro secundário que, por sua vez, induz a vasodilatação e produz uma ereção. A sildenafila inibe seletivamente a degradação de cGMP por uma fosfodiesterase específica (FDE5) existente no tecido erétil. Com o acúmulo da cGMP, os vasos permanecem dilatados e a ereção do pênis é sustentada. Portanto, o tratamento com sildenafila amplifica, de forma efetiva, os estímulos neuronais iniciais, com o potencial de prolongar as ereções normais e se sobrepor a outros problemas psicológicos inibitórios (segundo Klinke e Silbernagl).

G Mecanismo da ereção do pênis
a Corte tranversal do pênis, mostrando os vasos sanguíneos envolvidos na ereção (detalhes aumentados em **b** e **c**).
b Corpo cavernoso no estado de repouso.
c Corpo cavernoso no estado de ereção.

A ereção do pênis baseia-se essencialmente no *preenchimento máximo* e na elevação da pressão das cavernas dos corpos cavernosos, combinados com a *redução da drenagem venosa*. Este mecanismo aumenta a pressão sanguínea intracavernosa em aproximadamente dez vezes em relação à pressão sistólica normal (cerca de 1.200 mmHg em homens jovens). À microscopia, o tecido erétil do pênis consiste em uma rede trabecular, em forma de árvore, de tecido conjuntivo e de células musculares lisas, que é conectada com a túnica albugínea. Entre as trabéculas existem cavernas interligadas, revestidas por endotélio. Ramos da A. profunda do pênis, denominados Aa. helicinas, desembocam nestas cavernas. No estado de repouso, as Aa. helicinas estão relativamente obstruídas. Quando ocorre uma ereção, as artérias dilatam e as Aa. helicinas se abrem sob influência da divisão autônoma do sistema nervoso. Como resultado, a cada pulsação arterial, o sangue é forçado para cavernas do corpo cavernoso, aumentando o volume do tecido erétil e a pressão intracavitária. A túnica albugínea, com sua capacidade limitada de distensão, torna-se tensa e comprime as veias que a atravessam. Este mecanismo, associado à oclusão das veias emissárias, reduz a drenagem venosa, permitindo que o pênis fique ereto e rígido. Ao mesmo tempo, os plexos venosos densos, no corpo esponjoso e na glande, evitam compressão excessiva da uretra. A volta à fase de repouso começa com a constrição arterial. A ereção indesejada, prolongada e dolorosa é chamada de *priapismo* (derivado de *Príapo*, o deus grego da fertilidade, filho de Afrodite e Dionísio) e ocorre, por exemplo, em determinadas doenças sanguíneas ou distúrbios metabólicos. O tratamento inicial desta condição é medicamentoso; uma opção é o uso de vasoconstritores (etilefrina ou norepinefrina). Uma intervenção cirúrgica envolve a criação de "anastomoses de punção" para facilitar a drenagem do sangue.

5.18 Órgãos Genitais Femininos Externos: Visão Geral e Episiotomia

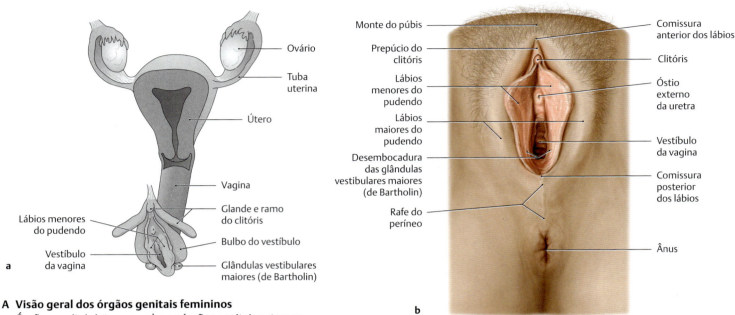

A Visão geral dos órgãos genitais femininos
a Órgãos genitais internos e alguns órgãos genitais externos.
b Órgãos genitais externos, posição de litotomia com os lábios menores do pudendo afastados.

Como ocorre no sexo masculino, o desenvolvimento e a topografia dos órgãos genitais internos e externos da mulher são distintos. A homologia do desenvolvimento dos órgãos genitais masculinos e femininos reflete-se principalmente na comparação das características histológicas das partes correspondentes (ver livro-texto de histologia). O órgão genital externo da mulher (pudendo) também é conhecido como *vulva*, no jargão clínico. É separado dos órgãos genitais internos pelo *hímen* (não mostrado aqui). As margens externas do pudendo são formadas pelo monte do púbis, uma proeminência adiposa, acima da sínfise púbica, e pelos lábios maiores do pudendo, duas cristas pigmentadas de pele que contêm células musculares lisas e glândulas sebáceas, sudoríparas e odoríferas. Os lábios maiores do pudendo são conectados entre si, anterior e posteriormente, por pontes de tecido chamadas comissuras labiais anterior e posterior. A área entre a comissura posterior e o ânus é a rafe do períneo. Estruturas específicas são listadas na tabela à direita.

Órgãos genitais femininos internos	Órgãos genitais femininos externos

• Ovário
• Tuba uterina
• Útero
• Vagina
	• Monte do púbis
	• Lábios maiores do pudendo
	• Lábios menores do pudendo
	• Vestíbulo da vagina
	• Bulbo do vestíbulo
	• Clitóris
	• Glândulas vestibulares
	  – Glândulas vestibulares maiores (de Bartholin)
	  – Glândulas vestibulares menores

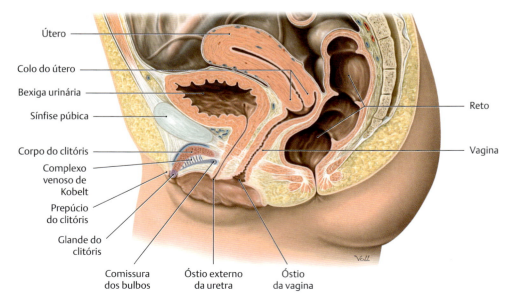

B Corte mediano da pelve feminina
Vista lateral esquerda.
Observe a proximidade do óstio externo da uretra e do óstio da vagina que se abre no vestíbulo da vagina.

5 Topografia das Estruturas Vasculonervosas | Parede do Tronco

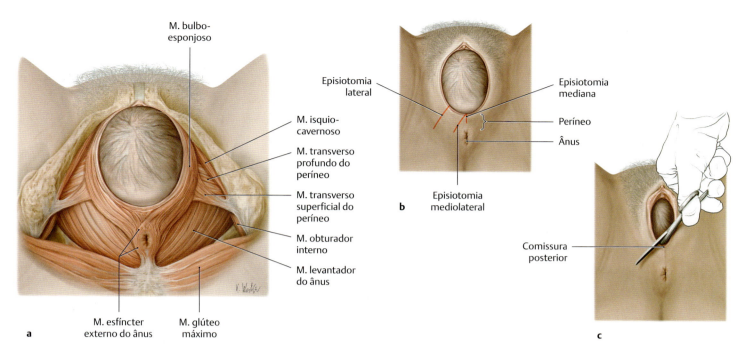

C Episiotomia: indicações e técnica
a Assoalho pélvico durante a apresentação da cabeça fetal.
b Tipos de episiotomia: 1. mediana, 2. mediolateral, 3. lateral.
c Episiotomia mediolateral executada no auge da contração.

A episiotomia é um procedimento obstétrico comum para aumentar o canal do parto, durante a fase de expulsão do trabalho de parto (ver p. 560). Quando a cabeça do feto ultrapassa o assoalho pélvico, o M. levantador do ânus, principalmente, é passivamente esticado, forçado para baixo e rodado 90°. Desta maneira, o M. levantador do ânus ajuda na formação da parede da parte distal do canal de parto, juntamente com o diafragma urogenital e o M. bulboesponjoso. Portanto, o músculo sofre estiramento considerável no corpo do períneo, durante a fase de contrações do trabalho de parto. Para proteger os Mm. perineais e evitar a ruptura, o obstetra alivia esta tensão apoiando o períneo com dois dedos (*proteção perineal*). Uma *episiotomia* é frequentemente executada para prevenir laceração inadvertida do períneo (indicação materna). Existe um perigo iminente de laceração perineal, durante o parto, quando a pele perineal é estirada até o ponto onde assume uma cor branca, indicando fluxo diminuído de sangue. Entretanto, a indicação primária da episiotomia é acelerar o parto de um bebê que sofre o risco de hipoxia durante a fase de expulsão. Uma *episiotomia precoce* é feita antes da exposição da cabeça do feto (a cabeça torna-se visível durante as contrações e a descida, mas retrocede entre duas contrações). A *episiotomia* também pode ser feita após a exposição da cabeça fetal, quando existe tensão máxima da pele do períneo. Existem três tipos de episiotomia (ver **D** para as vantagens e desvantagens):

- **Episiotomia mediana:** ao longo de uma linha reta da vagina até o ânus
- **Episiotomia mediolateral:** incisão oblíqua a partir da comissura posterior dos lábios
- **Episiotomia lateral:** incisão a partir do terço inferior do pudendo.

Após a expulsão da placenta, a episiotomia costuma ser fechada em pelo menos três camadas (vaginal, perineal profunda e cutânea). É necessário anestesia local, principalmente se a episiotomia for precoce. Quando a episiotomia é realizada no auge de uma contração, após a exposição da cabeça, não há necessidade de anestesia. A anestesia local de infiltração e o bloqueio do N. pudendo (PDB) são descritos na p. 560.

D Vantagens e desvantagens dos diferentes tipos de episiotomia (segundo Goerke)

Episiotomia	Músculos seccionados	Vantagens	Desvantagens
• Mediana	• Nenhum	• Fácil de reparar • Cicatriza com facilidade	• Pode aumentar até uma laceração perineal de grau III
• Mediolateral	• M. bulboesponjoso • M. transverso superficial do períneo	• Ganha mais espaço • Baixo risco de laceração	• Sangramento maior • Mais difícil de realizar • Cicatrização mais difícil
• Lateral*	• M. bulboesponjoso • M. transverso superficial do períneo • M. levantador do ânus (M. puborretal)	• Maior ganho de espaço	• Sangramento mais intenso • Complicações potenciais (p. ex., incontinência anal) • Mais queixas no período pós-parto

* Rarissimamente empregada

5.19 Órgãos Genitais Femininos Externos: Estruturas Vasculonervosas, Tecidos Eréteis, Músculos Eréteis e Vestíbulo

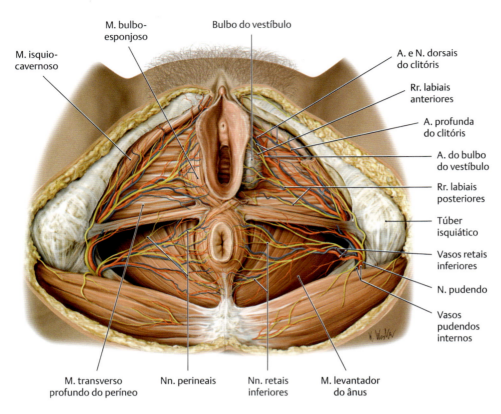

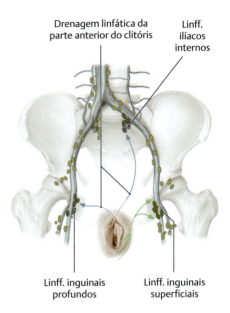

A Vasos e nervos da região perineal da mulher
Posição de litotomia. Os lábios maiores do pudendo, a pele, a fáscia perineal superficial e o tecido adiposo da fossa isquioanal foram removidos para mostrar as estruturas vasculonervosas. No lado esquerdo, os Mm. bulboesponjoso e isquiocavernoso e a fáscia inferior do diafragma urogenital também foram dissecados.

B Drenagem linfática dos órgãos genitais externos da mulher
Pelve feminina, vista anterior. A linfa proveniente dos órgãos genitais externos femininos drena para os linfonodos inguinais superficiais. As únicas exceções são as partes anteriores do clitóris (corpo e glande) que drenam para os linfonodos inguinais profundos e ilíacos internos.

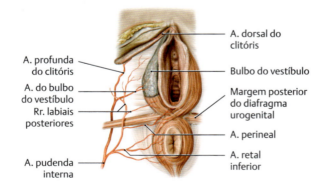

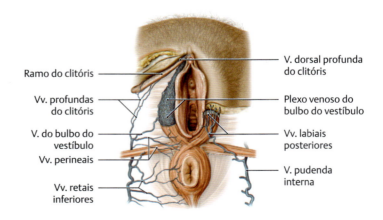

C Suprimento arterial dos órgãos genitais externos femininos
Região perineal, vista inferior. Como o pênis e o escroto, os órgãos genitais externos da mulher são irrigados pela A. pudenda interna que entra na fossa isquioanal (não mostrada aqui). Após a emissão da A. retal inferior para o ânus, a A. pudenda interna estende-se na margem posterior do diafragma urogenital. Um outro ramo, a A. perineal, supre a região perineal, os Mm. eréteis, e a *parte posterior* dos lábios maiores do pudendo (Rr. labiais posteriores). No espaço perineal superficial (não mostrado aqui, ver p. 191), a A. pudenda interna divide-se em seus ramos terminais, a A. do bulbo do vestíbulo e as Aa. dorsais profundas do clitóris (que suprem o corpo cavernoso do clitóris). A *parte anterior* dos lábios maiores do pudendo é suprida pelas Aa. pudendas externas (Rr. labiais anteriores) que se originam da A. femoral (não mostrada aqui).

D Drenagem venosa dos órgãos genitais externos da mulher
A drenagem venosa ocorre pelos seguintes vasos:

- As Vv. profundas do clitóris, as Vv. labiais posteriores e a V. do bulbo do vestíbulo que drenam para a V. *pudenda interna*
- As Vv. dorsais superficiais do clitóris e as Vv. labiais anteriores que drenam para as *Vv. pudendas externas* (não mostradas aqui)
- A V. dorsal profunda do clitóris que drena para o *plexo venoso vesical*.

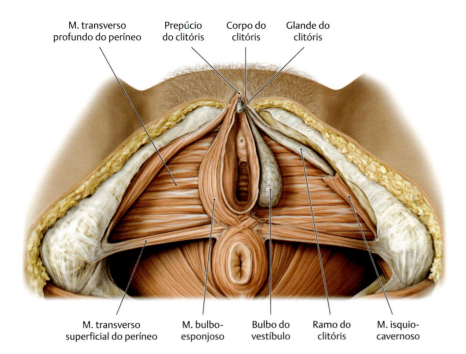
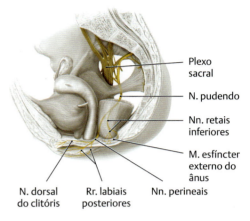

E Tecidos e músculos eréteis na mulher
Região perineal, posição de litotomia. Os lábios maiores e menores do pudendo, a pele e a fáscia perineal superficial foram removidos, bem como os músculos eréteis, no lado esquerdo.
Tecidos eréteis: Os tecidos eréteis do *clitóris* são distribuídos em torno de seus dois ramos e de seu corpo. Eles são análogos aos tecidos eréteis no homem e são denominados: *corpos cavernosos* direito e esquerdo *do clitóris*, homólogos aos corpos cavernosos do pênis. Uma dilatação na extremidade do corpo do clitóris é chamada glande do clitóris, homóloga à glande do pênis. Sua inervação sensitiva é semelhante à da glande do pênis, e a glande do clitóris é, em sua maior parte, recoberta pelo prepúcio do clitóris. O tecido erétil dos *lábios menores do pudendo* localiza-se nas pregas cutâneas dos mesmos sem pelo nem tecido adiposo, e é chamado *bulbo do vestíbulo*, homólogo ao corpo esponjoso no homem.
Músculos eréteis: Os dois ramos que dão origem ao clitóris, a partir do R. púbico inferior, em cada lado, são recobertos pelo *M. isquiocavernoso*, e o plexo venoso erétil, na base dos lábios do pudendo, é recoberto pelo *M. bulboesponjoso*.

F Inervação dos órgãos genitais externos da mulher
Pelve menor, vista lateral esquerda. O N. pudendo entra na fossa isquioanal. Após emissão dos Nn. retais inferiores para o M. esfíncter externo do ânus e para a pele anal, o N. pudendo continua-se para as margens exteriores do diafragma urogenital, onde se divide em seus Rr. terminais (Nn. perineais). Os *Rr. superficiais* atravessam o espaço perineal superficial (não mostrado aqui) até a pele do períneo e as partes posteriores dos lábios maiores do pudendo (Rr. labiais posteriores). Os *Rr. profundos* atravessam o espaço perineal profundo, emitindo ramos musculares para os Mm. eréteis e o N. dorsal do clitóris para o clitóris. As partes anteriores dos lábios maiores do pudendo são supridas pelos Rr. labiais anteriores provenientes do N. ilioinguinal (não mostrados aqui).

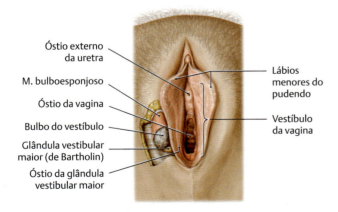

G Vestíbulo e glândulas vestibulares
Posição de litotomia, com os lábios do pudendo separados. O vestíbulo é limitado pelos lábios menores do pudendo e contém o óstio externo da uretra e o óstio da vagina, bem como as glândulas do vestíbulo. As *glândulas vestibulares menores* (não mostradas aqui) apresentam numerosos orifícios, próximos ao óstio externo da uretra, enquanto cada uma das *glândulas vestibulares maiores* (glândulas de Bartholin) desemboca em um ducto com 1 cm de comprimento, na margem posterior do bulbo do vestíbulo, na face interna dos lábios menores do pudendo. As glândulas vestibulares menores são homólogas às glândulas uretrais no homem, e as glândulas vestibulares maiores, às glândulas bulbouretrais. As glândulas vestibulares produzem secreção mucosa que lubrifica o vestíbulo da vagina e reduz o atrito durante o coito, evitando lesões epiteliais. Ao lado do óstio externo da uretra existem dois ductos excretores rudimentares curtos e com fundo cego, chamados ductos parauretrais (*ductos de Skene*, não mostrados aqui). Em seu desenvolvimento estes ductos são análogos à próstata e, portanto, também são chamados de próstata feminina (examinada e descrita detalhadamente pelo ginecologista holandês Regnier de Graaf já no século XVII). A secreção da próstata feminina é liberada durante o orgasmo como uma ejaculação feminina através da abertura uretral no vestíbulo da vagina. Até hoje, especula-se sobre o significado funcional do ejaculado feminino (propriedades antimicrobianas, otimização do ambiente para os espermatozoides?). Os ductos parauretrais, da mesma maneira que as glândulas vestibulares, é suscetível à colonização bacteriana. A proliferação bacteriana nas glândulas vestibulares maiores (glândulas de Bartholin) pode causar *bartolinite*, inflamação dolorosa com edema e vermelhidão. Esta reação inflamatória pode obstruir os ductos excretores das glândulas e evoluir para um *cisto de retenção* doloroso que tem de ser aberto ou removido.

5.20 Localização, Estrutura e Inervação do Órgão Bulboclitoriano

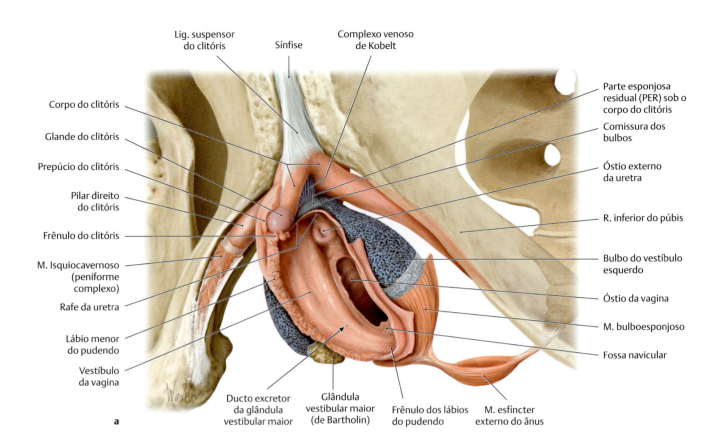

A Estrutura e localização do órgão bulboclitoriano
a Órgão bulboclitoriano *in situ*, espécime parcialmente dissecado, vista anterior esquerda; **b** Órgão bulboclitoriano, isolado e esquematizado, vista posterior direita, com relação de posição com a uretra e a vagina. Marino e Lepidi (2014) referem-se às estruturas cavernosas e esponjosas intimamente conectadas do pudendo externo feminino (corpos cavernosos ou esponjosos) como *órgão bulboclitoriano*. Como corpos cavernosos eréteis, essas estruturas desempenham um papel central no estímulo sexual e são locais importantes para a produção do prazer feminino. Os **corpos cavernosos** incluem:

- Partes ascendente e descendente do corpo do clitóris
- Ângulo do clitóris e
- Ramos esquerdo e direito do clitóris.

Os **corpos esponjosos** consistem em:

- Glande do clitóris
- Bulbos do vestíbulo (pareados) e
- Parte esponjosa residual (PER) (sob o corpo do clitóris).

Ambos os corpos estão localizados caudalmente à sínfise entre os dois ramos inferiores do púbis no chamado arco púbico. A fixação do órgão bulboclitoriano à pelve menor é feita por meio do Lig. suspensor do clitóris, que se estende de todo o corpo do clitóris até a sínfise (ver **b**), bem como por meio da fáscia retrocrural do ramo do clitóris até os ramos inferiores do púbis.
Observação: O órgão bulboclitoriano tem cerca de 9 cm de comprimento desde a glande do clitóris até as extremidades dos ramos do clitóris.
O frênulo dos lábios do pudendo conecta as extensões posteriores de ambos os lábios menores do pudendo e margeia a fossa navicular. O frênulo do clitóris é pareado e se estende da glande do clitóris até os respectivos lábios menores do pudendo. A única estrutura visível do exterior é a parte anterior da glande do clitóris sob o prepúcio do clitóris. Devido à sua disposição embrionária comum (ver p. 230), a glande do clitóris

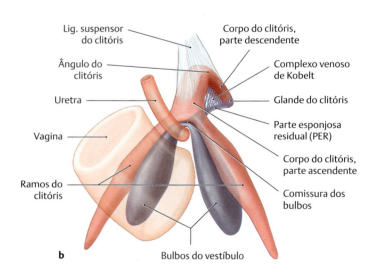

e os dois bulbos do vestíbulo são conectados através da PER. Imediatamente abaixo da comissura dos bulbos passam a uretra e a vagina (ver **b**). A protrusão entre o óstio externo da uretra e a glande do clitóris, que pode ser vista e palpada a partir do vestíbulo, corresponde à fusão do tecido conjuntivo das duas pregas urogenitais e é referida como rafe (ver **a**) ou a "rédea da uretra". Entre a PER e o corpo descendente do clitóris há um *complexo venoso constituído por 8 a 10 Vv. comunicantes*, o chamado complexo venoso de Kobelt, que recebeu o seu nome em homenagem a Georg Ludwig Kobelt, 1844. Durante a excitação sexual, os músculos dos ramos do clitóris (M. isquiocavernoso) e dos bulbos do vestíbulo (M. bulboesponjoso) pressionam ritmicamente o sangue para o corpo do clitóris e a glande do clitóris através do complexo venoso de Kobelt.

5 Topografia das Estruturas Vasculonervosas | Parede do Tronco

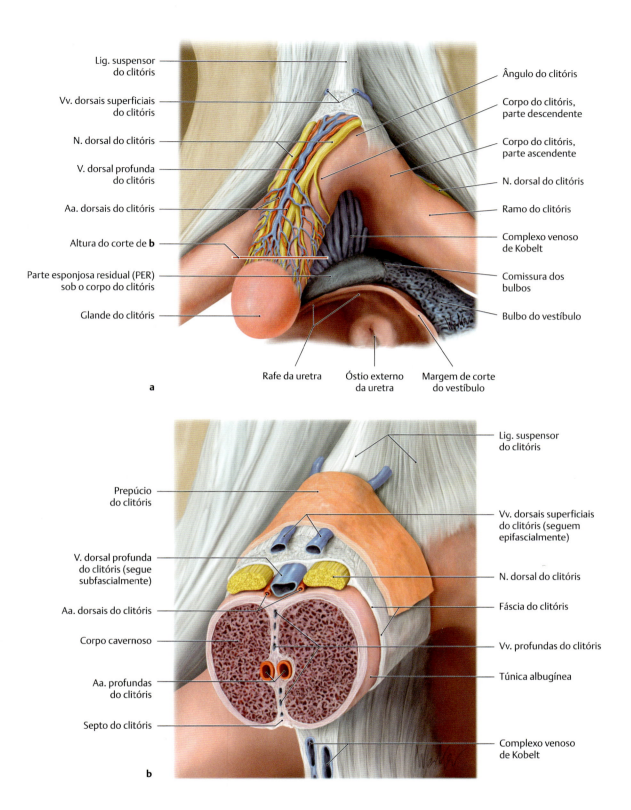

B Inervação do órgão bulboclitoriano
a Trajeto do N. dorsal na parte descendente do corpo do clitóris, vista anterior esquerda; b Corte transversal da parte descendente do corpo do clitóris (altura do corte, ver **a**). Vindo lateralmente, o N. dorsal do clitóris move-se ao longo do seu respectivo ramo até a face dorsal do corpo e passa inicialmente protegido pelo Lig. suspensor, posteriormente entre a túnica albugínea e a fáscia até a glande do clitóris (ver **b**). No limite com esta, inicia-se a ramificação real do ramo terminal do N. dorsal do clitóris, que ainda tem cerca de 2 mm de espessura (ou seja, 95% do total de fibras nervosas aferentes começam na glande; antes disso, apenas alguns ramos laterais se ramificam). Com mais de 8 mil terminações nervosas sensitivas, a glande do clitóris é uma das estruturas mais sensíveis do corpo feminino. Além das terminações nervosas livres, os mecanorreceptores corpusculares (essencialmente os corpúsculos genitais e de Vater-Pacini, não mostrados aqui) desempenham papel importante na excitação sexual e no desencadeamento do orgasmo (Haag-Wackernagel, 2021a, 2021b e 2022).

5.21 Formas de Circuncisão e Reconstrução do Pudendo

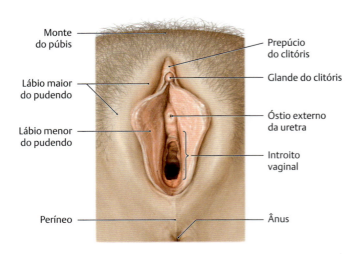

A Órgãos genitais femininos externos intactos, não circuncidados
Para as formas de circuncisão, ver **B**; para a situação legal, bem como para complicações físicas e psicológicas agudas e crônicas, ver também as recomendações da Associação Médica Alemã sobre como lidar com pacientes após mutilação genital feminina (MGF), de abril de 2016 (bundesaerztekammer.de).
Observação: Na prática clínica diária, apenas o termo "introito vaginal" é usado. Resume, por assim dizer, os nomes anatômicos vestíbulo da vagina e óstio da vagina.

B Classificação das formas de circuncisão da Organização Mundial da Saúde (OMS)*
Tipo I: Remoção parcial ou completa da glande do clitóris e/ou do prepúcio do clitóris.
Tipo II: Remoção parcial ou completa da glande do clitóris e dos lábios menores do pudendo com ou sem excisão dos lábios maiores do pudendo.
Tipo III: Estreitamento do introito vaginal (infibulação) pelo fechamento por cobertura cicatricial da pele após a remoção ou sutura dos lábios menores e/ou maiores do pudendo, com ou sem remoção da glande do clitóris (a chamada *circuncisão faraônica*, em que a abertura é fechada tão firmemente que resta apenas uma pequena abertura para urina e sangue menstrual).
Tipo IV: Todos os outros procedimentos prejudiciais (como perfuração, incisão, corte, queimação, cauterização, etc.) que lesam os órgãos genitais femininos e não têm nenhuma finalidade médica.
*De acordo com a OMS, mais de 200 milhões de mulheres em cerca de 30 países (mais comumente Egito, Etiópia, Nigéria e Sudão) são vítimas de mutilação genital feminina (MGF). Segundo dados de 2019 da organização de direitos das mulheres "*Terre des femmes*", estima-se que cerca de 70 mil mulheres na Alemanha sejam afetadas.
(Fonte: https://www.who.int/news-room/fact-sheets/detail/femalegenital-mutilation, em 3.2.2020. Traduzido para o alemão por Thieme. A OMS não é responsável pelo conteúdo e precisão da tradução. Em caso de discrepâncias entre a versão original em inglês e a tradução alemã, a versão em inglês prevalecerá.)

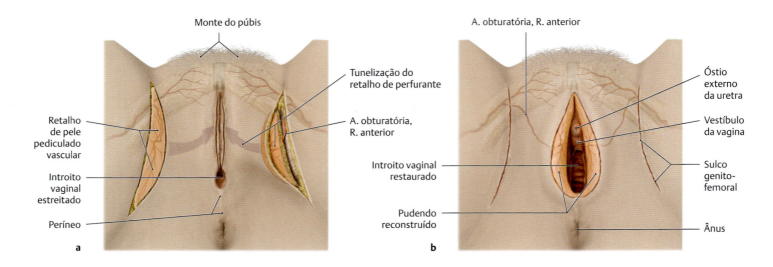

C Reconstrução anatomofuncional do pudendo feminino após circuncisão tipo III
Procedimentos cirúrgicos especiais reconstrutivos e microcirúrgicos permitem a restauração anatômica extensiva do pudendo feminino (O'Dey 2018, 2019, 2020). Os tratamentos vão desde uma reabertura anatômica relativamente simples do introito vaginal (desfibulação) até cirurgia plástica complexa (p. ex., reconstrução dos lábios do pudendo, ver **a** e **b**, restauração de uma neoglande/prepúcio do clitóris, ver **c** a **g**, lado direito). Enquanto a desfibulação é usada para restaurar a relação sexual, o fluxo de urina, o parto fisiológico e a menstruação, a reconstrução do clitóris destina-se principalmente a aliviar a dor crônica e melhorar a sensação sexual. A seguir, é explicada a reconstrução cirúrgica do pudendo feminino, que é necessária após a circuncisão tipo III e é possível atualmente.

a e b Reconstrução dos lábios externos do pudendo e do introito vaginal (plástica com retalho de perfurante da artéria obturatória anterior [PAOa]; paciente em posição de litotomia). Preparação do chamado retalho de perfurante suprido pelo R. anterior da A. obturatória, ou seja, retalho cutâneo sem tecido muscular (retalho de PAOa). A região doadora é o sulco genitofemoral, que é adequado, entre outros, pela sua proximidade topográfica.

- Avanço do retalho de perfurante abaixo da pele medialmente para a região receptora (a chamada transposição tunelizada, ver **a**) e reconstrução dos lábios maiores do pudendo em ambos os lados do vestíbulo da vagina reaberto com o retalho de perfurante (ver **b**).
- Fechamento da ferida no local doador e, com isso, restauração do sulco genitofemoral – cicatriz invisível.

(→ *Continuação, ver à direita*)

5 Topografia das Estruturas Vasculonervosas | Parede do Tronco

Retalho em forma de Z   Retalho em forma de U

Nn. dorsais do clitóris

c
Vestíbulo aberto

d
Coto do clitóris

Nn. dorsais do clitóris

Coto do clitóris

Tunelização do N. dorsal do clitóris

e

Capeamento da neoglande com túnica albugínea

f

g
Prepúcio do clitóris

Neoglande

Vestíbulo da vagina aberto

(→ *Continuação*)
c–g Reconstrução do ápice do clitóris (procedimento de neurotização e modelagem do coto do clitóris [NMCC]) e do prepúcio do clitóris (cirurgia de retalho abaulado em ômega [OD, *Omega-domed*])
Essa parte da reconstrução começa com a chamada incisão em ômega (ver **c**), ou seja:

- Incisão em forma de retalho central em forma de U (ver A na figura, segundo a nomenclatura oficial, o chamado retalho de transposição semicircular, hasteado anteriormente, com bom suprimento sanguíneo), que possibilita a reconstrução do prepúcio do clitóris. Além disso, faz-se incisão bilateral de dois retalhos laterais em forma de Z (ver B na figura) para a reconstrução posterior do prepúcio
- Vira-se o retalho em forma de U para cima e localiza-se o coto clitoriano em profundidade, bem como
- Liberação do Lig. suspensor (mobilização do coto do clitóris) para puxar o coto do clitóris para frente e colocar e fixar o novo ápice do clitóris (neoglande) no local da glande do clitóris removida por circuncisão, ver **d**
- Localização do N. dorsal do clitóris e reintegração de ambos os nervos no ápice do clitóris neoformado (**e**) e "capeamento" da superfície de corte anterior com retalho de túnica albugínea (**f**);
- Por fim, a reconstrução de um novo prepúcio usando Z-plastia bilateral (**g**): a Z-plastia permite o deslocamento livre de tensão das áreas da pele e, portanto, é frequentemente usada para correções de cicatrizes. Os dois retalhos parciais de forma triangular (A e B) são deslocados medialmente e suturados juntos sob o ápice do clitóris recém-formado. Ao deslocar os dois modelos em Z medialmente, a base do retalho central semicircular se aproxima pelos lados, sem tensão, ou seja, estreita-se. Devido ao excesso de pele, um teto ou capuz é criado no ponto de elevação, o recém-formado prepúcio do clitóris reconstruído.

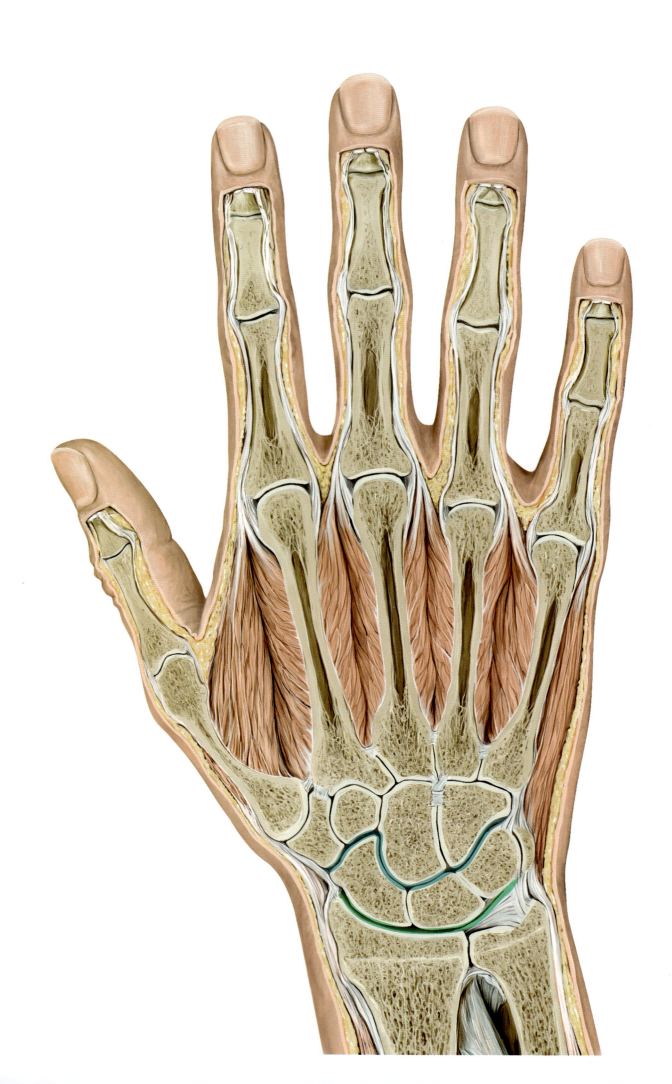

C Membro Superior

1. Ossos, Ligamentos e Articulações 250
2. Musculatura: Grupos Funcionais 310
3. Musculatura: Anatomia Topográfica..... 344
4. Sistemas Vasculonervosos: Formas e Relações 368
5. Sistemas Vasculonervosos: Anatomia Topográfica 388

Membro Superior | 1 Ossos, Ligamentos e Articulações

1.1 Membro Superior

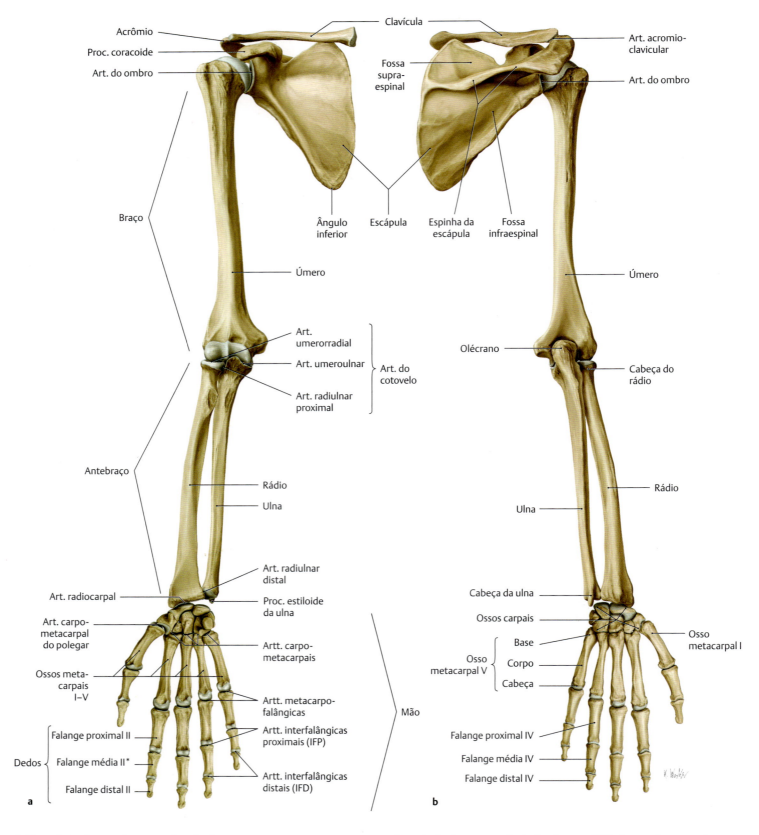

A Esqueleto do membro superior direito
a Vista anterior; b Vista posterior.
O esqueleto do membro superior consiste no cíngulo do membro superior, no braço, no antebraço, no punho e na mão. O cíngulo do membro superior (clavícula e escápula) é ligado ao membro superior por meio da articulação do ombro, e une o membro superior com o tórax por meio da articulação esternoclavicular (ver p. 271). O membro superior propriamente dito consiste em:

- Braço
- Antebraço e
- Mão.

1 Ossos, Ligamentos e Articulações | Membro Superior

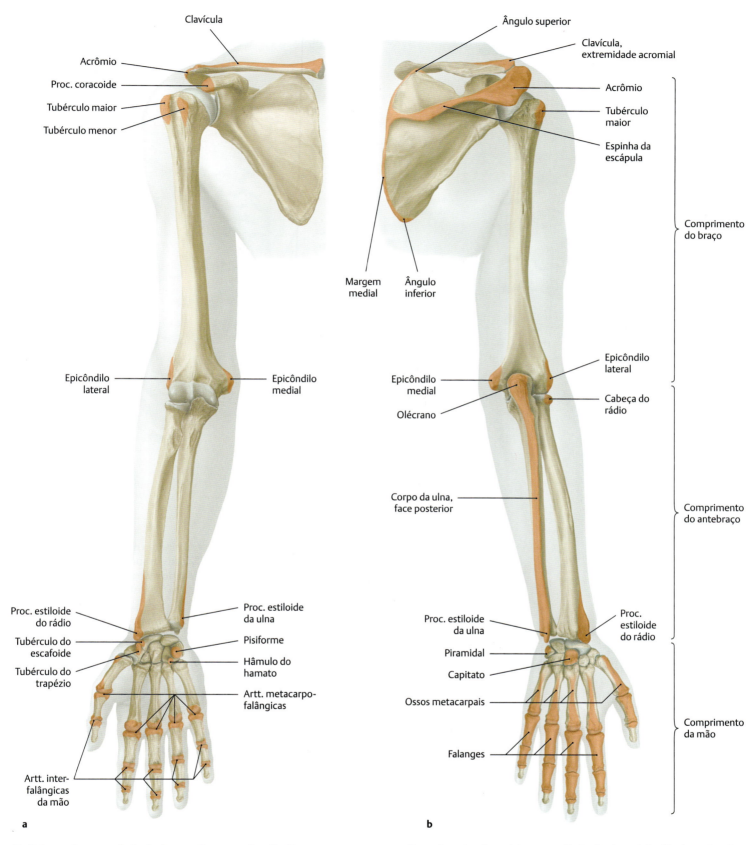

B Relevos ósseos palpáveis do membro superior direito
a Vista anterior; b Vista posterior.
Com exceção do semilunar e do trapezoide, todos os ossos do membro superior são, geralmente, palpáveis na pele e nos tecidos moles. Os pontos de referência foram padronizados segundo as medidas dos comprimentos dos segmentos do membro pendente (com a face palmar voltada anteriormente):

- Comprimento do braço = distância do acrômio até o epicôndilo lateral
- Comprimento do antebraço = distância do epicôndilo lateral até o Proc. estiloide do rádio
- Comprimento da mão = distância do processo estiloide até a extremidade do terceiro dedo.

Os comprimentos dos segmentos do membro são medidos, por exemplo, para auxiliar na avaliação pediátrica de distúrbios do desenvolvimento e do crescimento que afetam determinado osso.

251

1.2 Integração do Cíngulo do Membro Superior com o Esqueleto do Tronco

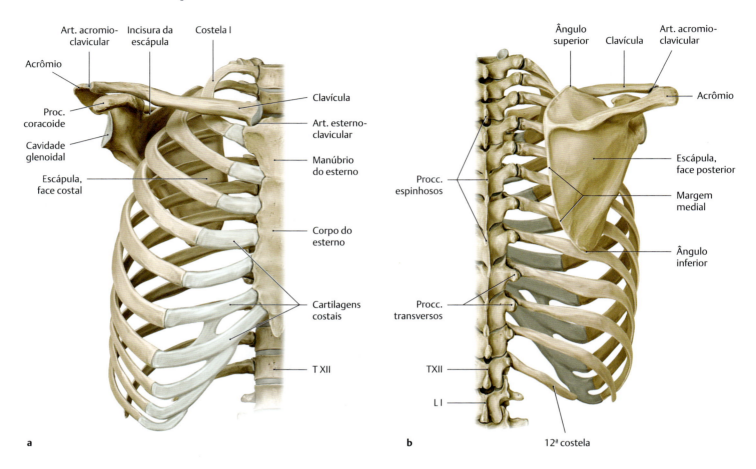

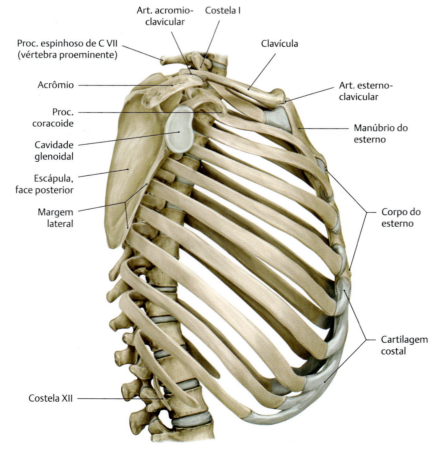

A Ossos do cíngulo do membro superior do lado direito em sua relação normal com o esqueleto do tronco

a Vista anterior; b Vista posterior; c Vista lateral (direita).

Os dois ossos do cíngulo do membro superior (a clavícula e a escápula) são unidos pela articulação acromioclavicular (ver p. 271). Em sua posição anatômica normal, a escápula estende-se da 2ª até a 7ª costela. O ângulo inferior da escápula encontra-se no mesmo nível do processo espinhoso da 3ª vértebra torácica. Quando a escápula ocupa sua posição normal, o seu eixo longitudinal projeta-se lateralmente e sua margem medial forma um ângulo de 3° a 5° com o plano mediano.

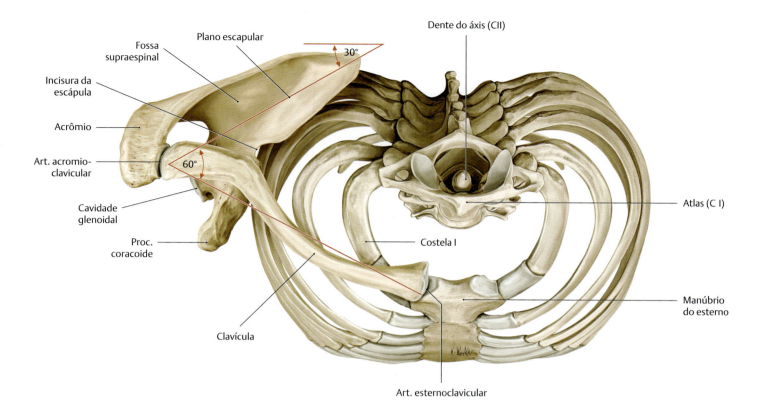

B Cíngulo do membro superior direito
Vista superior. Devido à transição para a forma bípede de locomoção, a escápula humana migrou de sua posição mais lateral, em mamíferos quadrúpedes, para uma posição mais *posterior* com uma orientação próxima do plano frontal, na parede posterior do tórax. Vista de cima, a escápula forma um ângulo de 30° com o plano frontal. A escápula e a clavícula formam, entre si, um ângulo de 60°. Devido a este arranjo, as duas articulações do ombro apresentam um ângulo direcionado levemente para a frente, alterando a área do movimento dos braços para a frente, dentro do campo de visão e de ação. Esta reorientação, no ser humano, cria a possibilidade para o controle visual das atividades de manipulação (coordenação mãos-olhos).

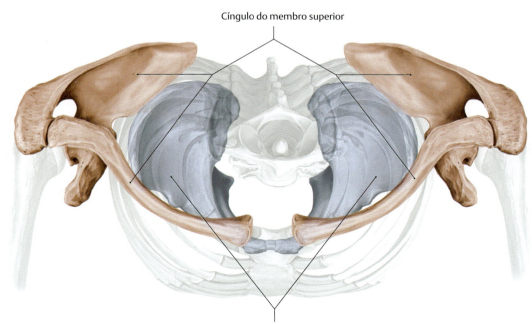

C Comparação do cíngulo do membro superior e do cíngulo do membro inferior, em relação ao esqueleto do tronco
Vista superior. Diferente do cíngulo do membro superior, que é extremamente móvel, o cíngulo do membro inferior, que consiste no par dos ossos do quadril, é firmemente integrado ao esqueleto axial. Quando uma pessoa está em posição ortostática, a pelve move-se para uma posição de alinhamento com a superfície de apoio dos pés que recebe o peso. Desta forma, a pelve tem que sustentar todo o peso do tronco. Isto limita basicamente a função dos membros inferiores para a locomoção e o apoio do peso, e libera os membros superiores destas funções, tornando-os um conjunto versátil de movimento e de expressão e, sobretudo, apreensão de objetos.

Membro Superior | 1 Ossos, Ligamentos e Articulações

1.3 Ossos do Cíngulo do Membro Superior

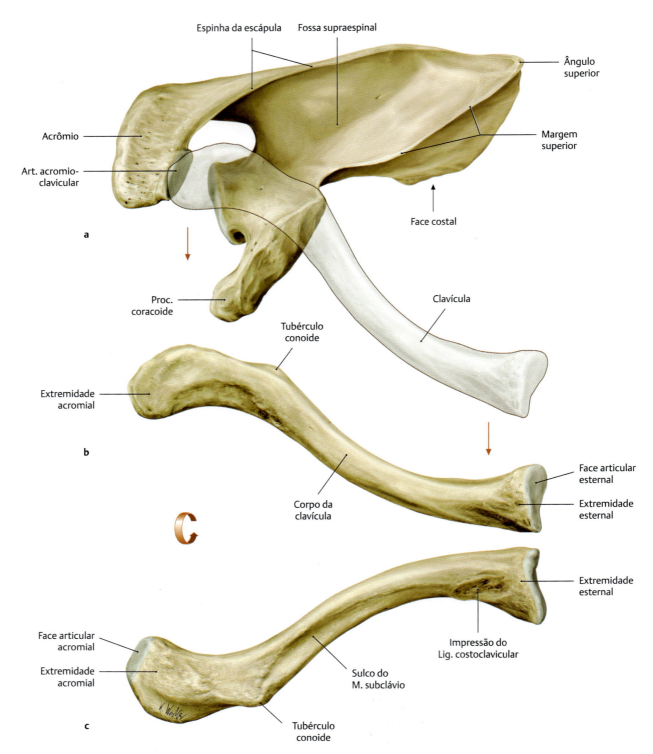

A Posição e forma da clavícula direita
a Clavícula em sua relação normal com a escápula, vista superior.
b Clavícula isolada, vista superior.
c Clavícula isolada, vista inferior.

A clavícula é um osso com formato sigmoide e, aproximadamente, 12 a 15 cm de comprimento nos adultos, sendo visível e palpável, em toda a sua extensão, logo abaixo da pele. A extremidade esternal da clavícula apresenta uma face articular em forma de sela, enquanto a extremidade acromial apresenta uma face articular mais plana e vertical. A clavícula é o *único* osso dos membros que não deriva de um molde cartilaginoso prévio, em seu desenvolvimento embrionário; em vez disso, deriva do *tecido conjuntivo* (ossificação membranácea). Uma falha congênita ou uma anormalidade no desenvolvimento deste tecido conjuntivo resulta na anomalia chamada *disostose cleidocranial*. Podem ocorrer defeitos de ossificação, associados aos ossos do crânio, que também são formados por ossificação membranácea (*disostose craniofacial*). Além de fraturas decorrentes de tocotraumatismo (1 a 2% de todos os recém-nascidos), a fratura do terço médio da clavícula é uma das mais encontradas em crianças e adultos (em crianças, cerca de 50% de todas as fraturas da clavícula ocorrem antes dos 7 anos).

254

1 Ossos, Ligamentos e Articulações | Membro Superior

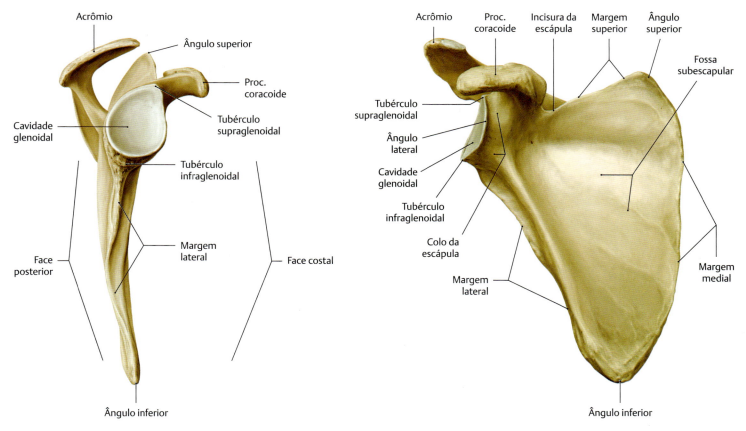

B Escápula direita. Vista lateral

C Escápula direita. Vista anterior

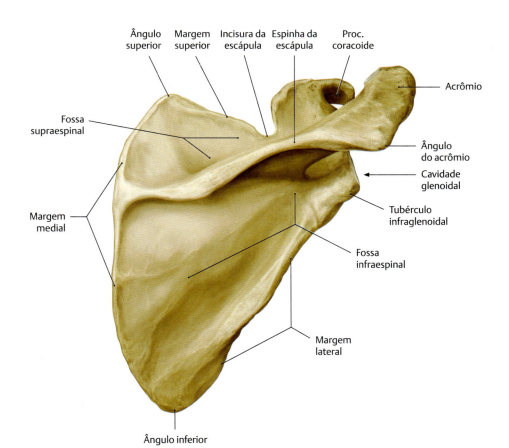

D Escápula direita. Vista posterior

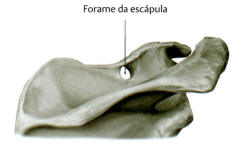

E Forame da escápula

O Lig. transverso superior da escápula (ver p. 279) pode se ossificar e transformar a incisura da escápula em um canal ósseo anômalo, conhecido como forame da escápula. Isto pode causar compressão do N. supraescapular (ver p. 402). Movimentos rotacionais ativos do ombro agravam a compressão nervosa, causando sintomas significativos (*síndrome da incisura da escápula*). A consequência mais comum é a fraqueza e a atrofia dos Mm. supraespinal e infraespinal inervados pelo N. supraescapular (ver p. 317).

255

1.4 Ossos do Membro Superior: Úmero

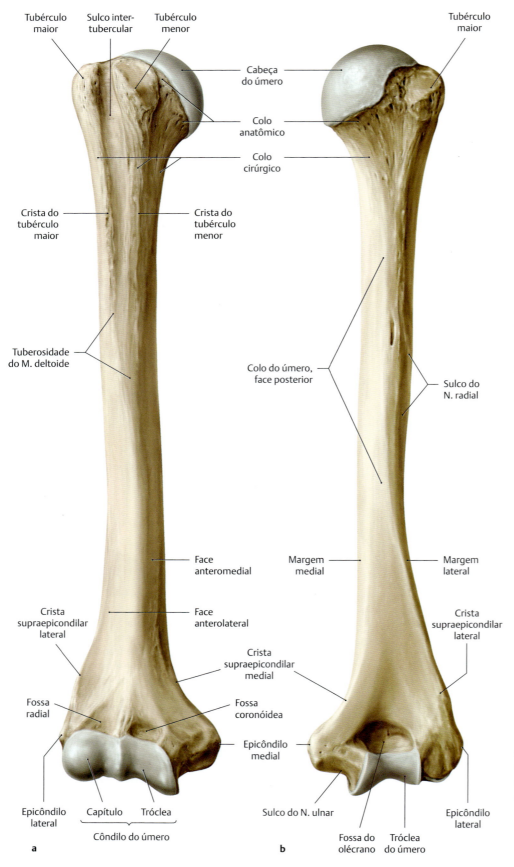

A Úmero direito
a Vista anterior; b Vista posterior.

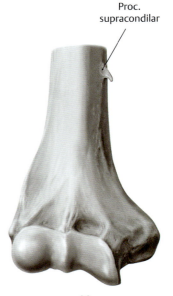

B Processo supracondilar
O processo supracondilar é uma anomalia, ocasionalmente encontrada na parte distal do úmero, acima do epicôndilo medial. Este aumento do relevo ósseo representa uma característica genética, relativamente *rara em seres humanos*, que corresponde a uma estrutura *normal* em outros *vertebrados*, nos quais forma uma parte do canal supracondilar (ver p. 407).

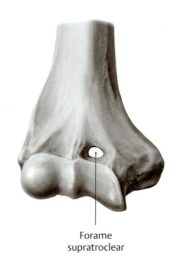

C Forame supratroclear
O forame supratroclear representa outra variação rara na qual as fossas do olécrano e coronóidea se comunicam através de uma abertura.

1 Ossos, Ligamentos e Articulações | Membro Superior

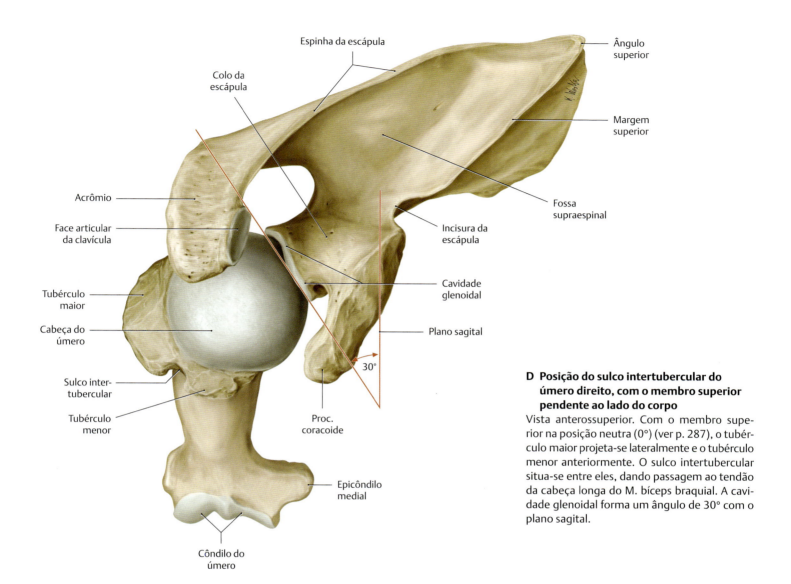

D Posição do sulco intertubercular do úmero direito, com o membro superior pendente ao lado do corpo

Vista anterossuperior. Com o membro superior na posição neutra (0°) (ver p. 287), o tubérculo maior projeta-se lateralmente e o tubérculo menor anteriormente. O sulco intertubercular situa-se entre eles, dando passagem ao tendão da cabeça longa do M. bíceps braquial. A cavidade glenoidal forma um ângulo de 30° com o plano sagital.

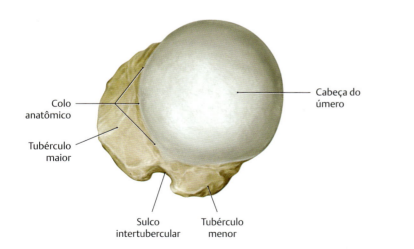

E Úmero direito (extremidade proximal). Vista superior

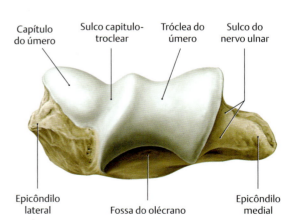

F Úmero direito (extremidade distal). Vista inferior

257

1.5 Ossos do Membro Superior: Torção do Úmero

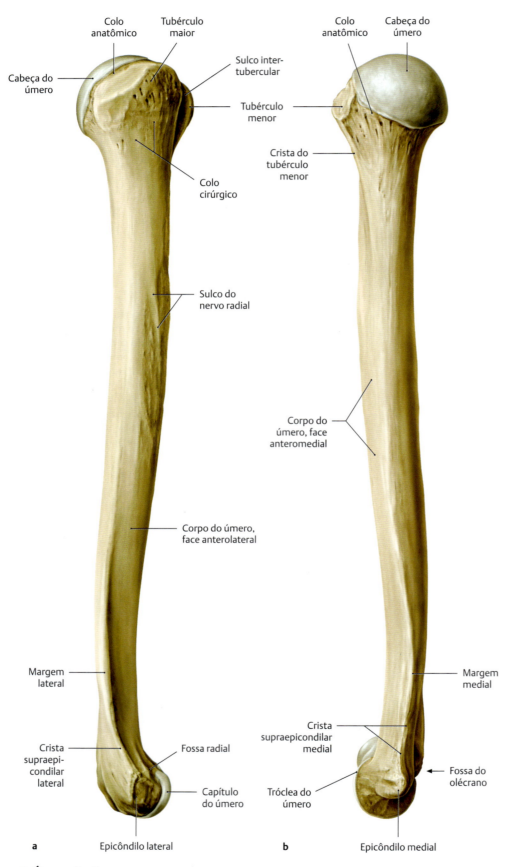

A Úmero direito
a Vista lateral; b Vista medial.

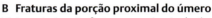

B Fraturas da porção proximal do úmero
Vista anterior. As fraturas proximais do úmero representam cerca de 4 a 5% de todas as fraturas. Elas ocorrem predominantemente em idosos que sofrem uma queda sobre o braço esticado ou diretamente sobre o ombro. Distinguem-se três tipos principais:

- Fraturas extra-articulares (**a**)
- Fraturas intra-articulares (**b**)
- Fraturas cominutivas (**c**).

Com alguma frequência, as fraturas extra-articulares, no nível do *colo cirúrgico* (local predileto das fraturas extra-articulares proximais do úmero) e as fraturas intra-articulares, no nível do *colo anatômico*, são acompanhadas por lesões dos vasos sanguíneos que suprem a cabeça do úmero (Aa. circunflexas anterior e posterior do úmero, ver p. 369), com risco associado de necrose avascular pós-traumática. Além das fraturas proximais do úmero, outras lesões importantes são as fraturas da diáfise e as distais do úmero (p. ex., supracondilares). As fraturas da diáfise do úmero são frequentemente associadas com lesões do N. radial no seu sulco (ver na p. 383 os déficits neurológicos consequentes à lesão do N. radial).

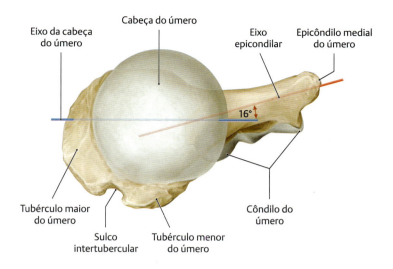

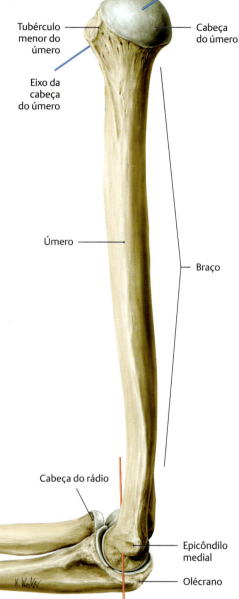

C Torção do úmero
Úmero direito, vista superior. Em adultos, a região do corpo do úmero apresenta uma torção, ou seja, a extremidade proximal do úmero é girada. A extensão desta torção pode ser determinada quando se projeta o eixo da cabeça do úmero (do meio do tubérculo maior até o meio da cabeça do úmero) sobre o eixo epicondilar da articulação do cotovelo. Este *ângulo de torção* tem 16° em adultos e em um recém-nascido aproximadamente 60°. A redução do ângulo de torção no decorrer do crescimento do corpo correlaciona-se com a mudança de posição da escápula. No recém-nascido, a cavidade glenoidal ainda é direcionada anteriormente e, nos adultos, é direcionada muito mais lateralmente (ver p. 253). Para que a região de movimento do braço no adulto se mantenha no campo de visão, a mudança de posição da escápula deve ser compensada pela redução do ângulo de torção.

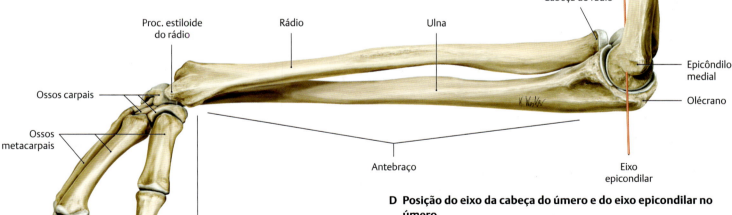

D Posição do eixo da cabeça do úmero e do eixo epicondilar no úmero
Parte livre do membro superior direito com antebraço em pronação. Vista medial.

1.6 Ossos do Membro Superior: Rádio e Ulna

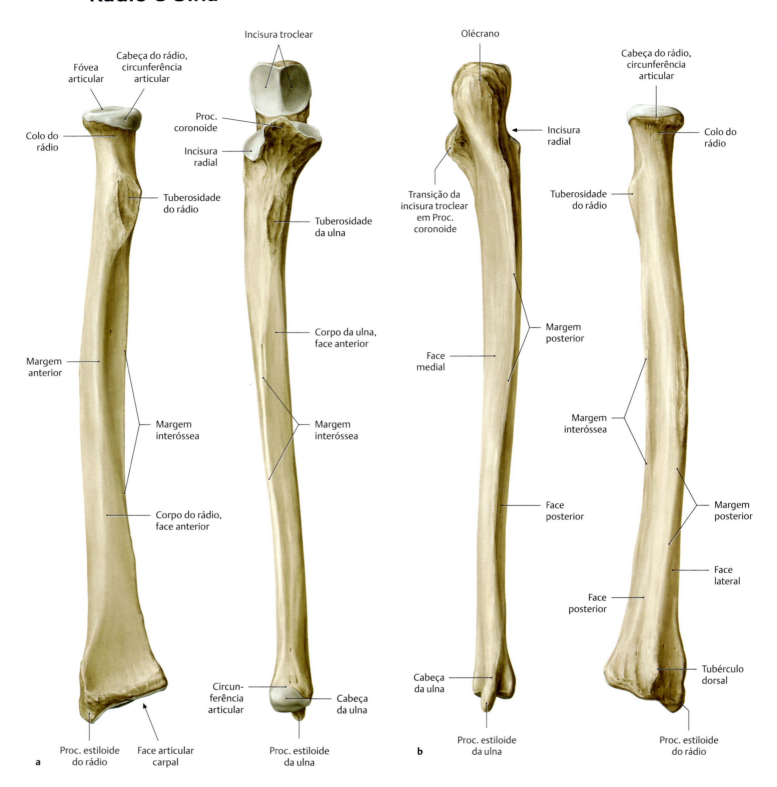

A Rádio e ulna do antebraço direito
a Vista anterior; b Vista posterior.
O rádio e a ulna não são mostrados em sua relação normal; foram separados para demonstrar as faces articulares Ligs. Artt. radiulnares proximal e distal.

1 Ossos, Ligamentos e Articulações | Membro Superior

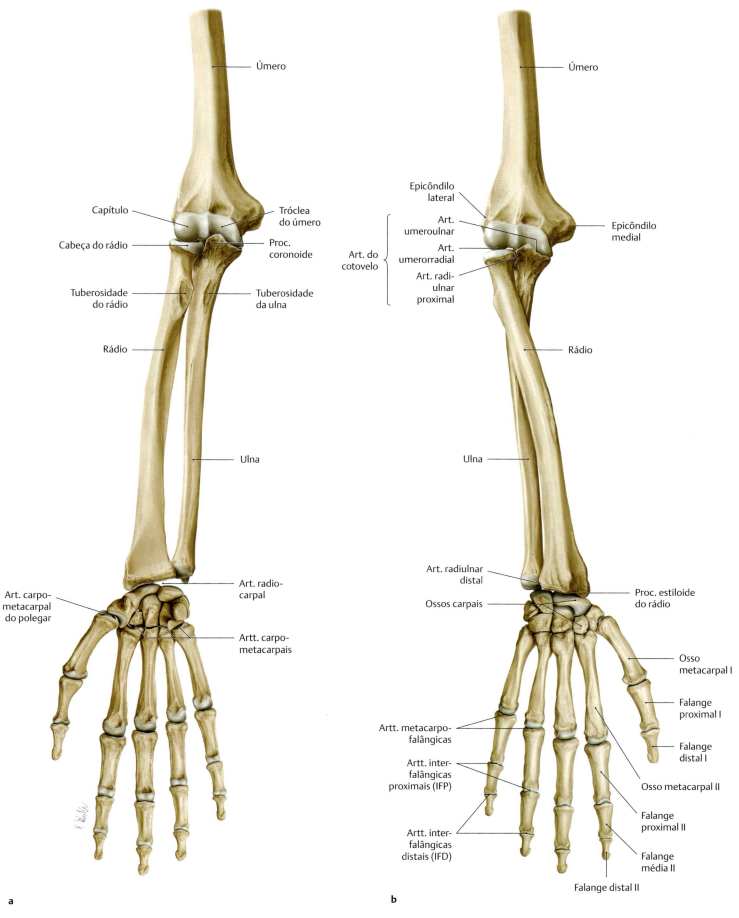

B Rádio e ulna do membro superior direito, com o antebraço supinação (a) e em pronação (b)

O rádio e a ulna são paralelos quando na supinação, enquanto na pronação, o rádio cruza a ulna. O movimento de girar a palma para frente ou para trás (supinação/pronação) ocorre nas Artt. radiulnares proximal e distal (ver p. 294).

Membro Superior | 1 Ossos, Ligamentos e Articulações

1.7 Ossos do Membro Superior: Faces Articulares do Rádio e da Ulna

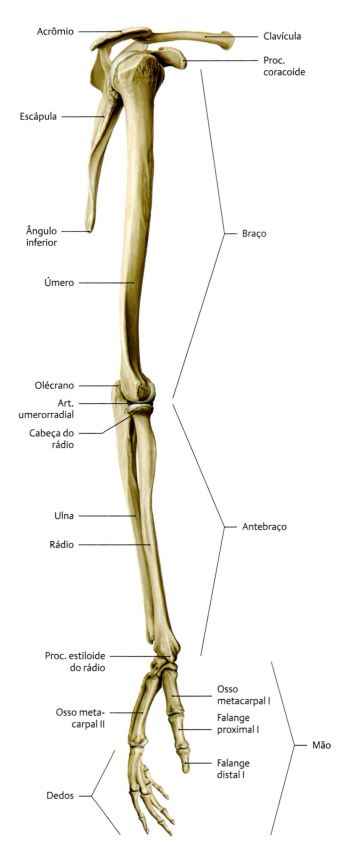

A Membro superior direito
Vista lateral. O antebraço está em supinação (rádio e ulna paralelos).

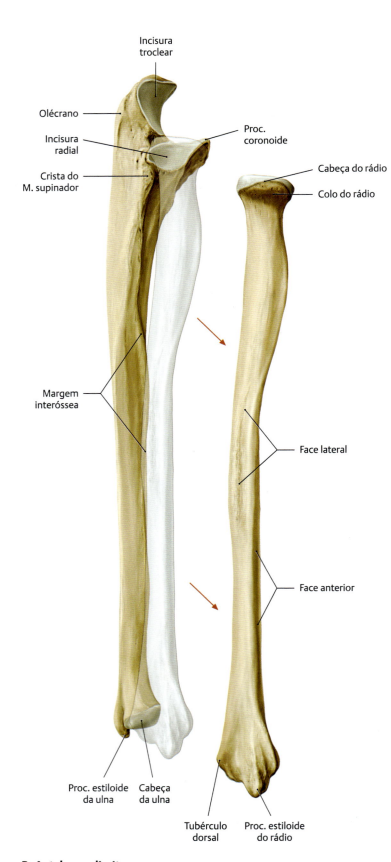

B Antebraço direito
Vista lateral. O rádio e a ulna são mostrados em uma posição desarticulada para demonstrar as faces articulares da ulna, envolvidas nas Artt. radiulnares proximal e distal (ver **C**).

1 Ossos, Ligamentos e Articulações | Membro Superior

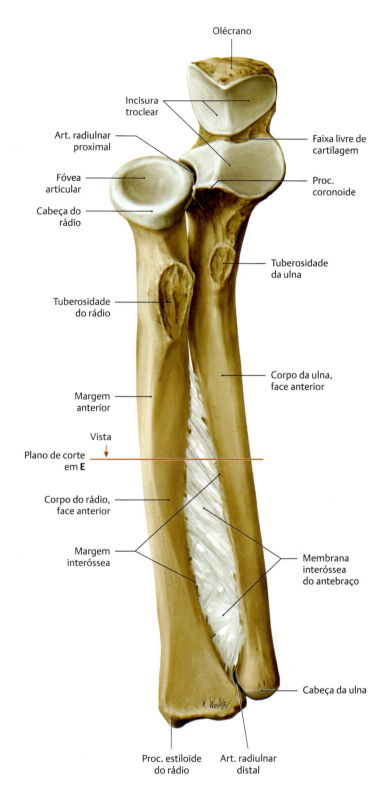

C Rádio e ulna do antebraço direito
Vista anterossuperior. As Artt. radiulnares proximal e distal são funcionalmente ligadas pela membrana interóssea do antebraço, entre o rádio e a ulna. Como resultado, o movimento de uma das articulações é invariavelmente ligado ao movimento da outra (ver p. 296).

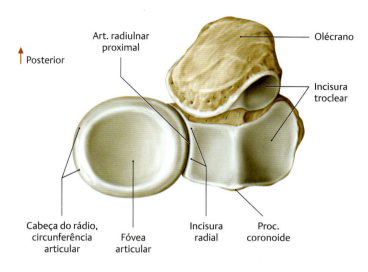

D Faces articulares proximais do rádio e da ulna do antebraço direito. Vista superior

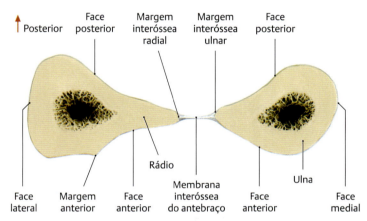

E Corte transversal de rádio e ulna direitos
Vista superior.

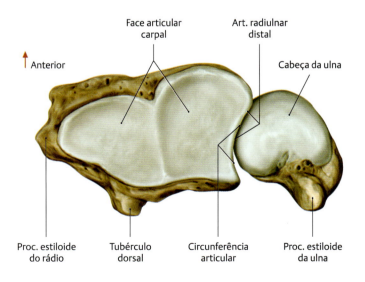

F Faces articulares distais do rádio e da ulna do antebraço direito. Vista inferior

Membro Superior | 1 Ossos, Ligamentos e Articulações

1.8 Ossos do Membro Superior: Mão

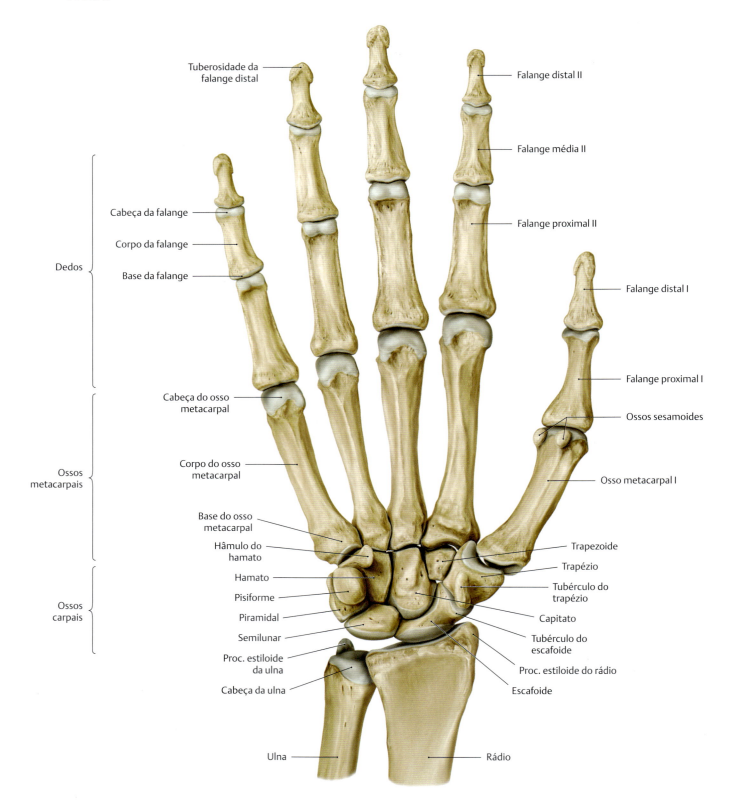

A Ossos da mão direita. Vista palmar
O esqueleto da mão consiste em:
- Ossos carpais (punho)
- Ossos metacarpais
- Ossos dos dedos.

A palma refere-se à face anterior (flexora) da mão, o dorso à face posterior (extensora). Os termos da orientação anatômica da mão são palmar ou volar (em direção à face anterior), dorsal (em direção à face posterior), ulnar (em direção à ulna ou ao dedo mínimo), e radial (em direção ao rádio ou ao polegar).

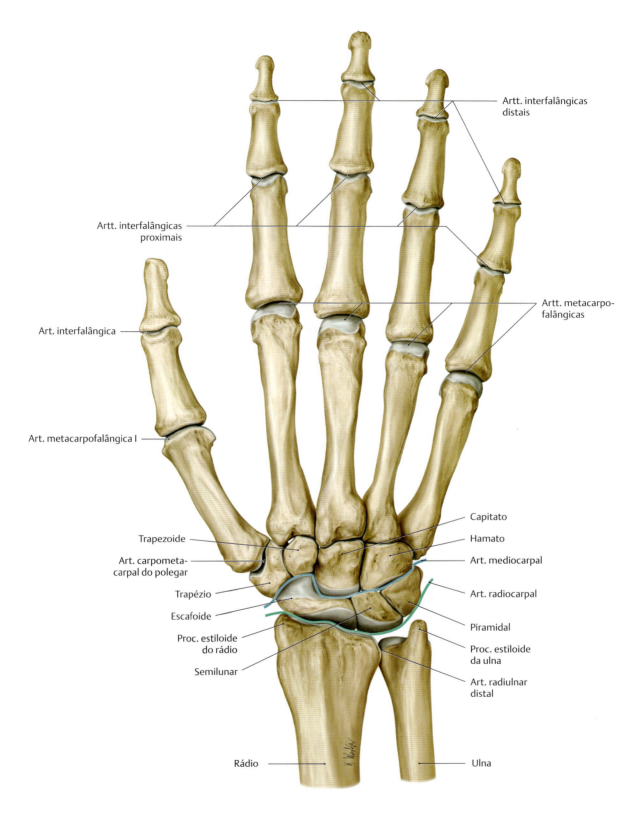

B Ossos da mão direita. Vista dorsal
As Artt. radiocarpais (proximais) e mediocarpais (distais) são indicadas por linhas em azul.

1.9 Ossos do Membro Superior: Ossos Carpais

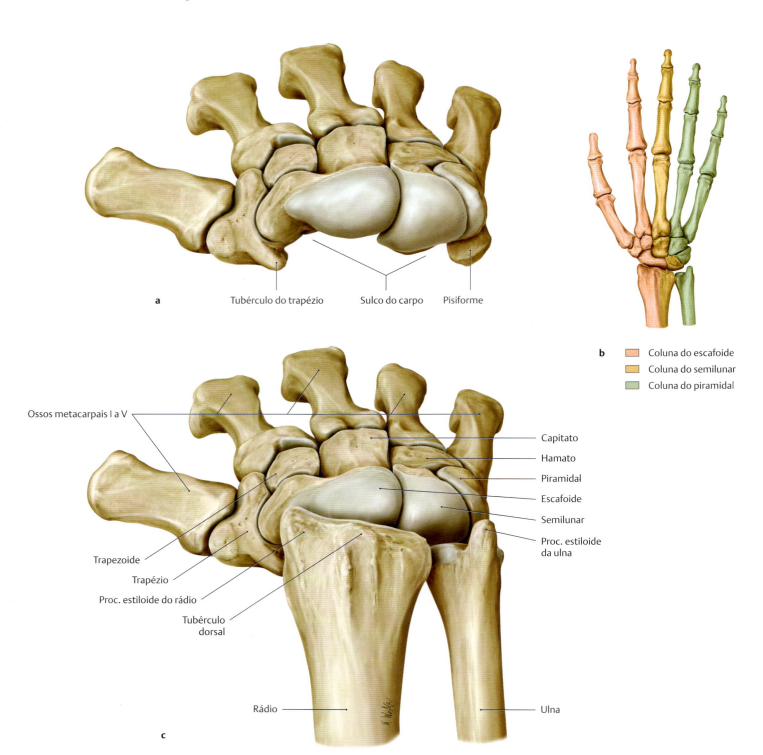

A Ossos carpais da mão direita
a Vista superior após remoção do rádio e da ulna; b Modelos de colunas da mão, vista posterior; c Ossos carpais (do punho) em posição de flexão, vista proximal.
Os ossos carpais encontram-se organizados em duas séries de quatro ossos cada uma, sendo uma série proximal e uma série distal (ver B). Dos pontos de vista biomecânico e clínico, os ossos carpais não formam duas fileiras transversais, mas três colunas organizadas de modo longitudinal: escafoide radial (formada pelos ossos escafoide, trapézio e trapezoide), semilunar central (com os ossos semilunar e capitato), piramidal ulnar (com os ossos piramidal e hamato). Nesta avaliação funcional, o osso pisiforme é considerado um osso sesamoide, uma vez que se encontra no tendão do músculo flexor ulnar do carpo (ver p. 418). Os ossos de cada fileira estão associados uns aos outros por articulações firmes, e apresentam em cada região articular uma proeminência convexa dorsal e uma proeminência côncava palmar. Consequentemente, sobre a face palmar forma-se o sulco do carpo (ver p. 302), delimitado por proeminências ósseas nas faces tanto radial quanto ulnar.

1 Ossos, Ligamentos e Articulações | Membro Superior

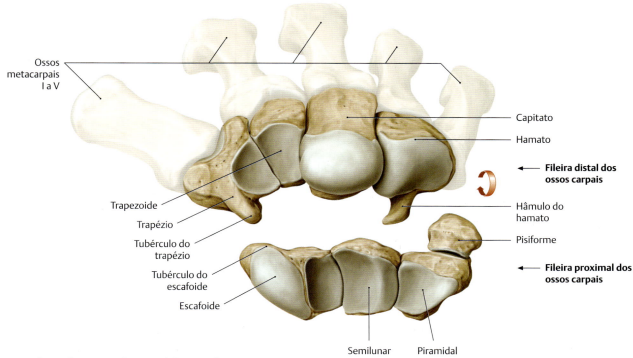

B Faces articulares da Art. mediocarpal da mão direita
A fileira *distal* dos ossos carpais é mostrada na vista *superior*. A fileira *proximal* é mostrada na vista *inferior*.

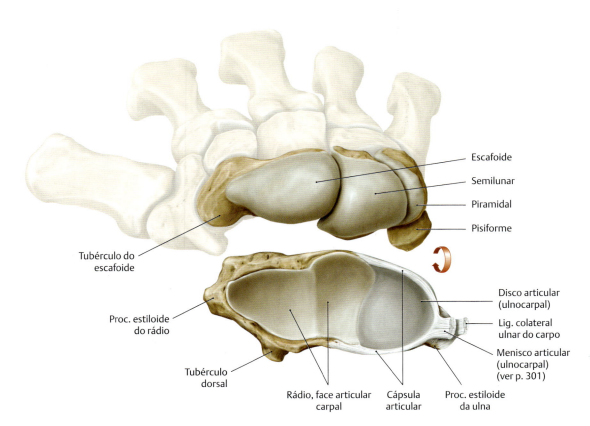

C Faces articulares da Art. radiocarpal da mão direita
A fileira proximal dos ossos carpais é mostrada na vista proximal. As faces articulares do rádio e da ulna e o disco articular (disco ulnocarpal) são mostrados na vista distal.
Clinicamente, a Art. radiocarpal é subdividida em um compartimento radial e um compartimento ulnar. Tal subdivisão leva em consideração o disco articular que cria uma segunda metade ulnar da Art. radiocarpal, além da metade radial. Assim, o rádio articula-se com a fileira proximal de ossos carpais, no compartimento radial, enquanto a cabeça da ulna e o disco ulnocarpal articulam-se com a fileira proximal dos ossos carpais, no compartimento ulnar.

267

1.10 Arquitetura da Transição Radiocarpal e Metacarpal; Fraturas da Região Distal do Rádio e do Escafoide

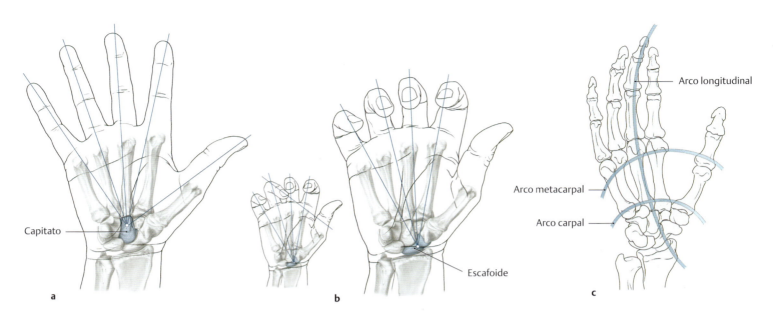

A Arquitetura do metacarpo

O metacarpo é fundamental na arquitetura da mão. Aqui, pela primeira vez, são apresentados os cinco raios digitais que se projetam para o polegar e para os demais dedos. Enquanto os eixos longitudinais dos dedos, em posição normal, encontram-se quase paralelos entre si, os eixos longitudinais do polegar abduzido e dos demais dedos afastados convergem em um mesmo ponto de interseção no capitato (**a**). Por outro lado, com a flexão nas articulações dos dedos, os eixos convergem sobre um mesmo ponto de interseção no escafoide (**b**). Apenas pelo conhecimento dessas posições básicas definidas é que más posições causadas por lesões (sobretudo rotação dos dedos – portanto, a "torção" de uma falange devido a uma fratura) podem ser identificadas (ver detalhe). Finalmente, os cinco raios digitais encontram-se tensionados entre si em três arcos funcionalmente importantes, principalmente através de suas ligações ligamentares (**c**): um arco longitudinal central ao longo do 3º raio, um arco transversal metacarpal e um arco transversal carpal.

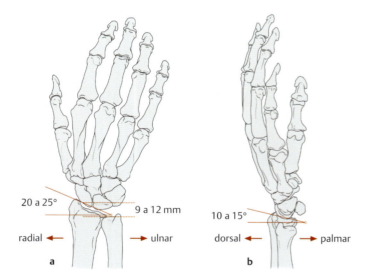
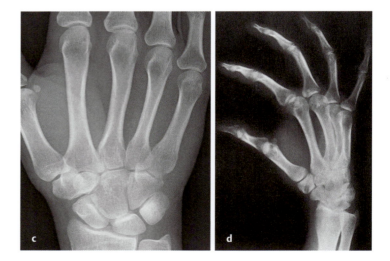

B Ângulo de inclinação das faces articulares na região distal do rádio
a Ângulo de inclinação radiulnar (mão direita, vista dorsal).
b Ângulo de inclinação dorsopalmar (mão direita, vista ulnar).
c Radiografia da região do carpo em incidência posteroanterior.
d Incidência lateral (c de: Böhni U, Lauper M, Locher H, Hrsg. Manuelle Medizin 2. 2. Aufl. Stuttgart: Thieme; 2020; d de: Möller T, Hrsg. Röntgennormalbefunde. 6. Aufl. Stuttgart: Thieme; 2019).

A região distal do rádio engloba as articulações radiocarpal e radiulnar distal. Além disso, forma um suporte para o disco articular e para os resistentes ligamentos carpais extrínsecos posteriores e palmares (ver p. 298). Por isso, constitui uma coluna principal da transmissão de forças carpais para as colunas anatômicas organizadas longitudinalmente (escafoide, semilunar e piramidal, ver p. 266) e, consequentemente, é frequentemente envolvida nas lesões (ver **C**). Para a interação harmônica dos componentes da articulação radiocarpal, permitindo uma adequada mobilidade da mão, o posicionamento da face articular do rádio é muito importante. A face articular carpal não se encontra perpendicular ao eixo longitudinal do antebraço, mas em um ângulo de inclinação radiulnar de 20 a 25° (*inclinação ulnar*, ângulo de Böhler I) e em um ângulo dorsopalmar de 10 a 15° (*inclinação palmar*, ângulo de Böhler II). O comprimento distal do rádio em relação à ulna (extremidade do processo estiloide do rádio – face articular carpal da ulna) atinge aproximadamente 9 a 12 mm (importante para mobilidade adequada da mão).

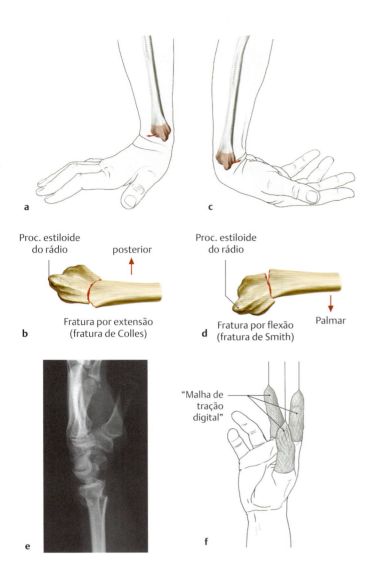

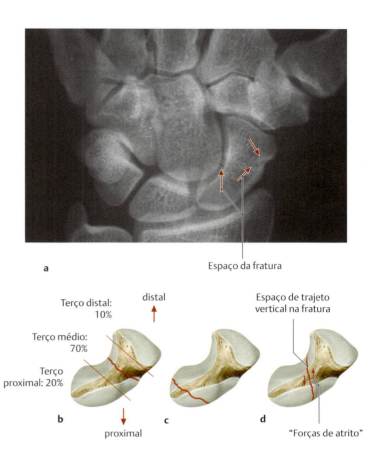

C Fraturas da região distal do rádio

Representando 20 a 25% de todas as fraturas, a fratura da região distal do rádio (portanto, próximo à articulação do punho) devido a quedas sobre a mão espalmada é a fratura mais frequente na espécie humana. Cerca de 80% dos casos são de mulheres acima de 50 anos – a causa principal é a osteoporose pós-menopausa. De acordo com a posição do punho em relação à parte distal do rádio no momento do traumatismo, em 90% dos casos ocorrem as *fraturas por extensão* (fratura de Colles; ver **a** e **b**), e em 10% dos casos ocorrem *fraturas por flexão* (fratura de Smith, ver **c** e **d**). Na fratura por extensão mais frequente, o mau posicionamento do punho, geralmente em formato de baioneta, é um achado impressionante do ponto de vista clínico (ver **e**; de: Henne-Bruns D, Dürig M, Kremer B. Chirurgie. 2. Aufl. Stuttgart: Thieme; 2003). Basicamente, nas fraturas da região distal do rádio são distinguidas fraturas extra-articulares e intra-articulares, sendo que as extra-articulares são encontradas tipicamente 3 a 4 cm acima da articulação radiocarpal. O diagnóstico é feito comumente por radiografias simples com a análise da articulação do punho em duas incidências (ver **e**, incidência lateral). Os procedimentos terapêuticos (conservadores, aparelho gessado, ou cirúrgicos, osteossíntese) dependem tanto do grau e do desvio dos fragmentos (estabilidade da fratura) quanto do trajeto da linha de fratura (intra-articular/extra-articular), além da magnitude das lesões associadas (p. ex., comprometimento associado da ulna e, neste caso, particularmente do processo estiloide da ulna). Fraturas não complicadas (= sem luxação e de fácil redução) e primariamente estáveis são tratadas de maneira conservadora por meio de "Malhas de tração digital" (**f**), sob controle de intensificador de imagens. Por isso, as relações entre os eixos, particularmente o comprimento original do rádio e o ângulo articular do rádio (inclinações ulnar e palmar, ver **Ba** e **Bb**), têm de ser exatamente reestabelecidas pela extensão longitudinal, sendo a articulação subsequentemente imobilizada com uma tala dorsopalmar. Fraturas intra-articulares com grandes fragmentos articulares devem ser estabilizadas essencialmente por osteossíntese.

D Fraturas do escafoide

a Radiografia de uma fratura do escafoide, incidência posteroanterior (de Stäbler A, Ertl-Wagner B, Hrsg. Radiologie-Trainer Bewegungsapparat, 3. Aufl. Stuttgart: Thieme; 2015); **b** Distribuição da frequência da localização de fraturas do escafoide.

As fraturas do punho, e aqui em particular do escafoide (2/3 dos casos) são outras possíveis consequência de quedas sobre a mão espalmada. Em comparação com as fraturas da região distal do rádio (ver **C**), as fraturas do escafoide envolvem quase exclusivamente homens jovens (lesão desportiva típica). Os sintomas ao exame clínico podem ser relativamente discretos. Em primeiro lugar, ocorre aumento da sensibilidade à palpação na região da tabaqueira anatômica com abdução radial e ulnar simultâneas, além de dor à compressão na região do polegar e do dedo indicador. Se houver a suspeita de fratura do escafoide, deve-se realizar uma avaliação radiológica convencional do punho (ver **a**, setas vermelhas) em quatro incidências, de modo a perceber a orientação espacial da área de fratura. Quando a radiografia não confirma o diagnóstico da suspeita clínica, deve-se realizar posteriormente – após uma imobilização inicial por 10 a 14 dias – uma tomografia computadorizada. Nessa fase, os processos de reabsorção do hematoma da fratura estão normalmente concluídos, de modo que o espaço da fratura encontra-se mais amplo e, por isso, mais facilmente identificável. As fraturas do escafoide são classificadas, de acordo com sua localização, em fraturas dos terços proximal, médio e distal (ver **b**). A consolidação de fraturas no terço proximal é particularmente longa e demorada (com até 3 meses de imobilização por gesso no antebraço, incluindo a base da articulação do polegar, ver **c**), uma vez que esta parte do osso não é suprida com vasos sanguíneos (quase todos os vasos sanguíneos entram distalmente ao escafoide). Da mesma maneira, a consolidação de fraturas oblíquas ou verticais é demorada, devido às consequentes forças de atrito aí presentes (ver **d**).

Observação: O escafoide está envolvido em todos os movimentos do punho, de modo que a imobilização prolongada é muito difícil. Consequentemente, entre as complicações típicas de uma fratura do escafoide encontram-se as pseudoartroses (= "falsa articulação" após consolidação malsucedida da fratura, ver p. 42).

1.11 Articulações do Ombro: Visão Geral, Articulações Claviculares

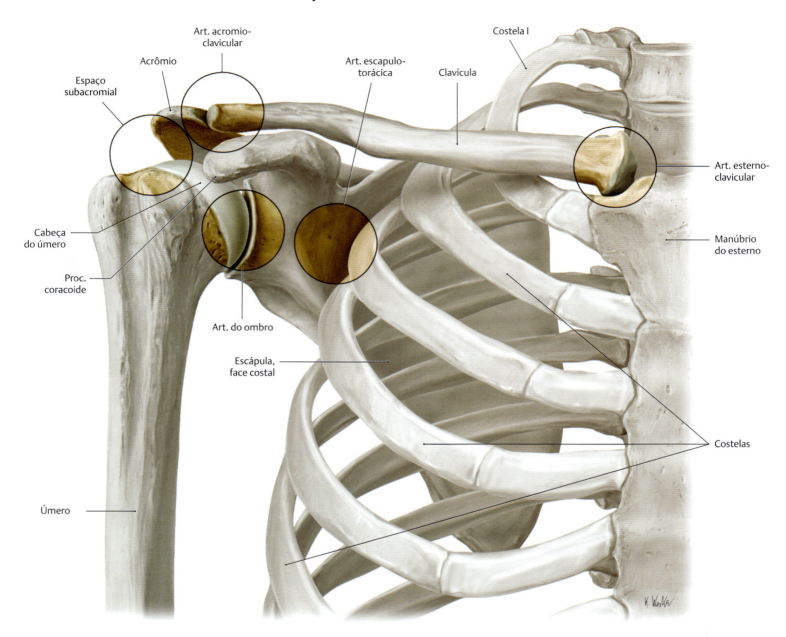

A As cinco articulações do ombro
Ombro direito, vista anterior. Cinco articulações contribuem para o amplo movimento do braço na articulação com o ombro. Existem três articulações verdadeiras no ombro e duas articulações funcionais:

- **Articulações verdadeiras:**
  1. Art. esternoclavicular.
  2. Art. acromioclavicular.
  3. Art. do ombro.
- **Articulações funcionais:**
  4. Espaço subacromial: as bolsas subacromial e subdeltóidea permitem o deslizamento entre o acrômio e o manguito rotador (= o manguito muscular da Art. do ombro, consistindo nos tendões de inserção dos Mm. supraespinal, infraespinal, subescapular e redondo menor que pressionam a cabeça do úmero na cavidade glenoidal, ver p. 317).
  5. Art. escapulotorácica: tecido conjuntivo frouxo entre os Mm. subescapular e serrátil anterior que permite o deslizamento da escápula sobre a parede do tórax.

Além das articulações verdadeiras e funcionais, há duas fixações ligamentares entre a clavícula e a primeira costela (Lig. costoclavicular) e entre a clavícula e o Proc. coracoide (Lig. coracoclavicular) que contribuem para a mobilidade do membro superior. Todas essas estruturas formam uma unidade funcional, em que a livre mobilidade em todas as articulações é necessária para se obter a amplitude total dos movimentos. Entretanto, este aumento de mobilidade é obtido em detrimento da estabilidade. Uma vez que o cíngulo do membro superior apresenta uma cápsula frouxa e ligamentos de sustentação, dotados de uma tensão relativamente baixa, ele tem de contar com o efeito estabilizador dos tendões do manguito rotador. À medida que o membro superior modificou-se, ao longo da evolução dos mamíferos, de um elemento de apoio para um dispositivo de manipulação, os tecidos moles e suas patologias tornaram-se cada vez mais importantes. Como resultado, uma grande porcentagem de distúrbios do ombro passaram a acometer os tecidos moles.

1 Ossos, Ligamentos e Articulações | Membro Superior

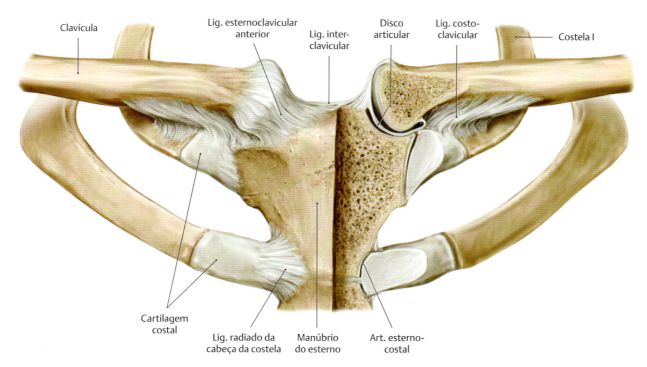

B Art. esternoclavicular e seus ligamentos
Vista anterior. O conjunto das Artt. esternoclavicular e acromioclavicular formam as articulações verdadeiras, no cíngulo do membro superior. Na figura, foi realizado um corte frontal do esterno até a clavícula adjacente para demonstrar a estrutura interna da Art. esternoclavicular esquerda. Um disco articular fibrocartilagíneo compensa a falta de congruência entre as superfícies das duas faces articulares, em forma de sela, da clavícula e do manúbrio do esterno.

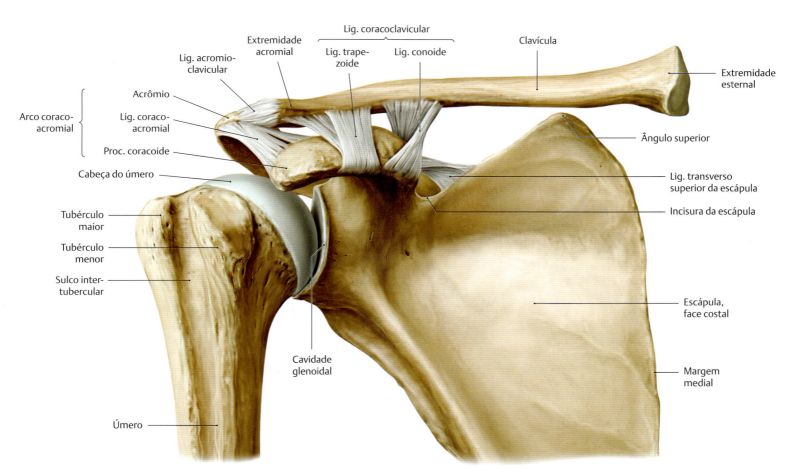

C Art. acromioclavicular e seus ligamentos
Vista anterior. A Art. acromioclavicular é uma *articulação plana*. Uma vez que as faces articulares são planas, têm de ser mantidas em posição por meio de fortes ligamentos (Ligg. acromioclavicular, coracoacromial e coracoclavicular). Estes ligamentos restringem substancialmente a mobilidade da Art. acromioclavicular. A Art. acromioclavicular apresenta, em alguns indivíduos, um disco articular, de forma variável, que confere maior mobilidade à articulação.

1.12 Articulações do Ombro: Ligamentos das Articulações Acromioclavicular e Escapulotorácica

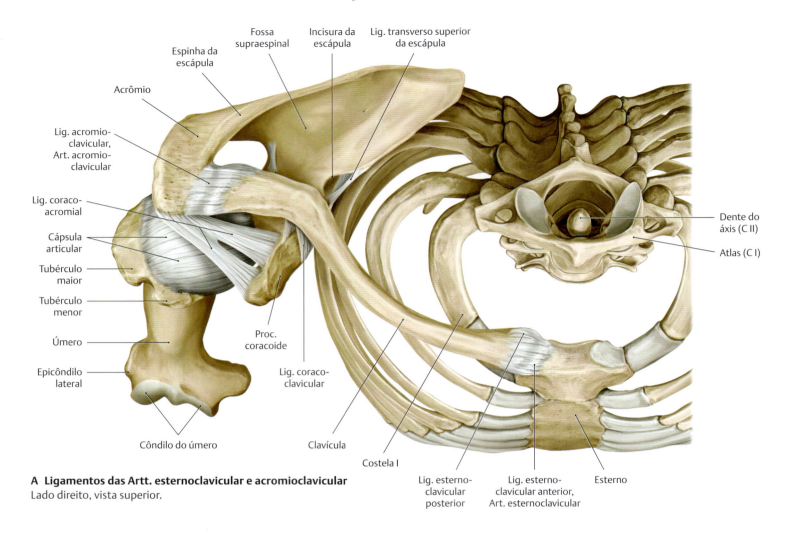

A Ligamentos das Artt. esternoclavicular e acromioclavicular
Lado direito, vista superior.

B Lesões do sistema do ligamento acromioclavicular
Essas lesões geralmente ocorrem durante uma queda sobre o ombro ou o braço estendido.
Segundo **Tossy**, elas são divididas em três tipos de lesão:

- Tossy I: hiperextensão dos Ligg. acromioclavicular e coracoclavicular
- Tossy II: ruptura do lig. acromioclavicular e subluxação da articulação acromioclavicular
- Tossy III: ruptura completa de todo o sistema ligamentar com luxação completa da articulação.

A classificação de **Rockwood** adiciona três outras formas de lesão, mais raras:

- Rockwood IV: deslocamento adicional dorsal da clavícula luxada pela ruptura da parte clavicular do M. deltoide
- Rockwood V: forte deslocamento cranial da extremidade lateral da clavícula pela completa ruptura dos Mm. deltoide e trapézio
- Rockwood VI: deslocamento da extremidade lateral da clavícula sob o acrômio e o Proc. coracoide (muito raro).

De acordo com a magnitude da lesão, o chamado "*fenômeno do teclado de piano*" é provocado mais forte ou mais levemente por meio de palpação (cuidado: doloroso!): a extremidade lateral da clavícula, elevada pela lesão, pode ser reposicionada por meio de pressão a partir de posição cranial, mas ela volta à sua posição inicial após a retirada da pressão. Uma *radiografia em dois níveis* mostra um espaço articular avançado, e o *carregamento de peso comparativo* com pesos de aproximadamente 10 kg em

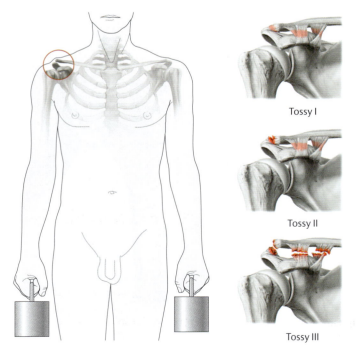

ambas as mãos mostra a elevação da extremidade lateral da clavícula no lado afetado (não é realizado em caso de ruptura parcial atual aparente de ligamentos, para evitar mais ruptura).

1 Ossos, Ligamentos e Articulações | Membro Superior

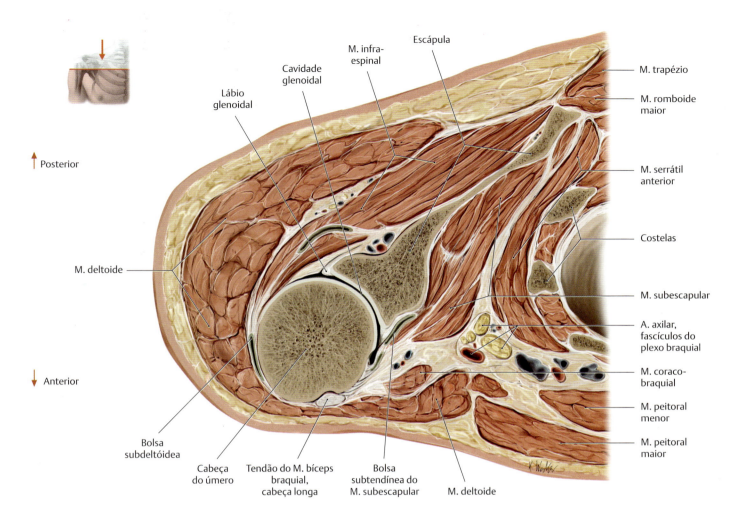

C Corte transversal da articulação do ombro direito
Vista superior. Em todos os movimentos do cíngulo do membro superior, a escápula desliza sobre uma superfície curva de tecido conjuntivo frouxo entre os Mm. serrátil anterior e subescapular (ver **D**). Esta superfície pode ser considerada como uma Art. "escapulotorácica" que permite que a escápula não apenas modifique a posição do ombro (movimento de translação) mas também crie um pivô, onde a Art. do ombro é mantida, no tórax, em uma posição relativamente estável (movimento de rotação) (ver p. 286). (Desenho com base em uma amostra da Coleção Anatômica da Universität Kiel.)

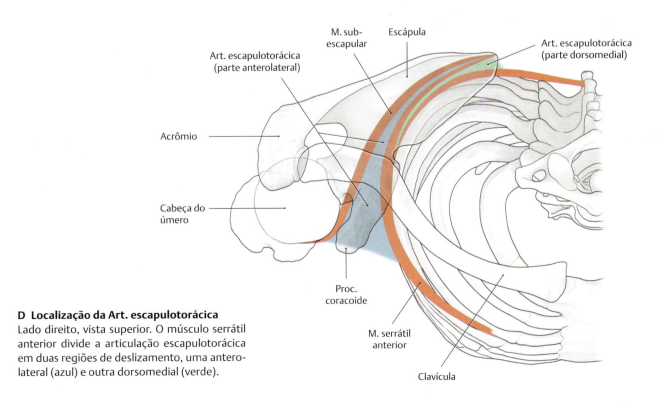

D Localização da Art. escapulotorácica
Lado direito, vista superior. O músculo serrátil anterior divide a articulação escapulotorácica em duas regiões de deslizamento, uma anterolateral (azul) e outra dorsomedial (verde).

1.13 Articulações do Ombro: Articulação do Ombro (Glenoumeral), Faces, Cápsula e Cavidade Articulares

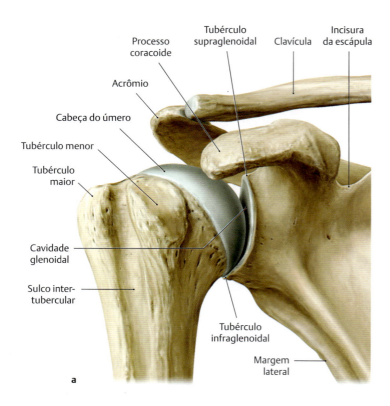

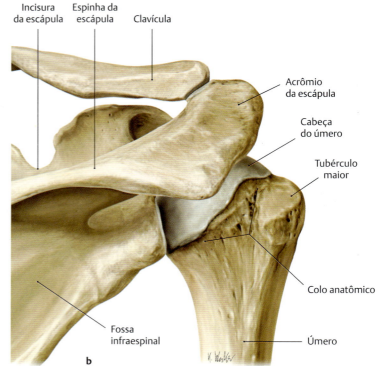

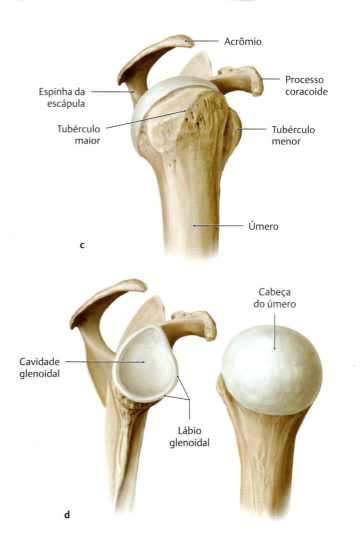

A Elementos esqueléticos articulares da articulação do ombro direito (Art. do úmero) e luxação do ombro
a Vista anterior; **b** Vista posterior; **c** Vista lateral; **d** Face articular.
Na articulação do ombro, a mais flexível mas também a mais vulnerável articulação do corpo, a cabeça do úmero e a cavidade glenoidal da escápula formam uma articulação esferóidea. A face articular da escápula, que é três a quatro vezes menor do que a cabeça do úmero, é um pouco aumentada por meio de um lábio glenoidal fibrocartilaginoso de cerca de 5 mm de largura na base (ver **d**). Esta disparidade no tamanho das faces articulares possibilita, de fato, grande flexibilidade, mas reduz a estabilidade da articulação devido à falta de restrição óssea. Como os ligamentos não são muito densos, os fortes músculos do ombro são os principais responsáveis pela estabilidade da articulação (ver p. 318). Luxações da articulação do ombro ocorrem comumente.
Cerca de 45% de todas as luxações ocorrem na articulação do ombro, com a cabeça do úmero sendo a que mais sofre luxações para frente ou para frente e para baixo, e ainda em casos de rotação externa violenta do braço levantado. Enquanto para a primeira luxação geralmente é necessário um traumatismo significativo, posteriormente os frequentes movimentos de extensão (p. ex., curvatura durante o sono) são suficientes para deslocar o ombro novamente (as chamadas luxações de ombro recorrentes).
O **diagnóstico da luxação do ombro** é feito clinicamente (com base na posição do braço, em função da dor, bem como por meio da palpação do relevo do ombro) e pela radiografia (duas incidências). As lesões relacionadas com a luxação, especialmente as luxações anteriores comuns, afetam principalmente a margem do lábio glenoidal (avulsão do lábio, chamada de *lesão de Bankart*) e a cabeça do úmero (fratura por compressão da parte posterolateral da cabeça do úmero, conhecida como *lesão de Hill-Sachs*). Outras complicações importantes são a lesão conjunta do N. axilar (sensibilidade no teste da divisão autônoma do sistema nervoso), da A. axilar (teste do tempo de recapilarização da A. radial), bem como, especialmente em pacientes mais velhos, do manguito rotador (ruptura).

1 Ossos, Ligamentos e Articulações | Membro Superior

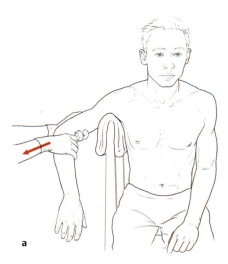

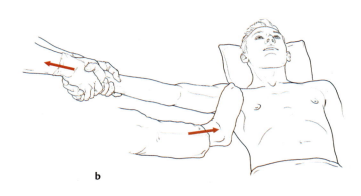

B Redução da luxação do ombro
a Redução de Arlt; b Redução de Hipócrates.
Existem vários métodos para reduzir um ombro luxado. A redução deve ser realizada sob sedação ou analgesia, e, eventualmente, sob anestesia.

Na técnica de Arlt (**a**), o paciente senta-se em uma cadeira e apoia o braço sobre as costas acolchoadas da cadeira. A redução é feita por extensão longitudinal, na qual a cadeira funciona como ponto de apoio. Na técnica de Hipócrates, o paciente é colocado em decúbito dorsal (**b**). A redução também é realizada pela extensão longitudinal do braço, na qual o médico usa o seu próprio pé como apoio na axila do paciente.

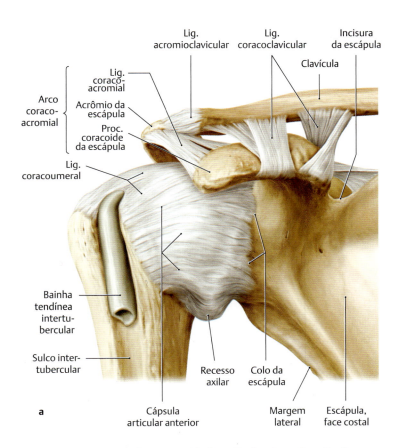

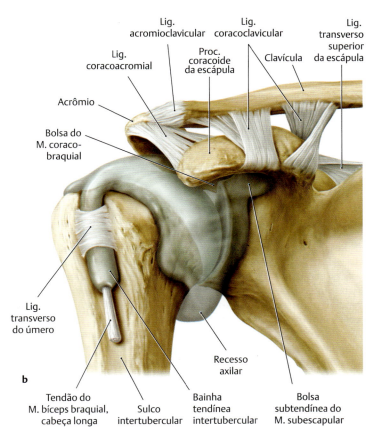

C Ligamentos capsulares e cavidade articular do ombro direito
a Vista anterior.
b Apresentação da cavidade articular na vista anterior.

A cápsula articular da articulação do ombro está localizada em uma região posterior que não é reforçada pelos ligamentos e é muito fina. Anteriormente, a cápsula articular é reforçada por três estruturas ligamentares (ligamentos glenoumerais superior, médio e inferior, ver p. 276). Superiormente ela é forçada pelo Lig. coracoumeral na cabeça do úmero. Juntamente com o acrômio e o processo coracoide, o Lig. coracoacromial forma o arco coracoacromial, que assegura a posição da cabeça do úmero na cavidade glenoidal, limitando também, no entanto, os movimentos do úmero no sentido cranial.

Quando se pende o braço, a cápsula articular em uma região inferior sem músculo exibe uma dobra (recesso axilar) que funciona como um espaço de reserva, especialmente nos movimentos de abdução. Na posição de relaxamento do braço, o recesso axilar pode aderir ou atrofiar e causar considerável restrição de movimento. A cavidade articular da articulação do ombro é conectada às bolsas sinoviais vizinhas. Habitualmente, a bolsa subtendínea do M. subescapular e a bolsa do M. coracobraquial comunicam-se com a cavidade articular. Também a bainha tendínea da cabeça longa do M. bíceps braquial (bainha tendínea intertubercular) no seu trajeto pelo sulco intertubercular entra em contato com a cavidade articular.
Observação: Os Ligg. glenoumerais são, geralmente, claramente visíveis ou distintos somente no interior da cápsula.

1.14 Articulações do Ombro: Articulação do Ombro (Glenoumeral), Reforço Capsular Ligamentar e Intervalo dos Rotadores

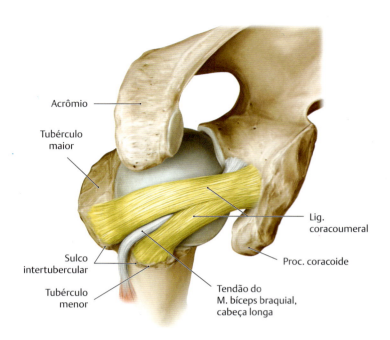

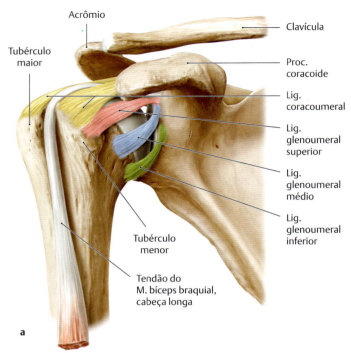

A Lig. coracoumeral
Articulação do ombro direito, vista superior.
O Lig. coracoumeral origina-se como uma uma faixa larga e resistente na base do Proc. coracoide da escápula e segue para os tubérculos maior e menor do úmero. O tendão da cabeça longa do M. bíceps braquial, que passa entre as duas faixas do ligamento coracoumeral, está, portanto, seguro antes da sua entrada no sulco intertubercular.

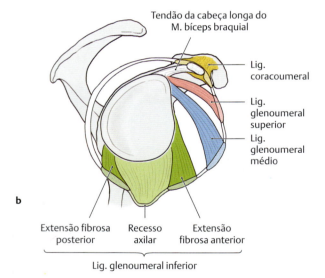

B Reforço capsular ligamentar nas vistas anterior e lateral
a Articulação do ombro direito, vista anterior; **b** Representação esquemática das estruturas dos ligamentos que reforçam a cápsula após a remoção da cabeça do úmero e separação da cápsula, assim como dos tendões anexos dos músculos do manguito rotador, vista lateral; **c** Origem e inserção das estruturas ligamentares.
A cápsula articular da articulação do ombro é relativamente frouxa e muito fina posteriormente. Anteriormente, no entanto, ela tem ligamentos como reforço (Ligg. glenoumerais), que têm formação muito variável e, geralmente, são bem visíveis somente por dentro, ou seja, artroscopicamente (ver p. 283):

- **Lig. glenoumeral superior:** segue da face superior do lábio glenoidal e do Proc. coracoide para o sulco intertubercular e para o tubérculo menor e forma com o Lig. coracoumeral a alça do intervalo dos rotadores (ver **D**)
- **Lig. glenoumeral médio:** segue quase em ângulo reto para o tendão anexo do M. subescapular desde a parte anterossuperior do lábio glenoidal até a face anterior do colo anatômico do úmero
- **Lig. glenoumeral inferior:** é na verdade formado por *três partes*, uma extensão fibrosa anterior e outra posterior, bem como uma projeção axilar intermediária (recesso axilar). As três partes seguem dos 2/3 inferiores do lábio glenoidal até o colo anatômico do úmero, onde a parte intermediária (recesso axilar) alcança abaixo o colo cirúrgico. O Lig. glenoumeral inferior é muito importante para a estabilidade anteroinferior da parte inferior do ombro e desenvolve, especialmente em abdução, uma espécie de "rede".

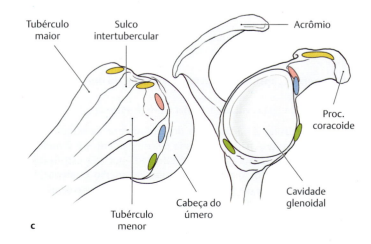

1 Ossos, Ligamentos e Articulações | Membro Superior

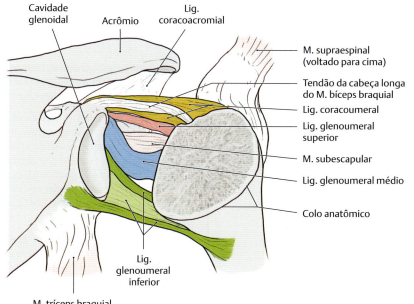

C Reforço ligamentar capsular em vista dorsal
Vista posterior da parte anterior da cápsula articular após a remoção da cabeça do úmero no limite osteocartilagíneo (colo anatômico). Articulação do ombro direito.

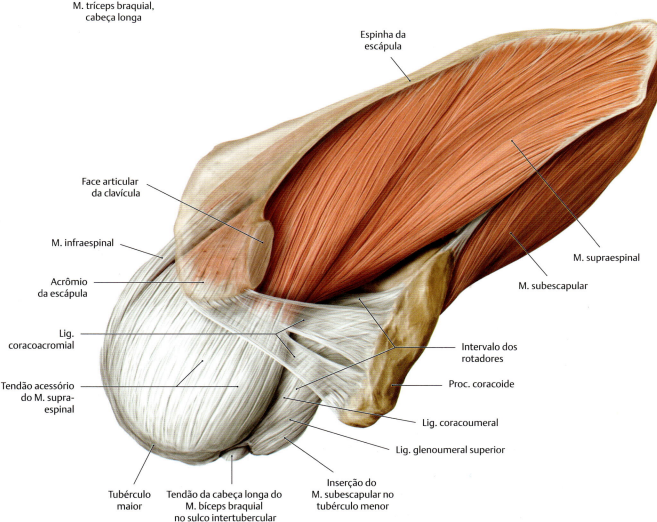

D Intervalo dos rotadores
Ombro direito, vista superior; clavícula e M. deltoide removidos.
O *intervalo dos rotadores* é uma região capsular ou uma lacuna entre a margem superior do M. subescapular e a margem anterior do M. supraespinal. O Lig. glenoumeral superior e o Lig. coracoumeral reforçam esta região da cápsula articular.

Ambos os ligamentos se unem no intervalo dos rotadores para a chamada *alça do intervalo dos rotadores*. Ela envolve o tendão da cabeça longa do M. bíceps e impede o seu deslocamento anteromedial. Com isso, o Lig. glenoumeral forma o assoalho e o Lig. coracoumeral, o "teto" desta alça (ver **Bb**). Além disso, no intervalo dos rotadores estão interligadas extensões fibrosas dos respectivos tendões dos Mm. subescapular e supraespinal.

277

1.15 Articulações do Ombro: Espaço Subacromial

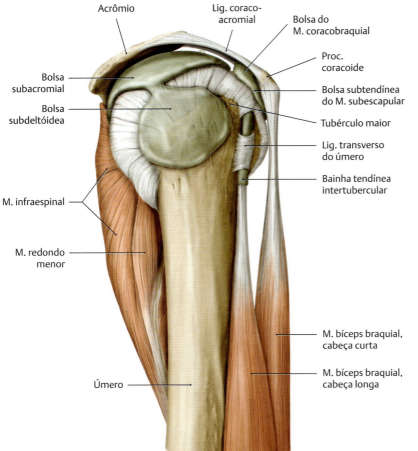

A Espaço subacromial, ombro direito
Vista lateral. O M. deltoide foi removido para mostrar as seguintes estruturas:

- As fixações dos músculos do manguito rotador (Mm. supraespinal, infraespinal, redondo menor e subescapular) na porção proximal do úmero (ver também **B**)
- O tendão de origem do M. bíceps braquial
- O espaço subacromial, com a bolsa subacromial que se comunica com a bolsa subdeltóidea.

As duas bolsas permitem deslizamento sem atrito entre a cabeça do úmero e os tendões do manguito rotador (principalmente o M. supraespinal e a porção superior do M. infraespinal), abaixo do arco coracoacromial, durante a abdução e a elevação do braço (ver p. 287).

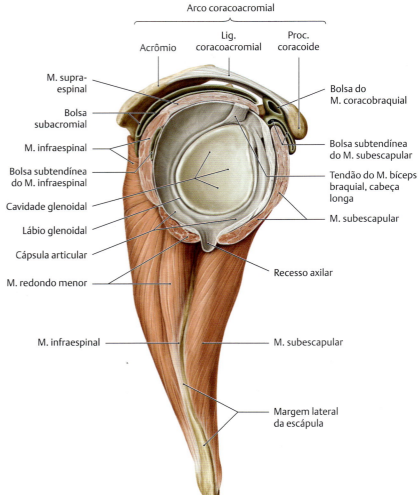

B Bolsa subacromial e cavidade glenoidal da articulação do ombro direito
Vista lateral. Após a remoção da cabeça do úmero e a separação dos tendões anexos do manguito rotador pode-se observar a cavidade da articulação do ombro (*cavidade glenoidal*). O *lábio glenoidal* expande um pouco a cavidade. Um pouco antes da sua inserção na cabeça do úmero, os músculos do manguito rotador se projetam com os seus tendões anexos para a cápsula articular e pressionam a cabeça do úmero de forma semelhante a um manguito na cavidade do ombro. Entre o "teto" do ombro (arco coracoacromial) e os tendões anexos sobre a cabeça do úmero encontra-se a *bolsa subacromial* (ver **D**).

1 Ossos, Ligamentos e Articulações | Membro Superior

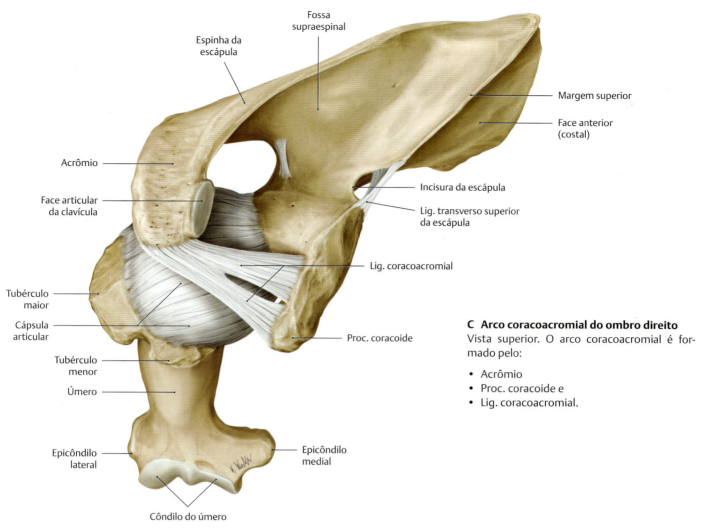

C Arco coracoacromial do ombro direito
Vista superior. O arco coracoacromial é formado pelo:

- Acrômio
- Proc. coracoide e
- Lig. coracoacromial.

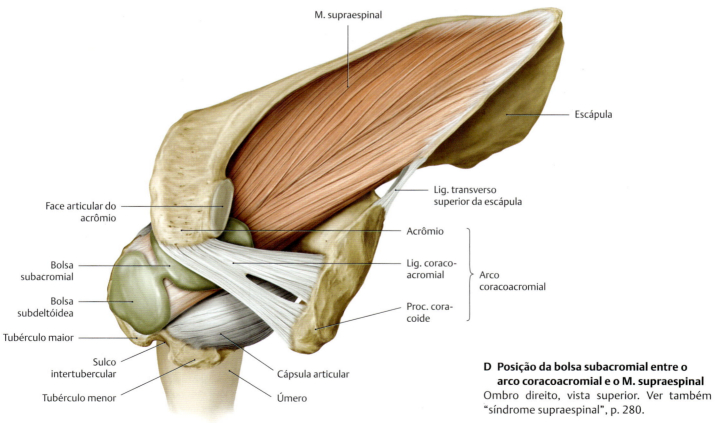

D Posição da bolsa subacromial entre o arco coracoacromial e o M. supraespinal
Ombro direito, vista superior. Ver também "síndrome supraespinal", p. 280.

279

1.16 Bolsas Subacromial e Subdeltóidea

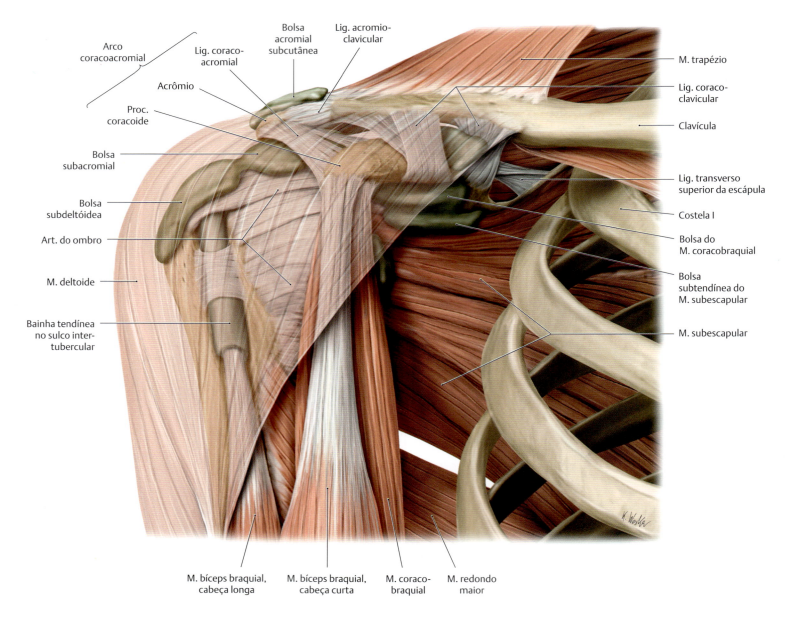

A Posição da bolsa no ombro direito
Vista anterior. Os Mm. peitoral maior, peitoral menor e serrátil anterior foram retirados. O M. deltoide, representado por transparência, permite a identificação da posição da bolsa.
Observe principalmente o arco coracoacromial e a bolsa subacromial abaixo deste.

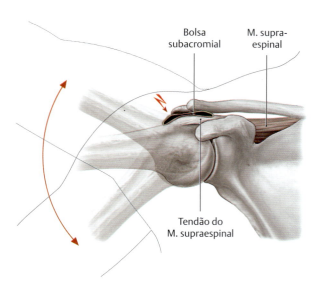

B Síndrome do impacto
A "*síndrome do impacto*" é quando a abdução do braço entre 60° e 120° provoca dor. A causa é um tendão do músculo supraespinal com alteração degenerativa – frequentemente calcificado e consequentemente espessado – que ao se deslocar medialmente durante a elevação do braço é comprimido sob o acrômio e a bolsa subacromial. Consequentemente, ocorre estreitamento doloroso do espaço subacromial. Alterações degenerativas podem ter outras causas, com a formação de osteófitos na articulação acromioclavicular.

1 Ossos, Ligamentos e Articulações | Membro Superior

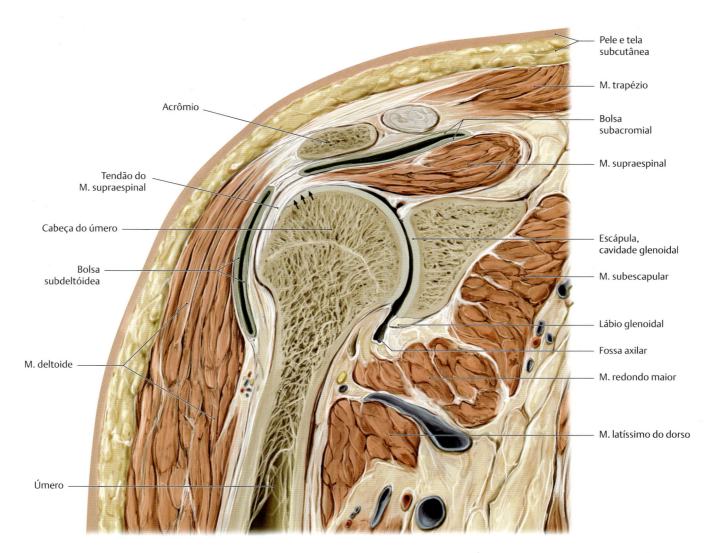

C Corte frontal da articulação do ombro direito
Vista anterior. A estrutura do tendão de inserção do M. supraespinal difere dos padrões comuns dos tendões de tração. Seu trajeto distal faz com que atue como um tendão deslizante que atravessa o fulcro da cabeça do úmero (setas). Nesta região, localizada aproximadamente 1 a 2 cm proximal a sua inserção no tubérculo maior, o tecido tendíneo, em contato com a cabeça do úmero, é composto de cartilagem fibrosa. Esta zona de cartilagem fibrosa é avascular e representa uma adaptação do tendão à carga de pressão imposta pelo fulcro ósseo (desenho com base em um espécime da Coleção Anatômica da Universität Kiel).

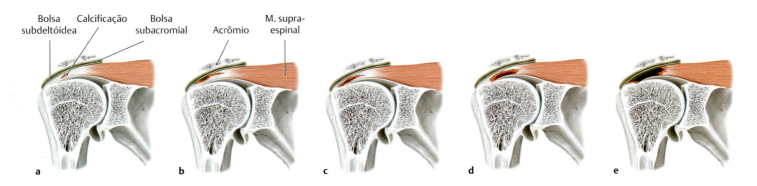

D Lesões do tendão do M. supraespinal
a Calcificação (tendinite calcárea) do tendão do M. supraespinal devido a alterações degenerativas da zona de fibrocartilagem (ver **C**); **b-d** Ruptura parcial do tendão do M. supraespinal (**b** para a bolsa, **c** intratendínea e **d** para a articulação); **e** Ruptura completa do tendão supraespinal (*ruptura do manguito rotador*).
As alterações degenerativas do manguito rotador, particularmente as do tendão supraespinal, compõem, juntamente com afecções do tendão da cabeça longa do M. bíceps braquial e das bolsas subacromial e subdeltóidea as doenças dos tecidos moles do ombro. Essas alterações levam a distúrbios dolorosos do ombro. O espessamento dos tecidos abaixo do arco coracoacromial levam ao congestionamento da região e à chamada *síndrome subacromial* ou *do impacto*.
O tendão do M. supraespinal é o componente mais frequentemente lesado do manguito rotador (95% dos casos). Em caso de sua ruptura, as bolsas subacromial e subdeltóidea não são mais isoladas da cavidade articular e tornam-se um espaço contínuo. Em caso de perda da função do M. supraespinal, após ruptura do seu tendão, a fase inicial da abdução do braço é especificamente comprometida. O M. supraespinal contribui, normalmente, de forma significativa para os primeiros 10° da abdução (função de iniciador; ver p. 316).

1.17 Artroscopia do Ombro

A Visão geral: artroscopia da articulação do ombro
Na cirurgia artroscópica, é cada vez maior a importância da **artroscopia** da articulação do ombro e da região subacromial. Embora a artroscopia do ombro tenha se constituído inicialmente como um procedimento diagnóstico predominante, as técnicas de ressecção e reconstrutivas foram introduzidas para aumentar as possibilidades técnicas. Elas vêm substituindo cada vez mais as cirurgias abertas do ombro. A artroscopia deve ser vista como uma medida *terapêutico-cirúrgica primária*, que também possibilita uma avaliação dinâmica e funcional das estruturas capsulares-ligamentares, por exemplo, nos casos de instabilidade. Atualmente, no âmbito da artroscopia da articulação do ombro – até na implantação de uma endoprótese – todas as cirurgias são viáveis, até aquelas realizadas com frequência. As **indicações** para a artroscopia da articulação do ombro podem ser divididas em três grupos:

- Instabilidades do ombro, tais como lesões labrais (lesão de Bankert), lesões osteocondrais (lesão de Hill-Sachs)
- Alterações degenerativas, tais como ruptura do manguito rotador parcial e completa, síndromes subacromiais (tendinite calcárea), tendão do M. bíceps braquial
- Alterações inflamatórias, tais como sinovite, capsulite adesiva.

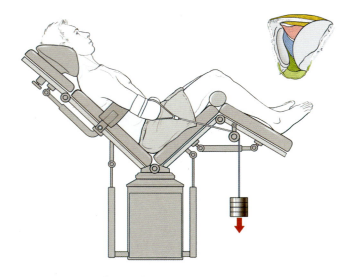

B Posicionamento do paciente
Existem duas posições padrão disponíveis:

- Posição lateral e
- Posição parcialmente sentada (a chamada posição de cadeira de praia ou cadeira reclinável).

Na posição parcialmente sentada o paciente se senta com a parte superior do corpo inclinada 60°. A vantagem desta técnica de posicionamento é a possibilidade de girar e abduzir o braço em toda a extensão no período intraoperatório. Além disso, com este posicionamento há a possibilidade da cirurgia aberta sem reposicionamento e nova cobertura cirúrgica e lavagem. Além disso, o braço pode ser estendido com um peso de tração para se obter melhor visibilidade na articulação (ver detalhe).

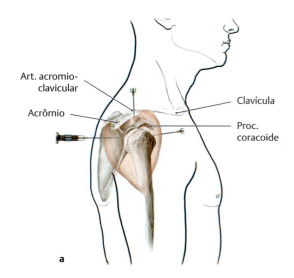

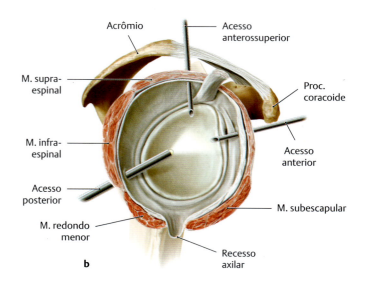

C Abordagens artroscópicas para a articulação do ombro
a Articulação do ombro direito, vista lateral; para orientação, os marcos anatômicos mais importantes são: Proc. coracoide, extremidade lateral da clavícula, acrômio e articulação acromioclavicular; **b** Abordagens artroscópicas padrão (acessos), articulação do ombro direito (cabeça do úmero removida), vista lateral.
Nas abordagens artroscópicas (chamadas de acessos) faz-se a distinção entre:

- Abordagens de trabalho (através das quais os instrumentos são introduzidos) e
- Abordagens ópticas.

A abordagem padrão para uma lente de 30° é realizada através de uma incisão de sutura de 1 cm caudal e 1,5 cm medial do limite posterolateral do acrômio da escápula (abordagem dorsal ou acesso posterior). Depois disso, com um trocarte de ponta romba, perfura-se primeiro a tela subcutânea, o M. deltoide e, finalmente, a parte posterior da cápsula no sentido do Proc. coracoide: então o trocarte é trocado por meio da câmera e a cavidade articular é "lavada". Como acessos para inserção de instrumentos, são escolhidas, como padrão, as abordagens anterior e anterossuperior. Dependendo da cirurgia planejada, mais acessos podem ser criados, tais como o acesso lateral para a região subacromial. Enquanto na abordagem anterior se obtém acesso lateral direto da ponta do Proc. coracoide sobre a pele acima do tendão do M. subescapular na articulação, a abordagem anterossuperior é realizada imediatamente anterolateral ao acrômio e da entrada na articulação, logo atrás do tendão da cabeça longa do M. bíceps braquial. O posicionamento do artroscópio nos vários acessos possibilita uma visão geral completa do espaço da articulação.

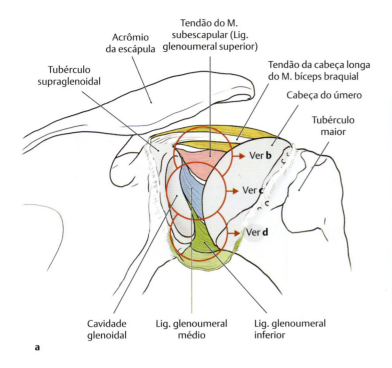
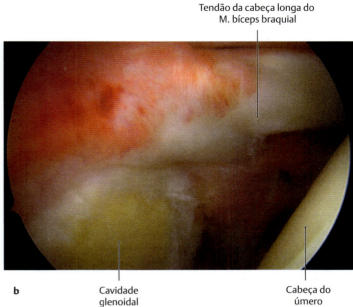
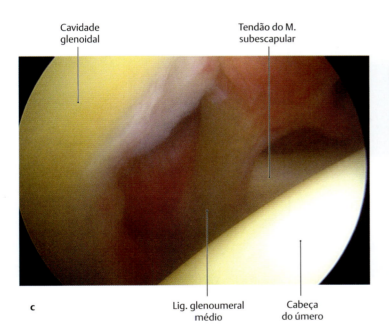
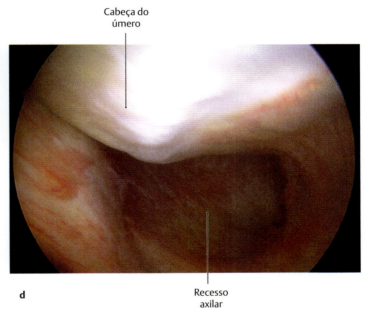

D Anatomia artroscópica da articulação do ombro
a Representação esquemática das estruturas anatômicas visíveis artroscopicamente; ombro direito, vista dorsal; b–d Imagens artroscópicas correspondentes (Fonte: Dr. Jürgen Specht, Frankfurt).

Para a avaliação artroscópica de estruturas intra-articulares, aconselha-se um exame padronizado com teste de curva de sensibilidade simultâneo. O objetivo deste estudo é a inspeção completa do espaço articular. Na posição de "cadeira de praia" (ver **B**) com vista dorsal, a cavidade glenoidal está em posição vertical. Como uma estrutura orientadora claramente reconhecível, o tendão da cabeça longa do M. bíceps braquial segue da origem, no tubérculo supraglenoidal sobre a cabeça do úmero, horizontalmente em direção ao sulco intertubercular. O tendão da cabeça longa do M. bíceps braquial, a cavidade glenoidal e a margem superior do tendão do M. subescapular, que segue transversalmente (**b**, **c**) formam o trígono capsular anterior. Ao girar a lente angulada para cima e para os lados, a entrada do tendão da cabeça longa do M. bíceps braquial no sulco intertubercular pode ser vista na margem anterior do tendão do M. supraespinal. Ali está localizado o tendão da cabeça longa do M. bíceps braquial em uma alça em forma de U, que é formada a partir do Lig. glenoumeral superior e a margem anterior do tendão do M. supraespinal. Além disso, pode-se definir a face inferior dos tendões dos Mm. infraespinal e supraespinal. O recesso axilar é visualizado quando a seção inferior da articulação é ajustada (**d**).

1.18 Anatomia Seccional do Ombro

A Diagnóstico radiológico convencional da articulação do ombro direito

Para o diagnóstico primário de doenças do ombro, os exames clínico e ultrassonográfico (ver **B**) são associados a radiografias simples. Lesões mais complexas podem ser avaliadas, ainda, com o auxílio da tomografia computadorizada e da ressonância magnética (ver **C**). De forma semelhante aos demais diagnósticos dos ossos e das articulações, basicamente duas incidências devem ser realizadas em planos perpendiculares entre si:

- Anteroposterior (AP) (**a** e **b**) e
- Axial (transaxilar) (**c** e **d**).

De modo a evitar sobreposições nas radiografias, a *incidência AP* deve ser realizada, de modo que a cavidade articular ("soquete") seja posicionada em um ângulo na direção anterior de 30°. Com uma leve rotação lateral nesta posição, a cabeça do úmero e a cavidade glenoidal são representadas sem sobreposição; o tubérculo maior tem seu contorno projetado lateralmente. Com a *incidência axilar*, o paciente se coloca em posição supina e o braço sofre uma leve rotação lateral, sendo abduzido. O cassete radiográfico é colocado cranialmente ao ombro e os raios X incidem na axila a partir da posição caudal. Desta maneira, a cabeça do úmero e a cavidade glenoidal são projetadas em ângulo reto em relação à incidência AP (esta posição oferece melhor possibilidade de identificação de fraturas!) (Figuras **a** e **c** de: Echtermeyer V, Bartsch S, Hrsg. Praxisbuch Schulter. 2. Aufl. Stuttgart: Thieme; 2004).

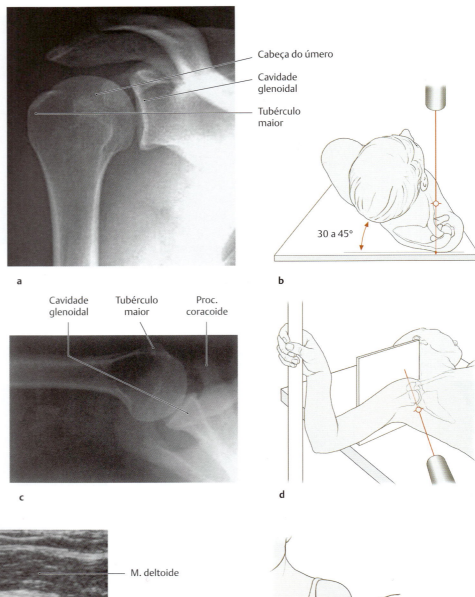

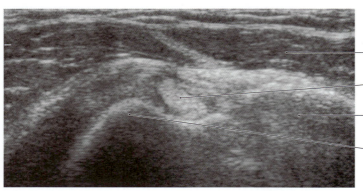

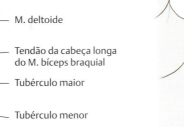

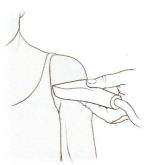

B Diagnóstico ultrassonográfico da região anterior do ombro em corte transversal

a Ultrassonografia; **b** Posição do transdutor na altura do sulco intertubercular da articulação do ombro esquerdo; **c** Esquema da imagem ultrassonográfica (vista inferior do corte transversal) (**a** de: Konermann W, Gruber G. Ultraschalldiagnostik der Bewegungsorgane, 3. Aufl. Stuttgart: Thieme; 2011).

Nas ultrassonografias das articulações habitualmente são usados dois planos de corte quase perpendiculares entre si. Pelo movimento de rotação do braço, associado a diferentes posições do transdutor, torna-se possível avaliar cuidadosamente a articulação do ombro.

1 Ossos, Ligamentos e Articulações | Membro Superior

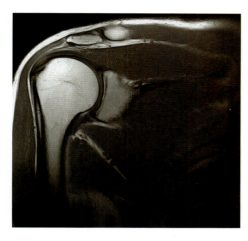
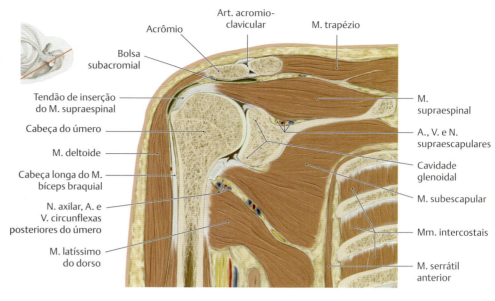

a Imagem oblíqua coronal, ponderada em T1 (plano de corte paralelo ao M. supraespinal e perpendicular à cavidade glenoidal).

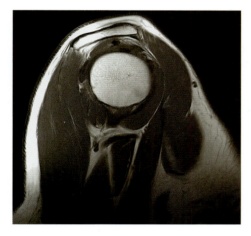
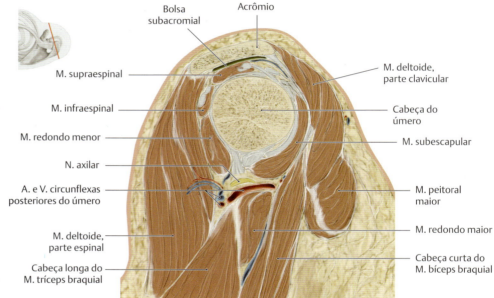

b Imagem sagital oblíqua, ponderada em T1 (plano de corte paralelo à cavidade glenoidal).

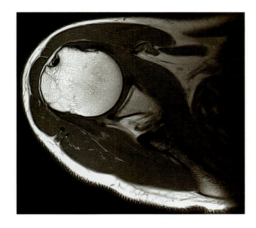
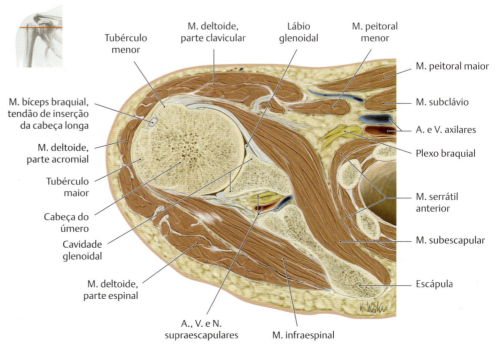

c Imagem axial (transversal), ponderada em T1.

C RM do ombro direito em três planos
(De Möller TB, Reif E. Taschenatlas der Schnittbildanatomie, Band III. Thieme, 2. Aufl. Stuttgart; 2019.)
Observação: As imagens axiais são observadas sempre a partir da visão inferior.

285

1.19 Movimentos do Cíngulo do Membro Superior e da Articulação do Ombro

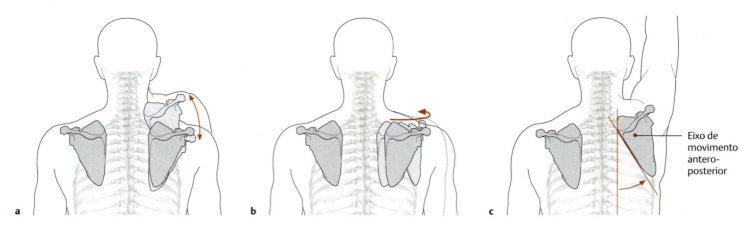

A Movimentos da escápula
As Artt. esternoclavicular e acromioclavicular são mecanicamente interligadas de tal forma que todos os movimentos da clavícula são acompanhados por movimentos da escápula. A escápula desliza sobre a parede do tórax na Art. escapulotorácica. Tanto seu movimento quanto a sua fixação são efetuados por alças musculares. Distinguimos os seguintes tipos de movimentos da escápula:

a Elevação e abaixamento (durante a elevação e a depressão do cíngulo do membro superior): deslizamento da escápula no sentido superoinferior.

b Abdução e adução (durante protração e retração do cíngulo do membro superior): deslizamento horizontal da escápula no sentido posteromedial para anterolateral.

c Rotação lateral do ângulo inferior (durante a abdução ou elevação do braço): rotação da escápula por um eixo anteroposterior que atravessa o centro da escápula. Com um arco de, aproximadamente, 60° de rotação, o ângulo inferior desloca-se lateralmente cerca de 10 cm e o ângulo superior desloca-se inferomedialmente por cerca de 2 a 3 cm.

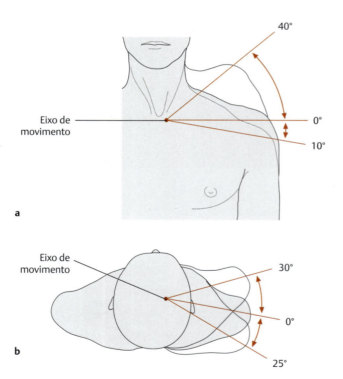

B Movimentos (e suas amplitudes) da Art. esternoclavicular
a Elevação e abaixamento do ombro em torno de um eixo anteroposterior.
b Protração e retração do ombro em torno de um eixo longitudinal (vertical).

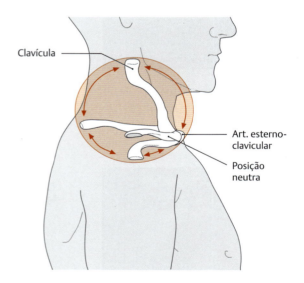

C Arco de movimento da clavícula
Vista lateral da clavícula direita. Quando observamos lateralmente o arco de movimento da clavícula na Art. esternoclavicular, constatamos que a clavícula movimenta-se no interior de um cone cujo ápice é direcionado para o esterno e que apresenta uma base levemente oval com um diâmetro de cerca de 10 a 13 cm. A clavícula, com formato em S, gira em torno do seu próprio eixo, aumentando o arco de elevação. O arco desta rotação é de aproximadamente 45° e cria um terceiro grau de liberdade que atribui à Art. esternoclavicular a *função* de uma *articulação esferóidea*.

1 Ossos, Ligamentos e Articulações | Membro Superior

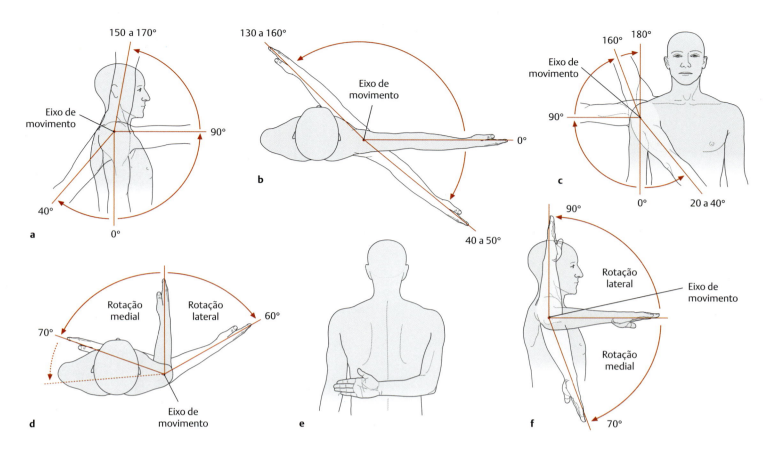

D Movimentos da Art. do ombro
Como articulação esferóidea típica, a articulação do ombro possibilita movimentos em torno de **três eixos principais** perpendiculares entre si (três graus de liberdade, seis orientações principais de movimento):

- **Movimentos em torno de um eixo horizontal (transversal)**: de *ante e retroversão* (flexão ou extensão), seja a partir da posição neutro-nula (braço pendente ao lado do corpo, ver **a**) ou com braço abduzido em 90° (**b**, também referido como *movimento horizontal*).
- **Movimentos em torno de um eixo sagital**: *abdução* lateral e *adução* medial (ver **c**). Com abdução de 80 a 90°, o braço gira automaticamente para a lateral. Isso evita a compressão do tubérculo maior contra o acrômio. Na posição de rotação medial, é possível apenas a abdução de aproximadamente 60°.

Observação: A abdução a partir de 90° muitas vezes é referida como "elevação". Na clínica, no entanto, o termo "elevação" é usado geralmente para *todos os movimentos verticais*. Enquanto uma abdução ou elevação do braço até 160° requer rotação adicional da escápula em torno de um eixo sagital (de cerca de 60°), uma elevação no plano frontal até 180° só é possível com rotação lateral simultânea e inclinação da coluna para o lado contralateral.

- **Movimentos em torno de um eixo vertical** (eixo longitudinal ou eixo do úmero): *rotação medial ou lateral* (ver **d–f**). Quando o cotovelo é flexionado ao mesmo tempo, o antebraço pode ser usado como indicador. Com o braço pendendo ao lado do corpo, a rotação medial máxima é dificultada pelo tronco. Se o braço for colocado atrás do dorso, isso corresponderá a uma rotação medial de 95° (**e**). Com o braço abduzido em 90°, a extensão da rotação lateral aumenta, enquanto a rotação medial máxima é ligeiramente menor (**f**). Em qualquer caso, a amplitude máxima de movimento é alcançada com o movimento do cíngulo do membro superior.

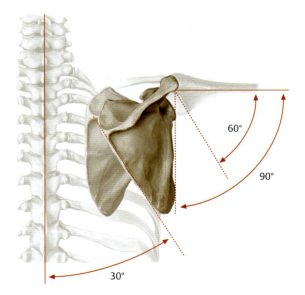

E Ritmo escapuloumeral
O braço e a escápula movem-se em uma relação 2:1 durante a abdução. Isto significa que quando o braço é, por exemplo, abduzido 90°, 60° deste movimento ocorrem na Art. do ombro, enquanto 30° ocorrem por meio do movimento concomitante do cíngulo do membro superior. Este "ritmo escapuloumeral" depende da liberdade do movimento da escápula durante a abdução. Doenças da Art. do ombro modificam este ritmo, causando muitas vezes rotação precoce da escápula. A melhor ilustração disso ocorre em casos de anquilose ou artrodese da Art. do ombro (enrijecimento devido à fixação patológica ou cirúrgica), nos quais os movimentos isolados do cíngulo do membro superior permitem que o braço seja abduzido por 40 a 60° e possibilita, ainda, um terço do arco normal de flexão/extensão.

287

1.20 Articulação do Cotovelo

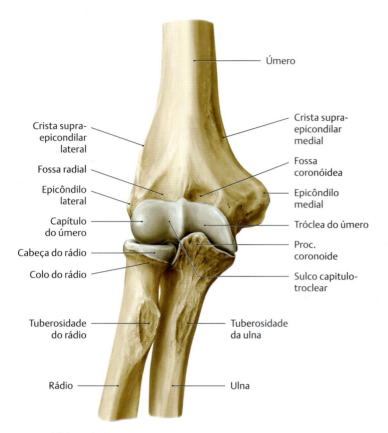

a Vista anterior

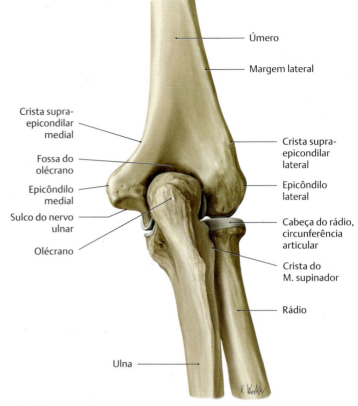

b Vista posterior

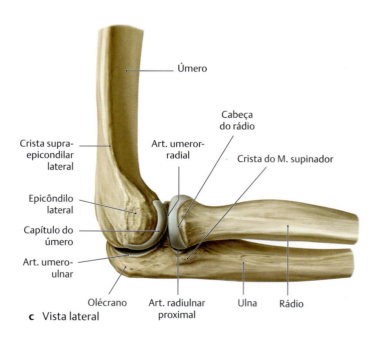

c Vista lateral

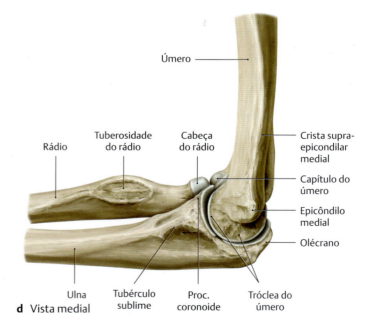

d Vista medial

A Elementos esqueléticos articulados da Art. do cotovelo direito

O *úmero*, o *rádio* e a *ulna* unem-se na Art. do cotovelo. O cotovelo consiste em três articulações:

- Art. umeroulnar entre o úmero e a ulna
- Art. umerorradial entre o úmero e o rádio
- Art. radiulnar proximal entre as extremidades proximais da ulna e do rádio.

Observação: O termo "tubérculo sublime" é um termo clínico e não faz parte da nomenclatura anatômica.

1 Ossos, Ligamentos e Articulações | Membro Superior

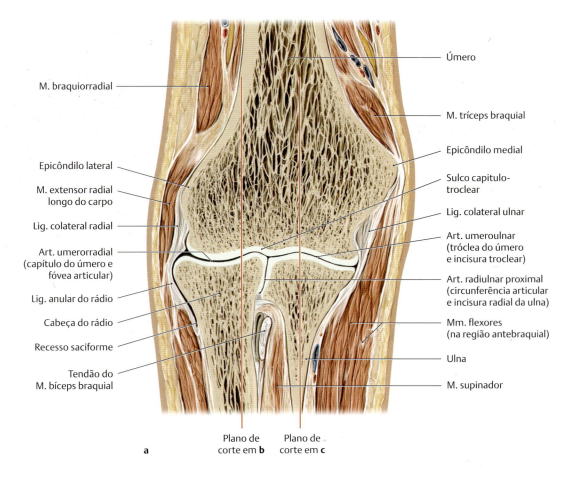

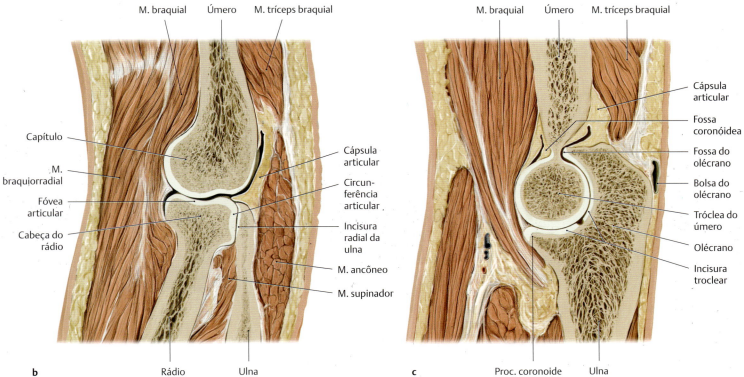

B Elementos do esqueleto e das partes moles da Art. do cotovelo direito

a Corte frontal visto de frente (*observe* os planos de corte mostrados em **b** e **c**).
b Corte sagital das Artt. umerorradial e radiulnar proximal, vista medial.
c Corte sagital da Art. umeroulnar, vista medial.

(Desenho com base em um espécime da Coleção Anatômica da Universität Kiel)

1.21 Articulação do Cotovelo: Cápsula e Ligamentos

A Cápsula e ligamentos da Art. do cotovelo direito na flexão de 90°
a Vista posterior; b Vista medial; c Vista lateral.
As Artt. umerorradial e umeroulnar são estabilizadas por fortes ligamentos colaterais que reforçam as partes lateral e medial da cápsula articular. Estas estruturas, chamadas de *Lig. colateral ulnar* e *Lig. colateral radial*, apresentam um arranjo, em forma de leque, que confere estabilidade lateral e medial à articulação, em qualquer posição. O *Lig. anular* do rádio (ver também **D**) estabiliza a Art. radiulnar proximal.

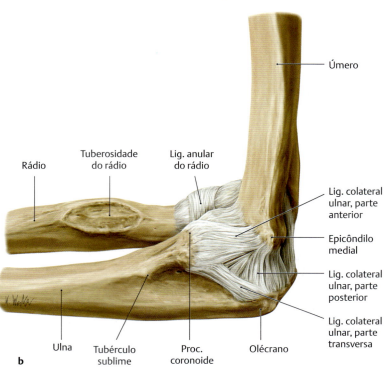

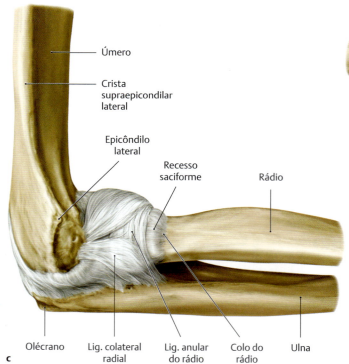

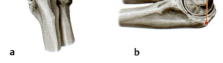

B Linha e triângulo de Hueter
a Extensão, vista posterior; b Flexão, vista medial; c Flexão, vista posterior.
Os epicôndilos e o olécrano posicionam-se em uma linha reta quando vistos posteriormente com o cotovelo estendido. Eles também se posicionam em uma linha reta quando vistos medialmente com o cotovelo flexionado. Mas quando o cotovelo flexionado é observado posteriormente, os dois epicôndilos e a extremidade do olécrano formam um triângulo equilátero. Fraturas e luxações modificam esse triângulo.

1 Ossos, Ligamentos e Articulações | Membro Superior

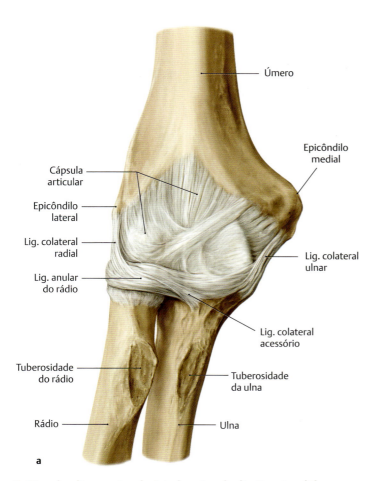

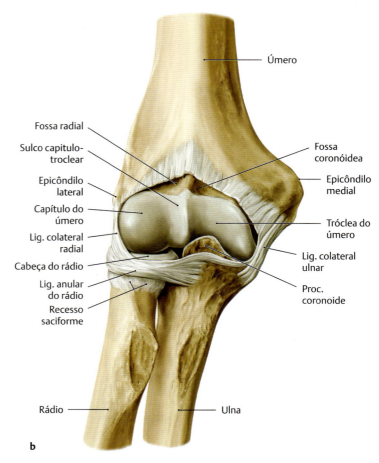

C Cápsula e ligamentos da Art. do cotovelo direito estendida
a Vista anterior; b Vista anterior com partes anteriores da cápsula removidas.
A cápsula articular do cotovelo abrange as três articulações do complexo da Art. do cotovelo. Embora a cápsula seja muito fina nas partes anterior e posterior, ela é reforçada, em cada lado, por ligamentos colaterais (ver A). Superiormente à extremidade do rádio, a cápsula articular é expandida, abaixo do Lig. anular do rádio, formando o recesso saciforme — uma prega tissular que constitui uma reserva durante a pronação e a supinação do antebraço. Durante a flexão e a extensão, os Mm. braquial e ancôneo pressionam a cápsula articular para evitar o seu aprisionamento entre as faces articulares (ver p. 326).

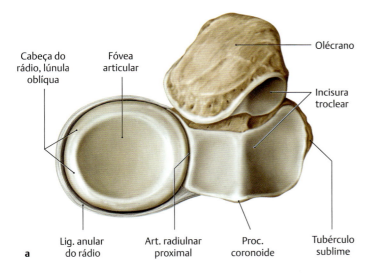

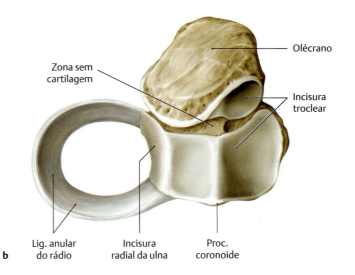

D Trajeto do Lig. anular na Art. radiulnar proximal direita
a Vista das faces articulares proximais do rádio e da ulna, após a remoção do úmero; b Vista como em a, mas com o rádio também removido.
O Lig. anular do rádio é essencial na estabilização da Art. radiulnar proximal. Estende-se da margem anterior até a posterior da incisura radial da ulna (= face articular da ulna recoberta de cartilagem), envolvendo a cabeça do rádio e forçando-a para a face articular da ulna. Histologicamente, a face interna do Lig. anular do rádio apresenta uma estrutura de cartilagem fibrosa de um tendão de deslizamento, que permite que o ligamento resista às cargas de compressão transmitidas para ele.

1.22 Imagem da Articulação do Cotovelo

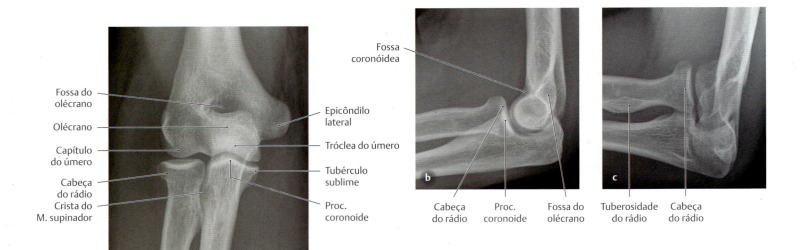

A Radiografia convencional do cotovelo direito
a Imagem anteroposterior (AP); **b**, **c** Imagem de perfil; **c** Mostra o "cine" da cabeça do rádio (ver abaixo); **d** Técnica de aquisição de imagem: as imagens de perfil (como em **b** e **c**) são obtidas com o braço abduzido a 90°, o cotovelo flexionado em ângulo reto e a mão em posição de semipronação (em **b**, feixe de raios X perpendicularmente de cima). Se houver suspeita de fratura da cabeça do rádio, o chamado "cine" da cabeça do rádio (ver **c**) também deve ser obtido (também de perfil, mas sob projeção de 45°). É particularmente indicado para fraturas da cabeça do rádio não luxadas (Radiografias: Dr. med. Hans-Peter Sobotta, Stiftung HEH Braunschweig).
A radiografia convencional em dois planos também é realizada no caso de:

- Suspeita de luxação aguda do cotovelo (segunda luxação mais comum com 5 a 6 casos/100.000 adultos/ano, ver **Ba**)
- Fraturas concomitantes correspondentes (p. ex., fratura do Proc. coronoide (ver **Bb**) ou fratura da cabeça do rádio, ver **C**) e risco de instabilidade pós-traumática crônica subsequente
- Após redução, para avaliar a congruência articular como indicação de possível instabilidade articular
- Para a detecção de sinais radiológicos clássicos na artrose cubital primária e pós-traumática (p. ex., anexos osteofíticos, estreitamento do espaço articular, esclerose subcondral etc.).

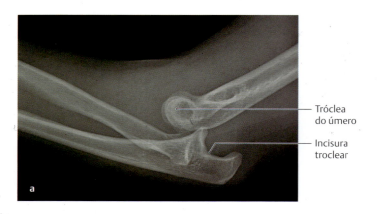

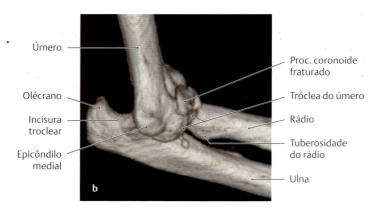

B Luxação aguda do cotovelo
a Luxação sem lesão concomitante (imagem original: Prof. Dr. med. S. Müller-Hülsbeck, Clínica de Radiologia Diagnóstica. DIAKO Krankenhaus gGmbH, Flensburg); **b** Imagem 3D (TC) de uma lesão de "tríade terrível", vista medial: luxação complexa do cotovelo com fraturas da cabeça do rádio (fratura de Mason II, ver **Cd**) e Proc. coronoide, bem como rupturas de LCL e/ou LCM (de Müller L, Hollinger B, Burkhart K, Hrsg. Expertise Ellenbogen. Stuttgart: Thieme; 2016).

Observação: A imagem 3D (**b**) permite a análise do curso das fraturas, dos fragmentos luxados e da extensão das zonas de debris, sendo, portanto, indicada para lesões ósseas e intra-articulares complexas. Para avaliação adicional do aparelho ligamentar capsular, a RM é o exame de imagem preferencial.

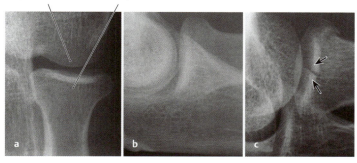

C Fratura não deslocada da cabeça do rádio (tipo I de Mason) com envolvimento articular (articulação do cotovelo esquerdo)
a Imagem anteroposterior (AP), vista ventral; b Imagem de perfil; c Projeção de 45°, o chamado "cine" da cabeça do rádio, ver **Ad** (de Bohndorf K, Imhof H, Fischer W, Hrsg. Radiologische Diagnostik der Knochen und Gelenke. 2. Aufl. Stuttgart: Thieme; 2006); d Classificação de Mason para determinar a gravidade de uma fratura da cabeça do rádio.
Observação: As fraturas da cabeça e do colo do rádio correspondem a 50% das lesões mais comuns do cotovelo do adulto. Geralmente resultam de traumatismo indireto causado por queda sobre o membro superior estendido com compressão da cabeça do rádio no capítulo do úmero. Cerca de metade dessas fraturas não são deslocadas (fraturas tipo I de Mason) e, portanto, difíceis de detectar com radiografia convencional. Muitas vezes somente são visíveis diretamente na projeção de 45° (lacuna da fratura ≙, setas pretas).

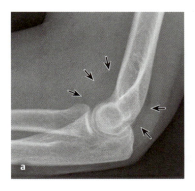
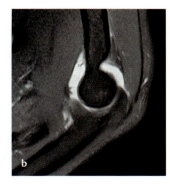

D Sinais do coxim de gordura
a Na radiografia de perfil (imagem original: Dr. med. Hans-Peter Sobotta, Stiftung HEH Braunschweig); b Na RM com realce de sinal indicando derrame articular (Fonte: MVZ blikk. Braunschweig GmbH). Na articulação do cotovelo estão localizados anterior e posteriormente pequenos coxins de gordura, bem como posteriormente na subíntima, ou seja, entre a membrana sinovial e a cápsula fibrosa. Radiologicamente, apenas os coxins de gordura anteriores são ocasionalmente visíveis na articulação saudável do cotovelo. Eles aparecem como uma discreta linha clara ao redor do osso. Os coxins de gordura posteriores, por outro lado, estão escondidos na fossa do olécrano (ver p. 289, **Bc**). Se, como resultado de uma fratura (mas também de outras doenças, como artrite reumatoide ou infecções), o excesso de líquido se acumular na articulação (derrame capsular, hemorragia capsular), o coxim de gordura anterior subintimal se destaca do osso, e o coxim de gordura posterior também é reconhecível e aparece destacado do osso (setas pretas). Assim, o "sinal do coxim gordura" do cotovelo é um sinal radiológico que ajuda no diagnóstico de fraturas e outras patologias. É avaliado na radiografia convencional (de perfil) do cotovelo flexionado em 90°.
Observação: Com anamnese e exame clínico apropriados, a presença de um sinal positivo de coxim de gordura por si só pode ser suficiente para diagnosticar uma fratura. A técnica de aquisição de imagem correta (em perfil perfeito, com flexão de 90%) tem sensibilidade e especificidade muito altas nestes casos para detecção de fraturas.

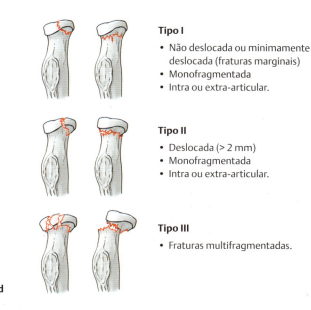

E Abreviaturas comumente usadas para o cotovelo na prática clínica diária

LCM	Ligamento colateral medial	LCL	Ligamento colateral lateral
LCMa	Feixe anterior do LCM	LCUL	Ligamento colateral ulnar lateral
LCMp	Feixe posterior do LCM	LCR	Ligamento colateral radial
Ligamento colateral transversal/ Lig. transverso (ligamento de Cooper)		LA	Ligamento anular
		LCLA	Ligamento colateral lateral acessório
AUR	Articulação umerorradial	ARUP	Articulação radiulnar proximal
AUU	Articulação umeroulnar	ARUD	Articulação radiulnar distal

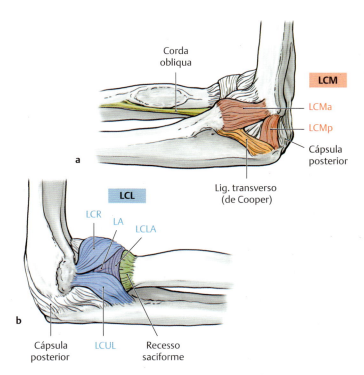

F Cápsula que reforça o aparelho ligamentar medial (a) e lateral (b) do cotovelo direito (para abreviaturas, ver Tabela **E**)

1.23 Antebraço: Articulações Radiulnares Proximal e Distal

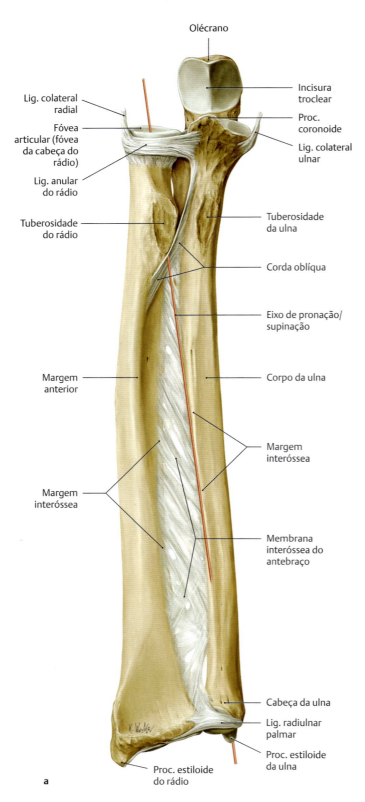
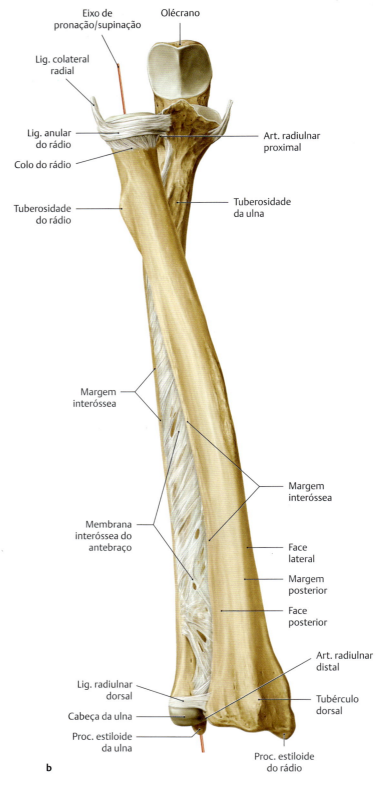

A Ligamentos e eixos para a pronação e supinação nas Artt. radiulnares proximal e distal
Antebraço direito, vista anterior.

a Supinação (o rádio e a ulna estão paralelos).
b Pronação (o rádio cruza a ulna).
A Art. radiulnar proximal interage com a Art. radiulnar distal permitindo os movimentos de supinação e pronação da mão. Os movimentos de ambas as articulações são funcionalmente ligados pela membrana interóssea do antebraço de tal maneira que o movimento de uma articulação é obrigatoriamente associado com o movimento da outra. O eixo de pronação e supinação estende-se, obliquamente, a partir do centro do capítulo do úmero (não mostrado), passando pelo centro da fóvea articular do rádio até o Proc. estiloide da ulna.

1 Ossos, Ligamentos e Articulações | Membro Superior

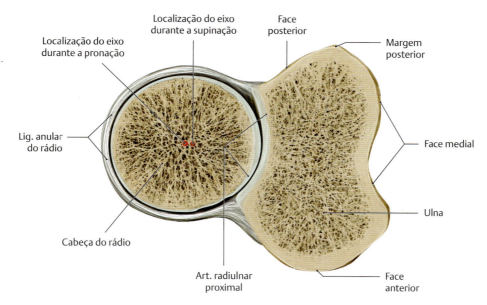

B Corte transversal da Art. radiulnar proximal direita, durante a pronação
Vista distal. Devido à forma ovalada da cabeça do rádio, o eixo de pronação/supinação que o atravessa movimenta-se radialmente por aproximadamente 2 mm durante a pronação (o diâmetro longo da cabeça do rádio torna-se transverso, ao fim da pronação). Isto garante que, durante a pronação da mão, exista um espaço suficiente para a tuberosidade do rádio no espaço interósseo (= o espaço entre a tuberosidade do rádio e a corda oblíqua; ver **Aa**).
Observe a cartilagem articular mais espessa da circunferência articular, no lado da pronação. Este espessamento ocorre como uma adaptação à maior pressão articular, na Art. radiulnar proximal, na posição em pronação.

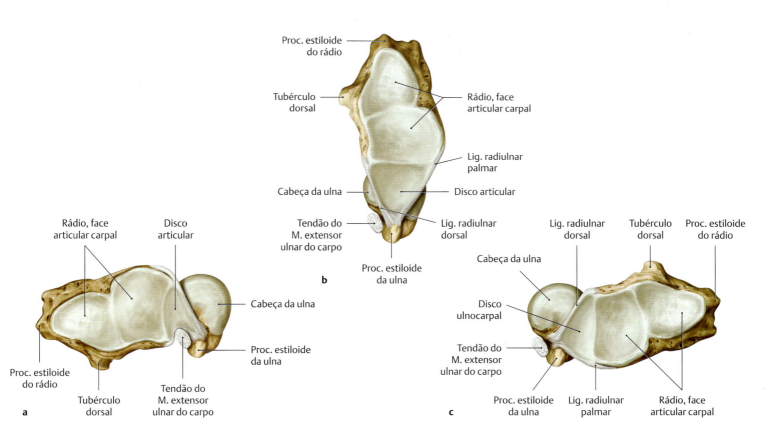

C Rotação do rádio ao redor da ulna durante movimentos de pronação e de supinação
Vista sobre as faces articulares distais do rádio e da ulna de um antebraço direito. Por razões didáticas, o disco articular não está representado.

a Posição de supinação.
b Posição de semipronação.
c Posição de pronação.

Como componentes do chamado complexo ulnocarpal, encontramos, dentre outros, os ligamentos radiulnares dorsal e palmar da articulação radiulnar distal. De acordo com a posição funcional de ambos os ossos do antebraço, as duas faces articulares distais encaixam de maneira diferente entre si. A extensa congruência das faces articulares é obtida apenas em uma posição intermediária (semipronação ou posição neutro-nula).

1.24 Movimentos das Articulações do Cotovelo e Radiulnares

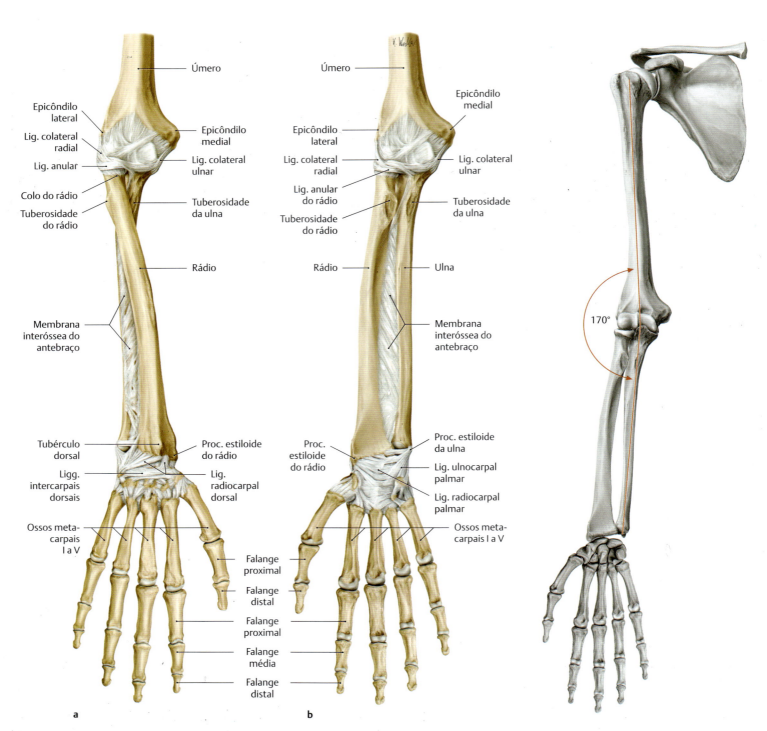

A Pronação e supinação da mão direita
Vista anterior.
a Pronação; **b** Supinação.
A pronação/supinação da mão permite que um objeto seja levado até a boca para a alimentação e que todas as áreas do corpo possam ser tocadas para proteção ou higiene. A pronação e a supinação também são essenciais no trabalho, durante ações como o giro da chave de fenda, o giro de uma lâmpada, o esvaziamento de um balde, a abertura de uma porta etc. A amplitude dos movimentos da mão pode ser ampliada, ainda mais, pela soma dos movimentos do cíngulo do membro superior e do tronco. Isto pode ser alcançado, por exemplo, para permitir um movimento giratório completo de 360° da mão.

B Desvio em valgo normal da Art. do cotovelo
Esqueleto do membro superior direito com antebraço em supinação. Vista anterior.
A forma da tróclea do úmero (ver p. 288) leva a angulação valga normal entre o corpo do úmero e a ulna. Isto se aplica principalmente durante a pronação e a supinação. O ângulo de desvio ulnar é de aproximadamente 170°.

1 Ossos, Ligamentos e Articulações | Membro Superior

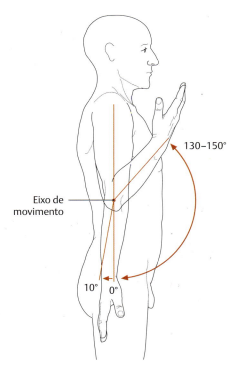

C Amplitude do movimento nas Artt. umerorradial e umeroulnar do cotovelo

O eixo de flexão/extensão do antebraço estende-se, abaixo dos epicôndilos, pelo capítulo e pela tróclea do úmero. Partindo da posição neutra (0°), ambas as articulações apresentam uma faixa de flexão máxima de 150°, e aproximadamente 10° de extensão. Ambos os movimentos são restritos por tecidos moles (músculos, gordura) ou por ossos (olécrano).

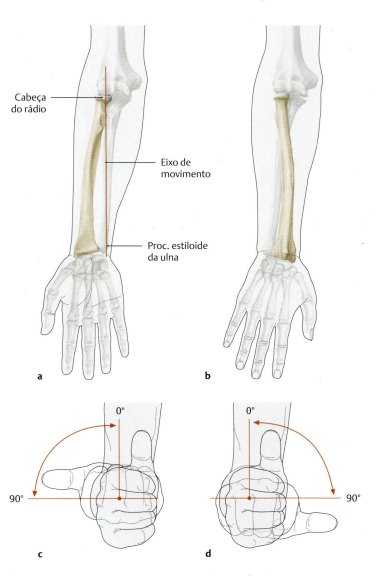

D Arco e eixo de pronação/supinação da mão direita

A posição neutra (0°) da mão e do antebraço também é chamada de semipronação. O eixo de pronação/supinação estende-se pela cabeça do rádio e pelo Proc. estiloide da ulna.

- **a** Supinação (o rádio e a ulna ficam paralelos).
- **b** Pronação (o rádio cruza anteriormente à ulna).
- **c** Supinação da mão com cotovelo flexionado, vista da frente (a face palmar voltada para cima).
- **d** Pronação da mão com cotovelo flexionado, vista da frente (a face palmar voltada para baixo).

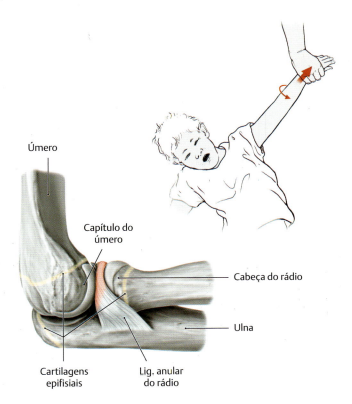

E Pronação dolorosa

A pronação dolorosa é uma lesão muito frequente na infância (de 5 a 7 anos; com o avançar da idade, os ligamentos tornam-se mais estáveis, de modo que o risco de lesão diminui). Ela ocorre quando a cabeça do rádio "escorrega para a frente" (subluxação), por baixo do ligamento anular do rádio, sob tração abrupta, geralmente após a rotação do antebraço para dentro (por isso a designação "cotovelo da babá"). Com isso, o ligamento anular do rádio é comprimido entre o rádio e o capítulo do úmero; consequentemente, a articulação do cotovelo é bloqueada em uma posição ligeiramente flexionada e o antebraço permanece em rotação medial (posição de pronação). Como a criança deixa o braço pendurado e sem movimento devido à subluxação e à dor associada, tem-se a impressão de que o braço está paralisado (pseudoparesia; a chamada paralisia de Chassaignac). As evidências clínicas e a avaliação radiológica obrigatória em duas incidências para exclusão de lesões ósseas (fratura da cartilagem epifisial da cabeça do rádio!) levam ao diagnóstico. Após a redução, durante a qual a articulação do cotovelo flexionada e sob supinação intensa é trazida para uma posição estendida, o quadro é aliviado em poucos minutos.

Membro Superior | 1 Ossos, Ligamentos e Articulações

1.25 Visão Geral do Sistema Ligamentar da Mão

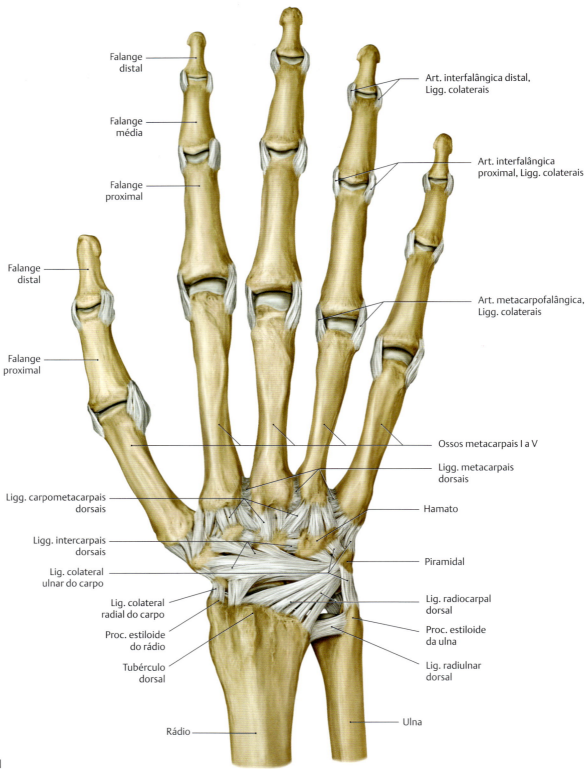

a Vista dorsal

A Sistema ligamentar da mão direita

Os ligamentos do punho mantêm os ossos adjacentes em suas direções de movimento, delimitam as inclinações dos movimentos e estabilizam a articulação do punho. Uma vez que apresentam trajetos muito diferentes individualmente e se encontram intensamente entrelaçados, são muito difíceis de serem isolados nas dissecções. Por sua vez, os ligamentos *extrínsecos* seguem superficialmente e se encontram intimamente entrelaçados com a cápsula articular, estabilizando-a prioritariamente. Mais profundamente encontram-se os chamados ligamentos *intrínsecos* (ver p. 300), que se subdividem no espaço intra-articular na forma de fibras interósseas em diferentes compartimentos. Além dessa classificação mais comum, em ligamentos extrínsecos e intrínsecos, existe também a distinção dos ligamentos do punho segundo a sua posição e organização/disposição:

1 Ossos, Ligamentos e Articulações | Membro Superior

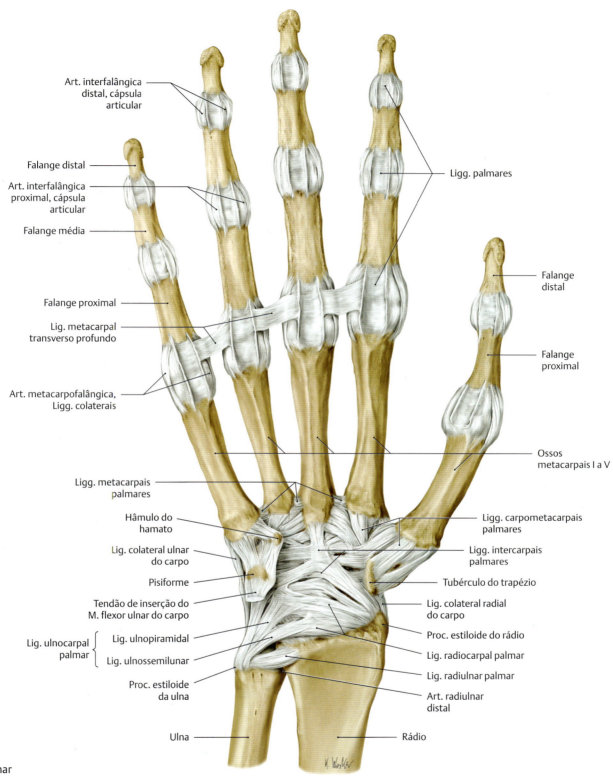

b Vista palmar

- Ligamentos entre o antebraço e os ossos carpais (Ligg. radiocarpais e ulnocarpais, Ligg. colaterais)
- Ligamentos entre os ossos carpais (Ligg. intercarpais interósseos)
- Ligamentos entre os ossos carpais e metacarpais (Ligg. carpometacarpais) e
- Ligamentos entre as bases dos ossos metacarpais (Ligg. metacarpais).

299

1.26 Ligamentos Intrínsecos da Mão, Compartimentos Articulares e Complexo Ulnocarpal

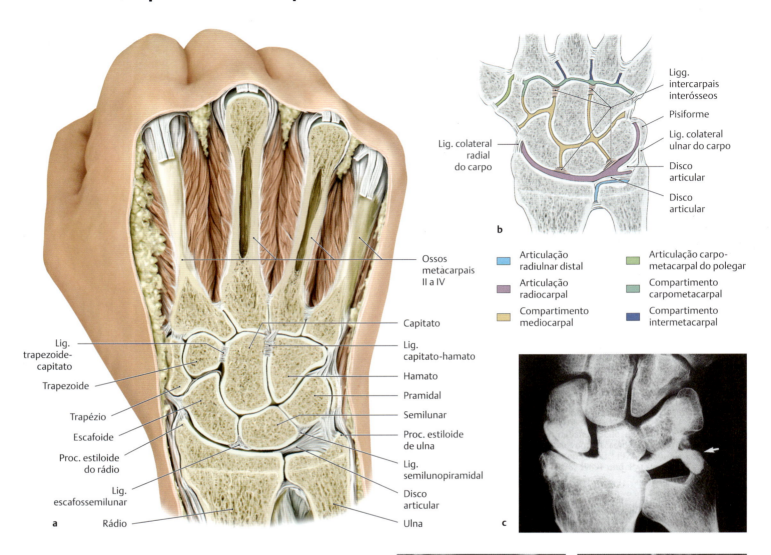

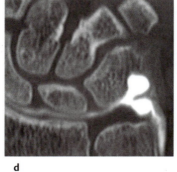

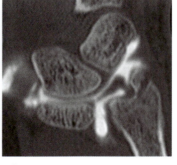

A Conexões ligamentares interósseas e compartimentos articulares do carpo

a Corte coronal dos ossos carpais direitos, vista dorsal (desenho feito a partir de uma preparação da coleção anatômica da Universität Kiel); **b** Representação esquemática dos compartimentos articulares (mão direita na vista dorsal); **c** Artrografia da articulação radiocarpal (cortesia de Prof. Dr. J.Koebke, do Instituto de Anatomia da Universität Köln); **d** e **e** Artrotomografia computadorizada da articulação radiocarpal (de Bohndorf K, Imhof H, Fischer W. Radiologische Diagnostik der Knochen und Gelenke, 2. Aufl. Thieme: Stutgart, 2006): **d** Compartimento intacto; **e** Lesão do disco ulnocarpal com transferência do meio de contraste para a articulação radiulnar (lesão adicional do processo estiloide da ulna).

Além dos ligamentos extracarpais do carpo que reforçam a cápsula articular (sistema extrínseco, ver p. 298) existe um sistema intrínseco dos ligamentos intercarpais e interósseos, que divide a região interna da articulação juntamente com o disco ulnocarpal (disco triangular) em vários compartimentos, às vezes completamente fechados. O conhecimento desse compartimento é clinicamente importante para a execução e a interpretação das artrografias (**c–e**). São diferenciados os seguintes compartimentos articulares (ver **b**):

- Articulação radiulnar distal
- Articulação radiocarpal
- Compartimento mediocarpal
- Compartimento carpometacarpal
- Compartimento intermetacarpal e
- Articulação carpometacarpal do polegar.

São clinicamente importantes neste contexto especialmente os ligamentos interósseos das fileiras distal (ligamentos capito-hamato e trapezoide-capitato) e proximal (ligamentos semilunopiramidal e escafossemilunar) (ver **a**) do carpo, bem como o disco ulnocarpal como a estrutura mais importante do complexo ulnocarpal (ver **B**). As estruturas ligamentares mencionadas estão sujeitas a frequentes processos degenerativos ou são afetadas por lesões do carpo. No disco ulnocarpal, a partir da terceira década de vida, já se observam alterações degenerativas. Os ligamentos interósseos da fileira proximal do carpo, no entanto, apenas sofrem degeneração mais frequentemente em idosos (em 30% dos casos).

1 Ossos, Ligamentos e Articulações | Membro Superior

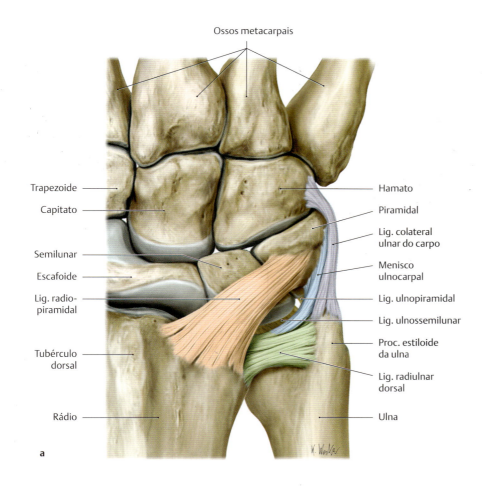

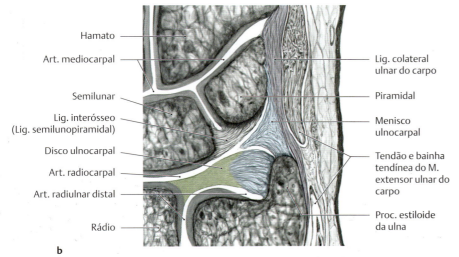

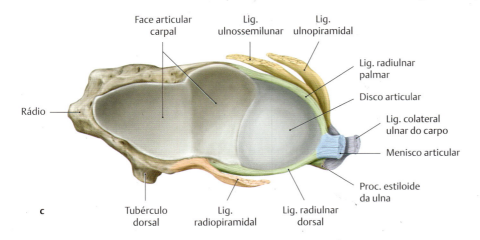

B Complexo ulnocarpal

a Complexo ulnocarpal da mão direita, vista dorsal; **b** Esquema de um preparado histológico do complexo ulnocarpal (de Schmidt HM, Lanz U. Chirurgische Anatomie der Hand, 2. Aufl. Stuttgart: Thieme; 2003); **c** Complexo ulnocarpal da mão direita, vista dorsal.

O complexo ulnocarpal triangular (sinônimo: complexo fibrocartilaginoso triangular, CFCT) é um complexo formado por ligamentos e por um disco articular, e atua na união entre a parte distal da ulna, a articulação radiulnar distal e a série proximal dos ossos carpais. Em lesões do complexo ulnocarpal, em primeiro lugar ocorrem problemas na margem ulnar da articulação do carpo. O complexo ulnocarpal está funcionalmente organizado nos seguintes componentes:

- Disco articular
- Ligg. radiulnares dorsal e palmar
- Ligg. ulnossemilunar e ulnopiramidal
- Menisco ulnocarpal
- Lig. colateral ulnar do carpo e
- Lig. radiopiramidal (componente do Lig. radiocarpal dorsal).

O disco articular, constituído por cartilagem fibrosa, se estende ao longo de um plano transversal e encontra-se entre a parte distal da ulna e os ossos piramidal ou semilunar. Ele se origina a partir da margem distal da incisura ulnar do rádio na cartilagem hialina articular e (frequentemente) se projeta em direção ao processo estiloide da ulna ou à base da parte distal da ulna, com dois feixes de fibras. As margens externas do disco se encontram fixadas aos ligamentos radiulnares dorsal e palmar. Particularmente, as partes central e radial do disco fibrocartilaginoso não são vascularizadas e, por isso, cicatrizam mal após as lesões. Alterações degenerativas também são muito frequentes nesta região. O disco articular não deve ser confundido com o menisco ulnocarpal, cujas fibras colágenas se projetam a partir dos ângulos dorsal e ulnar do disco ulnocarpal em direção à face palmar do osso piramidal. Deste modo, o menisco ulnocarpal passa sobre o espaço articular ulnar da região proximal do carpo, a qual, na espécie humana, é bastante alargada, e atua principalmente durante a abdução da mão, na ampliação das superfícies submetidas às forças.

1.27 Túnel do Carpo

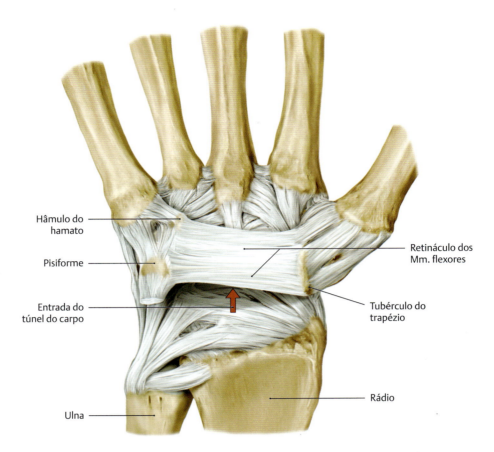

A Retináculo dos músculos flexores e túnel do carpo, mão direita
Vista anterior. Os elementos ósseos do punho formam um sulco côncavo na face palmar (ver também **C**), fechado pelo retináculo dos músculos flexores, formando um túnel fibroso, denominado túnel do carpo. A parte mais estreita deste canal localiza-se cerca de 1 cm abaixo da fileira média de ossos carpais (ver **D**). A área transversal do túnel, neste local, apresenta cerca de 1,6 cm². Pelo interior do túnel do carpo estendem-se um total de *dez tendões flexores* (envoltos em bainhas tendíneas e embutidos em tecido conjuntivo) e o *nervo mediano* (ver p. 386). O conjunto de estruturas vasculonervosas junto com tendões vizinhos, que se movem frequentemente neste espaço reduzido, muitas vezes causa problemas quando qualquer uma destas estruturas sofre um edema ou degeneração, levando à *síndrome do túnel do carpo*. O estreitamento do túnel pode comprimir o N. mediano e comprometer sua função, por meio da ação mecânica direta ou da restrição do fluxo sanguíneo, na bainha nervosa. Em caso de compressão crônica, o N. mediano começa a degenerar fora do local do bloqueio, causando dor progressiva e parestesia e, finalmente, a denervação e o enfraquecimento dos músculos supridos por ele, principalmente do M. abdutor curto do polegar (*síndrome compressiva do nervo mediano*, ver p. 386).

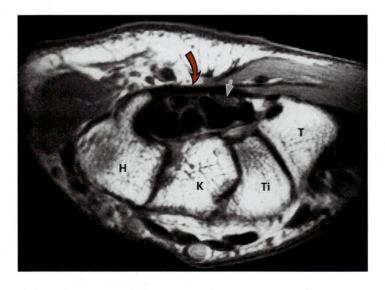

B RM (ponderada em T1) da mão direita, no nível do túnel do carpo
Vista proximal. O retináculo dos músculos flexores pode ser visualizado como uma faixa de baixa intensidade de sinal (seta vermelha). Logo abaixo, na direção radial situa-se o N. mediano (seta pequena), cujo conteúdo aquoso e lipídico é responsável pela maior intensidade de sinal do que a dos tendões flexores superficiais e profundos. O diagnóstico primário da síndrome do túnel do carpo é fundamentado em sintomas clínicos e avaliação eletrofisiológica, tal como a velocidade de condução nervosa. Enquanto a radiografia convencional e a TC detectam lesões ósseas que causam a síndrome, a RM revela lesões dos tecidos moles (p. ex., edema do N. mediano, fibrose, neuroma etc.).

H = Hamato e Hâmulo do hamato
K = Capitato
T = Trapézio
Ti = Trapezoide

(De Vahlensieck M, Reiser M. MRT des Bewegungsapparates, 4. Aufl. Stuttgart: Thieme; 2014)

1 Ossos, Ligamentos e Articulações | Membro Superior

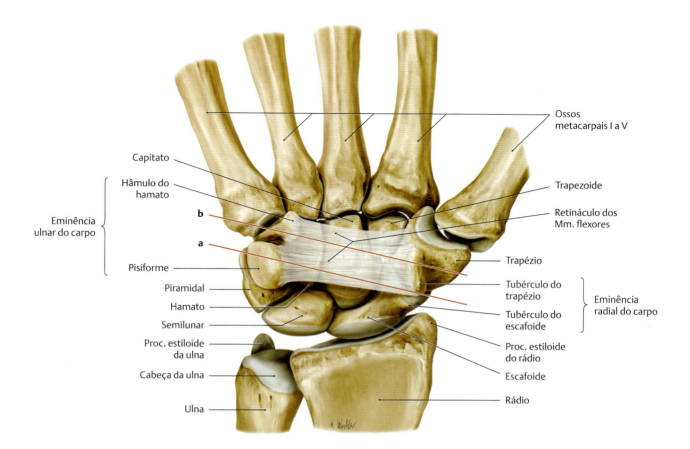

C Limites ósseos do túnel do carpo da mão direita
Vista anterior. Os ossos carpais formam um arco convexo na face dorsal do punho, e um arco côncavo na face palmar. Isto cria um túnel do carpo no lado palmar, limitado pelas eminências carpais ulnar e radial. O tubérculo do trapézio forma a eminência palpável no lado radial, enquanto o hâmulo do hamato e o pisiforme formam a eminência no lado ulnar. O retináculo dos Mm. flexores estende-se entre eles, fechando o túnel do carpo, na face palmar (os planos de corte marcados com **a** e **b** correspondem aos cortes transversais na Figura **D**).

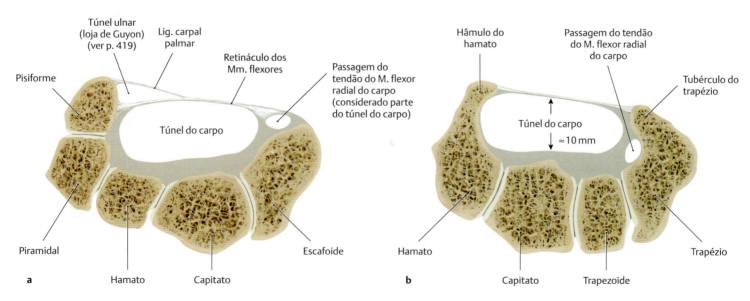

D Cortes transversais do túnel do carpo
a Corte transversal da parte proximal do túnel do carpo (plano **a** em **C**).
b Corte transversal da parte distal do túnel do carpo (plano **b** em **C**).

Observação: O túnel do carpo é mais estreito (cerca de 10 mm) acima do centro da fileira distal dos ossos carpais (**b**).
A área de corte transversal do túnel do carpo é, geralmente, de 1,6 a 1,7 cm², em média.

1.28 Ligamentos dos Dedos

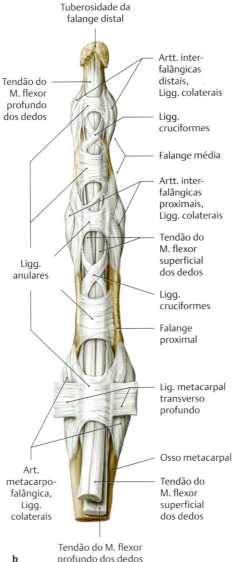

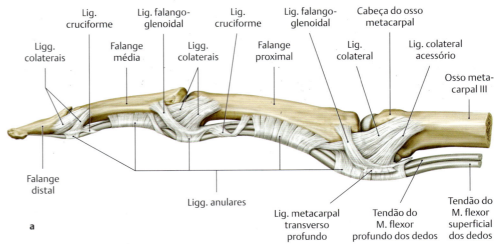

A Cápsulas articulares, ligamentos e bainha do tendão digital do dedo médio direito
a Vista lateral; b Vista anterior.

Os *tendões flexores longos* dos Mm. flexores superficial e profundo dos dedos estendem-se por uma resistente bainha sinovial comum (não mostrada aqui) na face palmar dos dedos das mãos. As *bainhas tendíneas* representam verdadeiros guias que permitem o deslizamento, sem atrito, dos tendões flexores longos. A camada fibrosa externa das bainhas tendíneas, o estrato fibroso, é reforçada por meio dos *Lig. anulares* e os *Lig. cruciformes* (ver **B**) que também fixam as bainhas na face palmar da falange e evitam desvios palmares das bainhas, durante a flexão. As lacunas entre os Lig. anulares e cruciformes são necessárias para permitir a flexão dos dedos (ver também p. 358, Musculatura: Anatomia Topográfica).

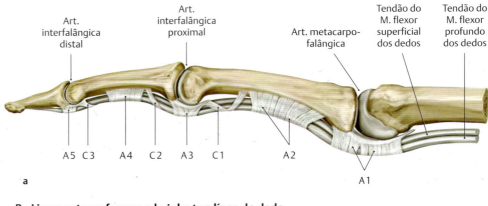

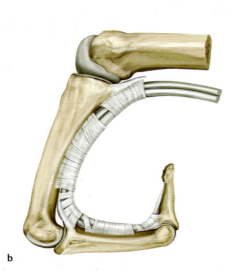

B Ligamentos reforçam a bainha tendínea do dedo
a Vista lateral na extensão; b Vista lateral na flexão.
A1–5 = Ligg. anulares, C1–3 = Ligg. cruciformes.*

- 1º Lig. anular (A1): no nível da Art. metacarpofalângica
- 2º Lig. anular (A2): na diáfise da falange proximal
- 3º Lig. anular (A3): no nível da Art. interfalângica proximal
- 4º Lig. anular (A4): na diáfise da falange média
- 5º Lig. anular (A5): no nível da Art. interfalângica distal

Os Ligg. cruciformes apresentam trajetos muito variáveis.

*N.R.T.: A Terminologia Anatômica Internacional considera os "ligamentos" cruciforme e anular como partes da bainha fibrosa dos dedos, e não ligamentos.

1 Ossos, Ligamentos e Articulações | Membro Superior

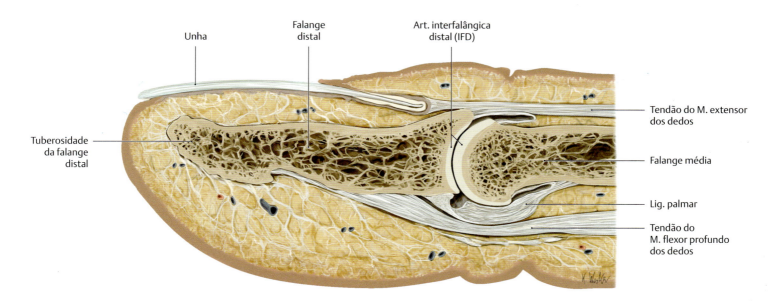

C Corte longitudinal da parte distal de um dedo da mão
Tanto na Art. metacarpofalângica quanto nas Artt. interfalângicas proximal e distal, as faces articulares palmares das falanges são aumentadas do lado proximal por uma lâmina de cartilagem fibrosa chamada de Lig. palmar. Os Ligg. palmares também formam o assoalho das bainhas tendíneas dos dedos, nestes locais.

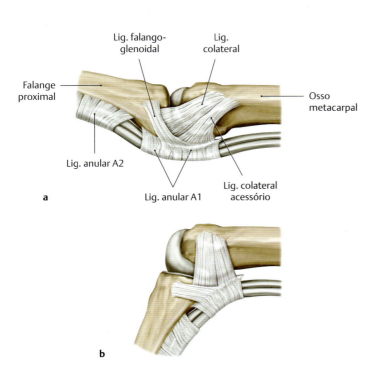

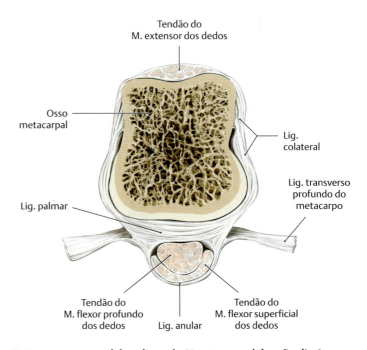

D Cápsula e ligamentos da Art. metacarpofalângica
a Extensão; b Flexão (vista lateral).
Observação: O Lig. colateral é *afrouxado* na extensão e *tensionado* na flexão. Portanto, as articulações dos dedos das mãos devem sempre ser colocadas em uma "posição funcional" (p. ex., com as Artt. metacarpofalângicas flexionadas aproximadamente por 50 a 60°, ver p. 309), quando a mão tiver de ser imobilizada (p. ex., por gesso) por um tempo mais prolongado. Quando isto não é cumprido e as articulações dos dedos permanecerem estendidas, por um longo período, os ligamentos colaterais se encurtam e forma-se uma deformação, durante a extensão, após a remoção do gesso. O Lig. colateral acessório e o Lig. falangoglenoidal são tensionados, tanto na flexão quanto na extensão, e agem, principalmente, na contenção para limitar a extensão.

E Corte transversal da cabeça do 3º metacarpal da mão direita
Vista proximal. No nível das cabeças dos ossos metacarpais II a V, as lâminas palmares de cartilagem fibrosa (Ligg. palmares) são conectadas por faixas transversais, os Ligg. metacarpais transversos profundos. Pela fixação dos Ligg. palmares aos Ligg. anulares A1 (ver **B**) das bainhas dos tendões flexores, eles também tensionam o metacarpo distal e estabilizam o arco metacarpal transverso.

1.29 Articulação Carpometacarpal do Polegar

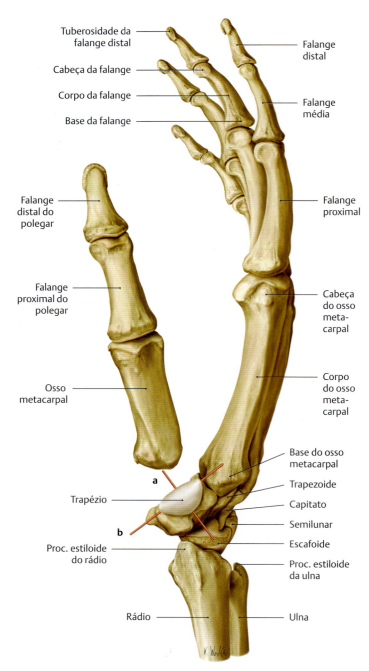

A Eixos de movimento da Art. carpometacarpal do polegar
Esqueleto da mão direita, vista radial. O osso metacarpal I foi afastado distalmente para facilitar a orientação. As faces articulares selares do trapézio e do osso metacarpal I permitem movimentos em dois eixos:

- De abdução, adução (**a**)
- De flexão/extensão (**b**).

Enquanto o eixo de abdução/adução estende-se aproximadamente ao longo de uma linha dorsopalmar, o eixo de flexão/extensão estende-se transversamente através do ramo selar do trapézio. Quando o polegar move-se em direção ao dedo mínimo (oposição), ocorre movimento rotatório pelo eixo longitudinal através do osso metacarpal I (3º grau de liberdade). Este movimento oposicional do polegar – essencial para os movimentos de preensão acurada da mão – foi possível pela combinação natural das faces articulares (ver **F**).

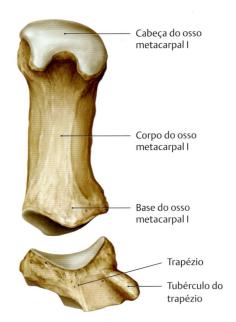

B Faces articulares da articulação carpometacarpal do polegar
Vista palmar-ulnar. A face articular do trapézio é convexa na direção dorsopalmar e côncava na direção radiulnar. Esta curvatura é oposta às encontradas nas faces articulares correspondentes do osso metacarpal I.

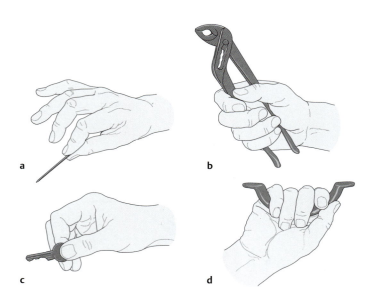

C Tipos de preensão
As ações normais da mão podem ser reduzidas a quatro tipos básicos de preensão:
a Em pinça; **b** De força; **c** De chave; **d** Pegada em gancho.
O exame clínico deve incluir o teste funcional da mão, prestando atenção principalmente a distúrbios da capacidade motora fina e da força. É importante, por exemplo, avaliar os movimentos de pinça e de chave, visto que o movimento de pinça entre o polegar e o dedo indicador é fundamental para a função da mão. Por isto, em situações que lidam com avaliações de lesões ocupacionais, a perda do polegar ou do dedo indicador é considerada com impacto mais grave, para a capacidade laboral do que a perda dos outros dedos.

1 Ossos, Ligamentos e Articulações | Membro Superior

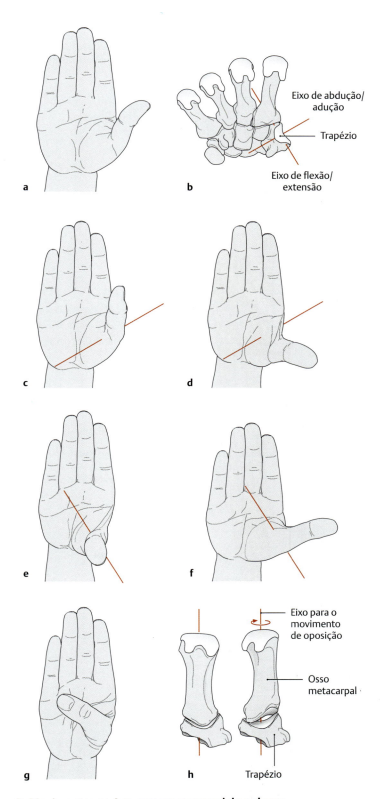

D Movimentos na Art. carpometacarpal do polegar
Mão direita, vista palmar.

a Posição neutro-nula (0°).
b Eixos de movimento na Art. carpometacarpal do polegar.
c Adução.
d Abdução.
e Flexão.
f Extensão.
g Oposição.
h Eixo para a oposição do polegar. Quando o osso metacarpal I roda, sua área de contato com a face articular do trapézio diminui muito (ver **F**).

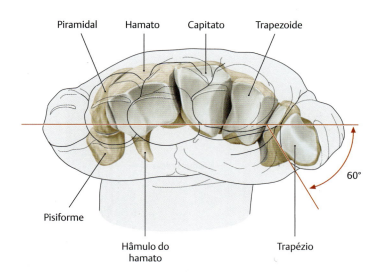

E Relação do polegar com os dedos, na posição neutro-nula (0°)
Mão direita, vista distal. Devido ao arco côncavo dos ossos carpais, o escafoide e o trapézio apresentam uma orientação claramente palmar. Como consequência, o osso metacarpal do polegar não fica situado em linha com os outros dedos mas é rodado aproximadamente 60° na direção da região palmar.

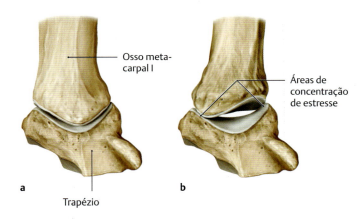

F Incongruência induzida por rotação da Art. carpometacarpal durante a oposição do polegar
a Posição neutro-nula (0°); b Polegar em oposição.
Como é uma articulação selar, a Art. carpometacarpal do polegar está sujeita a estresse funcional que pode promover osteoartrite. Tipos de estresse potencialmente lesivos são produzidos pela rotação do osso metacarpal I, durante a oposição do polegar. Quando o polegar encontra-se em máxima oposição, esta rotação reduz significativamente a área de superfície disponível para a transferência de estresse articular (contrastando com a ampla área disponível em **a**). Esta concentração de estresse em uma região muito restrita predispõe a alterações degenerativas no ramo selar ascendente do osso metacarpal I e também da face articular do trapézio (rizartrose ou inflamação da base do polegar).

307

1.30 Movimentos das Articulações da Mão e dos Dedos

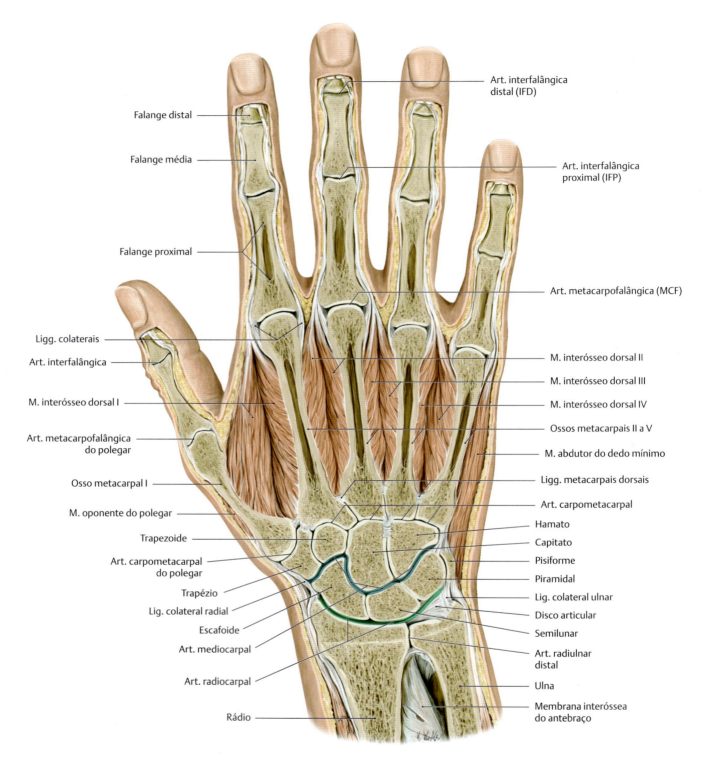

A Corte frontal da mão direita
Vista posterior. A mão e o antebraço são ligados nas **Artt. radiocarpal e mediocarpal** (ambas indicadas, no desenho, por linhas azuis e verdes). Morfologicamente, a *Art. radiocarpal* é uma articulação elipsóidea, enquanto a *Art. mediocarpal* é um gínglimo (com um espaço articular em forma de S entre as fileiras proximal e distal dos ossos carpais). Com exceção da Art. carpometacarpal do polegar, as articulações entre a fileira distal dos ossos carpais e as bases dos ossos metacarpais (as Artt. carpometacarpais) são anfiartroses (unidas por cartilagem fibrosa) que permitem movimentos muito limitados.

As **articulações dos dedos** são classificadas da seguinte maneira:

- *Artt. metacarpofalângicas* entre os ossos metacarpais e as falanges proximais (articulações MCF, esferóideas)
- *Artt. interfalângicas proximais* entre as falanges proximais e médias (articulações IFP, gínglimo)
- *Artt. interfalângicas distais* entre as falanges médias e distais (articulações IFD, gínglimo).

O *polegar* não apresenta falange média, tendo somente duas articulações: Art. metacarpofalângica e Art. interfalângica (desenho baseado em um espécime da Coleção Anatômica da Universität Kiel).

1 Ossos, Ligamentos e Articulações | Membro Superior

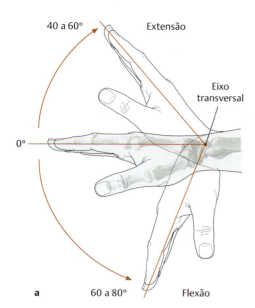

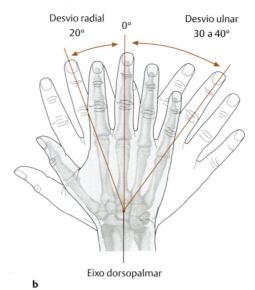

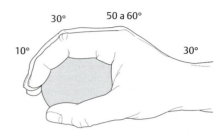

B Movimentos das Artt. radiocarpal e mediocarpal

Iniciando na posição neutro-nula (0°), a *flexão* e a *extensão* ocorrem em um eixo transversal (**a**), enquanto os desvios radial e ulnar ocorrem em um eixo dorsopalmar (**b**). O *eixo transversal* atravessa o semilunar, no caso da Art. radiocarpal, e o capitato, no caso da Art. mediocarpal. O *eixo dorsopalmar* estende-se através do capitato. Portanto, enquanto a flexão e a extensão podem ocorrer em ambas as articulações (radiocarpal e mediocarpal), os desvios radial e ulnar somente ocorrem na Art. radiocarpal.

C Posições funcionais da mão

Em caso de imobilização pós-cirúrgica da mão, as posições funcionais do punho e dos dedos devem ser consideradas quando o gesso, o parafuso ou outros dispositivos são aplicados. Sem esses cuidados os ligamentos se retraem e a mão pode não mais assumir uma posição normal de repouso.

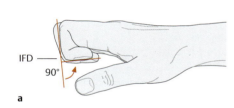

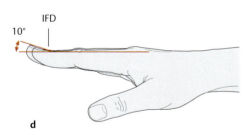

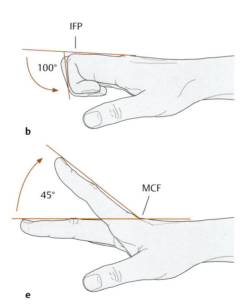

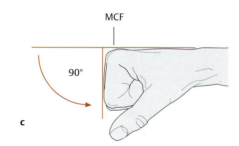

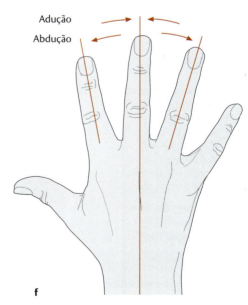

D Arco de movimento das articulações dos dedos

As Artt. interfalângicas proximais (IFP) e distais (IFD) são gínglimos puros, apresentando somente um grau de liberdade de movimento (flexão/extensão). As Artt. metacarpofalângicas (MCF) do 2º ao 5º dedos são uma forma de articulações esferóideas com três graus teóricos de liberdade, mas a rotação é tão limitada pelos ligamentos colaterais que somente existem dois graus de liberdade: flexão/extensão e abdução/adução. Os seguintes movimentos específicos das articulações dos dedos podem ser distinguidos:

a   Flexão na Art. interfalângica distal (IFD).
b   Flexão na Art. interfalângica proximal (IFP).
c   Flexão na Art. metacarpofalângica (MCF).
d   Extensão na Art. interfalângica distal (IFD).
e   Extensão na Art. metacarpofalângica (MCF).
f   Abdução e adução nas Artt. metacarpofalângicas (afastamento e aproximação dos dedos em relação ao eixo dorsopalmar, passando através das cabeças dos metacarpais).

Os movimentos de abdução/adução são descritos em relação ao dedo médio: todos os movimentos que se afastam do dedo médio são classificados como abdução, e os movimentos opostos são classificados como adução.

309

Membro Superior | 2 Musculatura: Grupos Funcionais

2.1 Grupos Musculares Funcionais

A Princípios de classificação sistemática da musculatura
Os músculos do membro superior podem ser classificados de acordo com vários critérios. Um sistema de classificação para ser considerado ótimo tem de ser lógico e claro. Os seguintes critérios são adequados para a classificação dos músculos:

- Origem
- Localização
- Função
- Inervação.

Embora a função e a localização no membro superior estejam frequentemente inter-relacionadas (músculos com a mesma ação sobre uma articulação frequentemente estão próximos um do outro), os músculos com ações semelhantes na região do ombro (p. ex., músculos da articulação do ombro e do cíngulo do membro superior) variam consideravelmente em sua localização. A seguinte classificação (**B**), então, é uma associação entre os critérios topográficos e funcionais. Na seção **C**, é mostrado um diferente sistema de classificação dos músculos, baseado na inervação.

B Classificação funcional-topográfica dos músculos do membro superior

Músculos do cíngulo do membro superior

Músculos do cíngulo do membro superior que migram a partir da cabeça
- M. trapézio
- M. esternocleidomastóideo
- M. omo-hióideo

Músculos do dorso e do cíngulo do membro superior
- M. romboide maior
- M. romboide menor
- M. levantador da escápula

Músculos do tórax e do cíngulo do membro superior
- M. subclávio
- M. peitoral menor
- M. serrátil anterior

Músculos da articulação do ombro

Grupo muscular posterior
- M. supraespinal
- M. infraespinal
- M. redondo menor
- M. subescapular
- M. deltoide
- M. latíssimo do dorso
- M. redondo maior

Grupo muscular anterior
- M. peitoral maior
- M. coracobraquial

Músculos do braço

Grupo muscular posterior
- M. tríceps braquial
- M. ancôneo

Grupo muscular anterior
- M. braquial
- M. bíceps braquial

Músculos do antebraço

Músculos posteriores do antebraço
- Extensores superficiais
  - M. extensor dos dedos
  - M. extensor do dedo mínimo
  - M. extensor ulnar do carpo

- Extensores profundos
  - M. supinador
  - M. abdutor longo do polegar
  - M. extensor curto do polegar
  - M. extensor longo do polegar
  - M. extensor do indicador

Músculos anteriores do antebraço
- Flexores superficiais
  - M. pronador redondo
  - M. flexor superficial dos dedos
  - M. flexor radial do carpo
  - M. flexor ulnar do carpo
  - M. palmar longo

- Flexores profundos
  - M. flexor profundo dos dedos
  - M. flexor longo do polegar
  - M. pronador quadrado

Músculos radiais do antebraço
- Grupo radial
  - M. braquiorradial
  - M. extensor radial longo do carpo
  - M. extensor radial curto do carpo

Músculos da mão

Músculos metacarpais
- Mm. lumbricais I a IV
- Mm. interósseos dorsais I a IV
- Mm. interósseos palmares I a III

Músculos tenares
- M. abdutor curto do polegar
- M. adutor do polegar
- M. flexor curto do polegar
- M. oponente do polegar

Músculos hipotenares
- M. abdutor do dedo mínimo
- M. flexor curto do dedo mínimo
- M. oponente do dedo mínimo
- M. palmar curto

C Classificação dos músculos do membro superior segundo sua inervação

Quase todos os músculos do membro superior são inervados pelo plexo braquial, que se origina a partir dos segmentos C5–T1 da medula espinal. As exceções são os Mm. trapézio, esternocleidomastóideo e omo-hióideo; originados na evolução dos vertebrados como músculos da cabeça, eles são supridos pelo nervo craniano XI (N. acessório) e pelo plexo cervical (alça cervical).

Nervo	Músculos inervados
N. acessório	M. trapézio M. esternocleidomastóideo
Alça cervical	M. omo-hióideo
N. dorsal da escápula	M. levantador da escápula M. romboide maior M. romboide menor
N. supraescapular	M. supraespinal M. infraespinal
N. torácico longo	M. serrátil anterior
N. subclávio	M. subclávio
N. subescapular	M. subescapular M. redondo maior
N. toracodorsal	M. latíssimo do dorso
Nn. peitorais medial e lateral	M. peitoral maior M. peitoral menor
N. musculocutâneo	M. coracobraquial M. bíceps braquial M. braquial
N. axilar	M. deltoide M. redondo menor
N. radial	M. tríceps braquial M. ancôneo M. supinador M. braquiorradial M. extensor radial longo do carpo M. extensor radial curto do carpo M. extensor dos dedos M. extensor do dedo mínimo M. extensor ulnar do carpo M. extensor longo do polegar M. extensor curto do polegar M. extensor do indicador M. abdutor longo do polegar
N. mediano	M. pronador redondo M. pronador quadrado M. palmar longo M. flexor radial do carpo M. flexor longo do polegar M. flexor profundo dos dedos (½) M. flexor superficial dos dedos M. abdutor curto do polegar M. oponente do polegar M. flexor curto do polegar (cabeça superficial) Mm. lumbricais I e II
N. ulnar	M. flexor ulnar do carpo M. flexor profundo dos dedos (½) M. palmar curto M. flexor curto do dedo mínimo M. abdutor do dedo mínimo M. oponente do dedo mínimo M. adutor do polegar M. flexor curto do polegar (cabeça profunda) Mm. interósseos palmares e dorsais Mm. lumbricais III e IV

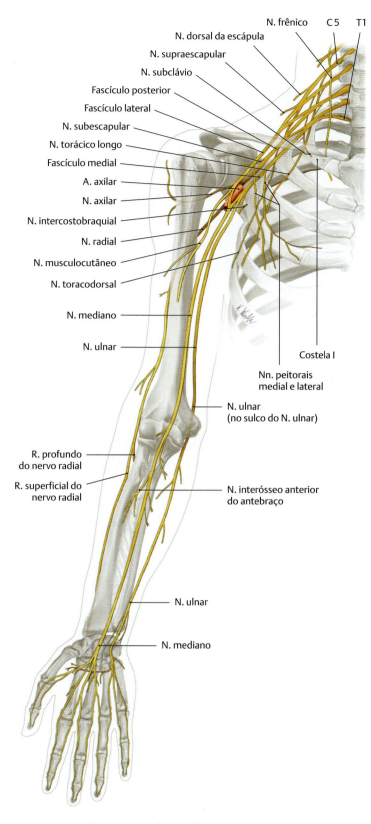

D Vista geral dos ramos motores do plexo braquial que suprem os músculos do membro superior

Com o crescimento dos brotamentos dos membros a partir do tronco, durante o desenvolvimento embrionário, os ramos do plexo braquial seguem os músculos extensores *posteriores* e os músculos flexores *anteriores*, geneticamente determinados. Os nervos para os músculos *extensores* (Nn. radial e axilar) originam-se das três divisões posteriores do plexo braquial, enquanto os nervos para os músculos *flexores* (Nn. musculocutâneo, ulnar, mediano) originam-se das três divisões *anteriores* do plexo (ver p. 408, Sistemas Vasculonervosos: Anatomia Topográfica).

2.2 Músculos do Cíngulo do Membro Superior: Mm. Trapézio, Esternocleidomastóideo e Omo-hióideo

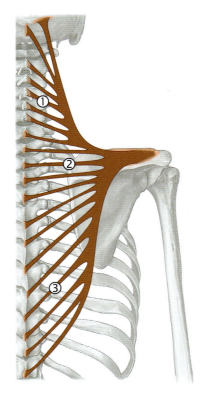

Origem:	① Parte descendente[1]: • Occipital (linha nucal superior e protuberância occipital externa) • Procc. espinhosos de todas as vértebras cervicais no Lig. nucal ② Parte transversa: Ligamentos supraespinais no nível dos processos espinhosos de T I a T IV ③ Parte ascendente: Processos espinhosos de T V a T XII
Inserção:	• Terço lateral da clavícula (parte descendente) • Acrômio (parte transversa) • Espinha da escápula (parte ascendente)

Ações:	• Parte descendente:
	  – Traciona a escápula obliquamente para cima e roda a cavidade glenoidal para baixo (atuando com a parte inferior do M. serrátil anterior)
	  – Inclina a cabeça para o mesmo lado e a roda para o lado oposto (com o cíngulo do membro superior fixo)
	• Parte transversa: puxa a escápula medialmente
	• Parte ascendente: puxa a escápula medialmente para baixo (apoia a ação de rotação da parte descendente)
	• O músculo inteiro: fixa a escápula ao tórax

Inervação:	NC XI (N. acessório) e plexo cervical (C2 a C4)

A Representação esquemática do M. trapézio

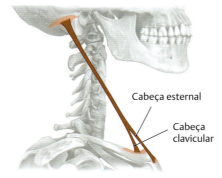

Origem:	• Cabeça esternal: manúbrio do esterno • Cabeça clavicular: terço medial da clavícula
Inserção:	Proc. mastoide e linha nucal superior

Ações:	• Unilateral: – Inclina a cabeça para o mesmo lado
	             – Roda a cabeça para o lado oposto
	• Bilateral: – Estende a cabeça
	             – Auxilia na respiração quando a cabeça está fixa

Inervação:	Nervo acessório (NC XI) e ramos diretos a partir do plexo cervical (C1 e C2)

B Representação esquemática do M. esternocleidomastóideo

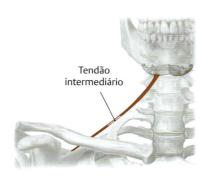

Origem:	Margem superior da escápula
Inserção:	Corpo do hioide
Ações:	• Abaixa (fixa) o hioide • Movimenta a laringe e o hioide para baixo (para a fonação e para a fase final da deglutição) • Puxa a fáscia cervical com seu tendão intermediário e mantém a perviedade da V. jugular interna
Inervação:	Alça cervical do plexo cervical (C1 a C4)

C Representação esquemática do M. omo-hióideo

[1] As estruturas listadas nos quadros não estão totalmente ilustradas nas figuras à esquerda porque não são necessariamente visíveis. Os quadros e os diagramas associados pretendem dar uma visão geral sistêmica dos músculos citados e suas ações, enquanto os desenhos pretendem mostrar os músculos como apareceriam em uma dissecção.

2 Musculatura: Grupos Funcionais | Membro Superior

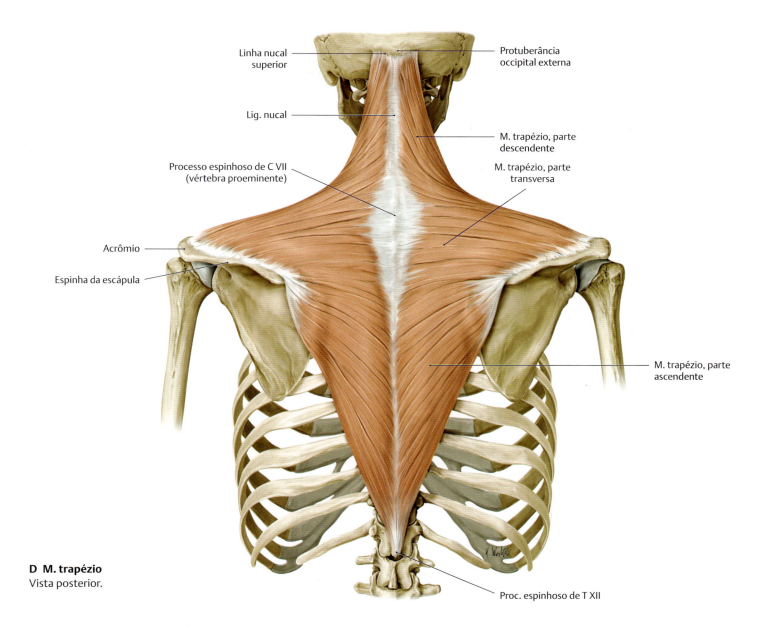

D M. trapézio
Vista posterior.

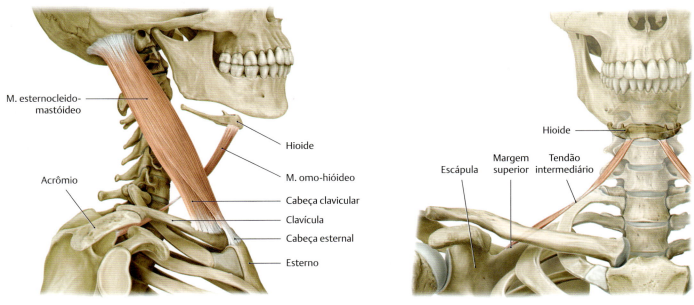

E M. esternocleidomastóideo e M. omo-hióideo
Lado direito, vista lateral.

F M. omo-hióideo
Lado direito, vista anterior.

313

2.3 Músculos do Cíngulo do Membro Superior: Mm. Serrátil Anterior, Subclávio, Peitoral Menor, Levantador da Escápula e Romboides Maior e Menor

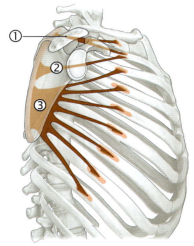

M. serrátil anterior

Origem:	Da primeira à nona costela
Inserção:	Escápula: ① Parte superior (ângulo superior) ② Parte intermediária (margem medial) ③ Parte inferior (ângulo inferior e margem medial)
Ações:	• O músculo inteiro: traciona a escápula lateralmente para a frente, eleva as costelas quando o cíngulo do membro superior está fixo (auxilia na respiração) • Parte inferior: roda a escápula e traciona seu ângulo inferior lateralmente para a frente (roda a cavidade glenoidal superiormente) • Parte superior: abaixa o braço levantado (antagonista da parte inferior)
Inervação:	N. torácico longo (C5 a C7)

A Representação esquemática do M. serrátil anterior

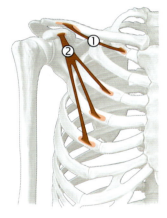

① M. subclávio

Origem:	Primeira costela (junção costocondral)
Inserção:	Face inferior da clavícula (terço lateral)
Ação:	Fixação da clavícula na articulação esternoclavicular
Inervação:	N. subclávio (C5 e C6)

② M. peitoral menor

Origem:	Da terceira à quinta costela
Inserção:	Proc. coracoide da escápula
Ações:	• Traciona a escápula para baixo, causando a movimentação de seu ângulo inferior em direção posteromedial (abaixa o braço levantado), roda a cavidade glenoidal inferiormente • Auxilia na respiração
Inervação:	Nn. peitorais medial e lateral (C6 a T1)

B Representação esquemática dos Mm. subclávio e peitoral menor

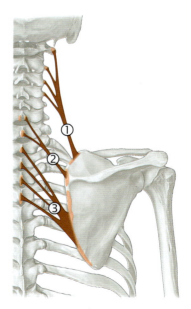

① M. levantador da escápula

Origem:	Procc. transversos das vértebras C I a C IV
Inserção:	Ângulo superior da escápula
Ações:	• Traciona a escápula medialmente para cima enquanto movimenta o ângulo inferior medialmente (devolve o braço levantado para a posição neutro-nula [0°]) • Inclina o pescoço em direção ao mesmo lado (quando a escápula está fixa)
Inervação:	N. dorsal da escápula (C4 e C5)

② M. romboide menor

Origem:	Procc. espinhosos das vértebras C VI e C VII
Inserção:	Margem medial da escápula (acima da espinha da escápula)
Ações:	• Fixa a escápula • Traciona a escápula medialmente para cima (devolve o braço levantado para a posição neutro-nula [0°])
Inervação:	N. dorsal da escápula (C4 e C5)

③ M. romboide maior

Origem:	Procc. espinhosos das vértebras T I a T VI
Inserção:	Margem medial da escápula (abaixo da espinha da escápula)
Ações:	• Fixa a escápula • Traciona a escápula medialmente para cima (devolve o braço levantado para a posição neutro-nula [0°])
Inervação:	N. dorsal da escápula (C4 e C5)

C Representação esquemática do Mm. levantador da escápula e romboides menor e maior

2 Musculatura: Grupos Funcionais | Membro Superior

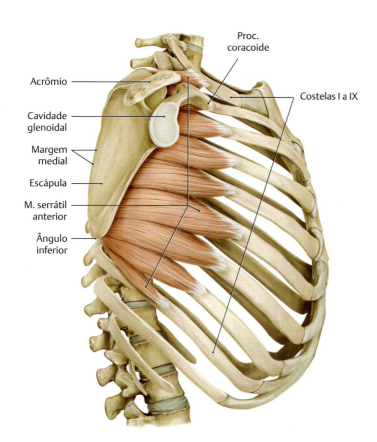

D M. serrátil anterior
Lado direito, vista lateral.

E Mm. peitoral menor e subclávio
Lado direito, vista anterior.

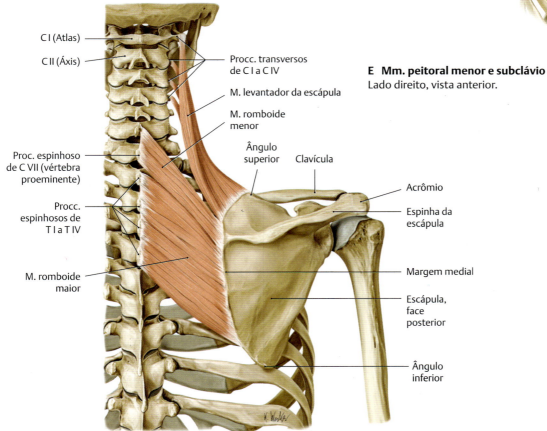

F M. levantador da escápula, M. romboide maior e M. romboide menor
Lado direito, vista posterior.

315

2.4 Músculos da Articulação do Ombro: Manguito Rotador

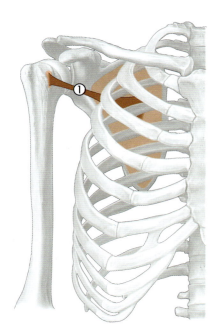

① **M. subescapular**
Origem:	Fossa subescapular da escápula
Inserção:	Tubérculo menor do úmero
Ação:	Rotação medial
Inervação:	N. subescapular (C5 a C8)

A Visão geral do M. subescapular

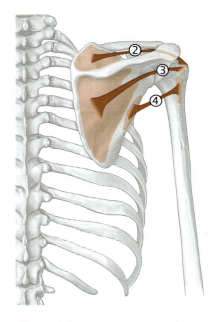

② **M. supraespinal**
Origem:	Fossa supraespinal da escápula
Inserção:	Tubérculo maior do úmero
Ação:	Abdução
Inervação:	N. supraescapular (C4 a C6)

③ **M. infraespinal**
Origem:	Fossa infraespinal da escápula
Inserção:	Tubérculo maior do úmero
Ação:	Rotação lateral
Inervação:	N. supraescapular (C4 a C6)

④ **M. redondo menor**
Origem:	Margem lateral da escápula
Inserção:	Tubérculo maior do úmero
Ação:	Rotação lateral e adução discreta
Inervação:	N. axilar (C5 e C6)

B Visão geral dos Mm. supraespinal, infraespinal e redondo menor

2 Musculatura: Grupos Funcionais | Membro Superior

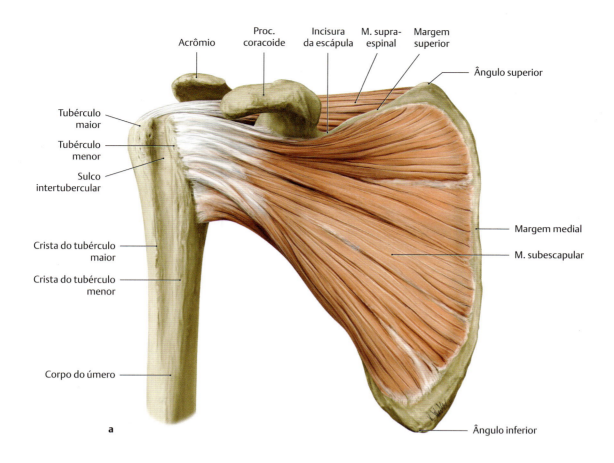

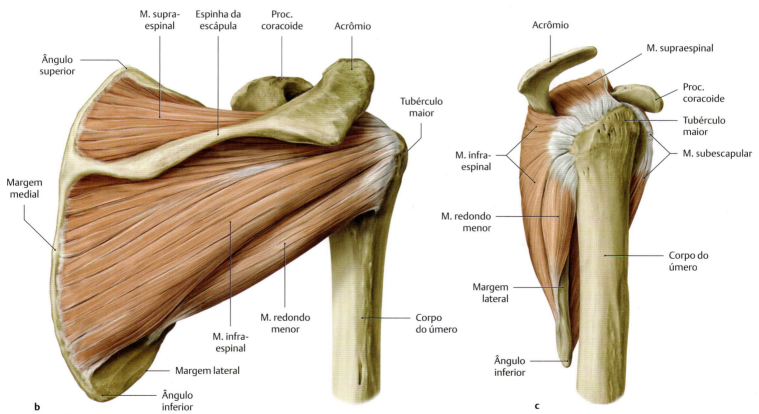

C Músculos do manguito rotador: M. supraespinal, M. infraespinal, M. redondo menor e M. subescapular
Articulação do ombro direito.

a Vista anterior.
b Vista posterior.
c Vista lateral.

317

2.5 Músculos do Cíngulo do Membro Superior: M. Deltoide

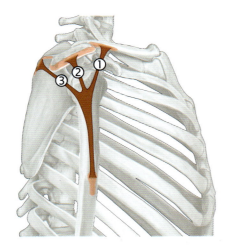

Origem:	① Parte clavicular: terço lateral da clavícula
	② Parte acromial: acrômio
	③ Parte espinal: espinha da escápula
Inserção:	Tuberosidade do M. deltoide no úmero
Ações:	• Parte clavicular: anteversão, rotação medial, adução
	• Parte acromial: abdução
	• Parte espinal: retroversão, rotação lateral, adução
	Entre 60° e 90° de abdução, as partes clavicular e espinal do M. deltoide auxiliam a parte acromial do músculo na abdução.
Inervação:	N. axilar (C5 e C6)

A Representação esquemática do M. deltoide

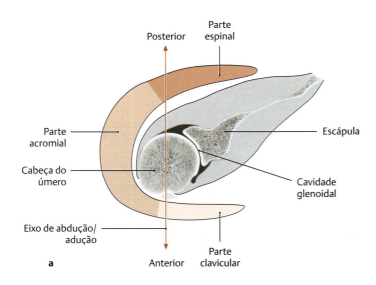
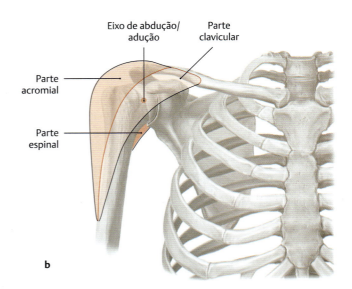
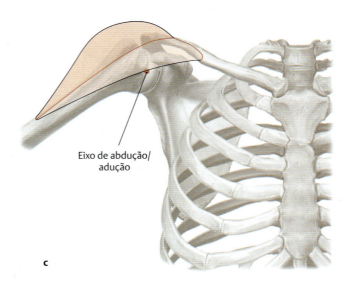

B Ações variáveis dos componentes do M. deltoide
a Corte transversal da articulação do ombro direito.
b Articulação do ombro direito na posição neutro-nula (0°), vista anterior.
c Articulação do ombro direito em 60° de abdução, vista anterior.

As ações das três partes do músculo deltoide (clavicular, acromial e espinal) dependem de sua relação com a posição do úmero e com o seu eixo de movimento. Como resultado, as partes do músculo deltoide podem atuar tanto de modo antagônico como de modo sinérgico. Com abdução *abaixo de 60°*, as partes clavicular e espinal do M. deltoide atuam como antagonistas da parte acromial; porém, com abdução *acima de 60°*, auxiliam a parte acromial na abdução. Começando da posição neutro-nula (0°), a parte acromial do M. deltoide abduz o braço e fixa-o em qualquer posição que ele assumir. Quando o braço é abduzido acima de 60°, as partes clavicular e espinal também se tornam ativas, à medida que se movimentam para a frente do eixo anteroposterior de movimento (eixo de abdução/adução, **c**). Isto altera a ação destas partes: elas atuam como adutoras abaixo de 60°, mas quando o braço passa de 60° se tornam abdutoras.

2 Musculatura: Grupos Funcionais | Membro Superior

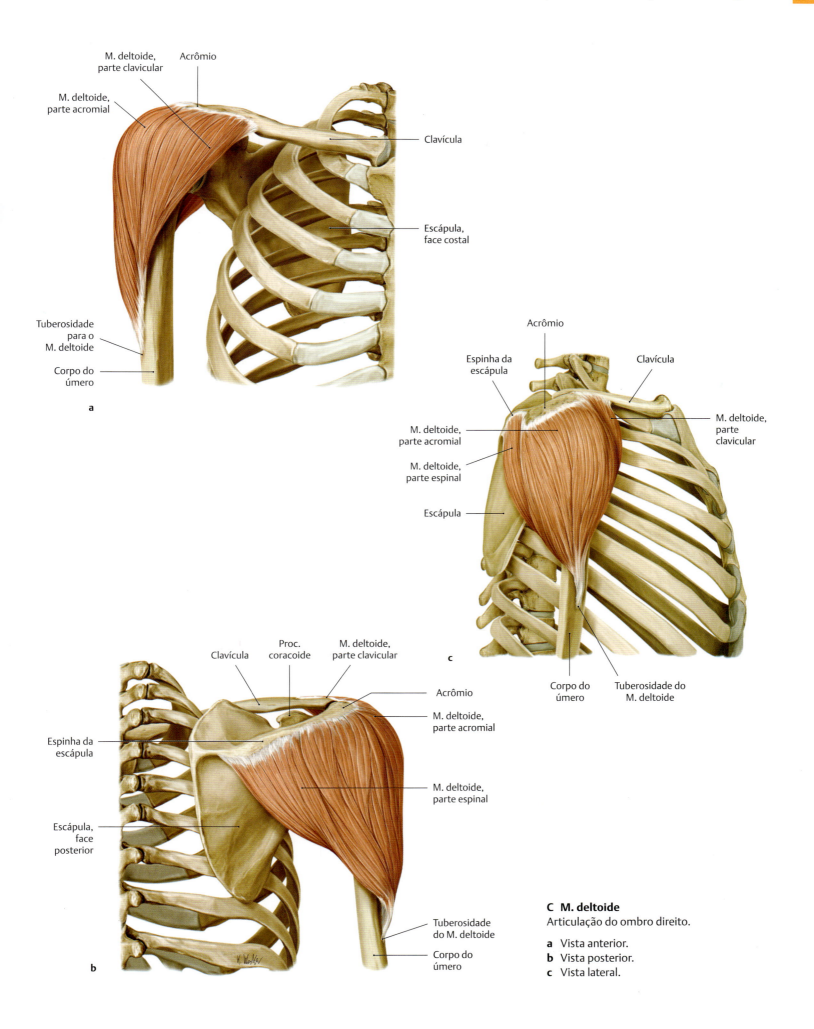

C M. deltoide
Articulação do ombro direito.

a Vista anterior.
b Vista posterior.
c Vista lateral.

319

2.6 Músculos do Cíngulo do Membro Superior: Mm. Latíssimo do Dorso e Redondo Maior

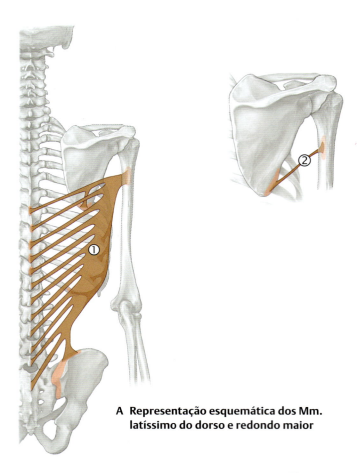

① **M. latíssimo do dorso**

Origem:	• Parte vertebral:
	  – Processos espinhosos das vértebras T VII a T XII
	  – Aponeurose toracolombar dos processos espinhosos de todas as vértebras lombares e do sacro
	• Parte ilíaca: terço posterior da crista ilíaca
	• Parte costal: da 9ª à 12ª costela
	• Parte escapular: ângulo inferior da escápula

Inserção:	Crista do tubérculo menor do úmero
Ação:	Rotação medial, adução, retroversão, respiração (expiração, "músculo da tosse")
Inervação:	N. toracodorsal (C6 a C8)

② **M. redondo maior**

Origem:	Ângulo inferior da escápula
Inserção:	Crista do tubérculo menor do úmero
Ação:	Rotação medial, adução, retroversão
Inervação:	N. subescapular (C5 a C8)

A Representação esquemática dos Mm. latíssimo do dorso e redondo maior

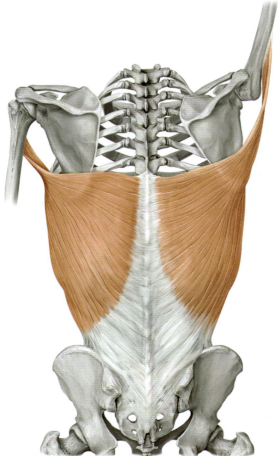

B Trajeto do tendão de inserção do M. latíssimo do dorso na posição neutro-nula e em elevação

Vista posterior. O M. latíssimo do dorso é mais ativo com o braço abduzido ou elevado. A elevação do braço destorce as fibras musculares na área de inserção, aumentando o comprimento do músculo e maximizando a força que desenvolve. Quando a posição do braço está fixada, o M. latíssimo do dorso pode "puxar" o corpo para cima, como no ato de subir, ou pode abaixar o braço contra uma resistência. Isto torna o M. latíssimo do dorso importante para os paraplégicos, por exemplo, porque utilizam esse músculo para se levantarem da cadeira de rodas. Na posição de elevação, ou seja, abdução ou flexão acima de 90°, o úmero está automática e maximamente na posição de rotação lateral (o chamado paradoxo de Codman). Essa rotação lateral forçada é mais ou menos um movimento involuntário que evita a compressão do tubérculo maior contra o acrômio. Geralmente é possível até 50° de rotação lateral. Quando a amplitude de movimento de abdução é de no máximo 180° (como mostrado aqui), o úmero fica em rotação lateral máxima e, como resultado, a crista do tubérculo menor migra lateralmente. A partir desta posição, o M. latíssimo do dorso pode desempenhar as suas várias funções, mas especialmente a adução, de forma particularmente eficaz. O M. latíssimo do dorso também serve como um músculo respiratório auxiliar. Com o braço fixado (ponto fixo no úmero), as partes laterais do músculo (parte costal) suportam, entre outros, as costelas inferiores (IX a XII) e estreitam a abertura inferior do tórax. Isso ajuda na expiração. Se a expiração for difícil, p. ex. na asma brônquica ou bronquite crônica, o M. latíssimo do dorso, portanto, muitas vezes hipertrofia. Como a parte costal do músculo também serve como ponto de fixação torácica para a ação da parte costal do diafragma durante a tosse (contração do diafragma), o M. latíssimo do dorso costuma ser chamado de *músculo da tosse*.

2 Musculatura: Grupos Funcionais | Membro Superior

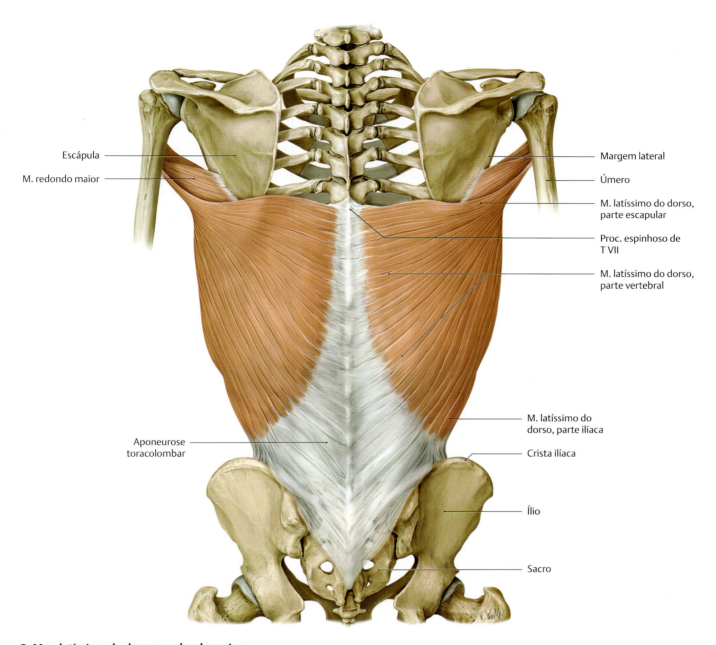

C Mm. latíssimo do dorso e redondo maior
Vista posterior.

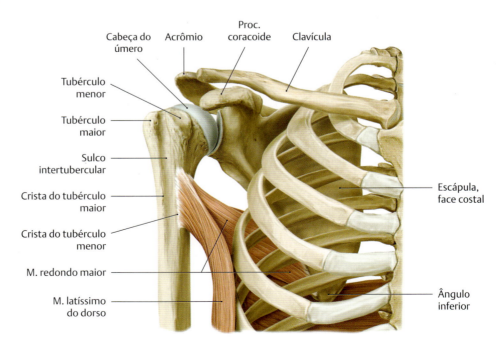

D Inserção comum dos Mm. latíssimo do dorso e redondo maior na crista do tubérculo menor
Vista anterior.

321

2.7 Músculos do Cíngulo do Membro Superior: Mm. Peitoral Maior e Coracobraquial

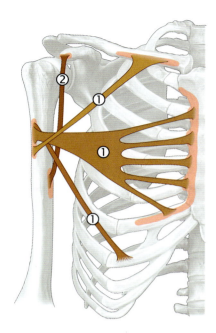

① **M. peitoral maior**

Origem:	• Parte clavicular: metade medial da clavícula • Parte esternocostal: esterno e da segunda à sexta cartilagens costais • Parte abdominal: lâmina anterior da bainha do M. reto do abdome
Inserção:	Crista do tubérculo maior do úmero
Ações:	• Adução e rotação medial (músculo como um todo) • Anteversão (parte clavicular e parte esternocostal) • Auxilia a respiração quando o cíngulo do membro superior está fixado
Inervação:	Nn. peitorais medial e lateral (C5 a T1)

② **M. coracobraquial**

Origem:	Processo coracoide da escápula
Inserção:	Úmero (alinhado à crista do tubérculo menor)
Ação:	Anteversão, adução, rotação medial
Inervação:	N. musculocutâneo (C6 e C7)

A Representação esquemática dos Mm. peitoral maior e coracobraquial

B Torção do tendão de inserção do M. peitoral maior

Vista anterior. As três partes do M. peitoral maior (clavicular, esternocostal e abdominal) convergem lateralmente e se inserem na crista do tubérculo maior por um largo tendão em formato de ferradura (corte transversal). Os feixes de fibras do tendão estão torcidos sobre si mesmos, de tal modo que a parte clavicular se insere mais inferiormente no úmero do que a parte esternocostal, que se insere mais inferiormente do que a parte abdominal. Assim como com o M. latíssimo do dorso, as fibras do M. peitoral maior tornam-se destorcidas e distendidas com a progressiva elevação do braço, aumentando a força que o músculo desenvolve.

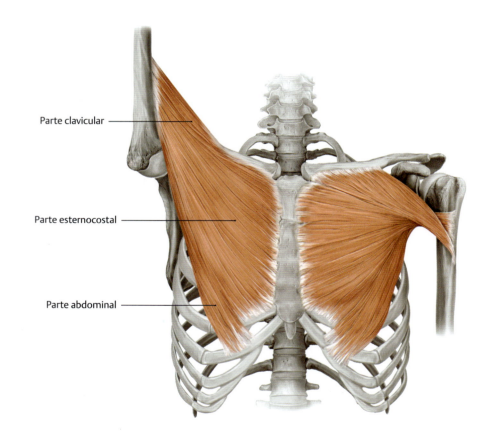

2 Musculatura: Grupos Funcionais | Membro Superior

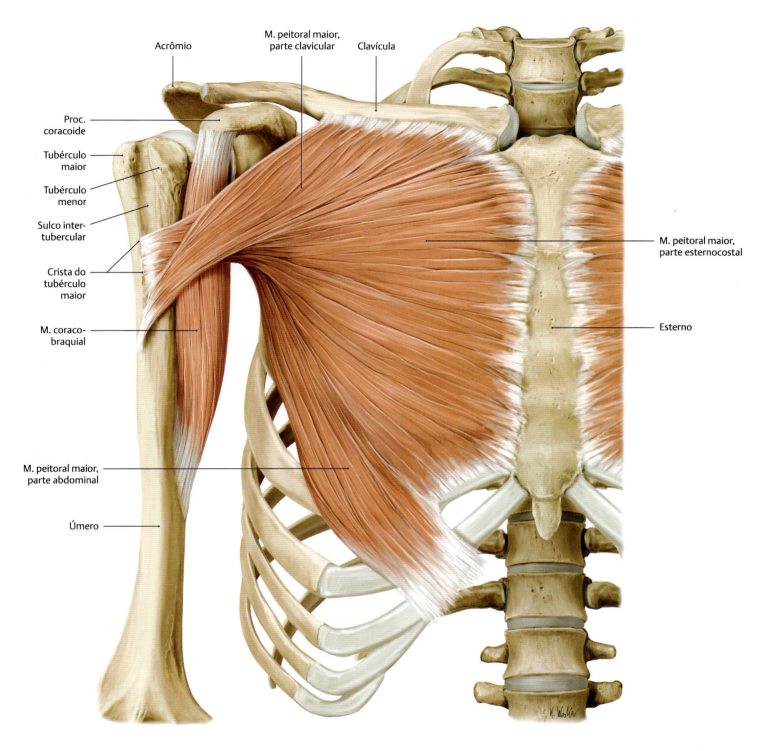

C Mm. peitoral maior e coracobraquial
Lado direito, vista anterior.

323

2.8 Músculos do Braço: Mm. Bíceps Braquial e Braquial

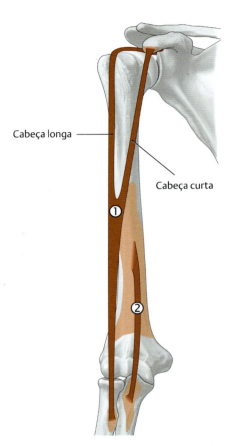

① **M. bíceps braquial**

Origem:	• Cabeça longa: tubérculo supraglenoidal da escápula • Cabeça curta: Proc. coracoide da escápula
Inserção:	Tuberosidade do rádio
Ações:	• Articulação do cotovelo: – Flexão, supinação (com o cotovelo flexionado) • Articulação do ombro: – Abdução e rotação medial (cabeça longa) – Anteversão (cabeça longa e cabeça curta)
Inervação:	N. musculocutâneo (C5 a C7)

② **M. braquial**

Origem:	Metade distal (inferior) da face anterior do úmero, e também dos septos intermusculares medial e lateral
Inserção:	Tuberosidade da ulna
Ação:	Flexão na articulação do cotovelo
Inervação:	N. musculocutâneo (C5 a C7) e N. radial (C5 e C6), ramos variáveis que saem do N. radial no túnel radial como Rr. musculares

A Representação esquemática dos Mm. bíceps braquial e braquial

B Ação de supinação do M. bíceps braquial com o cotovelo flexionado
a O antebraço está em pronação com o cotovelo flexionado (braço direito, vista medial).
b Corte transversal no nível da tuberosidade radial com o antebraço em pronação (vista inferior).
c O antebraço está supinado com o cotovelo flexionado (braço direito, vista medial).
d Corte transversal no nível da tuberosidade do rádio com o antebraço em supinação (vista inferior).

Quando o cotovelo é flexionado, o M. bíceps braquial atua como poderoso supinador, além de seu papel como flexor, porque o braço em alavanca naquela posição é quase perpendicular ao eixo de pronação/supinação (ver p. 294). Por esta razão os *movimentos de supinação* são particularmente efetivos quando o cotovelo está flexionado. Quando o antebraço está em *pronação* (**a**), o tendão de inserção do M. bíceps braquial se enrola ao redor do rádio. Quando o músculo então se contrai para flexionar o cotovelo, o tendão se desenrola como uma corda ao redor de uma manivela (**b**).

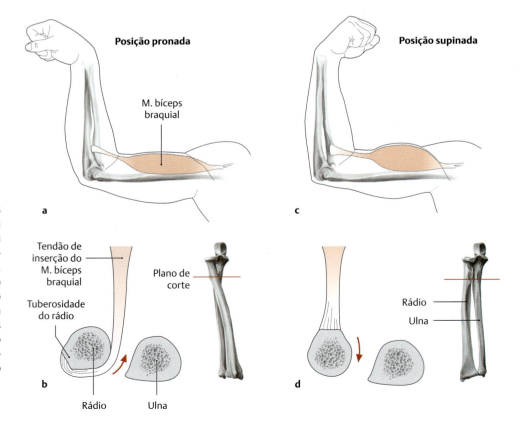

2 Musculatura: Grupos Funcionais | Membro Superior

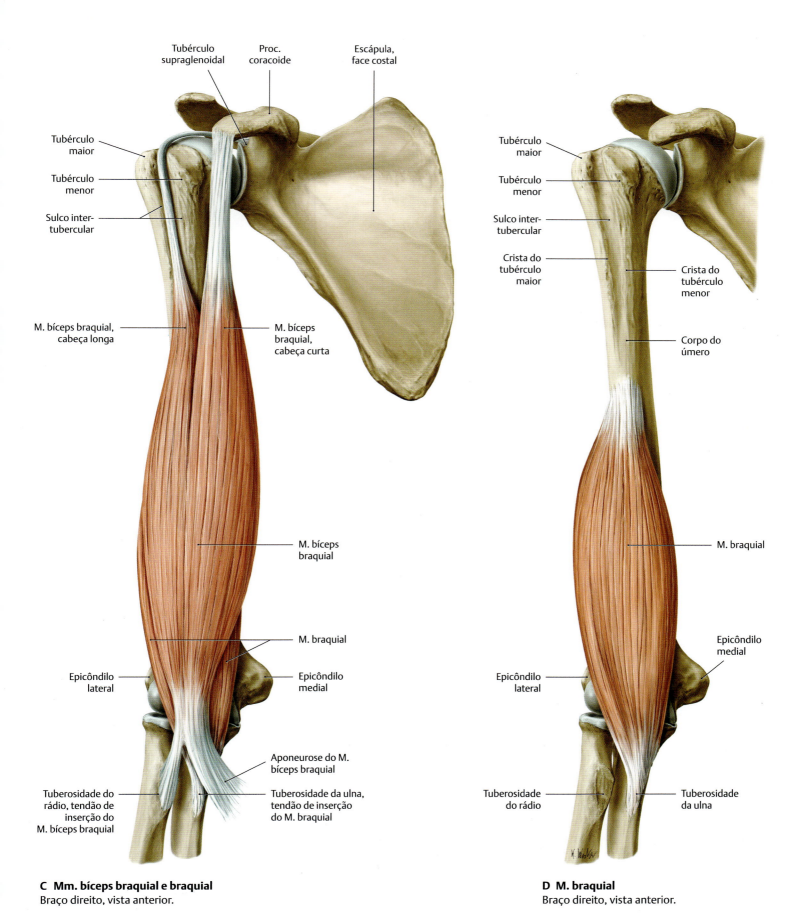

C Mm. bíceps braquial e braquial
Braço direito, vista anterior.

D M. braquial
Braço direito, vista anterior.

325

Membro Superior | 2 Musculatura: Grupos Funcionais

2.9 Músculos do Braço: Mm. Tríceps Braquial e Ancôneo

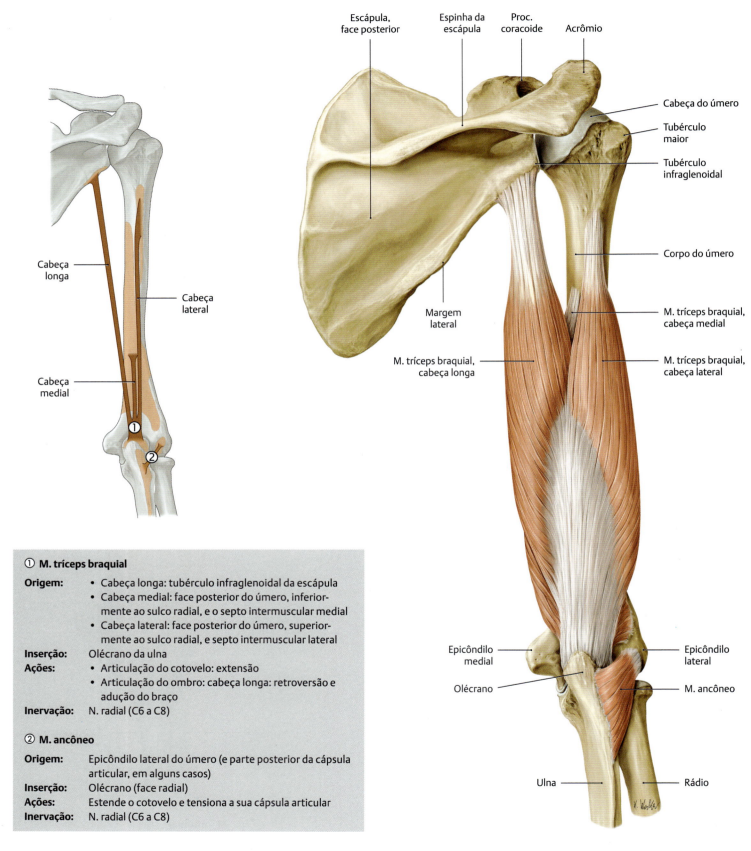

① **M. tríceps braquial**

Origem:	• Cabeça longa: tubérculo infraglenoidal da escápula • Cabeça medial: face posterior do úmero, inferiormente ao sulco radial, e o septo intermuscular medial • Cabeça lateral: face posterior do úmero, superiormente ao sulco radial, e septo intermuscular lateral
Inserção:	Olécrano da ulna
Ações:	• Articulação do cotovelo: extensão • Articulação do ombro: cabeça longa: retroversão e adução do braço
Inervação:	N. radial (C6 a C8)

② **M. ancôneo**

Origem:	Epicôndilo lateral do úmero (e parte posterior da cápsula articular, em alguns casos)
Inserção:	Olécrano (face radial)
Ações:	Estende o cotovelo e tensiona a sua cápsula articular
Inervação:	N. radial (C6 a C8)

A Representação esquemática dos Mm. tríceps braquial e ancôneo

B Mm. tríceps braquial e ancôneo
Braço direito, vista posterior.

2 Musculatura: Grupos Funcionais | Membro Superior

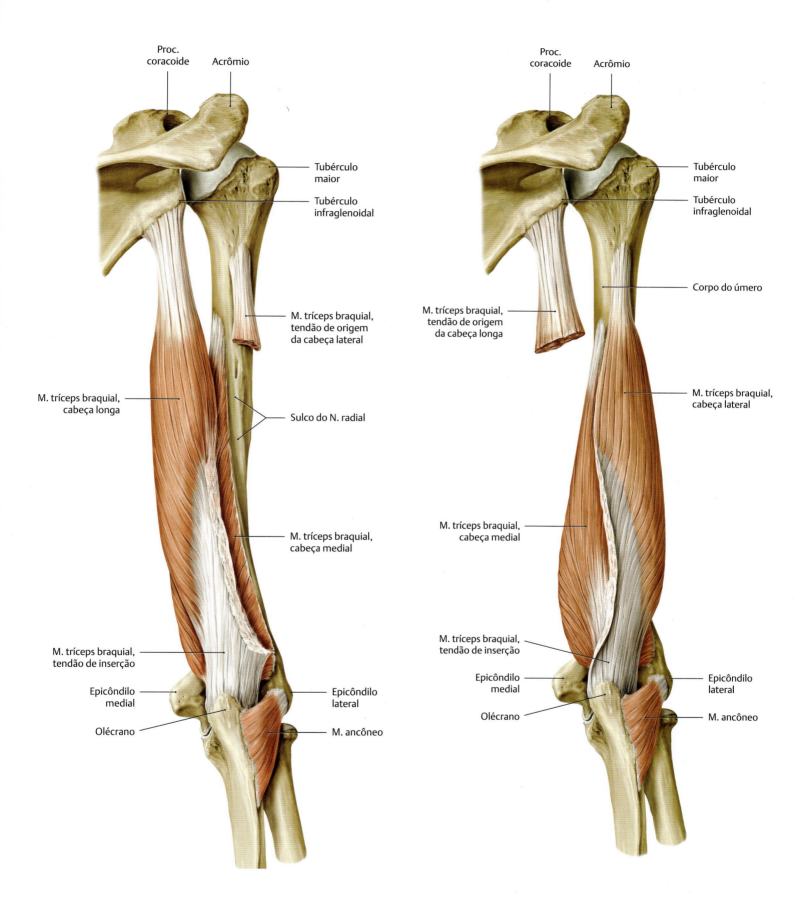

C Mm. tríceps braquial e ancôneo
Braço direito, vista posterior. A cabeça lateral do M. tríceps braquial foi parcialmente removida.

D Mm. tríceps braquial e ancôneo
Braço direito, vista posterior. A cabeça longa do M. tríceps braquial foi parcialmente removida.

327

2.10 Músculos do Antebraço: Mm. Flexores Superficiais e Profundos

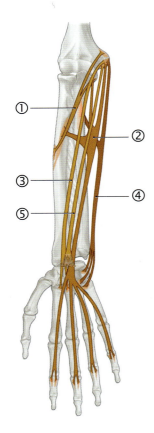

A Representação esquemática dos músculos flexores superficiais

① **M. pronador redondo**
- **Origem:**
  - Cabeça umeral: epicôndilo medial do úmero
  - Cabeça ulnar: Proc. coronoide da ulna
- **Inserção:** Face lateral do rádio (distalmente à inserção do M. supinador)
- **Ações:**
  - Articulação do cotovelo: fraco flexor
  - Articulações do antebraço: pronação
- **Inervação:** N. mediano (C6)

② **M. flexor superficial dos dedos**
- **Origem:**
  - Cabeça umeral: epicôndilo medial do úmero (origem comum)
  - Cabeça ulnar: Proc. coronoide da ulna
  - Cabeça radial: distalmente à tuberosidade do rádio
- **Inserção:** Faces laterais das falanges médias dos dedos II a V
- **Ações:**
  - Articulação do cotovelo: fraco flexor
  - Articulações do punho, e as articulações MCF e IFP dos dedos II a V: flexão
- **Inervação:** N. mediano (C7 a T1)

③ **M. flexor radial do carpo**
- **Origem:** Epicôndilo medial do úmero (origem comum)
- **Inserção:** Base do osso metacarpal II (e, às vezes, do osso metacarpal III)
- **Ações:**
  - Articulações do punho: flexão e abdução radial
  - Articulação do cotovelo: é um fraco pronador
- **Inervação:** N. mediano (C6 a C8)

④ **M. flexor ulnar do carpo**
- **Origem:**
  - Cabeça umeral: epicôndilo medial do úmero (origem comum)
  - Cabeça ulnar: olécrano
- **Inserção:** Pisiforme, hâmulo do hamato e base do osso metacarpal V
- **Ações:** Articulações do punho: flexão e abdução ulnar
- **Inervação:** N. ulnar (C7 a T1)

⑤ **M. palmar longo**
- **Origem:** Epicôndilo medial do úmero (origem comum)
- **Inserção:** Aponeurose palmar
- **Ações:**
  - Articulação do cotovelo: fraco flexor
  - Articulações do punho: flexão, tensiona a aponeurose palmar
- **Inervação:** N. mediano (C8 e T1)

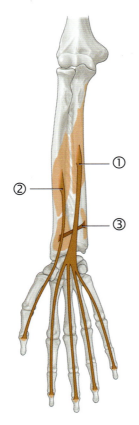

B Representação esquemática dos músculos flexores profundos

① **M. flexor profundo dos dedos**
- **Origem:** Dois terços proximais da face flexora da ulna e a membrana interóssea adjacente
- **Inserção:** Face palmar das falanges distais dos dedos II a V
- **Ações:** Articulações do punho e articulações MCF, IFP e IFD dos dedos II a V: flexão
- **Inervação:**
  - N. mediano (parte radial, dedos II e III), C7 a T1
  - N. ulnar (parte ulnar, dedos IV e V), C8 e T1

② **M. flexor longo do polegar**
- **Origem:** Face medioanterior do rádio e membrana interóssea adjacente
- **Inserção:** Face palmar da falange distal do polegar
- **Ações:**
  - Articulações do punho: flexão e abdução radial da mão
  - Articulação carpometacarpal do polegar: oposição
  - Articulações MCF e IF do polegar: flexão
- **Inervação:** N. mediano (C6 a C8)

③ **M. pronador quadrado**
- **Origem:** Quarto distal da face anterior da ulna
- **Inserção:** Quarto distal da face anterior do rádio
- **Ações:** Pronação da mão, estabilização da articulação radiulnar distal
- **Inervação:** N. mediano (C8 e T1)

2 Musculatura: Grupos Funcionais | Membro Superior

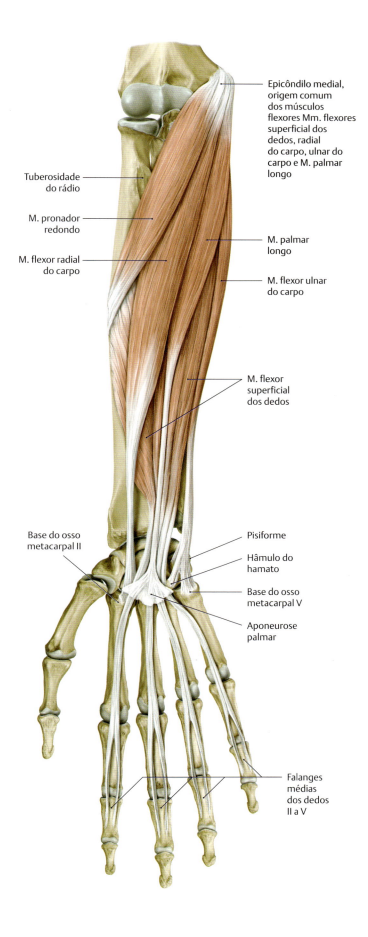

C Músculos flexores superficiais (Mm. pronador redondo, flexor superficial dos dedos, flexor radial do carpo, flexor ulnar do carpo e palmar longo)
Antebraço direito, vista anterior.

D Músculos flexores profundos (Mm. flexor profundo dos dedos, flexor longo do polegar e pronador quadrado)
Antebraço direito, vista anterior.

329

2.11 Músculos do Antebraço: Músculos Radiais

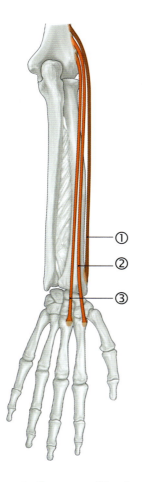

A Representação esquemática dos músculos radiais

① M. braquiorradial

Origem:	Face lateral da parte distal do úmero, septo intermuscular lateral
Inserção:	Proc. estiloide do rádio
Ações:	• Articulação do cotovelo: flexão • Articulações do antebraço: semipronação
Inervação:	N. radial (C5 a C7)

② M. extensor radial longo do carpo

Origem:	Face lateral do úmero distal (crista supraepicondilar lateral), septo intermuscular lateral
Inserção:	Base dorsal do osso metacarpal II
Ações:	• Articulação do cotovelo: fraco flexor • Articulações do punho: extensão, abdução radial
Inervação:	N. radial (C5 a C7)

③ M. extensor radial curto do carpo

Origem:	Epicôndilo lateral do úmero
Inserção:	Base dorsal do osso metacarpal III
Ações:	• Articulação do cotovelo: fraco flexor • Articulações do punho: extensão, abdução radial
Inervação:	N. radial (C5 a C7)

2 Musculatura: Grupos Funcionais | Membro Superior

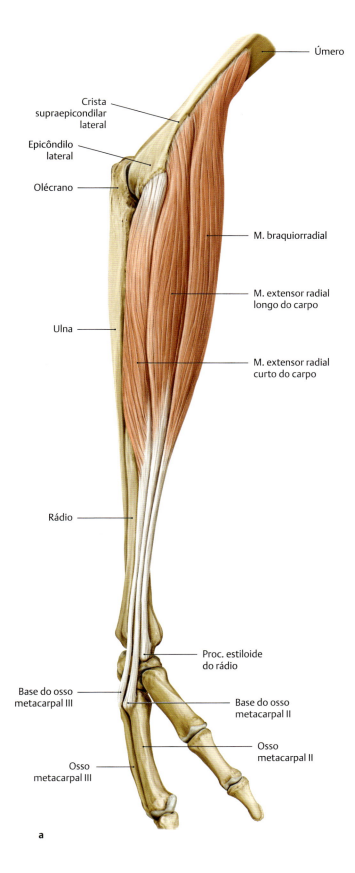
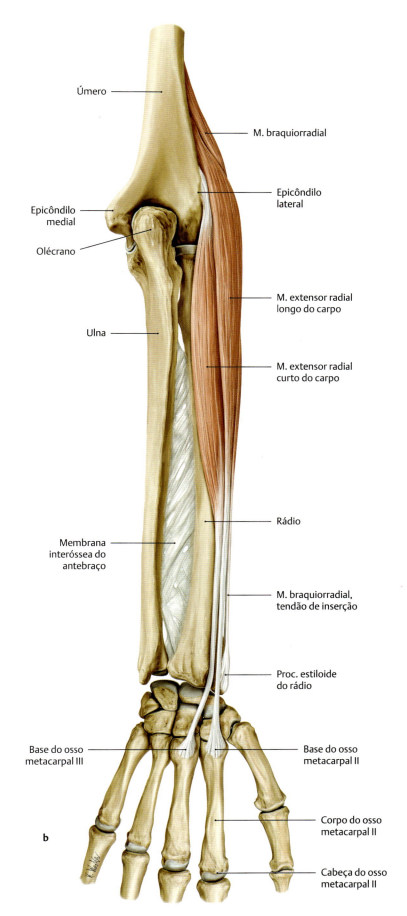

B Músculos radiais (Mm. braquiorradial, extensor radial longo do carpo e extensor radial curto do carpo)
Antebraço direito.

a Vista lateral.
b Vista posterior.

331

2.12 Músculos do Antebraço: Mm. Extensores Superficiais e Profundos

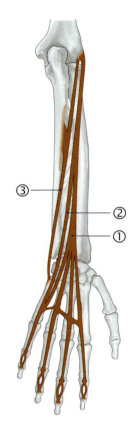

A Representação esquemática dos extensores superficiais

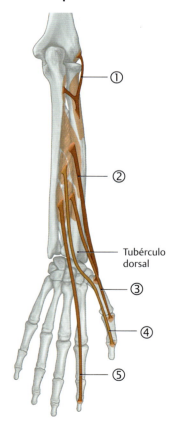

B Representação esquemática dos extensores profundos

① **M. extensor dos dedos**

Origem:	Epicôndilo lateral do úmero
Inserção:	Expansão digital dorsal dos dedos II a V
Ações:	• Articulação do punho: extensão
	• Articulações MCF, IFP e IFD dos dedos II a V: extensão e abdução dos dedos
Inervação:	N. radial (C6 a C8)

② **M. extensor do dedo mínimo**

Origem:	Epicôndilo lateral do úmero
Inserção:	Aponeurose palmar do dedo mínimo
Ações:	• Articulação do punho: extensão, abdução ulnar
	• Articulações MCF, IFP e IFD do dedo mínimo: extensão e abdução do dedo mínimo
Inervação:	N. radial (C6 a C8)

③ **M. extensor ulnar do carpo**

Origem:	Cabeça umeral (epicôndilo lateral do úmero)
	Cabeça ulnar (face dorsal da ulna)
Inserção:	Base do osso metacarpal V
Ações:	Articulação do punho: extensão, abdução ulnar
Inervação:	N. radial (C6 a C8)

① **M. supinador**

Origem:	Olécrano, crista do M. supinador, epicôndilo lateral do úmero, Lig. colateral radial, Lig. anular do rádio
Inserção:	Rádio (entre a tuberosidade do rádio e a inserção do M. pronador redondo)
Ação:	Supinação das articulações do antebraço
Inervação:	N. radial (C5, C6)

② **M. abdutor longo do polegar***

Origem:	Faces dorsais do rádio e da ulna, membrana interóssea
Inserção:	Base do osso metacarpal I
Ações:	• Articulação radiocarpal: abdução radial
	• Articulação carpometacarpal do polegar: abdução
Inervação:	N. radial (C6 a C8)

③ **M. extensor curto do polegar***

Origem:	Face posterior do rádio e membrana interóssea (distalmente ao M. abdutor longo do polegar)
Inserção:	Base da falange proximal do polegar
Ações:	• Articulação radiocarpal: abdução radial
	• Articulações carpometacarpal e metacarpofalângica do polegar: extensão
Inervação:	N. radial (C6 a C8)

④ **M. extensor longo do polegar***

Origem:	Face posterior da ulna e membrana interóssea
Inserção:	Base da falange distal do polegar
Ações:	• Articulação do punho: extensão e abdução radial
	• Articulação carpometacarpal do polegar: adução
	• Articulações MCF e IF do polegar: extensão
Inervação:	N. radial (C6 a C8)

⑤ **M. extensor do indicador***

Origem:	Face posterior da ulna e membrana interóssea
Inserção:	Aponeurose palmar do dedo indicador
Ações:	• Articulação do punho: extensão
	• Articulações MCF, IFP e IFD do dedo indicador: extensão
Inervação:	N. radial (C6 a C8)

* Auxiliam a supinação

2 Musculatura: Grupos Funcionais | Membro Superior

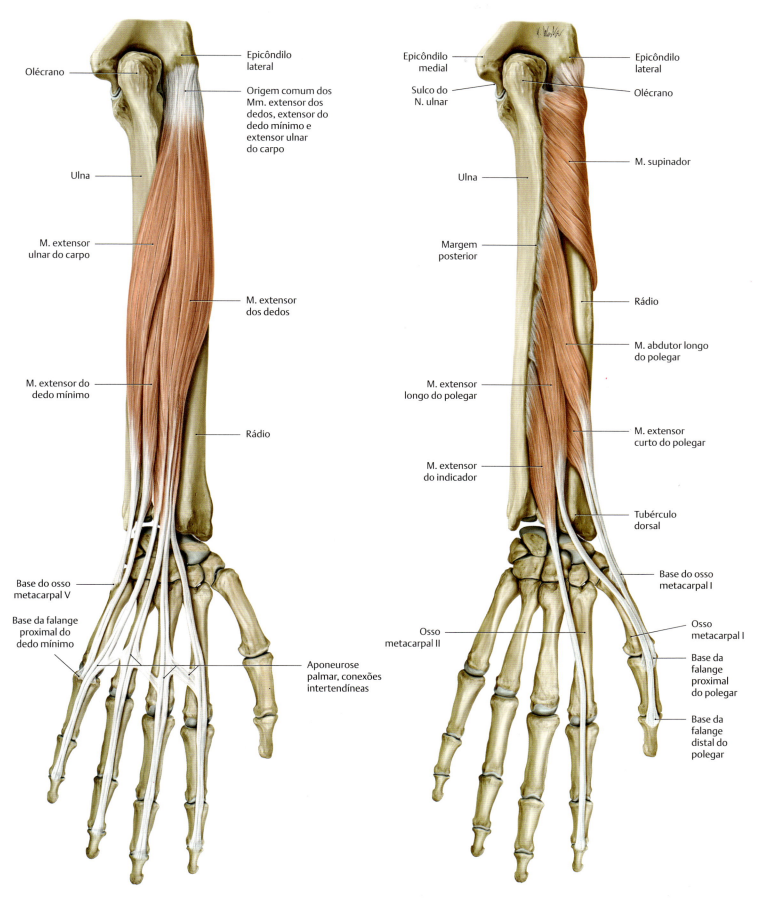

C Músculos extensores superficiais (Mm. extensor dos dedos, extensor do dedo mínimo e extensor ulnar do carpo)
Antebraço direito, vista posterior. Para a estrutura da aponeurose dorsal, ver p. 361, C.

D Músculos extensores profundos (Mm. supinador, abdutor longo do polegar, extensor curto do polegar, extensor longo do polegar e extensor do indicador)
Antebraço direito, vista posterior.

333

2.13 Músculos Curtos da Mão: Musculatura Tenar e Hipotenar

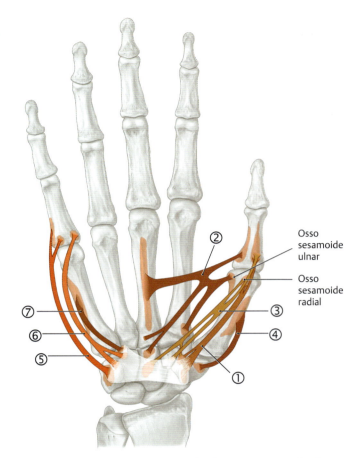

A Visão geral da musculatura tenar (①–④) e hipotenar (⑤–⑦)

① M. abdutor curto do polegar

Origem:	Escafoide, retináculo dos Mm. flexores
Inserção:	Base da falange proximal do polegar (sobre o osso sesamoide radial)
Função:	• Articulação carpometacarpal do polegar: abdução • Articulação metacarpofalângica do polegar: flexão
Inervação:	N. mediano (C6 e C7)

② M. adutor do polegar

Origem:	• Cabeça transversa: lado palmar do osso metacarpal III • Cabeça oblíqua: capitato, base dos ossos metacarpais II + III
Inserção:	Base da falange proximal do polegar (sobre o osso sesamoide ulnar)
Função:	• Articulação carpometacarpal do polegar: adução, oposição • Articulação metacarpofalângica do polegar: flexão
Inervação:	N. ulnar (C8 e T1)

③ M. flexor curto do polegar

Origem:	• Cabeça superficial: retináculo dos Mm. flexores • Cabeça profunda: capitato, trapézio
Inserção:	Base da falange proximal do polegar (sobre o osso sesamoide radial)
Função:	• Articulação carpometacarpal do polegar: flexão, oposição • Articulação metacarpofalângica do polegar: flexão
Inervação:	• N. mediano, C6 a T1 (cabeça superficial) • N. ulnar, C8 e T1 (cabeça profunda)

④ M. oponente do polegar

Origem:	Trapézio
Inserção:	Margem radial do osso metacarpal I
Função:	Articulação carpometacarpal do polegar: oposição
Inervação:	N. mediano (C6. C7)

⑤ M. abdutor do dedo mínimo

Origem:	Pisiforme
Inserção:	Base ulnar da falange proximal e aponeurose dorsal do dedo V
Função:	• Articulação carpometacarpal do dedo mínimo: flexão, abdução do dedo mínimo • Articulações média e terminal do dedo mínimo: extensão
Inervação:	N. ulnar (C8 e T1)

⑥ M. flexor curto do dedo mínimo

Origem:	Hâmulo do hamato, retináculo dos Mm. flexores
Inserção:	Base da falange proximal do dedo V
Função:	Articulação metacarpofalângica do dedo mínimo: flexão
Inervação:	N. ulnar (C8 e T1)

⑦ M. oponente do dedo mínimo

Origem:	Hâmulo do hamato
Inserção:	Margem ulnar do osso metacarpal V
Função:	Puxa o osso metacarpal no sentido palmar (oposição)
Inervação:	N. ulnar (C8 e T1)

M. palmar curto (não representado, ver também pp. 345 e 350)

Origem:	Margem ulnar da aponeurose palmar
Inserção:	Pele da musculatura hipotenar
Função:	Expande a aponeurose palmar (função de proteção)
Inervação:	N. ulnar (C8 e T1)

2 Musculatura: Grupos Funcionais | Membro Superior

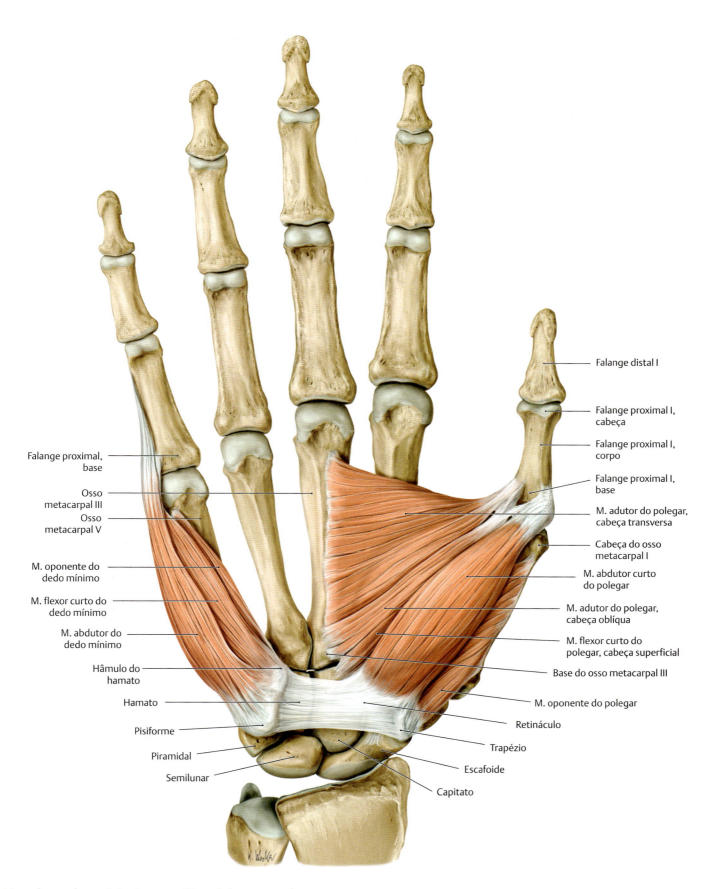

B Musculatura das eminências tenar (Mm. abdutor curto do polegar, adutor do polegar, flexor curto do polegar e oponente do polegar) e hipotenar (Mm. abdutor do dedo mínimo, flexor do dedo mínimo e oponente do dedo mínimo)
Mão direita, vista palmar.

2.14 Músculos Curtos da Mão: Mm. Lumbricais e Interósseos

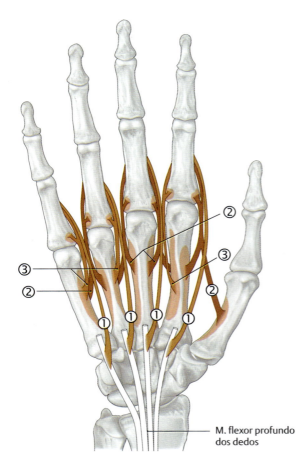

A Representação esquemática dos músculos lumbricais e interósseos

① **Mm. lumbricais I a IV**

Origem:	Faces radiais dos tendões do M. flexor profundo dos dedos (variável)
Inserção:	• I: Aponeurose do dedo II (indicador) • II: Aponeurose do dedo III (médio) • III: Aponeurose do dedo IV (anular) • IV: Aponeurose do dedo V (mínimo)
Ações:	• Articulações MCF dos dedos II a V: flexão • Articulações IFP dos dedos II a V: extensão
Inervação:	• N. mediano, C8 e T1 (Mm. lumbricais I + II) • N. ulnar, C8 e T1 (Mm. lumbricais III + IV)

② **Mm. interósseos dorsais I a IV**

Origem:	A partir de lados adjacentes entre duas cabeças dos ossos metacarpais I a V
Inserção:	• Aponeurose dos dedos II a IV, base da falange proximal • I: face radial da falange proximal do dedo II (indicador) • II: face radial da falange proximal do dedo III (médio) • III: face ulnar da falange proximal do dedo III (médio) • IV: face ulnar da falange proximal do dedo IV (anular)
	• Articulações MCF dos dedos II a IV: flexão
Ações:	• Articulações IFP e IFD dos dedos II a IV: extensão e abdução dos dedos (abdução dos dedos indicador e anular a partir do dedo médio)
	N. ulnar (C8 e T1)
Inervação:	

③ **Mm. interósseos palmares I a III**

Origem:	• I: face ulnar do osso metacarpal II (dedo indicador) • II: face radial do osso metacarpal IV (dedo anular) • III: face radial do osso metacarpal V (dedo mínimo)
Inserção:	Aponeurose e base da falange proximal do dedo associado
Ações:	• Articulações MCF dos dedos indicador, anular e mínimo: flexão • Articulações IFP e IFD dos dedos indicador, anular e mínimo: extensão e adução dos dedos (adução dos dedos indicador, anular e mínimo em direção ao dedo médio)
Inervação:	N. ulnar (C8 e T1)

2 Musculatura: Grupos Funcionais | Membro Superior

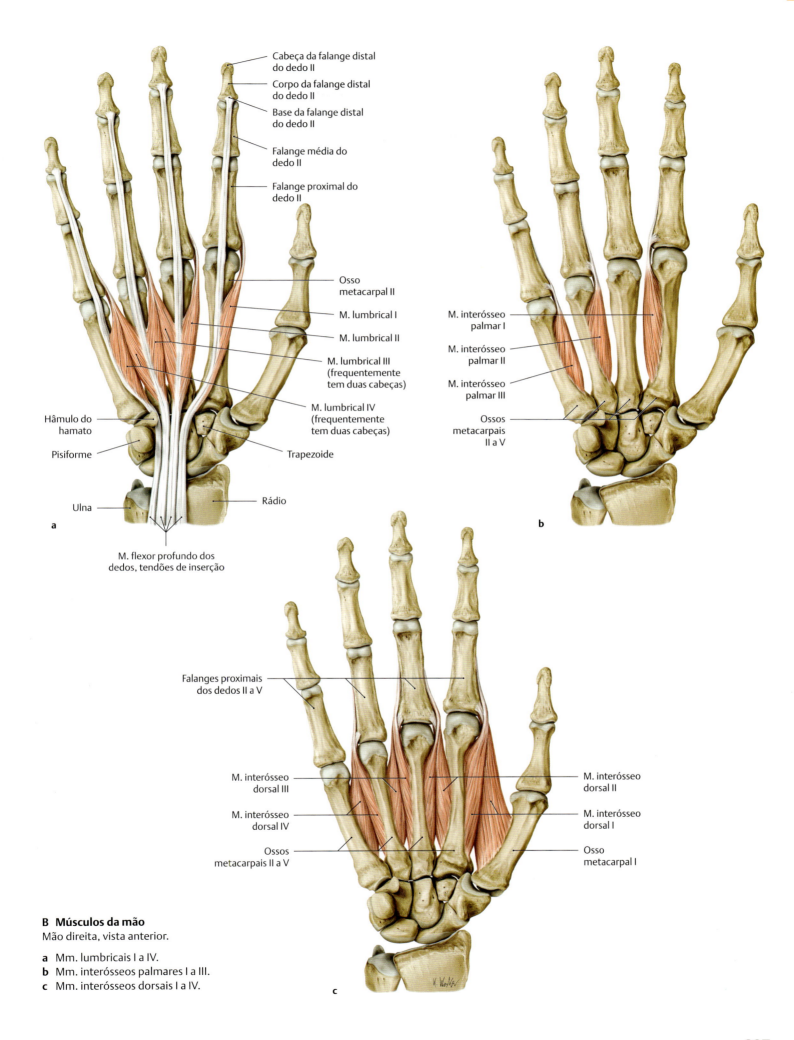

B Músculos da mão
Mão direita, vista anterior.

a Mm. lumbricais I a IV.
b Mm. interósseos palmares I a III.
c Mm. interósseos dorsais I a IV.

2.15 Visão Geral da Função dos Músculos: Articulação do Ombro

A Movimentos na articulação do ombro (articulação do glenoumeral)*

Tipo de movimento	Magnitude do movimento	Músculo	Inervação	Segmentos de nervos "responsáveis"
Flexão/ anteversão	90° (> 90° = Elevação)	• M. deltoide (parte clavicular)	• N. axilar	• C5 e C6
		• M. bíceps braquial	• N. musculocutâneo	• C5 a C7
		• M. peitoral maior (partes clavicular e esternocostal)	• Nn. peitorais medial e lateral	• C5 a T1
		• M. coracobraquial	• N. musculocutâneo	• C6 e C7
Extensão/ retroversão	40°	• M. latíssimo do dorso	• N. toracodorsal	• C6 a C8
		• M. redondo maior	• N. subescapular	• C5 a C8
		• M. tríceps braquial (cabeça longa)	• N. radial	• C6 a C8
		• M. deltoide (parte espinal)	• N. axilar	• C5 e C6
Abdução	90° (> 90° = Elevação)	• M. deltoide (parte acromial); a partir de 60°, todo o músculo	• N. axilar	• C5 e C6
		• M. supraespinal	• N. supraescapular	• C4 a C6
		• M. bíceps braquial (cabeça longa)	• N. musculocutâneo	• C5 a C7
Adução	20 a 40°	• M. peitoral maior	• Nn. peitorais medial e lateral	• C5 a T1
		• M. latíssimo do dorso	• N. toracodorsal	• C6 a C8
		• M. tríceps braquial (cabeça longa)	• N. radial	• C6 a C8
		• M. redondo maior	• N. subescapular	• C5 a C8
		• M. deltoide (partes clavicular e espinal)	• N. axilar	• C5 e C6
		• M. bíceps braquial (cabeça curta)	• N. musculocutâneo	• C5 a C7
		• M. coracobraquial	• N. musculocutâneo	• C6 e C7
Rotação medial	50 a 95°	• M. subescapular	• N. subescapular	• C5 a C8
		• M. peitoral maior	• Nn. peitorais medial e lateral	• C5 a T1
		• M. bíceps braquial (cabeça longa)	• N. musculocutâneo	• C5 a C7
		• M. deltoide (parte clavicular)	• N. axilar	• C5 e C6
		• M. redondo maior	• N. subescapular	• C5 a C8
		• M. latíssimo do dorso	• N. toracodorsal	• C6 a C8
Rotação lateral	60 a 90° (dependente da magnitude da flexão)	• M. infraespinal	• N. supraescapular	• C4 a C6
		• M. redondo menor	• N. axilar	• C5 a C6
		• M. deltoide (parte espinal)	• N. axilar	• C5 a C6

* O ponto de partida da abordagem funcional é representado pelos movimentos da articulação. Os músculos que estão envolvidos em cada movimento estão listados na sequência de sua intensidade de ação. Neste caso, deve-se considerar que os músculos podem, de fato, colaborar para determinado movimento, apesar de ter ação isolada desprezível no mesmo movimento. Para que as múltiplas possibilidades de movimento possam ser caracterizadas em determinada articulação (de acordo com o seu grau de liberdade), foram relacionadas a movimentos básicos definidos em torno de eixos igualmente definidos. Somente a combinação desses movimentos básicos possibilita um espectro de movimentos – de acordo com as diversas articulações.

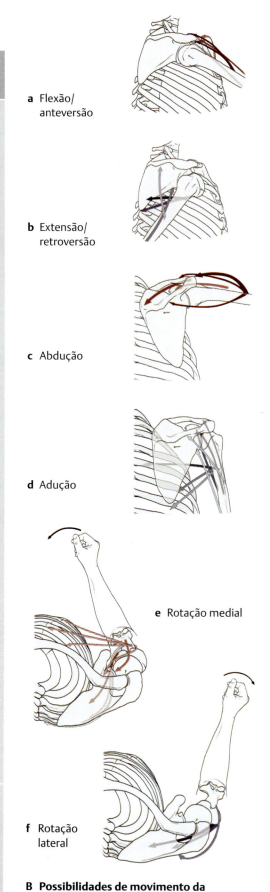

a Flexão/anteversão

b Extensão/retroversão

c Abdução

d Adução

e Rotação medial

f Rotação lateral

B Possibilidades de movimento da articulação do ombro

338

2 Musculatura: Grupos Funcionais | Membro Superior

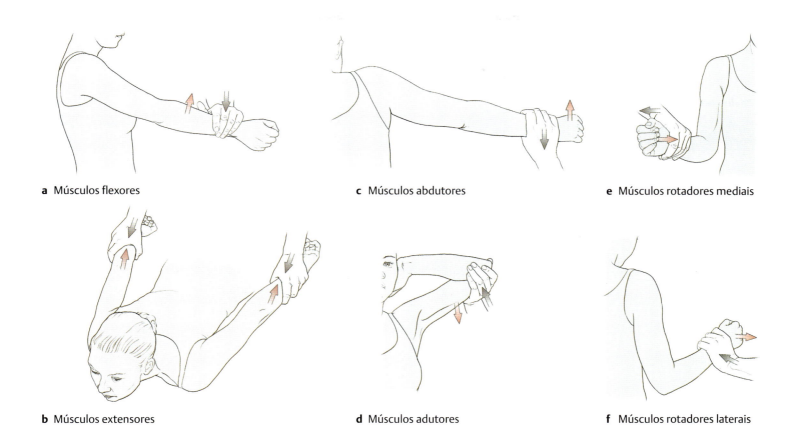

a Músculos flexores   c Músculos abdutores   e Músculos rotadores mediais

b Músculos extensores   d Músculos adutores   f Músculos rotadores laterais

C Exame funcional dos músculos da articulação do ombro
Para a inspeção da força muscular, pede-se ao paciente para movimentar-se ativamente contra a resistência externa. Cada força muscular imposta é medida com o auxílio de uma escala de 0 a 5.

D Sintomatologia clínica dos músculos encurtados e enfraquecidos da articulação do ombro

Músculos	Sintomatologia no encurtamento dos músculos	Sintomatologia no enfraquecimento dos músculos
Flexores	O ombro se encontra frequentemente protraído	Quando existe fraqueza muscular, o acrômio é empurrado para cima, e a parte superior do corpo se posiciona em direção dorsal, levando a um aumento da lordose lombar. No enfraquecimento isolado do M. deltoide, o relevo do ombro torna-se achatado e o acrômio se mostra protuberante
Extensores	Nítida restrição de movimentos durante a elevação e a rotação lateral	Manifesta-se somente com cargas extremas, como, por exemplo, durante sustentação com ambos os membros superiores elevados
Abdutores	Restrições de movimentos por meio do encurtamento dos músculos (principalmente os Mm. supraespinal e bíceps braquial), sobretudo em extensão, adução e rotação lateral da articulação do ombro	O braço não pode ser abduzido contra a gravidade. Achatamento do relevo do ombro, com típica endentação abaixo do acrômio; subluxação frequente da articulação do ombro, com braço pendente
Adutores	Ombro protraído e cifose acentuada da região torácica da coluna vertebral, com proeminente lordose compensatória da região cervical da coluna vertebral. Intensa restrição dos movimentos do braço na flexão e abdução acima da cabeça	Distúrbios da sequência de movimentos coordenados em relação aos músculos oblíquos do abdome contralaterais, isto é, principalmente os movimentos de golpe com o membro afetado são nitidamente comprometidos. Dificuldades de segurar objetos grandes ou pesados na altura da cintura
Rotadores mediais	Intensa restrição para elevação dos braços acima da cabeça e também para rotação lateral simultânea	O enfraquecimento isolado dos músculos rotadores mediais é raro e é compensado pelos músculos flexores (a maioria das atividades diárias é realizada em flexão e em rotação medial)
Rotadores laterais	O encurtamento dos Mm. rotadores laterais é raro (geralmente após uma longa imobilização) e causa restrição da rotação medial	Durante a elevação dos braços, ocorre centralização insuficiente da cabeça do úmero na cavidade glenoidal, havendo utilização compensatória dos músculos abdutores (p. ex., M. supraespinal). Projeção do ombro e flexão lateral acentuada do tronco

2.16 Visão Geral da Função dos Músculos: Articulação do Cotovelo

A Movimentos na articulação do cotovelo*

Tipo de movimento	Magnitude do movimento	Músculos	Inervação	Segmentos de nervos "responsáveis"
Flexão	130 a 150°	• M. bíceps braquial • M. braquial • M. braquiorradial • Mm. extensores radiais longo e curto do carpo • M. pronador redondo • M. flexor superficial dos dedos • M. palmar longo	• N. musculocutâneo • N. musculocutâneo • N. radial • N. radial • N. mediano • N. mediano • N. mediano	• C5 a C7 • C5 a C7 • C5 a C7 • C5 a C7 • C6 • C7 a T1 • C8 e T1
Extensão	10°	• M. tríceps braquial • M. ancôneo	• N. radial • N. radial	• C6 a C8 • C6 a C8
Supinação*	90°	• M. bíceps braquial • M. supinador • M. abdutor longo do polegar • M. extensor curto do polegar • M. extensor longo do polegar • M. extensor do dedo indicador • M. braquiorradial (*a partir da posição de pronação*)	• N. musculocutâneo • N. radial • N. radial • N. radial • N. radial • N. radial • N. radial	• C5 a C7 • C5 e C6 • C6 a C8 • C6 a C8 • C6 a C8 • C6 a C8 • C5 a C7
Pronação*	90°	• M. pronador quadrado • M. pronador redondo • M. flexor radial do carpo • M. braquiorradial (*a partir da posição de supinação*)	• N. mediano • N. mediano • N. mediano • N. radial	• C8 e T1 • C6 • C6 a C8 • C5 a C7

* Nos movimentos de rotação do antebraço, além da articulação do cotovelo, a articulação radiulnar distal também está envolvida.

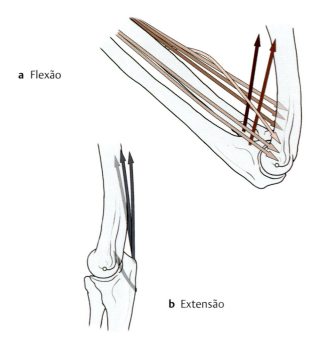

a Flexão

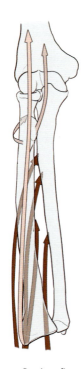

b Extensão

B Possibilidades de movimento da articulação do cotovelo

c Supinação

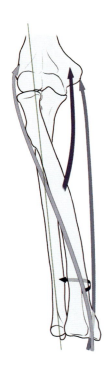

d Pronação

2 Musculatura: Grupos Funcionais | Membro Superior

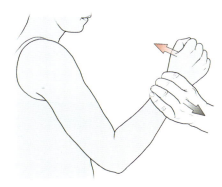

a Músculos flexores

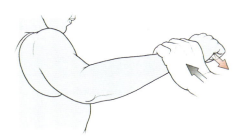

b Músculos extensores

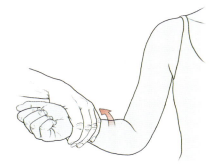

c Músculos supinadores (com a articulação do cotovelo flexionada)

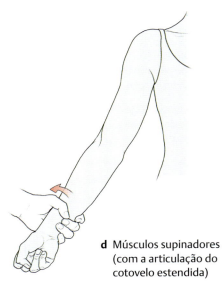

d Músculos supinadores (com a articulação do cotovelo estendida)

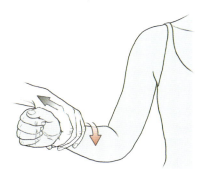

e Músculos pronadores

C Exame funcional dos músculos da articulação do cotovelo

D Sintomatologia clínica de músculos encurtados e enfraquecidos da articulação do cotovelo

Músculos	Sintomatologia no encurtamento dos músculos	Sintomatologia no enfraquecimento dos músculos
Flexores	Contratura por flexão da articulação do cotovelo em posição de supinação, com participação do M. bíceps braquial. Por isso, há comprometimento considerável de todas as funções, o que necessita de uma alteração na posição de pronação a partir da posição de supinação	A fraqueza muscular, por exemplo, do M. bíceps braquial, causa predomínio do posicionamento em pronação; assim, a alimentação (condução de talheres até a boca) é bastante afetada
Extensores	Contratura por distensão da articulação do cotovelo, com intenso comprometimento das atividades da vida diária	Não é possível arremessar algum objeto. O indivíduo afetado não é capaz de usar um andador, uma vez que ele não consegue segurar qualquer peso com suas mãos devido à falta dos extensores do cotovelo
Supinadores	Restrição dos movimentos de pronação do antebraço. Compensação por intensas rotação medial e abdução da articulação do ombro	A fraqueza dos músculos supinadores se manifesta em vários movimentos diários; por exemplo, abrir uma porta, abrir a torneira ou apertar um parafuso
Pronadores	Restrição dos movimentos de supinação do antebraço. Compensação por intensas rotação lateral e adução da articulação do ombro	Movimentos diários (ver antes) são impedidos, por exemplo, fechar uma porta, fechar uma torneira etc.

341

2.17 Visão Geral da Função dos Músculos: Articulação do Punho

A Movimentos nas articulações proximal e distal do punho (articulações radiocarpal e mediocarpal)

Tipo de movimento	Magnitude do movimento	Músculo	Inervação	Segmentos de nervos "responsáveis"
Flexão (palmar)	60 a 80°	• M. flexor superficial dos dedos • M. flexor profundo dos dedos • M. flexor ulnar do carpo • M. flexor longo do polegar • M. flexor radial do carpo • M. palmar longo	• N. mediano • N. mediano • N. ulnar • N. ulnar • N. mediano • N. mediano • N. mediano	• C7 a T1 • C7 a T1 • C8 e T1 • C8 e T1 • C6 a C8 • C6 a C8 • C8 e T1
Extensão (dorsal)	40 a 60°	• M. extensor dos dedos • Mm. extensores radiais longo e curto do carpo • M. extensor ulnar do carpo • M. extensor do dedo indicador • M. extensor longo do polegar • M. extensor do dedo mínimo	• N. radial • N. radial • N. radial • N. radial • N. radial • N. radial	• C6 a C8 • C5 a C7 • C6 a C8 • C6 a C8 • C6 a C8 • C6 a C8
Abdução (desvio radial)	20°	• Mm. extensores radiais longo e curto do carpo • M. abdutor longo do polegar • M. extensor curto do polegar • M. extensor longo do polegar • M. flexor longo do polegar • M. flexor radial do carpo	• N. radial • N. radial • N. radial • N. radial • N. mediano • N. mediano	• C5 a C7 • C6 a C8 • C6 a C8 • C6 a C8 • C6 a C8 • C6 a C8
Adução (desvio ulnar)	30 a 40°	• M. extensor ulnar do carpo • M. flexor ulnar do carpo • M. extensor do dedo mínimo	• N. radial • N. ulnar • N. radial	• C6 a C8 • C8 e T1 • C6 a C8

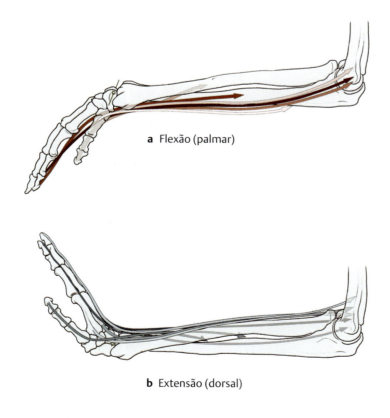

a Flexão (palmar)

b Extensão (dorsal)

B Possibilidades de movimento das articulações proximal e distal da mão

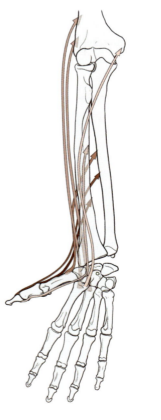

c Abdução radial

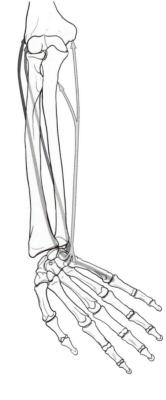

d Abução ulnar

2 Musculatura: Grupos Funcionais | Membro Superior

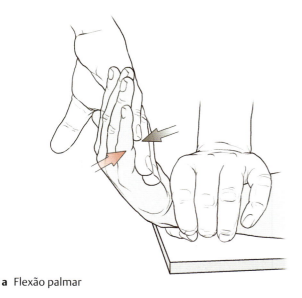

a Flexão palmar

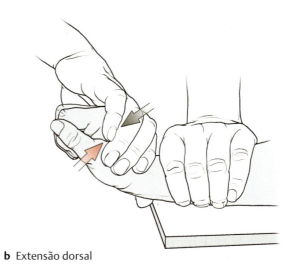

b Extensão dorsal

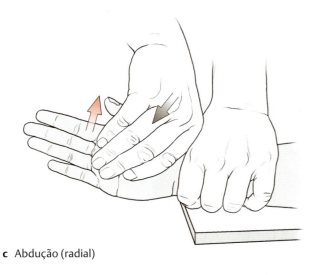

c Abdução (radial)

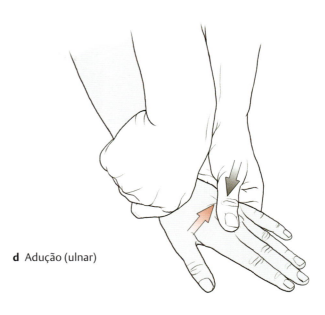

d Adução (ulnar)

C Exame funcional dos músculos das articulações proximal e distal do punho

D Sintomatologia clínica de músculos encurtados e enfraquecidos das articulações proximal e distal do punho

Músculos	Sintomatologia no encurtamento dos músculos	Sintomatologia no enfraquecimento dos músculos
Flexores	Restrição dos movimentos durante a extensão das articulações do punho e dos dedos; associado a uma sobrecarga dos músculos flexores de longa duração – razão para uma epicondilite medial (cotovelo do golfista)	Os indivíduos afetados não conseguem estabilizar a articulação do punho com o antebraço em supinação durante o levantamento de objetos pesados, isto é, a articulação do punho se mantém desviada na direção dorsal. Por isso, ocorrem lesões permanentes devido à sobrecarga nos tendões de origem dos músculos flexores dos dedos e do carpo
Extensores	Restrição aos movimentos durante a flexão das articulações do punho e dos dedos; associado a uma sobrecarga dos músculos extensores de longa duração – razão para uma epicondilite lateral (cotovelo do tenista)	Os indivíduos afetados não conseguem estabilizar a articulação do punho com o antebraço em pronação durante o levantamento de objetos pesados, isto é, a articulação se mantém desviada na direção palmar. Por isso, ocorrem lesões permanentes devido à sobrecarga nos tendões de origem dos músculos extensores dos dedos e do carpo
Abdutores (radiais)	Abdução (ulnar) restrita	Sempre combinada com fraqueza durante a extensão e a flexão
Abdutores (ulnares)	Abdução (radial) restrita	A redução da força é funcionalmente menos definida

3.1 Músculos Posteriores do Cíngulo do Membro Superior e da Articulação do Ombro

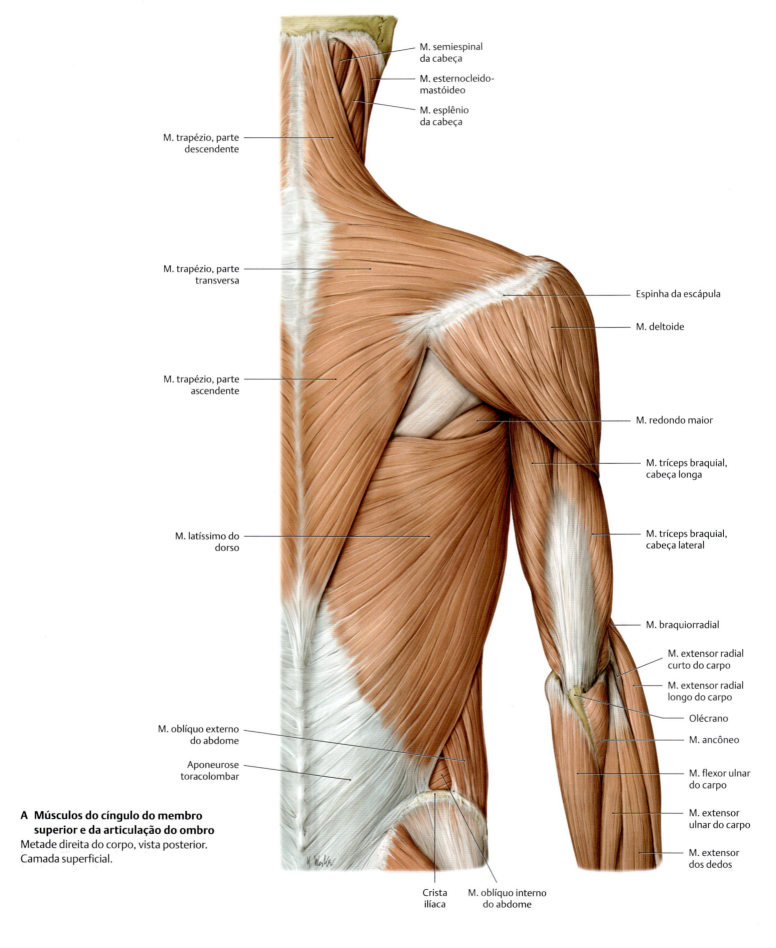

A Músculos do cíngulo do membro superior e da articulação do ombro
Metade direita do corpo, vista posterior. Camada superficial.

3 Musculatura: Anatomia Topográfica | Membro Superior

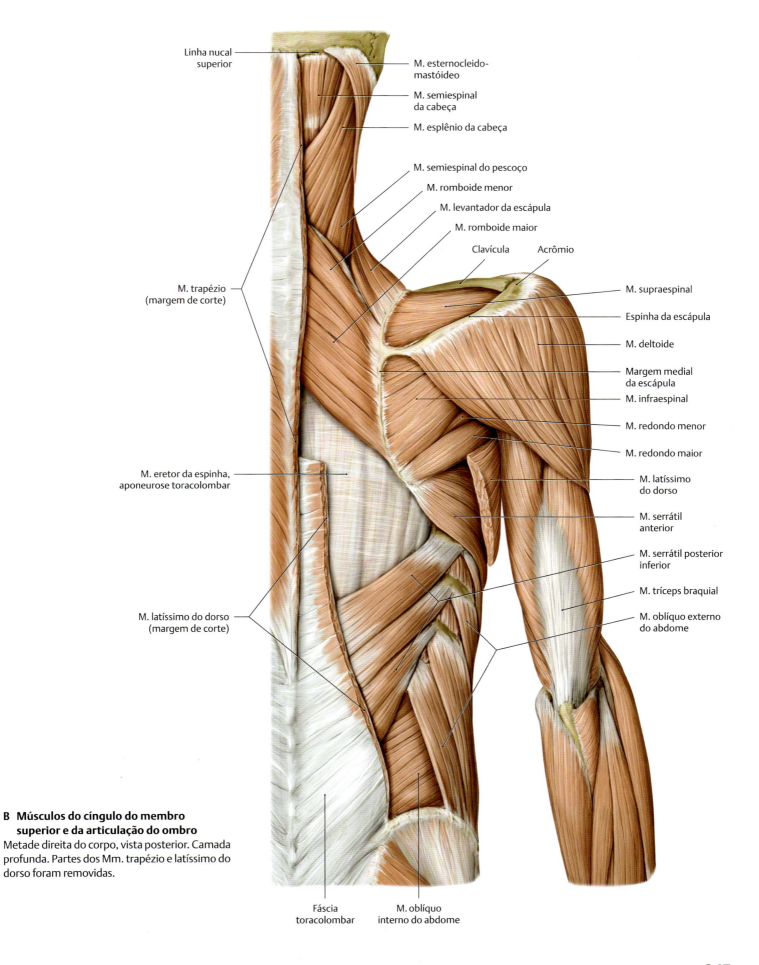

B Músculos do cíngulo do membro superior e da articulação do ombro
Metade direita do corpo, vista posterior. Camada profunda. Partes dos Mm. trapézio e latíssimo do dorso foram removidas.

3.2 Músculos Posteriores da Articulação do Ombro e do Membro Superior

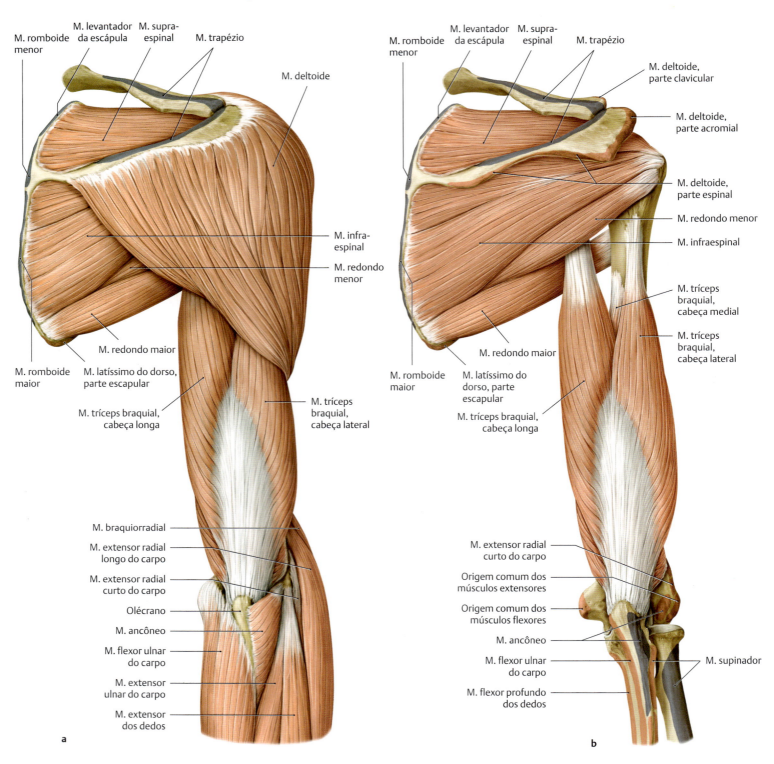

A Músculos do ombro direito e do membro superior direito, vista posterior
As origens estão representadas em vermelho e as inserções, em azul.

a Após remoção do M. trapézio.
b Após remoção do M. deltoide e dos músculos do antebraço.

3 Musculatura: Anatomia Topográfica | Membro Superior

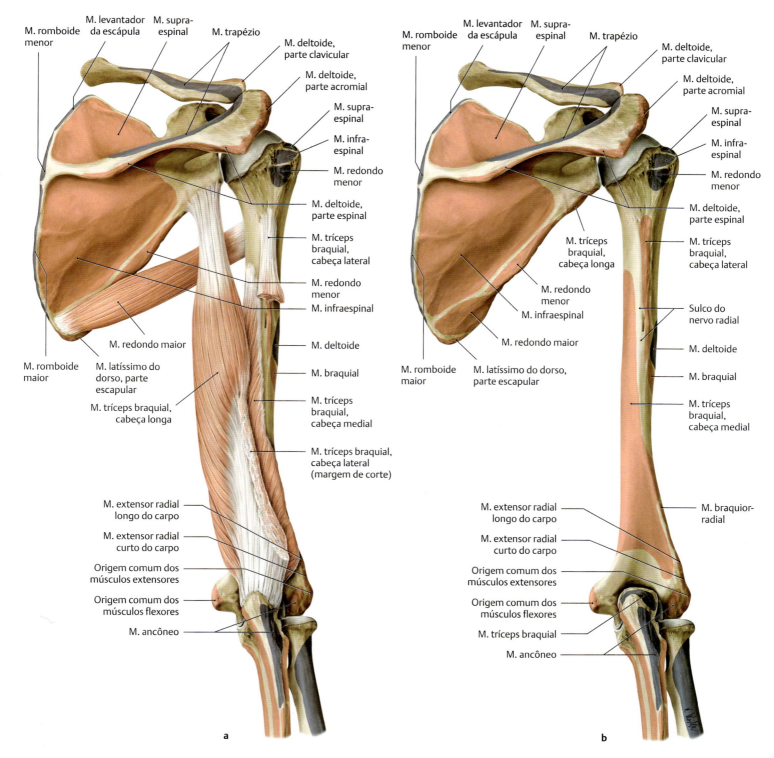

B Músculos do ombro direito e membro superior direito, vista posterior
As origens estão representadas em vermelho e as inserções, em azul.

a Os Mm. supraespinal, infraespinal e redondo menor foram removidos. A cabeça lateral do M. tríceps braquial foi parcialmente removida.
b Todos os músculos foram removidos.

347

3.3 Músculos Anteriores do Cíngulo do Membro Superior e da Articulação do Ombro

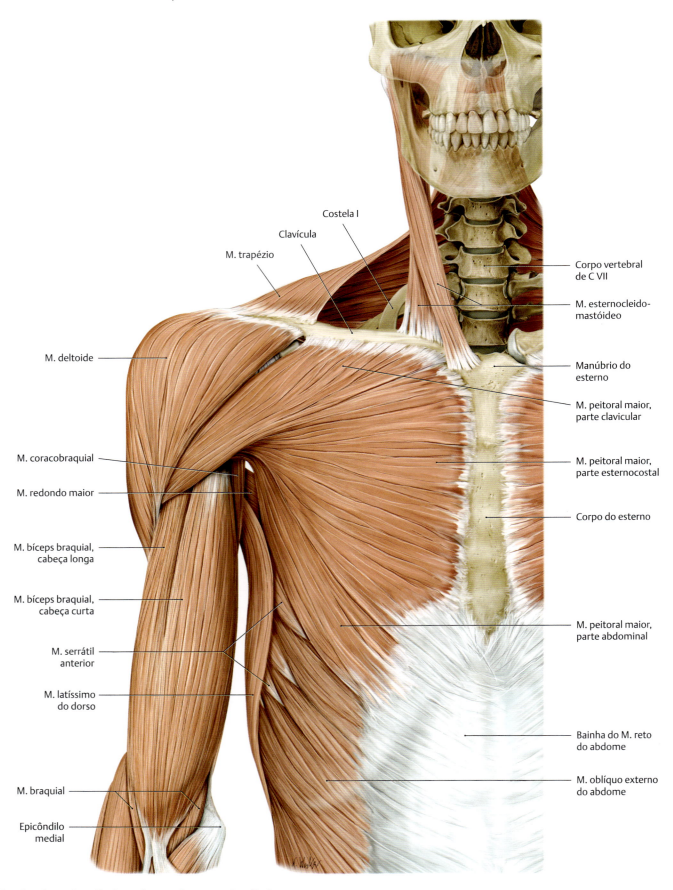

A **Músculos do ombro direito e do membro superior direito, vista anterior**

3 Musculatura: Anatomia Topográfica | Membro Superior

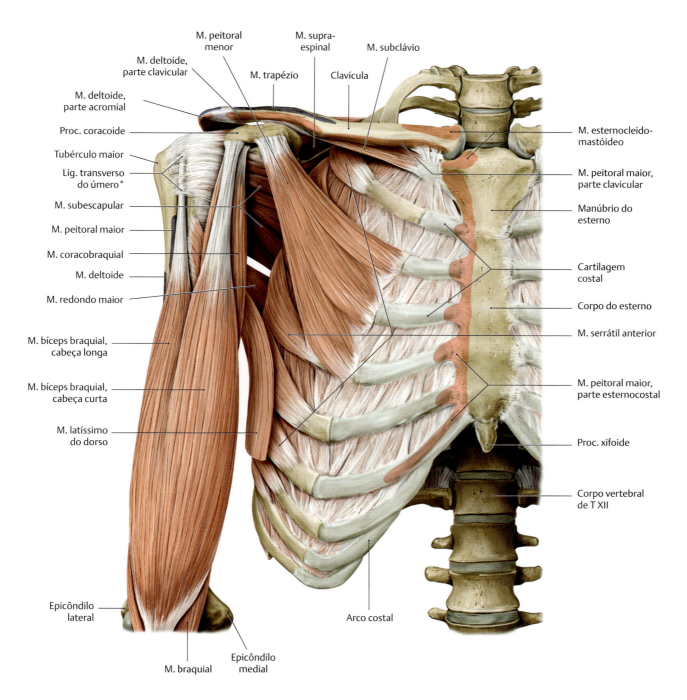

B Músculos do ombro direito e do membro superior direito, vista anterior

As origens estão representadas em vermelho e as inserções, em azul. Os Mm. esternocleidomastóideo, trapézio, peitoral maior, deltoide e oblíquo externo foram completamente removidos. O M. latíssimo do dorso foi parcialmente removido.

*Refere-se a estruturas ligamentares irregularmente presentes que atravessam o sulco intertubercular.

3.4 Músculos Anteriores da Articulação do Ombro e do Membro Superior

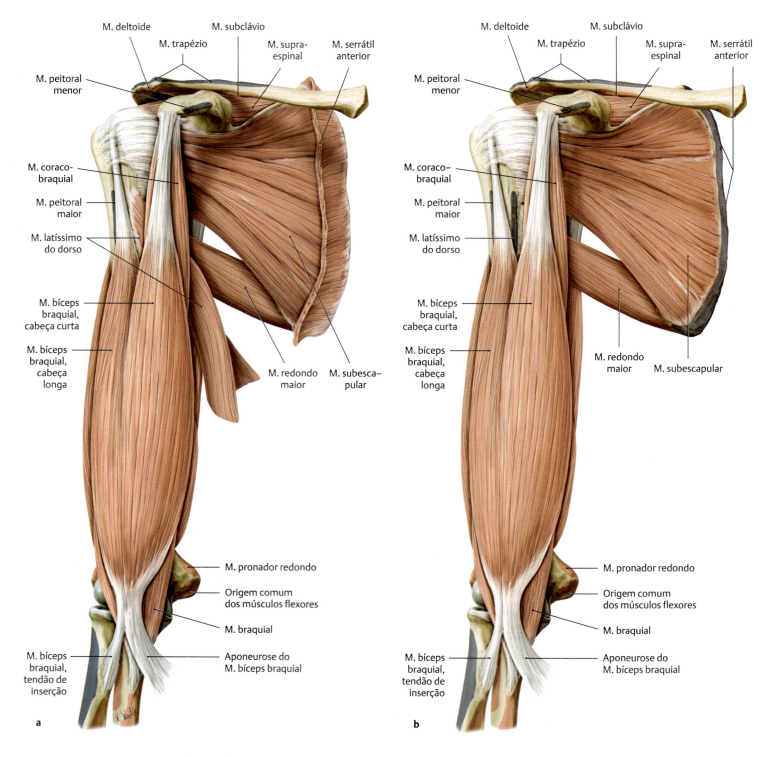

A Músculos do ombro direito e do membro superior direito em vista anterior
As origens estão representadas em vermelho e as inserções, em azul.

a Após remoção do esqueleto torácico. Os Mm. latíssimo do dorso e serrátil anterior foram removidos de suas inserções.
b Os Mm. latíssimo do dorso e serrátil anterior foram completamente removidos.

3 Musculatura: Anatomia Topográfica | Membro Superior

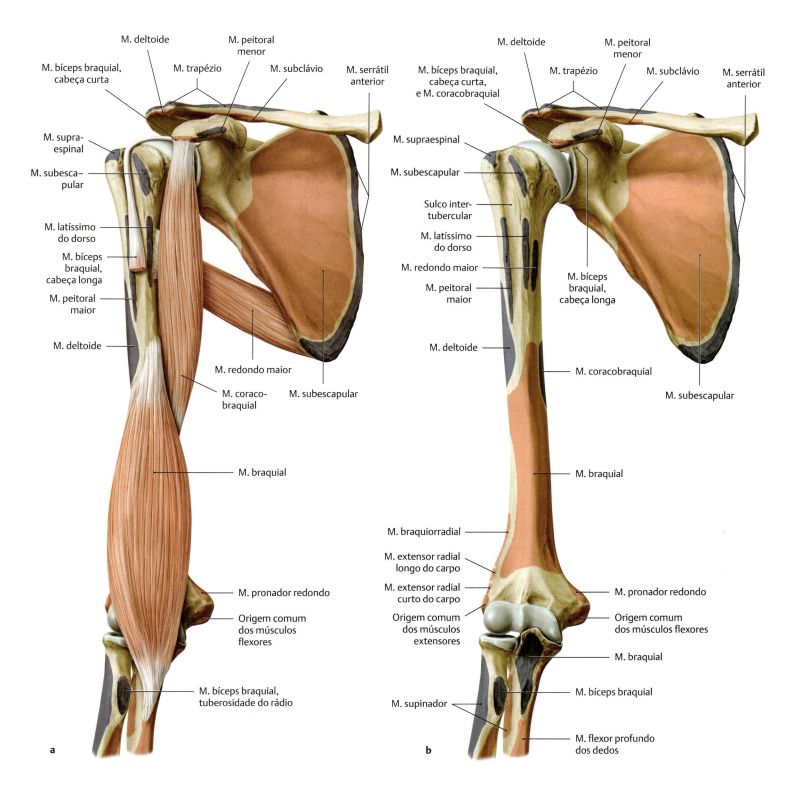

B Músculos do ombro direito e do membro superior direito, vista anterior
As origens estão representadas em vermelho e as inserções, em azul.

a Após remoção do esqueleto torácico e dos Mm. subescapular e supraespinal. O M. bíceps braquial foi removido no tendão de origem de sua cabeça longa (*observe* seu curso no sulco intertubercular).
b Todos os músculos foram removidos.

351

3.5 Músculos Anteriores do Antebraço

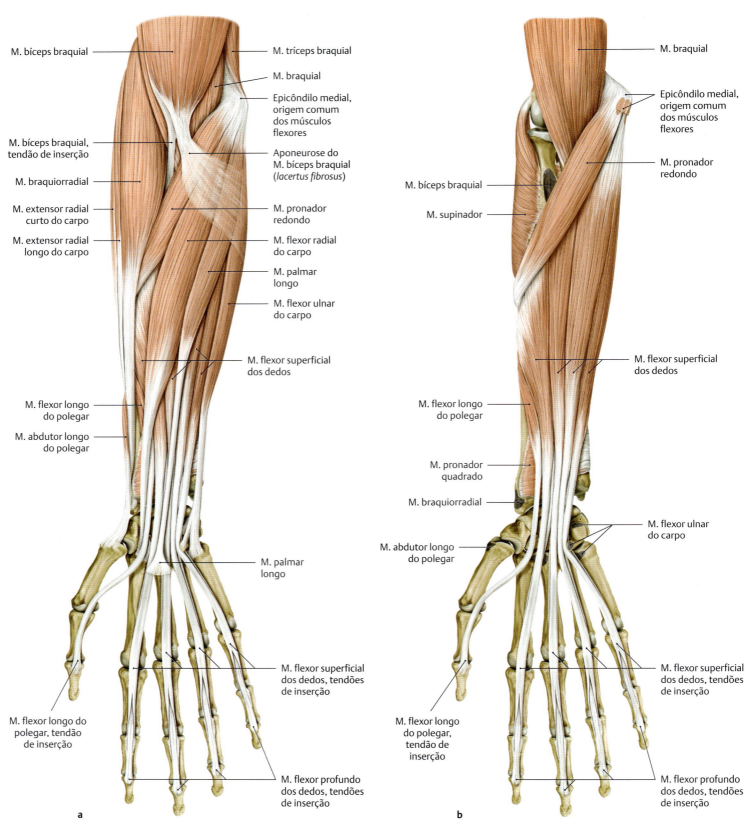

A Músculos do antebraço direito, vista anterior
As origens estão representadas em vermelho e as inserções, em azul.

a São mostrados os músculos flexores superficiais e o grupo radial.

b O grupo radial (Mm. braquiorradial, extensor radial longo do carpo, extensor radial curto do carpo) foi completamente removido, juntamente com os Mm. flexor radial do carpo, flexor ulnar do carpo, abdutor longo do polegar, palmar longo e bíceps braquial.

3 Musculatura: Anatomia Topográfica | Membro Superior

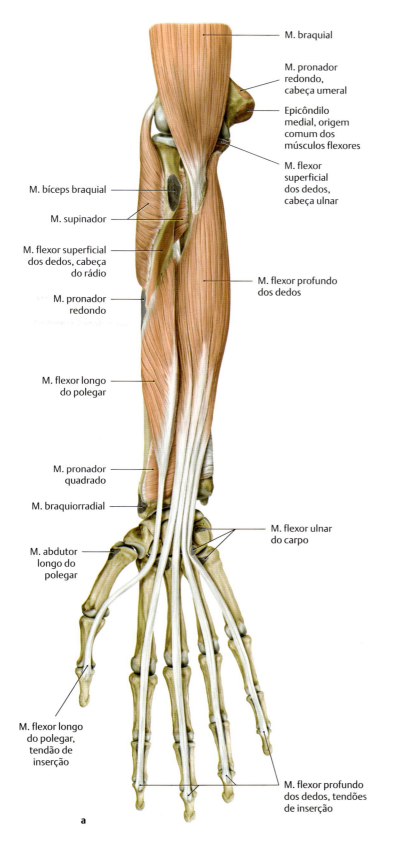
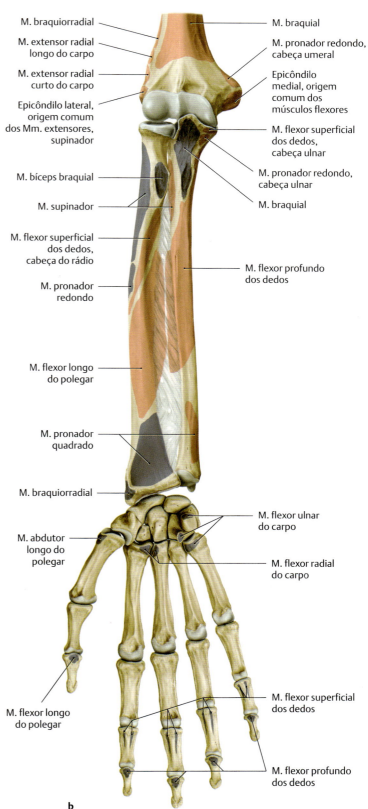

B Músculos do antebraço direito, vista anterior
As origens estão representadas em vermelho e as inserções, em azul.

a Os Mm. pronador redondo e flexor superficial dos dedos foram removidos.
b Todos os músculos foram removidos.

Membro Superior | 3 Musculatura: Anatomia Topográfica

3.6 Músculos Posteriores do Antebraço

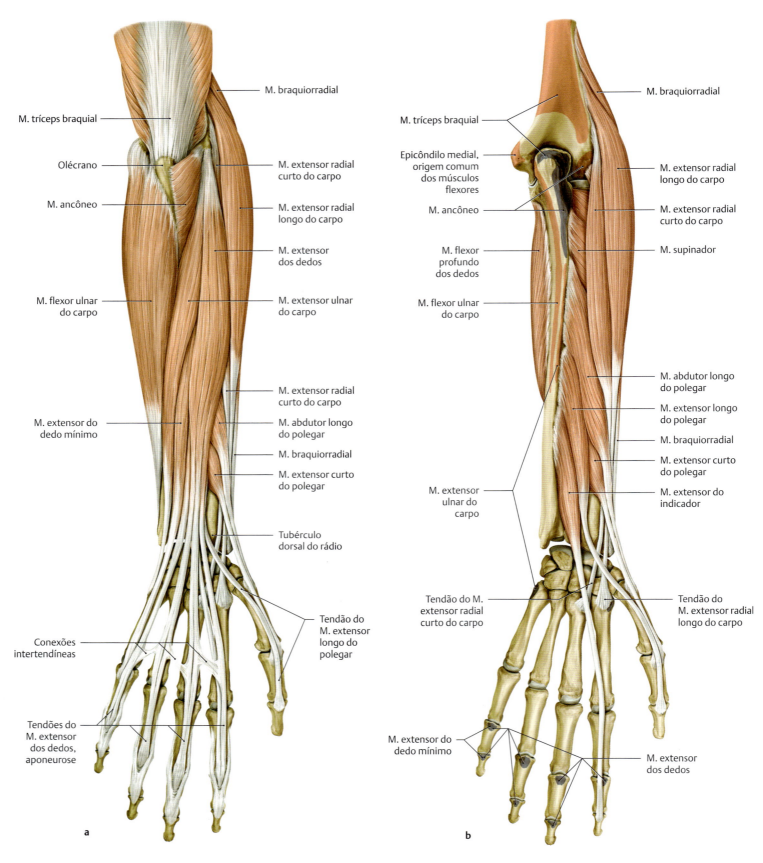

A Músculos do antebraço direito, vista posterior
As origens estão representadas em vermelho e as inserções, em azul.

a São mostrados os Mm. extensores superficiais e o grupo radial.

b Os Mm. tríceps braquial, ancôneo, flexor ulnar do carpo, extensor ulnar do carpo e extensor dos dedos foram removidos.

3 Musculatura: Anatomia Topográfica | Membro Superior

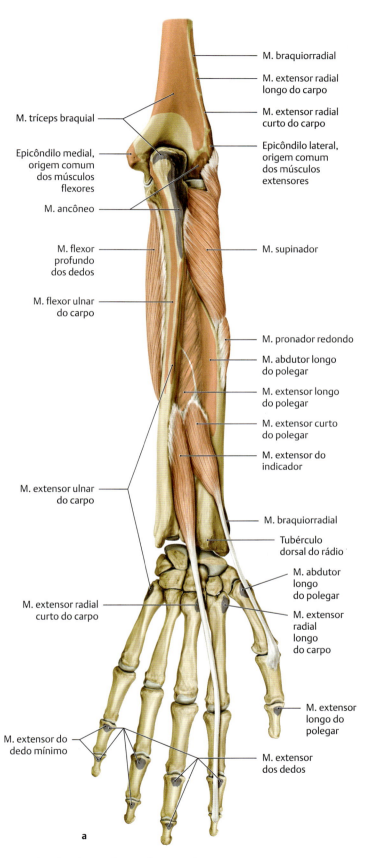

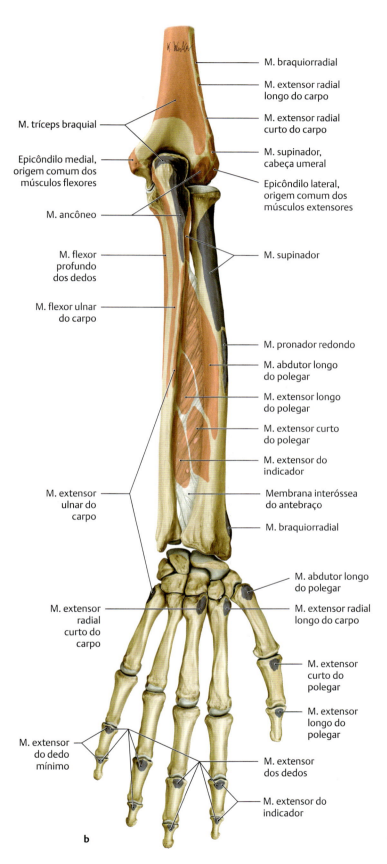

B Músculos do antebraço direito, vista posterior
As origens estão representadas em vermelho e as inserções, em azul. *Observe* a membrana interóssea do antebraço, que contribui para a origem de vários músculos no antebraço.

a Os Mm. abdutor longo do polegar, extensor longo do polegar e o grupo radial foram removidos.
b Todos os músculos foram removidos.

355

Membro Superior | 3 Musculatura: Anatomia Topográfica

3.7 Cortes Transversais do Braço e do Antebraço

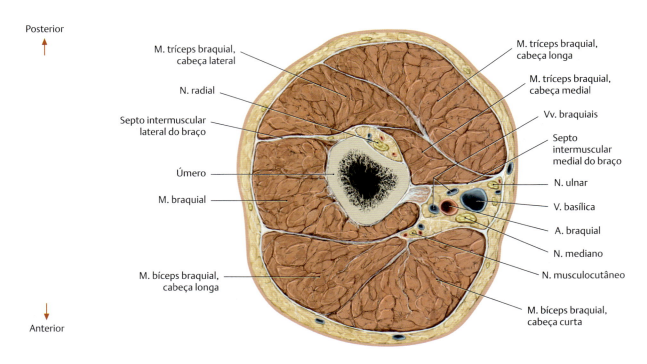

A Corte transversal do braço direito
Vista proximal. A localização do plano de corte é mostrada em **C**.

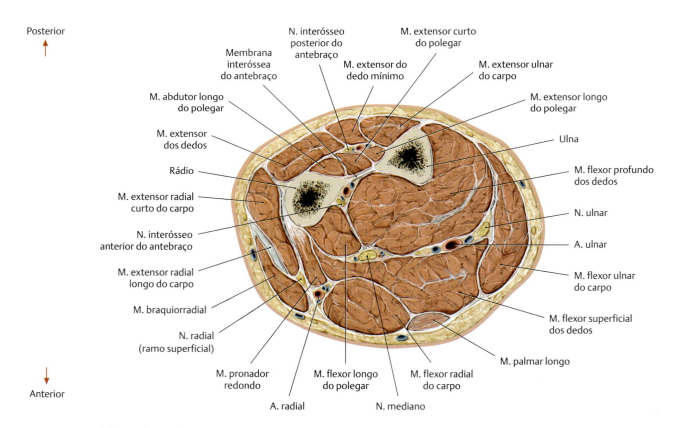

B Corte transversal do antebraço direito
Vista proximal. A localização do plano de corte está mostrada em **D**.

356

3 Musculatura: Anatomia Topográfica | Membro Superior

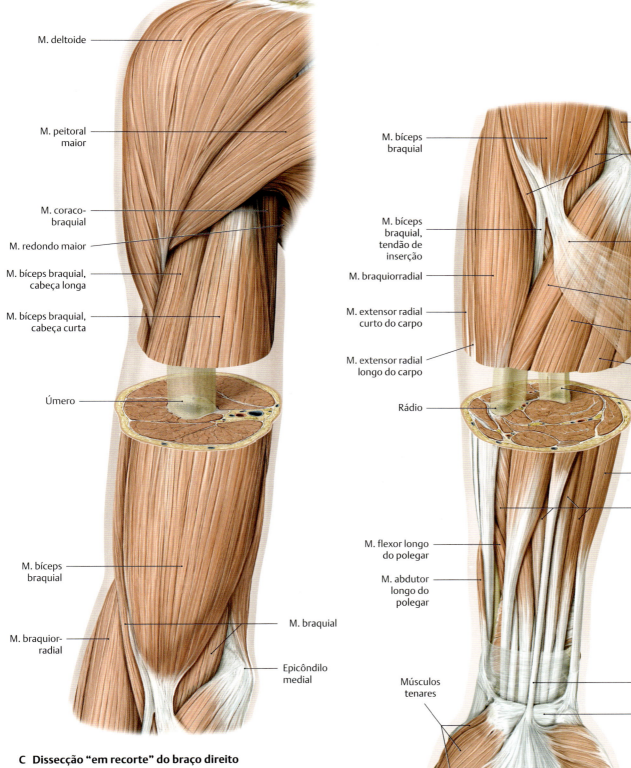

C Dissecção "em recorte" do braço direito
Vista anterior.

D Dissecção "em recorte" do antebraço direito
Vista anterior.

Membro Superior | 3 Musculatura: Anatomia Topográfica

3.8 Bainhas Tendíneas da Mão

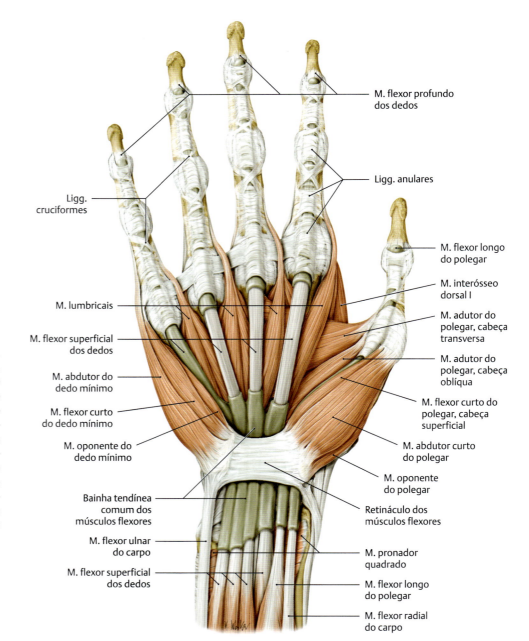

A Bainhas tendíneas do carpo e dos dedos na face palmar direita

A aponeurose palmar (ver p. 362) foi removida. Os tendões dos Mm. flexor longo do polegar, flexor radial do carpo e flexores superficial e profundo dos dedos provêm da parte distal do antebraço por meio de um canal fibro-ósseo (túnel do carpo) em direção à palma, acompanhados pelo nervo mediano e protegidos pelas bainhas tendíneas palmares do carpo (ver também as pp. 302 e 416). A bainha tendínea do M. flexor longo do polegar é consistentemente contínua com a bainha tendínea do polegar, enquanto as bainhas tendíneas dos demais dedos mostram comunicação variável com as bainhas tendíneas do carpo (ver **B**).

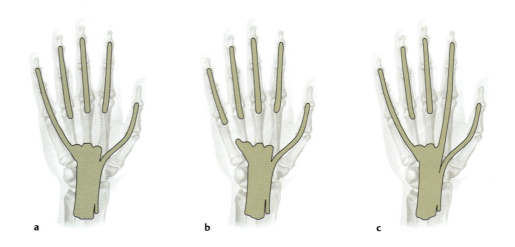

B Comunicação entre as bainhas tendíneas do carpo e dos dedos

Mão direita, vista anterior.

a Em 71,4% dos casos (segundo Scheldrup, 1951), a bainha tendínea do dedo mínimo comunica-se diretamente com a bainha tendínea do carpo, enquanto as bainhas tendíneas dos dedos indicador ao anular se estendem apenas da articulação metacarpofalângica até a articulação interfalângica distal.
b Em 17,4% dos casos, a bainha tendínea do carpo não se comunica com a bainha tendínea do dedo mínimo.
c Além da bainha tendínea do dedo mínimo, a bainha tendínea do carpo ocasionalmente é contínua com a bainha tendínea do dedo indicador (3,5%) ou do dedo anular (3%).

C Compartimentos tendíneos dorsais para os tendões dos músculos extensores

Primeiro compartimento tendíneo	M. abdutor longo do polegar, M. extensor curto do polegar
Segundo compartimento tendíneo	Mm. extensores radiais longo e curto do carpo
Terceiro compartimento tendíneo	M. extensor longo do polegar
Quarto compartimento tendíneo	M. extensor dos dedos, M. extensor do indicador
Quinto compartimento tendíneo	M. extensor do dedo mínimo
Sexto compartimento tendíneo	M. extensor ulnar do carpo

A localização dos compartimentos tendíneos está mostrada em **D**.

D Retináculo dos músculos extensores e bainhas dos tendões dorsais do carpo da mão direita

O retináculo dos músculos extensores é parte da fáscia do antebraço. Suas fibras transversais reforçam a camada fibrosa das bainhas tendíneas fixando-a ao dorso da mão. Abaixo do retináculo dos músculos extensores encontram-se os compartimentos das bainhas tendíneas, os quais permitem a passagem dos longos tendões dos músculos extensores, isolados ou em grupos. Existe um total de seis desses compartimentos, numerados de 1 a 6, a partir da margem radial até a margem ulnar do punho (seus conteúdos estão listados em **C**).

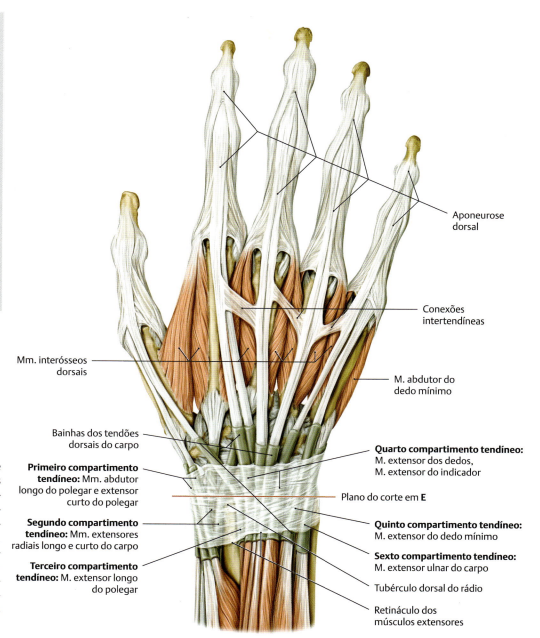

E Representação esquemática de corte transversal do antebraço no nível da articulação radiulnar distal, vista proximal

(A localização do plano de corte está mostrada em **D**.) Septos verticais de tecido conjuntivo se estendem anteriormente da face profunda do retináculo dos músculos extensores para o osso ou para a cápsula articular, e formam seis canais osteofibrosos: os compartimentos das bainhas tendíneas dos músculos extensores (compartimentos tendíneos extensores).

Observe também o tubérculo dorsal do rádio, que redireciona o tendão de inserção do M. extensor longo do polegar para o polegar (ver também **D**).

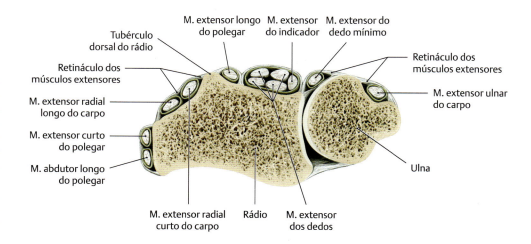

359

3.9 Aponeurose Dorsal dos Dedos

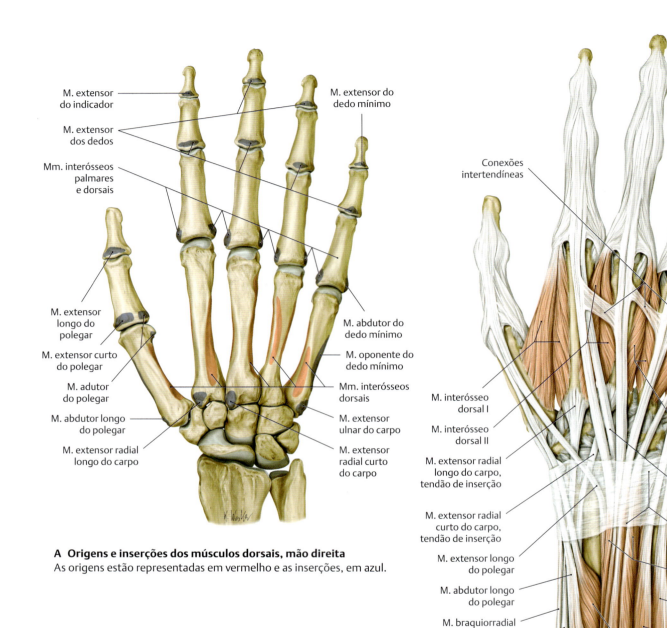

A Origens e inserções dos músculos dorsais, mão direita
As origens estão representadas em vermelho e as inserções, em azul.

B Tendões dos extensores e conexões intertendíneas no dorso da mão direita
Os tendões de inserção do M. extensor dos dedos estão interligados por faixas oblíquas variáveis chamadas *conexões intertendíneas*. As mais proximais das conexões intertendíneas são aquelas entre os dedos indicador e médio. Tal conexão não existe no tendão do M. extensor do indicador. O M. extensor dos dedos insere-se através de um número variável de tendões. Geralmente, todos os dedos têm pelo menos dois elementos tendíneos extensores. Além disso, o *dedo indicador* e o *dedo mínimo* têm seus próprios músculos extensores (os Mm. extensor do indicador e extensor do dedo mínimo), cujos tendões sempre correm na face ulnar dos tendões do M. extensor comum dos dedos. Como o dedo indicador e o dedo mínimo têm seus próprios músculos extensores, podem ser movimentados, mais facilmente, de modo independente dos outros dedos.

3 Musculatura: Anatomia Topográfica | Membro Superior

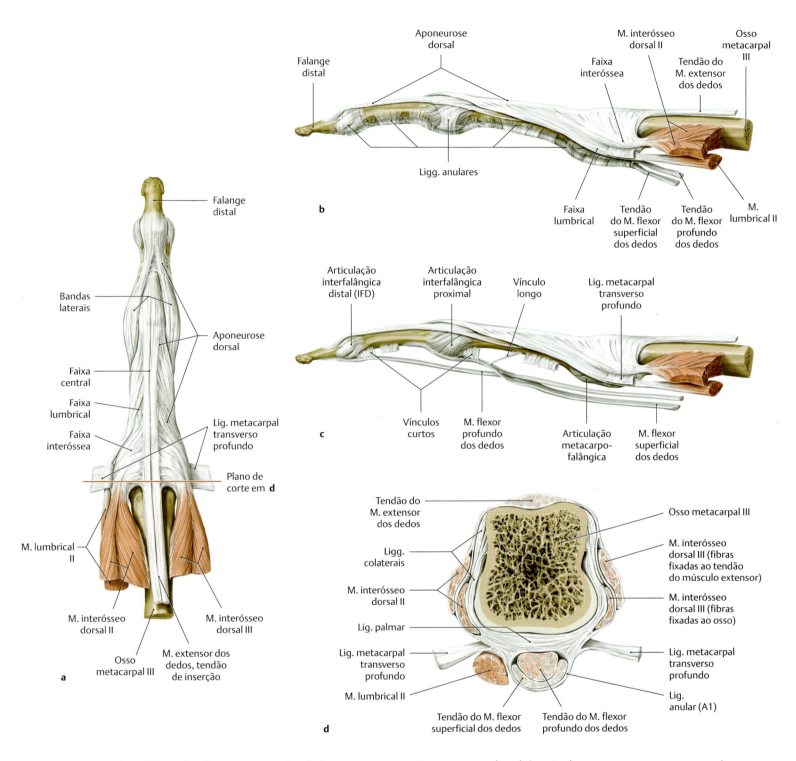

C Aponeurose dorsal dos músculos extensores dos dedos
Dedo médio da mão direita.

a Vista posterior.
b Vista radial.
c Após abertura da bainha tendínea comum dos Mm. flexores superficial e profundo dos dedos.
d Corte transversal no nível da cabeça do osso metacarpal.

A aponeurose dorsal é mais do que uma aponeurose que incorpora pequenas faixas dos tendões dos Mm. extensor dos dedos, lumbricais e interósseos. Ela é um complexo sistema de faixas de fibras entrelaçadas, unidas por tecido conjuntivo frouxo ao periósteo das falanges. A aponeurose dorsal consiste em uma *faixa central* e *bandas laterais*, cada qual tendo uma *parte lateral* e uma *parte medial*. A parte lateral da aponeurose recebe feixes dos tendões dos Mm. lumbricais e interósseos (ver **a**). Este arranjo complexo torna possível a ação Mm. flexores longos dos dedos e dos curtos músculos da mão nas três articulações dos dedos.

361

3.10 Músculos Intrínsecos da Mão: Camada Superficial

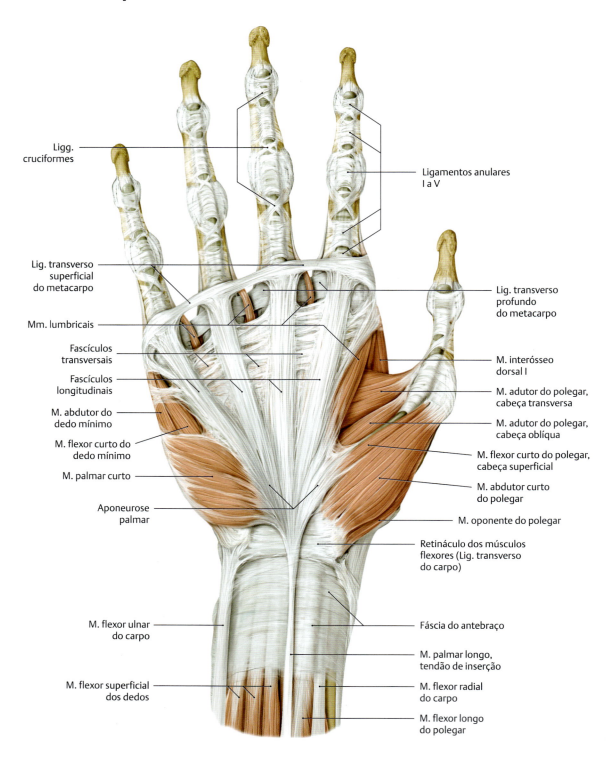

A Aponeurose palmar e contratura de Dupuytren
Mão direita, vista anterior. A fáscia muscular palmar é espessada por um firme tecido conjuntivo para formar a *aponeurose palmar*, que separa a região palmar da gordura subcutânea, para proteger os tecidos moles. Ela é composta principalmente por feixes de fibras longitudinais (*fascículos longitudinais*), que lhe conferem uma disposição em leque. Os fascículos longitudinais são mantidos unidos por feixes de fibras transversais (*fascículos transversais*) no nível dos ossos metacarpais, e pelo ligamento transverso superficial do metacarpo, no nível das articulações metacarpofalângicas. Os Mm. palmar curto e palmar longo mantêm a aponeurose palmar tensa e evitam a sua contratura, especialmente quando a mão é fechada em garra. A atrofia gradual ou contratura da aponeurose palmar leva ao seu encurtamento progressivo, que afeta principalmente o dedo mínimo e o dedo anular (*contratura de Dupuytren*). Após alguns anos, a contratura pode tornar-se tão grave que os dedos adotam uma posição flexionada fixa, com as extremidades dos dedos tocando a palma; isto compromete seriamente a capacidade de preensão da mão. As causas da contratura de Dupuytren são mal compreendidas, mas é uma condição relativamente comum, mais prevalente em homens acima de 40 anos, e está associada à doença crônica hepática (p. ex., cirrose). O tratamento geralmente consiste na remoção cirúrgica de toda a aponeurose palmar.

3 Musculatura: Anatomia Topográfica | Membro Superior

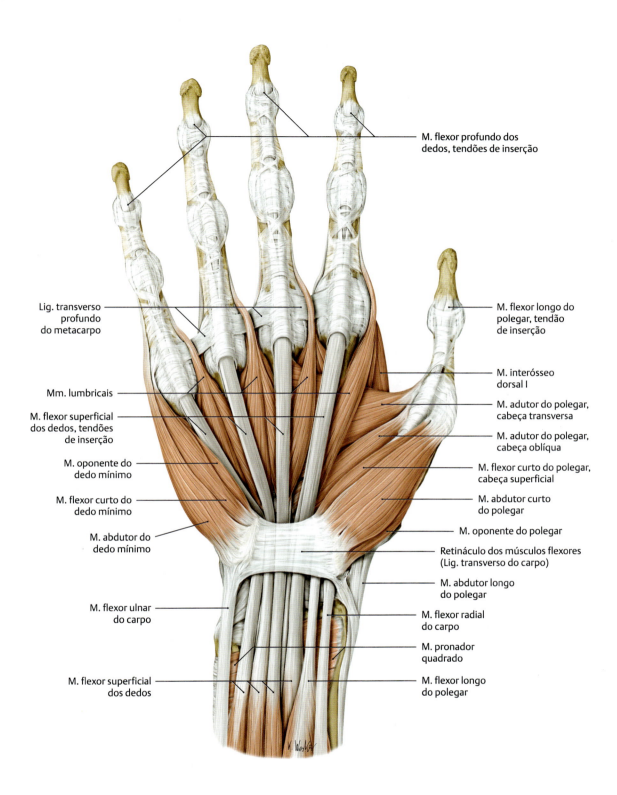

B Músculos superficiais da mão direita, após remoção da aponeurose palmar
Vista anterior. A aponeurose palmar, a fáscia do antebraço e os Mm. palmares curto e longo foram removidos, juntamente com as bainhas tendíneas palmar e carpal.

3.11 Músculos Intrínsecos da Mão: Camada Intermediária

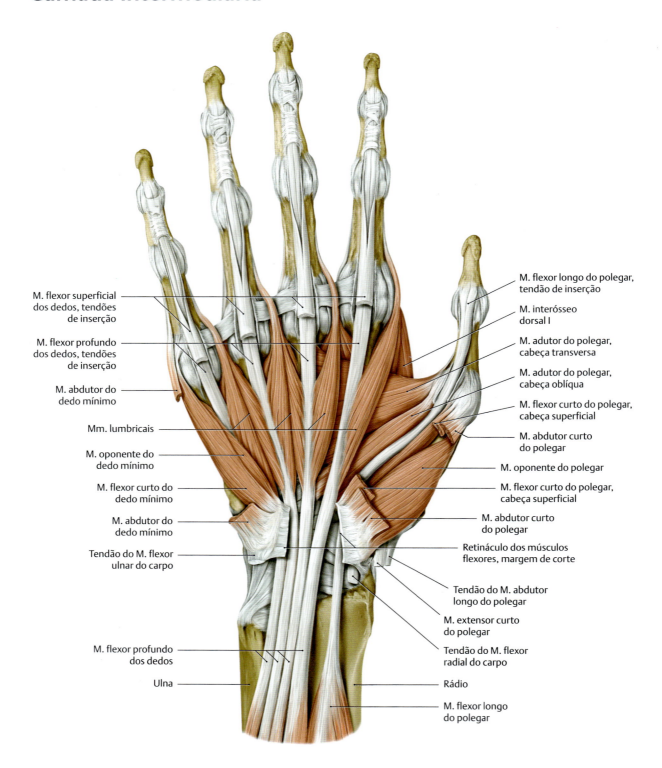

A Músculos da mão direita
Vista anterior. O M. flexor superficial dos dedos foi removido, e seus quatro tendões de inserção foram divididos no nível das articulações metacarpofalângicas. Os primeiros três ligamentos anulares foram seccionados para mostrar os tendões do M. flexor nos dedos. O retináculo dos Mm. flexores foi parcialmente removido para abrir o túnel do carpo. Dos músculos tenares, partes do M. abdutor curto do polegar e do M. flexor curto do polegar (cabeça superficial) foram removidas. Parte do M. abdutor do dedo mínimo foi seccionada no lado hipotenar.

3 Musculatura: Anatomia Topográfica | Membro Superior

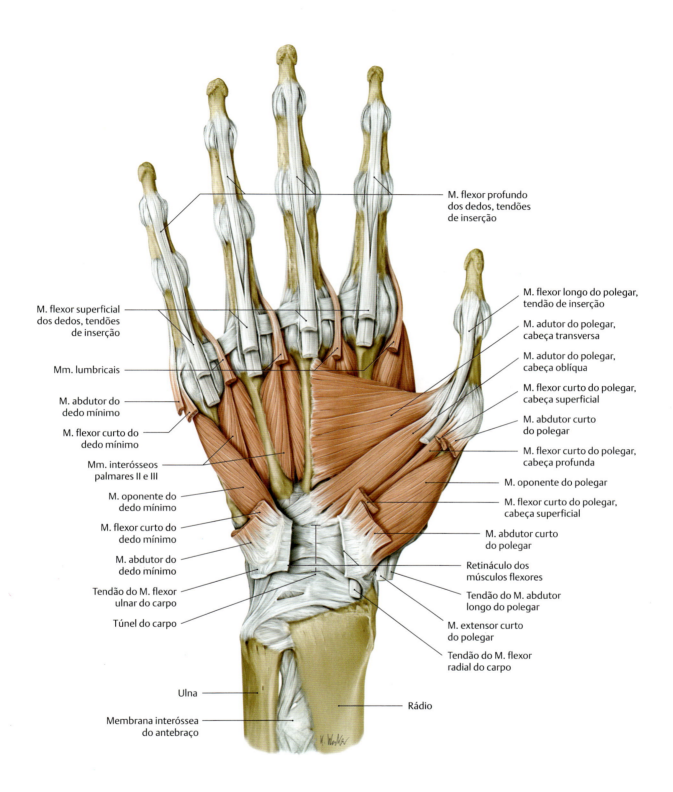

B Músculos da mão direita
Vista anterior. O M. flexor profundo dos dedos foi removido, e seus quatro tendões de inserção e os Mm. lumbricais, que se originam deles, foram seccionados. Os Mm. flexor longo do polegar e flexor curto do dedo mínimo também foram removidos.

3.12 Músculos Intrínsecos da Mão: Camada Profunda

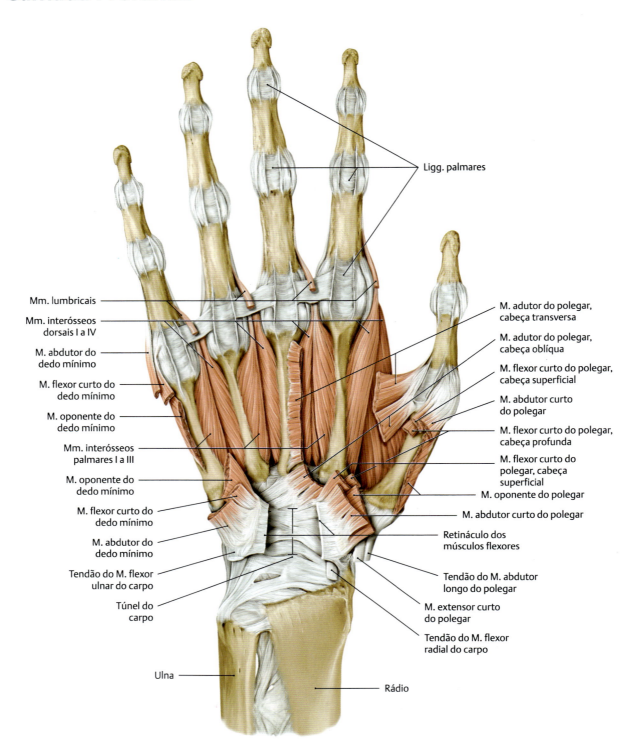

A Músculos da mão direita
Vista anterior. Os tendões de inserção, as bainhas tendíneas e os ligamentos anulares dos músculos flexores longos dos dedos foram completamente removidos.
Observe os ligamentos palmares expostos, que se combinam com as bainhas tendíneas, para formar um suporte que direciona os tendões dos Mm. flexores longos (ver p. 305).

Os Mm. interósseo dorsal I e interósseo palmar I foram quase completamente expostos devido à remoção do M. adutor do polegar. Tanto o M. oponente do polegar quanto o M. oponente do dedo mínimo foram parcialmente removidos.

3 Musculatura: Anatomia Topográfica | Membro Superior

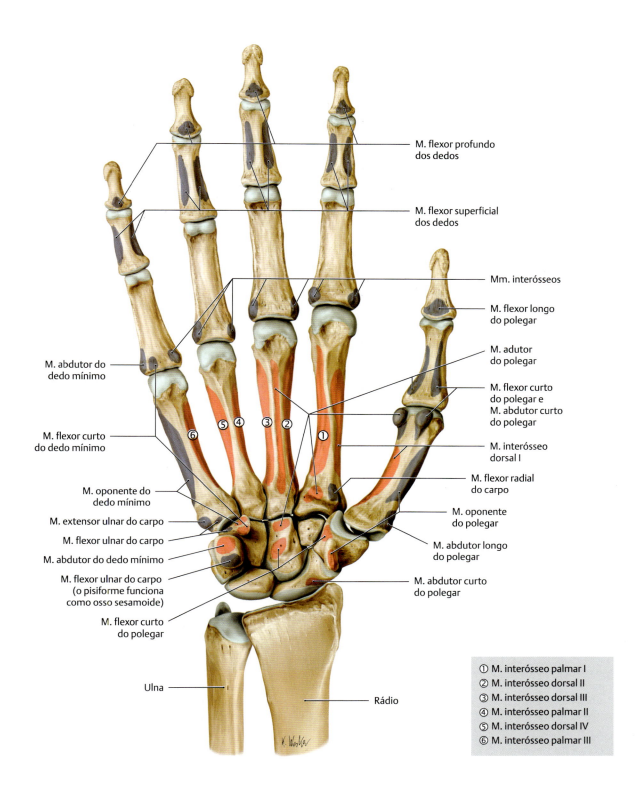

① M. interósseo palmar I
② M. interósseo dorsal II
③ M. interósseo dorsal III
④ M. interósseo palmar II
⑤ M. interósseo dorsal IV
⑥ M. interósseo palmar III

B Origem e inserção dos músculos da palma da mão direita
As origens estão representadas em vermelho e as inserções, em azul.

367

4.1 Artérias

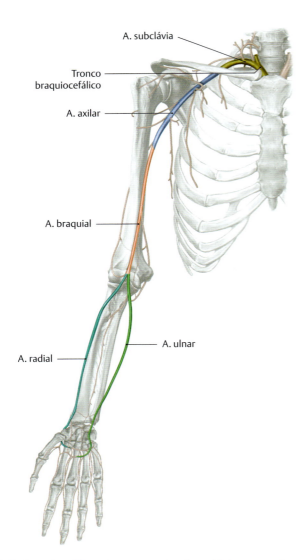

A Trajeto dos diferentes segmentos das artérias que nutrem o ombro e o braço

Artéria subclávia: A A. subclávia direita origina-se no tronco braquiocefálico (conforme mostrado aqui), e a A. subclávia esquerda origina-se diretamente do arco da aorta. O vaso avança sobre a primeira costela entre os Mm. escalenos anterior e médio (espaço interescalênico ou hiato dos escalenos) e continua como A. axilar (ver adiante) ao atingir a margem lateral da primeira costela. Ao contrário das outras artérias mostradas aqui, a A. subclávia não fornece sangue apenas para o membro superior (isto é, cíngulo do membro superior e braço), mas também para:

- Uma parte do pescoço
- A parte occipital do cérebro e
- A parede torácica anterior.

Artéria axilar: A A. axilar, continuação da A. subclávia, estende-se da margem lateral da primeira costela até a margem inferior do M. peitoral maior até o tendão do M. latíssimo do dorso.

Artéria braquial: A A. braquial é a continuação da A. axilar, terminando na articulação do cotovelo, onde se divide em Aa. radial e ulnar.

Artéria radial: A A. radial segue distalmente, na face radial do antebraço, a partir da divisão da A. braquial, passando entre os Mm. braquiorradial e flexor radial do carpo, em seu trajeto para o punho. A A. radial termina no arco palmar profundo.

Artéria ulnar: Esta segunda divisão da A. braquial segue por trás do M. pronador redondo, na face ulnar do antebraço, posteriormente ao M. flexor ulnar do carpo, para o arco palmar superficial.

B Resumo das artérias do ombro e do membro superior

As origens e os padrões de ramificação das artérias do ombro e do membro superior variam de forma considerável (as principais variações serão estudadas no Capítulo 5, Sistemas Vasculonervosos: Anatomia Topográfica). Os ramos são relacionados na ordem em que emergem de seus troncos originais.

Ramos da A. subclávia
- A. vertebral
- A. torácica interna
- Tronco tireocervical
  - A. tireóidea inferior
  - A. supraescapular
  - A. cervical transversa
- Tronco costocervical
  - A. cervical profunda
  - A. intercostal suprema

Ramos da A. axilar
- A. torácica superior
- A. toracoacromial
  - R. acromial
  - R. clavicular
  - R. deltoide
  - R. peitoral
- A. torácica lateral
- A. subescapular
  - A. toracodorsal
  - A. circunflexa da escápula
- A. circunflexa anterior do úmero
- A. circunflexa posterior do úmero

Ramos da A. braquial
- A. braquial profunda
  - A. colateral média
  - A. colateral radial
- A. colateral ulnar superior (rede arterial do cotovelo)
- A. colateral ulnar inferior (rede arterial do cotovelo)

Ramos da A. radial
- A. recorrente radial (rede arterial do cotovelo)
- R. palmar do carpo (rede palmar do carpo)
- R. palmar superficial (arco palmar superficial)
- R. dorsal do carpo (rede dorsal do carpo)
  - Aa. metacarpais dorsais
  - Aa. digitais dorsais
- A. principal do polegar
- A. radial do indicador
- Arco palmar profundo
  - Aa. metacarpais palmares
  - Rr. perfurantes

Ramos da A. ulnar
- A. ulnar recorrente (rede arterial do cotovelo)
- A. interóssea comum
  - A. interóssea posterior
  - A. interóssea recorrente
  - A. interóssea anterior
- R. palmar do carpo (rede palmar do carpo)
- R. dorsal do carpo (rede dorsal do carpo)
- R. palmar profundo (arco palmar profundo)
- Arco palmar superficial
  - Aa. digitais palmares comuns
  - Aa. digitais palmares próprias

4 Sistemas Vasculonervosos: Formas e Relações | Membro Superior

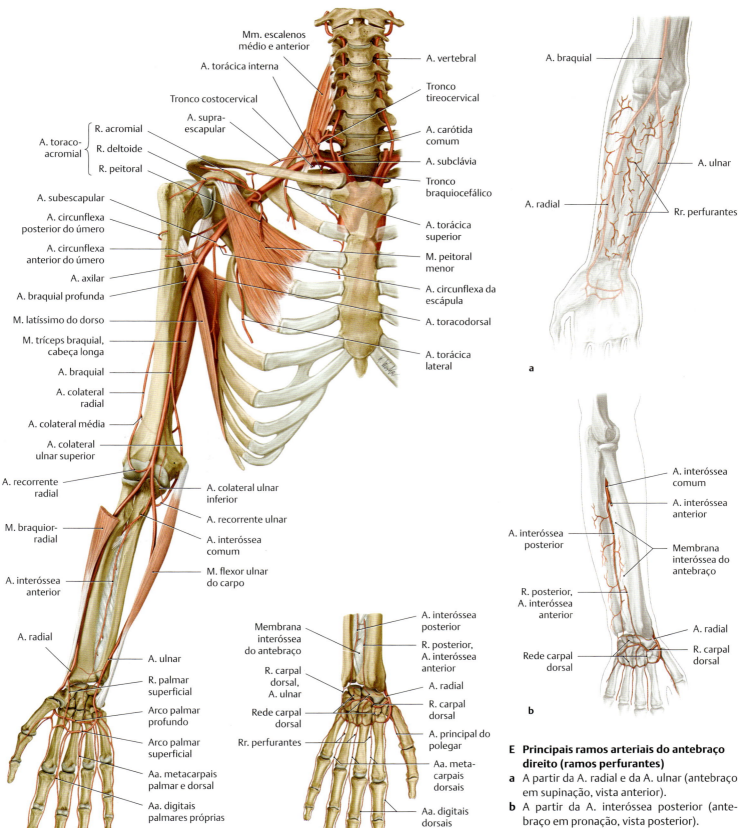

C **Artérias do membro superior direito**
Vista anterior com o antebraço em supinação. Para fins de melhor visualização, algumas das artérias mencionadas em **B** não foram mostradas.

D **Artérias da mão direita**

E **Principais ramos arteriais do antebraço direito (ramos perfurantes)**
a A partir da A. radial e da A. ulnar (antebraço em supinação, vista anterior).
b A partir da A. interóssea posterior (antebraço em pronação, vista posterior).

Retalhos cutâneos e fasciais com excelente pedículo vascular podem ser retirados da pele delgada do antebraço. Esses retalhos, compostos por pele, tela subcutânea e fáscia, são vascularizados por ramos das artérias principais e suas veias associadas. Os retalhos cutâneos levam junto este aporte vascular quando são transferidos para o local de recepção.

369

4.2 Veias

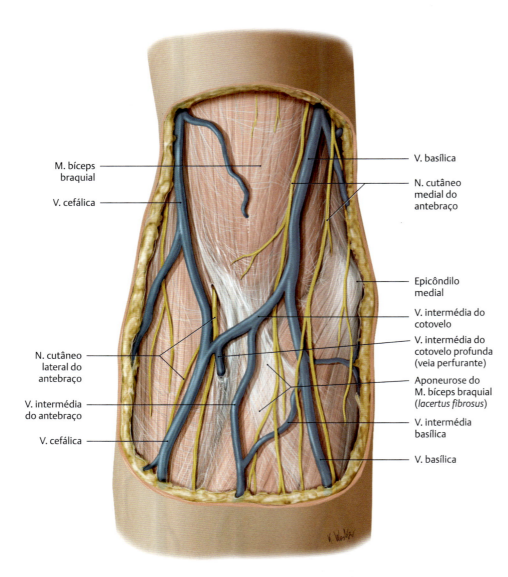
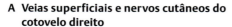
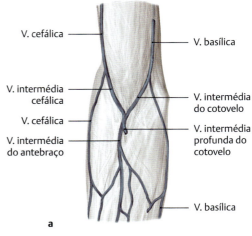
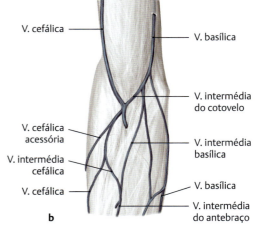
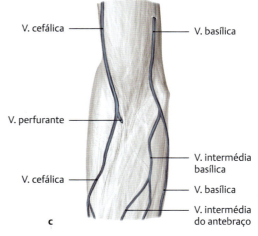

A Veias superficiais e nervos cutâneos do cotovelo direito
Vista anterior. As veias subcutâneas do cotovelo são excelentes locais para a administração de injeções intravenosas e para a coleta de sangue, devido ao seu calibre e à acessibilidade e, ainda, pelo fato de a pele ser relativamente fina na região. Mas devido a sua proximidade com os nervos cutâneos, conforme mostrado pela proximidade da V. basílica com o N. cutâneo medial do antebraço, as injeções nessas veias podem causar intensa dor transitória, como nos casos em que o extravasamento de material injetado na veia irrita o tecido conjuntivo circundante.

O termo "veias bailarinas" descreve a situação na qual as veias subcutâneas são excepcionalmente móveis na gordura subcutânea. Em cerca de 3% dos casos a A. ulnar passa sobre a superfície dos músculos flexores (A. ulnar superficial, ver também p. 409). Uma injeção intra-*arterial* acidental pode ter sérias consequências com alguns medicamentos. Esta complicação pode ser evitada palpando-se o vaso e confirmando as pulsações arteriais, antes de administrar a injeção e sempre coletando um pequeno volume de sangue na seringa (vermelho-escuro = sangue venoso, vermelho brilhante = sangue arterial) antes de comprimir o êmbolo da seringa.

B Fossa cubital do cotovelo direito: trajeto variável das veias subcutâneas
a Padrão venoso, em forma de M, acima da V. intermédia do antebraço.
b Existência de uma veia cefálica acessória oriunda dos plexos venosos, na face anterior do antebraço.
c Ausência da V. intermédia do cotovelo.

Todas as variações apresentadas são frequentes.

4 Sistemas Vasculonervosos: Formas e Relações | Membro Superior

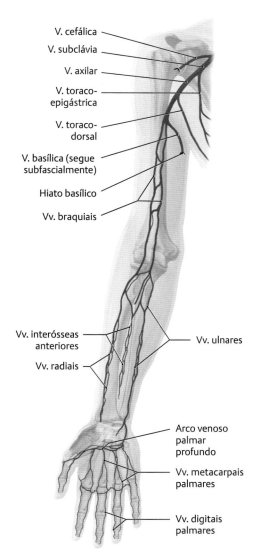

C Veias profundas do membro superior direito
Vista anterior.

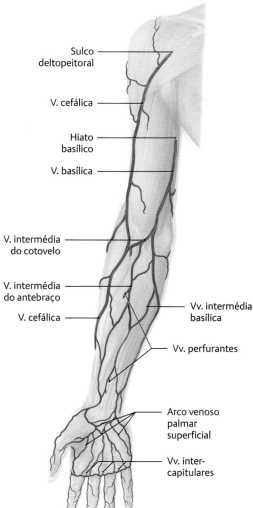

D Veias superficiais do membro superior direito
Vista anterior. Os principais troncos longitudinais da rede venosa subcutânea do membro superior são a V. intermédia do antebraço, a V. basílica e a V. cefálica.

Veia intermédia do antebraço: Esta veia, ao contrário das Vv. cefálica e basílica, recebe sangue principalmente das Vv. cutâneas do dorso da mão, drenando a face *inferior do antebraço*. A V. intermédia do antebraço *variável* se abre nas veias longitudinais correspondentes no cotovelo, em geral, por meio das Vv. intermédia cefálica e intermédia basílica.

Veia basílica: Esta veia origina-se no *cotovelo*, ascendendo inicialmente no plano *epifascial* no sulco bicipital medial para o hiato basílico, onde penetra na fáscia, na parte média do braço. A V. basílica termina no plano *subfascial* na V. braquial.

Veia cefálica: No *braço* a V. cefálica primeiro ascende na face lateral do M. bíceps braquial e a seguir penetra no sulco entre os Mm. deltoide e peitoral maior (o sulco deltopeitoral). Finalmente, a V. cefálica desemboca na V. axilar, no trígono clavipeitoral (ver p. 394).

F Resumo das principais veias superficiais e profundas do membro superior
Existem numerosas conexões entre as veias profundas e superficiais do membro superior — as veias perfurantes. As veias têm válvulas, presentes em intervalos regulares, aumentando a eficiência do retorno venoso (ver p. 73).

Veias profundas do membro superior
- V. subclávia
- V. axilar
- Vv. braquiais
- Vv. ulnares
- Vv. radiais
- Vv. interósseas anteriores
- Vv. interósseas posteriores
- Arco venoso palmar profundo
- Vv. metacarpais palmares

Veias superficiais do membro superior
- V. cefálica
- V. cefálica acessória
- V. basílica
- V. intermédia do cotovelo
- V. intermédia do antebraço
- V. intermédia cefálica
- V. intermédia basílica
- Rede venosa dorsal da mão
- Arco venoso palmar superficial

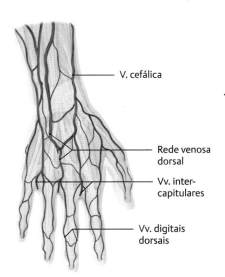

E Veias superficiais do dorso da mão direita

Membro Superior | 4 Sistemas Vasculonervosos: Formas e Relações

4.3 Vasos Linfáticos e Linfonodos

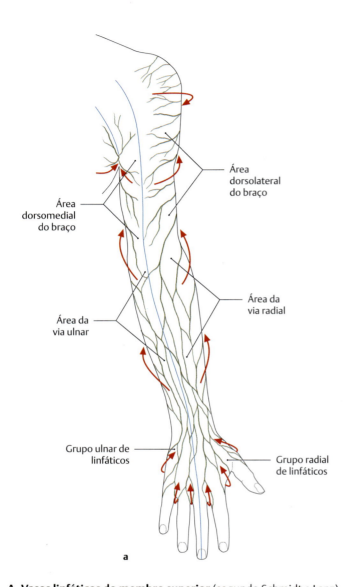

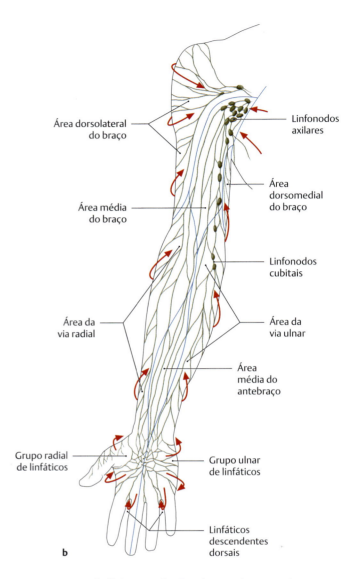

A Vasos linfáticos do membro superior (segundo Schmidt e Lanz)
a Vista posterior; b Vista anterior. Os vasos linfáticos no membro superior são classificados em dois tipos:

- Superficiais (epifasciais)
- Profundos.

Enquanto os vasos linfáticos profundos do membro superior acompanham as artérias e as veias profundas, os vasos linfáticos superficiais estão localizados na tela subcutânea. No antebraço estão mais próximos das Vv. cefálica e basílica. Existem muitas anastomoses entre os sistemas profundo e superficial. As setas nas figuras indicam os principais sentidos da drenagem linfática. Inflamações e infecções da mão provocam, em geral, aumento doloroso dos linfonodos axilares. Os vasos linfáticos, quando estão envolvidos, são visíveis como estrias vermelhas, abaixo da pele (linfangite).

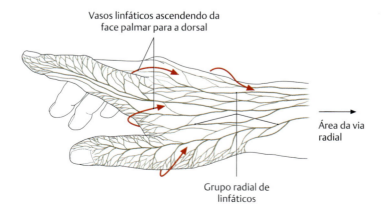

B Drenagem linfática do polegar, do dedo indicador e do dorso da mão (segundo Schmidt e Lanz)
O polegar, o dedo indicador e parte do dedo médio são drenados pelo grupo radial de vasos linfáticos, que passa diretamente para os linfonodos axilares. Os outros dedos são drenados pelo grupo ulnar de linfáticos (não mostrados aqui) que termina nos linfonodos cubitais.

4 Sistemas Vasculonervosos: Formas e Relações | Membro Superior

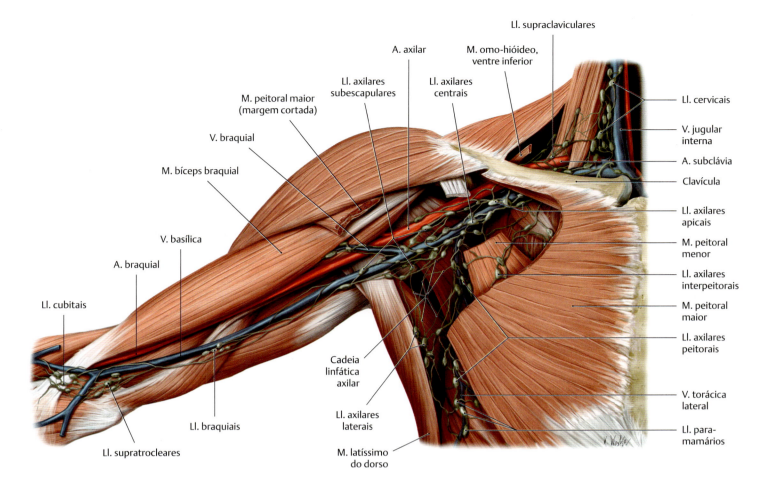

C Linfonodos regionais do braço direito

Vista anterior. Os *linfonodos axilares* são importantes estações coletoras do braço, do cíngulo do membro superior e da parede anterior do tórax. Cerca de 30 a 60 linfonodos da axila estão divididos em vários grupos ou níveis, numerados de I a III (ver **E**), que estão interconectados pelos vasos linfáticos. Os linfáticos, nesta região, formam um *plexo linfático axilar* situado no tecido adiposo. A drenagem linfática da axila é coletada no tronco subclávio (não mostrado aqui). À direita, a linfa é transportada pelo tronco jugular direito e pelo tronco broncomediastinal direito para o ducto linfático direito, que se abre na junção das Vv. subclávia direita e jugular interna (ver p. 202).

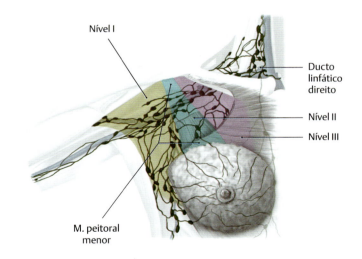

D Linfonodos axilares agrupados por níveis
(segundo Henne-Bruns, Dürig e Kremer)

Nível I: grupo axilar inferior
(lateralmente ao M. peitoral menor)
- Linfonodos axilares peitorais
- Linfonodos axilares subescapulares
- Linfonodos axilares laterais
- Linfonodos paramamários

Nível II: grupo axilar médio
(no nível do M. peitoral menor)
- Linfonodos axilares interpeitorais
- Linfonodos axilares centrais

Nível III: grupo infraclavicular superior
(medial ao M. peitoral menor)
- Linfonodos axilares apicais

E Classificação dos linfonodos axilares por nível

Os linfonodos axilares têm grande importância clínica no câncer de mama. Um câncer de mama metastatiza para os linfonodos axilares à medida que o tumor cresce. Como guia para remoção cirúrgica, os linfonodos axilares podem ser classificados em três níveis, com base na sua relação com o M. peitoral menor.

- Nível I: todos os linfonodos laterais ao M. peitoral menor
- Nível II: todos os linfonodos no nível do M. peitoral menor
- Nível III: todos os linfonodos mediais ao M. peitoral menor (ver p. 314).

4.4 Plexo Braquial: Organização

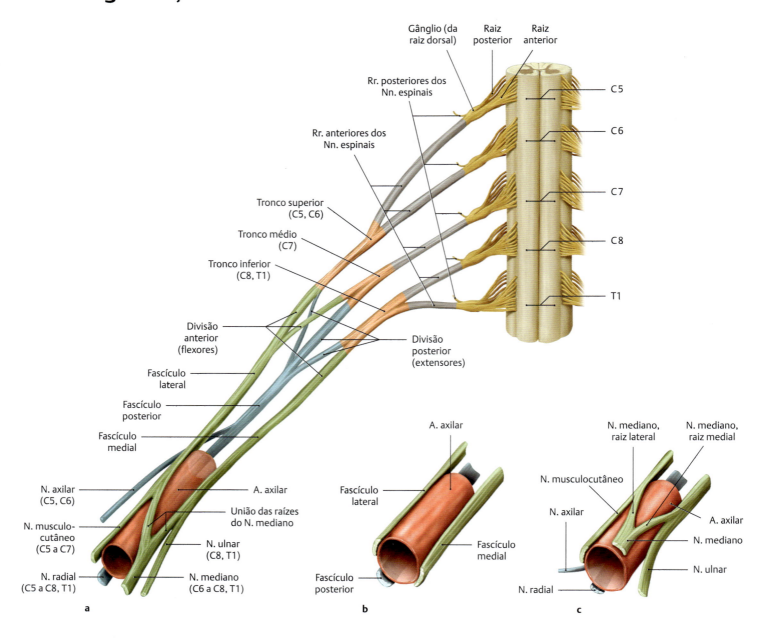

A Representação esquemática da organização do plexo braquial
a Denominação e sequência dos vários elementos do plexo braquial.
b Relação entre os fascículos lateral, medial e posterior do plexo braquial e a artéria axilar.
c Subdivisão dos fascículos do plexo braquial em seus ramos principais.

B Número e localização dos principais componentes do plexo braquial

Componentes	Número	Localização
1. Raízes do plexo (ramos anteriores dos nervos espinais, provenientes dos segmentos espinais C5 a T1)	5	Entre o M. escaleno anterior e o M. escaleno médio (espaço interescalênico)
2. Os troncos primários: superior, médio e inferior	3	Lateralmente ao espaço interescalênico e acima da clavícula
3. As três divisões anteriores e as três divisões posteriores	6	Posteriormente à clavícula
4. Os fascículos lateral, medial e posterior	3	Na axila, posteriormente ao M. peitoral menor

4 Sistemas Vasculonervosos: Formas e Relações | Membro Superior

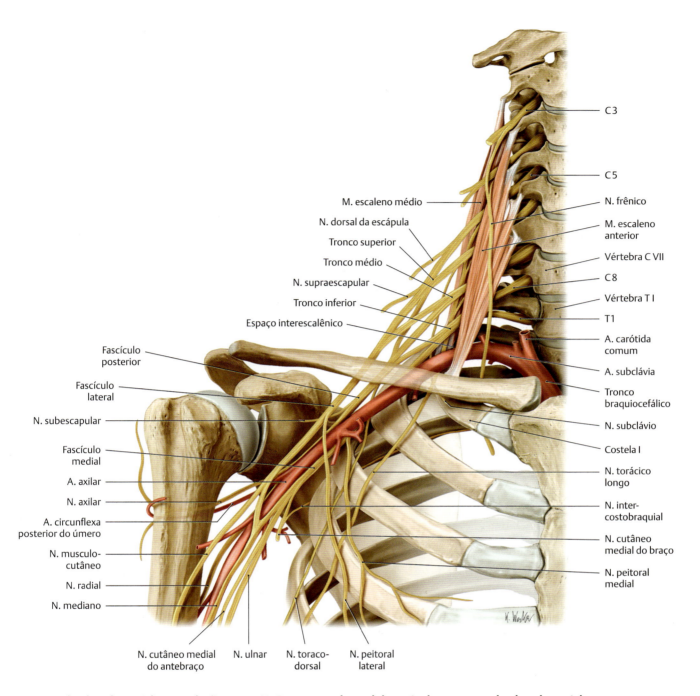

C Trajeto do plexo braquial e sua relação com o tórax, após atravessar o espaço interescalênico
Lado direito, vista anterior.

D Segmentos da medula espinal e os nervos do plexo braquial

Troncos do plexo braquial e segmentos medulares associados
- Tronco superior C5 + C6
- Tronco médio C7
- Tronco inferior C8 + T1

Fascículos do plexo braquial e segmentos medulares associados
- Fascículo lateral C5 a C7
- Fascículo medial C8 e T1
- Fascículo posterior C5 a T1

Nervos da parte supraclavicular do plexo braquial (ramos diretos dos ramos anteriores ou dos troncos)
- N. dorsal da escápula
- N. torácico longo
- N. supraescapular
- N. subclávio

Nervos da parte infraclavicular do plexo braquial (ramos curtos e longos, a partir dos fascículos do plexo)
- Fascículo lateral
  – N. musculocutâneo
  – N. peitoral lateral
  – N. mediano (raiz lateral)
- Fascículo medial
  – N. mediano (raiz medial)
  – N. ulnar
  – N. peitoral medial
  – N. cutâneo medial do braço
  – N. cutâneo medial do antebraço
- Fascículo posterior
  – N. radial
  – N. axilar
  – N. subescapular
  – N. toracodorsal

4.5 Plexo Braquial: Parte Supraclavicular

A Parte supraclavicular do plexo braquial
A parte supraclavicular do plexo braquial inclui todos os nervos originados diretamente das raízes do plexo (Rr. anteriores dos nervos espinais) ou dos troncos do plexo, no trígono cervical lateral, entre os músculos escaleno anterior e escaleno médio. Os diferentes nervos do plexo supraclavicular estão sujeitos a lesão e/ou compressão, em graus variados, de acordo com a sua localização e o seu trajeto (ver **B–D**).

Nervo	Segmento	Músculo inervado
N. dorsal da escápula	C4, C6	• M. levantador da escápula • M. romboide maior • M. romboide menor
N. supraescapular	C4 a C6	• M. supraespinal • M. infraespinal
N. torácico longo	C5 a C7	• M. serrátil anterior
N. subclávio	C5 e C6	• M. subclávio

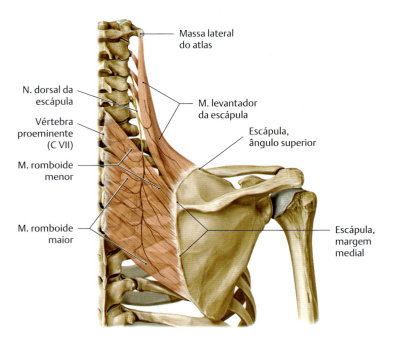

B N. dorsal da escápula
Lesão isolada do N. dorsal da escápula é extremamente rara, devido à localização protegida do nervo, entre os músculos profundos da nuca, o M. levantador da escápula e os Mm. romboides.

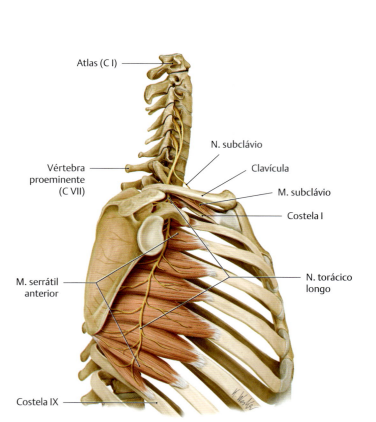

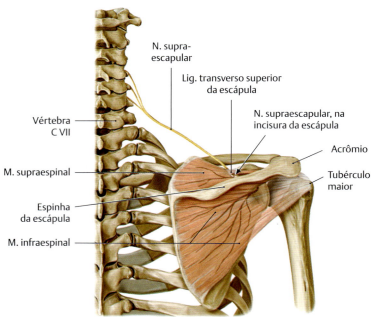

C N. torácico longo e N. subclávio
O longo trajeto superficial do M. serrátil anterior, ao longo da parede torácica lateral, torna o N. torácico longo suscetível à lesão traumática. O uso prolongado de uma mochila pesada é um mecanismo comum para este tipo de lesão. Nos casos iatrogênicos, o nervo é lesado por linfadenectomia axilar, realizada no tratamento de um tumor metastático de mama. A perda do M. serrátil anterior provoca a elevação da margem medial da escápula, a partir da parede torácica. Esta "escápula alada" é mais evidente quando o paciente eleva o braço para a frente e, em geral, este movimento não consegue passar de 90°.

D N. supraescapular
Lesões e compressão crônica do N. supraescapular são condições incomuns que levam à atrofia dos Mm. supraespinal e infraespinal, comprometendo a abdução do braço (em especial durante a fase inicial devido à função de "partida" do M. supraespinal) e a rotação lateral do braço. Além da lesão isolada, o nervo pode ser comprimido no canal osteofibroso entre a incisura da escápula e o Lig. transverso superior da escápula (que ocasionalmente está ossificado). Os sintomas resultantes são conhecidos coletivamente como "síndrome da incisura da escápula".

E Síndrome compressiva do plexo braquial na região do ombro

Em seu trajeto desde o forame intervertebral até originar os nervos do membro superior, o plexo braquial precisa se ajustar a várias passagens estreitas, nas quais pode ser comprimido pelas estruturas vizinhas. Além disso, existem fatores extrínsecos, tais como carregar peso, que podem comprimir diretamente o plexo braquial. Vários tipos de síndrome compressiva foram identificados:

1. Síndrome do escaleno (síndrome da costela cervical): compressão vasculonervosa no espaço interescalênico causada por uma costela cervical ou por uma estrutura ligamentar (ver **F**).
2. Síndrome costoclavicular: estreitamento do espaço entre a primeira costela e a clavícula (ver **G**).
3. Síndrome de hiperabdução: compressão do plexo braquial pelo M. peitoral menor e pelo Proc. coracoide, quando o paciente eleva o braço acima da cabeça (ver **H**).
4. Carga intensa crônica no cíngulo do membro superior (p. ex., "paralisia da mochila").

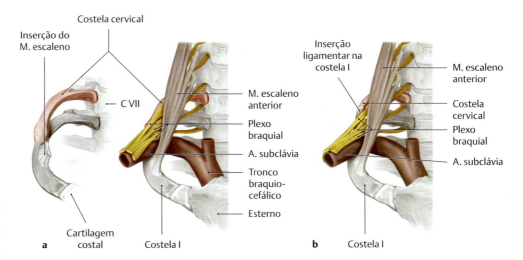

F Síndrome escalênica decorrente do estreitamento do espaço interescalênico por costela cervical

As costelas cervicais afetam cerca de 1% da população e podem estreitar o espaço interescalênico, delimitado pelos Mm. escaleno anterior e médio e pela primeira costela. Nesta condição, os troncos do plexo braquial que atravessam o espaço interescalênico, junto com a A. subclávia, são comprimidos por baixo e por trás, imprimindo graus variados de tensão no feixe vasculonervoso. Se não houver contato ósseo entre uma costela cervical curta e a primeira costela (**b**), este local é, com frequência, ocupado por uma estrutura ligamentar que também pode causar compressão vasculonervosa. As principais manifestações clínicas consistem em dor irradiando na direção do membro superior, principalmente para a face ulnar da mão, e comprometimento circulatório causado por irritação mecânica do plexo simpático periarterial da A. subclávia.

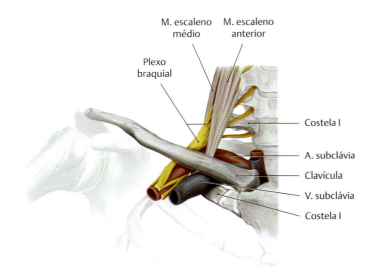

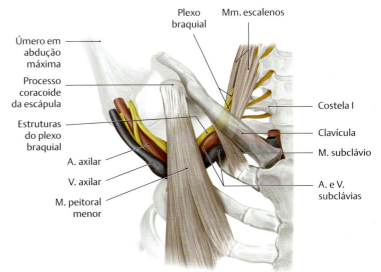

G Síndrome costoclavicular decorrente de compressão do feixe vasculonervoso entre a primeira costela e a clavícula

O estreitamento do espaço costoclavicular é uma condição rara que acomete mais frequentemente as pessoas com ombros caídos, dorso retificado, ombros retraídos (decorrente do carregamento de grandes pesos), deformação da primeira costela ou fratura prévia da clavícula. Todo estreitamento do espaço costoclavicular pode ser agravado pela redução e retração do cíngulo superior. Os pacientes com a síndrome interescalênica apresentam queixas semelhantes e podem apresentar sinais de estase venosa causada pelo retorno comprometido pela V. subclávia.

H Síndrome de hiperabdução decorrente da compressão do feixe vasculonervoso abaixo do M. peitoral menor e do Proc. coracoide

Esta síndrome *rara* é causada por compressão vasculonervosa abaixo do tendão do M. peitoral menor sob o processo coracoide. Esta condição é precipitada por abdução máxima ou elevação do braço no lado afetado. Uma simples manobra consiste em mover o braço para cima e para trás e mantê-lo assim. Nos casos normais, o pulso da A. radial ainda é palpável após 1 a 2 minutos de elevação e o paciente não deve queixar-se de dor irradiada.

4.6 Parte Infraclavicular do Plexo Braquial: Resumo e Ramos Curtos e Longos

A Parte infraclavicular do plexo braquial
A parte infraclavicular do plexo braquial inclui todos os nervos que se originam do plexo, no nível dos fascículos do plexo — os *ramos curtos* — e aqueles que continuam para baixo, em direção ao braço, como ramos terminais dos fascículos individuais do plexo — os *ramos longos*. Esses nervos serão resumidos adiante, começando com os ramos curtos.

Nervo	Segmento	Músculo inervado	Ramos cutâneos
Parte I: Ramos curtos			
• N. subescapular	C5 a C8	• M. subescapular • M. redondo maior	—
• N. toracodorsal	C6 a C8	• M. latíssimo do dorso	—
• Nn. peitorais lateral e medial	C5 a T1	• M. peitoral maior • M. peitoral menor	—
• N. cutâneo medial do braço	T1	—	• N. cutâneo medial do braço
• N. cutâneo medial do antebraço	C8 e T1	—	• N. cutâneo medial do antebraço
• Nn. intercostobraquiais*	T2 e T3	—	• Rr. cutâneos laterais
Parte II: Ramos longos			
• N. musculocutâneo (ver p. 380)	C5 a C7	• M. coracobraquial • M. bíceps braquial • M. braquial	• N. cutâneo lateral do antebraço
• N. axilar (ver p. 381)	C5 e C6	• M. deltoide • M. redondo menor	• N. cutâneo lateral superior do braço
• N. radial (ver p. 382)	C5 a T1	• M. tríceps braquial • M. ancôneo • M. supinador • M. braquiorradial • M. extensor radial longo do carpo • M. extensor radial curto do carpo • M. extensor dos dedos • M. extensor do dedo mínimo • M. extensor ulnar do carpo • M. extensor longo do polegar • M. extensor curto do polegar • M. extensor do indicador • M. abdutor longo do polegar	• N. cutâneo lateral inferior do braço • N. cutâneo posterior do braço • N. cutâneo posterior do antebraço • R. superficial do nervo radial
• N. mediano (ver p. 386)	C6 a T1	• M. pronador redondo • M. pronador quadrado • M. palmar longo • M. flexor radial do carpo • M. flexor longo do polegar • M. flexor profundo dos dedos (½) • M. flexor superficial dos dedos • M. abdutor curto do polegar • M. oponente do polegar • M. flexor curto do polegar (cabeça superficial) • Mm. lumbricais I e II	• R. palmar do nervo mediano • Nn. palmares digitais comum e próprio
• N. ulnar (ver p. 384)	C8 e T1	• M. flexor ulnar do carpo • M. flexor profundo dos dedos (½) • M. palmar curto • M. flexor curto do dedo mínimo • M. abdutor do dedo mínimo • M. oponente do dedo mínimo • M. adutor do polegar • M. flexor curto do polegar (cabeça profunda) • Mm. interósseos palmares e dorsais • Mm. lumbricais III e IV	• R. palmar do nervo ulnar • R. dorsal do nervo ulnar • Nn. digitais dorsais • Nn. palmares digitais comum e próprio

*Esses são os ramos cutâneos dos nervos intercostais 2 e 3, que acompanham o N. cutâneo medial do braço.

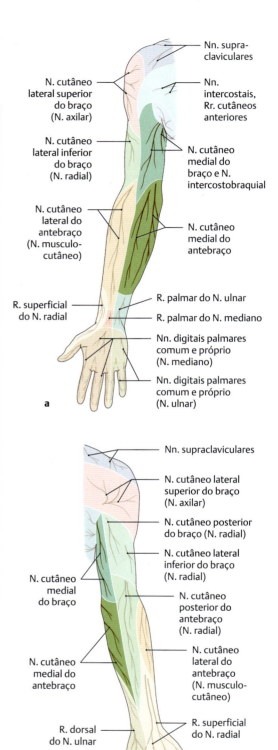

B Distribuição sensitiva do N. cutâneo medial do braço e do N. cutâneo medial do antebraço, do lado direito
a Vista anterior; b Vista posterior.

4 Sistemas Vasculonervosos: Formas e Relações | Membro Superior

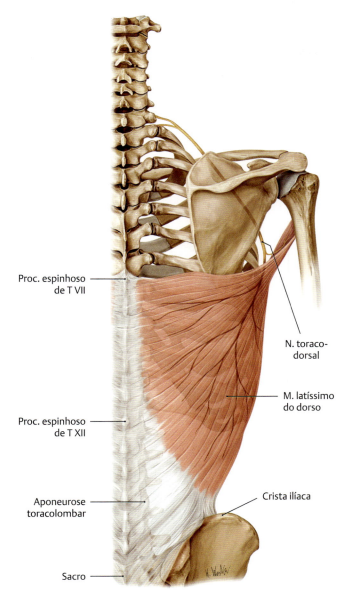

C N. toracodorsal
Lado direito, vista posterior.

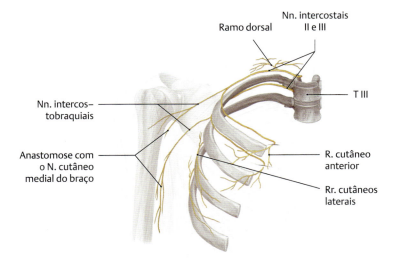

E Origem e distribuição cutânea dos Nn. intercostobraquiais no braço direito
Vista anterior.

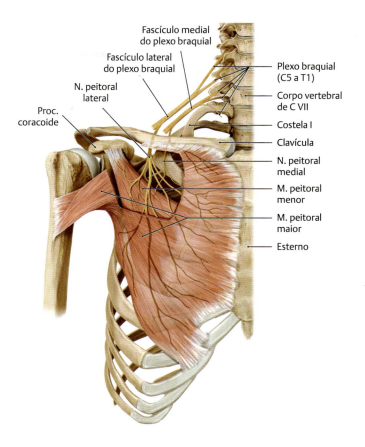

D Nn. peitorais medial e lateral
Lado direito, vista anterior.

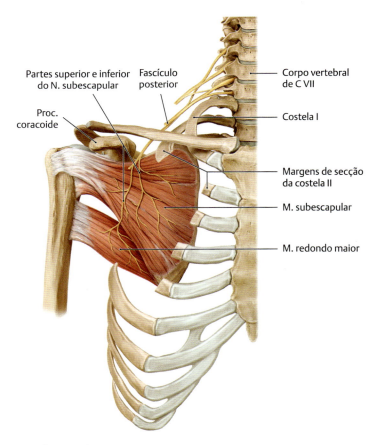

F N. subescapular
Lado direito, vista anterior. As costelas foram parcialmente removidas.

379

4.7 Parte Infraclavicular do Plexo Braquial: N. Musculocutâneo e N. Axilar

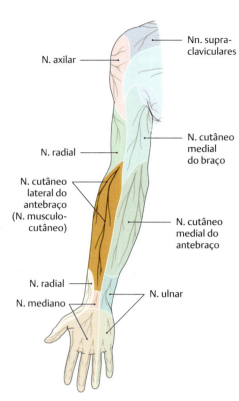

A Distribuição sensitiva do N. cutâneo lateral do antebraço
Vista anterior.

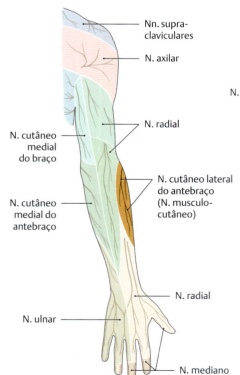

B Distribuição sensitiva do N. cutâneo lateral do antebraço
Vista posterior.

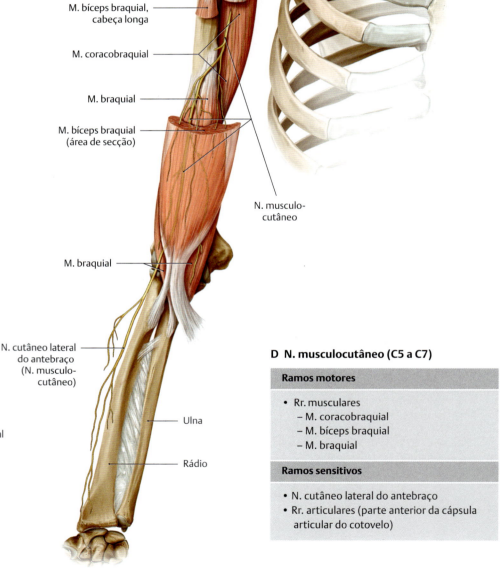

C Trajeto do N. musculocutâneo, após a emergência do fascículo lateral do plexo braquial
Membro superior direito, vista anterior. O N. musculocutâneo emerge do fascículo lateral do plexo braquial como um nervo misto (com ramos motores e sensitivos), no nível da margem lateral do M. peitoral menor (não mostrado aqui) e segue por um trajeto curto, antes de penetrar no M. coracobraquial. A seguir, localiza-se entre os Mm. bíceps braquial e braquial, continuando-se para o cotovelo, onde seu ramo terminal supre a pele na face radial do antebraço.

D N. musculocutâneo (C5 a C7)

Ramos motores
• Rr. musculares – M. coracobraquial – M. bíceps braquial – M. braquial

Ramos sensitivos
• N. cutâneo lateral do antebraço • Rr. articulares (parte anterior da cápsula articular do cotovelo)

4 Sistemas Vasculonervosos: Formas e Relações | Membro Superior

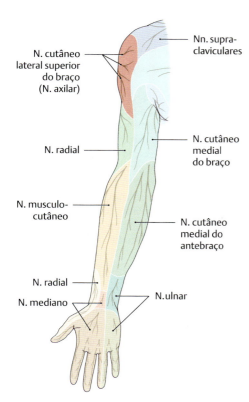

E Distribuição sensitiva do N. cutâneo lateral superior do braço
Vista anterior.

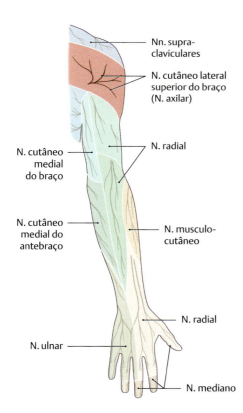

F Distribuição sensitiva do N. cutâneo lateral superior do braço
Vista posterior.

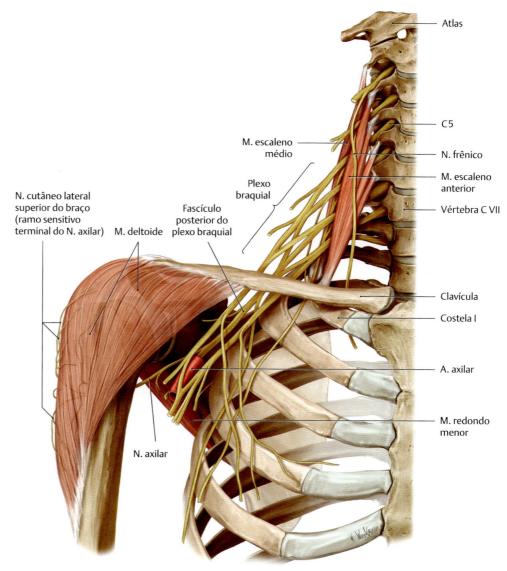

G Trajeto do N. axilar, após emergir do fascículo posterior do plexo braquial

Membro superior direito, vista anterior. O N. axilar origina-se do fascículo posterior do plexo braquial como um nervo misto e retorna para a região profunda da axila, passando diretamente abaixo da articulação do ombro. A seguir, cursa através do espaço quadrangular da axila (com a A. circunflexa posterior do úmero) e ao longo do colo do úmero para a face posterior e proximal do úmero. Seu ramo terminal supre a pele sobre o M. deltoide. *Lesão isolada do N. axilar* pode ocorrer após luxação anteroinferior do braço (ou na tentativa de redução traumática), fratura do úmero, no nível do colo ou após compressão prolongada por muleta mal ajustada na axila. Não é incomum que o N. axilar inerve a cabeça longa do M. tríceps braquial, junto com o N. radial.

H N. axilar (C5 e C6)

Ramos motores
• Rr. musculares – M. deltoide – M. redondo menor

Ramo sensitivo
• N. cutâneo lateral superior do braço

381

4.8 Parte Infraclavicular do Plexo Braquial: Nervo Radial

A N. radial (C5 a T1)

Ramos motores

- Rr. musculares (a partir do N. radial)
  - M. tríceps braquial
  - M. ancôneo
  - M. braquiorradial
  - M. extensor radial longo do carpo
  - M. extensor radial curto do carpo
- R. profundo (ramo terminal: N. interósseo posterior)
  - M. supinador
  - M. extensor dos dedos
  - M. extensor do dedo mínimo
  - M. extensor ulnar do carpo
  - M. extensor longo do polegar
  - M. extensor curto do polegar
  - M. extensor do indicador
  - M. abdutor longo do polegar

Ramos sensitivos

- Rr. articulares (a partir do N. radial)
  - Cápsula da articulação do ombro
- Rr. articulares (a partir do N. interósseo posterior)
  - Cápsula articular do punho e as quatro articulações metacarpofalângicas radiais
- N. cutâneo posterior do braço
- N. cutâneo lateral inferior do braço
- N. cutâneo posterior do antebraço
- Rr. superficiais
  - Nn. digitais dorsais
  - Ramo comunicante ulnar

B Lesões traumáticas e síndromes compressivas envolvendo o N. radial

O N. radial pode ser comprometido em qualquer ponto, ao longo de seu trajeto, como resultado de lesão aguda ou de compressão crônica. As manifestações clínicas dependem fundamentalmente do *local da lesão*. De modo geral, quanto mais proximal for o local da lesão, maior o número de músculos extensores afetados. A manifestação característica de lesão proximal ("alta") do nervo radial é o a *queda do punho* (ver **C**), na qual o paciente não é capaz de estender o punho ou as articulações metacarpofalângicas. Além disso, lesões em alguns locais podem causar transtornos sensitivos (dor, parestesia, dormência), sobretudo no território sensitivo exclusivo do R. superficial, na parte radial do dorso da mão (primeiro espaço interósseo entre o polegar e o dedo indicador).

Lesão proximal no N. radial

- Compressão crônica na axila (p. ex., devido ao uso prolongado de muletas)
  Manifestações clínicas: queda do punho (típica), com *perda da atividade do M. tríceps braquial* (e transtornos sensitivos)
- Lesão traumática decorrente de fratura no corpo do úmero, no nível do sulco do N. radial (canal espiral)
  Manifestações clínicas: em geral, queda do punho *sem envolvimento do M. tríceps braquial*, porque os Rr. musculares que suprem o M. tríceps braquial saem do N. radial imediatamente antes de ele entrar no sulco do N. radial (entretanto, existem transtornos sensitivos)
- Compressão crônica do N. radial contra o assoalho ósseo do sulco do N. radial (p. ex., durante o sono ou devido à postura incorreta do paciente durante anestesia geral, formação exuberante de calo ósseo após uma fratura ou expansão de um tendão a partir da cabeça lateral do M. tríceps braquial). A "paralisia do banco do carona" é uma forma frequente causada pela colocação do braço no dorso do banco do carona
  Manifestações clínicas: queda do punho *sem envolvimento do músculo tríceps braquial*. Existem transtornos sensitivos. O prognóstico é, em geral, favorável, e a paralisia desaparece em alguns dias

Lesão no nível médio do N. radial

- Compressão crônica do N. radial em sua passagem pelo septo intermuscular lateral e no túnel do rádio (p. ex., por vasos de ligação e septos de tecido conjuntivo)
  Manifestações clínicas: queda do punho com transtornos sensitivos

Lesão distal do N. radial

- Compressão do R. profundo do N. radial, em sua entrada no canal supinador, por meio de um tendão de margem aguda, da parte superficial do músculo supinador; síndrome do supinador ou síndrome de compressão distal do nervo radial
  Manifestações clínicas: sem a típica queda do punho e sem transtornos sensitivos envolvendo a mão (antes de penetrar no canal supinador, o ramo profundo emite o R. superficial, puramente sensitivo, e os Rr. musculares para os Mm. supinador, braquiorradial, extensores radiais longo e curto do carpo). Existem paralisias envolvendo os Mm. extensores longo e curto do polegar, abdutor longo do polegar, extensor dos dedos, extensor do indicador e extensor ulnar do carpo.
- Traumatismo no ramo profundo do N. radial causado por fratura ou por luxação do rádio
  Manifestações clínicas: sem queda do punho e sem transtornos sensitivos

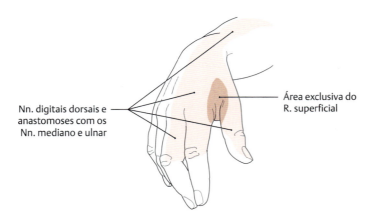

C Punho caído decorrente de lesões nas partes proximal e média do N. radial

Quando o N. radial é lesado, o paciente não consegue mais estender ativamente a mão e diz-se que apresenta queda do punho. O exame clínico também detecta áreas de perda sensitiva na face radial do dorso e na face dorsal do polegar, do dedo indicador e da parte radial do dedo médio, estendendo-se supra a articulação interfalângica proximal. As perdas sensitivas estão, com frequência, limitadas à área da mão que recebe inervação exclusivamente do N. radial (o espaço interósseo entre o polegar e o dedo indicador).

4 Sistemas Vasculonervosos: Formas e Relações | Membro Superior

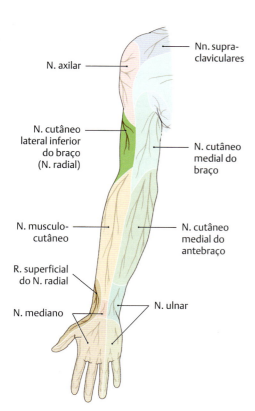

D Distribuição sensitiva do N. radial
Vista anterior.

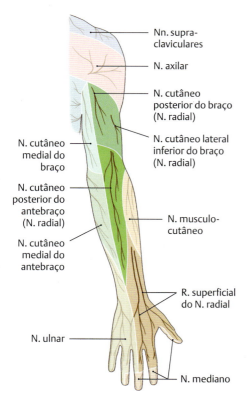

E Distribuição sensitiva do N. radial
Vista posterior.

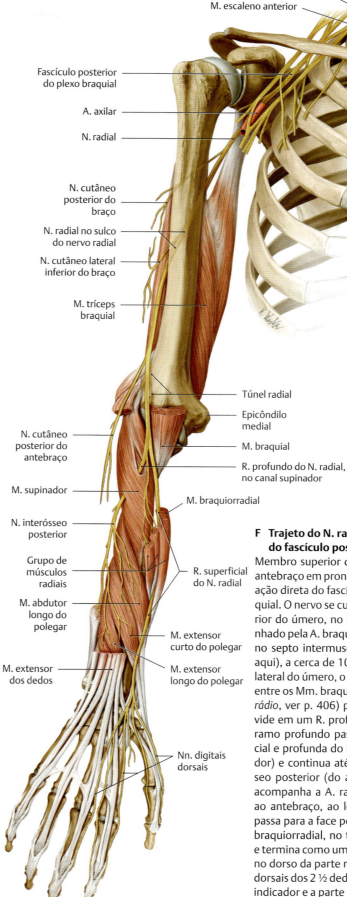

F Trajeto do N. radial, após a emergência do fascículo posterior do plexo braquial

Membro superior direito, vista anterior com o antebraço em pronação. O N. radial é a continuação direta do fascículo posterior do plexo braquial. O nervo se curva ao redor da parte posterior do úmero, no sulco do N. radial, acompanhado pela A. braquial profunda. Após penetrar no septo intermuscular lateral (não mostrado aqui), a cerca de 10 cm proximal ao epicôndilo lateral do úmero, o N. radial segue distalmente, entre os Mm. braquiorradial e braquial (*túnel do rádio*, ver p. 406) para o cotovelo, onde se divide em um R. profundo e um R. superficial. O ramo profundo passa entre as partes superficial e profunda do M. supinador (canal supinador) e continua até o punho como N. interósseo posterior (do antebraço). O R. superficial acompanha a A. radial para baixo em direção ao antebraço, ao longo do M. braquiorradial, passa para a face posterior entre o rádio e o M. braquiorradial, no terço inferior do antebraço, e termina como um importante ramo sensitivo, no dorso da parte radial da mão e nas margens dorsais dos 2 ½ dedos radiais (o polegar, o dedo indicador e a parte radial do dedo médio).

383

4.9 Parte Infraclavicular do Plexo Braquial: Nervo Ulnar

A N. ulnar (C8 e T1)

Ramos motores

- Rr. musculares (diretamente a partir do N. ulnar)
  - M. flexor ulnar do carpo
  - M. flexor profundo dos dedos (parte ulnar)
- R. muscular (a partir do R. superficial do N. ulnar)
  - M. palmar curto
- Rr. musculares (a partir do R. profundo do nervo ulnar)
  - M. abdutor do dedo mínimo
  - M. flexor curto do dedo mínimo
  - M. oponente do dedo mínimo
  - M. lumbricais III e IV
  - Mm. interósseos palmares e dorsais
  - M. adutor do polegar
  - M. flexor curto do polegar (cabeça profunda)

Ramos sensitivos

- Rr. articulares
  - Cápsula da articulação do cotovelo e das articulações metacarpofalângicas e carpais
- R. dorsal do nervo ulnar (ramos terminais: Nn. digitais dorsais)
- R. palmar do nervo ulnar
- N. digital palmar próprio (a partir do R. superficial)
- N. digital palmar comum (a partir do R. superficial; ramos terminais: Nn. digitais palmares próprios)

B Lesões traumáticas e síndromes compressivas envolvendo o N. ulnar

A lesão do N. ulnar é responsável pela *paralisia periférica mais comum*. A manifestação característica da lesão do N. ulnar é a *mão em garra* (ver **C**), na qual a *perda dos músculos interósseos* causa hiperextensão dos dedos nas articulações metacarpofalângicas e discreta flexão nas articulações interfalângicas proximais e distais. A deformidade é menos acentuada nos dedos indicador e médio porque Mm. lumbricais I e II, que são inervados pelo N. mediano, conseguem compensar parcialmente a posição em garra desses dedos. O polegar apresenta hiperextensão acentuada decorrente da perda do M. adutor do polegar e da dominância dos Mm. extensor longo do polegar e abdutores do polegar. Os Mm. interósseos apresentam atrofia em 2 a 3 meses; isto é mais evidente no primeiro espaço interósseo e a condição está associada à atrofia hipotenar. Os transtornos sensitivos afetam a parte ulnar da mão, a parte ulnar do dedo anular e todo o dedo mínimo.

Lesão proximal do N. ulnar

- Lesões traumáticas ocorrendo, em geral, na articulação do cotovelo devido à posição superficial do nervo no sulco do N. ulnar (p. ex., pressão proveniente do repouso do braço), deslocamento do nervo de seu sulco ou por lesões articulares decorrentes de fraturas
- Compressão crônica do nervo no sulco do N. ulnar, decorrente de alterações degenerativas ou inflamatórias, na articulação do cotovelo, ou de tração crônica no nervo causada por flexão e extensão repetitiva na articulação do cotovelo (síndrome do sulco do N. ulnar)
- Possível compressão entre os tendões de origem do M. flexor ulnar do carpo (síndrome do túnel cubital)
  Manifestações clínicas: mão em garra e transtornos sensitivos

Lesão no nível médio do N. ulnar

- Lesões traumáticas no punho (p. ex., lacerações)
- Compressão crônica do nervo no túnel ulnar (loja de Guyon), um canal osteofibroso entre os retináculos dos músculos extensores, pisiforme e o retináculo dos músculos flexores (síndrome do túnel ulnar ou síndrome de Guyon, ver p. 419)
  Manifestações clínicas: mão em garra e transtornos sensitivos que poupam a região hipotenar (R. palmar está intacto)

Lesão distal do N. ulnar

- Compressão do R. profundo do N. ulnar na região palmar, devido à compressão crônica (p. ex., operador de britadeira)
  Manifestações clínicas: mão em garra e ausência de transtornos sensitivos (o R. superficial está intacto)

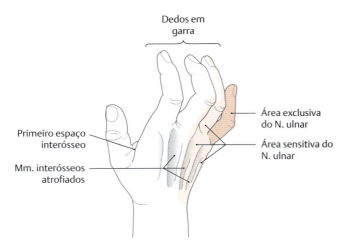

C Mão em garra decorrente de lesão do N. ulnar
Além da manifestação típica da mão em garra, a atrofia interóssea provoca afundamento dos espaços interósseos, no metacarpo. As anormalidades sensitivas estão, com frequência, limitadas ao dedo mínimo (território sensitivo exclusivo do N. ulnar).

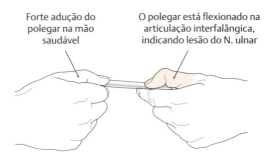

D Sinal de Froment positivo na mão esquerda
O sinal de Froment positivo indica *paralisia do M. adutor do polegar*. Quando se pede ao paciente que segure firmemente uma folha de papel entre o polegar e o dedo indicador ele precisa utilizar o M. flexor longo do polegar, que é inervado pelo *N. mediano*, em vez do M. adutor do polegar paralisado, que é inervado pelo *N. ulnar*. A flexão do polegar na articulação interfalângica indica sinal positivo.

4 Sistemas Vasculonervosos: Formas e Relações | Membro Superior

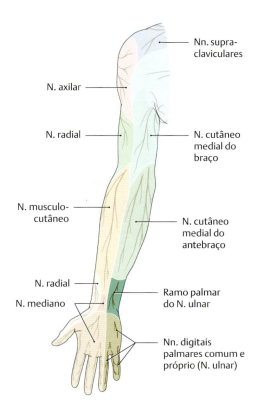

E Distribuição sensitiva do N. ulnar
Vista anterior.

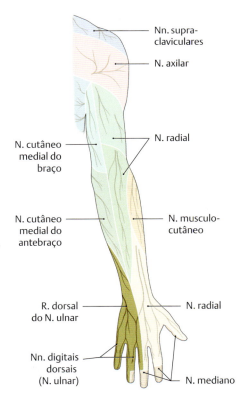

F Distribuição sensitiva do N. ulnar
Vista posterior.

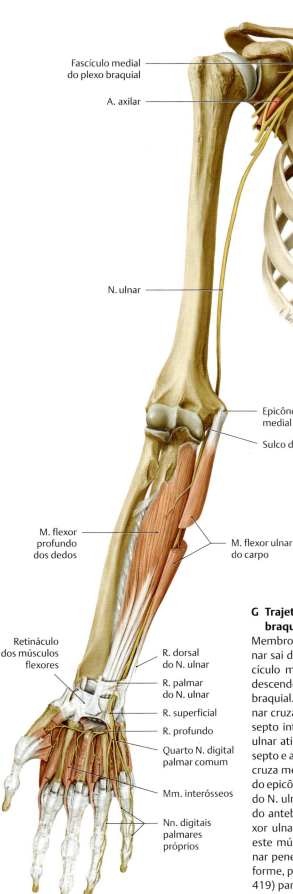

G Trajeto do N. ulnar a partir do plexo braquial

Membro superior direito, vista anterior. O N. ulnar sai da axila como uma continuação do fascículo medial do plexo braquial, inicialmente descendo no sulco bicipital medial da região braquial. A meio caminho do braço, o N. ulnar cruza para a face posterior, penetrando no septo intermuscular medial (ver p. 400). O N. ulnar atinge a articulação do cotovelo entre o septo e a cabeça medial do M. tríceps braquial e cruza medialmente sobre a articulação, abaixo do epicôndilo medial, na profundidade do sulco do N. ulnar. A seguir, passa para a face anterior do antebraço entre as duas cabeças do M. flexor ulnar do carpo e segue posteriormente a este músculo para o punho. Na mão, o N. ulnar penetra no retináculo flexor radial do pisiforme, passando por meio do túnel ulnar (ver p. 419) para a face palmar, onde se divide em um R. superficial e um R. motor profundo.

385

4.10 Parte Infraclavicular do Plexo Braquial: Nervo Mediano

A N. mediano (C6 a T1)

Ramos motores

- Rr. musculares (diretamente do N. mediano)
  - M. pronador redondo
  - M. flexor radial do carpo
  - M. palmar longo
  - M. flexor superficial dos dedos
- Rr. musculares (provenientes do N. interósseo anterior do antebraço)
  - M. pronador quadrado
  - M. flexor longo do polegar
  - M. flexor profundo dos dedos (parte radial)
- R. muscular tenar
  - M. abdutor curto do polegar
  - M. flexor curto do polegar (cabeça superficial)
  - M. oponente do polegar
- Rr. musculares (provenientes dos Nn. digitais palmares comuns)
  - M. lumbricais I e II

Ramos sensitivos

- Rr. articulares
  - Cápsulas da articulação do cotovelo e das articulações do punho
- R. palmar do N. mediano
- R. comunicante para o N. ulnar
- Nn. digitais palmares comuns
- Nn. digitais palmares próprios (dedos da mão)

B Lesões traumáticas e síndromes compressiva envolvendo o N. mediano

Lesões no N. mediano no membro superior causadas por lesão aguda ou por compressão crônica estão entre as lesões nervosas periféricas mais comuns. As manifestações clínicas dependem do *local da lesão*. As duas principais categorias são lesões *proximal* e *distal* do nervo, conforme se pode observar na *síndrome do pronador redondo* e na *síndrome do túnel do carpo*. A característica da lesão proximal do N. mediano é a *mão em prece*, que ocorre quando o paciente tenta fechar o punho (perda do M. flexor longo dos dedos, exceto pela parte suprida pelo N. ulnar). Isto contrasta com o que ocorre com as lesões distais do N. mediano, que se manifestam seletivamente como atrofia tenar e transtornos sensitivos, como a síndrome do túnel do carpo.

Lesão proximal do N. mediano

- Lesão traumática causada por fratura ou por luxação da articulação do cotovelo
- Lesão por compressão crônica, proveniente de um processo supracondilar anômalo conectado ao epicôndilo medial por um ligamento (ligamento de Struthers, ver p. 407), compressão proveniente de uma aponeurose bicipital tensa ou *síndrome do pronador redondo*, na qual o nervo é comprimido entre as duas cabeças do M. pronador redondo

Manifestações clínicas: Mão em prece típica quando se tenta fechar o punho, com pronação incompleta, perda da oposição do polegar, comprometimento da capacidade de preensão, atrofia dos Mm. tenares e transtornos sensitivos afetando a parte radial da região palmar e os 3½ dedos radiais (também transtornos tróficos de natureza autônoma como sudorese reduzida e aumento do fluxo sanguíneo cutâneo). O paciente apresenta ainda *sinal da garrafa* positivo, no qual os dedos e o polegar não conseguem se fechar por completo ao redor de um objeto

Lesão distal do N. mediano

- A localização superficial do nervo, na parte distal do antebraço, torna-o vulnerável a ferimentos e lacerações (p. ex., tentativa de suicídio)
- Compressão crônica do N. mediano, no túnel do carpo (síndrome compressiva mais comum afetando o N. mediano: síndrome do túnel do carpo). A compressão do nervo no túnel do carpo pode ter várias causas, como fraturas e luxações dos ossos carpais, alterações inflamatórias nas bainhas tendíneas, variações dos músculos (p. ex., Mm. lumbricais passando pelo túnel do carpo) e proliferação de tecido conjuntivo, devido a alterações endócrinas (diabetes melito, gravidez, menopausa)

Manifestações clínicas: Não ocorre a mão em prece. Os sinais iniciais consistem em transtornos sensitivos (parestesias e disestesias), afetando principalmente as extremidades dos dedos indicador, médio e polegar devido à pressão aumentada no túnel do carpo, resultante da flexão ou da extensão prolongada do punho durante o sono ("braquialgia parestésica noturna"). Lesão crônica ou grave leva a déficit motor envolvendo os Mm. tenares (atrofia tenar) com preservação da sensibilidade tenar (ramo palmar intacto do N. mediano preservado) e sinal da garrafa positivo (ver **D**)!

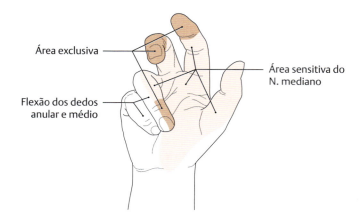

C "Mão em prece" após a lesão proximal do nervo mediano

Quando os pacientes tentam fechar o punho, só conseguem flexionar os dedos anular e mínimo. Esta é a mão em prece. Podem ocorrer transtornos sensitivos, sobretudo na área de distribuição do nervo (extremidades dos 3½ dedos laterais).

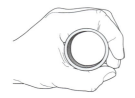 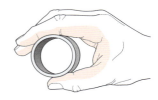

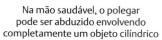

Na mão saudável, o polegar pode ser abduzido envolvendo completamente um objeto cilíndrico

Na lesão proximal do N. mediano o polegar não consegue ser completamente abduzido

D Sinal da garrafa positivo na mão direita

Quando ocorrem lesões proximais e distais do nervo mediano, o polegar e os outros dedos não conseguem envolver, completamente, um vasilhame cilíndrico com a mão afetada devido a fraqueza ou perda da ação do M. abdutor curto do polegar.

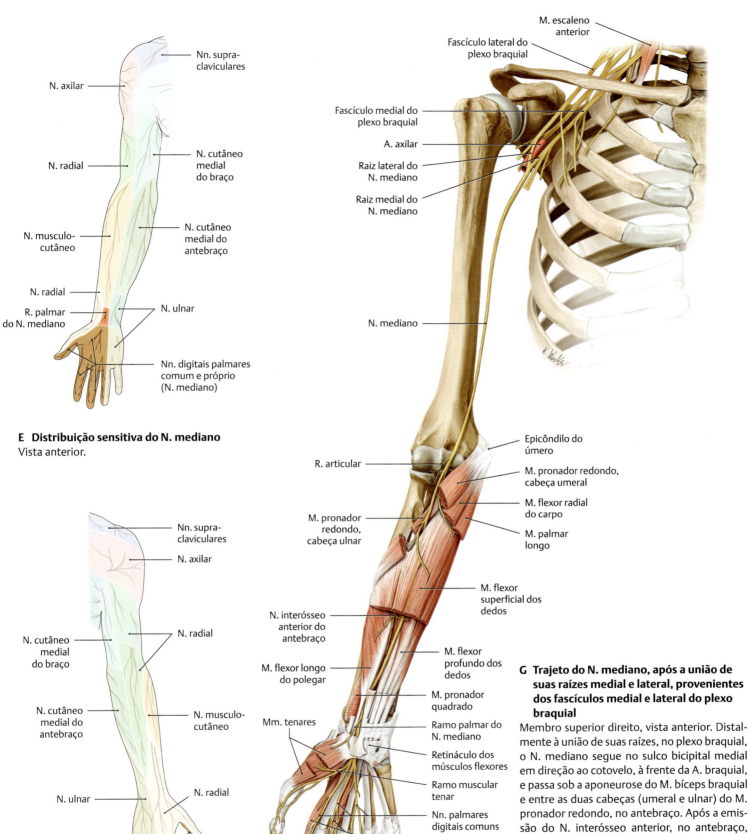

E Distribuição sensitiva do N. mediano
Vista anterior.

F Distribuição sensitiva do N. mediano
Vista posterior.

G Trajeto do N. mediano, após a união de suas raízes medial e lateral, provenientes dos fascículos medial e lateral do plexo braquial

Membro superior direito, vista anterior. Distalmente à união de suas raízes, no plexo braquial, o N. mediano segue no sulco bicipital medial em direção ao cotovelo, à frente da A. braquial, e passa sob a aponeurose do M. bíceps braquial e entre as duas cabeças (umeral e ulnar) do M. pronador redondo, no antebraço. Após a emissão do N. interósseo anterior, no antebraço, distalmente ao M. pronador redondo, o N. mediano segue entre os Mm. flexores superficial e profundo dos dedos para o punho e passa sob o retináculo dos músculos flexores, no túnel do carpo, para a região palmar, onde se divide nos ramos terminais (um ramo motor para os Mm. tenares e ramos sensitivos para a pele na face palmar do 3½ dedos laterais).

5.1 Anatomia Topográfica e Vasos e Nervos Superficiais (Epifasciais): Vista Anterior

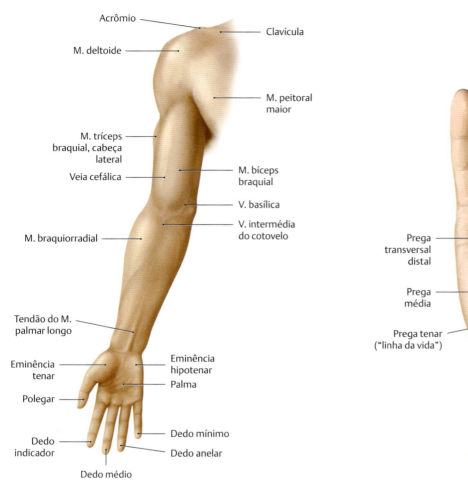

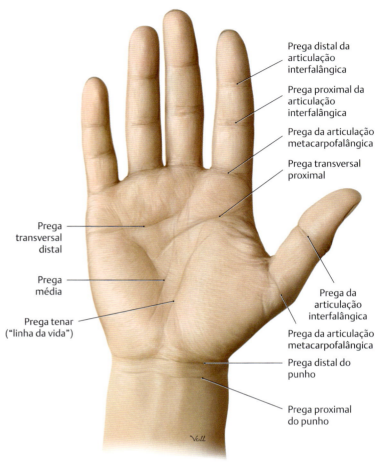

A Anatomia topográfica do membro superior direito
Vista anterior. Os relevos ósseos palpáveis do membro superior foram revisados na p. 251.

B Linhas da mão e pregas de flexão na região palmar direita com o punho em discreta flexão
A *prega proximal do punho*, localizada cerca de um dedo de largura da palma, coincide com as linhas epifisiais distais do rádio e da ulna. A *prega distal do punho*, em geral, relaciona-se com a articulação mediocarpal.

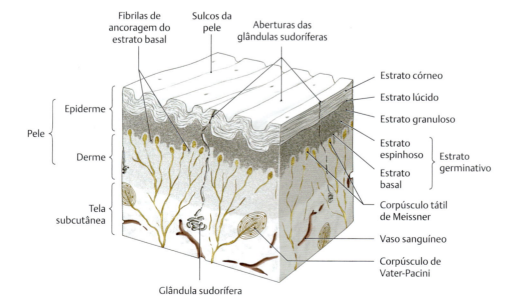

C Esquema da estrutura da pele em relação aos sulcos da palma
A pele lisa e delgada do antebraço torna-se uma pele cheia de sulcos e mais espessa na palma. Os sulcos papilares são particularmente profundos na pele da área palmar dos dedos e, com 0,1 a 0,4 mm, são bem visíveis. O *padrão estriado* (dermatóglifos) encontrado nas polpas dos dedos é único para cada indivíduo. A sensibilidade tátil das polpas dos dedos está relacionada à distribuição espacial dos corpúsculos táteis e às terminações nervosas livres (p. ex., 75 a 80 corpúsculos de Vater-Pacini por dedo e aproximadamente 100 terminações nervosas livres por milímetro quadrado).

5 Sistemas Vasculonervosos: Anatomia Topográfica | Membro Superior

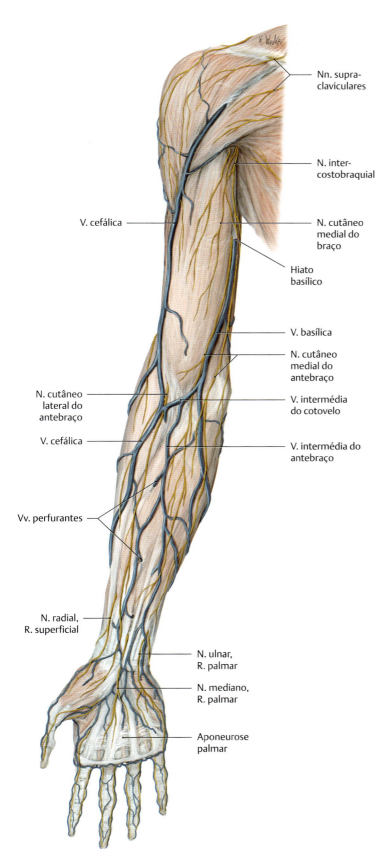

D Veias cutâneas superficiais (subcutâneas) e nervos cutâneos do membro superior direito
Vista anterior. A distribuição das veias cutâneas, ao redor do cotovelo, varia consideravelmente (ver p. 370). Esta dissecção não mostra as artérias cutâneas que perfuram a fáscia do antebraço (particularmente aquelas originadas na A. radial, ver também p. 369).

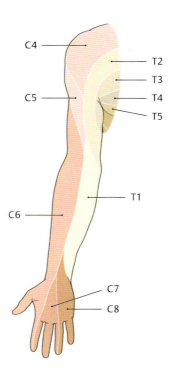

E Padrão de inervação cutânea radicular segmentar (dermátomos) no membro superior direito
Vista anterior. À medida que o membro superior se desenvolve, os segmentos cutâneos sensitivos apresentam alongamento variado, formando faixas estreitas. Neste processo os segmentos C5 a C7 se destacam da parede do tronco.

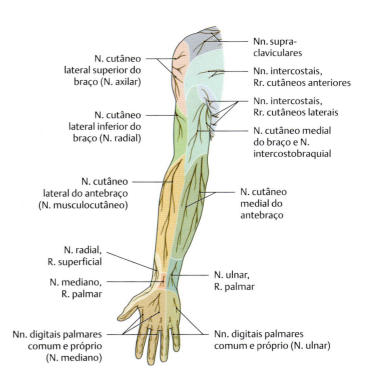

F Padrão de inervação cutânea sensitiva periférica no membro superior direito
Vista anterior. Os territórios supridos pelos Nn. cutâneos periféricos (Rr. cutâneos) correspondem às áreas de ramificação nervosa cutânea, na tela subcutânea, visualizada na dissecção. A área suprida exclusivamente por um único nervo e, portanto, que fica completamente anestesiada após uma lesão, é muito menor, porque os territórios sensitivos individuais se superpõem de modo significativo.
Observação: A perda sensitiva, após lesão de um nervo, apresenta padrão completamente diferente da lesão da *raiz do nervo*.

389

5.2 Anatomia Topográfica e Vasos e Nervos Superficiais (Epifasciais): Vista Posterior

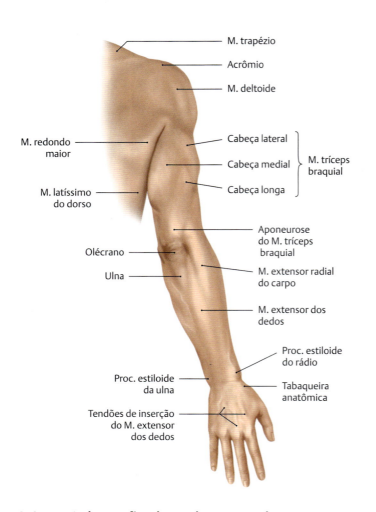

A Anatomia de superfície do membro superior direito
Vista posterior. Os relevos ósseos palpáveis do membro superior foram revisados na p. 251.

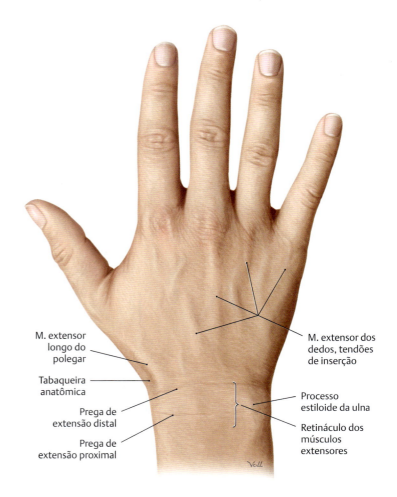

B Pregas de extensão no dorso da mão direita
Ao contrário da palma, as faces dorsais da mão e dos dedos exibem pregas de extensão indistintas que se aprofundam com a extensão máxima da mão. A prega mais proximal está localizada no nível do processo estiloide da ulna, enquanto a prega mais distal está localizada aproximadamente na margem distal do retináculo dos músculos extensores. Ao contrário da pele com sulcos e sem pelos da palma, o dorso da mão é recoberto por uma pele lisa, delgada e com pelos.

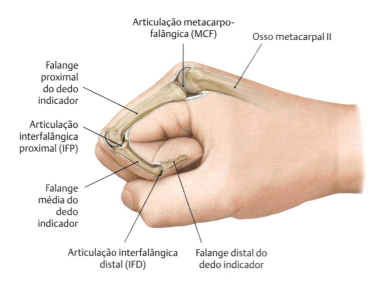

C Localização das articulações MCF, IFP e IFD
Mão direita totalmente fechada, vista radial.

5 Sistemas Vasculonervosos: Anatomia Topográfica | Membro Superior

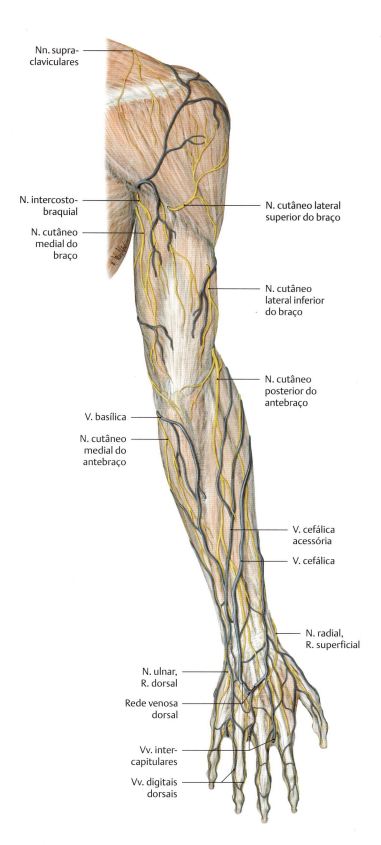

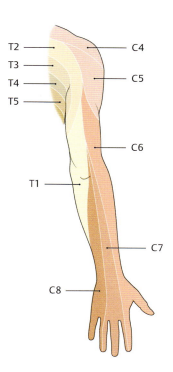

E Padrão de inervação cutânea radicular segmentar (dermátomos) no membro superior direito

Vista posterior. Com o crescimento do membro, durante o desenvolvimento, os segmentos cutâneos sensitivos apresentam graus variados de alongamento, formando estreitas faixas. À medida que isto ocorre, os segmentos C5 a C7 se destacam da parede do tronco.

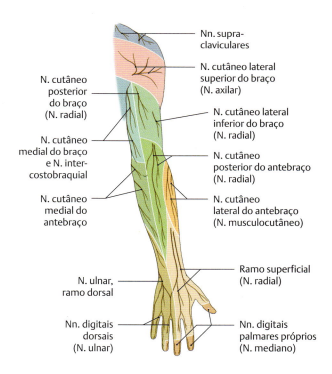

D Veias cutâneas superficiais (veias subcutâneas) e nervos cutâneos do membro superior direito

Vista posterior. As veias epifasciais do dorso da mão (rede venosa dorsal) apresentam um padrão de distribuição muito variável. Em geral, as veias epifasciais são claramente visíveis sob a pele, recebendo tributárias que incluem as Vv. perfurantes, provenientes da face palmar. A V. cefálica, na face radial da mão, recebe a maior parte da drenagem venosa dorsal, enquanto a V. basílica recebe uma drenagem menor, na face ulnar. Esta imagem não mostra os principais ramos da A. interóssea posterior, que perfuram a fáscia do antebraço, no dorso do antebraço (ver também p. 369).

F Inervação cutânea sensitiva periférica no braço direito

Vista dorsal. As áreas de inervação dos nervos cutâneos periféricos (Rr. cutâneos) que são mostradas em cores correspondem às áreas preparatórias de ramificação dos nervos da pele na tela subcutânea. As áreas autônomas clinicamente estabelecidas muitas vezes são significativamente pequenas.

Observe que a perda de sensibilidade após lesão de um *nervo periférico* tem um padrão completamente diferente da perda de sensibilidade após a lesão da *raiz de um nervo* (ver **E**).

5.3 Região do Ombro: Vista Anterior

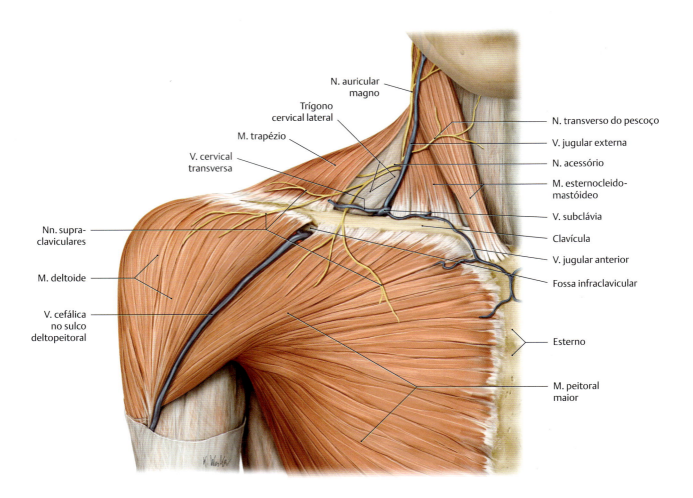

A Veias e nervos superficiais da região do ombro direito e cervical
Vista anterior. A pele, o platisma, a fáscia dos músculos e a camada superficial da fáscia cervical foram removidos nessa dissecção, para mostrar os ramos do plexo cervical (p. ex., N. auricular magno) e as veias superficiais das partes lateral e anterior do pescoço. A *V. jugular externa* e a *V. jugular anterior* são visíveis através da pele, quando o paciente está em decúbito dorsal e as veias estão distendidas. Quando há *insuficiência cardíaca direita*, essas veias estão ingurgitadas, devido à obstrução retrógrada do sangue venoso e, assim podem ser visíveis, mesmo com o paciente sentado com as costas eretas. A *V. cefálica* cruza o ombro, no sulco entre os Mm. peitoral maior e deltoide (*sulco deltopeitoral*) e drena na V. axilar ou na V. subclávia. Esse ponto onde a V. cefálica faz confluência na V. axilar (profunda) é visível na fossa infraclavicular (fossa de Mohrenheim). Na altura da clavícula e a V. axilar conflui para a V. subclávia.

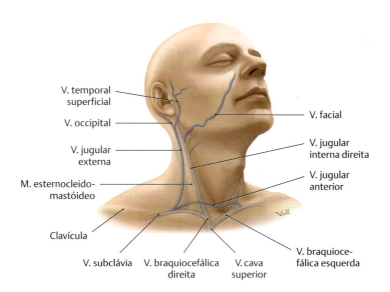

B Relação entre as veias profundas e superficiais principais e M. esternocleidomastóideo no pescoço
Vista anterior. A V. jugular interna desce, proveniente do forame jugular, e se une à V. subclávia, lateralmente à articulação esternoclavicular, para formar a V. braquiocefálica. Quando o seu trajeto é projetado na face lateral do pescoço, segue uma linha traçada desde o lóbulo da orelha até a extremidade medial da clavícula. A V. jugular *interna* é cruzada obliquamente, no seu terço inferior, pelo M. esternocleidomastóideo, enquanto a V. jugular *externa* segue obliquamente para baixo em relação ao músculo e desemboca na V. subclávia.

5 Sistemas Vasculonervosos: Anatomia Topográfica | Membro Superior

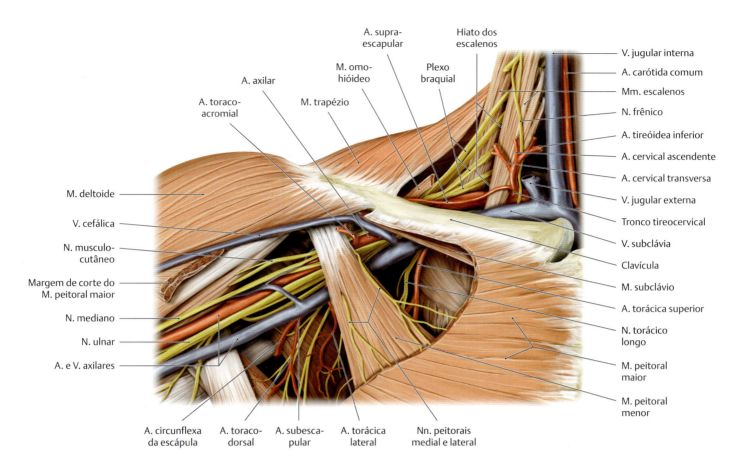

C Percurso da A. subclávia direita na região cervical lateral
Vista ventral. Representação da parte profunda do trígono cervical lateral após a remoção dos Mm. esternocleidomastóideo e omo-hióideo e de todas as lâminas da fáscia cervical. Passagem da A. subclávia e do plexo braquial através do hiato dos escalenos formado pelos Mm. escalenos anterior e médio. Na altura da costela I, a transição para a A. axilar, que segue, sob o tendão do M. peitoral menor, para a axila.

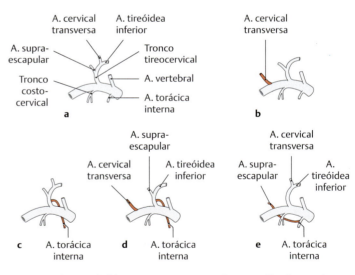

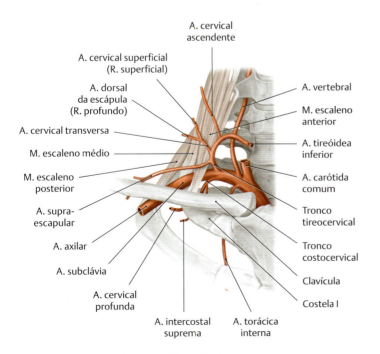

D Origem e ramos da A. subclávia direita
Vista anterior.

E Ramos da A. subclávia: anatomia normal e variações (segundo Lippert e Pabst)
a Como **regra geral** (30% dos casos), a A. subclávia dá origem aos seguintes ramos:
- Tronco tireocervical, com a A. tireóidea inferior, a A. supraescapular e a A. cervical transversa
- A. vertebral
- A. torácica interna
- Tronco costocervical.

b–e Variações:
b A A. cervical transversa origina-se separadamente da A. subclávia (30% dos casos).
c A A. torácica interna origina-se do tronco tireocervical (10% dos casos).
d O tronco tireocervical é composto pela A. tireóidea inferior, pela A. supraescapular e pela A. torácica interna (8% dos casos).
e A artéria subclávia dá origem a dois ramos principais:
1. Um ramo com as Aa. tireóidea inferior e cervical transversa
2. Um ramo com as Aa. torácica interna e supraescapular (4% dos casos).

393

5.4 Axila: Parede Anterior

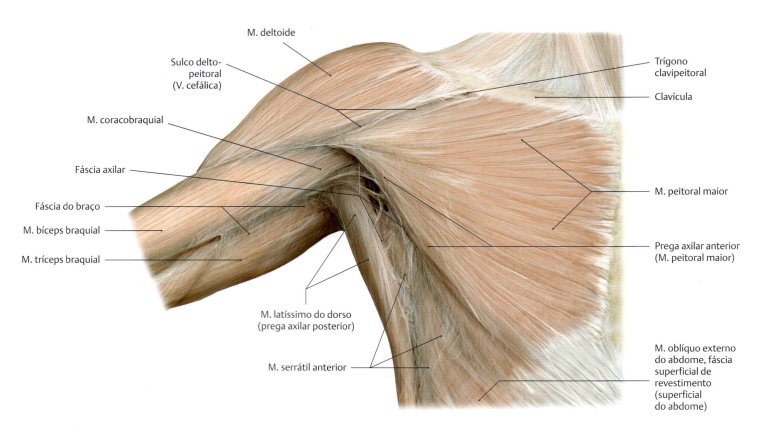

A Paredes e fáscias da axila direita
Vista anterior. Com o braço em abdução, a axila (*fossa* axilar) assemelha-se a uma pirâmide de quatro lados cujo ápice está voltado para o centro da clavícula e cuja base é representada pela *fáscia* da axila. As paredes da axila são formadas por vários músculos e suas fáscias:

Parede anterior: A parede anterior da axila é formada pelos Mm. peitoral maior e peitoral menor e pela fáscia clavipeitoral (o M. peitoral menor não foi mostrado aqui; ver **C** e **D**).
Parede posterior: É formada pelos Mm. subescapular, redondo maior (não mostrado aqui, ver p. 320) e pelo M. latíssimo do dorso.

Margens laterais: Elas são formadas a partir dos Mm. latíssimo do dorso e peitoral maior e representam as pregas axilares posterior e anterior. Suas fáscias musculares se fundem na cavidade axilar de modo a formar a fáscia da axila, um tecido conjuntivo que forma uma espécie de ponte sobre a axila, cuja ligação caudal se incorpora à fáscia superficial do abdome e, em direção ao braço, à fáscia do braço.
Paredes craniais e caudais: Elas são formadas a partir das partes serrilhadas de origem do M. serrátil anterior, juntamente com a extremidade proximal do úmero, o M. coracobraquial e a cabeça curta do M. bíceps braquial.

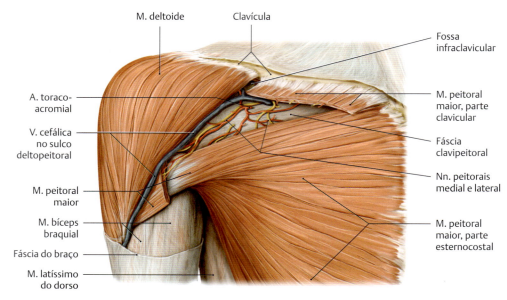

B Trígono clavipeitoral e fáscia clavipeitoral
Ombro direito, vista anterior. A parte clavicular do M. peitoral maior foi removida. No trígono clavipeitoral, limitado pelo M. deltoide, pelo M. peitoral maior e pela clavícula, a V. cefálica segue para cima, no sulco deltopeitoral, penetra na fáscia clavipeitoral e drena na V. subclávia, no nível da fossa infraclavicular.

5 Sistemas Vasculonervosos: Anatomia Topográfica | Membro Superior

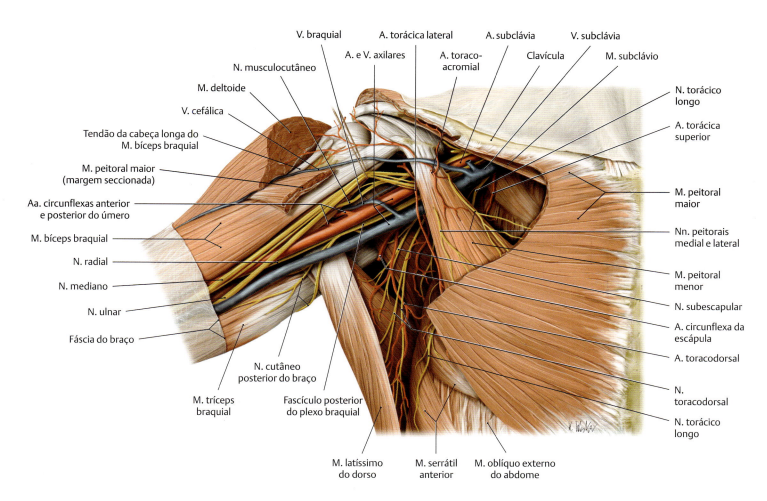

C Axila após a remoção do M. peitoral maior e da fáscia clavipeitoral
Ombro direito, vista anterior. A A. axilar passa aproximadamente 2 cm abaixo do processo coracoide e por trás do M. peitoral menor. Está situada medialmente ao fascículo lateral do plexo braquial e lateralmente ao fascículo medial (ambos levemente desviados para cima, na figura). O fascículo posterior do plexo braquial, que passa por trás da A. axilar, é visível.

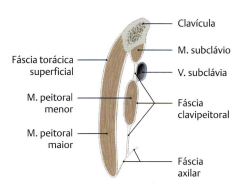

D Localização das fáscias torácicas profunda e superficial
Corte sagital da parede anterior da axila direita. A fáscia clavipeitoral, também conhecida como fáscia torácica profunda, inclui os Mm. peitoral menor e subclávio e cobre a V. subclávia, fundindo-se com a sua parede. A fáscia torna-se tensa pelo M. peitoral menor. A fáscia clavipeitoral exerce tração na parede da veia, mantendo o seu lúmen pérvio e facilitando, portanto, o retorno venoso para a V. cava superior.

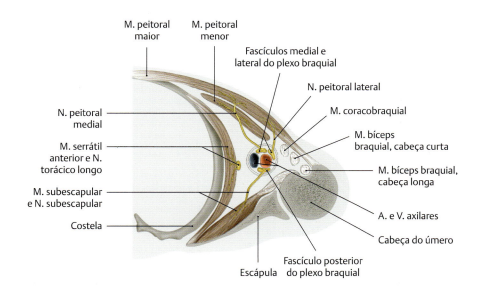

E Esquema de um corte transversal da axila direita
Vista superior. As três paredes musculares e a parede lateral óssea da axila são visíveis neste corte. As estruturas vasculonervosas (A. e V. axilares e fascículos medial, lateral e posterior do plexo braquial) cruzam a axila, envolvidas por uma bainha fibrosa e incluídas na gordura axilar.

395

5.5 Axila: Parede Posterior

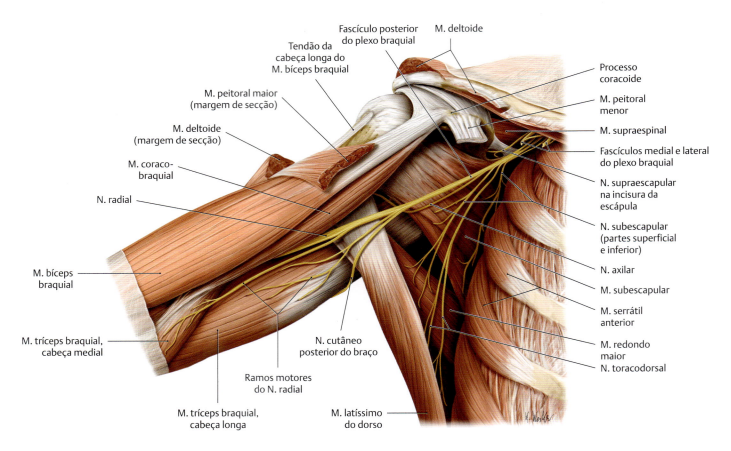

A Parede posterior da axila com o fascículo posterior e seus ramos
Ombro direito, vista anterior. Os fascículos medial e lateral do plexo braquial e os vasos axilares foram removidos para mostrar o trajeto do fascículo *posterior* e seus ramos, na parede posterior da axila.

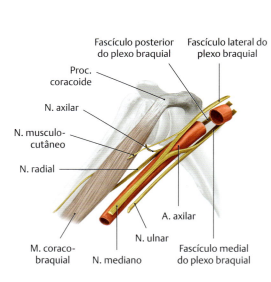

B Relação entre os fascículos medial, lateral e posterior do plexo braquial e a A. axilar
Observe que o N. musculocutâneo passa através do M. coracobraquial, que ajuda a localizar o nervo. Muito raramente, este nervo é comprimido quando penetra no músculo.

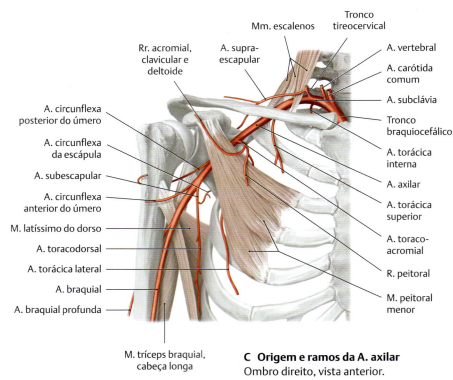

C Origem e ramos da A. axilar
Ombro direito, vista anterior.

5 Sistemas Vasculonervosos: Anatomia Topográfica | Membro Superior

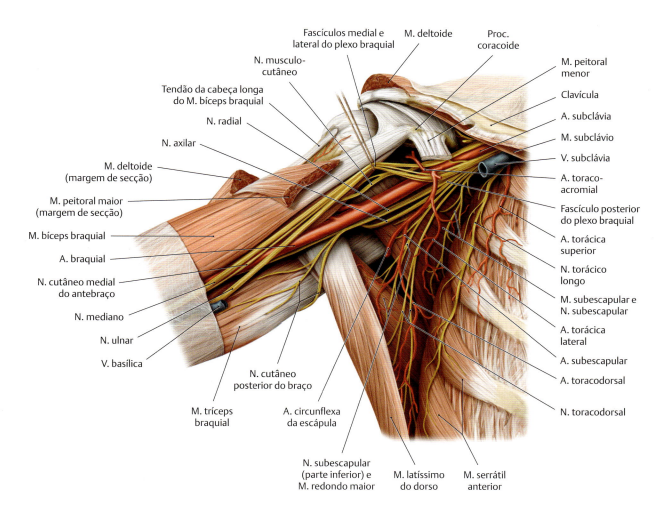

D Axila com toda a parede anterior removida
Ombro direito, vista anterior. A V. axilar foi removida e os fascículos medial e lateral do plexo braquial foram desviados para cima, para mostrar, de modo mais claro, a localização e o trajeto do fascículo posterior e de seus ramos terminais, o N. radial e o N. axilar.

Observe o trajeto superficial do N. torácico longo, sobre o M. serrátil anterior.

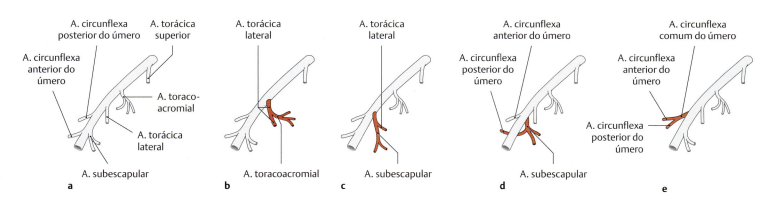

E Ramos da A. axilar: anatomia normal e variações (segundo Lippert e Pabst)

a Em geral (40% dos casos) a A. axilar dá origem aos seguintes ramos: A. torácica superior, A. toracoacromial, A. torácica lateral, A. subescapular, A. circunflexa anterior do úmero e A. circunflexa posterior do úmero.

b–e Variações:

b A A. toracoacromial origina-se da A. torácica lateral (10% dos casos).

c Origem comum da A. torácica lateral e da A. subescapular (10% dos casos).

d A A. circunflexa posterior do úmero origina-se da A. subescapular (20% dos casos).

e Origem comum das Aa. circunflexa anterior e posterior do úmero (20% dos casos). O segmento comum, formado por ambas as artérias, é denominado A. circunflexa comum do úmero.

5.6 Bloqueio Anestésico do Plexo Braquial: Princípio, Vias de Acesso e Realização do Bloqueio

A Princípio do bloqueio anestésico periférico
O bloqueio periférico é um *procedimento de anestesia local*, no qual a condução de potenciais de ação é interrompida. Portanto, a região anestesiada se encontra distal ao local de injeção. É possível tanto a anestesia de nervos periféricos isolados (motores e sensitivos), quanto de plexos nervosos inteiros.

B Topografia do plexo braquial e pontos anatômicos de orientação
O suprimento motor e sensitivo do membro superior é realizado pelo plexo braquial, que se origina dos Rr. anteriores dos nervos espinais C5 a T1 (ver p. 374). No trajeto do plexo, são formados inicialmente troncos, divisões e fascículos. Desta maneira, os troncos se encontram na altura do hiato dos escalenos e as divisões se encontram acima e atrás da clavícula. Os fascículos seguem em posição infraclavicular, inicialmente cranial e lateralmente à A. axilar e na altura da axila, profundamente (fascículo posterior), lateralmente (fascículo lateral) e medialmente (fascículo medial) à A. axilar.

Observe os principais pontos anatômicos de orientação para cada via de acesso: M. esternocleidomastóideo, cartilagem cricóidea, incisura tireóidea, Mm. escalenos anterior e médio (hiato dos escalenos), clavícula, acrômio, fossa jugular, fossa infraclavicular (fossa de Mohrenheim), M. coracobraquial e A. axilar. Além disso, devem ser memorizadas as relações anatomotopográficas associadas às seguintes estruturas *potencialmente capazes de serem lesadas* (!): N. frênico, N. laríngeo recorrente, gânglios simpáticos cervicais e cervicotorácico (p. ex., gânglio estrelado), A. vertebral, espaços epidural e subaracnóideo cervicais e a cúpula da pleura.

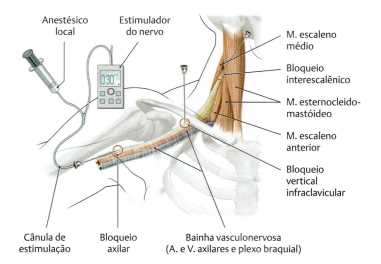

C Bainha vasculonervosa do plexo braquial e estimulação nervosa
Desde a sua passagem através do hiato dos escalenos até a região axilar, todo o plexo braquial – juntamente com A. e V. axilares acompanhantes – é circundado por um envoltório de tecido conjuntivo. Nessa *bainha vasculonervosa*, o anestésico local se difunde de maneira mais ou menos uniforme e todos os nervos nesta região são anestesiados. Para que se encontre o nervo a ser anestesiado e o bloqueio possa ser efetuado, utiliza-se a estimulação elétrica do nervo, na qual uma cânula de estimulação (em que apenas a sua extremidade não é eletricamente isolada) envia um impulso elétrico. Esse impulso elétrico libera potenciais de ação equivalentes para os axônios motores (para as possíveis respostas ao estímulo, ver **E**). A subsequente injeção de 1 a 2 mℓ de um anestésico local adequado causa a imediata inibição da contração muscular, com o correto posicionamento da cânula (o chamado *fenômeno do cancelamento*).

5 Sistemas Vasculonervosos: Anatomia Topográfica | Membro Superior

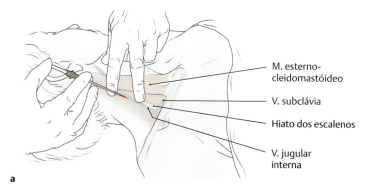

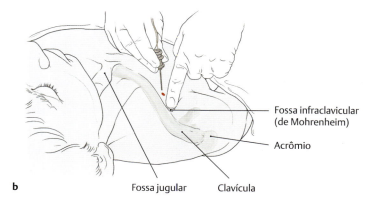

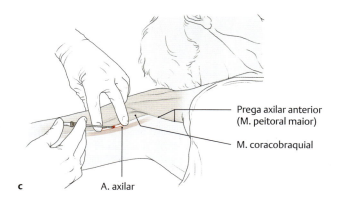

D Vias de acesso clinicamente importantes para o bloqueio do plexo braquial

De modo a evitar lesões mecânicas acidentais dos nervos, geralmente se recomenda a utilização de um estimulador elétrico (ver **C**) e de agulhas "atraumáticas". As contraindicações absolutas para todos os procedimentos aqui mencionados são, por exemplo, infecções no local de injeção e distúrbios da coagulação, enquanto as contraindicações relativas são, dentre outras, paresia contralateral dos nervos frênico e recorrente.

a Via de acesso interescalênica, segundo Meier: Esta via possibilita o bloqueio do plexo braquial na posição proximal mais distante e, consequentemente, intervenções cirúrgicas nas regiões cervical e do ombro. O ponto de orientação é a margem posterior do M. esternocleidomastóideo, na altura da incisura tireóidea, 2 cm acima da cartilagem cricóidea. A injeção é feita a partir da região cranial, com um ângulo de punção de aproximadamente 30° com a pele, em direção ao hiato dos escalenos.

b Bloqueio vertical-infraclavicular, segundo Kilka, Geiger e Mehrkens: Vantagem em relação ao bloqueio axilar (ver abaixo): além da anestesia dos três fascículos, assegura o bloqueio do N. musculocutâneo. As estruturas para orientação são a margem anterior (!) do acrômio e o ponto médio da fossa jugular. A metade da linha de união entre ambos os pontos marca o local de punção, na margem inferior da clavícula. Para melhor orientação, coloque o dedo indicador na fossa infraclavicular (de Mohrenheim). Puncione medialmente ao dedo indicador e em posição estritamente vertical (!) em direção à base. Um direcionamento medial do local da injeção e uma punção muito profunda têm de ser evitados, sob o risco de pneumotórax!

c Anestesia axilar do plexo: Via de acesso mais bem definida, tecnicamente mais fácil e com menor risco para o plexo braquial. As indicações são todas as cirurgias da mão, do antebraço e da região distal do braço. A referência é normalmente a A. axilar, medialmente ao M. coracobraquial e fácil de palpar. Com dois dedos, palpa-se o espaço entre a A. axilar e o M. coracobraquial, imediatamente distal à prega axilar anterior (margem lateral do M. peitoral maior). Neste espaço, a injeção é realizada com uma cânula inclinada em torno de 30 a 45°, paralelamente à artéria. Após a penetração da bainha vasculonervosa, detectada como uma resistência mais forte e mais elástica, a cânula é aprofundada e movimentada tangencialmente em direção proximal até o contato. Por meio da utilização de um estimulador de nervos, o posicionamento da extremidade da cânula pode ser ajustado. Nervos difíceis de serem anestesiados são o N. radial, que segue por trás da A. axilar, e o N. musculocutâneo, que já sai da bainha vasculonervosa em posição nitidamente proximal.

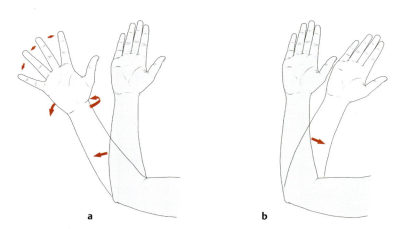
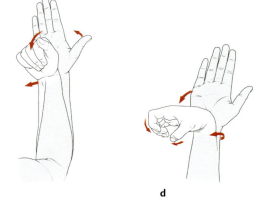

E Resposta motora ao estímulo de nervos isolados do membro superior após a estimulação elétrica dos nervos

a N. radial: Extensão na articulação do cotovelo (M. tríceps braquial), extensão e abdução (radial) da articulação do punho, supinação do antebraço e extensão dos dedos.

b N. musculocutâneo: Flexão na articulação do cotovelo (M. bíceps braquial).

c N. ulnar: Flexão ulnar na articulação do punho, flexão nas articulações MCF II a V, adução do polegar.

d N. mediano: Flexão do punho e pronação do antebraço, flexão das IFP e IFD II a V e do polegar.

399

5.7 Região Braquial Anterior

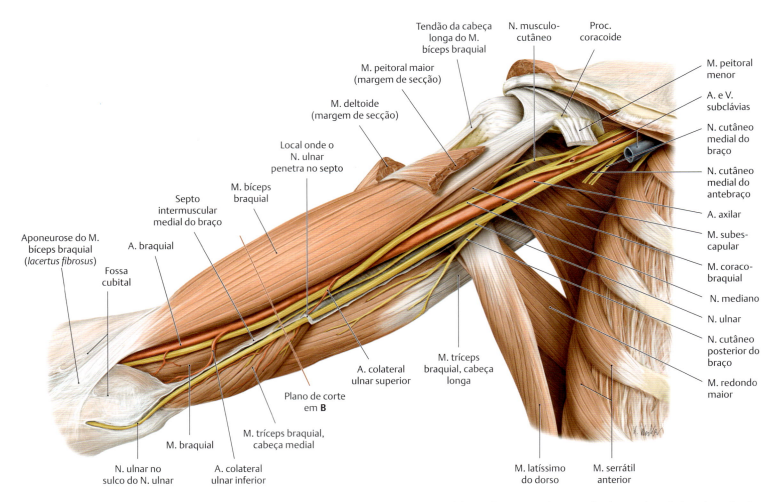

A Principal feixe vasculonervoso do braço: o sulco bicipital medial
Vista anterior do braço direito em abdução e em ligeira rotação lateral. Os Mm. deltoide, peitoral maior e peitoral menor foram removidos. O sulco bicipital medial é um sulco longitudinal subcutâneo, na face medial do braço, que é limitado profundamente pelos Mm. bíceps braquial e braquial e pelo septo intermuscular medial do braço. Este sulco marca a localização do principal feixe vasculonervoso do braço, estendendo-se desde a axila até a fossa cubital. A estrutura *mais superficial* do feixe é o *N. cutâneo medial do antebraço*, que deixa o sulco bicipital medial, no hiato basílico, junto com a V. basílica (ver p. 389). A estrutura *mais medial* é o *N. ulnar*, que inicialmente passa pelo septo intermuscular medial do braço. No terço inferior do braço, o N. ulnar penetra no septo intermuscular e passa para trás deste septo, entrando no sulco do nervo ulnar, no epicôndilo medial do úmero. Na *parte profunda do sulco bicipital medial* vemos a artéria principal do braço, a *A. braquial*, que se estende da axila para o cotovelo, acompanhada pelo *N. mediano*.

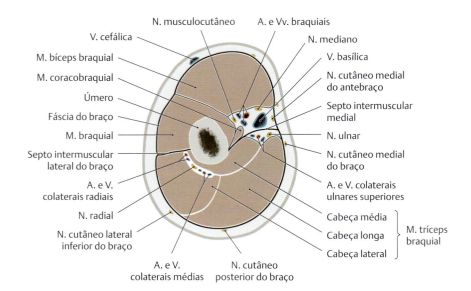

B Corte transversal do terço médio do braço direito
Observe, para a sua melhor orientação, que o hiato basílico (onde a V. basílica perfura a fáscia profunda, medialmente ao M. bíceps) situa-se distalmente (abaixo) ao nível deste corte. A V. basílica e o N. cutâneo medial do antebraço são subfasciais.
O N. ulnar e a A. colateral ulnar deixam o sulco bicipital medial e penetram no septo intermuscular medial do braço; portanto, estão localizados posteriormente ao septo, neste corte. Proximalmente (acima) do nível deste corte, a A. braquial profunda se divide nos seus dois ramos terminais, a A. colateral radial e a A. colateral média, que aqui são visualizadas posteriormente ao úmero.

5 Sistemas Vasculonervosos: Anatomia Topográfica | Membro Superior

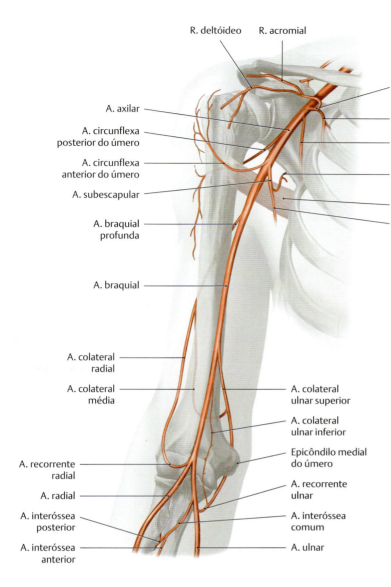

C Trajeto da A. braquial, no braço

Braço direito, vista anterior. A A. braquial origina-se da A. axilar, no nível do M. redondo maior e desce, no sulco bicipital medial, para o cotovelo, onde se divide em A. radial e A. ulnar. Em seu trajeto no braço, dá origem aos ramos para os músculos do braço, bem como à A. braquial profunda, que segue na face posterior do braço e se divide, distalmente ao sulco radial, em A. colateral média (para a cabeça medial do M. tríceps braquial) e A. colateral radial (para a rede arterial do cotovelo). A A. braquial irriga o cotovelo por meio das Aa. colaterais ulnares superior e inferior. É clinicamente importante que a A. braquial possa ser ligada, distalmente à origem da A. braquial profunda, com pouco risco (p. ex., para controlar sangramento pós-traumático intenso), porque a rede arterial do cotovelo (ver **C**, p. 407) pode estabelecer uma circulação colateral adequada. O M. bíceps braquial é uma referência útil para a localização da A. braquial, cujo pulso é palpável próximo à margem medial do M. bíceps braquial.

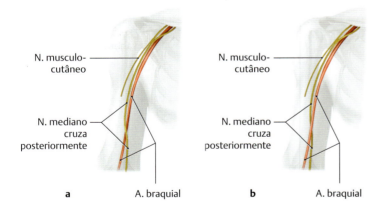
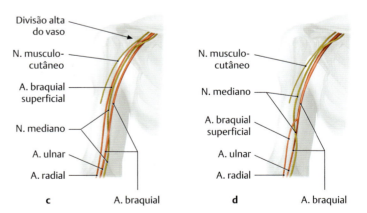

D Trajeto da A. braquial no braço: anatomia normal e variações
(segundo von Lanz e Wachsmuth)
Ombro direito, vista anterior.

a Em geral (74% dos casos): o N. mediano cruza *à frente* da A. braquial, no terço inferior do braço.

b–d Variações:

b O N. mediano cruza *atrás* da A. braquial (muito raro, 1% dos casos).

c, d A A. braquial emite a A. braquial *superficial* e segue como A. braquial, ainda no braço (padrão de "*divisão alta*", 25% dos casos). Essas duas artérias podem ser bem desenvolvidas e podem contornar a união das raízes do N. mediano e o próprio nervo. Neste caso a A. radial origina-se da A. braquial superficial ("*origem alta da artéria radial*") enquanto a artéria ulnar é a continuação da A. braquial (ver p. 409).

401

5.8 Região do Ombro: Vistas Posterior e Superior

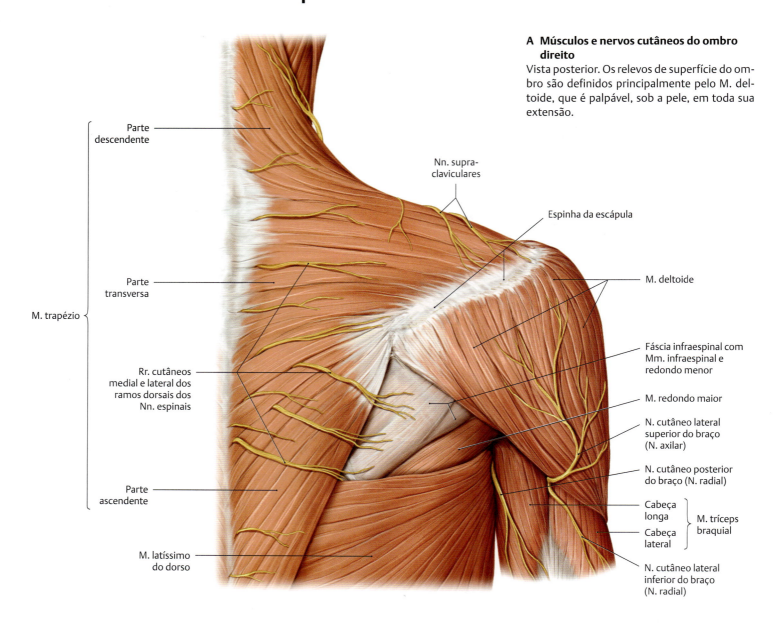

A Músculos e nervos cutâneos do ombro direito
Vista posterior. Os relevos de superfície do ombro são definidos principalmente pelo M. deltoide, que é palpável, sob a pele, em toda sua extensão.

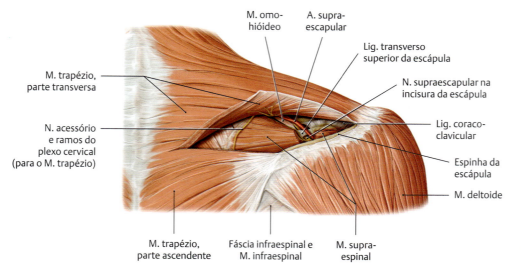

B Vista posterior da região supraescapular do ombro direito
Um retalho da parte transversa do M. trapézio foi levantado para mostrar a região supraescapular. A parte central do M. supraespinal foi removida.
Observe o trajeto do *N. supraescapular* em seu canal fibro-ósseo, abaixo do ligamento transverso superior da escápula, na incisura da escápula. A compressão deste nervo em seu canal, sobretudo em rotação lateral máxima do ombro, pode levar à paralisia dos Mm. supraespinal e infraespinal (*síndrome da incisura da escápula*). A ossificação do Lig. transverso superior da escápula cria um forame escapular que também pode causar compressão do N. supraescapular (ver p. 255).

5 Sistemas Vasculonervosos: Anatomia Topográfica | Membro Superior

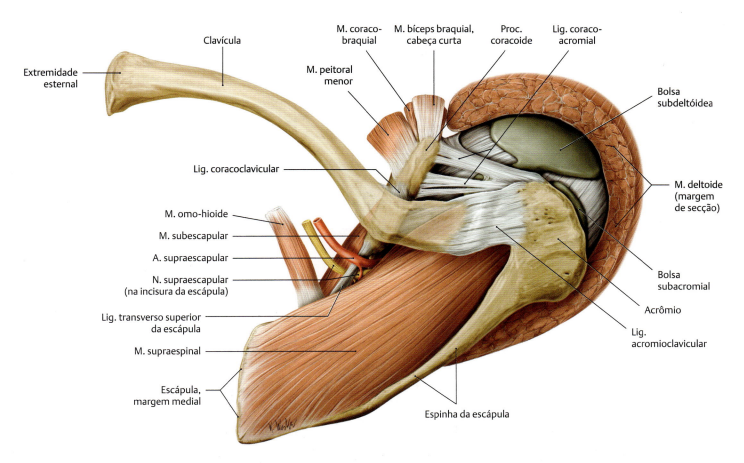

C Região supraescapular do ombro direito, vista superior
Os Mm. trapézio e deltoide foram removidos, para mostrar o M. *supraespinal*, que se origina na fossa supraespinal e passa lateralmente e abaixo do colo anatômico do úmero, para a sua inserção no tubérculo maior. A. e N. supraescapulares seguem ao longo da margem anterior do M. supraespinal, no nível do Lig. transverso superior da escápula, lateralmente à inserção do M. omo-hióideo — a artéria acima do ligamento e o nervo abaixo dele (ver **B** e **D**).

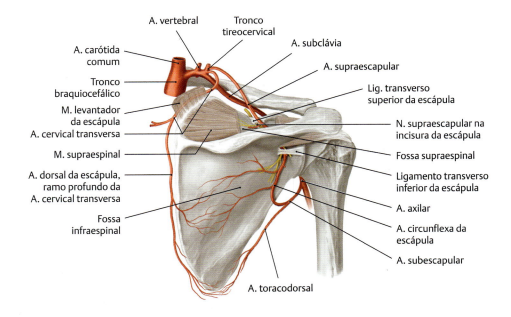

D Arcada da escápula
Escápula direita, vista posterior. A A. *supraescapular* origina-se do tronco tireocervical e passa sobre o Lig. transverso *superior* da escápula para entrar na fossa supraespinal. A partir deste ponto segue ao redor do colo da escápula, passando *sob* o Lig. transverso *inferior* da escápula (muitas vezes ausente), e penetra na fossa infraespinal, onde se comunica com a A. circunflexa da escápula (ramo da A. subescapular) e com o R. profundo (A. dorsal da escápula) da A. cervical transversa.
Observe a anastomose entre a A. supraescapular e a A. circunflexa da escápula (*arcada da escápula*). Isto é importante clinicamente porque pode fornecer circulação colateral nos casos de ligadura ou de oclusão da A. axilar (ver também p. 404).

403

5.9 Região Braquial Posterior

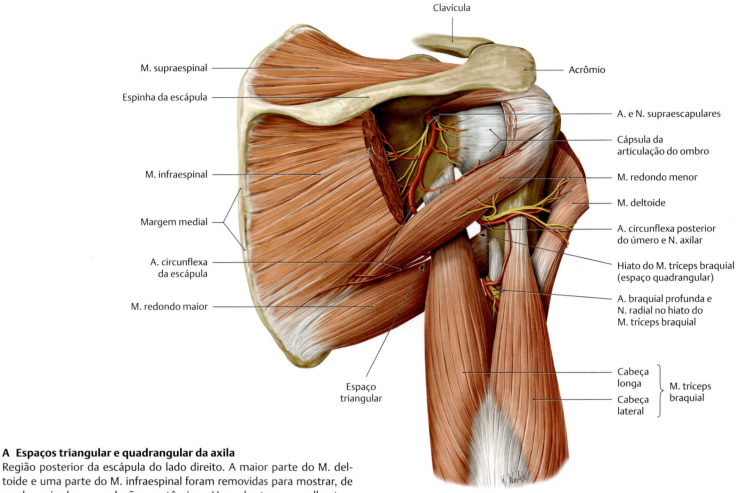

A Espaços triangular e quadrangular da axila
Região posterior da escápula do lado direito. A maior parte do M. deltoide e uma parte do M. infraespinal foram removidas para mostrar, de modo mais claro, as relações anatômicas. Uma abertura, semelhante a uma fenda, situada entre os Mm. redondo menor e redondo maior e o úmero é subdividida, pela cabeça longa do M. tríceps braquial, em um *espaço quadrangular* (espaço axilar lateral) e um *espaço triangular* (espaço axilar medial).

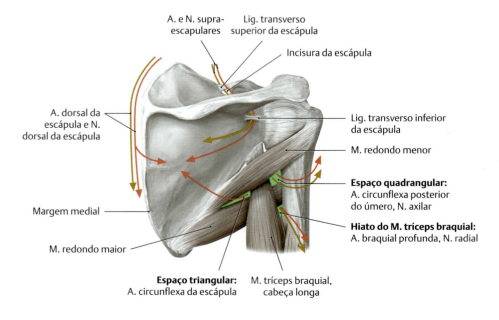

B Feixes vasculonervosos associados à escápula
Os espaços triangular e quadrangular da axila e o hiato do M. tríceps braquial são passagens importantes que conduzem as estruturas vasculonervosas da região anterior para a região posterior da escápula.

Passagens	Estruturas transmitidas
• Espaço triangular	A. circunflexa da escápula
• Espaço quadrangular	A. circunflexa posterior do úmero e N. axilar
• Hiato do M. tríceps braquial	A. braquial profunda e N. radial

5 Sistemas Vasculonervosos: Anatomia Topográfica | Membro Superior

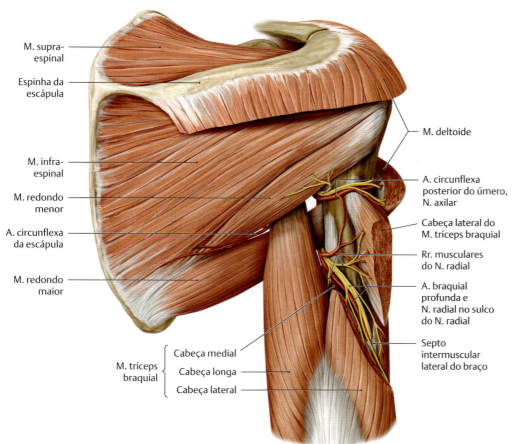

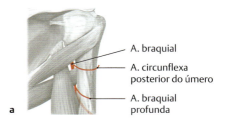

E Nervos relacionados ao úmero
Úmero direito, vista anterior.

C Trajeto do N. radial no sulco do N. radial
Ombro e braço direitos, vista posterior. A cabeça lateral do M. tríceps braquial foi seccionada para mostrar o trajeto, em espiral, do N. radial ao redor do úmero. A dissecção mostra o sulco do N. radial entre as origens das cabeças medial e lateral do M. tríceps braquial. Na extremidade distal do sulco, o N. radial passa, através do septo intermuscular lateral do braço, para a frente do úmero e continua no túnel radial em direção à fossa cubital (não mostrada aqui, ver p. 406).
Observe que os Rr. musculares do N. radial para o M. tríceps braquial originam-se proximalmente ao sulco do N. radial. Portanto, o M. tríceps braquial ainda pode manter a sua função após uma fratura do corpo do úmero, no nível do sulco do N. radial, *a despeito* da lesão nervosa, porque a origem dos Rr. musculares para o M. tríceps braquial é proximal ao local da lesão.

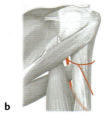
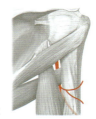
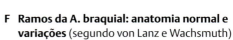

F Ramos da A. braquial: anatomia normal e variações (segundo von Lanz e Wachsmuth)
a **Caracteristicamente** (77% dos casos), a A. braquial profunda e a A. circunflexa posterior do úmero originam-se da A. braquial.

b, c Variações:
b A A. braquial profunda origina-se da A. circunflexa posterior do úmero (7% dos casos).
c Como em **b**, mas a A. circunflexa posterior do úmero segue pelo hiato do M. tríceps braquial e não pelo espaço quadrangular (16% dos casos).

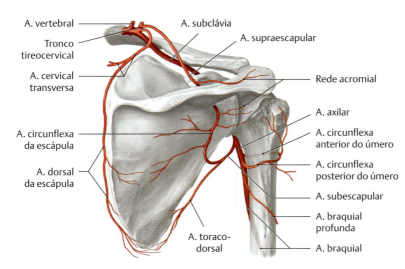

D Suprimento arterial para a região da escápula
Ombro direito, vista posterior.

405

Membro Superior | 5 Sistemas Vasculonervosos: Anatomia Topográfica

5.10 Cotovelo (Região Cubital)

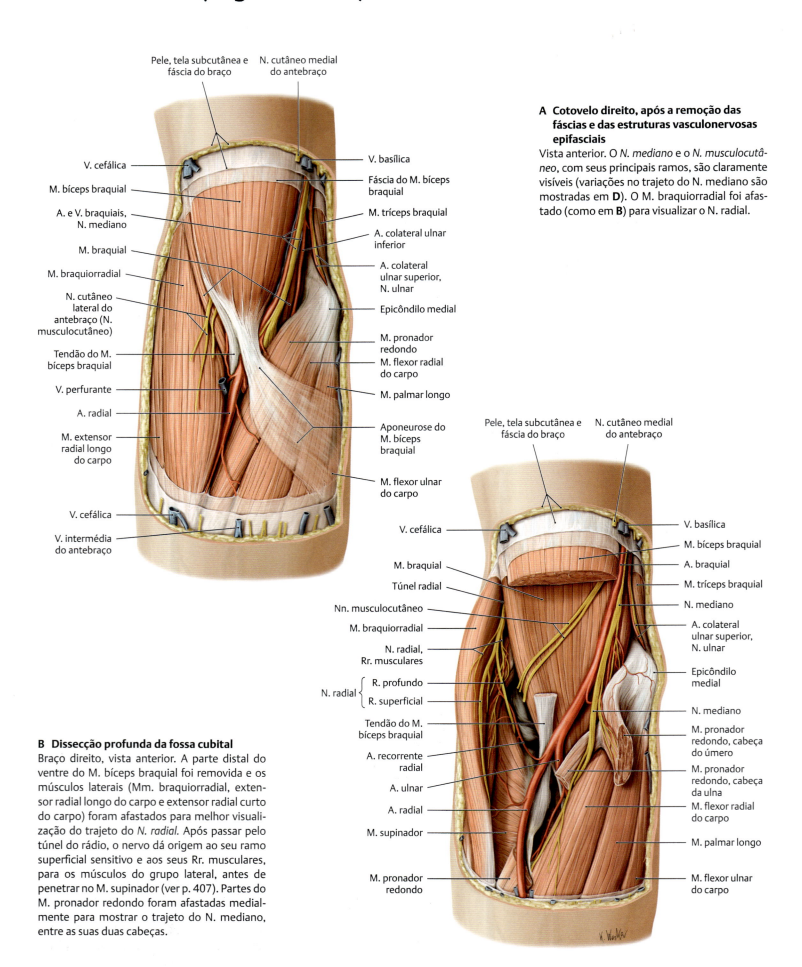

A Cotovelo direito, após a remoção das fáscias e das estruturas vasculonervosas epifasciais
Vista anterior. O N. mediano e o N. musculocutâneo, com seus principais ramos, são claramente visíveis (variações no trajeto do N. mediano são mostradas em **D**). O M. braquiorradial foi afastado (como em **B**) para visualizar o N. radial.

B Dissecção profunda da fossa cubital
Braço direito, vista anterior. A parte distal do ventre do M. bíceps braquial foi removida e os músculos laterais (Mm. braquiorradial, extensor radial longo do carpo e extensor radial curto do carpo) foram afastados para melhor visualização do trajeto do N. radial. Após passar pelo túnel do rádio, o nervo dá origem ao seu ramo superficial sensitivo e aos seus Rr. musculares, para os músculos do grupo lateral, antes de penetrar no M. supinador (ver p. 407). Partes do M. pronador redondo foram afastadas medialmente para mostrar o trajeto do N. mediano, entre as suas duas cabeças.

406

5 Sistemas Vasculonervosos: Anatomia Topográfica | Membro Superior

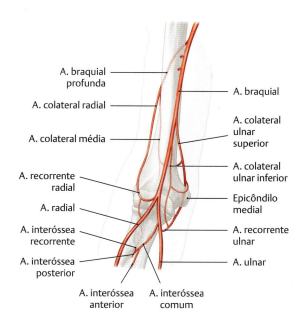

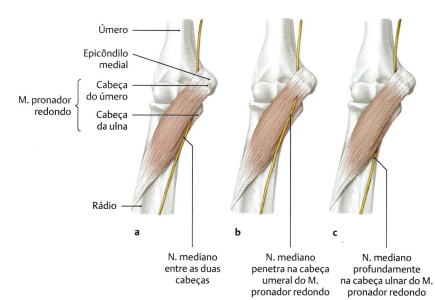

C Anastomoses arteriais, ao redor da articulação do cotovelo: a rede arterial do cotovelo
Braço direito, vista anterior. As anastomoses arteriais, na região do cotovelo, formam uma rede vascular que é suprida por várias artérias:

- A A. colateral média e a A. colateral radial, provenientes da A. braquial profunda (comunicam-se com a A. radial, por meio da A. recorrente radial e da A. interóssea recorrente)
- A A. colateral ulnar superior e a A. colateral ulnar inferior, provenientes da A. braquial (comunicam-se com a A. ulnar, por meio da A. recorrente ulnar).

Devido à existência desta rede arterial, pode-se realizar a ligadura da A. braquial, distalmente à origem da A. braquial profunda, sem comprometimento do aporte sanguíneo para a região cubital.

D Relação entre o N. mediano e o M. pronador redondo: anatomia normal e variações (segundo Lanz e Wachsmuth)
Braço direito, vista anterior.

a Na **maioria dos casos** (95%), o N. mediano segue entre as duas cabeças do M. pronador redondo.

b, c Variações:
b O N. mediano penetra na cabeça umeral do M. pronador redondo (2% dos casos).
c O N. mediano segue sobre o osso abaixo da cabeça ulnar do M. pronador redondo (3% dos casos).

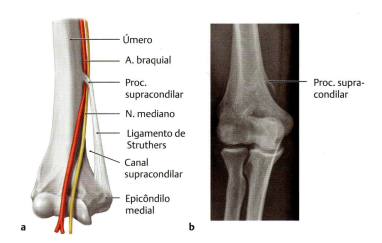

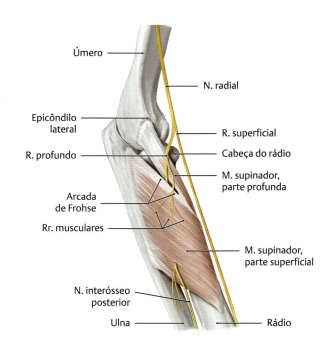

E Processo supracondilar no úmero
a Região distal do úmero do braço direito; **b** Radiografia AP, com vista anterior. Um processo supracondilar é uma formação atávica muito rara, que normalmente já se apresenta em regressão no curso da filogênese. Ele corresponde ao canal supracondilar, que existe normalmente em alguns vertebrados. A partir deste processo ósseo, estende-se o chamado ligamento de Struthers em direção ao epicôndilo medial, que atua como origem do M. pronador redondo. Se houver um processo supracondilar (0,7% dos seres humanos), a A. braquial e o N. mediano atravessam esse canal osteofibroso e, consequentemente, podem sofrer compressão. (Imagem de radiografia: Dr. med. Hans-Peter Sobotta, Stiftung HEH Braunschweig).

F Percurso do N. radial na região do M. supinador
Região cubital direita, vista lateral. Imediatamente proximal ao M. supinador, o N. radial se divide em ramos profundo e superficial. Em uma síndrome de compressão na área da arcada de Frohse (síndrome do supinador, ver p. 382), ocorre, exclusivamente, a perda de inervação dos músculos pelo ramo profundo.

407

5.11 Região Antebraquial Anterior

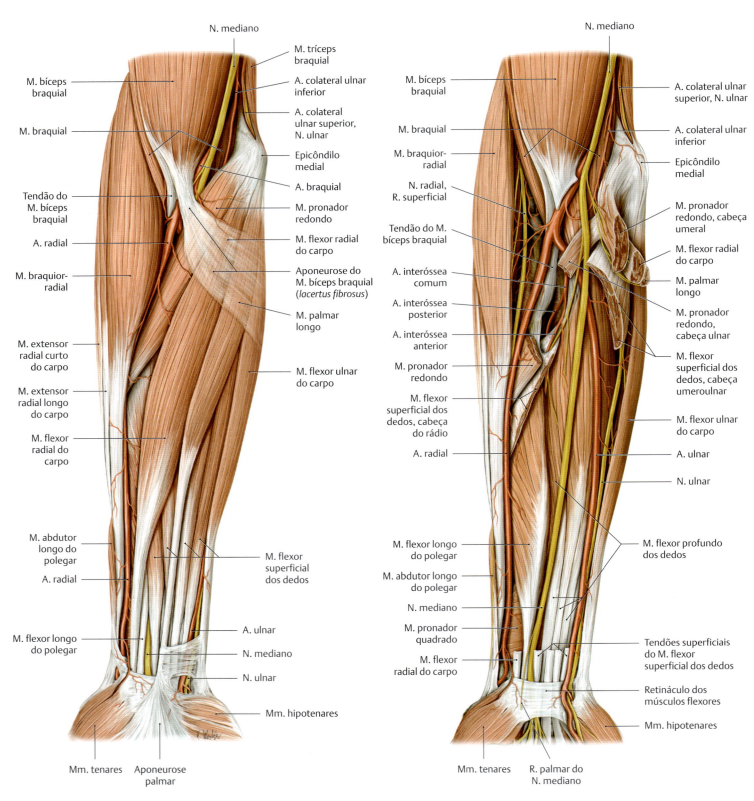

A Antebraço direito, vista anterior, camada superficial
As fáscias e as estruturas vasculonervosas superficiais foram removidas. A maior parte das estruturas vasculonervosas do antebraço está oculta nesta figura. (As veias superficiais foram mostradas em **D**, p. 387.)

B Antebraço direito, vista anterior, camada profunda
Os Mm. pronador redondo, flexor superficial dos dedos, palmar longo e flexor radial do carpo foram parcialmente removidos, para mostrar o N. mediano, o R. superficial do N. radial e as Aa. radial e ulnar (variações no trajeto das artérias são mostradas em **D**).

5 Sistemas Vasculonervosos: Anatomia Topográfica | Membro Superior

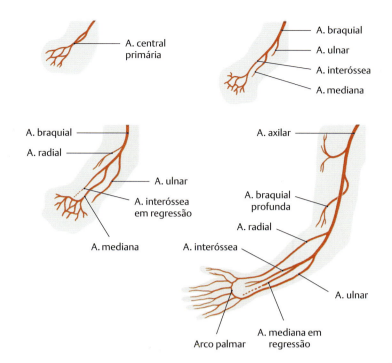

C Desenvolvimento das artérias do membro superior
O sistema vascular no membro superior embrionário não se desenvolve diretamente como é observado na anatomia dos indivíduos adultos, mas sofre várias alterações básicas. O brotamento inicial do membro é nutrido por um tronco vascular central que se desenvolve distalmente na *A. interóssea comum*. À medida que o desenvolvimento continua, um segundo tronco longitudinal, denominado *A. mediana*, se forma, paralelamente ao nervo mediano. Este vaso fornece a maior parte do aporte sanguíneo para o antebraço e para a mão, enquanto a A. interóssea sofre regressão. Por fim, os ramos musculares, inicialmente pequenos, aumentam nas faces ulnar e radial para formar a *A. ulnar* e a *A. radial*, que substituem a A. mediana nos primatas e assumem as suas funções. A A. interóssea continua a ser o principal vaso do braço nos animais não mamíferos, enquanto a artéria mediana é o vaso dominante nos mamíferos inferiores. As Aa. interóssea e mediana podem persistir nos seres humanos como anomalias genéticas bem desenvolvidas (ver **D**), fornecendo a maior parte do aporte sanguíneo para a região palmar.

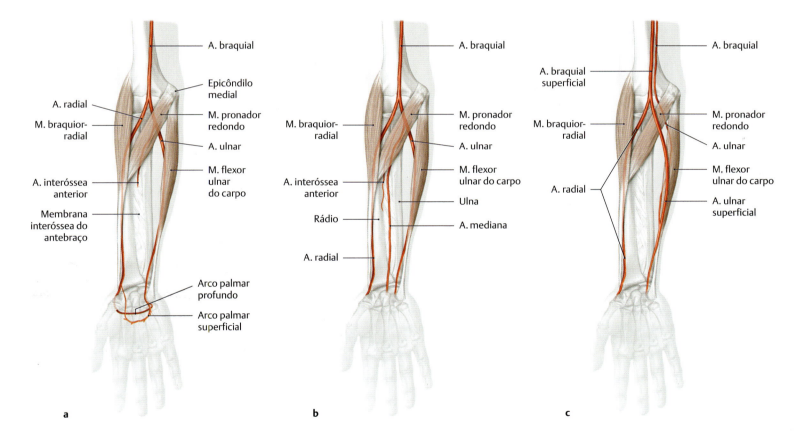

D Artérias do antebraço: anatomia normal e variações
(segundo Lippert e Pabst)
Antebraço direito, vista anterior.

a Padrão típico da anatomia arterial no antebraço (84% dos casos).

b, c Variações:
b Às vezes, existe uma A. mediana persistente, originada da A. ulnar, distalmente à origem da A. interóssea comum (8% dos casos).

c Existem artérias superficiais acessórias no antebraço (Aa. superficiais do antebraço, 8% dos casos), como a A. ulnar superficial, originada da A. braquial superficial, que segue sobre a superfície dos músculos flexores e que pode se unir, distalmente, com a A. ulnar. A existência desse vaso é um risco em potencial durante as injeções intravenosas na área cubital (ver p. 370). O desenvolvimento de artérias superficiais acessórias é mais comum, nos casos em que a A. braquial se divide no braço em uma A. braquial superficial (que se torna A. radial no antebraço) e uma A. braquial (que se torna A. ulnar no antebraço; ver padrão de "divisão alta", p. 401).

5.12 Região Antebraquial Posterior e Dorso da Mão

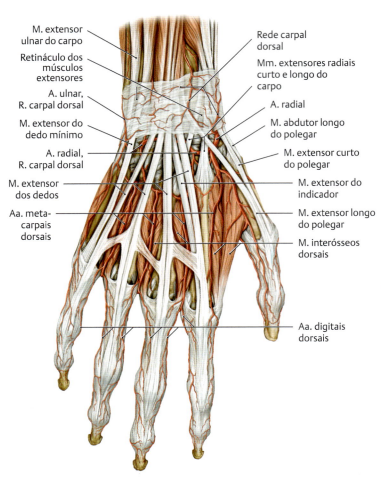

A Artérias do dorso da mão e das faces posteriores dos dedos, na mão direita

A pele, a tela subcutânea e a fáscia dorsal da mão foram removidas para mostrar as artérias dorsais (para facilitar, as veias e os nervos também foram removidos). O dorso da mão recebe a maior parte de seu aporte sanguíneo da A. radial, enquanto a A. ulnar contribui apenas com um pequeno ramo (o R. carpal dorsal). Entretanto, os Rr. perfurantes criam numerosas conexões entre as artérias palmares e dorsais da mão. Nos dedos, essas conexões são supridas por anastomoses laterais entre as Aa. digitais dorsais e as Aa. digitais palmares próprias (não mostradas aqui).

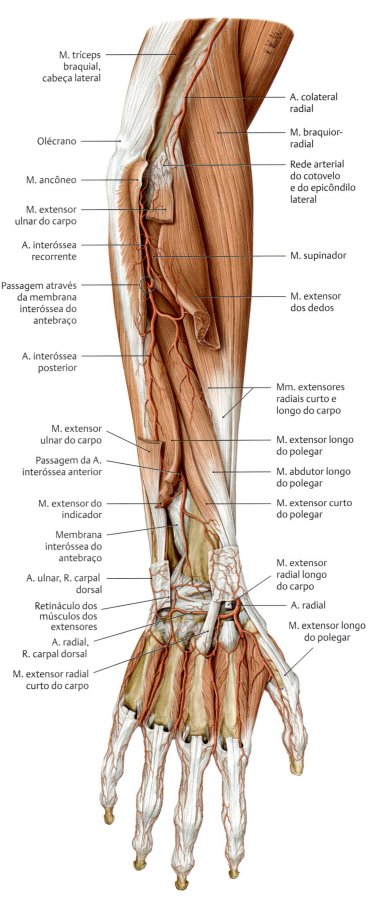

B Dissecção profunda das artérias da face posterior do antebraço e do dorso da mão no lado direito

Na região cubital, o M. ancôneo foi destacado de sua origem e deslocado para trás. O M. tríceps braquial também foi ressecado de sua origem em um nível mais acima. Na face posterior do antebraço, os Mm. extensor ulnar do carpo e extensor dos dedos foram parcialmente removidos.
Observe como a A. interóssea posterior penetra na membrana interóssea do antebraço, logo abaixo da margem inferior do M. supinador, e entra no compartimento posterior do antebraço. Na parte distal do antebraço, partes do M. extensor longo do polegar e do M. extensor dos dedos foram removidas, para mostrar o local onde a A. interóssea anterior penetra na membrana interóssea, para atingir o dorso do antebraço. As duas artérias são fontes importantes de sangue para o compartimento posterior.

5 Sistemas Vasculonervosos: Anatomia Topográfica | Membro Superior

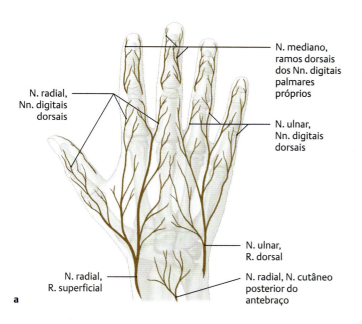

C Suprimento nervoso para o dorso da mão
Mão direita, vista posterior.

a Nervos cutâneos no dorso da mão. *Observe* que os dedos indicador e médio e a parte radial do dedo anular são supridos por nervos diferentes, em seus segmentos proximal e distal.
- *Distal:* pelos ramos dorsais dos Nn. digitais palmares próprios, provenientes do *N. mediano*
- *Proximal:* pelos Nn. digitais dorsais, provenientes do *N. radial* (para as articulações interfalângicas dos dedos indicador e médio) e do *N. ulnar* (também para as articulações interfalângicas proximais dos dedos médio e anular).

b Áreas máxima e autônoma do N. ulnar, do N. mediano e do N. radial. As áreas máximas são as áreas da pele que são inervadas pelo nervo sensitivo correspondente. As áreas autônomas (especialmente destacadas em cores na figura) são partes das áreas máximas nas quais a concentração dos receptores da pele é especialmente alta; isso significa que a perda de inervação, ou um distúrbio de sensibilidade, é sentido primeiro sempre na região autônoma correspondente!

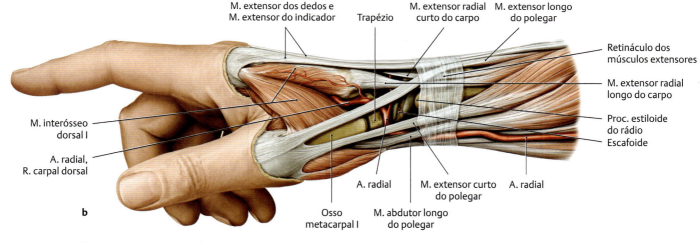

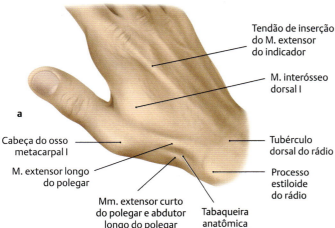

D Limites da tabaqueira anatômica
a Anatomia topográfica do dorso da mão direita, vista posterolateral.
b Músculos e tendões do dorso da mão direita, vista radial. Os três lados da "tabaqueira anatômica" são constituídos, na face palmar, pelos tendões de inserção do M. abdutor longo do polegar e pelo M. extensor curto do polegar e dorsalmente pelo tendão de inserção do M. extensor longo do polegar. O assoalho é formado principalmente pelo escafoide e pelo trapézio do carpo. Portanto, as fraturas do escafoide estão, amiúde, associadas à hipersensibilidade profunda na região da tabaqueira anatômica. A tabaqueira anatômica é delimitada proximalmente pelo retináculo dos músculos extensores.

Observe que a A. radial segue profundamente na tabaqueira entre o trapézio e o escafoide, fornecendo uma referência para a dissecção.

5.13 Palma: Vasos e Nervos Superficiais (Epifasciais)

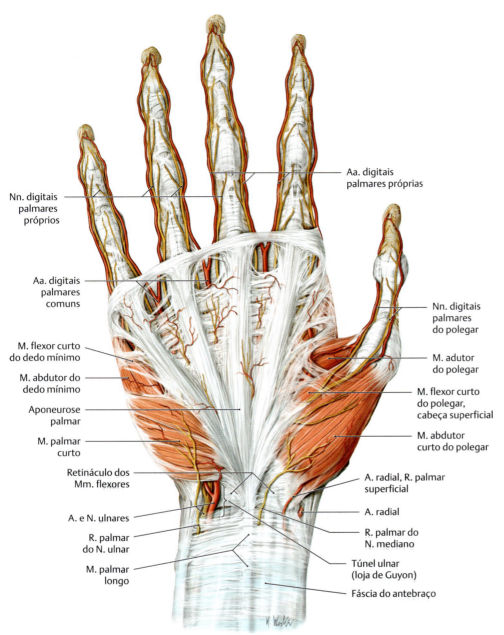

A Artérias e nervos de curso superficial na palma da mão

Mão direita, vista palmar. Para representar os trajetos vasculares superficiais, as fáscias, com exceção da aponeurose palmar, foram removidas. Para demonstrar os trajetos vasculares do túnel ulnar (loja de Guyon) (A. e N. ulnares), o ligamento palmar do carpo também foi removido (ver p. 419). Observe o ramo palmar superficial a partir da A. radial, que pode ter trajeto muito variável. Neste caso, ele segue entre as origens dos Mm. abdutor e flexor curto do polegar para a palma da mão. Em aproximadamente 30% dos casos, ele forma, juntamente com a A. ulnar, o arco palmar superficial (não visível aqui, comparar com a p. 414).

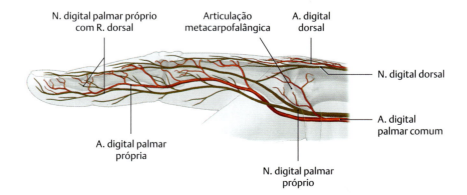

B Vasos e nervos do dedo médio da mão direita

Vista lateral. As artérias da palma são anteriores aos nervos, mas são dorsais em relação aos nervos dos dedos (em geral, cruzando no nível da articulação metacarpofalângica). As faces lateral e distal dorsal dos dedos são supridas pelos ramos dos Nn. digitais palmares próprios (a partir do N. mediano).

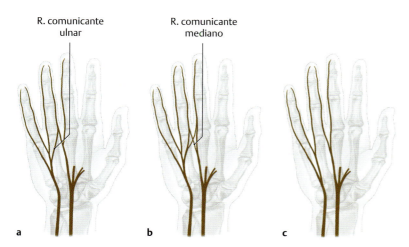
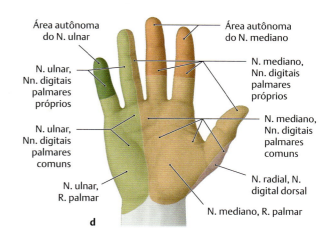

C Suprimento nervoso para a região palmar
Mão direita, vista anterior.

a–c Padrões de inervação da região palmar (segundo Schmidt e Lanz). O padrão de inervação sensitiva é marcado pelos ramos de conexão entre o N. mediano e o N. ulnar. Os seguintes padrões de inervação são os mais frequentemente encontrados:

a Mais comumente (46% dos casos) o N. mediano e o N. ulnar estão interconectados por um ramo comunicante ulnar.

b Variante 1 (20% dos casos): O N. mediano e o N. ulnar apresentam conexão cruzada por um R. comunicante ulnar e por um R. comunicante mediano.

c Variante 2 (20% dos casos): Não existem ramos comunicantes entre os Nn. mediano e ulnar.

d Áreas exclusivas e superpostas de inervação sensitiva da mão, vista palmar. Nenhuma área de superposição de inervação exclusiva foi indicada pelo sombreado mais escuro. Compare com a face dorsal (**C**, p. 411).

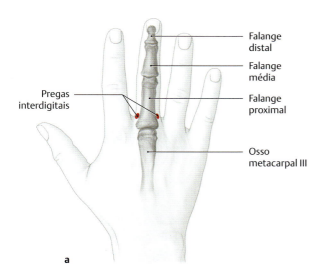
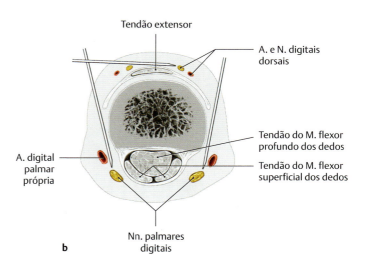

D Bloqueio de Oberst do nervo
Mão direita, vista posterior. Este tipo de anestesia local é clinicamente útil para ferimentos dos dedos e, em especial, aqueles que exigem sutura.
a Os locais de bloqueio estão situados nas pregas interdigitais.

b Depois que os ramos dorsais do nervo estão bloqueados, a agulha é introduzida nas faces radial e ulnar, em direção aos Nn. palmares, e uma injeção subcutânea de 1 a 2 mℓ de anestésico local é feita em cada ponto.

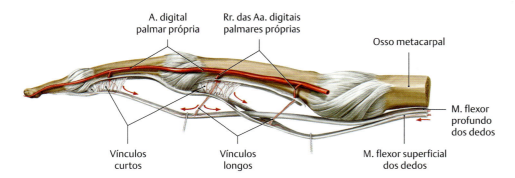

E Suprimento sanguíneo para os tendões flexores do dedo, na bainha tendínea
Dedo médio direito, vista lateral. Os tendões flexores são supridos, em suas bainhas, por ramos das Aa. digitais palmares próprias, que atingem os tendões, por meio do mesotendão (vínculos longo e curto).

5.14 Palma: Suprimento Vascular

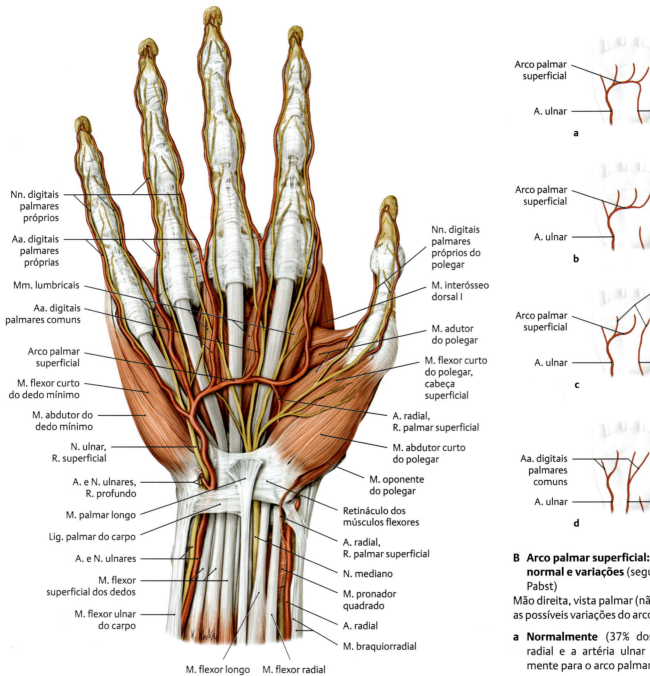

A Arco palmar superficial e seus ramos
Mão direita, vista anterior. A aponeurose palmar e outras fáscias foram removidas para mostrar o *arco palmar superficial* (variações são mostradas em **B**).

B Arco palmar superficial: anatomia normal e variações (segundo Lippert e Pabst)
Mão direita, vista palmar (não há estudos sobre as possíveis variações do arco palmar *profundo*).

a **Normalmente** (37% dos casos) a artéria radial e a artéria ulnar contribuem igualmente para o arco palmar superficial.

b–d Variações:
b O arco palmar origina-se inteiramente da A. ulnar (37% dos casos).
c Todas as Aa. digitais palmares originam-se da A. ulnar, exceto a primeira, originada da A. radial (13%).
d As Aa. ulnar e A. mediana dão origem às Aa. digitais palmares comuns (muito raro).

5 Sistemas Vasculonervosos: Anatomia Topográfica | Membro Superior

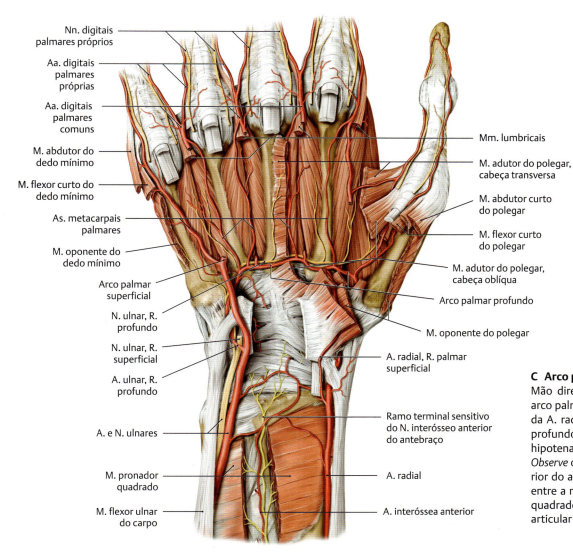

C Arco palmar profundo e seus ramos
Mão direita, vista palmar. Para representar o arco palmar profundo como um ramo terminal da A. radial, os tendões flexores superficiais e profundos, assim como a musculatura tenar e hipotenar, foram parcialmente removidos.
Observe o ramo terminal do N. interósseo anterior do antebraço, que segue no sentido distal entre a membrana interóssea e o M. pronador quadrado e faz a inervação sensitiva da cápsula articular da articulação da mão!

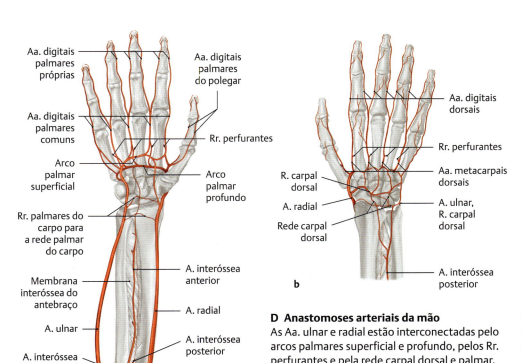

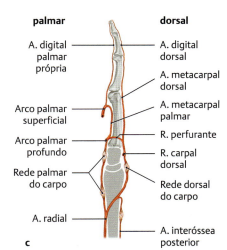

D Anastomoses arteriais da mão
As Aa. ulnar e radial estão interconectadas pelo arcos palmares superficial e profundo, pelos Rr. perfurantes e pela rede carpal dorsal e palmar.

a Mão direita, vista anterior.
b Mão direita, vista posterior.
c Dedo médio direito, vista lateral.

415

5.15 Túnel do Carpo

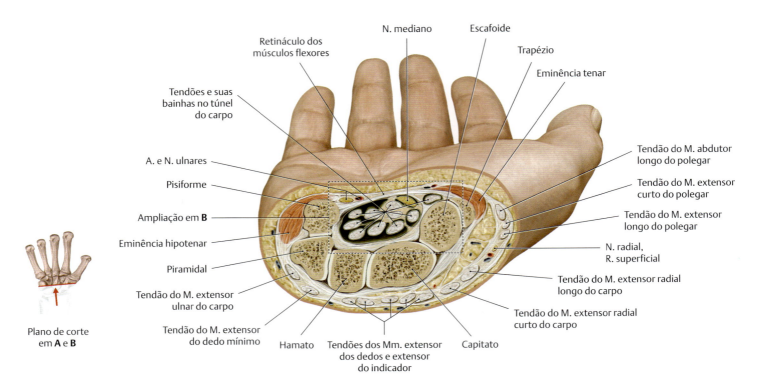

A Corte transversal do punho direito (ver também **B**)
Vista superior. O túnel do carpo é um canal osteofibroso (ver p. 302) pelo qual passam o N. mediano e os tendões de inserção dos Mm. flexor superficial dos dedos, flexor profundo dos dedos, flexor longo do polegar e flexor radial do carpo. Seu limite dorsal é formado pela curvatura do carpo na face frontal dos ossos carpais, e seu limite palmar é o retináculo dos músculos flexores. A A. ulnar e o N. ulnar passam pelo túnel ulnar na face palmar do retináculo (ver p. 419).

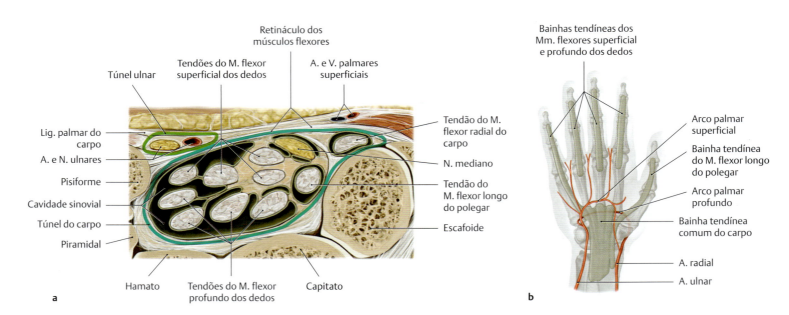

B Relação entre os arcos palmares e as bainhas tendíneas carpais e digitais
a Bainhas tendíneas no túnel do carpo (detalhe de **A**). Os tendões flexores longos passam pelo túnel do carpo, envoltos em suas bainhas tendíneas palmares. Os tendões dos Mm. flexores superficial e profundo dos dedos estão envoltos em sua própria bainha sinovial. Lateralmente a esta bainha situa-se o tendão do M. flexor longo do polegar.

O mesotendão comum de todos os tendões digitais flexores está inserido nas paredes radial e palmar do túnel do carpo. O N. mediano ocupa, em geral, um espaço separado, profundamente no retináculo dos músculos flexores (o trajeto variável das bainhas tendíneas é descrito na p. 358).
b Relação entre as bainhas tendíneas carpais e digitais e os arcos palmares.

5 Sistemas Vasculonervosos: Anatomia Topográfica | Membro Superior

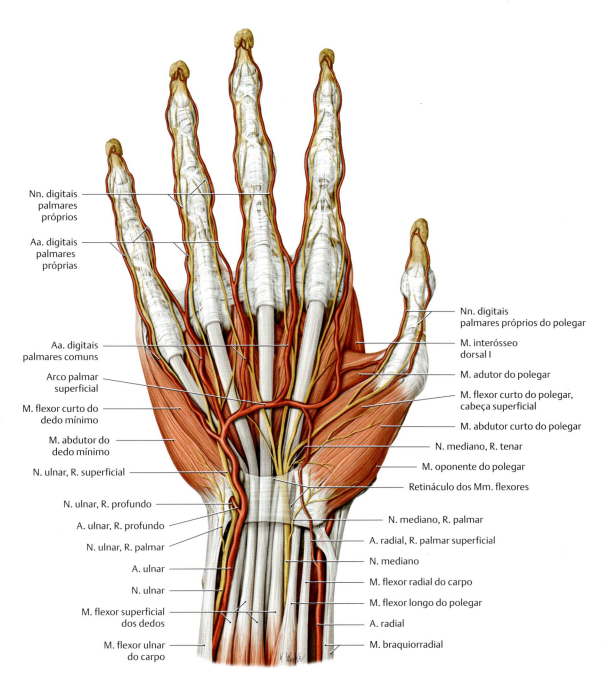

C Visão geral do túnel do carpo da mão direita
Vista palmar. O retináculo dos músculos flexores do carpo está representado translúcido; o túnel ulnar (loja de Guyon) está aberto com A. e N. ulnares.
Observe o trajeto superficial do N. mediano no túnel do carpo, assim como a saída do ramo motor (tenar) para a musculatura tenar imediatamente distal ao retináculo (saídas variáveis do ramo tenar, ver **D**). No tratamento cirúrgico da síndrome do túnel do carpo, o cirurgião precisa conhecer as variações do trajeto, caso contrário, o ramo tenar pode ser seccionado acidentalmente!
O ramo palmar superficial da A. radial segue, neste caso, pelo retináculo dos músculos flexores; no entanto, comumente, ele também segue pela musculatura da eminência tenar (ver p. 334, Palma).

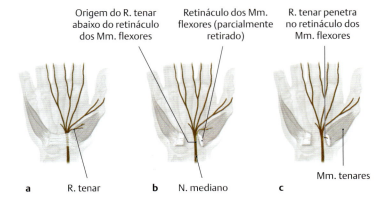

D Origem do R. tenar motor do N. mediano: anatomia normal e variações (segundo Schmidt e Lanz)
a Em geral (46% dos casos), o N. mediano dá origem ao seu R. tenar, distalmente ao retináculo dos músculos flexores.

b, c Variações:
b O R. tenar tem uma origem e um trajeto subligamentares (31% dos casos).
c O R. tenar penetra no retináculo dos músculos flexores (aproximadamente 23% dos casos), tornando-o vulnerável durante a secção cirúrgica do retináculo.

417

5.16 Regiões do Túnel Ulnar e Carpal Anterior

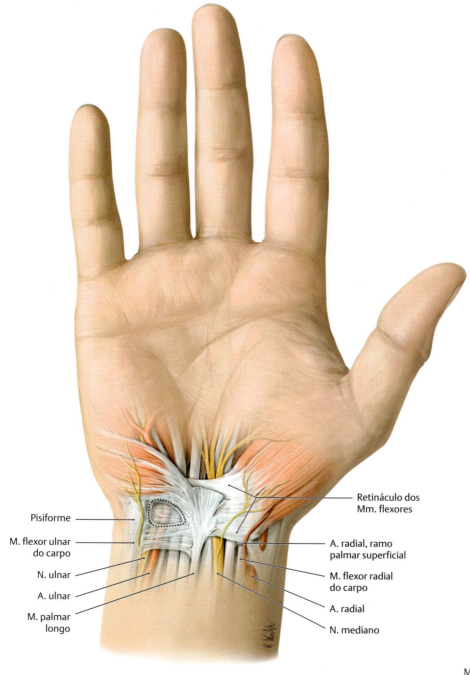

A Estruturas superficiais da região carpal anterior
Mão direita, vista palmar, as estruturas superficiais da região carpal anterior estão representadas translúcidas. A margem distal da região carpal anterior é o retináculo dos Mm. flexores. Especialmente os tendões anexos dos Mm. flexor ulnar do carpo, palmar longo e flexor radial do carpo são mais visíveis e sensíveis sob a pele, especialmente quando o punho está cerrado e em leve flexão (ver **B**). O tendão do M. flexor radial do carpo serve como marco para palpar o *pulso da A. radial*. Além disso, quase todas as sociedades europeias recentemente recomendam que a A. radial seja o marco de primeira escolha em uma intervenção coronariana percutânea. Portanto, a A. radial substitui a A. femoral como acesso de entrada clássico para sistemas de cateteres, embora a sua punção seja tecnicamente mais exigente do que a da A. femoral. A grande vantagem da A. radial para a punção é a sua localização superficial. O risco de lesionar estruturas importantes como veias e nervos é, então, baixo, um fato que beneficia especialmente os pacientes obesos e em anticoagulação.
O tendão do M. flexor ulnar do carpo é alcançado proximalmente sobre o pisiforme.
Observação: Devido ao seu trajeto superficial, os Nn. mediano e ulnar, assim como as Aa. radial e ulnar, são particularmente vulneráveis a lesões por secção.

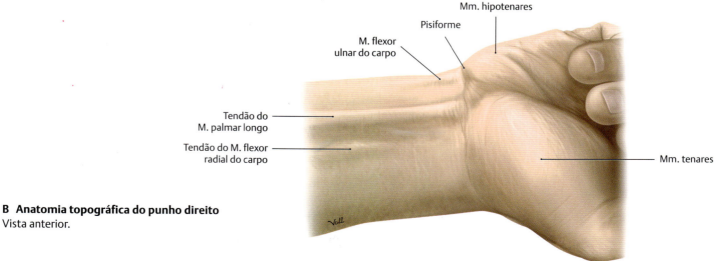

B Anatomia topográfica do punho direito
Vista anterior.

5 Sistemas Vasculonervosos: Anatomia Topográfica | Membro Superior

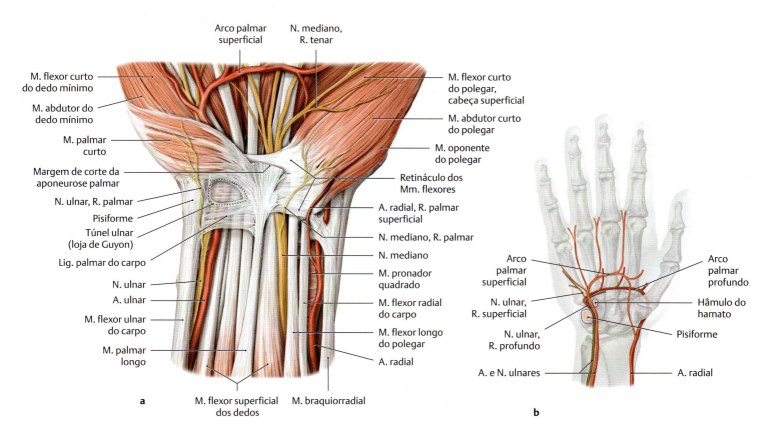

C Trajeto de A. e N. ulnares no túnel ulnar (loja de de Guyon) e na parte profunda da palma da mão
Mão direita, vista palmar.

a Para representar A. e N. ulnares que atravessam o túnel ulnar (loja de Guyon), a aponeurose palmar e a fáscia do antebraço foram removidas.

b Pontos ósseos de referência do túnel ulnar. O pisiforme, na face ulnar do punho, e o hâmulo do hamato, mais distal e radial, fornecem uma referência para a localização do túnel ulnar, pelo qual passam A. e N. ulnares.

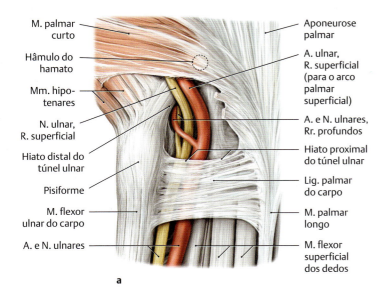
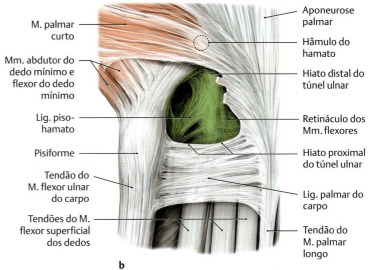

D Aberturas e paredes do túnel ulnar com (a) e sem (b) os vasos e nervos
Vista anterior. O teto *palmar* do túnel ulnar é formado pela pele e pela tela subcutânea, pelo Lig. palmar do carpo (proximal) e pelo M. palmar curto (distal). O túnel ulnar está limitado *dorsalmente* (soalho) pelo retináculo dos músculos flexores e pelo Lig. piso-hamato. A *entrada* do túnel começa ao nível do pisiforme, abaixo do Lig. palmar do carpo (hiato proximal). A *saída* é no nível do hâmulo do hamato, marcado por um arco tendíneo tenso transverso, em crescente, entre o pisiforme e o hâmulo do hamato (hiato distal). Este último fornece a inserção para o M. flexor curto do dedo mínimo. Os *ramos profundos* de A. e N. ulnares atingem o compartimento central da área palmar, no Lig. piso-hamato, passando profundamente ao arco tendíneo. Os *ramos superficiais* da artéria e do nervo seguem distalmente acima do arco tendíneo, passando profundamente ao M. palmar curto.

419

D Membro Inferior

1. Ossos, Ligamentos e Articulações 422
2. Musculatura: Grupos Funcionais 492
3. Musculatura: Anatomia Topográfica 520
4. Sistemas Vasculonervosos: Formas e Relações 542
5. Sistemas Vasculonervosos: Anatomia Topográfica 562

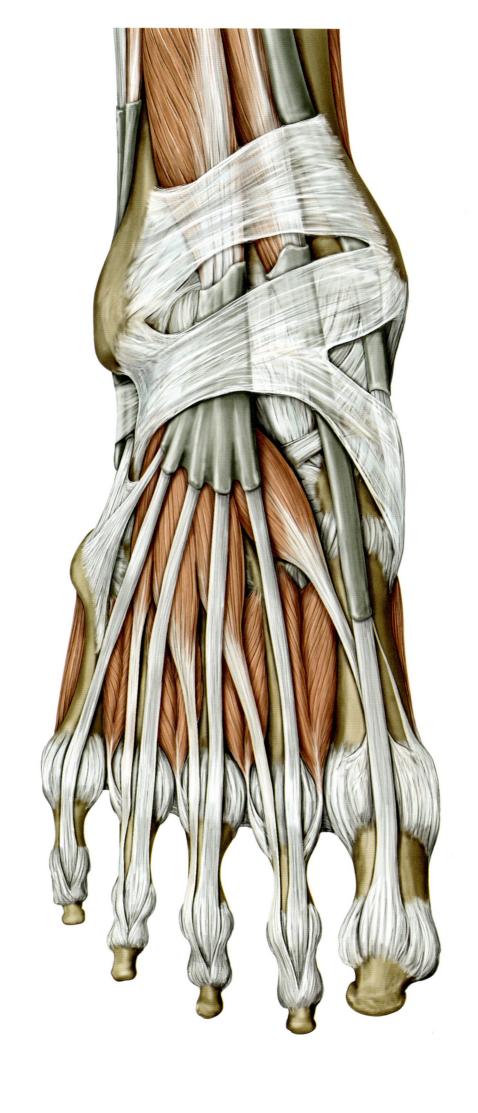

Membro Inferior | 1 Ossos, Ligamentos e Articulações

1.1 Membro Inferior: Aspectos Gerais

A Marcha ereta

Associada à especialização do membro superior para manipulação controlada pela visão, a evolução do membro inferior, em um mecanismo especificamente adaptado para locomoção bípede, criou uma organização peculiar da anatomia dos primatas humanos. A configuração exclusivamente humana dos formatos e das proporções é o resultado final de um processo que reorganizou o centro de gravidade e as posições dos órgãos internos dos primatas, modificando a forma e a biomecânica do tronco para permitir a marcha bípede mais eficiente. Outros primatas têm a capacidade de assumir uma postura ereta e de caminhar em posição vertical, mas por curtos períodos de tempo e com um gasto energético relativo muito maior. A marcha vertical típica dos humanos foi conquistada graças a uma série de adaptações anatômicas do aparelho locomotor. As mais importantes dessas adaptações ocorreram na coluna vertebral e na pelve. A organização da coluna vertebral humana é muito diferente dos outros primatas — a construção simples em "arco e corda" da coluna do chimpanzé foi abandonada em favor da curvatura em formato de duplo S humana, que permite ao esqueleto axial agir como uma mola para absorção de choque (ver p. 111), enquanto desvia todo o peso do tronco para a superfície de sustentação dos pés. Esta mudança para uma postura vertical colocou todo o peso das vísceras abdominais sobre a pelve. Concomitantemente, as asas do ílio, na pelve, se afastaram mais e o sacro se alargou, para criar uma estrutura, nos humanos, especializada para sustentar o peso das vísceras. A eficiência da marcha ortostática melhorou ainda mais com a estabilização da pelve e a fixação segura da coluna vertebral no sacro. As proporções únicas dos membros inferiores humanos são uma demonstração expressiva do grau dessa especialização. Como têm função exclusivamente voltada para a *sustentação e a locomoção*, as pernas são excepcionalmente longas e robustas nos humanos. Enquanto o comprimento das pernas representa 111% do comprimento do tronco em orangotangos e 128% em chimpanzés, corresponde a 171% do comprimento do tronco, nos humanos. A especialização dos membros inferiores humanos para a marcha bípede também é refletida nas alterações significativas da função de alguns músculos, sobretudo os Mm. glúteos, os extensores da articulação do joelho e os da panturrilha.

B Revisão do esqueleto do membro inferior
a Membro inferior direito, vista anterior.*
b Membro inferior direito, vista posterior* (o pé encontra-se em flexão plantar máxima em **a** e **b**).

Da mesma forma que ocorre no membro superior, o esqueleto do membro inferior é formado por um cíngulo do membro inferior e pela parte livre do membro inferior.

- O cíngulo do membro inferior, em adultos, é formado pelo par de ossos do quadril. Eles diferem do cíngulo do membro superior porque estão firmemente integrados ao esqueleto axial pelas articulações sacroilíacas (ver p. 150). Os dois ossos do quadril associam-se ao sacro e à sínfise púbica para formar o *anel pélvico* (ver p. 427)
- A parte livre do membro inferior é formada pela coxa (fêmur), perna (tíbia e fíbula) e pé. É unida ao cíngulo do membro inferior pela articulação do quadril.

*Em decorrência da mudança para a marcha bípede (ver p. 20) (a troca da sustentação dorsal para ventral e vice-versa), os músculos extensores tornam-se mais potentes que os flexores.

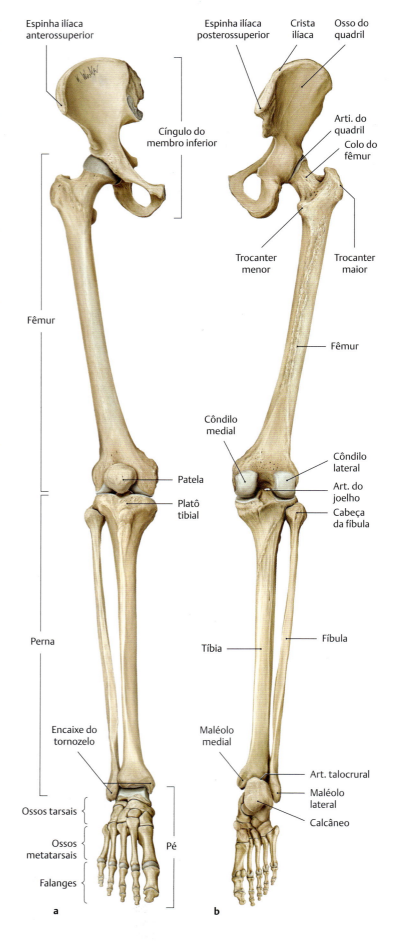

422

1 Ossos, Ligamentos e Articulações | Membro Inferior

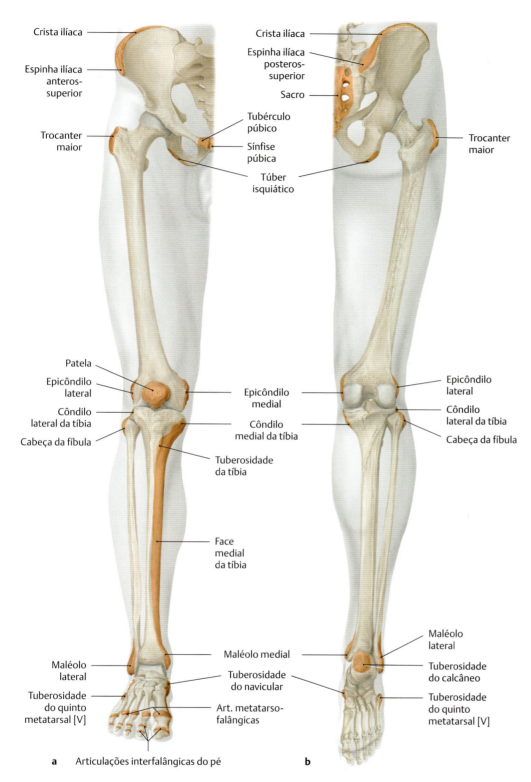

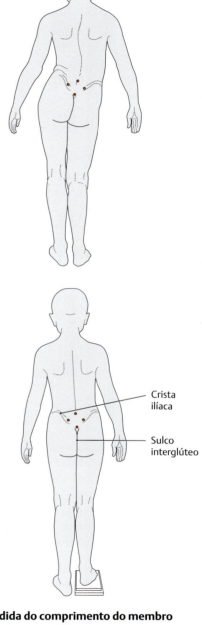

C Proeminências ósseas palpáveis do membro inferior direito
a Vista anterior; **b** Vista posterior.
Quase todos os elementos ósseos do membro inferior apresentam proeminências ósseas, margens ou faces (p. ex., a face medial da tíbia) que podem ser palpadas através da pele e dos tecidos moles. As únicas exceções são estruturas cobertas por músculo, como a articulação do quadril, o colo e o corpo do fêmur, e a maior parte do corpo da fíbula. Foram padronizados vários pontos de referência anatômica, no membro inferior, para serem usados na medida do seu comprimento e de alguns elementos ósseos. Estes são a espinha ilíaca anterossuperior, o trocanter maior do fêmur, o espaço articular medial do joelho (margem superior do côndilo medial da tíbia) e o maléolo medial. A avaliação clínica da discrepância do comprimento dos membros inferiores é importante porque o seu encurtamento "verdadeiro" (diferença nos comprimentos anatômicos) e o encurtamento funcional (p. ex., causado por contraturas musculares) podem causar *inclinação da pelve* e também deformidade escoliótica da coluna vertebral (ver p. 141).

D Medida do comprimento do membro inferior na posição ereta
A discrepância no comprimento do membro inferior pode ser medida, com razoável precisão, no paciente em pé, colocando-se blocos de madeira de espessura conhecida (0,5 cm, 1 cm, 2 cm) sob o pé do lado mais curto até que a pelve fique na horizontal. A posição horizontal é confirmada quando se observa que as cristas ilíacas estão no mesmo nível (quando palpadas posteriormente) e que o sulco interglúteo está vertical. Se não for possível nivelar a pelve colocando-se blocos sob o membro aparentemente mais curto, existe uma discrepância "funcional" do comprimento do membro inferior, e não uma discrepância "verdadeira". A maioria destes casos é causada por uma inclinação fixa da pelve devido à contratura da articulação do quadril ou por escoliose. Nesses casos, os comprimentos medidos podem ser iguais, e a inclinação da pelve apenas simula uma discrepância no comprimento.

423

1.2 Eixos Anatômico e Mecânico do Membro Inferior

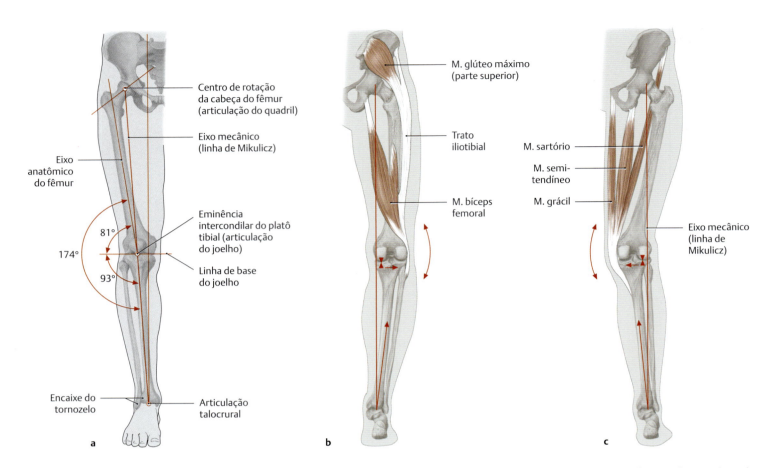

A Eixo mecânico do membro inferior (a linha de Mikulicz)
a Eixo mecânico normal, vista anterior.
b Eixo mecânico em joelho varo, vista posterior.
c Eixo mecânico em joelho valgo, vista posterior.

Em um indivíduo com alinhamento axial normal, as grandes articulações do membro inferior (quadril, joelho e tornozelo) situam-se em uma linha reta que representa o eixo longitudinal mecânico do membro inferior (a *linha de Mikulicz*). Este eixo mecânico começa no centro de rotação da cabeça do fêmur, passa através da eminência intercondilar do platô tibial e desce atravessando o centro da *articulação* do tornozelo (o espaço criado pela fíbula e pela tíbia para o tálus, na articulação do tornozelo). Embora o eixo mecânico e o eixo anatômico coincidam no *corpo da tíbia*, os eixos anatômico e mecânico do *corpo do fêmur* divergem, formando um ângulo de 6°. Assim, os eixos anatômicos longitudinais do fêmur e da tíbia não formam uma linha reta, mas um ângulo com abertura lateral de 174° no nível do joelho no plano coronal (o *ângulo femorotibial*). Nos indivíduos com joelho varo (**b**) o centro da articulação do joelho é lateral ao eixo mecânico, e nos indivíduos com joelho valgo (**c**) é medial ao eixo mecânico. Os dois distúrbios impõem cargas anormais e desequilibradas às articulações (ver **B**) que gradualmente causam alterações degenerativas no osso e na cartilagem (osteoartrite do joelho) acompanhadas por estiramento da cápsula articular, ligamentos e músculos associados. No joelho varo (**b**), p. ex., o complexo articular medial do joelho é submetido à pressão anormal enquanto as estruturas laterais da articulação (p. ex., o Lig. colateral fibular), o trato iliotibial e o M. bíceps femoral são submetidos à tração excessiva. O joelho varo também causa sobrecarga na margem lateral do pé, retificando o arco do pé.

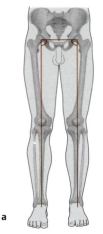 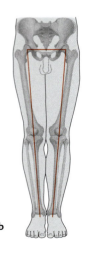

B Posição dos eixos mecânicos com os pés discretamente afastados e com os pés juntos
Vista anterior.

a Em posição ortostática, com os pés discretamente afastados, o eixo mecânico é quase vertical, atravessando o centro das três grandes articulações.
b As pernas geralmente são consideradas "retas" se, com os pés unidos, os maléolos mediais e joelhos se tocarem. Consequentemente, a distância intercondilar e a distância intermaleolar entre as pernas oferecem um índice para medida de joelho varo e joelho valgo. Quando se usa essa posição, uma distância intercondilar maior que 3 cm ou uma distância intermaleolar maior que 5 cm é considerada anormal (ver **C**).

1 Ossos, Ligamentos e Articulações | Membro Inferior

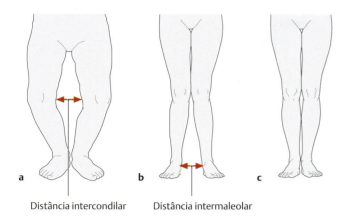

C Eixos normais da perna em diferentes idades
a Lactente; **b** Criança pequena; **c** Criança em idade escolar.
O joelho varo até aproximadamente 20° é considerado normal durante o primeiro ano de vida. O joelho valgo até aproximadamente 10° também é considerado normal até 3 anos. Quando a criança entra na escola, as pernas estão praticamente retas em virtude do crescimento musculoesquelético.

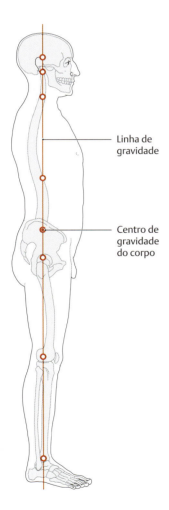

D Posição anatômica normal em relação à linha de gravidade
Vista lateral direita. A linha de gravidade, na posição ortostática, cruza o meato acústico externo, o dente do áxis, os pontos de inflexão entre as curvaturas normais da coluna vertebral (entre a lordose cervical e a cifose torácica, e a cifose torácica e a lordose lombar), o centro de gravidade do corpo e as articulações do quadril, do joelho e do tornozelo.

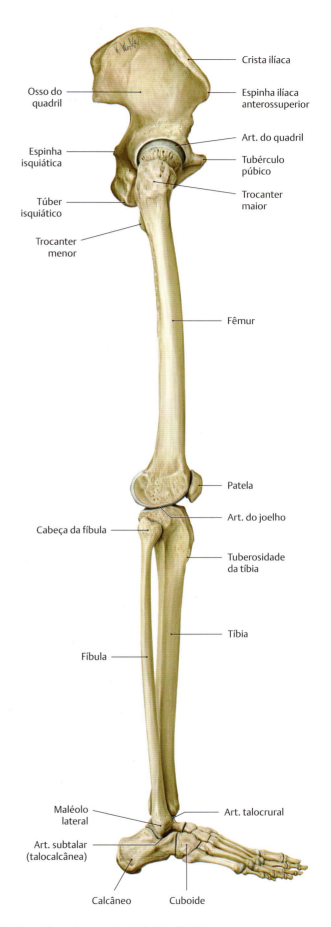

E Esqueleto do membro inferior direito
Vista lateral direita.

425

Membro Inferior | 1 Ossos, Ligamentos e Articulações

1.3 Ossos do Cíngulo do Membro Inferior

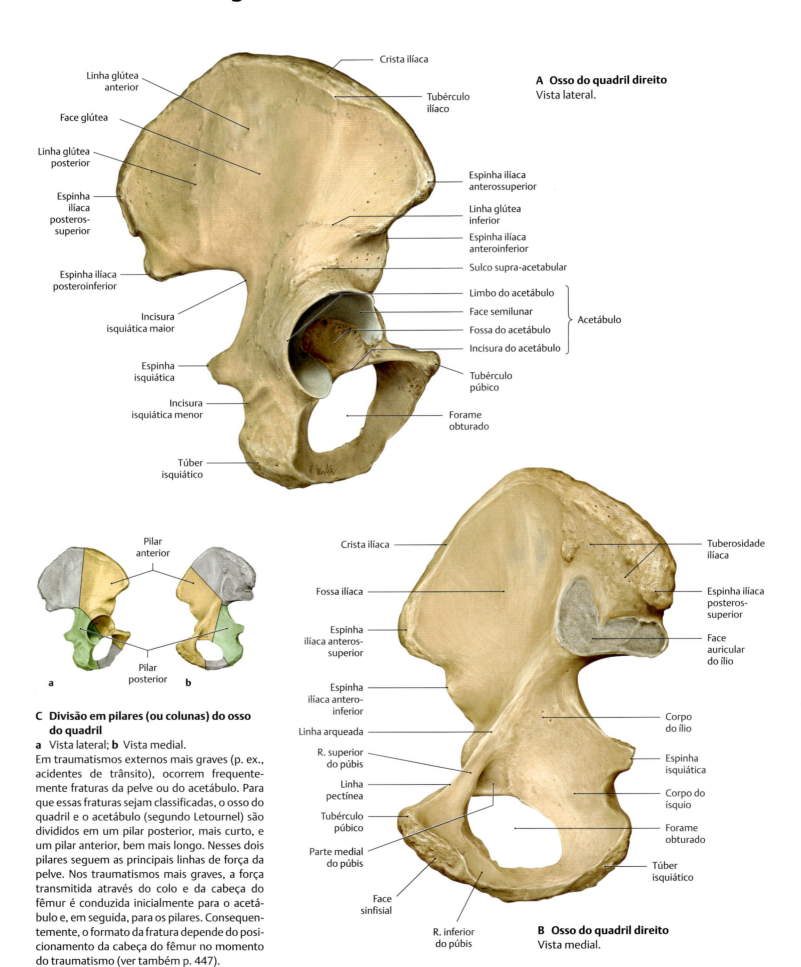

A Osso do quadril direito
Vista lateral.

B Osso do quadril direito
Vista medial.

C Divisão em pilares (ou colunas) do osso do quadril
a Vista lateral; b Vista medial.
Em traumatismos externos mais graves (p. ex., acidentes de trânsito), ocorrem frequentemente fraturas da pelve ou do acetábulo. Para que essas fraturas sejam classificadas, o osso do quadril e o acetábulo (segundo Letournel) são divididos em um pilar posterior, mais curto, e um pilar anterior, bem mais longo. Nesses dois pilares seguem as principais linhas de força da pelve. Nos traumatismos mais graves, a força transmitida através do colo e da cabeça do fêmur é conduzida inicialmente para o acetábulo e, em seguida, para os pilares. Consequentemente, o formato da fratura depende do posicionamento da cabeça do fêmur no momento do traumatismo (ver também p. 447).

426

1 Ossos, Ligamentos e Articulações | Membro Inferior

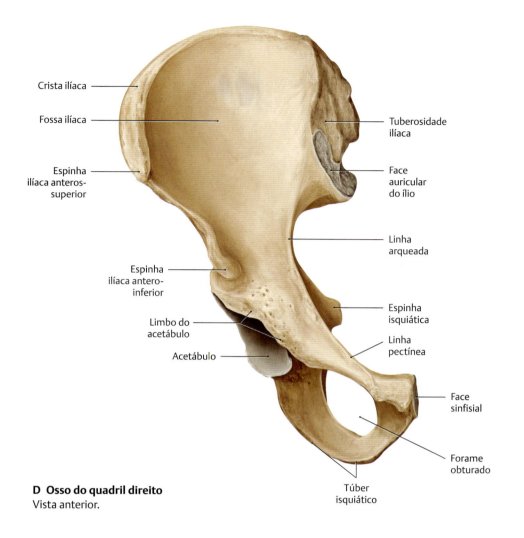

D Osso do quadril direito
Vista anterior.

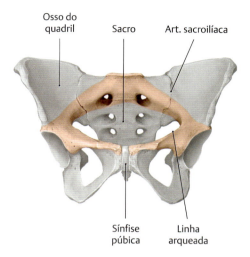

E Cíngulo do membro inferior e anel pélvico
Vista anterior. Os dois ossos do quadril, que formam o cíngulo do membro inferior, são unidos, entre si, na sínfise púbica cartilagínea e ao sacro, nas articulações sacroilíacas (ver p. 150). Cria-se, assim, um anel estável, o anel pélvico ósseo (colorido de vermelho), que permite pouco movimento. Essa estabilidade em todo o anel pélvico é um pré-requisito importante para a transferência de cargas do tronco para o membro inferior, necessária para a marcha normal.

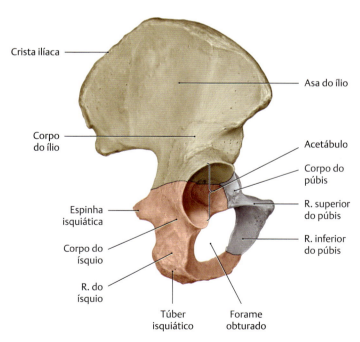

F Cartilagem tripartida de um osso do quadril direito: a junção do ílio, do ísquio e do púbis.
Vista lateral.

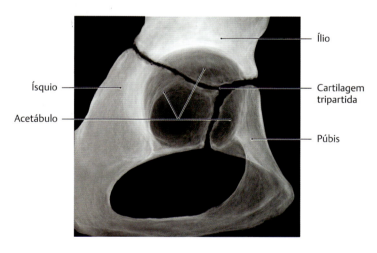

G Esquema de uma radiografia do acetábulo direito de uma criança
Incidência lateral. Os elementos ósseos do osso do quadril se unem no acetábulo, com o ílio e o ísquio representando, cada um, dois quintos do acetábulo e o púbis, um quinto. A fusão definitiva da placa de crescimento em formato de Y (cartilagem tripartida) ocorre entre o 14º e o 16º ano de vida.

427

Membro Inferior | 1 Ossos, Ligamentos e Articulações

1.4 Fêmur: Importância do Ângulo do Colo do Fêmur

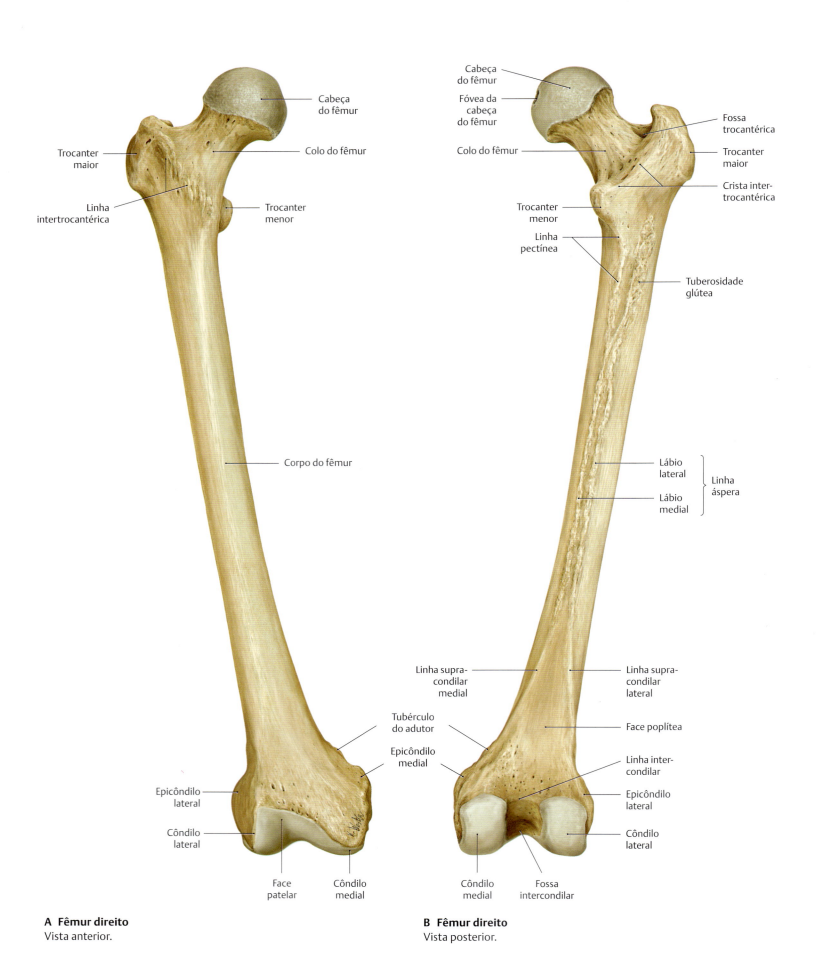

A Fêmur direito
Vista anterior.

B Fêmur direito
Vista posterior.

1 Ossos, Ligamentos e Articulações | Membro Inferior

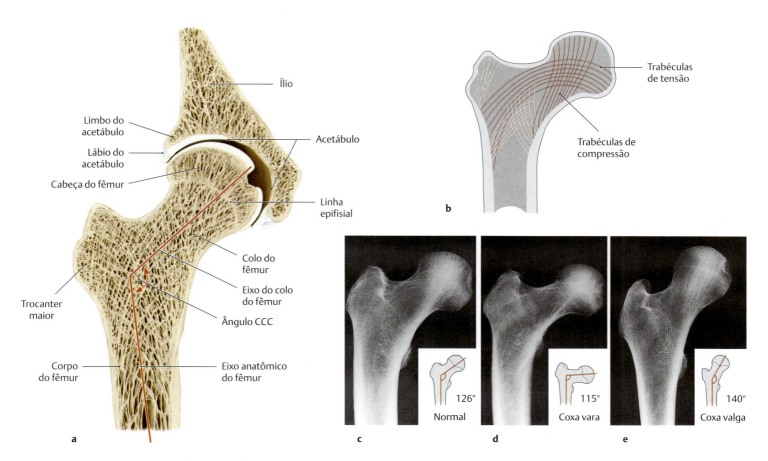

C Organização e proeminência das trabéculas de tração e das trabéculas de compressão, em relação ao ângulo do colo do fêmur
Fêmur direito, vista anterior.

a Corte frontal na articulação do quadril direito, no nível da fóvea na cabeça do fêmur. O ângulo entre o eixo longitudinal do colo do fêmur e o eixo do corpo do fêmur é denominado ângulo do colo do fêmur ou ângulo CCC (ângulo cabeça-colo-corpo). Este ângulo mede aproximadamente 126° em adultos e 150° em recém-nascidos. Diminui continuamente durante o crescimento devido à remodelagem óssea constante que ocorre em resposta à modificação dos padrões de força no quadril.

b O padrão trabecular associado ao ângulo normal do colo do fêmur.
c–e Radiografias na incidência anteroposterior.
c O ângulo do colo do fêmur normal com carga em flexão normal.
d Um ângulo do colo do fêmur *diminuído* (coxa vara) causa maior carga de flexão com maior resistência à tensão, assim estimulando a formação de mais trabéculas de tensão.
e Um ângulo do colo do fêmur *aumentado* (coxa valga) causa maior carga de compressão com maiores forças compressivas, estimulando a formação de mais trabéculas de compressão.

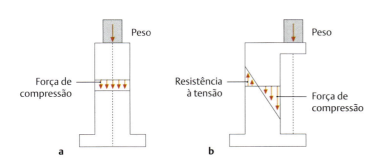

D Forças de compressão e de resistência à tensão em um modelo ósseo

a Um peso *axial* (concêntrico) colocado sobre um modelo de um pilar em Plexiglas® (polimetilmetacrilato), cria uma pressão que é uniformemente distribuída sobre a seção transversal do pilar e cuja soma é igual ao peso aplicado.
b Um peso *não axial* (excêntrico) aplicado sobre uma saliência cria uma carga de flexão que gera forças de resistência à tensão e de compressão no pilar.

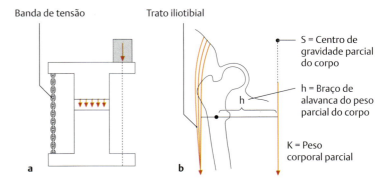

E Princípio da banda de tensão (segundo Pauwels)

a A carga de flexão agindo sobre um modelo em "I" pode ser reduzida colocando-se um elemento (corrente) com grande resistência à tensão no lado oposto à força de flexão. Este elemento adicionado transforma a carga de flexão em carga de compressão pura.
b No membro inferior, a fáscia lata, na face lateral da coxa, é espessada para formar o trato iliotibial (ver p. 497). Funcionando como uma banda de tensão, o trato iliotibial reduz as cargas de flexão sobre a parte proximal do fêmur.

1.5 Cabeça do Fêmur e Deformidades do Colo do Fêmur

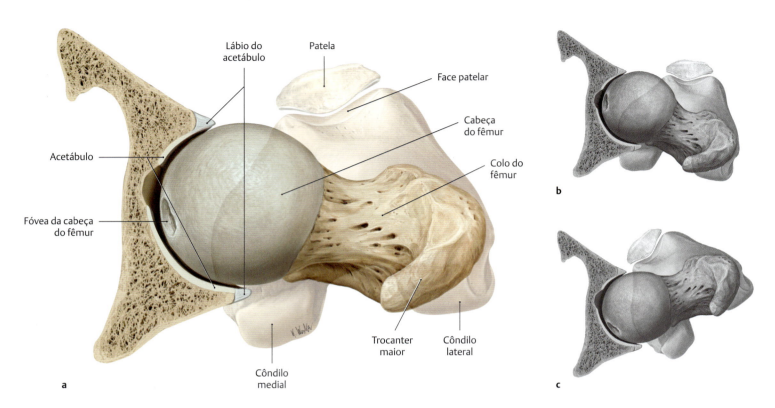

A Fêmur direito
Vista proximal. Para melhor entendimento, o acetábulo foi seccionado no plano horizontal.
a Articulação do quadril com a parte central da cabeça do fêmur; **b** Articulação do quadril em rotação lateral; **c** Articulação do quadril em rotação medial.

Observe a orientação do acetábulo, que é angulado para frente em aproximadamente 17°. Este ângulo anterior afeta a estabilidade e o "encaixe" da cabeça do fêmur na articulação do quadril (ver p. 441). Quando a cabeça do fêmur está centralizada no acetábulo e há anteversão normal do colo do fêmur (**a**) mostra a parte distal do fêmur e a rotação medial fisiológica dos joelhos. A posição dos pés depende da rotação lateral das tíbias (ver p. 435) (ver **D**).

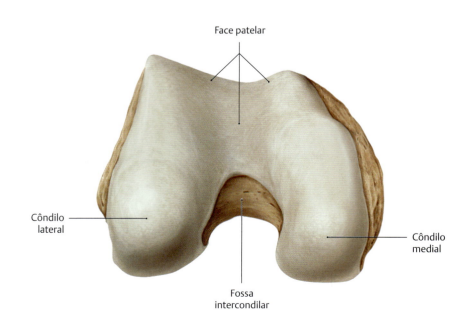

B Fêmur direito
Vista distal.

430

1 Ossos, Ligamentos e Articulações | Membro Inferior

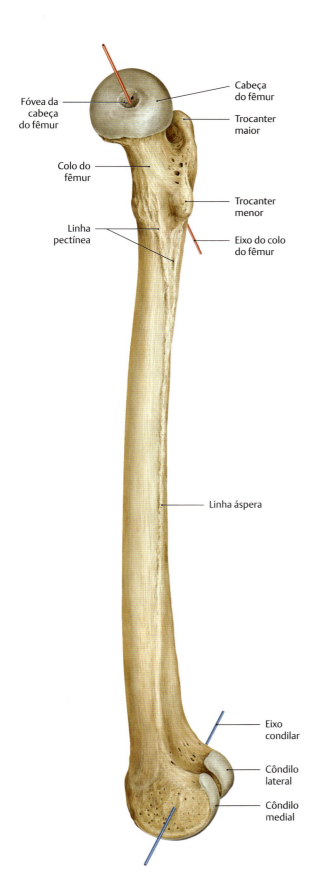

C Fêmur direito
Vista medial.
Observe o eixo transverso do côndilo e o eixo do colo do fêmur. Quando os eixos são superpostos, as duas linhas se cruzam, formando um ângulo de 12° em adultos (ângulo de anteversão, ver também **D** e **A**). Este ângulo é consideravelmente maior ao nascimento (30° a 40°), mas diminui para o valor adulto normal, ao fim da segunda década de vida.

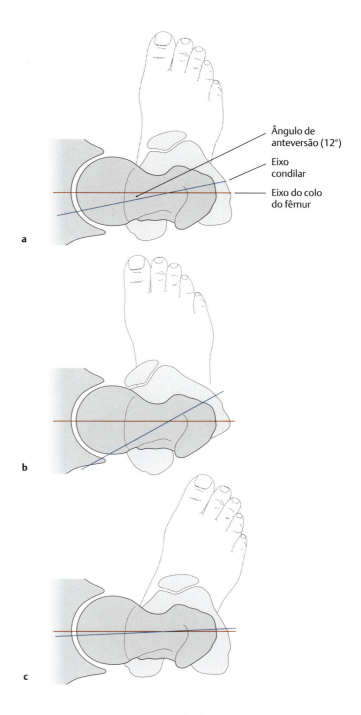

D Deformidades rotacionais do colo do fêmur
Articulação do quadril direito, vista superior. A angulação aumentada ou diminuída da diáfise do fêmur resulta em ângulos de torção variáveis. Quando o quadril está centralizado, isso causa aumento da rotação medial ou lateral do membro inferior com modificação correspondente da marcha (marcha com os "pés para dentro" ou com os "pés para fora"). Quando o eixo do côndilo é tomado como ponto de referência, a torção femoral pode ser descrita como normal (**a**), aumentada (**b**) ou diminuída (**c**).

- **a** Ângulo de anteversão normal de aproximadamente 12° com o pé voltado para a frente (considerando uma torção tibial de 23°, ver p. 435).
- **b** Ângulo de anteversão aumentado (*coxa antevertida*) geralmente causa marcha com os pés para dentro, acompanhada por uma limitação acentuada da rotação lateral.
- **c** O colo do fêmur está retrovertido (aponta para trás em relação ao eixo do côndilo). O resultado é a *coxa retrovertida* com marcha com os pés para fora.

431

1.6 Patela

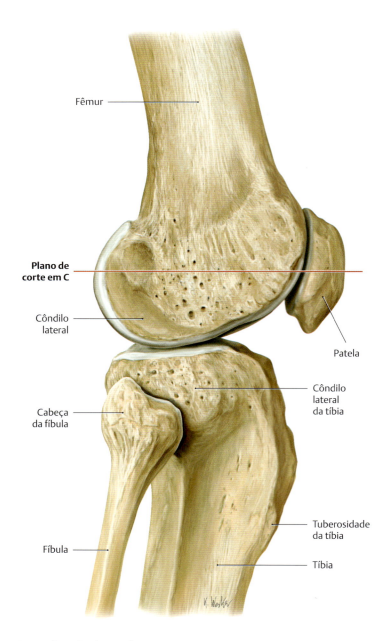

A Localização da patela
Articulação do joelho direito, vista lateral. A linha vermelha indica o plano de corte em **C**.

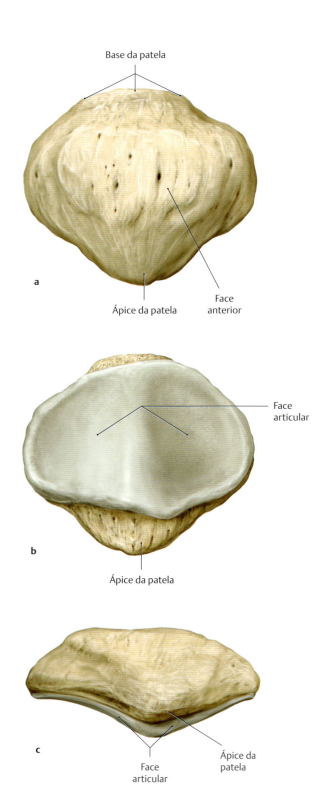

B Patela direita
a Vista anterior; b Vista posterior; c Vista inferior.

1 Ossos, Ligamentos e Articulações | Membro Inferior

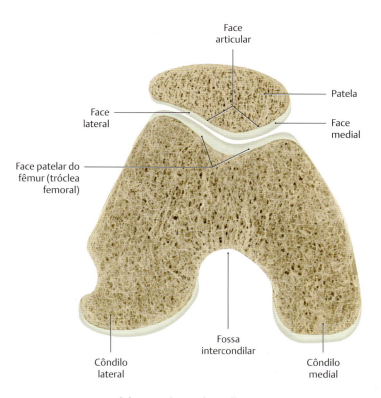

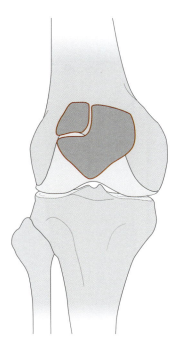

C Corte transversal da articulação do joelho
Joelho direito, vista inferior. O nível do corte transversal é mostrado em **A.** A articulação do joelho é o local onde a face patelar do fêmur articula-se com a face articular da patela. A patela é um osso sesamoide (o maior sesamoide), incrustado no tendão do M. quadríceps femoral. A patela está bem centralizada quando a crista na face inferior da patela está assentada no sulco da face patelar do fêmur. O principal papel funcional da patela é alongar o braço de alavanca efetivo do M. quadríceps femoral (o único músculo extensor do joelho), reduzindo assim a força necessária para estender a articulação do joelho (ver também p. 500).

D Patela bipartida
Como a patela se desenvolve a partir de múltiplos centros de ossificação, a ausência de fusão de um centro de ossificação resulta em uma patela bipartida. O quadrante lateral superior da patela é afetado com maior frequência. Sempre se deve considerar a possibilidade de fratura no diagnóstico diferencial radiológico de uma patela bipartida.

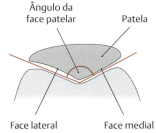
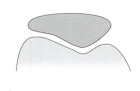
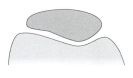
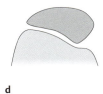

E Avaliação do formato da patela
Diagramas de radiografias axiais da patela (vista "em sol nascente": posição de decúbito dorsal, joelho fletido em 60°, feixe caudocranial paralelo à face posterior da patela). Cada diagrama mostra a relação entre a patela e a face patelar do fêmur em um plano horizontal na articulação do joelho direito. A face articular posterior da patela apresenta uma estria vertical que a divide em uma face lateral e uma face medial. Em geral, a face lateral é ligeiramente côncava enquanto a face medial é discretamente convexa. O ângulo entre as faces lateral e medial, denominado ângulo da face patelar, normalmente é de 130° ± 10°. Wiberg, Baumgartl e Ficat fizeram o seguinte esquema para a classificação do formato da patela com base no ângulo da face:

a Patela com faces medial e lateral de tamanhos aproximadamente iguais e um ângulo da face dentro do limite normal.
b Formato mais comum da patela, com uma face medial um pouco menor.
c Uma face medial bem menor ("hipoplasia medial").
d Displasia patelar com uma face medial muito inclinada (configuração em "chapéu de caçador").

Além dos vários formatos da patela, a face patelar do fêmur também apresenta morfologia variável (descrita no sistema de classificação de Hepp). As displasias congênitas da patela e da face patelar do fêmur causam instabilidade patelar, caracterizada por episódios repetidos de subluxação ou luxação lateral ou medial da patela.

Membro Inferior | 1 Ossos, Ligamentos e Articulações

1.7 Tíbia e Fíbula

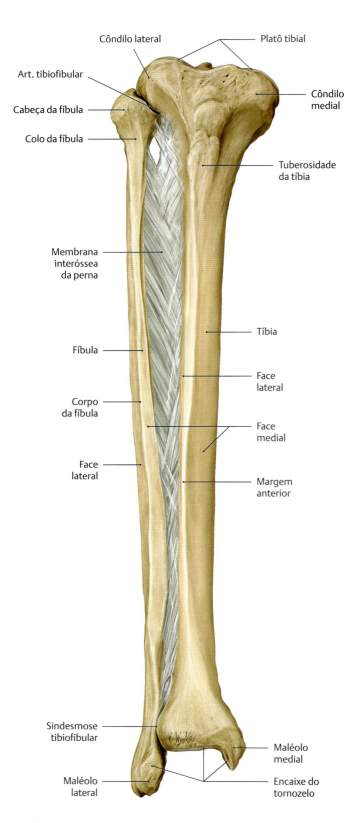

A Tíbia, fíbula e membrana interóssea da perna direita
Vista anterior. Os dois ossos apresentam uma *anfiartrose* proximal (articulação tibiofibular) e uma *sinartrose* distal (sindesmose tibiofibular). A membrana interóssea da perna (ver também **F**) é uma lâmina de tecido conjuntivo resistente que serve como origem para vários músculos da perna. Além disso, interage com a sindesmose tibiofibular para estabilizar o encaixe do tornozelo.

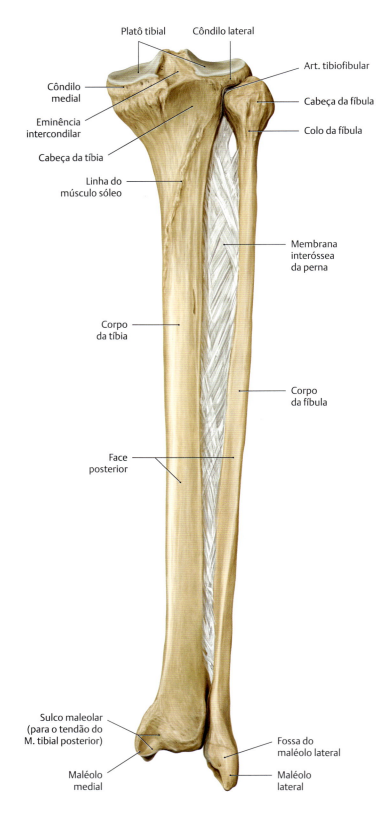

B Tíbia, fíbula e membrana interóssea da perna direita
Vista posterior. No adulto, o platô tibial tem aproximadamente 5 a 7° de inclinação dorsal (chamada "inclinação tibial").

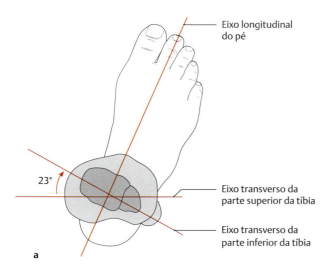
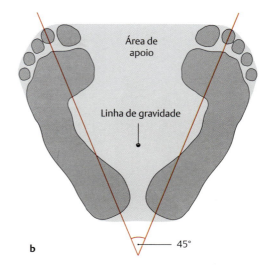

C Orientação normal da tíbia e seu papel na estabilidade
Quando os eixos transversais da parte superior da tíbia (platô tibial) e da parte inferior da tíbia (encaixe do tornozelo) são superpostos, formam um ângulo de aproximadamente 23°, isto é, o eixo transverso da articulação é rodado 23° lateralmente em relação ao eixo transversal do platô tibial (*orientação tibial normal*, **a**). Por causa disso, o eixo anatômico longitudinal do pé não está no plano sagital, e os dedos apontam para fora quando a parte superior da tíbia está voltada para a frente (**b**). Isso aumenta significativamente a estabilidade da postura bípede, colocando a linha de gravidade próxima do centro da área de apoio.

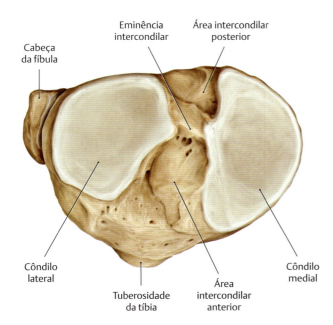

D Platô tibial direito
Vista superior.

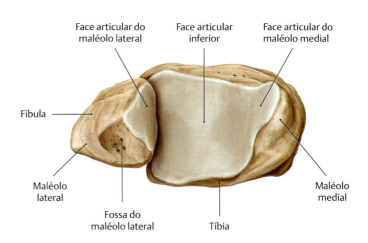

E Encaixe do tornozelo direito
Vista inferior.

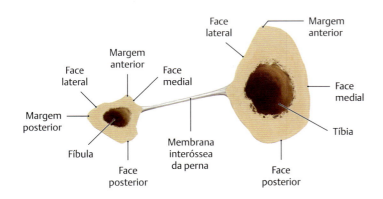

F Corte transversal do terço médio da perna direita
Vista superior.

435

1.8 Ossos do Pé (Vistas Dorsal e Plantar)

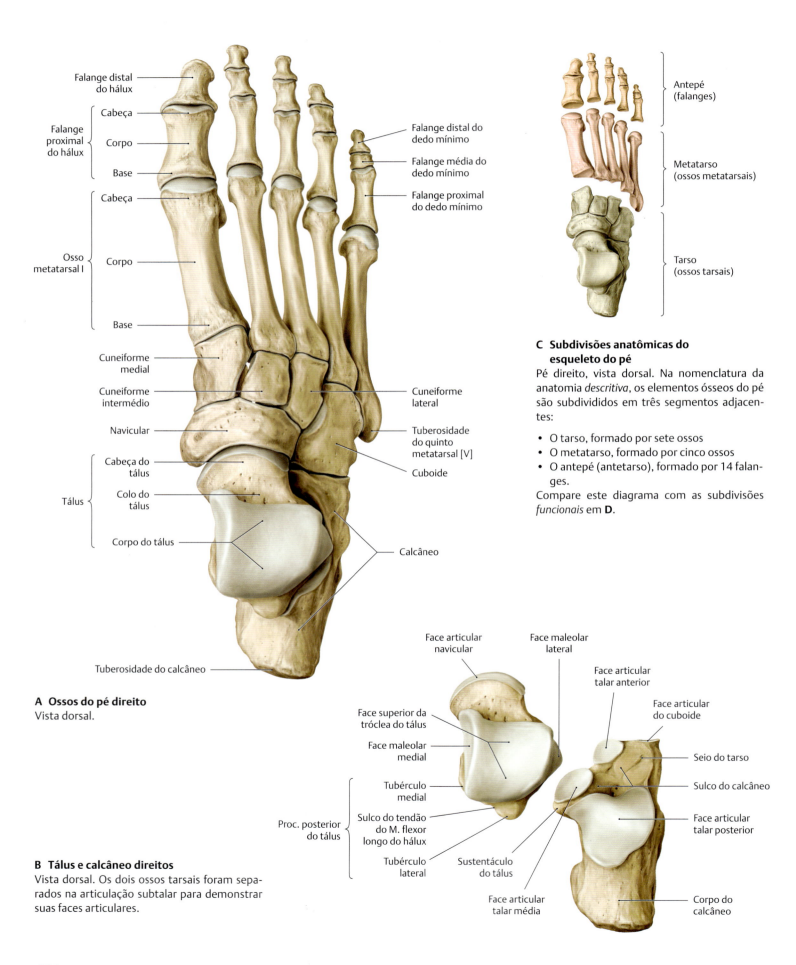

A Ossos do pé direito
Vista dorsal.

B Tálus e calcâneo direitos
Vista dorsal. Os dois ossos tarsais foram separados na articulação subtalar para demonstrar suas faces articulares.

C Subdivisões anatômicas do esqueleto do pé
Pé direito, vista dorsal. Na nomenclatura da anatomia *descritiva*, os elementos ósseos do pé são subdivididos em três segmentos adjacentes:

- O tarso, formado por sete ossos
- O metatarso, formado por cinco ossos
- O antepé (antetarso), formado por 14 falanges.

Compare este diagrama com as subdivisões *funcionais* em **D**.

436

1 Ossos, Ligamentos e Articulações | Membro Inferior

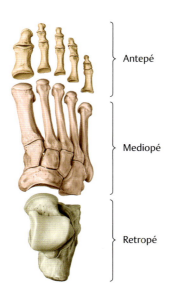

D Subdivisões funcionais do esqueleto do pé

Pé direito, vista dorsal. O esqueleto do pé é frequentemente subdividido, de acordo com critérios funcionais e clínicos, da seguinte forma:

- O retropé (calcâneo e tálus)
- O mediopé (cuboide, navicular, cuneiformes e ossos metatarsais)
- O antepé (as falanges proximal, média e distal).

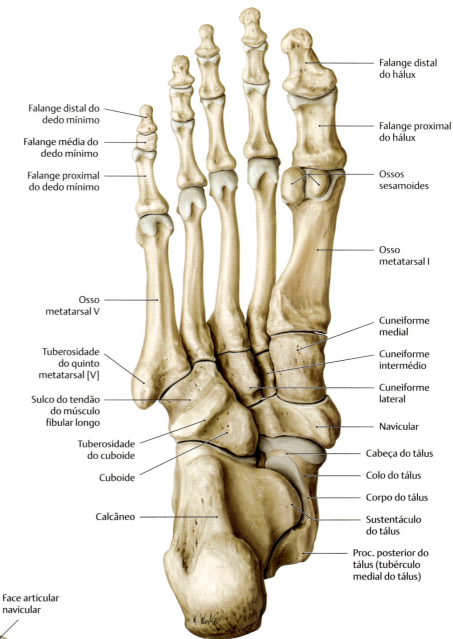

E Ossos do pé direito
Vista plantar (planta do pé).

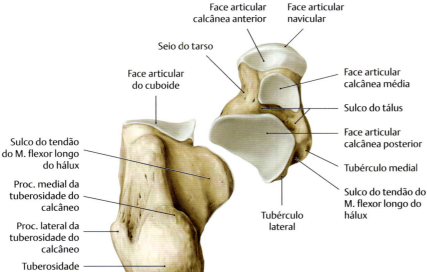

F Tálus e calcâneo direitos
Vista plantar. Os dois ossos tarsais foram separados na articulação talocalcânea para demonstrar suas faces articulares.

437

1.9 Ossos do Pé (Vistas Lateral e Medial); Ossos Tarsais Acessórios

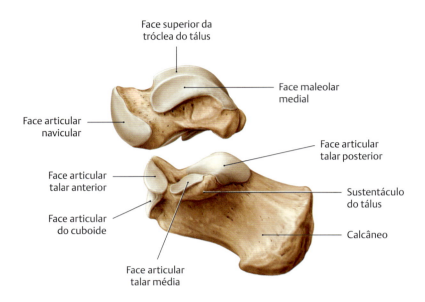

A Tálus e calcâneo direitos
Vista medial. Os dois ossos tarsais foram separados na articulação talo-calcânea para demonstrar suas faces articulares.

C Sustentáculo do tálus

- O sustentáculo do tálus é uma proeminência óssea da região medial do calcâneo
- Ele pode ser palpado aproximadamente 1,5 cm abaixo da extremidade do maléolo medial
- Ele sustenta o tálus como uma proeminência semelhante a uma prateleira
- Aqui termina o canal do tarso, que separa as duas câmaras da parte inferior da articulação do tornozelo (ver p. 475)
- O sustentáculo do tálus atua como o hipomóclio (centro de rotação ou de apoio) para o tendão do M. flexor longo do hálux (isto garante o posicionamento ereto do calcâneo, ver p. 482)
- Externamente, apresenta um sulco longitudinal para o M. flexor longo dos dedos (ver p. 482)
- No sustentáculo do tálus inserem-se dois ligamentos: o ligamento calcaneonavicular plantar e uma parte do ligamento colateral medial (ver p. 476)
- O sustentáculo do tálus é um local frequente de fraturas em praticantes de *snowboard* (ver também p. 439).

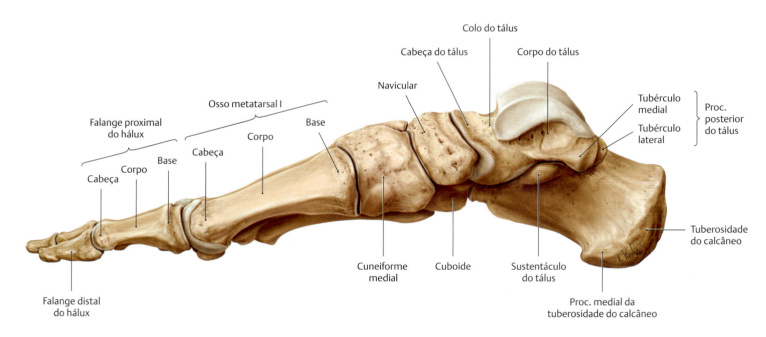

B Ossos do pé direito
Vista medial.

438

1 Ossos, Ligamentos e Articulações | Membro Inferior

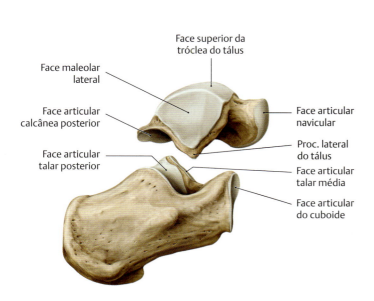

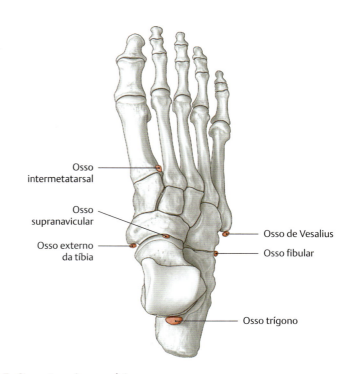

D Tálus e calcâneo direitos
Vista lateral. Os dois ossos tarsais foram separados na articulação talocalcânea para demonstrar suas faces articulares.
Observação: As fraturas do Proc. lateral do tálus fazem parte das fraturas periféricas do tálus e geralmente são a expressão de uma luxação subtalar. Tal ruptura óssea do Proc. lateral do tálus é chamada de "fratura do *snowboarder*" porque é uma lesão típica dos praticantes de *snowboard* (ver também **C**, p. 438).

F Ossos tarsais acessórios
Pé direito, vista dorsal. Algumas vezes são encontrados ossículos acessórios (inconstantes) no pé. Embora raramente causem problemas, exigem diferenciação das fraturas. Um osso acessório, clinicamente importante, é o osso externo da tíbia, que pode causar desconforto quando se usa um sapato apertado.

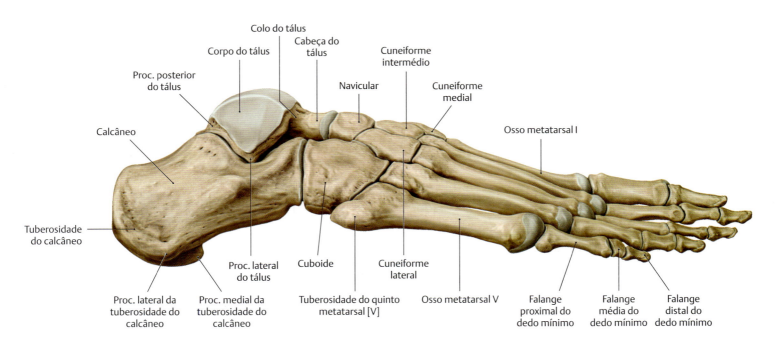

E Ossos do pé direito
Vista lateral. As fraturas metatarsais estão entre as lesões mais comuns do pé, com incidência em torno de 6,7/100.000 habitantes. A base do osso metatarsal V, especialmente a tuberosidade do quinto metatarsal [V], é mais frequentemente afetada (30% de todas as fraturas metatarsais).

1.10 Articulação do Quadril: Ossos que se Articulam

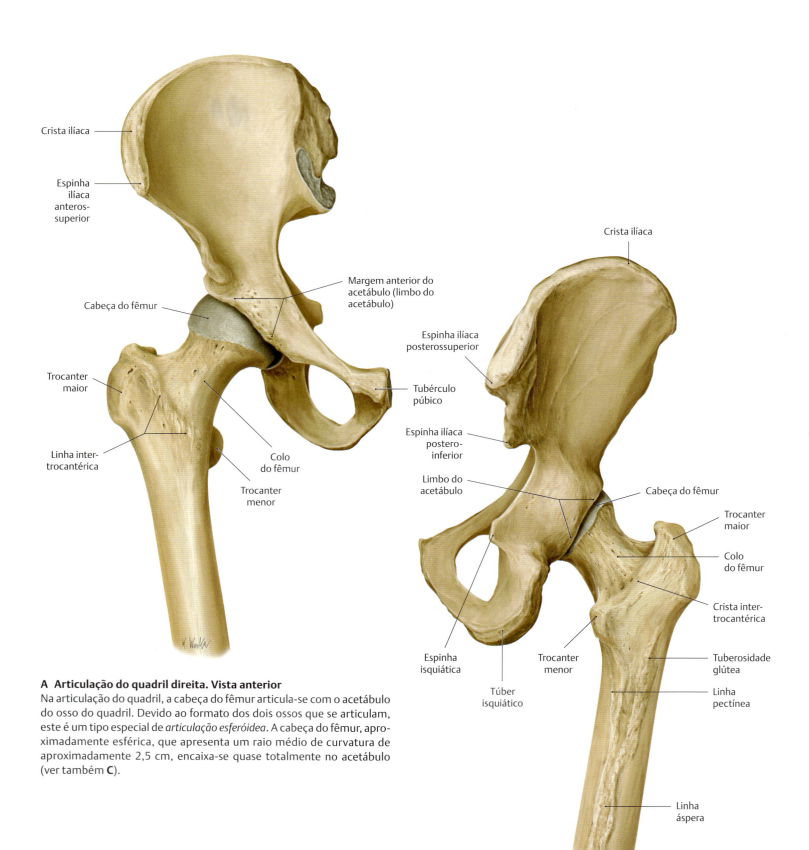

A Articulação do quadril direita. Vista anterior
Na articulação do quadril, a cabeça do fêmur articula-se com o acetábulo do osso do quadril. Devido ao formato dos dois ossos que se articulam, este é um tipo especial de *articulação esferóidea*. A cabeça do fêmur, aproximadamente esférica, que apresenta um raio médio de curvatura de aproximadamente 2,5 cm, encaixa-se quase totalmente no acetábulo (ver também **C**).

B Articulação do quadril direita. Vista posterior

1 Ossos, Ligamentos e Articulações | Membro Inferior

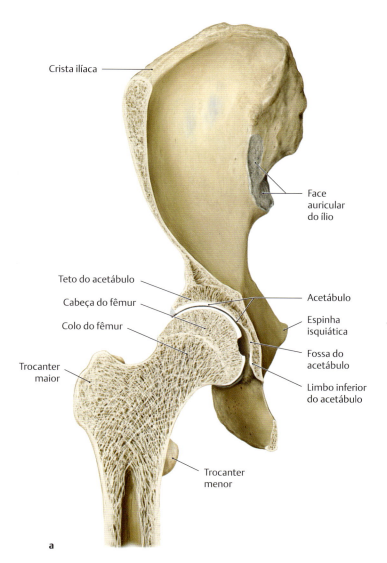

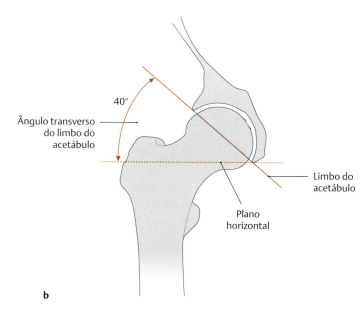

C Ângulo transverso do plano de entrada do acetábulo no adulto
Articulação do quadril direita, vista anterior. Corte frontal no nível da fossa do acetábulo. O limbo do acetábulo fica voltado inferolateralmente (*ângulo transverso*) e também anteroinferiormente (*ângulo sagital*; ver **D**). A inclinação inferolateral do acetábulo pode ser determinada projetando-se uma linha do limbo superior do acetábulo até o limbo inferior do acetábulo (ponto inferior da incisura do acetábulo) e medindo-se o ângulo entre esta linha e a linha horizontal verdadeira. Este ângulo transverso mede aproximadamente 51° ao nascimento, 45° aos 10 anos, e 40° em adultos (segundo Ullmann e Sharp). O valor do ângulo transverso afeta vários parâmetros, incluindo o grau de cobertura lateral da cabeça do fêmur pelo acetábulo (o *ângulo centroborda* de Wiberg, ver p. 453).

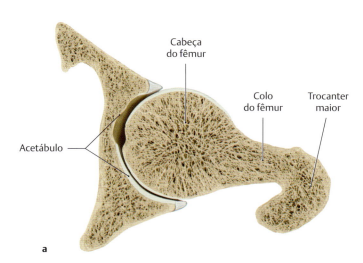

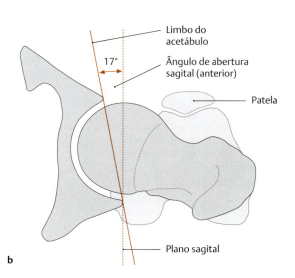

D Ângulo sagital do limbo do acetábulo no adulto
Articulação do quadril direito, vista superior. Corte horizontal pelo centro da cabeça do fêmur.

O limbo do acetábulo é angulado anteroinferiormente em relação ao plano sagital (compare este com o plano horizontal na figura acima). Este ângulo mede aproximadamente 7° ao nascimento e aumenta para 17° na vida adulta (de acordo com Chassard e Lapiné).

1.11 Ligamentos da Articulação do Quadril: Estabilização da Cabeça do Fêmur

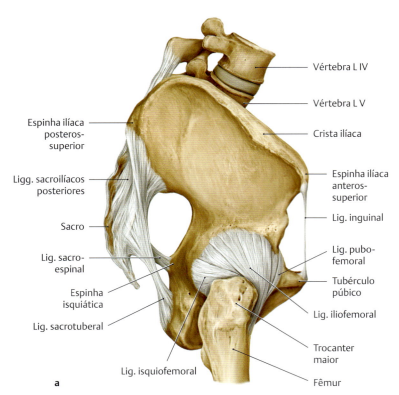

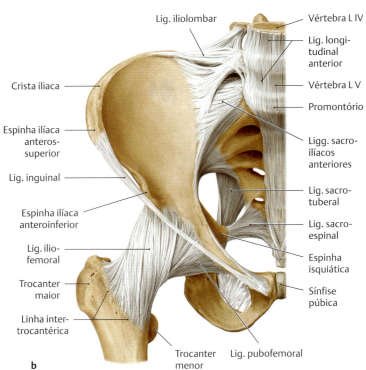

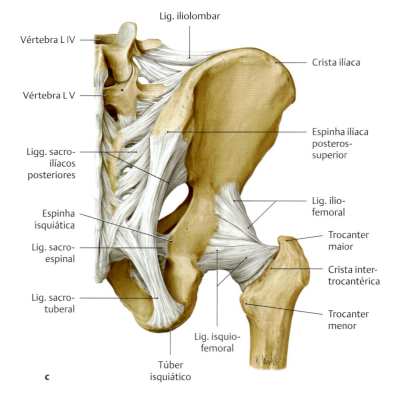

A Ligamentos da articulação do quadril direita
a Vista lateral; b Vista anterior; c Vista posterior.

O mais forte dos três ligamentos, o Lig. iliofemoral (*de Bertin*), origina-se da espinha ilíaca anteroinferior e se abre em leque na frente do quadril, fixando-se ao longo da linha intertrocantérica (ver **b**). Com uma força de tração maior que 350 kg, é o ligamento mais forte do corpo humano e oferece uma contenção importante para a articulação do quadril: evita que a pelve se incline posteriormente na posição de pé, sem necessidade de esforço muscular. Limita ainda a adução do membro estendido (sobretudo os elementos laterais do ligamento) e estabiliza a pelve no lado que apoia o peso durante a marcha, isto é, atua com os músculos glúteos mínimos para evitar que a pelve se incline para o lado da oscilação.

B Ligamentos da articulação do quadril

- Lig. iliofemoral
- Lig. pubofemoral
- Lig. isquiofemoral
- Zona orbicular (ligamento anular)*
- Lig. da cabeça do fêmur**

* Não é visível externamente, circunda o colo do fêmur como uma casa de botão (ver p. 445, **C**).
** Não tem função mecânica, mas dá passagem aos vasos que suprem a cabeça do fêmur (ver também p. 445).

1 Ossos, Ligamentos e Articulações | Membro Inferior

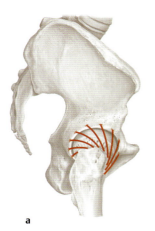
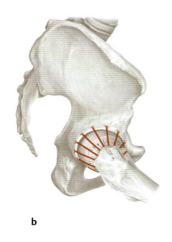
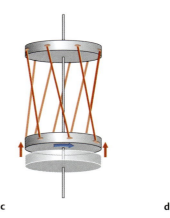
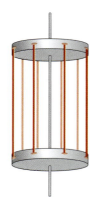

C Ações dos ligamentos em função da posição da articulação
a Articulação do quadril direita em extensão, vista lateral. Os ligamentos capsulares da articulação do quadril (ver página oposta) formam uma estrutura anular que circunda o colo do fêmur. Quando o quadril é estendido, estes ligamentos são torcidos sobre si mesmos (como mostrado aqui), empurrando a cabeça do fêmur com mais firmeza para o acetábulo (função de estabilização articular dos ligamentos).
b Articulação do quadril direita em flexão, vista lateral. Durante a flexão (anteversão), as fibras dos ligamentos são afrouxadas e pressionam a cabeça do fêmur com menos firmeza contra o acetábulo, permitindo maior grau de mobilidade femoral.

c e d O mecanismo de torção dos ligamentos capsulares pode ser representado por um modelo que consiste em dois discos unidos por faixas paralelas. A situação em **c** representa a posição dos ligamentos quando a articulação do quadril é estendida. Quando um dos dois discos gira (seta azul), as faixas são torcidas e aproximam os dois discos (setas vermelhas). A figura **d** mostra a situação no quadril fletido. Os ligamentos não estão mais torcidos, e assim a distância entre os dois discos aumenta (segundo Kapandji).

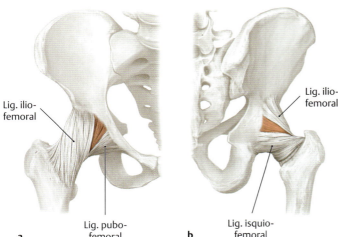
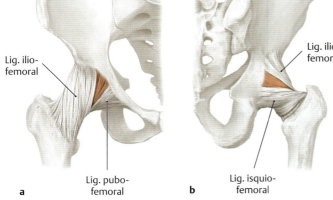
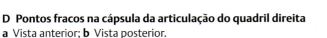
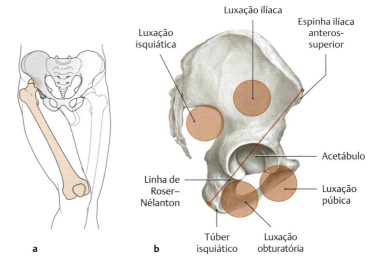

D Pontos fracos na cápsula da articulação do quadril direita
a Vista anterior; **b** Vista posterior.
Existem pontos fracos na cápsula articular (áreas coloridas) localizados entre os ligamentos que reforçam a membrana fibrosa da cápsula articular (ver **A**). O traumatismo externo pode causar luxação da cabeça do fêmur do acetábulo nesses locais (ver **E**).
A associação de uma grande resistência ligamentar com uma elevada congruência da cabeça do fêmur no acetábulo torna a articulação do quadril muito estável, e as luxações relativamente raras. Entretanto, a situação é diferente após uma artroplastia do quadril. Os ligamentos articulares do quadril têm de ser, pelo menos, parcialmente divididos para implantar a prótese, e o risco de luxação é bem maior.

E Luxação traumática do quadril
a É mais comum que a cabeça do fêmur seja deslocada para cima e para trás do acetábulo (luxação ilíaca) entre os Ligg. iliofemoral e isquiofemoral. Geralmente, isso é causado por queda de grande altura, acidente automobilístico (colisão frontal) etc. Nesse tipo de luxação o membro inferior assume uma posição de adução e pequena rotação medial.
b Vista lateral. Posição da cabeça do fêmur em vários tipos de luxação. O trocanter maior pode estar acima ou abaixo da linha de Roser–Nélanton (linha de ligação entre o túber isquiático e a espinha ilíaca anterossuperior). Com a articulação do quadril intacta e a coxa flexionada em 45°, o trocanter maior se projeta exatamente nessa linha.

443

1.12 Ligamentos da Articulação do Quadril: Irrigação da Cabeça do Fêmur

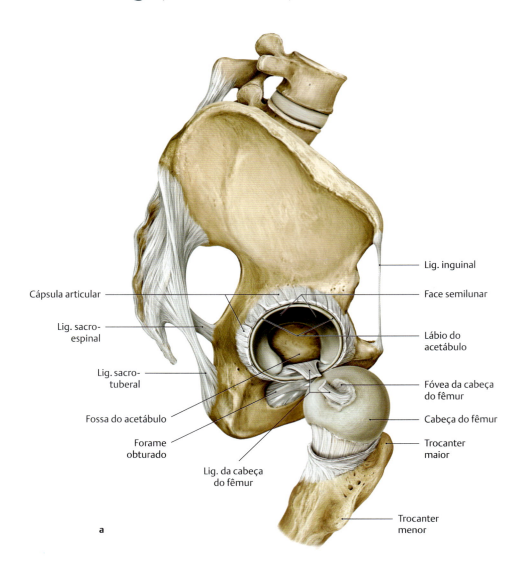

A Ligamentos da articulação do quadril direita

a Vista lateral. A cápsula articular foi dividida no nível do lábio do acetábulo e a cabeça do fêmur foi luxada para expor o *Lig.* (seccionado) *da cabeça do fêmur*. Este ligamento dá passagem a importantes vasos sanguíneos nutrícios para a cabeça do fêmur.

b Vista anterior. A membrana fibrosa da cápsula articular foi removida, no nível do colo do fêmur, para mostrar a configuração da membrana sinovial. Esta membrana estende-se lateralmente do limbo do acetábulo e, cerca de 1 cm proximal à fixação da membrana fibrosa, é refletida sobre o colo do fêmur no interior da cavidade articular. Continua-se no colo do fêmur até a junção osteocondral da cabeça do fêmur (ver também o corte frontal em **C**).

c Vista posterior.

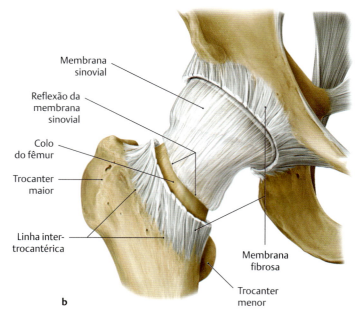

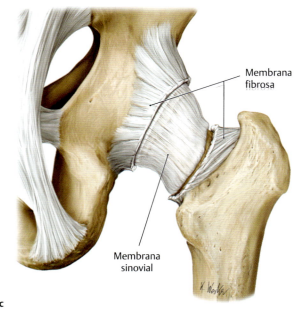

1 Ossos, Ligamentos e Articulações | Membro Inferior

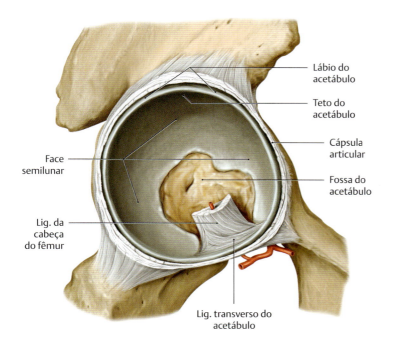

B Acetábulo da articulação do quadril direita com a cabeça do fêmur removida
Vista lateral. A face articular do acetábulo, coberta por cartilagem, tem formato de crescente (face semilunar) e é mais larga e mais espessa sobre o teto do acetábulo. A face semilunar é limitada, externamente, pelo limbo do acetábulo que se salienta ligeiramente, e estendida por um lábio (o lábio do acetábulo), composto de tecido conjuntivo resistente e de fibrocartilagem. A face articular cartilagínea reveste grande parte da fossa do acetábulo, que é ocupada por tecido frouxo, fibrogorduroso e é limitada, inferiormente, pelo ligamento transverso do acetábulo, na área da incisura do acetábulo (não visível aqui). O Lig. da cabeça do fêmur, que foi seccionado no desenho, dá passagem aos vasos sanguíneos que nutrem a cabeça do fêmur (ver **C**).

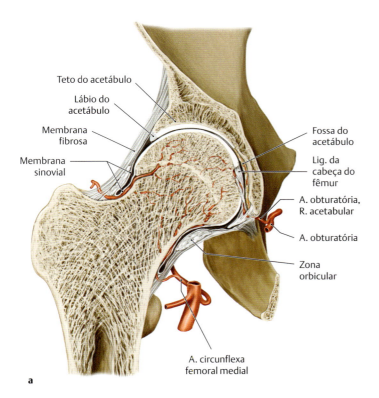

C Suprimento sanguíneo da cabeça do fêmur
a Corte frontal da articulação do quadril direita, vista anterior.
b Trajeto dos vasos do colo do fêmur em relação à cápsula articular (fêmur direito, vista anterior).

A cabeça do fêmur é irrigada pelas Aa. circunflexas femorais lateral e medial e pela A. do ligamento da cabeça do fêmur, com ramos da A. obturatória (ver p. 568). Se não houver anastomoses entre os vasos sanguíneos que passam pelo Lig. da cabeça do fêmur ou elas forem insuficientes, poderá ocorrer necrose da cabeça do fêmur após avulsões e luxações dessa parte do osso.

445

1.13 Anatomia Seccional da Articulação do Quadril. Lesões Típicas de Indivíduos Idosos: Fraturas do Colo do Fêmur

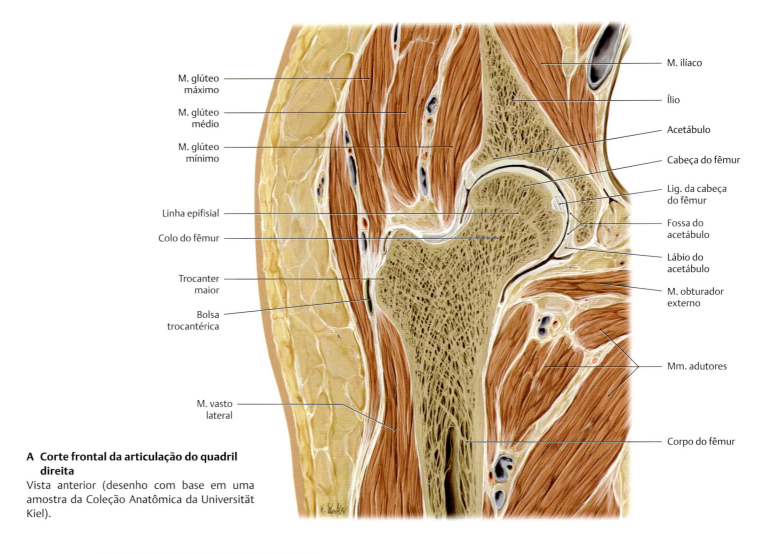

A Corte frontal da articulação do quadril direita
Vista anterior (desenho com base em uma amostra da Coleção Anatômica da Universität Kiel).

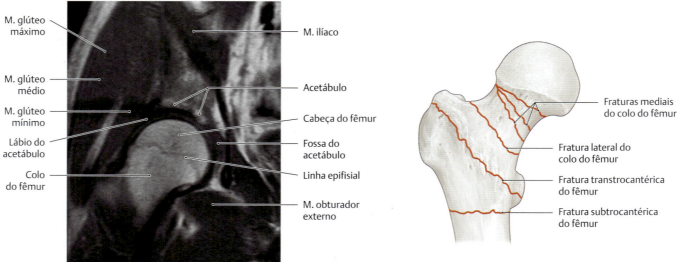

B RM da região do quadril: corte coronal ponderado em T1, no nível da fossa do acetábulo (reproduzida de Vahlensieck M, Reiser M. MRT des Bewegungsapparates, 4. Aufl. Stuttgart: Thieme; 2014).

C Classificação das fraturas da região proximal do fêmur
Dentre as fraturas proximais do fêmur, as fraturas da região medial do colo do fêmur (ver **F**) são as lesões mais comuns de osteoporose em idosos (aproximadamente 130.000 fraturas de colo de fêmur por ano na Alemanha). Uma causa frequente é um traumatismo leve, por exemplo, durante uma queda sobre o trocanter maior ou sobre a perna estendida.

1 Ossos, Ligamentos e Articulações | Membro Inferior

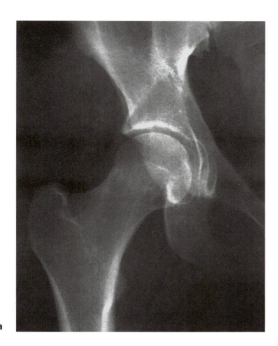

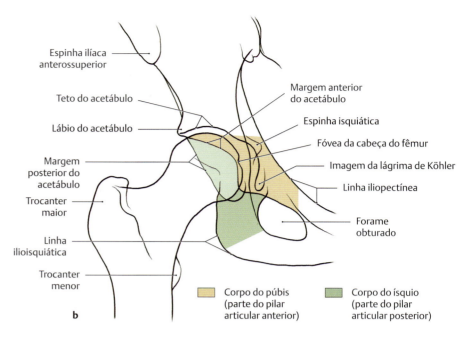

D Radiografia da articulação do quadril e linhas de orientação diagnóstica em fraturas do acetábulo

a Radiografia da articulação do quadril em incidência anteroposterior (obtida a partir de uma radiografia panorâmica da pelve; imagem AP; de: Möller TB, Reif E. Taschenatlas der Röntgenanatomie, 6. Aufl. Stuttgart: Thieme; 2016); **b** Linhas de orientação importantes para o diagnóstico radiológico da articulação do quadril, especialmente do acetábulo.

A radiografia panorâmica da pelve é realizada somente em casos especiais (*i. e.*, quando a radiografia do quadril não é suficiente para o diagnóstico, por exemplo, das fraturas–luxações do fêmur) e são solicitadas incidências especiais (p. ex., as radiografias da asa do ílio e do forame obturado, nas quais os lados normal e lesionado encontram-se elevados em torno de 45°) e em RM (ver **E**) ou TC. A TC é obrigatória caso se comprove uma fratura do acetábulo.

Para diagnóstico e procedimentos cirúrgicos/terapêuticos de fraturas do acetábulo, as linhas de orientação ou de condução são particularmente importantes na obtenção de radiografias AP da pelve: as margens anterior e posterior do acetábulo, o teto do acetábulo, a imagem em lágrima de Köhler (correspondente ao assoalho do acetábulo = fossa do acetábulo; os dois ramos da imagem correspondem à espessura da fossa do acetábulo), além das linhas iliopectínea e ilioisquiática.

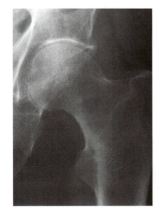
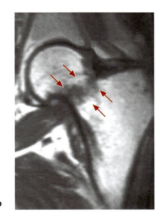
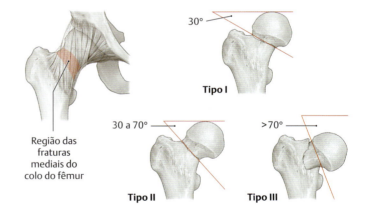

E Diagnóstico radiológico de fraturas proximais do fêmur
(de: Bohndorf K, Imhof H, Fischer W.: Radiologische Diagnostik der Knochen und Gelenke, 2. Aufl. Stuttgart: Thieme; 2006)
a Radiografia pouco nítida de uma fratura medial, sem luxação, do colo de fêmur, em incidência AP; **b** Comprovação da fratura na RM: corte coronal, ponderada em T1, do mesmo paciente, com edema associado à fratura (setas vermelhas).

Enquanto as fraturas com luxação são de fácil diagnóstico na incidência AP da radiografia do quadril (ver **Da**), as radiografias de fraturas sem luxação e de fraturas por estresse/fadiga do colo do fêmur mostram frequentemente apenas uma discreta alteração na estrutura trabecular, ou seja, a comprovação ou exclusão da fratura só é seguramente possível por meio de RM (uma vez que, na RM, o edema associado à fratura reduz o sinal gerado).

F Fraturas mediais do colo do fêmur (classificação segundo Pauwels)

Dentre as fraturas do colo do fêmur, são distinguidas as fraturas mediais e laterais, sendo as fraturas mediais muito mais frequentes do que as laterais (95% dos casos, em comparação a 5% dos casos). A fratura medial do colo do fêmur é sempre intracapsular, sendo particularmente importante, do ponto de vista clínico, devido às complicações mais comuns (p. ex., necrose isquêmica da cabeça do fêmur, consolidação tardia da fratura e formação de pseudoartrose). Em especial, os vasos da região do colo (ver p. 445) são lesionados nas fraturas intracapsulares do colo do fêmur, comprometendo o suprimento vascular da cabeça do fêmur. De acordo com o ângulo de inclinação da linha de fratura, em relação ao plano horizontal, as fraturas mediais do colo do fêmur são classificadas por Pauwels em tipo I: 0 a 30°; tipo II: 30 a 70°; e tipo III: >70°. Quanto mais agudo o ângulo, isto é, quanto mais íngreme for o trajeto da linha de fratura, maior é o risco de a cabeça do fêmur "escorregar" e de formação de pseudoartrose.

Membro Inferior | 1 Ossos, Ligamentos e Articulações

1.14 Anatomia Seccional da Articulação do Quadril: Ultrassonografia de Derrame da Articulação do Quadril

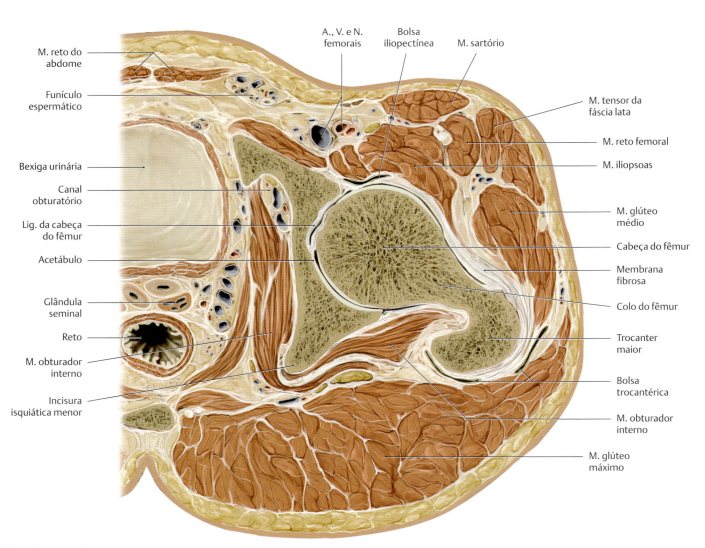

A Corte horizontal através de uma articulação do quadril esquerdo
Vista caudal (esquema segundo uma dissecção de peça da Coleção Anatômica da Universität Kiel).

B RM da região do quadril esquerdo: imagem axial (horizontal) ponderada em T1, na altura do colo do fêmur
(de Vahlensieck M, Reiser M. MRT des Bewegungsapparates, 4. Aufl. Stuttgart: Thieme; 2017).

A bolsa sinovial que é vista em **A** não é observada aqui, uma vez que bolsas sinoviais são sempre de baixo sinal na RM ponderada em T1 e, por isso, não podem ser distinguidas da musculatura que também tem hipossinal.
Observação: A avaliação de imagens axiais (transversais) na RM ocorre a partir da região interior! Ver na p. 496 o trajeto do M. obturador interno.

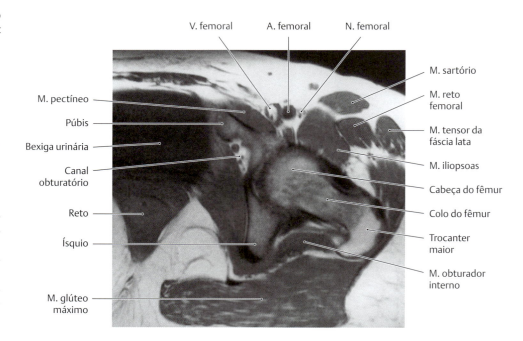

1 Ossos, Ligamentos e Articulações | Membro Inferior

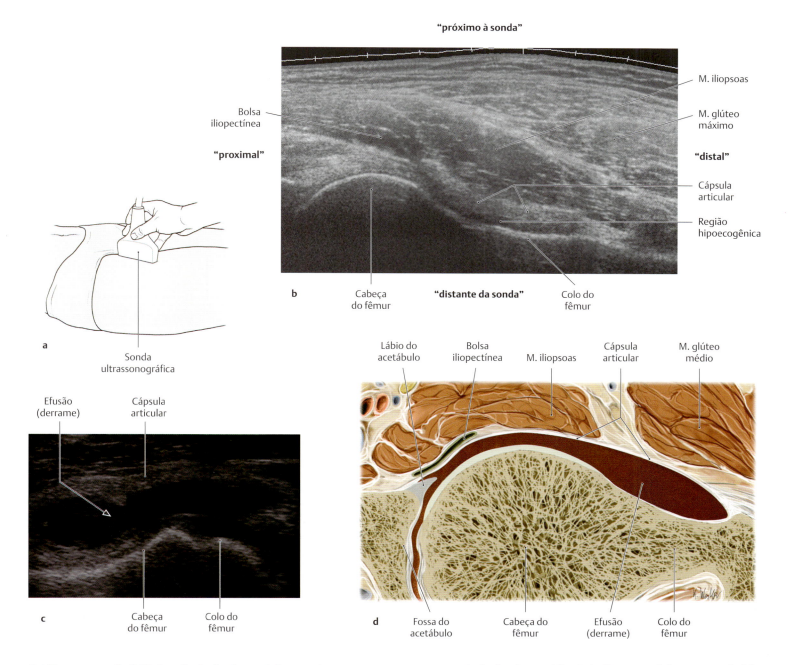

C Ultrassonografia (US) da articulação do quadril em corte longitudinal anterior: achados normais e representação de efusão da articulação do quadril

a Posição da sonda ultrassonográfica na região anterior, na direção longitudinal do colo do fêmur; **b** US normal (de Konermann W, Gruber G. Ultraschalldiagnostik der Bewegungsorgane, 3. Aufl. Stuttgart: Thieme; 2011); **c** Ultrassonografia de derrame articular do quadril (Imagem de ultrassom do Dr. med.Hans-Peter Sobotta, Stiftung HEH Braunschweig); **d** Esquema da imagem ultrassonográfica. Na US, obtém-se uma imagem no monitor, na qual as estruturas próximas à sonda estão representadas na parte superior do monitor e as estruturas distantes da sonda estão representadas na parte inferior do monitor; margem esquerda do monitor = proximal; margem direita do monitor = distal.

A US da articulação do quadril, inclusive de quadris de bebês (ver p. 452), tem grande importância, pois é um exame barato e rápido. Como na US convencional, são utilizados dois planos de corte em posição quase perpendicular entre si (transversal e longitudinal, em relação ao colo do fêmur). O exame da articulação do quadril é feito com o paciente deitado, e com as articulações do quadril e do joelho em posição neutro-nula (**a**). O corte longitudinal possibilita uma boa avaliação da parte anterior da cápsula articular e das estruturas ósseas e periarticulares da articulação do quadril. Desta forma, principalmente os contornos superficiais da margem anterior do acetábulo, o formato semicircular da cabeça do fêmur e o colo do fêmur são ecogênicos. A cápsula articular segue paralelamente à cabeça e ao colo do fêmur, e normalmente está separada do colo do fêmur por uma estreita região hipoecogênica (**b**). Doenças da articulação do quadril que são acompanhadas por aumento do volume intra-articular (p. ex., derrame no caso de sinovite, coxite bacteriana) são muito bem registradas por cortes longitudinais ventrais, uma vez que a o derrame é representado como uma distensão da cápsula na face ventral do colo do fêmur (ver **c**). Uma diferença entre os lados sadio e afetado de mais de 2 mm entre a cápsula articular e o colo do fêmur é considerada significativa e indica o aumento do volume intra-articular.

Observação: Acúmulos periarticulares de líquido, por exemplo, no caso de inflamação da bolsa sinovial (bursite trocantérica, acima do trocanter maior) podem ser bem evidenciados na US.

1.15 Movimentos e Biomecânica da Articulação do Quadril

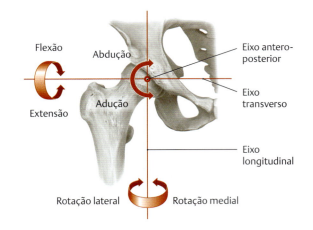

A Eixos de movimento na articulação do quadril

Articulação do quadril direita, vista anterior. Como articulação esferóidea, o quadril apresenta três eixos principais de movimento, todos atravessando o centro da cabeça do fêmur (o centro de rotação do quadril) e mutuamente perpendiculares. Consequentemente, a articulação apresenta três graus de liberdade que permitem movimentos em seis direções principais:

1. Eixo transversal: flexão (anteversão) e extensão (retroversão).
2. Eixo anteroposterior: abdução e adução.
3. Eixo longitudinal: rotação medial e rotação lateral.

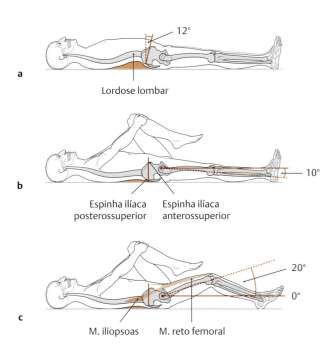

B Amplitude de movimento da articulação do quadril direita, determinada com a manobra de Thomas

A manobra de Thomas é usada para medir a amplitude de extensão do quadril, com o paciente em decúbito dorsal sobre uma superfície rígida.

a Posição inicial com pequeno grau de inclinação pélvica anterior (aproximadamente 12°). Nessa posição não é possível determinar se há ou não contração em flexão da articulação do quadril. Isso ocorre porque o paciente pode compensar qualquer limitação da extensão por aumento da lordose lombar (hiperlordose da região lombar) e por um aumento no grau de inclinação anterior da pelve.

b A inclinação pélvica pode ser temporariamente limitada colocando o quadril oposto (nesse caso o quadril esquerdo) em posição de flexão máxima. Se a coxa direita permanecer plana sobre a mesa, a articulação do quadril direito estará em aproximadamente 20° de extensão (*extensão normal*).

c Se a *extensão do quadril for limitada* (p. ex., devido ao encurtamento do M. reto femoral ou do M. iliopsoas) e o quadril oposto (esquerdo) for colocado em flexão máxima, o fêmur do lado afetado será elevado da mesa por uma quantidade igual à perda da extensão. Geralmente há acentuação da lordose lombar quando a extensão do quadril é limitada, e este aumento é facilmente detectado clinicamente por palpação da região lombar.

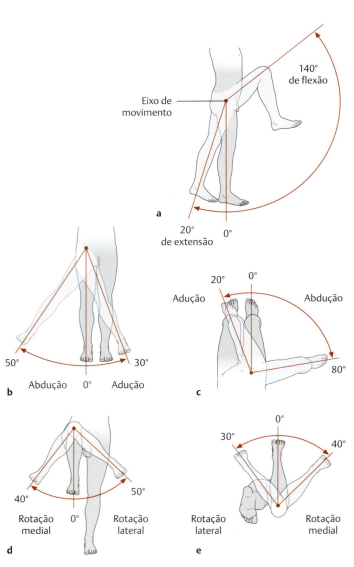

C Amplitude de movimento da articulação do quadril a partir da posição neutra (0°)

A amplitude de movimento da articulação do quadril é medida utilizando o método neutro-nulo (ver p. 52).

a Amplitude de flexão/extensão.
b Amplitude de abdução/adução com o quadril estendido.
c Amplitude de abdução/adução com o quadril fletido a 90°.
d Amplitude de rotação medial/rotação lateral com o quadril fletido a 90°.
e Amplitude de rotação medial/rotação lateral na posição de decúbito ventral com o quadril estendido (ao medir a rotação, o examinador utiliza a perna, fletida a 90°, como indicador para determinar a amplitude de movimento.

D Resistência da articulação do quadril às cargas em relação ao ângulo do colo do fêmur

A figura mostra a posição de apoio estático à direita em vista anterior: **a** Ângulo normal do colo do fêmur, de aproximadamente 126°, ver p. 429 (o ângulo do colo do fêmur também é denominado ângulo CCC [ângulo centro-colo-corpo], em que o termo "centro" representa o centro da cabeça do fêmur); **b** Ângulo do colo do fêmur mais obtuso (coxa valga); Ângulo do colo do fêmur mais agudo (coxa vara).

A força resultante articular R é decisiva para a avaliação da carga sobre a articulação do quadril em posição de apoio ou durante a marcha, cuja projeção pode ser feita a partir do peso parcial do corpo K, da força muscular M e do comprimento dos braços de alavanca (ver p. 53). Nos ângulos CCC normais, o braço de alavanca do peso do corpo é aproximadamente três vezes mais longo do que o da musculatura, isto é, na posição de apoio, a carga da articulação do quadril é aproximadamente quatro vezes (R = 4) maior do que o peso parcial do corpo K. Como em uma coxa valga o braço de alavanca da força muscular é menor, ocorre uma força resultante maior sobre a articulação do quadril (R = 7), enquanto, no caso de uma coxa vara, o braço de alavanca da força muscular é maior e a força resultante sobre a articulação do quadril é menor (R = 3).

Observação: Devido a essa correlação, pode-se modificar o efeito da carga na articulação do quadril por meio de uma intervenção cirúrgica do ângulo do colo do fêmur (osteotomia).

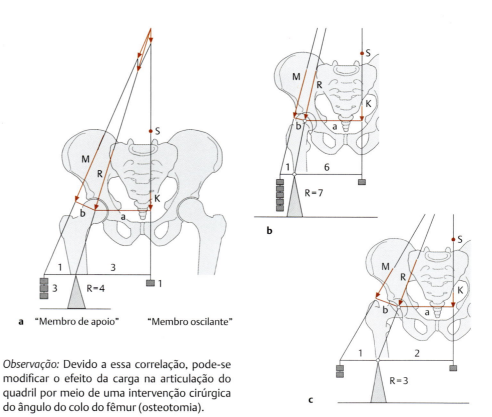

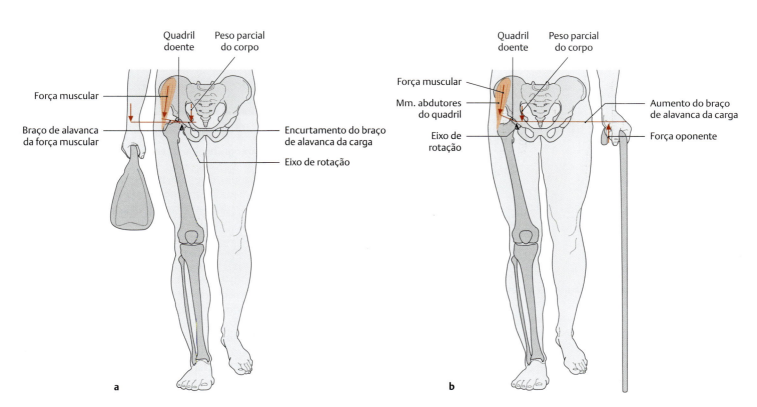

E Redução das forças sobre uma articulação do quadril com osteoartrite

Vista anterior. Em pacientes com osteoartrite avançada do quadril, podem ser tomadas várias medidas para aliviar as forças, e assim a dor, do lado afetado.

a Desvio do centro de gravidade do corpo (ver acima) para o lado afetado. Uma maneira de fazer isso é carregando uma bolsa de compras *no lado afetado (direito)*, como mostrado aqui. Isso aproxima o centro de gravidade do corpo da cabeça do fêmur, *encurtando* assim o braço de alavanca da carga (nesse caso o peso parcial do corpo) e, também, reduzindo o torque gerado pelo peso parcial do corpo. O mesmo efeito é produzido adotando-se a *marcha claudicante de Duchenne* — uma resposta involuntária na qual o paciente inclina-se sobre o lado afetado com a parte superior do corpo durante a fase de apoio da marcha (ver também p. 554).

b Usar uma bengala no *lado não afetado (esquerdo)*. Enquanto *alonga* o braço de alavanca da carga (o peso parcial do corpo) e também proporciona uma força (a bengala) que compensa a carga do corpo na extremidade daquele braço de alavanca. Isso reduz o torque gerado pela carga (como em **a**).

1.16 Desenvolvimento da Articulação do Quadril

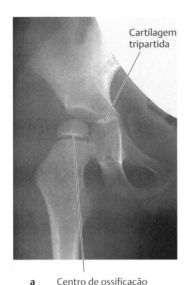
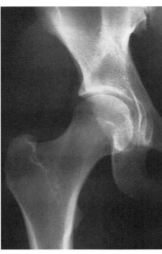

a Centro de ossificação **b**

A Aspecto radiológico da articulação do quadril direita
Incidência anteroposterior.

a Menino, 2 anos (radiografia original do Prof. Dr. med. S. Müller-Hülsbeck, Institut für Diagnostische und Interventionelle Radiologie/ Neuroradiologie, DIAKO Krankenhaus gGmbH Flensburg.
Observação: O centro de ossificação da cabeça do fêmur já é visível (ver **B**).
b Homem com 25 anos (de Möller TB, Reif E. Taschenatlas der Röntgenanatomie, 7. Aufl. Stuttgart: Thieme, 2020).

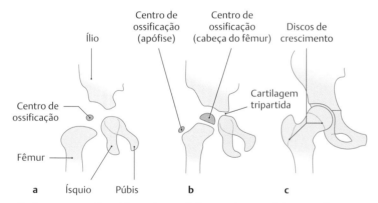

a Ísquio Púbis **b** **c**

B Aspectos radiográficos dos estágios no desenvolvimento da articulação do quadril
Representações esquemáticas de radiografias AP feitas em vários estágios no desenvolvimento da articulação do quadril direito. Os centros de ossificação são mais escuros.

a O centro de ossificação da cabeça do fêmur pode ser identificado aos 6 meses.
b Os centros de ossificação da cabeça do fêmur e do trocanter maior são visíveis aos 4 anos.
c Aos 15 anos, os discos de crescimento ainda não se fundiram.

A diferenciação anatômica de todas as estruturas que formam a articulação do quadril está praticamente completa na 12ª semana de desenvolvimento (comprimento cabeça-nádega de 80 mm). Enquanto a ossificação do acetábulo começa entre o terceiro e o sexto mês de desenvolvimento fetal, o centro de ossificação da epífise da cabeça do fêmur só surge cerca de 5 a 6 meses após o nascimento. O centro de ossificação para a apófise do trocanter maior aparece durante o quarto ano de vida. A fusão dos discos de crescimento ocorre entre 17 e 19 anos na parte proximal do fêmur e aproximadamente aos 16 anos na cartilagem tripartida.

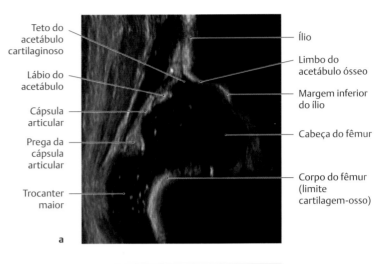
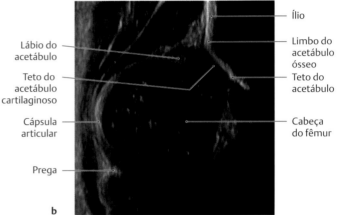

C Diagnóstico ultrassonográfico do quadril do lactente segundo Graf (1984)

a Quadril do lactente, maduro, do tipo Ia, **b** Quadril do lactente, imaturo, descentralizado, do tipo III (deslocamento da cabeça do fêmur), mostrados no quadril direito (ilustrações originais: Dr. med. Jörg Detlev Moritz, Kiel).

O exame ultrassonográfico do quadril do lactente de acordo com Graf é o método de triagem mais importante para diagnosticar **atrasos na maturação do quadril** (displasias) até **deslocamento incompleto** (subluxação) ou **completo** (luxação) do quadril nas primeiras semanas de vida e poder tratá-los adequadamente de forma rápida (objetivo: p. ex., tratamento de abdução para formas leves e, possivelmente, redução para formas graves). Foi introduzido na Alemanha em 1996 e geralmente ocorre no âmbito do terceiro exame (4ª à 6ª semana de vida). Sua grande vantagem é que pode ser realizado sem exposição à radiação. Durante o exame, a criança fica deitada de lado, a sonda de ultrassom é colocada longitudinalmente em ângulo reto com a pele acima da articulação do quadril (evitar erros de inclinação!). As imagens de ultrassom devem ser obtidas nos **planos de corte padrão** claramente definidos por Graf (área do teto do acetábulo médio, margem inferior do ílio e lábio do acetábulo). Com base na forma do teto do acetábulo ósseo e cartilaginoso, o ângulo alfa é determinado para o grau de cobertura óssea e o ângulo beta, para o grau de cobertura cartilaginosa da cabeça do fêmur. Os graus angulares determinados, a forma óssea e a formação da cobertura óssea e cartilaginosa são a base para a classificação ultrassonográfica da displasia do quadril de acordo com Graf. Distinguem-se 8 tipos de quadril (Ia/b, IIa/b, IIc, D, III e IV). A atribuição do tipo de quadril inclui uma identificação anatômica de oito estruturas individuais (ver **a**; ver também as diretrizes da KBV: https://www.kbv.de/media/sp/KBV_PraxisWissenSpezial_SonografieSaeugling.pdf).

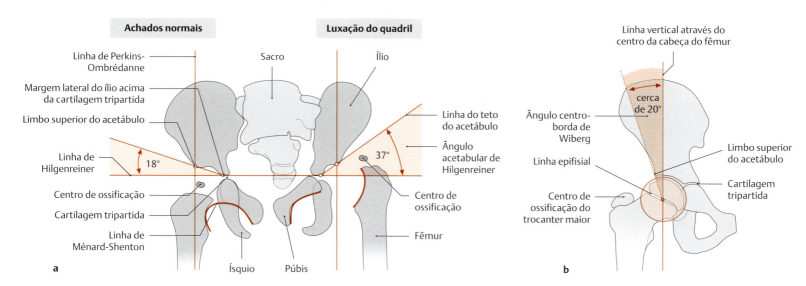

D Avaliação radiológica do quadril de crianças
Representações esquemáticas de radiografias AP da pelve. A avaliação radiológica do quadril do lactente é possível após 3 meses, quando já ocorreu suficiente ossificação da articulação. Devem ser analisados sempre os dois quadris, na mesma radiografia.

a Achados normais (metade esquerda da figura) em comparação com achados na luxação congênita do quadril (metade direita da figura) em uma criança de 2 anos. As linhas de referência a seguir são usadas na análise radiológica do quadril do lactente:

- *Linha de Hilgenreiner:* une a margem inferolateral do ílio, acima da cartilagem tripartida de ambos os lados
- *Linha de Perkins* e *Ombrédanne:* traçada a partir da margem mais lateral do teto do acetábulo, perpendicular à linha de Hilgenreiner
- *Linha de Ménard-Shenton:* linha curva traçada da margem superior do forame obturado ao longo da margem medial do colo do fêmur
- *Ângulo acetabular de Hilgenreiner (ângulo AC):* ângulo formado pela intersecção da linha de Hilgenreiner e uma linha que une o limbo superior do acetábulo à parte mais baixa do ílio na cartilagem tripartida (ver p. 427). Este ângulo mede aproximadamente 35° ao nascimento, cerca de 25° com 1 ano, e deve ser menor que 10° aos 15 anos.

Normalmente, o ângulo acetabular de Hilgenreiner está aumentado no lado afetado (esquerdo) enquanto o ângulo centro–borda de Wiberg (ver abaixo) está diminuído. Além disso, há descontinuidade na linha de Ménard-Shenton e a linha de Perkins e Ombrédanne passa medialmente ao corpo do fêmur.

b Avaliação da cobertura da parte lateral da cabeça do fêmur com base no ângulo centro-borda de Wiberg (esquema de uma radiografia do quadril direito em uma criança de 5 anos). O ângulo é formado por uma linha vertical que atravessa o centro da cabeça do fêmur (dentro da futura linha epifisial) e uma linha traçada do centro da cabeça do fêmur até o limbo superior do acetábulo. O ângulo centro-borda não deve ser menor que 10° entre 1 e 4 anos, e deve estar na faixa de 15 a 20° aos 5 anos.

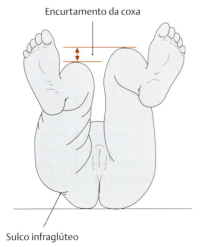

E Exame clínico da displasia e da luxação congênita do quadril
A displasia do quadril é caracterizada por desenvolvimento anormal do acetábulo (displasia acetabular) no qual o teto do acetábulo irregular e achatado proporciona cobertura insuficiente para a cabeça do fêmur (ver também **D**). A principal complicação é a luxação do quadril, pois a cabeça do fêmur é mal contida no acetábulo displásico e pode ser deslocada para cima e para trás em virtude da tração muscular ou de cargas externas. A *etiologia* da displasia e da luxação do quadril está relacionada a fatores endógenos (disposição familiar, estado hormonal materno) e também a fatores exógenos. A *incidência* geral de displasia do acetábulo na Alemanha é de 2 a 4%, enquanto a incidência de luxação do quadril é de 0,2% (com uma razão de 7:1 entre meninas e meninos). Os *sinais* clínicos a seguir são sugestivos de displasia ou luxação do quadril:

- Instabilidade da articulação do quadril: deficiência da atividade de "chute" ou manobra de Ortolani positiva causada por subluxação da cabeça do fêmur. A manobra de Ortolani demanda um examinador muito experiente. Embora ainda seja considerada como parte do exame clínico, é realizada com menor frequência atualmente devido à disponibilidade da ultrassonografia
- Encurtamento da perna com assimetria das pregas posteriores da coxa e dos sulcos infraglúteos
- Limitação da abdução devido ao aumento da tensão reflexa dos músculos adutores do quadril.

1.17 Articulação do Joelho: Ossos Articulados

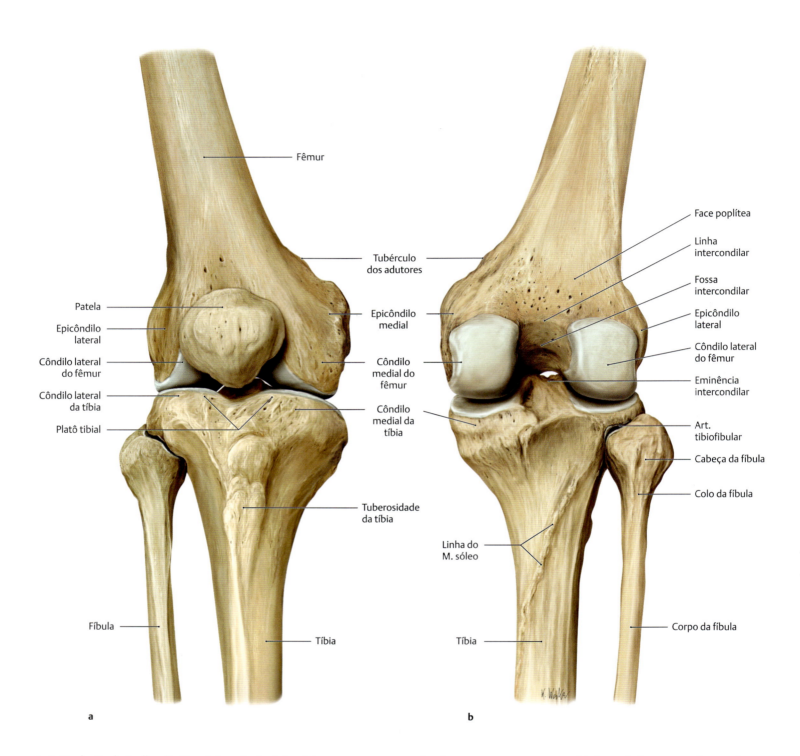

A Articulação do joelho direita, vista anterior (a) e vista posterior (b)

Três ossos articulam-se no joelho: fêmur, tíbia e patela. O fêmur e a tíbia formam a *articulação femorotibial*, enquanto o fêmur e a patela formam a *articulação femoropatelar*. As duas articulações estão contidas em uma cápsula comum e apresentam cavidades articulares comunicantes (ver p. 464). Contrastando com a articulação do cotovelo, na qual os ossos do antebraço articulam-se com o úmero, a fíbula não está incluída na articulação do joelho. Forma uma articulação pouco móvel com a tíbia denominada *articulação tibiofibular*.

1 Ossos, Ligamentos e Articulações | Membro Inferior

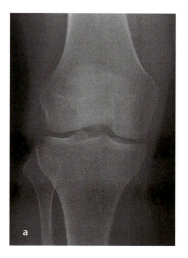
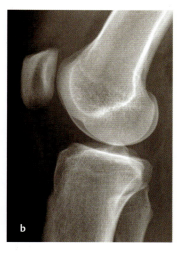
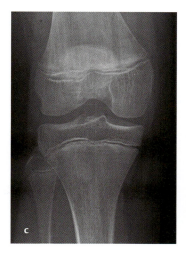
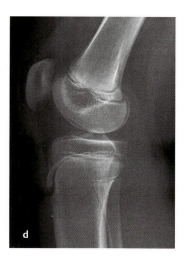

B Articulação do joelho
Articulação do joelho direito de um adulto (**a** e **b**) e de uma criança (**c** e **d**); **a** e **c**, Incidência anteroposterior; **b** e **d**, Incidência lateral (figura original: Prof. Dr. med. S. Müller-Hülsbeck, Institut für Diagnostische und Interventionelle Radiologie/Neuroradiologie, DIAKO Krankenhaus gGmbH Flensburg; **b-d** Figura original: Dr. med. Hans-Peter Sobotta, Stiftung HEH Braunschweig).
No exame radiográfico da articulação do joelho, há **três imagens padrão**, ou seja, a articulação do joelho é exibida em três planos:

- *Anteroposterior*, para avaliação da largura do espaço articular e do contorno do platô tibial
- *Lateral*, para avaliação do formato dos côndilos femorais e da altura da patela
- *Axial*, para avaliação da articulação femoropatelar e da posição da patela na face patelar do fêmur (ver **C**).

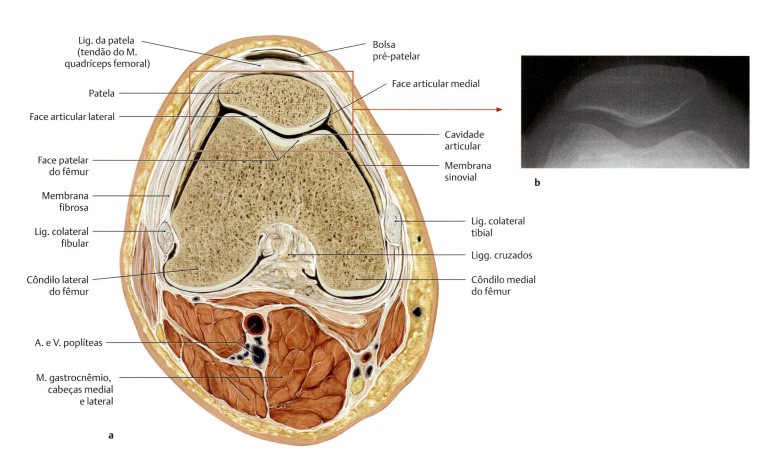

C Articulação femoropatelar
a Corte transversal na altura da articulação femoropatelar; articulação do joelho direito em posição de leve flexão; vista distal (desenho feito a partir de uma preparação da Coleção Anatômica da Universität Kiel).
b Incidência radiológica axial da patela e da face patelar do fêmur (vista em "sol nascente" do joelho direito em flexão de 60° com o feixe paralelo à face posterior da patela). Esta projeção é excelente para avaliação da face articular da patela e da face patelar do fêmur. O "espaço articular" radiológico parece particularmente largo devido à cartilagem articular relativamente espessa nessa região (a cartilagem articular não é visível em radiografias!).
Figura original: Prof. Dr. med. S. Müller-Hülsbeck, Institut für Diagnostische und Interventionelle Radiologie/Neuroradiologie, DIAKO Krankenhaus gGmbH Flensburg.

1.18 Ligamentos da Articulação do Joelho: Revisão

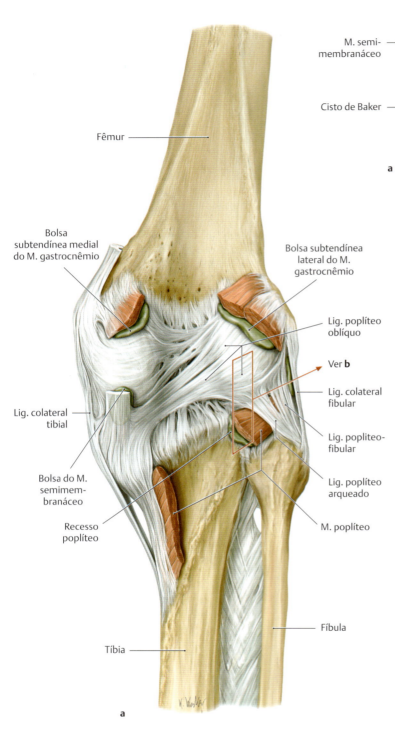

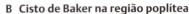

B Cisto de Baker na região poplítea
a Articulação do joelho com cisto de Baker, vista posterior.
b RM axial ponderada em T2 de joelho (de: Vahlensieck M, Reiser M. MRT des Bewegungsapparates. 3. Aufl. Stuttgart: Thieme; 2006); Cisto de Baker e conexão com a cavidade articular claramente visíveis como uma área brilhante (= elevada intensidade de sinal).

O "cisto de Baker" é formado por fluido das articulações (líquido sinovial) oriundo das bolsas do gastrocnêmio e do semimembranáceo. Localiza-se na parte medial da *fossa poplítea*, posteriormente ao côndilo medial do fêmur, entre a cabeça medial do M. gastrocnêmio e o tendão do M. semimembranáceo. Muitas vezes surge como resultado de inflamação crônica (p. ex., na artrite reumatoide), levando ao aumento da produção e da pressão do líquido sinovial. O líquido sinovial flui através de uma espécie de canal nas bolsas gastrocnêmio-semimembranácea (ver **b**), acumulando-se e provocando um inchaço doloroso no joelho.

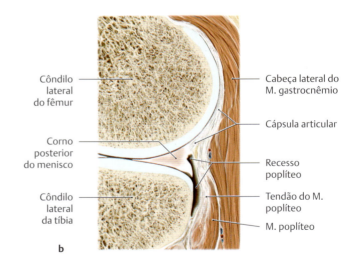

A Ligamentos capsulares posteriores e bolsa sinovial próxima aos ligamentos na região da fossa poplítea
a Joelho direito, vista posterior.
b Corte sagital da "parte capsular posterolateral" da articulação do joelho na altura do recesso poplíteo. A cabeça lateral do M. gastrocnêmio foi seccionada para melhor visão. Vista medial (desenho feito a partir de uma preparação da Coleção Anatômica da Universität Kiel); para superfície do corte, ver **a**.

Além dos ligamentos capsulares reforçados na parte posterior da articulação do joelho (Ligamentos poplíteo oblíquo e poplíteo arqueado), a cápsula articular é reforçada na região da fossa poplítea pelos tendões de origem e inserção dos músculos mostrados aqui. Em alguns locais, a cavidade articular se comunica com a bolsa sinovial próxima das articulações (p. ex., recesso poplíteo, bolsa do M. semimembranáceo, bolsa subtendínea medial do M. gastrocnêmio).

Observe também o ligamento poplíteofibular, que percorre desde a cabeça da fíbula até o tendão de inserção do M. poplíteo e, com este, conjuntamente, se insere no fêmur. No jargão clínico, ele forma, junto com o tendão de inserção do M. poplíteo, do ligamento colateral da fíbula e do trato iliotibial, o chamado "complexo ligamentar posterolateral". Este atua como estabilizador passivo, especialmente na rotação lateral e na translação tibial posterior (Petersen e Zanto, 2009).

1 Ossos, Ligamentos e Articulações | Membro Inferior

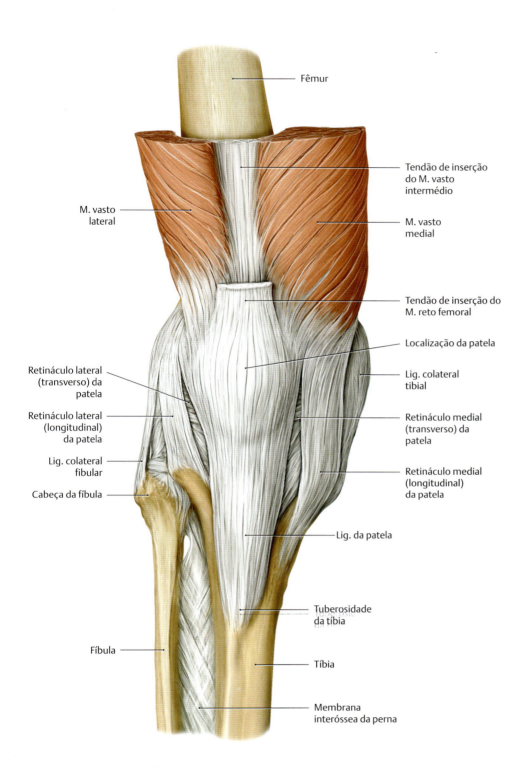

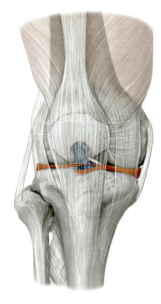

D Localização dos ligamentos cruzados e dos meniscos no joelho
Vista anterior do joelho direito, na qual a cápsula e a patela são mostradas em cor clara. Os ligamentos cruzados são coloridos de azul-escuro e os meniscos, de vermelho.

E Vista geral dos ligamentos do joelho
Como suas faces ósseas articulares não são justapostas em uma grande área, o joelho necessita de um grupo de ligamentos fortes e distensíveis para manter a estabilidade. Esses ligamentos do joelho podem ser divididos em dois grupos, extrínseco e intrínseco.

Ligamentos extrínsecos
• Face anterior
– Lig. da patela
– Retináculo medial (longitudinal) da patela
– Retináculo lateral (longitudinal) da patela
– Retináculo medial (transverso) da patela
– Retináculo lateral (transverso) da patela
• Faces medial e lateral
– Lig. colateral tibial*
– Lig. colateral fibular*
• Face posterior
– Lig. poplíteo oblíquo
– Lig. poplíteo arqueado

Ligamentos intrínsecos
– Lig. cruzado anterior
– Lig. cruzado posterior
– Lig. transverso do joelho
– Lig. meniscofemoral posterior

* Na linguagem clínica são chamados de ligamentos colaterais medial e lateral.

C Cápsula e ligamentos anteriores e laterais do joelho direito
Vista anterior. A cápsula e os ligamentos na face anterior do joelho servem principalmente para estabilizar a patela. Os principais estabilizadores são os tendões de inserção do M. reto femoral e dos Mm. vasto medial e vasto lateral, os retináculos medial e lateral da patela, e, em nível mais profundo, os ligamentos meniscopatelares.

Observação: O aparelho capsular e ligamentar lateral, os ligamentos colaterais medial e lateral (ver **E** e pp. 458/459), junto com outras estruturas, formam os complexos ligamentares posteromedial e posterolateral (para o complexo ligamentar posterolateral, ver **A**).

1.19 Articulação do Joelho: Ligamentos Cruzados e Colaterais

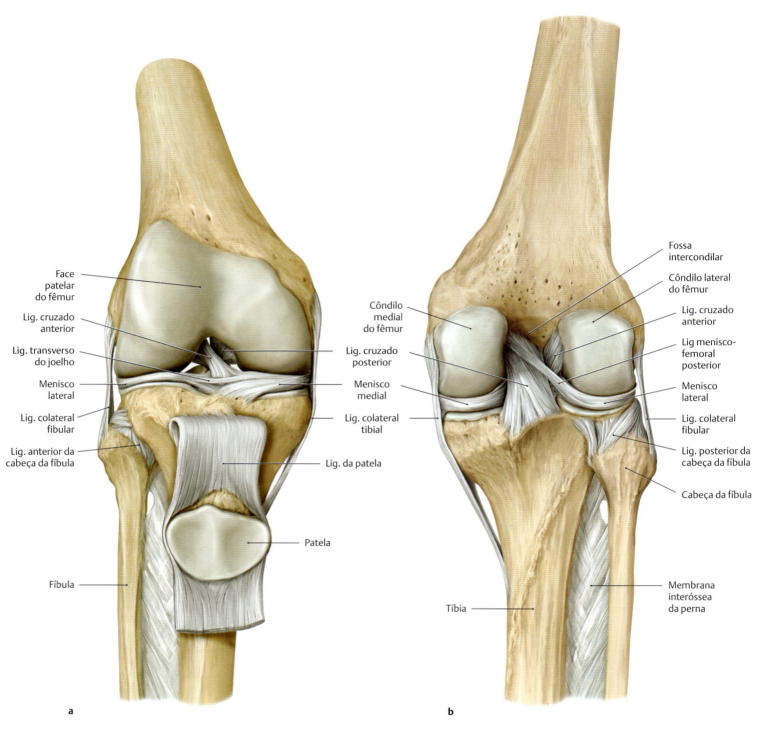

A Ligamentos cruzados do joelho direito
a Vista anterior. O Lig. da patela foi rebatido para baixo com a patela fixada.
b Vista posterior.
Os Ligg. cruzados do joelho estendem-se entre as áreas intercondilares anterior e posterior da tíbia (não mostradas aqui; ver p. 460) e a fossa intercondilar do fêmur.

- O Lig. cruzado anterior (LCA) segue da área intercondilar anterior da tíbia até a face medial do côndilo lateral do fêmur. O LCA é dividido, anatômica e funcionalmente, em dois feixes, um anteromedial e outro posterolateral (Feixe AM ou PM; ver p. 466, Ruptura do Ligamento Cruzado Anterior)

- O Lig. cruzado posterior é mais espesso do que o Lig. anterior e forma aproximadamente um ângulo reto com ele, passando da área intercondilar posterior até a face lateral do côndilo medial do fêmur. Dois feixes de fibras podem ser separados no ligamento cruzado posterior, um anterolateral mais forte e outro posteromedial mais fraco.

Os ligamentos cruzados mantêm as faces articulares do fêmur e da tíbia em contato enquanto estabilizam a articulação do joelho, principalmente no plano sagital. Alguns feixes dos ligamentos cruzados permanecem tensos em todas as posições da articulação.

1 Ossos, Ligamentos e Articulações | Membro Inferior

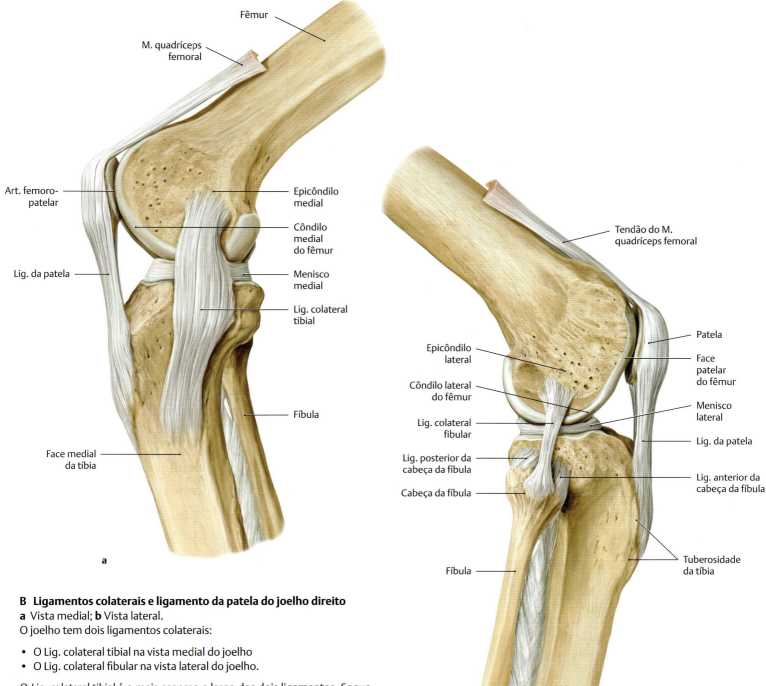

B Ligamentos colaterais e ligamento da patela do joelho direito
a Vista medial; b Vista lateral.
O joelho tem dois ligamentos colaterais:

- O Lig. colateral tibial na vista medial do joelho
- O Lig. colateral fibular na vista lateral do joelho.

O *Lig. colateral tibial* é o mais espesso e largo dos dois ligamentos. Segue obliquamente para baixo e para frente, do epicôndilo medial do fêmur até a face medial da parte superior da tíbia, aproximadamente 7 a 8 cm abaixo do platô tibial. O *Lig. colateral fibular* é redondo e segue obliquamente para baixo e para trás do epicôndilo lateral do fêmur até a cabeça da fíbula. Os dois ligamentos colaterais estão tensos quando o joelho está em *extensão* (ver **A**). Quando o joelho está em *flexão*, o raio da curvatura é reduzido e as origens e inserções dos ligamentos colaterais se aproximam, causando afrouxamento dos ligamentos. Os dois ligamentos colaterais estabilizam a articulação do joelho no plano frontal. Assim, a lesão ou a ruptura desses ligamentos pode ser diagnosticada por exame da estabilidade mediolateral do joelho e da extensão da abertura medial e lateral do espaço articular com manipulação.

Observe a diferente relação entre cada ligamento colateral e a cápsula articular com menisco associado: o Lig. colateral *tibial* está firmemente fixado à cápsula e ao menisco medial, enquanto o Lig. colateral *fibular* não tem contato direto com a cápsula nem com o menisco lateral. Consequentemente, o menisco medial é menos móvel do que o menisco lateral e assim, é muito mais suscetível à lesão (ver também p. 461).

459

1.20 Articulação do Joelho: Meniscos

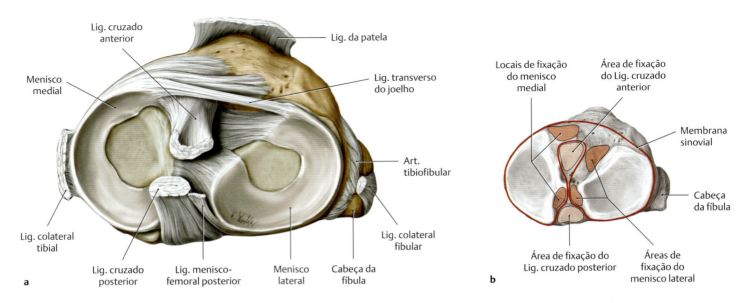

A Platô tibial com os meniscos medial e lateral e os locais de fixação dos meniscos e dos ligamentos cruzados
Platô tibial direito, vista superior com os ligamentos cruzados e colaterais seccionados e o fêmur removido.

a Formato e fixações dos meniscos: Os meniscos medial e lateral têm formato de crescente quando vistos de cima (L. *meniscus* = crescente). Suas extremidades (os cornos anterior e posterior) estão fixadas por ligamentos curtos ao osso das áreas intercondilar anterior e posterior da tíbia. O *menisco lateral* forma quase um anel completo, enquanto o *menisco medial* tem um formato mais semicircular. No todo, o menisco medial é menos móvel do que o menisco lateral porque seus pontos de fixação ao osso são mais afastados (ver **b**) e também está bem fixado perifericamente ao Lig. colateral tibial. O menisco lateral não tem fixação ao ligamento colateral fibular (ver **E**).

b Locais de fixação dos meniscos medial e lateral e dos ligamentos cruzados: A linha vermelha indica a fixação tibial da membrana sinovial, que cobre os ligamentos cruzados anteriormente e nas laterais. Os ligamentos cruzados situam-se no tecido conjuntivo subsinovial da cápsula articular e são cobertos posteriormente pela membrana fibrosa espessa. Como os ligamentos cruzados migram anteriormente para a articulação do joelho durante o desenvolvimento (ver também p. 462), são extracapsulares, mas intra-articulares em sua localização, e recebem seu suprimento sanguíneo da fossa poplítea (A. média do joelho, ver p. 579).

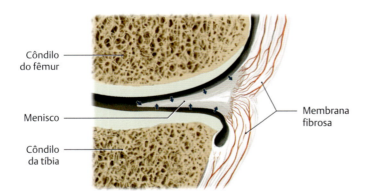

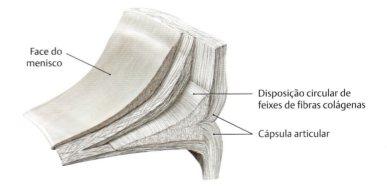

B Suprimento sanguíneo dos meniscos
Esquema de corte frontal da articulação femorotibial. As partes fibrosas dos meniscos, localizadas adjacentes à cápsula, têm um rico suprimento sanguíneo (as artérias inferiores medial e lateral do joelho, originadas na A. poplítea, ver p. 579). Mas as partes mais centrais dos meniscos, formadas por fibrocartilagem, são avasculares e totalmente nutridas pelo líquido sinovial (setas).

C Estrutura do menisco
O menisco tem um formato triangular no corte transversal, sendo a base do triângulo voltada para a periferia e fixada à cápsula articular. A face voltada para o platô tibial é plana, enquanto a face superior voltada para os côndilos femorais é côncava. Os dois terços centrais, internos dos meniscos, são formados de fibrocartilagem, e o terço externo, de tecido conjuntivo resistente. Os feixes de fibras colágenas na fibrocartilagem e no tecido conjuntivo apresentam um arranjo predominantemente circular, refletindo as grandes forças de tensão que se desenvolvem nos meniscos. A capacidade do tecido do menisco de se movimentar para fora em resposta à carga é semelhante àquela encontrada nos discos intervertebrais (convertendo a pressão em forças tensoras).

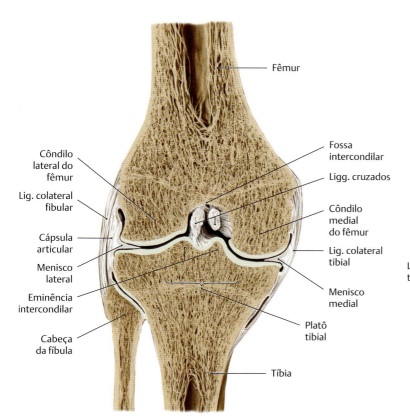

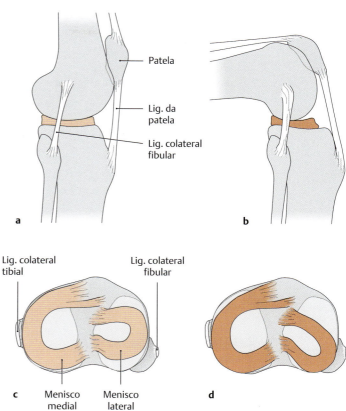

D Corte frontal da articulação femorotibial
Joelho direito, vista anterior. Uma função essencial dos meniscos é aumentar a área de superfície disponível para transferência de carga na articulação do joelho. Com suas diferentes curvaturas, os meniscos compensam as diferenças nas faces articulares do fêmur e da tíbia. Eles absorvem aproximadamente um terço das cargas impostas ao joelho, e ajudam a distribuir as pressões, de maneira mais uniforme, na articulação femorotibial.

E Movimentos dos meniscos durante a flexão do joelho
Os desenhos mostram uma articulação do joelho direito em vista lateral em extensão (**a**) e flexão (**b**) e o platô tibial visto de cima em extensão (**c**) e flexão (**d**).
Observe que o menisco medial, que está fixado mais firmemente do que o menisco lateral, sofre deslocamento consideravelmente menor durante a flexão do joelho.

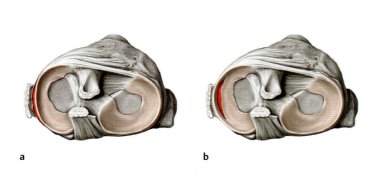

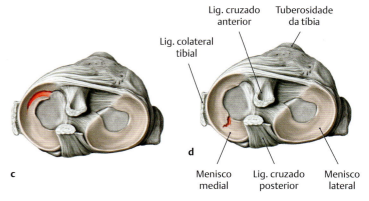

F Diferentes tipos de lacerações do menisco
Platô tibial direito, vista superior.

a Laceração periférica.
b Laceração em alça de balde.
c Laceração longitudinal ou em retalho do corno anterior.
d Laceração radial do corno posterior.

O menisco medial, sendo menos móvel, sofre lesão com frequência muito maior do que o menisco lateral. Na maioria das vezes as lesões do menisco resultam de movimentos súbitos de extensão ou rotação do joelho fletido (rotação lateral e medial) com a perna fixa, como pode ocorrer ao esquiar ou jogar futebol. As forças de cisalhamento resultantes podem lacerar a substância do menisco ou arrancá-lo de sua fixação periférica. A principal característica de uma lesão recente do menisco é a limitação dolorosa da extensão ativa e passiva do joelho, imediatamente após o traumatismo, enquanto o paciente mantém o joelho ligeiramente fletido. Há alterações degenerativas nos meniscos com o envelhecimento, que são exacerbadas por cargas excessivas e por deformidades angulares do joelho (varo ou valgo, ver p. 424).

1.21 Articulação do Joelho: Cápsula e Cavidade Articulares

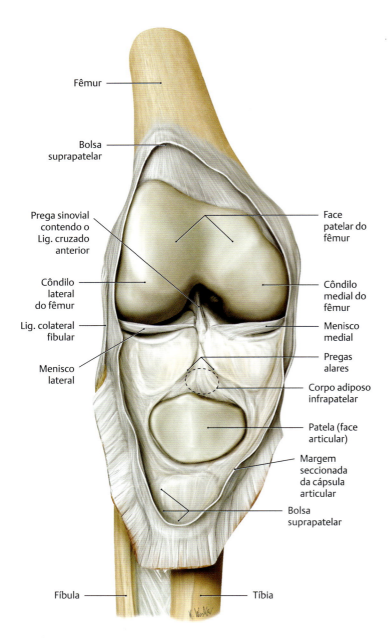

A Joelho direito com a cápsula articular aberta
A patela foi rebatida para baixo. Na parte meniscofemoral anterior da cápsula articular, várias pregas da cápsula projetam-se para a cavidade articular (pregas alares nas duas faces do corpo adiposo infrapatelar), aumentando a sua capacidade.

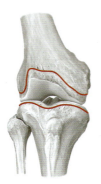

C Inserções femoral anterior e tibial da cápsula articular
Joelho direito, vista anterior.

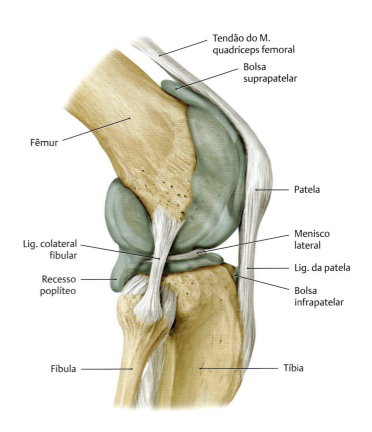

B Extensões da cavidade articular
Joelho direito, vista lateral. A cavidade articular foi demonstrada injetando-se uma resina líquida no joelho e depois removendo-se a cápsula após o endurecimento da resina.

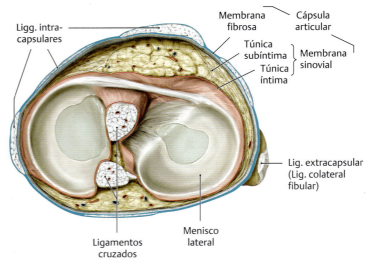

D Estrutura da cápsula articular
Joelho direito após a remoção do fêmur (a cápsula articular e os ligamentos foram seccionados), vista cranial.
Observação: Os ligamentos cruzados seguem na túnica subíntima e, portanto, encontram-se em posição intracapsular, porém extra-articular (ver p. 45). Ao contrário dos ligamentos, os meniscos, por exemplo, encontram-se em posição intra-articular, uma vez que não são cobertos por uma túnica íntima sinovial e estabelecem contato direto com a sinóvia (ver p. 44).

1 Ossos, Ligamentos e Articulações | Membro Inferior

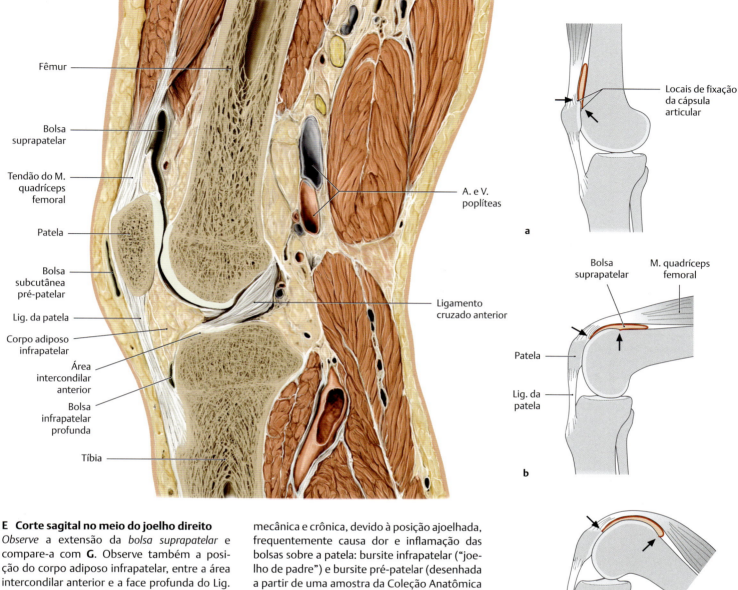

E Corte sagital no meio do joelho direito
Observe a extensão da *bolsa suprapatelar* e compare-a com **G**. Observe também a posição do corpo adiposo infrapatelar, entre a área intercondilar anterior e a face profunda do Lig. da patela. Queda sobre o joelho ou irritação mecânica e crônica, devido à posição ajoelhada, frequentemente causa dor e inflamação das bolsas sobre a patela: bursite infrapatelar ("joelho de padre") e bursite pré-patelar (desenhada a partir de uma amostra da Coleção Anatômica da Universität Kiel).

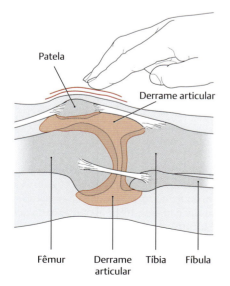

F "Sinal de rechaço da patela" no derrame articular do joelho
Quando há acúmulo de sinóvia no joelho, devido a alterações ou a lesões inflamatórias, podem ser observados vários graus de edema articular. Para diferenciar um derrame intra-articular do edema da própria cápsula articular, a perna é colocada em posição de extensão máxima. Isso forçará a saída do líquido intra-articular (possivelmente aumentado) da bolsa suprapatelar para o espaço entre a patela e o fêmur. O examinador então empurra a patela para baixo com o dedo indicador. Se houver excesso de líquido na articulação, haverá rechaço quando a patela for liberada (teste positivo).

G Ação da bolsa suprapatelar durante a flexão
Joelho direito, vista medial.

a Posição neutra.
b 80° de flexão.
c 130° de flexão.

A bolsa suprapatelar estende-se proximalmente do polo superior da patela, volta-se para trás distalmente, e insere-se na junção osteocondral na face patelar do fêmur. Esta extensa prega proporciona uma capacidade de reserva quando o joelho está fletido, abrindo completamente após 130° de flexão.

463

1.22 Articulação do Joelho: Amplitude de Movimento e Testes de Função do Aparelho Ligamentar Capsular

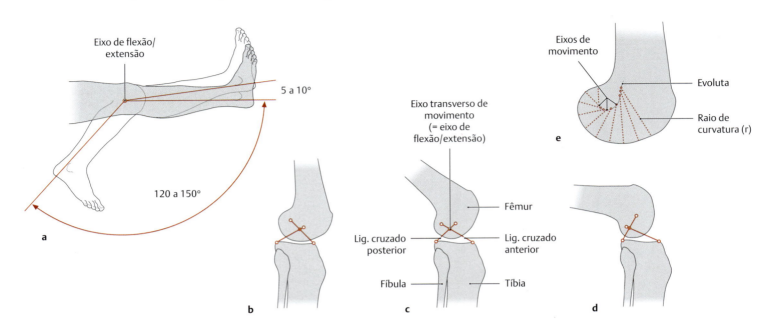

A Flexão e extensão da articulação do joelho
Joelho direito, vista lateral.
A flexão e a extensão do joelho ocorrem em torno de um eixo transversal (**a**) que atravessa o centro dinâmico de rotação em qualquer posição articular. Este centro está localizado no ponto de interseção dos ligamentos colaterais e ligamentos cruzados (**b**). Com o aumento da flexão do joelho (**c, d**), o eixo de flexão dinâmica desloca-se para cima e para trás ao longo de uma linha curva (evoluta, **e**). A distância instantânea daquela curva até a face articular do fêmur é igual à mudança de raio da curvatura (r) do côndilo do fêmur. A amplitude de movimento total, principalmente em flexão, depende de vários parâmetros (limitação dos tecidos moles, insuficiência ativa ou *encurtamento* dos músculos isquiotibiais (ver p. 503).

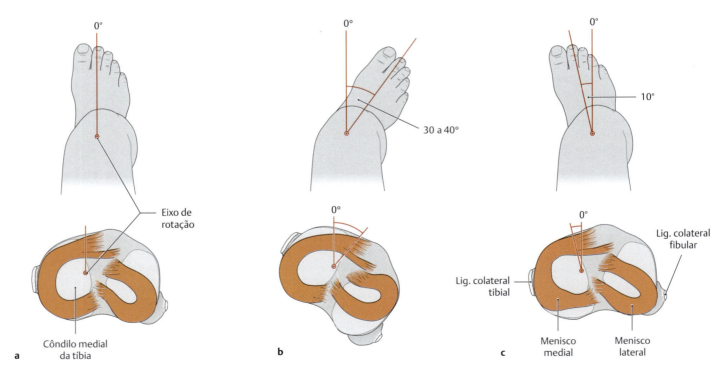

B Movimentos de rotação da tíbia, em relação ao fêmur, com o joelho fletido a 90°
Joelho direito, vista superior do joelho fletido e do platô tibial correspondente.

a Posição neutra.
b Rotação lateral.
c Rotação medial.

O eixo de rotação tibial passa verticalmente na parte medial do côndilo medial da tíbia. Como os ligamentos cruzados (não mostrados aqui) giram (um em relação ao outro) durante a rotação medial, a amplitude de rotação medial no joelho (aproximadamente 10°) é bem menor do que a amplitude de rotação lateral (30 a 40°). Consequentemente, a maioria das rupturas do ligamento cruzado ocorre durante a rotação medial e envolve o ligamento cruzado anterior.
Observe os diferentes graus de deslocamento dos meniscos lateral e medial!

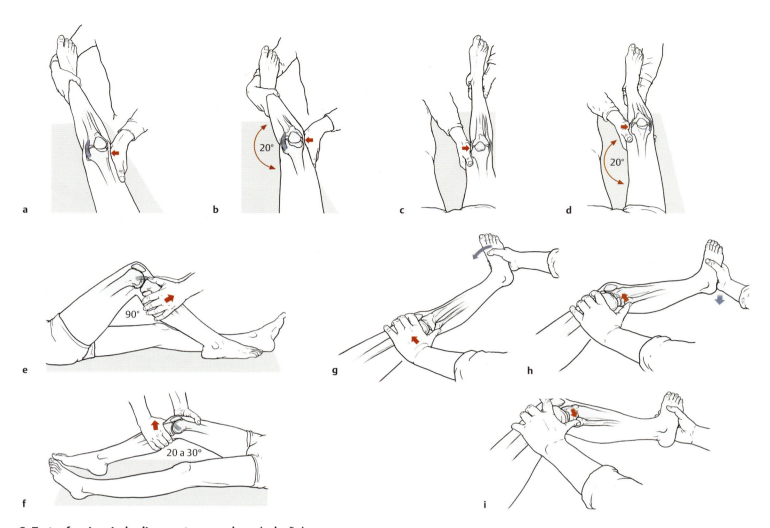

C Testes funcionais dos ligamentos capsulares (seleção)

Cerca de 90% de todas as lesões dos ligamentos capsulares podem ser diagnosticadas com suficiente acurácia apenas por meio da anamnese exata e do exame clínico. Dependendo do mecanismo da lesão, pode haver instabilidade simples ou complexa do joelho.

Observação: Para o teste de estabilidade é, portanto, essencial saber em que posição a articulação do joelho é estabilizada pelas exatas estruturas articulares que se deseja verificar. Os testes de estabilidade podem ser classificados da seguinte forma:

a-d Teste de valgo e varo (exame da elevação lateral da articulação do joelho)

O paciente é colocado em decúbito dorsal e mantém o joelho esticado ou flexionado a 20°. O examinador cobre com uma mão a tíbia do paciente na altura da articulação do tornozelo. Com a outra mão, o examinador exerce estresse em valgo ou varo, pressionando, então, a parte externa (**a** e **b**) ou interna, contra a articulação do joelho (**c** e **d**). A maior elevação sob *estresse em valgo em posição de extensão* indica não só uma lesão do ligamento colateral tibial, mas também lesão da cápsula posteromedial e dos ligamentos cruzados. O *estresse em valgo em 20° de flexão do joelho* pode, no entanto, ser um teste isolado do ligamento colateral tibial. A maior elevação sob *estresse em varo em posição de extensão* significa não só uma lesão do ligamento colateral fibular, mas também da cápsula posterior e dos ligamentos cruzados. A maior elevação sob *estresse em varo em 20° de flexão do joelho* sugere lesão isolada do ligamento colateral fibular.

e e f Teste da gaveta e teste de Lachmann

Ambos os testes são realizados quando existe a suspeita de lesão do ligamento cruzado anterior e/ou posterior (teste da gaveta anterior/posterior e teste de Lachmann), sendo o teste de Lachmann especialmente sensível. Aqui é mostrada a variante anterior, pois o ligamento cruzado anterior (LCA) é lesionado com mais frequência que o posterior (comparar com p. 466). No teste da gaveta anterior (**e**), o paciente é colocado em decúbito dorsal. A articulação do quadril é flexionada a 45°, a articulação do joelho, a 90°, e o pé e as nádegas são fixados. O examinador segura a cabeça da tíbia do paciente com as duas mãos e tenta mover a tíbia para frente (**f**). No teste de Lachmann anterior, o paciente também é colocado em decúbito dorsal, com as articulações do joelho e do quadril, no entanto, flexionadas a cerca de 20 a 30°. Motivo: Nesta posição da articulação de quase extensão, o LCA tem uma função estabilizadora essencial, pois o braço de alavanca dos músculos isquiotibiais é minimizado. Então, quando o ligamento cruzado é lesionado, isso é particularmente evidente nesta posição. O examinador cobre a coxa com uma das mãos, com a outra move a tíbia para frente. Tanto no teste de gaveta anterior quanto no teste de Lachmann, uma leve parada indica ruptura completa do ligamento cruzado, uma parada mais firme indica um ligamento intacto ou uma ruptura parcial. "Parada leve" significa que a tíbia não é interrompida, e/ou isso é quase imperceptível, quando se deseja movê-la para frente ou para trás; "parada forte" significa que é interrompida abruptamente.

g-i Teste de desvio do pivô (teste de subluxação anterior dinâmica)

Aqui também é mostrada a variante com o teste da subluxação anterior para a detecção de uma lesão do LCA. O paciente é colocado em decúbito dorsal, o examinador se posiciona na lateral do membro a ser examinado. Ele segura a perna esticada com o calcanhar em rotação medial e aplica estresse em valgo sobre a parte proximal da tíbia (**g**). Sob esta carga, por exemplo, em caso de ruptura do ligamento cruzado anterior entre a extensão total e 30° de flexão da articulação do joelho, ocorre translação anterior adicional (subluxação) do platô tibial lateral (**h**). Se a articulação então voltar a se flexionar, em 20 a 30° de flexão, com a extensão do trato iliotibial (nesse ângulo de flexão, a direção de extensão é alterada), ocorre notável redução, geralmente de modo repentino ("fenômeno do ressalto"), do platô tibial (**i**). O paciente tem uma sensação desagradável de instabilidade.

Membro Inferior | 1 Ossos, Ligamentos e Articulações

1.23 Articulação do Joelho: Ruptura do Ligamento Cruzado Anterior

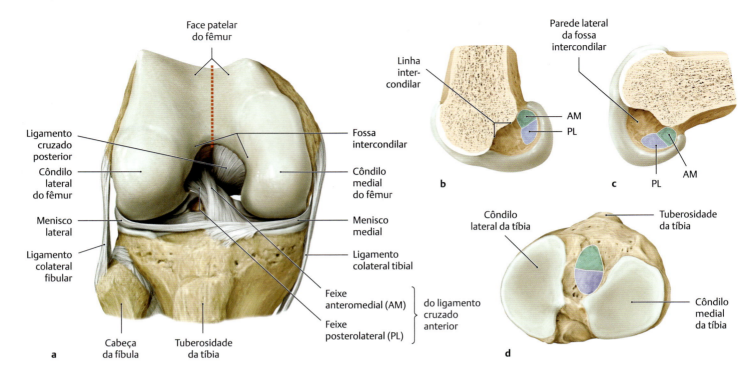

A Anatomia do ligamento cruzado anterior (LCA)
a Articulação do joelho direita em posição fletida; vista anteriormente após a remoção da patela e da cápsula articular; **b** e **c** Localização das superfícies de origem dos feixes de fibras anteromedial e posterolateral na região da parede lateral da fossa intercondilar em posição de extensão (**b**) e flexão (**c**); **d** Superfícies de inserção dos feixes de fibras no platô tibial.
A designação dos feixes de fibras do ligamento cruzado anterior como feixe AM e feixe PL ocorre de acordo com sua inserção tibial (ver **d**). A origem femoral dos dois feixes na área posterolateral da fossa intercondilar limita-se, superiormente, com a linha intercondilar (feixe AM) e estende-se ao longo da junção osteocartilagínea (feixe PL) (ver **c**). Entre as duas origens às vezes existe uma crista adicional. Em seu trajeto através da fossa intercondilar, os feixes seguem um atrás do outro, de modo que o ligamento cruzado anterior, em corte transversal, tem uma forma oval (ver **d**). Devido às suas diferentes extensões (feixe AM = cerca de 38 mm; feixe PL = cerca de 2 mm) e seus diferentes trajetos íngremes, em diferentes posições da articulação, as partes em tensão e relaxada se distinguem (ver **B**).

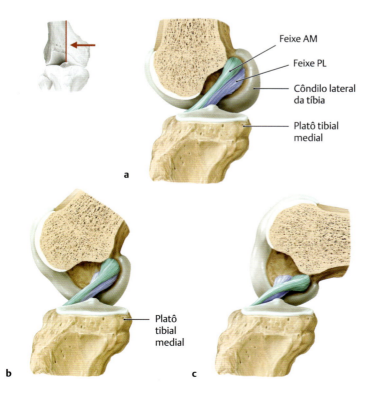

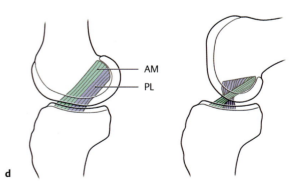

B Função do ligamento cruzado anterior
a–c Articulação do joelho direita em diferentes posições de flexão (**a** = 0°; **b** = 35°; e **c** = 90°). Vista da parede lateral da fossa intercondilar após a remoção do côndilo medial do fêmur (ver detalhe); (**d**) Representação esquemática do feixe de fibras sob tensão em diferentes posições de flexão.
Ambos os feixes de fibras (feixes AM e PL) exibem um comportamento de tensão recíproco, ou seja, o feixe AM está sob tensão, em posição fletida da articulação do joelho, e o feixe PL, em posição de extensão da articulação do joelho. Desta forma, o ligamento cruzado anterior em ângulos de flexão diferentes assegura a estabilidade anterior, bem como a estabilidade rotacional.

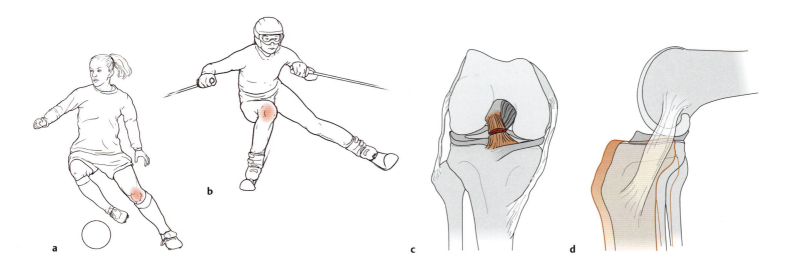

C Ruptura do ligamento cruzado anterior: mecanismos de lesão, epidemiologia e diagnóstico

a Mecanismo de lesão típico em uma mudança brusca de direção: articulação do joelho em posição de flexão, valgo e rotação externa.
b Mecanismo de lesão típico com a perna fixa e com o joelho muito flexionado (traumatismo de rotação medial, centro de gravidade atrás do joelho).
c e **d** Condição após ruptura do ligamento cruzado anterior, joelho direito em flexão, vista anterior (**c**) e vista medial (**d**).

A ruptura do ligamento cruzado anterior (LCA) é uma típica consequência de acidentes esportivos e é cerca de 10 vezes mais frequente do que a ruptura do ligamento cruzado posterior. Vinte por cento de todas as lesões do joelho estão associadas a uma ruptura do LCA. Por isso, ela é a lesão do joelho mais comum (atualmente, na Alemanha, cerca de 35.000/ano; nos EUA, 100.000/ano). Setenta por cento das rupturas do LCA ocorrem entre 15 e 45 anos. As mulheres são muito mais frequentemente afetadas do que os homens. As rupturas são frequentemente acompanhadas de lesões tanto do ligamento colateral medial quanto do menisco medial (lesão da "tríade infeliz"). No exame, além da anamnese cuidadosa, especialmente a inspeção, os exames de imagens e determinados testes de diagnóstico desempenham um papel central. Os testes clássicos para o diagnóstico funcional do sistema cápsula-ligamento incluem o teste para o chamado "sinal da gaveta" (ver p. 465). Um teste de gaveta anterior positivo significa a ruptura do ligamento cruzado anterior, e um teste de gaveta posterior positivo, a ruptura do ligamento cruzado posterior.

Observação: Do ponto de vista clínico, a interpretação do sinal da gaveta é, às vezes, difícil. Após uma ruptura aguda do ligamento cruzado anterior, um teste de gaveta anterior pode ser negativo devido à tensão dos músculos isquiocrurais. Do mesmo modo, logo após uma lesão, por causa da dor, o joelho pode não ser flexionado a 90° conforme necessário para a realização do teste da gaveta.

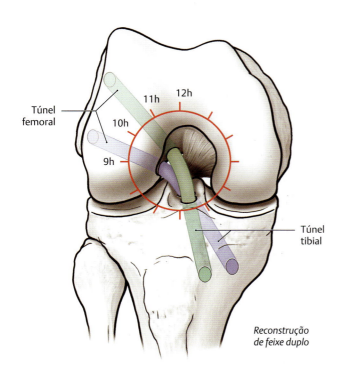

Reconstrução de feixe duplo

D Ruptura do ligamento cruzado anterior: reconstrução de feixe duplo

Para restaurar a estabilidade anteroposterior, bem como a estabilidade de rotação do ligamento cruzado anterior (LCA), ambos os feixes (feixes AM e PL) devem ser substituídos (comparar com **B**). Durante a chamada reconstrução de feixe duplo (ou "técnica de quatro canais") são criados 4 túneis ósseos por artroscopia em 110° de flexão da articulação do joelho e colocados dois enxertos na posição dos feixes AM e PL. No exame de imagem de corte transversal, na articulação do joelho direito, o enxerto deve deixar a fossa intercondilar nas posições de 9h30 (feixe PL) e de 10h30 (feixe AM). A inserção tibial do feixe AM é 30% o diâmetro máximo da tíbia; a inserção do feixe PL, 44%. Como enxerto, atualmente são usados tendões autólogos do M. semitendíneo ou grácil. Os enxertos de tendão patelar tradicionais apresentam morbidade de remoção muito maior do que os tendões desses músculos. A técnica de feixe duplo promete melhores desfechos funcionais da cirurgia em termos de translação anteroposterior e estabilidade rotacional (ver Petersen e Zanto, 2009). Como essa cirurgia é, no entanto, muito minuciosa, geralmente é feita a chamada reconstrução de feixe único, com um túnel ósseo e um enxerto (padrão-ouro).

A substituição cirúrgica do ligamento cruzado é recomendada especialmente para esportistas ativos. O objetivo é restaurar anatomicamente a estrutura destruída e, com isso, a estabilidade, e evitar danos nos ligamentos, menisco e cartilagem (e diminuir o risco de artrose!). Quando o LCA reconstruído é posicionado incorretamente, ele pode restringir a liberdade de movimento e interromper a cinemática articular.

1.24 Joelho: Anatomia Seccional

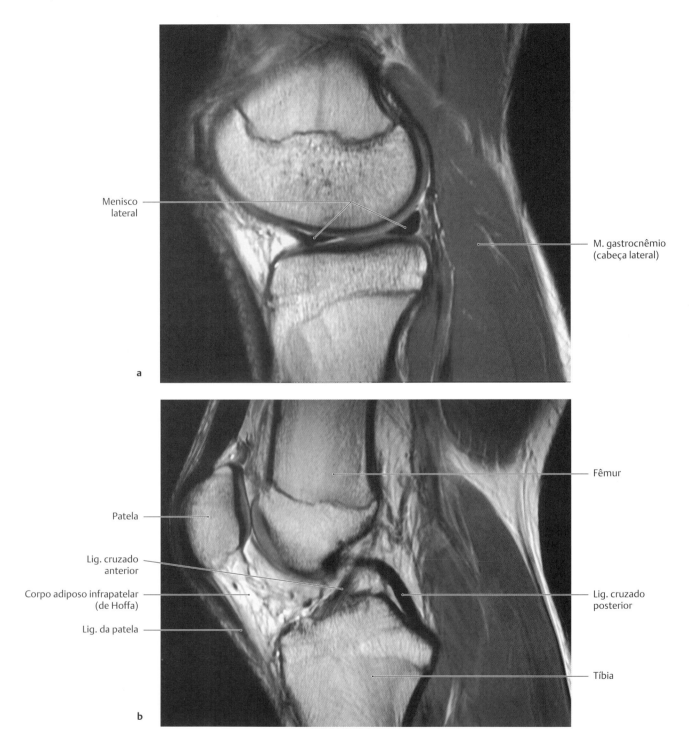

A Ressonância magnética da articulação do joelho (de: Vahlensieck M, Reiser M. MRT des Bewegungsapparates, 4. Aufl., Stuttgart: Thieme; 2014)
Sequências de cortes sagitais, ponderadas em T1, no nível do menisco lateral (**a**) e dos ligamentos cruzados (**b**).
No diagnóstico das afecções articulares, as vantagens da RM são a evidenciação diferenciada das estruturas articulares internas, do sistema capsuloligamentar, das partes moles circunjacentes e dos tecidos ósseos subcondrais. Além das imagens ponderadas em T1, adequadas essencialmente para a orientação anatômica e para as características teciduais, as sequências com densidade de prótons e com saturação de gordura, ponderadas em T2, são importantes no diagnóstico articular, uma vez que são mais sensíveis às alterações edematosas (p. ex., após fraturas) e a cartilagem hialina articular mostra hipersinal (ver **B**) (a gordura fornece um alto sinal na RM, mas este sinal é, frequentemente, indesejável e, portanto, deve ser suprimido!)
Observação: Nos cortes sagitais, o ligamento cruzado posterior é bem visualizado em todo o seu trajeto, com um formato regularmente arciforme, da região posterior para a região cranial. O ligamento cruzado anterior, por sua vez, somente pode ser observado completamente quando a articulação do joelho se encontra em rotação lateral em torno de 15 a 20°, como é mostrado aqui.

1 Ossos, Ligamentos e Articulações | Membro Inferior

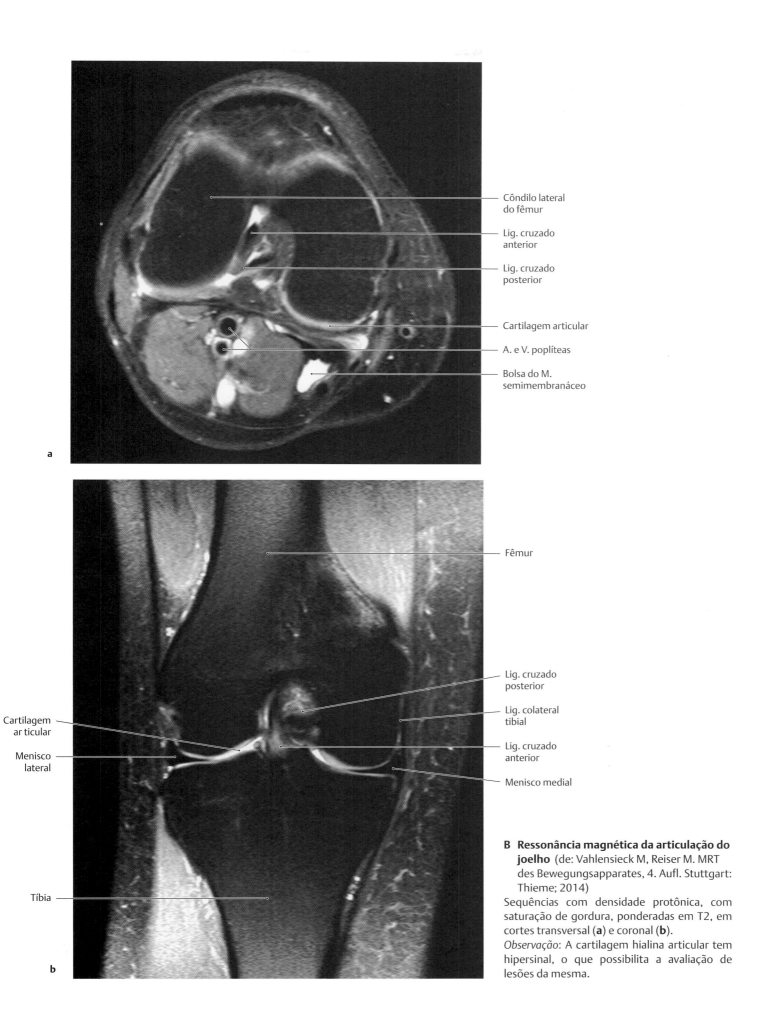

B Ressonância magnética da articulação do joelho (de: Vahlensieck M, Reiser M. MRT des Bewegungsapparates, 4. Aufl. Stuttgart: Thieme; 2014)
Sequências com densidade protônica, com saturação de gordura, ponderadas em T2, em cortes transversal (**a**) e coronal (**b**).
Observação: A cartilagem hialina articular tem hipersinal, o que possibilita a avaliação de lesões da mesma.

Membro Inferior | 1 Ossos, Ligamentos e Articulações

1.25 Articulações do Pé: Revisão dos Ossos Articulados e das Articulações

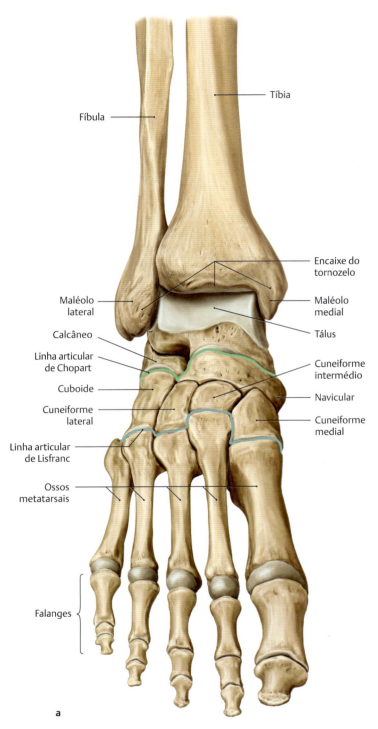

A Os ossos nas diferentes articulações do pé direito
a Vista anterior com a articulação talocrural em flexão plantar.
b Vista posterior com o pé em posição neutra.

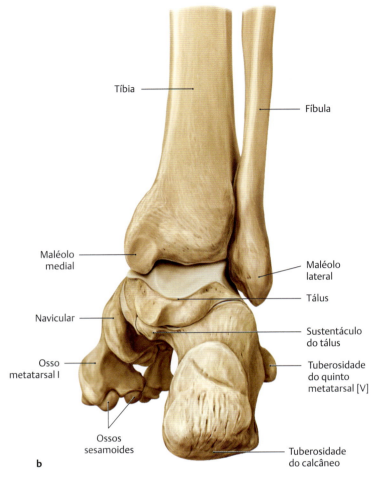

B Revisão das articulações no pé

- Art. talocrural
- Art. talocalcânea (subtalar) e Art. talocalcaneonavicular*
- Art. calcaneocubóidea
- Art. talonavicular
- Art. transversa do tarso** (linha articular *de Chopart*)
- Art. cuneonavicular
- Artt. intercuneiformes
- Art. cuneocubóidea
- Artt. tarsometatarsais (linha articular *de Lisfranc*)
- Artt. intermetatarsais
- Artt. metatarsofalângicas
- Artt. interfalângicas proximais (IFP)
- Artt. interfalângicas distais (IFD)

*Na parte inferior do tornozelo, o tálus articula-se com o calcâneo e com o navicular. Anatomicamente, há uma distinção entre duas articulações separadas. Uma posterior chamada Art. subtalar (talocalcânea) e uma anterior denominada Art. talocalcaneonavicular. A denominação Art. talotarsal é obsoleta, mas ainda necessária.
**Consiste no conjunto das Artt. calcaneocubóidea e talonavicular.

470

1 Ossos, Ligamentos e Articulações | Membro Inferior

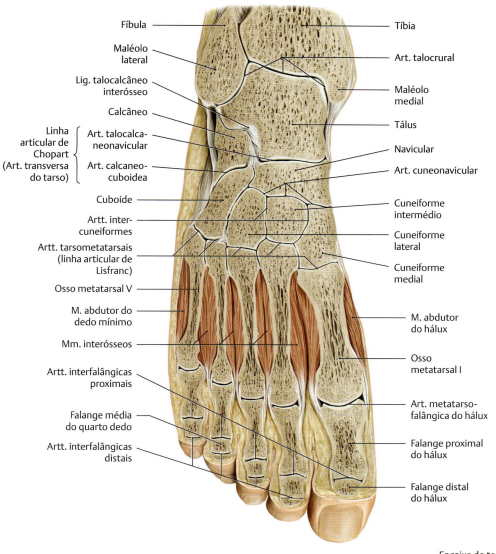

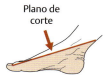

C Corte transversal oblíquo do pé
Pé direito, vista superior. O pé está em flexão plantar na articulação talocrural (desenhado a partir de uma amostra da Coleção Anatômica da Universität Kiel).

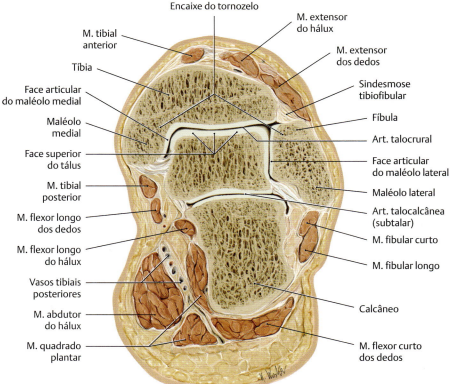

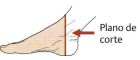

D Corte frontal das articulações talocrural e talocalcânea
Pé direito, vista posterior. A articulação talocrural está em flexão plantar, e a articulação talocalcânea foi seccionada no seu compartimento posterior (desenhado a partir de uma amostra da Coleção Anatômica da Universität Kiel).

471

1.26 Articulações do Pé: Faces Articulares

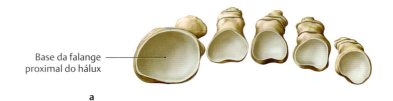

a

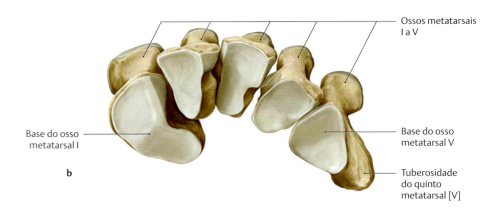

b

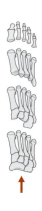

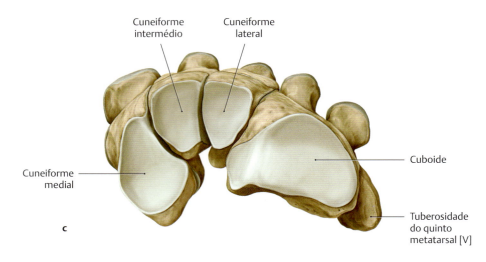

c

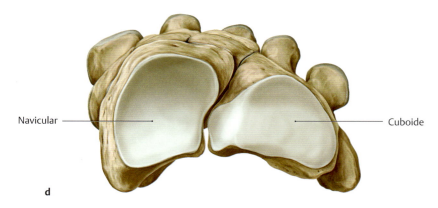

d

A Faces articulares proximais
Pé direito, vista proximal.

a Artt. metatarsofalângicas: bases das falanges proximais do hálux ao dedo mínimo.
b Artt. tarsometatarsais (de Lisfranc): bases dos ossos metatarsais I a V.
c Artt. cuneonavicular e calcaneocubóidea: faces articulares proximais dos cuneiformes medial, intermédio e lateral e do cuboide.
d Artt. talocalcaneonavicular e calcaneocubóidea (articulação transversa do tarso [de Chopart]): faces articulares proximais do navicular e do cuboide.

1 Ossos, Ligamentos e Articulações | Membro Inferior

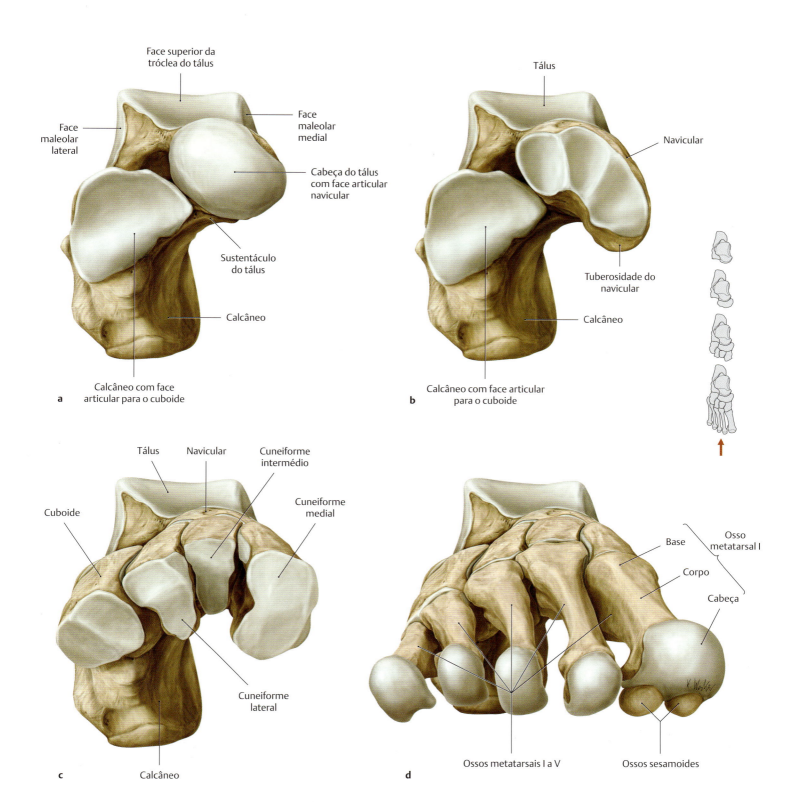

B Faces articulares distais
Pé direito, vista anterior.

a Artt. talocalcaneonavicular e calcaneocubóidea (articulação transversa do tarso [de Chopart]): faces articulares distais do calcâneo e tálus.

b Artt. cuneonavicular e calcaneocubóidea: faces articulares distais do navicular e calcâneo.

c Artt. tarsometatarsais (de Lisfranc): faces articulares distais dos cuneiformes medial, intermédio e lateral e do cuboide.

d Artt. metatarsofalângicas: cabeças dos ossos metatarsais I a V.

473

1.27 Articulações do Pé: Talocrural e Talocalcânea

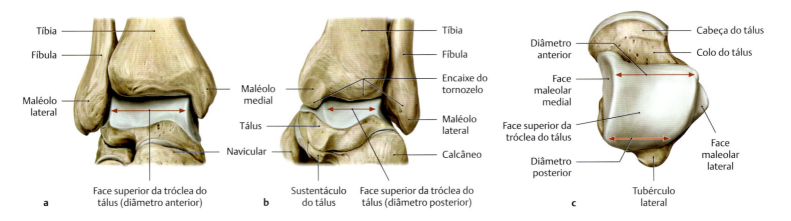

A Elementos ósseos que se articulam na articulação talocrural
a Pé direito, vista anterior.
b Pé direito, vista posterior.
c Tróclea do tálus direito, vista superior.

A Art. talocrural é formada pelas extremidades distais da tíbia e da fíbula (o encaixe do tornozelo, ver também **B**) articulando-se com a tróclea do tálus. Isso proporciona à Art. talocrural boa estabilidade óssea e ligamentar e ajuda a estabilizar o corpo na postura ereta. Entretanto, devido ao formato da tróclea do tálus (a parte anterior, da face superior, é aproximadamente 5 a 6 mm mais larga do que a parte posterior), a estabilidade óssea da articulação talocrural difere na flexão e na extensão. Quando a parte anterior mais larga da tróclea articula-se com o encaixe do tornozelo em *dorsiflexão* (na qual o pé aproxima-se da perna, como no agachamento), os ligamentos da sindesmose tibiofibular (ver p. 476) são distendidos e tensionados, e há excelente estabilidade óssea. Mas quando a parte posterior mais estreita da tróclea entra em contato com o encaixe do tornozelo na *flexão plantar* (p. ex., ao ficar nas pontas dos pés), o tálus não oferece mais um alto grau de estabilidade óssea no encaixe do tornozelo.

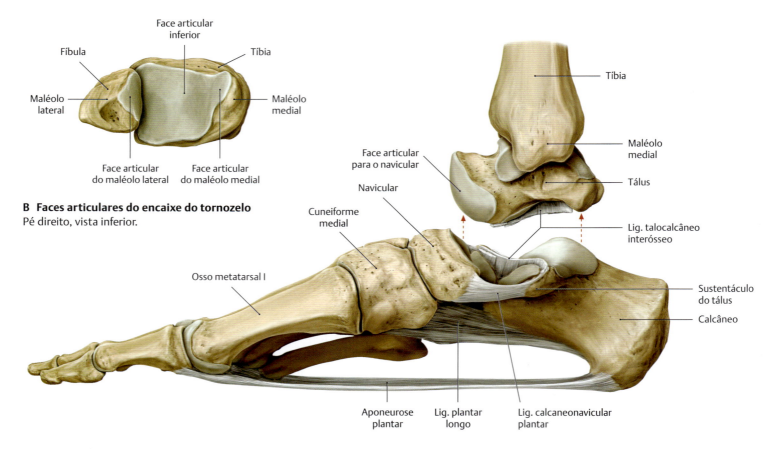

B Faces articulares do encaixe do tornozelo
Pé direito, vista inferior.

C Vista geral de uma articulação talocalcânea aberta
Pé direito, vista medial. O Lig. talocalcâneo interósseo foi seccionado e o tálus foi deslocado para cima para mostrar as faces articulares inferiores da articulação talocalcânea.

Observe o trajeto do Lig. calcaneonavicular plantar, que interage com o Lig. plantar longo e com a aponeurose plantar para dar suporte ao arco longitudinal do pé (ver também **D** e p. 483).

1 Ossos, Ligamentos e Articulações | Membro Inferior

D Trajeto dos ligamentos calcaneonavicular plantar e plantar longo
Pé direito, vista plantar. O ligamento calcaneonavicular plantar que cursa entre o sustentáculo do tálus e o navicular complementa o encaixe articular ósseo da articulação talocalcânea.

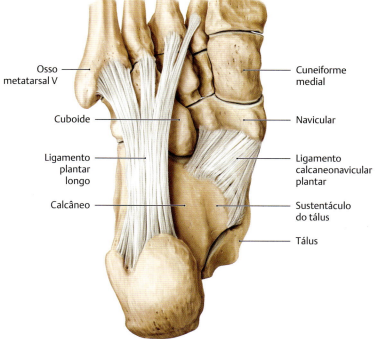

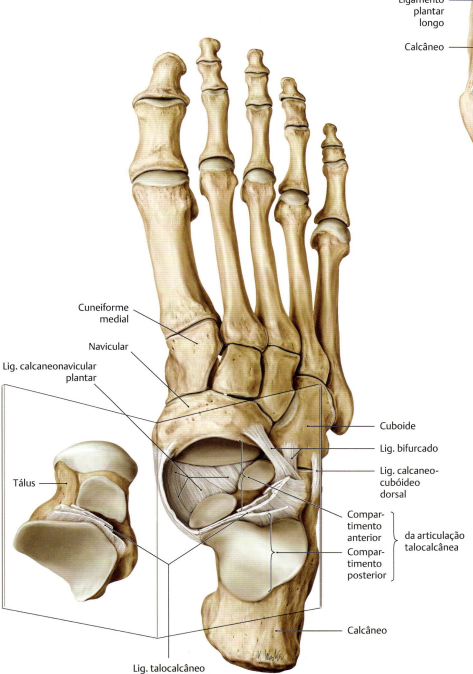

E Faces articulares da articulação inferior do tornozelo
Pé direito, vista superior (após separação do tálus). Na parte inferior do tornozelo, o tálus articula-se com o calcâneo e com o navicular. Consiste em duas articulações completamente separadas:

- Um compartimento posterior (a Art. subtalar [talocalcânea[) e
- Um compartimento anterior (a Art. talocalcaneonavicular).

O limite entre os dois compartimentos é formado pelo Lig. talocalcâneo interósseo localizado no canal do tarso (canal ósseo formado pelo sulco do tálus e pelo sulco do calcâneo; sua entrada é o seio do tarso). O ligamento calcaneonavicular plantar, que apresenta células cartilaginosas em sua face medial, curva-se, como um tendão, ao redor da cabeça plantar do tálus, que atua como um fulcro. Estabiliza a posição do tálus sobre o calcâneo e ajuda a sustentar o ápice do arco longitudinal do pé (ver p. 483). O estiramento excessivo do ligamento calcaneonavicular plantar, devido ao achatamento do arco plantar, causa o surgimento do pé plano.

Membro Inferior | 1 Ossos, Ligamentos e Articulações

1.28 Ligamentos do Pé

A Ligamentos do pé direito, vista medial
No pé, é feita uma distinção entre os ligamentos das articulações superior e inferior do tornozelo, do mediopé, do antepé e da planta do pé. Os ligamentos colaterais medial e lateral (ligamentos interno e externo), juntamente com os ligamentos da sindesmose tibiofibular (ver **E**), estabilizam e orientam efetivamente a articulação superior do tornozelo, uma vez que as partes ligamentares são tensionadas em qualquer posição articular (em qualquer movimento).

B Ligamentos do pé direito, vista lateral
Entorses da articulação do tornozelo e principalmente de seus ligamentos laterais (geralmente traumatismo em supinação = deformação do tornozelo em posição de supinação) são lesões extremamente comuns. Frequentemente ocorrem durante a flexão plantar, uma posição de menor estabilidade óssea da articulação talocrural (ver p. 474). A maioria dessas lesões ocorre durante atividades esportivas e outras atividades de lazer em solo irregular. Geralmente, o traumatismo causa estiramento ou laceração do ligamento talofibular anterior e/ou do ligamento calcaneofibular. Se a perna for torcida violentamente com o pé fixo, também pode haver separação do encaixe do tornozelo com ruptura da sindesmose tibiofibular (ver **D**). Na região do ligamento colateral lateral (ligamentos laterais), não é incomum a seguinte variante do Lig. talofibular anterior: o ligamento é duplicado, e sua parte separada inferior é conectada em forma de arco ao Lig. calcaneofibular (Vega et al., 2018).

1 Ossos, Ligamentos e Articulações | Membro Inferior

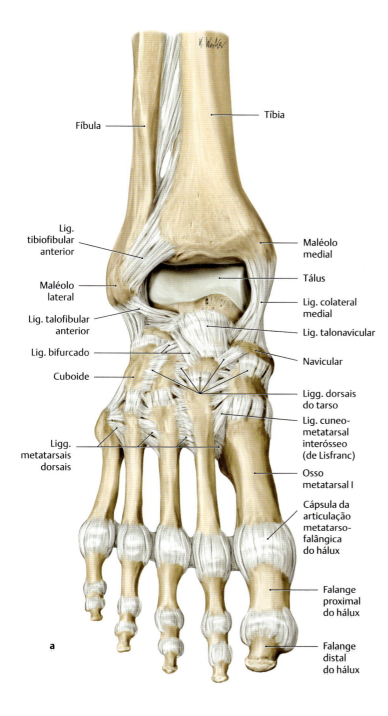

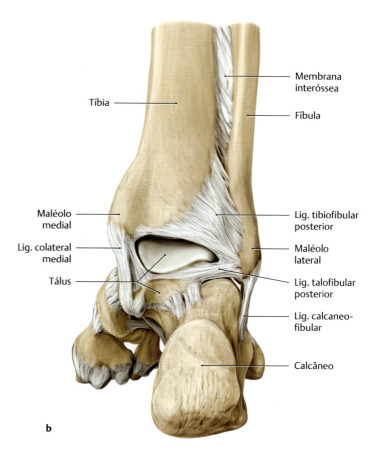

C Ligamentos do pé direito
a Vista anterior (articulação talocrural em flexão plantar).
b Vista posterior (posição neutra do pé).

As partes anterior e posterior da cápsula articular talocrural foram removidas para mostrar mais claramente a posição dos ligamentos.

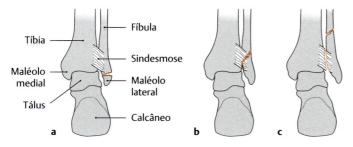

D Fraturas de Weber
A fratura de Weber é uma fratura por avulsão do maléolo lateral da fíbula. As fraturas de Weber são classificadas como tipo A, B ou C, dependendo da ocorrência de fratura abaixo, no mesmo nível ou acima da sindesmose. A sindesmose pode ou não se romper em uma fratura de Weber do tipo B (como mostrado aqui), mas sempre se rompe na fratura de Weber do tipo C.

E Ligamentos da articulação talocrural (os ligamentos da articulação subtalar são revistos na p. 475).

Ligamentos laterais (ligamento colateral lateral)
- Lig. talofibular anterior
- Lig. talofibular posterior
- Lig. calcaneofibular

Ligamentos mediais*
- Lig. colateral medial (deltoide)
  – Parte tibiotalar anterior
  – Parte tibiotalar posterior
  – Parte tibionavicular
  – Parte tibiocalcânea

Ligamentos sindesmóticos do encaixe do tornozelo
- Lig. tibiofibular anterior
- Lig. tibiofibular posterior

* Innen- und Außenbänder werden auch als mediale und laterale Seitenbänder (Ligg. collateralia mediale u. laterale) bezeichnet.

477

1.29 Movimentos do Pé

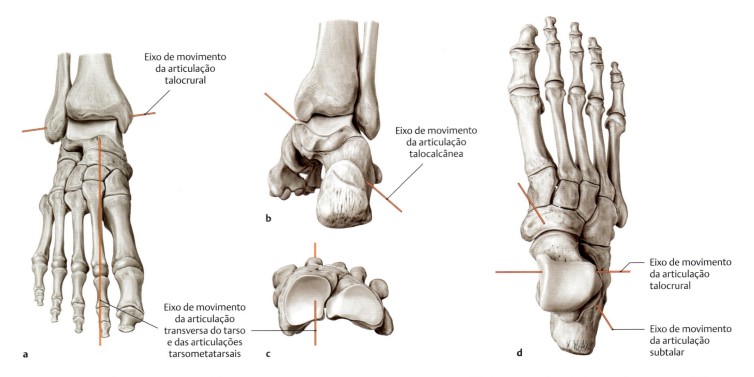

A Principais eixos de movimento no pé direito
a Vista anterior com a articulação talocrural em flexão plantar.
b Vista posterior na posição funcional (ver **B**).
c Antepé direito isolado, vista posterior.
d Vista superior.

Os eixos de movimento articular do pé são complexos, e as descrições dos movimentos nas suas articulações são, frequentemente, inconsistentes e confusas. Os eixos de movimento a seguir são importantes na terminologia clínica e nos testes de movimento articular (compare com a página ao lado):

- **Eixo de movimentação da articulação talocrural (flexão plantar/dorsal):** Este eixo passa, quase transversalmente, pelos maléolos lateral e medial. Forma um ângulo de aproximadamente 82° com o eixo da diáfise da tíbia, no plano frontal, e forma um ângulo de 10° com o plano frontal, na face medial (**a, d**)
- **Eixo de movimentação da articulação talocalcânea (inversão/eversão):** Este eixo segue obliquamente para cima, pelo pé, de posterolateral para anteromedial, isto é, da região lateral do calcâneo, pela parte medial do canal do tarso, até o centro do navicular. Forma um ângulo de aproximadamente 30° com o plano horizontal e um ângulo de 20° com o plano sagital (**b, d**)
- **Eixos de movimentação do antepé na articulação transversa do tarso e nas articulações tarsometatarsais (pronação/supinação):** Este eixo está situado aproximadamente no plano sagital, seguindo do calcâneo pelo navicular e ao longo do segundo raio (**a, c**).

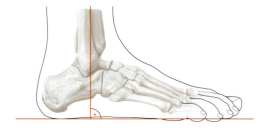

B Posição funcional do pé
Pé direito, vista lateral. Na posição neutro-nula (zero grau), o esqueleto do pé tem ângulo de aproximadamente 90° em relação ao esqueleto da perna. Esta *posição plantígrada do pé* é denominada posição funcional, sendo importante para ficar de pé e caminhar normalmente.

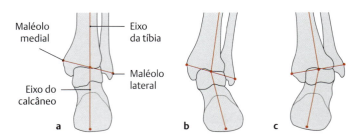

C Eixo do retropé
Parte distal da perna direita e retropé, vista posterior.

a Com alinhamento axial normal no retropé, o eixo tibial e o eixo do calcâneo situam-se em uma linha vertical (pé reto). O eixo do calcâneo situa-se no meio de uma linha traçada entre os dois maléolos.
b Pé valgo: o pé está em posição evertida.
c Pé varo: o pé está em posição invertida.

1 Ossos, Ligamentos e Articulações | Membro Inferior

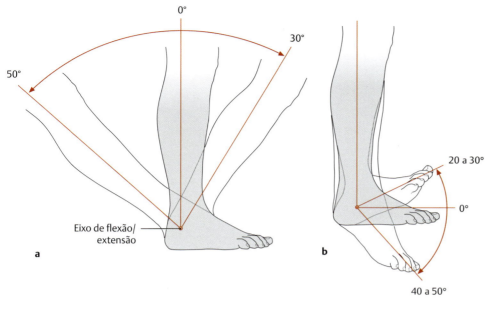

D Amplitude normal de movimento da articulação talocrural
Vista lateral.

a Pé direito sobre o solo (membro de apoio).
b Pé direito fora do solo (membro oscilando).

Começando da posição neutro-nula (zero grau) (plantígrada), o pé, que não está sustentando o peso, tem uma amplitude de aproximadamente 40 a 50° de flexão plantar e uma amplitude de aproximadamente 20 a 30° de flexão dorsal. Quando o pé é apoiado no solo (na fase de apoio da marcha), a perna pode ser movida aproximadamente 50° para trás (flexão plantar) e 30° para frente (flexão dorsal).

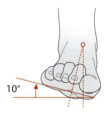 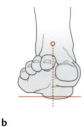 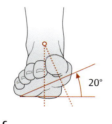 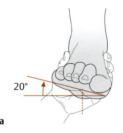 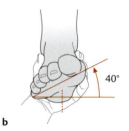

E Amplitude de movimento da articulação subtalar
Pé direito, vista anterior.

a Evertido em 10°.
b Posição neutro-nula (zero grau).
c Invertido em 20°.

A rotação do calcâneo medialmente (inversão) e lateralmente (eversão) é medida a partir da posição neutro-nula (zero grau). Isso é realizado clinicamente mantendo-se a perna parada e movimentando-se o calcâneo para trás e para frente. A estimativa da amplitude de inversão/eversão baseia-se no eixo do calcâneo.

F Amplitude de pronação/supinação da articulação transversa do tarso e das articulações tarsometatarsais.
Pé direito, vista anterior.

a Amplitude de pronação do antepé: 20°.
b Amplitude de supinação do antepé: 40°.

A amplitude de movimento é verificada com o retropé fixo. A pronação/supinação do antepé é verificada girando-se o antepé para fora em relação ao retropé (elevando a margem lateral do pé), ou para dentro (elevando a margem medial do pé).

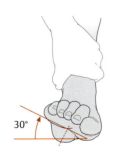 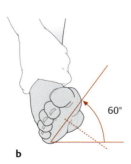 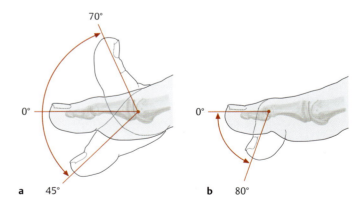

G Amplitude total de movimento do antepé e do retropé
Pé direito, vista anterior.

a Eversão e pronação do antepé: 30°.
b Inversão e supinação do antepé: 60°.

Como os movimentos nas articulações são complexos, e os diferentes movimentos articulares são, quase sempre, associados mecanicamente, a amplitude de todos os movimentos articulares pode ser avaliada mantendo-se a perna parada e elevando-se todo o pé nas direções medial e lateral.

H Amplitude de movimento das articulações do hálux
Vista medial.

a Flexão/extensão da primeira articulação metatarsofalângica.
b Flexão da primeira articulação interfalângica.

Os dedos, e principalmente o hálux, podem ser estendidos passivamente até cerca de 90°. Este é um pré-requisito importante para a marcha, principalmente durante a fase entre o levantamento do calcanhar do solo e o apoio do dedo no chão.

1.30 Arco Plantar e Arco Transverso: Visão Geral

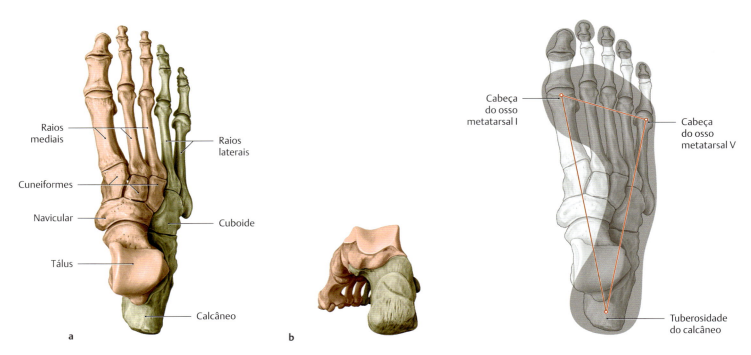

A Arcos plantares
a Pé direito, vista superior.
b Pé direito, vista posteromedial.

Do ponto de vista estrutural, as forças sustentadas pelo pé são distribuídas entre dois raios laterais (fibulares) e três raios mediais (tibiais). Os raios laterais estendem-se pelo cuboide até o calcâneo, enquanto os raios mediais estendem-se pelos cuneiformes e do navicular até o tálus. A disposição desses raios — adjacentes na região distal e superpostos na região proximal — cria um arco longitudinal e um arco transverso na região plantar. Esses arcos plantares permitem a adaptação ideal do pé ao terreno irregular, assegurando que as forças compressivas possam ser transmitidas em condições mecânicas ideais em qualquer situação. Assim, os arcos absorvem os choques (elasticidade) e ajudam o pé a absorver as cargas verticais. A deficiência dos arcos, no pé plano ou no pé plano transverso, por exemplo, pode causar dor considerável ao caminhar.

B Arquitetura plantar do pé direito
Vista superior mostrando os pontos ósseos de sustentação para o arco plantar e a impressão plantar associada. A área que é delimitada unindo-se os suportes ósseos (a tuberosidade do calcâneo e as cabeças do primeiro e do quinto metatarsais) tem o formato de um triângulo. Em contrapartida, a área de contato com o solo, definida pelos tecidos moles plantares (a impressão plantar ou *podograma*) é consideravelmente maior. Os calos, tipicamente encontrados no calcanhar e nas bases do hálux e do dedo mínimo, confirmam que essas áreas sustentam a maior parte da carga.

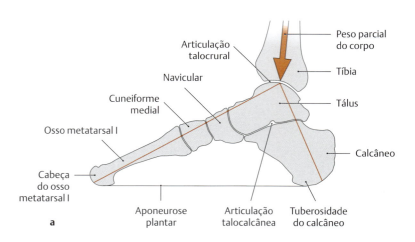

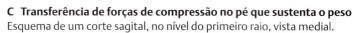

C Transferência de forças de compressão no pé que sustenta o peso
Esquema de um corte sagital, no nível do primeiro raio, vista medial.

a Durante a fase de apoio, o peso do corpo sobre a articulação talocrural é transferido pelo tálus para o antepé e para o retropé.

b O esquema de uma radiografia ilustra a disposição paralela das trabéculas do osso esponjoso. O padrão ajusta-se às forças de compressão (indicadas pela cor) que resultam das cargas que atuam sobre o antepé e o retropé (**a**).

1 Ossos, Ligamentos e Articulações | Membro Inferior

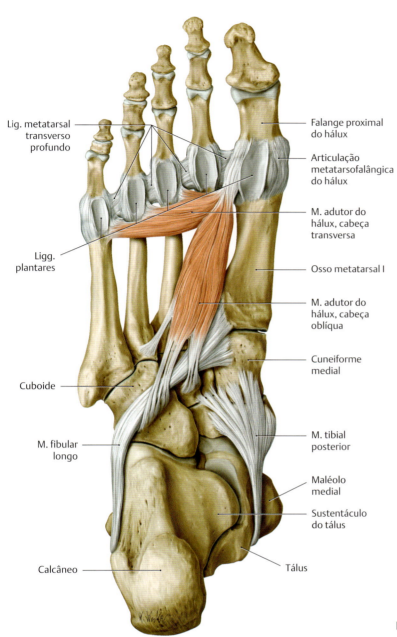

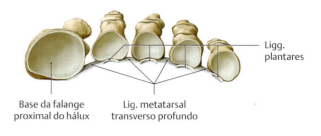

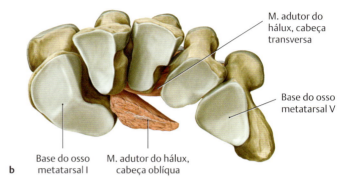

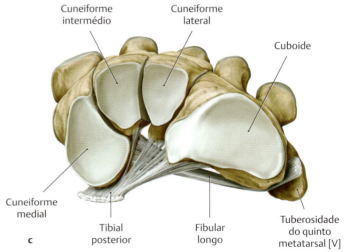

D Estabilizadores ativos e passivos do arco transverso, vista plantar
Pé direito. As estruturas de estabilização, ativas e passivas, mantêm a curvatura do arco transverso do pé. Os estabilizadores passivos são os ligamentos, e os estabilizadores ativos são os músculos. No pé, as estruturas ligamentares, geralmente, conseguem manter os arcos do pé sem ajuda dos músculos. Mas quando as cargas sobre o pé são aumentadas, como durante a marcha ou a corrida em solo irregular, as forças musculares ativas são recrutadas para oferecer apoio adicional.

E Estabilizadores ativos e passivos do arco transverso, vista posterior
Pé direito.

a Estabilizadores do arco no antepé (arco anterior). O ligamento metatarsal transverso profundo estabiliza o arco anterior, no nível das cabeças dos ossos metatarsais. Assim, o arco do antepé depende totalmente de estabilizadores *passivos*, enquanto os arcos do metatarso e do tarso (**b, c**) têm apenas estabilizadores *ativos*.
b Estabilizadores do arco do metatarso. A cabeça transversa do M. adutor do hálux é o estabilizador muscular primário do arco do metatarso.
c O principal músculo de sustentação do arco na região tarsal é o fibular longo. Após girar em volta do cuboide, seu tendão de inserção segue da margem lateral do pé, pela planta, até o cuneiforme medial e a base do primeiro metatarsal. Outro estabilizador ativo nessa região é o M. tibial posterior, cujo tendão de inserção emite expansões para os cuneiformes. Como ocorre com o M. fibular longo, o seu trajeto oblíquo permite que sustente o arco longitudinal, além de seu componente transverso.

481

1.31 Arco Longitudinal do Pé

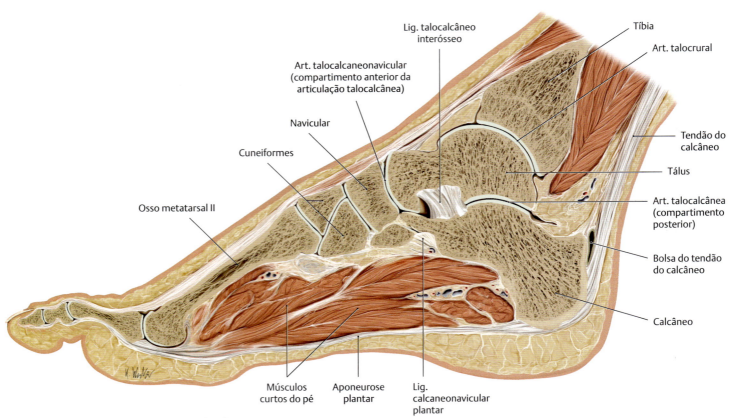

A Estabilizadores ativos do arco longitudinal
Corte sagital no nível do segundo raio de um pé direito, vista medial. O segundo raio (formado pelo segundo dedo, segundo osso metatarsal, cuneiforme intermédio, navicular e calcâneo) tem o arqueamento mais alto no arco plantar longitudinal, com sua altura diminuindo lateralmente. Os principais estabilizadores ativos do arco longitudinal são os *músculos curtos do pé*: abdutor do hálux, flexor curto do hálux, flexor curto dos dedos, quadrado plantar e abdutor do dedo mínimo (desenhado a partir de uma amostra da Coleção Anatômica da Universität Kiel).

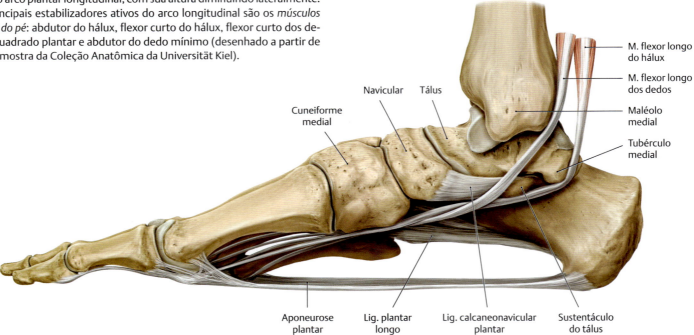

B Estabilizadores passivos do arco longitudinal
Pé direito, vista medial. Os principais estabilizadores passivos do arco longitudinal são a aponeurose plantar, o ligamento plantar longo e o ligamento calcaneonavicular plantar. A aponeurose plantar é particularmente importante devido ao seu braço de alavanca longo, enquanto o Lig. calcaneonavicular plantar é o componente mais fraco (menor distância do ápice do arco longitudinal). *Observação*: Os *tendões de inserção dos músculos flexores longos* do pé (Mm. flexor longo do hálux e flexor longo dos dedos) também ajudam a evitar a flacidez do arco longitudinal, embora não como estabilizadores passivos, e sim ativos. O M. flexor longo do hálux, que passa sob o sustentáculo do tálus, é particularmente efetivo no tensionamento do arco longitudinal como a corda de um arco.

1 Ossos, Ligamentos e Articulações | Membro Inferior

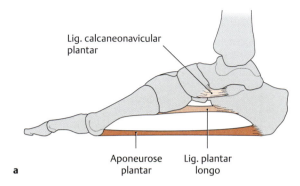

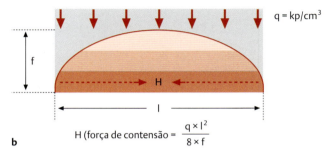

C Sustentação do arco longitudinal
a Sustentação ligamentar do arco longitudinal (pé direito, vista medial).
b Cálculo da força de contensão (H) necessária para manter o arco (de acordo com Rauber e Kopsch).

Comparando o arco longitudinal do pé ao arco de uma parábola imaginária, vemos que a força de contensão (H) tem de ser aplicada para manter a curvatura do arco. A magnitude dessa força depende da carga (q), do comprimento da corda do arco (l) e da altura do arco (f). Consequentemente, as estruturas mais efetivas na manutenção do arco do pé são aquelas mais próximas do solo, pois, o longo braço de alavanca daquelas requer menor gasto de força. A fórmula também determina que a força de contensão tem de aumentar com o aumento da distância l entre os pontos de sustentação, ou à medida que o arco se torna mais plano (f menor). Kp = quiloponde (= 9,8 N).

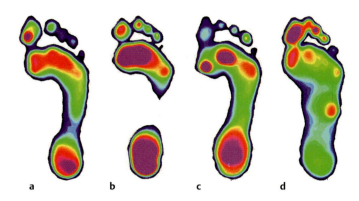

D Impressões plantares (podogramas), pés direitos (medida dinâmica da pressão plantar)
a Arcos plantares normais (pé reto).
b Aumento da altura do arco longitudinal (pé cavo).
c Perda do arco transverso (pé plano transverso).
d Perda do arco longitudinal (pé plano).

Na medição dinâmica da pressão do pé, um dispositivo de medição sensível à pressão (aproximadamente 4.000 sensores) analisa o processo de rolamento, simetria da marcha e todas as forças atuantes. A distribuição da pressão é registrada na forma de diferentes cores.
As deformidades do pé — desvios do formato normal e saudável do pé — podem ser congênitas, ou adquiridas por meio de paralisia ou de traumatismo. As anormalidades estruturais, causadas por cargas crônicas impostas sobre o pé, pelo peso do corpo, são denominadas especificamente como deformidades estáticas. (Figura original: Michael Kriwat, Kiel).

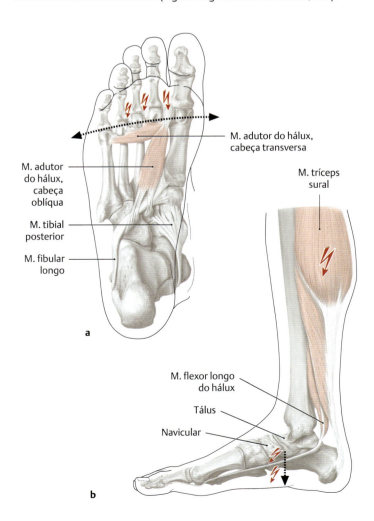

E Localização da dor associada ao achatamento do arco transverso e ao pé plano
a Achatamento do arco transverso direito visto pela face plantar. O colapso do arco transverso resulta em alargamento do antepé (setas) com maior pressão sobre as cabeças do segundo ao quarto ossos metatarsais e as articulações metatarsofalângicas associadas. Tipicamente, serão formados calos muito dolorosos entre as bases do hálux e do dedo mínimo nessa situação.
b Pé plano do lado direito, visto pela face medial. Com o colapso do arco longitudinal, caracterizado por deslocamento inferior do tálus e do navicular (seta), a sustentação de peso frequentemente causa dor difusa no pé, que é mais intensa na área do ligamento calcaneonavicular distendido. Também pode haver dor na sura (panturrilha) em virtude de aumento prolongado da tensão dos músculos surais (e também os músculos do pé, que tentam compensar a deficiência dos estabilizadores passivos).

1.32 Ossos Sesamoides e Lâminas Plantares das Articulações Metatarsofalângicas

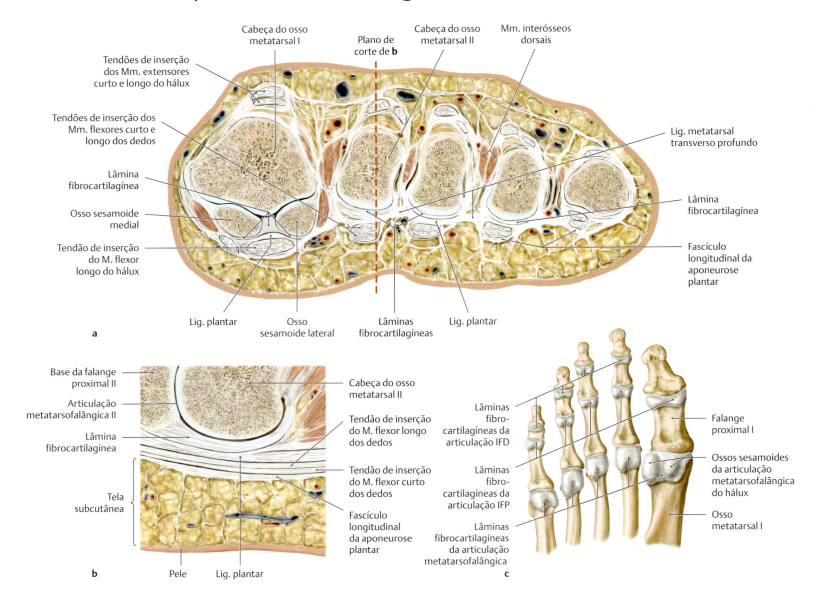

A Estrutura e função das lâminas fibrocartilagíneas na região das articulações dos dedos dos pés
a Corte transversal do pé direito na altura das cabeças dos ossos metatarsais, vista proximal. Em virtude do arranjo em forma de arco das articulações metatarsofalângicas, não foi retirada cartilagem na altura do quinto raio.
b Corte sagital na altura do segundo raio da articulação metatarsofalângica, vista do lado esquerdo. Neste plano de corte, são bem visíveis os diferentes tamanhos do encaixe e da cabeça articular. A lâmina fibrocartilagínea aumentou o encaixe articular da falange proximal em mais do que dobro. Portanto, ela consegue distribuir uniformemente a tensão articular em uma grande área. Princípio: aumento da superfície receptora da força (a e b desenhadas a partir de uma preparação da Coleção Anatômica da Universität Kiel).
c Apresentação isolada das lâminas fibrocartilagíneas na área das articulações dos dedos do pé; antepé direito, vista plantar.

Observe a incorporação dos ossos sesamoides nas lâminas fibrocartilagíneas da articulação metatarsofalângica do hálux (ver **B**).
As lâminas fibrocartilagíneas plantares na região das articulações metatarsofalângicas (ver **a**) têm cerca de 1,5 cm de comprimento e 1 cm de largura. Distalmente, elas consistem em fibrocartilagem, enquanto proximalmente consistem em tecido conjuntivo. Elas reforçam a cápsula articular plantar e estão, na parte mais espessa, no seu ponto de fixação estreito, imediatamente ao lado da margem cartilagínea da falange proximal. No sentido proximal – tomando a forma de cunha fina –, elas saem em uma parte membranácea da cápsula articular. As lâminas fibrocartilagíneas seguem, parcialmente, para a cápsula articular, que é reforçada por ligamentos colaterais. Entre as partes fibrocartilagíneas da lâmina plantar do primeiro ao quinto raio cursa o ligamento metatarsal transverso profundo. Funcionalmente as lâminas fibrocartilagíneas plantares são um tipo de lábio articular, que aumenta o encaixe articular da base da falange proximal e fornece uma área de suporte adicional para as cabeças dos ossos metatarsais. Dessa forma, as lâminas fibrocartilagíneas na área do antepé reduzem a carga sobre as cabeças dos ossos metatarsais. Em posição plantar às lâminas fibrocartilagíneas estão os ligamentos plantares. Eles estão envolvidos na formação das partes fibrosas do canal deslizante para a bainha do tendão do músculo flexor. Sobre a inserção nos ligamentos plantares os Mm. interósseos influenciam a localização das lâminas fibrocartilagíneas. Sobrecarga ou aumento crônico de pressão na região do antepé, por exemplo, por calçados impróprios (sapatos apertados, sapatos de salto alto) modificam permanentemente a posição da articulação metatarsofalângica em excessiva extensão dorsal e promovem o desenvolvimento de deformidades do pé (p. ex., dedos em martelo ou em garra). Isso, por sua vez, faz com que as lâminas fibrocartilagíneas na área das articulações metatarsofalângicas se estiquem ou rompam.

1 Ossos, Ligamentos e Articulações | Membro Inferior

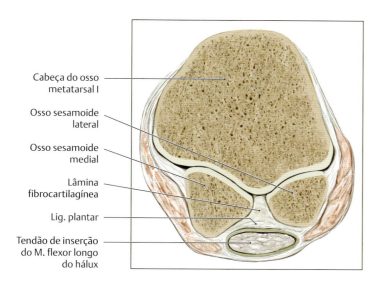

B Corte transversal da cabeça do osso metatarsal I, no nível dos ossos sesamoides

Hálux do pé direito, vista posterior. O plano de corte é indicado em **C**. Os ossos sesamoides lateral e medial têm a forma de uma meia esfera e apresentam uma face articular dorsal ligeiramente convexa que se articula com as faces articulares plantares (sulcadas) na cabeça do primeiro osso metatarsal. Os ossos sesamoides protegem os tendões do atrito excessivo. São importantes funcionalmente por sua capacidade de alongar o braço de alavanca do músculo, de tal forma que as forças musculares possam ser aplicadas com maior eficiência. O desenvolvimento dos ossos sesamoides pode ser interpretado como uma adaptação funcional aos tendões de pressão.

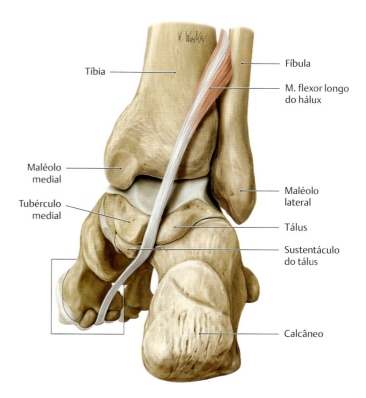

C Ossos sesamoides do hálux

Pé direito, vista posteromedial. O tendão do M. flexor longo do hálux segue entre os dois ossos sesamoides. O quadro ao redor dos sesamoides indica o plano de corte mostrado em **B**.

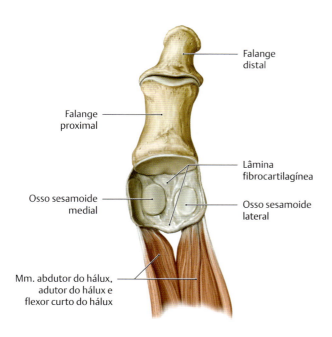

D Faces articulares dos ossos sesamoides

Vista dorsal com o primeiro osso metatarsal removido.
O placa plantar de fibras cartilaginosas com seu sistema cápsula-ligamento-sesamoide pode se romper quando a articulação metatarsofalângica do hálux é repentinamente sobrecarregada (lesão *turf-toe*). Isso ocorre, principalmente, em esportes como futebol americano, especialmente quando se joga em grama superficial (do inglês, *turf*).

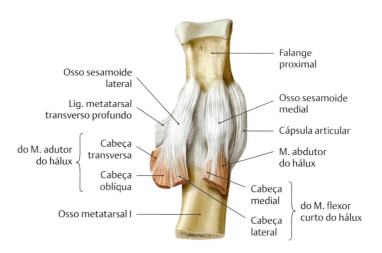

E Cápsula, ligamentos e fixações musculares dos ossos sesamoides

Primeira articulação metatarsofalângica do pé direito, vista plantar. Ambos os ossos sesamoides estão fixados à cápsula articular e aos ligamentos colaterais da articulação metatarsofalângica. Estão incrustados nos tendões de inserção dos seguintes músculos:

- Osso sesamoide medial   – M. abdutor do hálux
  – Cabeça medial do M. flexor curto do hálux

- Osso sesamoide lateral   – Cabeça lateral do M. flexor curto do hálux
  – Cabeça transversa do M. adutor do hálux
  – Cabeça oblíqua do M. adutor do hálux

1.33 Doenças Degenerativas do Hálux: Hálux Valgo, Hálux Rígido e Hálux em Martelo

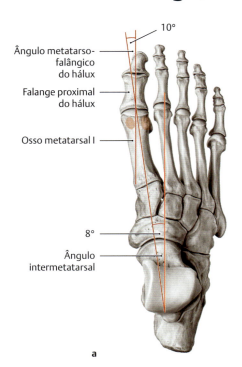
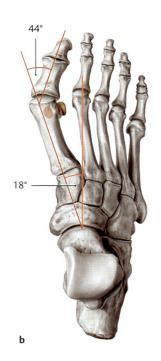
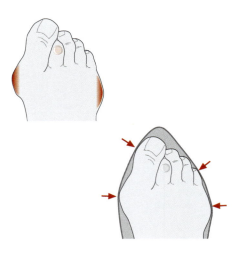

A Modificação no ângulo entre o primeiro e o segundo osso metatarsal e no ângulo metatarsofalângico do 1º dedo no hálux valgo
Pé direito, vista superior.

a Esqueleto de um pé direito normal.
b Desvio lateral do primeiro raio com subluxação da articulação metatarsofalângica no hálux valgo.

Em um pé normal, o *primeiro ângulo intermetatársico* (ângulo entre os eixos longitudinais dos ossos metatarsais I e II) não deve ser maior que 8°. O *ângulo metatarsofalângico do hálux* (ângulo entre os eixos longitudinais da falange proximal do hálux e o primeiro metatarsal) deve ser menor que 20°. No hálux valgo e também no pé plano transverso, que geralmente o precede, há aumento significativo do ângulo intermetatársico e do ângulo metatarsofalângico.

B Etiologia do hálux valgo
O hálux valgo geralmente se desenvolve como consequência do pé plano. Quando um antepé largo é forçado em um sapato estreito e de bico fino, os dedos I e V são comprimidos contra os dedos intermediários. Isso resulta em pontos de pressão e de dor, típicos do hálux valgo e que afetam predominantemente a face medial da cabeça do primeiro osso metatarsal, com irritação crônica da primeira articulação metatarsofalângica e da bolsa sobrejacente (bursite), além de alterações ósseas reativas (exostose). Os dedos intermediários são comprimidos anteriormente e deformados (dedos em martelo, dedos em garra).

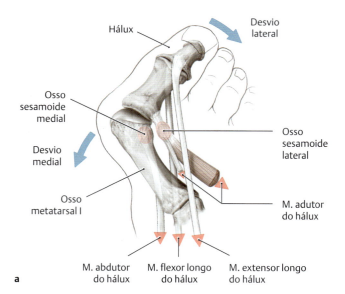
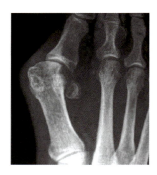

C Mecanismo patogênico do hálux valgo
a Antepé direito, vista superior. Quando o primeiro osso metatarsal desvia-se medialmente e o hálux desvia-se lateralmente, ocorre desequilíbrio muscular, caracterizado por modificação na direção da tração do tendão, o que mantém e exacerba a deformidade. O mais notável é que o M. abdutor do hálux move-se lateralmente com o osso sesamoide medial, fazendo com que se torne um *adutor*. Enquanto isso os tendões dos músculos flexores e extensores longos movem-se lateralmente, reforçando a angulação lateral na primeira articulação metatarsofalângica.
b Radiografia de hálux valgo (de: Bohndorf K, Imhof H, Fischer W. Radiologische Diagnostik der Knochen und Gelenke. 2. Aufl. Stuttgart: Thieme; 2006).
Além da posição de valgo pronunciada do hálux, o osso sesamoide lateral aumentado é claramente visível. Por causa desse "desvio", o osso sesamoide não funciona como proteção para a articulação, de modo que é mais fácil ocorrer artrose; aqui são visíveis alterações osteoartríticas na articulação metatarsofalângica I.

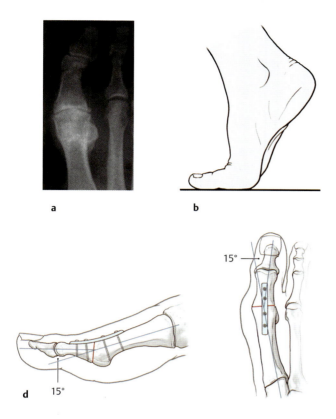

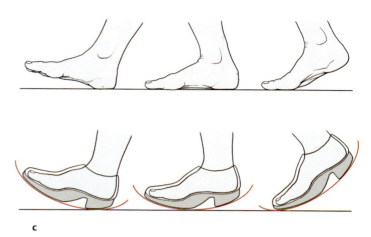

D Hálux rígido: patologia, achados clínicos e opções terapêuticas
a Hálux rígido na imagem radiográfica: é bem visível a cavidade articular muito delgada com esclerose subcondral, cistos subcondrais e formação de osteófitos (marginais) na junção osteocartilagínea (de: Niethard FU, Pfeil J., Orthopädie. Duale Reihe. 8. Aufl. Stuttgart: Thieme, 2017).
b Função de rolamento do pé limitada pelo hálux rígido.
c Tratamento conservador do hálux rígido com a chamada plataforma de rolamento (rolamento dos dedos do pé) no sapato.
d Tratamento cirúrgico do hálux rígido com a chamada artrodese (reforço cirúrgico da articulação metatarsofalângica do hálux).

O hálux rígido é, depois do hálux valgo (ver anteriormente), a segunda causa mais comum de queixas na articulação metatarsofalângica do hálux (Art. metatarsofalângica I ou articulação MTF). Ainda não se sabe como esta condição resulta em artrose isolada. Como causas são discutidos traumatismo recorrente, inflamação e distúrbios metabólicos (p. ex., gota). A mobilidade restrita dolorosa do pé é típica da doença articular degenerativa. De todo modo, toda tentativa de rolar os dedos do pé é dolorosa visto que o hálux é pressionado em uma dorsiflexão pouco possível. O levantamento dos dedos também não é possível pelo mesmo motivo. Os pacientes evitam o rolamento do pé e caminham apoiando o pé apenas sobre o calcanhar ou a margem lateral. A plataforma de rolamento (rolamento dos dedos do pé, ver **c**) no sapato é aplicada justamente no momento em que possibilita o rolamento do pé com a sola rígida e, assim, ajusta as articulações do pé suavemente. O sapato com uma sola rígida e rampa de rolamento move-se como um mata-borrão no chão (princípio do ponto de rotação em movimento). O pé permanece na mesma posição durante todo passo (ver **c**). A artrodese é o tratamento de escolha (ver **d**) para artrose ativa avançada (inflamação da cápsula articular pelo atrito de partes de cartilagem) e sintomas reumáticos. Este reforço cirúrgico coloca suavemente a articulação metatarsofalângica do hálux em 15° de dorsiflexão e em 15° de valgo. A fixação possibilita o rolamento do pé e o uso de um calçado mais elegante.

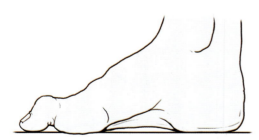

E Hálux em martelo
O hálux em martelo é um condição associada não rara ao pé plano e caracteriza-se por contratura em flexão da articulação interfalângica. A pouca extensão nas articulações metatarsofalângicas impede o rolamento do pé (comparar com **Db**) também no hálux em martelo e provoca dor quando do contato da ponta do dedo do pé com o solo.

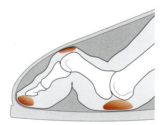 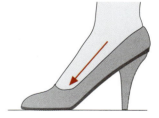

F Dados em garra e em martelo
As deformidades do dedo são características muito comumente associadas ao hálux valgo e ao pé plano. Quando o pé é colocado em um sapato apertado de salto alto, tende a deslizar para frente e para baixo, e a pressão resultante causa uma deformidade típica com alterações degenerativas nas articulações dos dedos e formação de calo doloroso. O dedo em garra é caracterizado por acentuada hiperextensibilidade da articulação metatarsofalângica com flexão das articulações interfalângicas proximais e distais. Nos dedos em martelo há flexão menos acentuada da articulação metatarsofalângica.

1.34 Pé: Anatomia Seccional

A Radiografia do pé
a Parte superior da articulação do tornozelo em incidência anteroposterior; **b** Calcanhar (retropé) em incidência lateral; **c** Antepé em incidência dorsoplantar (de: Möller TB, Reif E. Taschenatlas der Röntgenanatomie, 7. Aufl. Stuttgart: Thieme; 2020).

As radiografias convencionais do pé ainda são a base do estudo do pé por meio de imagens. A resolução é boa e proporciona excelente visão geral do seu formato.

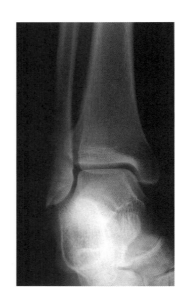
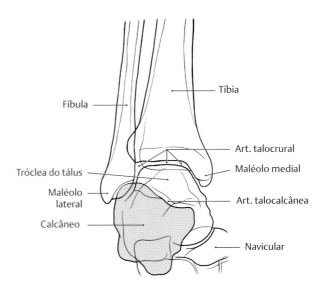

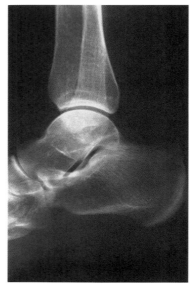
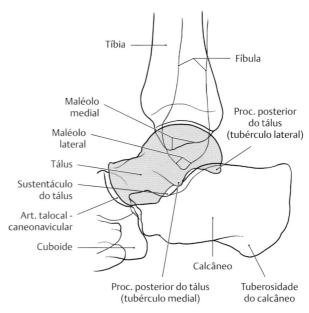

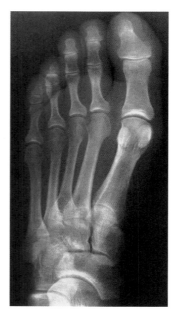
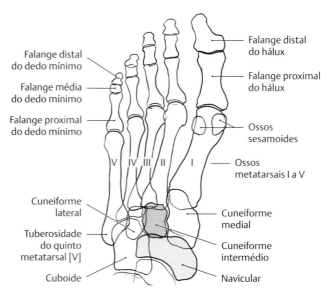

1 Ossos, Ligamentos e Articulações | Membro Inferior

B Ressonância magnética do pé direito (de: Vahlensieck M, Reiser M. MRT des Bewegungsapparates, 4. Aufl., Stuttgart: Thieme; 2014)
Sequências ponderadas em T1 em planos sagital (**a**), coronal (**b**) e transversal (axial) (**c**).

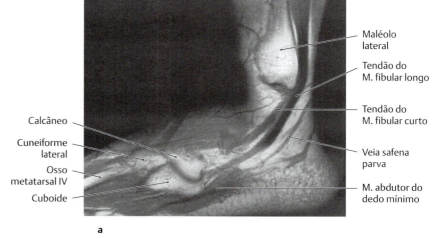

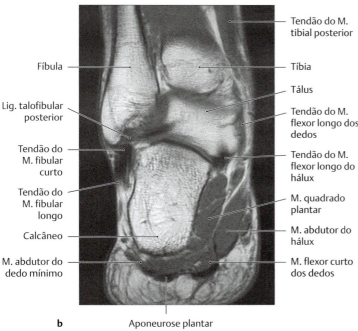

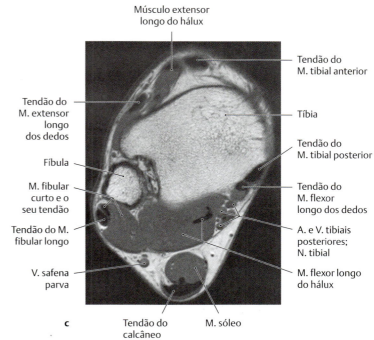

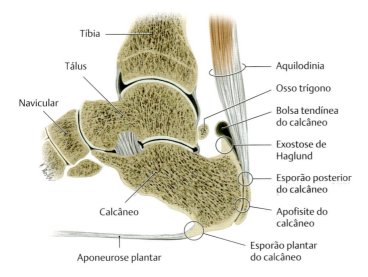

C Localização anatômica de doenças clinicamente importantes da região do calcanhar
A dor no calcanhar é um sintoma bastante frequente nas situações associadas com as correções cirúrgicas do pé. Além do exame clínico, poucos procedimentos de imagem são suficientes para o diagnóstico e o planejamento do tratamento. Em termos de diagnóstico diferencial, além das doenças ósseas mais comuns (osteoporose, tumores), deve-se pensar, por exemplo, nas seguintes causas de dor:

- Esporão plantar do calcâneo = proeminência óssea (exostose) na inserção da aponeurose plantar no calcâneo (frequente como consequência de fasciite plantar crônica)
- Irritação mecânica do chamado "nervo de Baxter" (Baxter DE et al., 1989; ver também p. 556)
- Apofisite do calcâneo = defeito na remodelação da apófise óssea da tuberosidade do calcâneo durante o crescimento, com dor secundária a tração excessiva sobre a zona cartilaginosa de crescimento
- Esporão posterior do calcâneo = exostose proeminente na inserção do tendão do calcâneo (tendinopatia da área de inserção tendinosa condroapofisária)
- Exostose de Haglund = protuberância situada na região dorsal proximal do calcanhar (apenas uma variação esquelética); a dor se deve à estimulação da bolsa tendínea do calcâneo, em localização adjacente
- Osso trígono = osso acessório do pé (centro de ossificação não fundido) na região posterior do tálus
- Aquilodinia = peritendinite dolorosa do tendão do calcâneo, com calor, edema e restrição funcional.

Membro Inferior | 1 Ossos, Ligamentos e Articulações

1.35 Marcha Humana

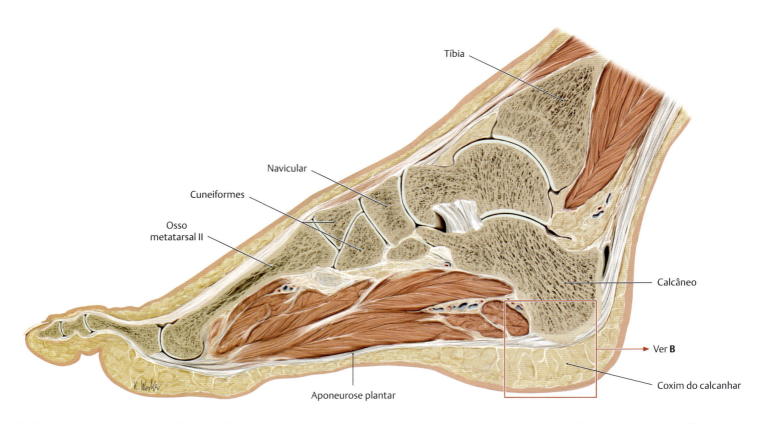

A Sistema de câmaras de pressão na região plantar
Corte sagital do pé direito no nível do segundo raio, vista medial (ver detalhes em **B**).
Durante a marcha e, particularmente na fase de apoio, grandes forças de compressão são aplicadas no calcanhar e nas bases do hálux e do dedo mínimo. Para distribuir essas forças concentradas, de forma mais uniforme sobre uma área maior, a região plantar é coberta por uma camada de tela subcutânea com até 2 cm de espessura. Como uma adaptação funcional a essas demandas, o tecido tem uma "câmara de pressão" que absorve o choque enquanto também promove a estabilidade mecânica da região plantar. Sem esse sistema de câmara de pressão, as cargas sobre o pé produziriam forças localizadas e muito grandes que resultariam em necrose por pressão (desenhado a partir de uma amostra da Coleção Anatômica da Universität Kiel).

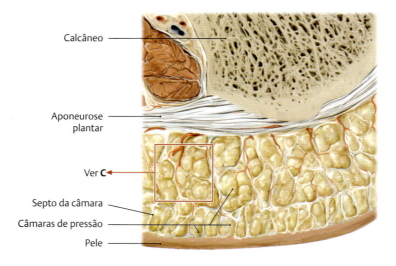

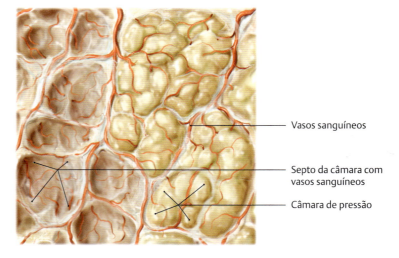

B Câmaras de pressão plantar
Detalhe de **A**.
Todas as câmaras de pressão têm um tecido fibroadiposo interno coberto externamente por tecido conjuntivo denso formado por fibras colágenas. Estes septos fibrosos estão firmemente fixados entre a aponeurose e o cório plantar e são supridos por uma extensa rede de vasos sanguíneos que estabilizam ainda mais as paredes das câmaras de pressão (ver ampliação em **C**).

C Estrutura das câmaras de pressão
Detalhe de **B**.
O tecido adiposo foi removido das câmaras no lado esquerdo do desenho para demonstrar os vasos sanguíneos que penetram nos septos. (A planta é uma das áreas mais vascularizadas da superfície do corpo.)

1 Ossos, Ligamentos e Articulações | Membro Inferior

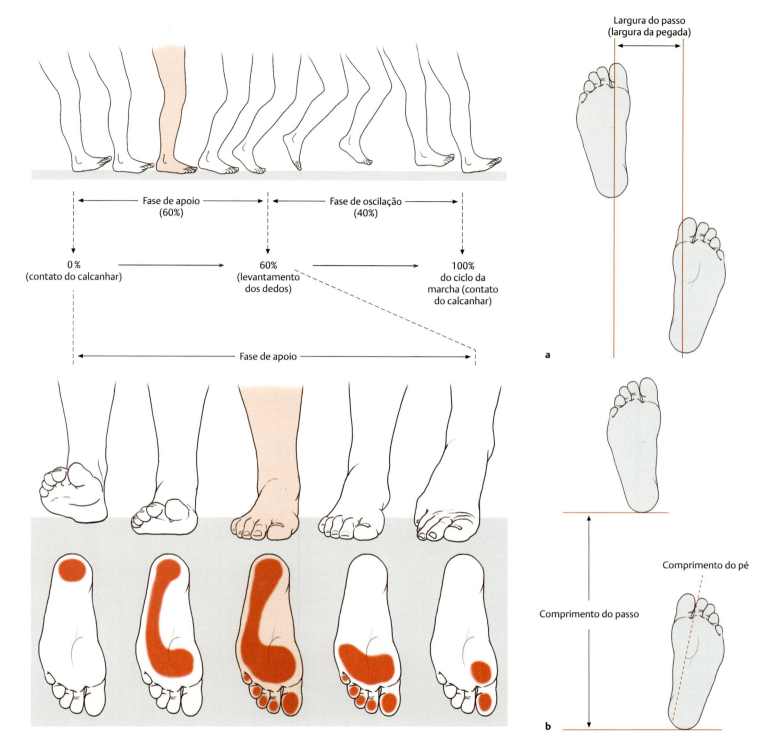

D Movimentos do membro inferior durante um ciclo de marcha

Na marcha normal, cada membro funciona alternadamente como um membro de apoio e outro de oscilação. A fase de apoio começa quando o calcanhar toca o solo (contato do calcanhar) e termina quando os dedos saem do solo (levantamento dos dedos). Essa fase representa 60% do ciclo da marcha. A fase de oscilação começa com o levantamento dos dedos e termina com o toque do calcanhar. Representa 40% do ciclo da marcha (100% do ciclo da marcha = o período entre dois contatos do calcanhar do mesmo pé).

Durante a caminhada tranquila os pés apresentam rotação externa de 7°. Esta discreta rotação lateral dos pés mantém o apoio mesmo durante a marcha (ver **E**).

E Largura do passo (a) e comprimento do passo (b)

A largura do passo (largura da pegada) é avaliada por trás. Geralmente é menor do que a distância entre as duas articulações do quadril. O comprimento do passo (avaliado lateralmente) é igual a aproximadamente 2 a 3 vezes o comprimento do pé.

A largura e o comprimento do passo definem a área de apoio e são fundamentais na estabilidade. Isso é particularmente importante em pacientes hemiplégicos, por exemplo, nos quais o comprometimento da propriocepção pode causar instabilidade da marcha e do apoio.

491

2.1 Músculos do Membro Inferior: Classificação

Na maioria dos mamíferos, os membros superiores e inferiores compartilham muitas funções, apresentando grupos funcionais análogos de músculos. Nos humanos, entretanto, as especializações do membro superior para o uso das mãos e do membro inferior para a marcha impuseram demandas extremamente diferentes aos seus respectivos grupos musculares. Por exemplo, o cíngulo do membro superior tem ampla liberdade de movimento em relação ao tronco e é movimentado por diversos músculos, mas o anel pélvico está firmemente fixado à coluna vertebral e muda muito pouco de posição em relação ao tronco, não tendo músculos semelhantes para movimentá-lo. Em contrapartida, os músculos do quadril e os Mm. glúteos se transformaram em grandes e potentes músculos para mover e estabilizar o fêmur, compensando as cargas impostas pela sustentação do peso do corpo nos dois membros e mantendo o equilíbrio e a estabilidade durante a locomoção bípede; estes músculos são, em conjunto, maiores do que os seus equivalentes, que atuam sobre o úmero, com organização e orientação muito diferentes.

Como ocorre no membro superior (ver p. 310), os músculos do membro inferior podem ser classificados com base em origem, topografia, função e inervação. Todos os sistemas de classificação têm vantagens e desvantagens, e assim vários esquemas serão apresentados aqui. A separação dos músculos que atuam no quadril, em *grupos funcionais específicos*, só é válida para determinada posição da articulação, porque o eixo de movimento varia, em relação aos músculos, quando a articulação é reorientada dinamicamente, fazendo, por exemplo, com que os abdutores se tornem adutores. Os músculos do quadril podem ser *classificados topograficamente* em um grupo medial e outro lateral, em relação ao cíngulo do membro inferior (ver **A–D**). Os músculos que atuam no joelho e no pé podem ser didaticamente agrupados em um tipo de organização que usa critérios funcionais e topográficos, porque esses músculos tendem a ser reunidos por grupos funcionais em compartimentos separados e atuam de forma semelhante nas articulações com amplitudes de movimento restritas. Como ocorre no membro superior, também é didático classificar os músculos do membro inferior pela distribuição da sua *inervação* (ver **E**), um padrão que revela a relação com diferentes síndromes clínicas em que há lesão do nervo.

A Músculos do quadril e músculos glúteos

Músculos mediais do quadril
- M. psoas maior
- M. ilíaco

⎫ Atuam em conjunto como o M. iliopsoas

Músculos laterais do quadril
- M. glúteo máximo
- M. glúteo médio
- M. glúteo mínimo
- M. tensor da fáscia lata
- M. piriforme
- M. obturador interno
- Mm. gêmeos
- M. quadrado femoral

Músculos do grupo adutor*
- M. obturador externo
- M. pectíneo
- M. adutor longo
- M. adutor curto
- M. adutor magno
- M. adutor mínimo
- M. grácil

* Por razões funcionais os músculos do grupo adutor, localizados na face medial da coxa, são classificados como músculos do quadril porque atuam principalmente na articulação do quadril.

B Músculos da coxa

Músculos anteriores da coxa – músculos extensores*
- M. sartório
- M. quadríceps femoral
  - M. reto femoral
  - M. vasto medial
  - M. vasto lateral
  - M. vasto intermédio
  - (M. articular do joelho, a "quinta cabeça" do M. quadríceps femoral, ver p. 500)

Músculos posteriores da coxa – músculos flexores*
- M. bíceps femoral
- M. semimembranáceo
- M. semitendíneo

⎫ Músculos isquiotibiais

- M. poplíteo

* Devido às alterações rotacionais que ocorrem durante o desenvolvimento intrauterino, as faces, inicialmente anterior e posterior, dos membros inferiores trocam de posição. Assim, no fim do desenvolvimento, os músculos extensores da perna e do tornozelo ficam situados na frente, enquanto os músculos flexores ficam posicionados atrás (ver p. 20).

C Músculos da perna

Compartimento anterior – músculos extensores
- M. tibial anterior
- M. extensor longo dos dedos
- M. extensor longo do hálux

Compartimento lateral – músculos fibulares
- M. fibular longo
- M. fibular curto
- M. fibular terceiro*

Compartimento posterior – músculos flexores

Parte superficial
- M. tríceps sural
  - M. sóleo
  - M. gastrocnêmio
  (cabeças medial e lateral)
- M. plantar

Parte profunda
- M. tibial posterior
- M. flexor longo dos dedos
- M. flexor longo do hálux

* Pela sua função e inervação, o M. fibular terceiro pode ser considerado parte dos extensores. Aqui ele foi atribuído ao grupo dos músculos fibulares por conta do seu nome e da sua ação na parte inferior do tornozelo (eversão).

D Músculos intrínsecos do pé

Músculos dorsais
- M. extensor curto dos dedos
- M. extensor curto do hálux

Músculos plantares

Compartimento medial
- M. abdutor do hálux
- M. flexor curto do hálux (cabeças medial e lateral)

Compartimento lateral
- M. abdutor do dedo mínimo
- M. flexor curto do dedo mínimo
- M. oponente do dedo mínimo

Compartimento central
- M. flexor curto dos dedos
- M. adutor do hálux (cabeças transversa e oblíqua)
- M. quadrado plantar
- Mm. lumbricais I a IV
- Mm. interósseos plantares I a III
- Mm. interósseos dorsais I a IV

E Classificação de músculos baseada em sua inervação motora

Todos os músculos do membro inferior são inervados por ramos do plexo lombar (T12 a L4) e do plexo sacral (L5 a S3). Podem ser inervados por ramos diretos e curtos ou por nervos longos, originados no plexo correspondente (ver p. 548).

Nervo ou plexo	Músculos inervados
Plexo lombar	
Ramos diretos (ramos musculares)	Mm. psoas maior e menor
Nervos originados do plexo lombar	
N. femoral	Mm. psoas maior e menor; Ilíaco; iliopsoas; pectíneo; sartório; quadríceps femoral
N. obturatório	Mm. obturador externo; pectíneo; adutor longo, adutor curto, adutor magno (parte profunda), adutor mínimo; grácil
Plexo sacral	
Ramos diretos (ramos musculares)	Mm. piriforme; obturador interno; gêmeos; quadrado femoral
Nervos originados do plexo sacral	
N. glúteo superior	Mm. tensor da fáscia lata; glúteos médio e mínimo
N. glúteo inferior	Mm. glúteo máximo
N. isquiático (ver também **F**)	Mm. quadrado femoral (nervo tibial); adutor magno (parte superficial, nervo tibial); semimembranáceo; semitendíneo (nervo tibial); bíceps femoral (cabeça longa, nervo tibial); bíceps femoral (cabeça curta, nervo fibular)
• N. fibular comum	
– N. fibular profundo	Mm. tibial anterior; extensores longo e curto dos dedos; extensores longo e curto do hálux; fibular terceiro
– N. fibular superficial	Mm. fibulares longo e curto
• N. tibial	Mm. poplíteo; tríceps sural; plantar; tibial posterior; flexor longo dos dedos; flexor longo do hálux
– N. plantar medial	Mm. abdutor do hálux; flexor curto do hálux (cabeça medial); flexor curto dos dedos; primeiro e segundo lumbricais
– N. plantar lateral	Mm. flexor curto do hálux (cabeça lateral); adutor do hálux; abdutor do dedo mínimo; flexor curto do dedo mínimo; oponente do dedo mínimo; quadrado plantar; lumbricais III e IV; interósseos plantares I a III; interósseos dorsais I a IV

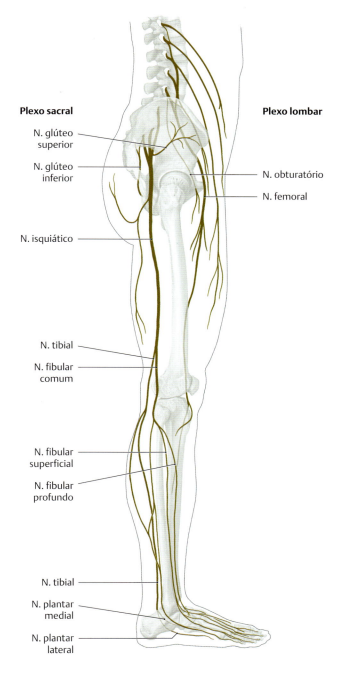

F Ramos do plexo lombossacral que inervam os músculos do membro inferior

Membro inferior direito, vista lateral. Os ramos ventrais dos nervos lombares e sacrais, com contribuições do N. subcostal e do N. coccígeo (não mostrados aqui), unem-se para formar o plexo lombossacral. Enquanto os ramos originados no plexo lombar seguem *anteriormente* à articulação do quadril e inervam, principalmente, os músculos das faces anterior e medial da coxa, os ramos do plexo sacral seguem *posteriormente* à articulação do quadril para inervar os músculos posteriores da coxa e todos os músculos da perna e do pé. A divisão, macroscopicamente visível, do N. isquiático em seus dois ramos terminais (os Nn. tibial e fibular comum) geralmente está localizada logo acima da articulação do joelho, conforme representado aqui (*divisão baixa*). Mas as fibras nervosas que formam os dois ramos terminais organizam-se em feixes em nível muito mais alto, onde já se apresentam como ramos nervosos separados em sua bainha fibrosa comum. No padrão de *divisão alta*, o nervo divide-se em ramos terminais ainda na pelve menor (ver p. 571).

493

2.2 Músculos do Quadril e Glúteos: Músculos Mediais do Quadril

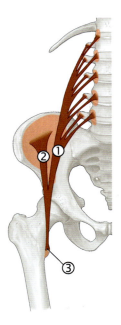

Origem:	• ① M. psoas maior (camada superficial): faces laterais do corpo vertebral de T XII, corpos vertebrais de L I a L IV e discos intervertebrais correspondentes
	• ① M. psoas maior (camada profunda): processos costais das vértebras L I a L V
	• ② M. ilíaco: fossa ilíaca
Inserção:	Inserção comum no trocanter menor do fêmur como M. iliopsoas ③
Ação:	• Articulação do quadril: flexão e rotação lateral
	• Coluna lombar: a contração unilateral (com o fêmur fixo) curva o tronco lateralmente para o mesmo lado, a contração bilateral eleva o tronco a partir do decúbito dorsal
Inervação:	N. femoral (L1 a L4) e ramos diretos do plexo lombar

A Esquema dos músculos mediais do quadril

Propriedades e aspectos clínicos do músculo iliopsoas
O M. iliopsoas é classificado como flexor do quadril juntamente com os Mm. reto femoral, sartório e tensor da fáscia lata. É o músculo flexor mais potente, e seu longo trajeto vertical torna-o um músculo importante para ficar de pé, caminhar e correr. Entretanto, como um músculo postural típico, com predomínio de fibras vermelhas de contração lenta (tipo I), o M. iliopsoas é extremamente suscetível ao encurtamento patológico (particularmente em pacientes idosos sedentários ou em situação de imobilização crônica), e demanda alongamento regular para manter o tônus normal (ver pp. 60 e 517).
O encurtamento (contratura) dos músculos flexores do quadril causa:

- Aumento da inclinação pélvica anterior
- Acentuação da lordose lombar e
- Limitação da extensão do quadril.

O encurtamento *unilateral* do M. iliopsoas, no qual o ílio no lado afetado é inclinado para frente, pode ser diagnosticado por meio da manobra de Thomas (ver p. 450). Esse distúrbio causa torção pélvica, na qual a pelve gira sobre si mesma. Isso altera principalmente a função das articulações sacroilíacas, mas também compromete as articulações intervertebrais e a junção lombossacral (acentuação da lordose lombar com alterações degenerativas nos corpos vertebrais, ver p. 138). Os pacientes com fraqueza ou paralisia *bilateral* do M. iliopsoas não conseguem elevar o tronco a partir do decúbito dorsal, apesar de os músculos abdominais estarem intactos, sem utilizar os braços, e apresentam grande limitação da capacidade de caminhar e subir escadas sem auxílio.

2 Musculatura: Grupos Funcionais | Membro Inferior

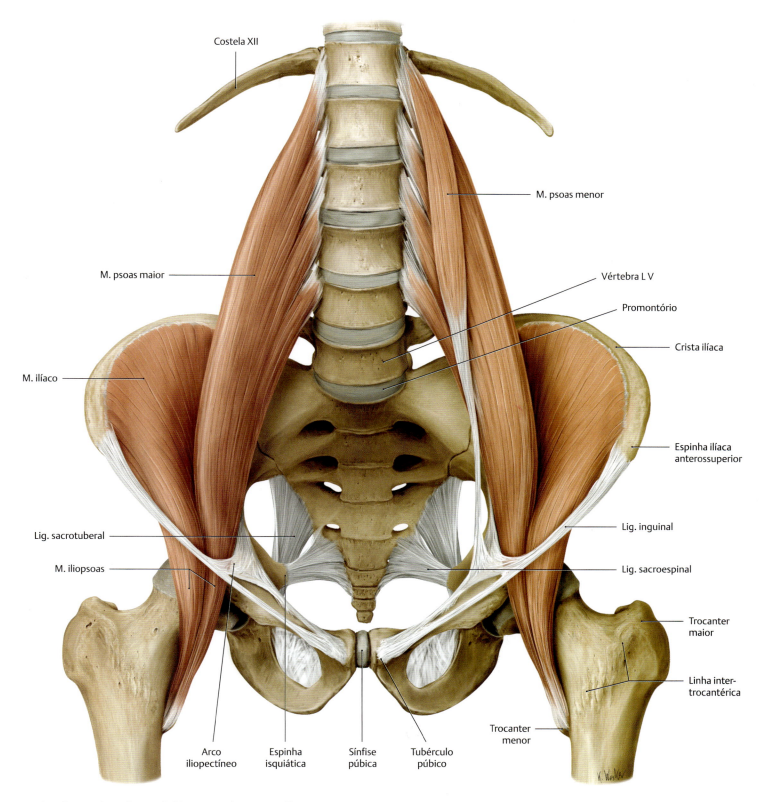

B Músculos mediais do quadril (Mm. psoas maior e ilíaco e sua associação formando o M. iliopsoas)
Vista anterior.
Observação: Nos membros inferiores, em vez de usar as denominações "dorsal" e "ventral" é melhor usar "anterior" e "posterior" (rotação dos membros, comparar com a p. 20).

O M. psoas maior une-se ao M. ilíaco, no nível do ligamento inguinal, para formar um músculo único, o M. iliopsoas. Aproximadamente 50% da população apresenta também um M. psoas menor (como mostrado aqui), que se origina nas vértebras T XII e L I e insere-se no arco iliopectíneo (fáscia ilíaca).

2.3 Músculos do Quadril e Glúteos: Músculos Laterais do Quadril

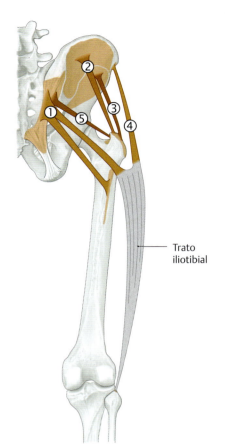

A Esquema dos músculos laterais verticais do quadril

① **M. glúteo máximo**

Origem:	Parte lateral da face dorsal do sacro, parte posterior da face glútea do ílio (atrás da linha glútea posterior), também da aponeurose toracolombar e do Lig. sacrotuberal
Inserção:	• Fibras superiores: trato iliotibial • Fibras inferiores: tuberosidade glútea
Ação:	• Todo o músculo: estende e roda lateralmente o quadril e estabiliza o quadril nos planos sagital e frontal • Fibras superiores: abdução • Fibras inferiores: adução
Inervação:	N. glúteo inferior (L5 a S2)

② **M. glúteo médio**

Origem:	Face glútea do ílio (abaixo da crista ilíaca entre as linhas glúteas anterior e posterior)
Inserção:	Face lateral do trocanter maior do fêmur
Ação:	• Todo o músculo: abduz o quadril, estabiliza a pelve no plano frontal • Parte anterior: flexão e rotação medial • Parte posterior: extensão e rotação lateral
Inervação:	N. glúteo superior (L4 a S1)

③ **M. glúteo mínimo**

Origem:	Face glútea do ílio (abaixo da origem do M. glúteo médio)
Inserção:	Face anterolateral do trocanter maior do fêmur
Ação:	• Todo o músculo: abduz o quadril, estabiliza a pelve no plano frontal • Parte anterior: flexão e rotação medial • Parte posterior: extensão e rotação lateral
Inervação:	N. glúteo superior (L4 a S1)

④ **M. tensor da fáscia lata**

Origem:	Espinha ilíaca anterossuperior
Inserção:	Trato iliotibial
Ação:	• Tensiona a fáscia lata • Articulação do quadril: abdução, flexão e rotação medial
Inervação:	N. glúteo superior (L4 a S1)

⑤ **M. piriforme**

Origem:	Face pélvica do sacro
Inserção:	Ápice do trocanter maior do fêmur
Ação:	• Rotação lateral, abdução e extensão do quadril • Estabiliza a articulação do quadril
Inervação:	Ramos diretos do plexo sacral (L5 a S2)

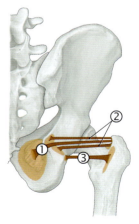

B Esquema dos músculos laterais horizontais do quadril

① **M. obturador interno**

Origem:	Face interna da membrana obturadora e seus limites ósseos
Inserção:	Face medial do trocanter maior
Ação:	Rotação lateral, adução e extensão do quadril (também ativo na abdução, dependendo da posição da articulação)
Inervação:	Ramos diretos do plexo sacral (L5 a S2)

② **Mm. gêmeos**

Origem:	• M. gêmeo superior: espinha isquiática • M. gêmeo inferior: túber isquiático
Inserção:	Conjuntamente com o tendão do M. obturador interno (face medial, trocanter maior)
Ação:	Rotação lateral, adução e extensão do quadril (também ativo na abdução, dependendo da posição da articulação)
Inervação:	Ramos diretos do plexo sacral (L5 a S2)

③ **M. quadrado femoral**

Origem:	Margem lateral do túber isquiático
Inserção:	Crista intertrocantérica do fêmur
Ação:	Rotação lateral e adução do quadril
Inervação:	Ramos diretos do plexo sacral (L5 a S2) e/ou N. glúteo inferior

2 Musculatura: Grupos Funcionais | Membro Inferior

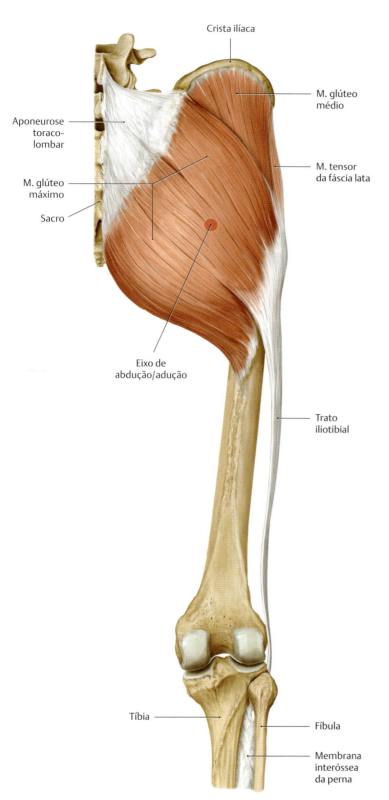

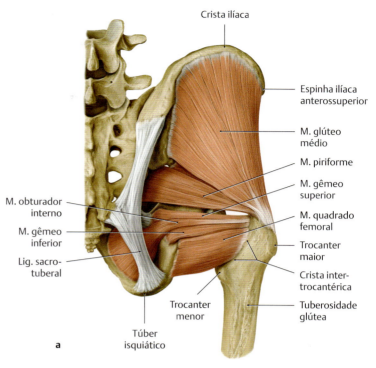

a

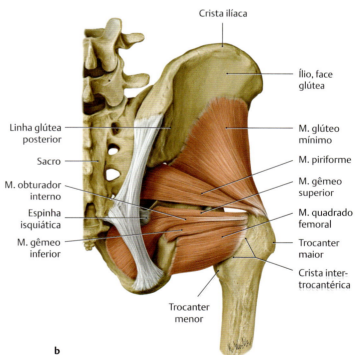

b

C Músculos laterais do quadril: camada superficial
Lado direito, vista posterior.
Observe a posição do M. glúteo máximo, em relação ao eixo de abdução e adução do quadril. Enquanto as fibras do M. glúteo máximo, que passam *acima* do eixo e se inserem na tíbia pelo trato iliotibial, têm ação de abdução do quadril, as fibras musculares que passam *abaixo* do eixo têm ação de adução.

D Músculos laterais do quadril: camada profunda
Lado direito, vista posterior.

a Com o M. glúteo máximo removido.
b Com o M. glúteo médio removido.

Se houver fraqueza ou paralisia dos Mm. glúteos médio e mínimo, não é mais possível estabilizar a pelve no plano frontal e haverá inclinação para o lado não afetado (sinal de Trendelenburg positivo, ver também p. 554).

2.4 Músculos do Quadril e Glúteos: Grupo Adutor

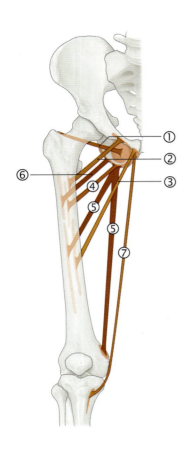

A Esquema dos adutores

① **M. obturador externo**
Origem:	Face externa da membrana obturadora e seus limites ósseos
Inserção:	Fossa trocantérica do fêmur
Ação:	• Adução e rotação lateral do quadril
	• Estabiliza a pelve no plano sagital
Inervação:	N. obturatório (L2 a L4)

② **M. pectíneo**
Origem:	Linha pectínea do púbis
Inserção:	Linha pectínea do fêmur e parte proximal da linha áspera do fêmur
Ação:	• Adução, rotação lateral e leve flexão do quadril
	• Estabiliza a pelve nos planos frontal e sagital
Inervação:	N. femoral (L1 a L4), N. obturatório (L2 a L4)

③ **M. adutor longo**
Origem:	R. superior do púbis e a face anterior da sínfise púbica
Inserção:	Linha áspera: lábio medial no terço médio do fêmur
Ação:	• Adução e flexão (até 70°) do quadril (estende o quadril além de 80° da flexão)
	• Estabiliza a pelve nos planos frontal e sagital
Inervação:	N. obturatório (L2 a L4)

④ **M. adutor curto**
Origem:	R. inferior do púbis
Inserção:	Linha áspera: lábio medial no terço superior do fêmur
Ação:	• Adução e flexão (até 70°) do quadril (estende o quadril além de 80° da flexão)
	• Estabiliza a pelve nos planos frontal e sagital
Inervação:	N. obturatório (L2 a L4)

⑤ **M. adutor magno**
Origem:	R. inferior do púbis, ramo do ísquio e túber isquiático
Inserção:	• Parte profunda ("inserção carnosa"): lábio medial da linha áspera
	• Parte superficial ("inserção tendínea"): epicôndilo medial do fêmur
Ação:	• Adução, rotação lateral e extensão do quadril (a inserção tendínea também é ativa na rotação medial)
	• Estabiliza a pelve nos planos frontal e sagital
Inervação:	• Parte profunda: N. obturatório (L2 a L4)
	• Parte superficial: N. tibial (L4 e L5)

⑥ **M. adutor mínimo (divisão superior do M. adutor magno)**
Origem:	R. inferior do púbis
Inserção:	Lábio medial da linha áspera
Ação:	Adução, rotação lateral e leve flexão do quadril
Inervação:	N. obturatório (L2 a L4)

⑦ **M. grácil**
Origem:	R. inferior do púbis abaixo da sínfise púbica
Inserção:	Margem medial da tuberosidade da tíbia (juntamente com os tendões dos Mm. sartório e semitendíneo)
Ação:	• Articulação do quadril: adução e flexão
	• Articulação do joelho: flexão e rotação medial
Inervação:	N. obturatório (L2 a L4)

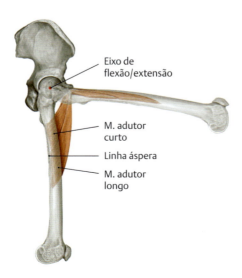

B Inversão das ações musculares, ilustrada para Mm. adutor curto e adutor longo

Coxa direita, vista lateral. O fêmur em 80° de flexão é mostrado em cor mais clara. Além de sua ação primária como adutores, os dois músculos também podem ser ativos na flexão e na extensão, dependendo da posição da articulação.

- Eles auxiliam na flexão, a partir da posição neutro-nula (zero grau) até aproximadamente 70°

- Suas ações invertem-se após cerca de 80° de flexão, e eles tornam-se ativos na extensão.

Os componentes flexores dos dois músculos são transformados em componentes extensores assim que sua inserção (a linha áspera) fica mais alta do que sua origem (o ramo inferior ou superior do púbis).

2 Musculatura: Grupos Funcionais | Membro Inferior

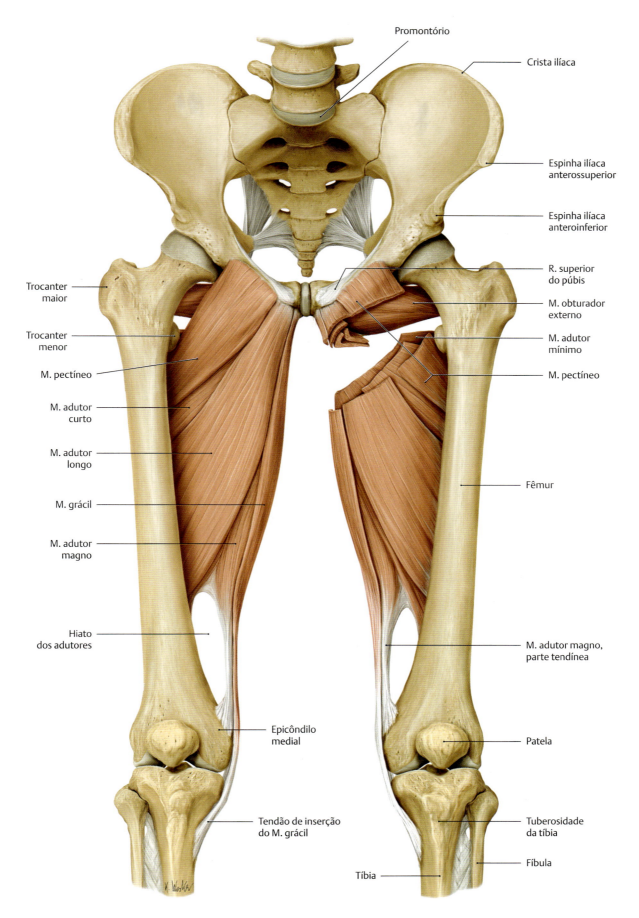

C Grupo adutor (Mm. obturador externo; pectíneo; adutores longo, curto, magno e mínimo e grácil)
Vista anterior. Uma parte dos músculos adutores, os Mm. pectíneo e grácil, no lado esquerdo, foi removida logo após suas origens, para mostrar mais claramente o trajeto do M. obturador externo.

Observação: O encurtamento unilateral dos músculos adutores leva ao encurtamento funcional do membro inferior no lado afetado.

499

2.5 Músculos Anteriores da Coxa: Grupo Extensor

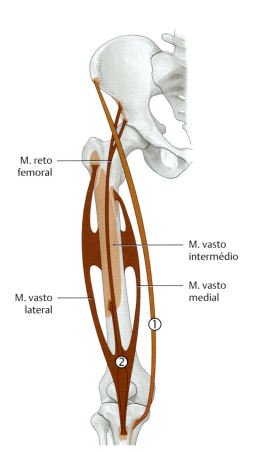

① **M. sartório**

Origem:	Espinha ilíaca anterossuperior
Inserção:	Medialmente à tuberosidade da tíbia (juntamente com os Mm. grácil e semitendíneo)
Ação:	• Articulação do quadril: flexão, abdução e rotação lateral • Articulação do joelho: flexão e rotação medial
Inervação:	N. femoral (L1 a L4)

② **M. quadríceps femoral**

Origem:	• M. reto femoral: espinha ilíaca anteroinferior, teto do acetábulo • M. vasto medial: lábio medial da linha áspera, parte distal da linha intertrocantérica • M. vasto lateral: lábio lateral da linha áspera, face lateral do trocanter maior • M. vasto intermédio: face anterior do corpo do fêmur • M. articular do joelho (fibras distais do M. vasto intermédio): face anterior do corpo do fêmur, no nível da bolsa suprapatelar
Inserção:	• Na tuberosidade da tíbia, por meio do Lig. da patela (todo o músculo) • Ambos os lados da tuberosidade nos côndilos medial e lateral, por meio dos retináculos medial e lateral da patela (Mm. vastos medial e lateral) • A bolsa suprapatelar da cápsula articular do joelho (M. articular do joelho)
Ação:	• Articulação do quadril: flexão (M. reto femoral) • Articulação do joelho: extensão (todas as partes), evita o aprisionamento da cápsula (M. articular do joelho)
Inervação:	N. femoral (L1 a L4)

A Esquema dos extensores
O M. sartório compõe a "pata de ganso", se insere atrás do eixo de flexão e extensão e pertence funcionalmente ao grupo flexor. Entretanto, devido a sua localização anterior, é descrito com o grupo extensor.

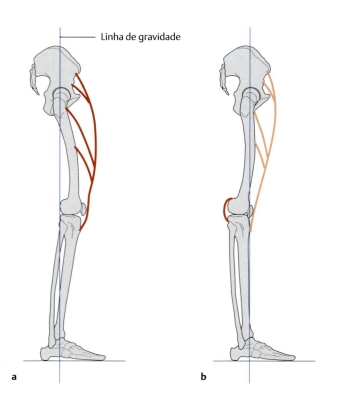

B Estabilização deficiente da articulação do joelho devido à fraqueza ou à paralisia do M. quadríceps femoral
Membro inferior direito, vista lateral.

a Quando o M. quadríceps femoral está intacto e o joelho está em leve flexão, a linha de gravidade passa *atrás* do eixo transverso de movimento do joelho. Como único músculo extensor do joelho, o M. quadríceps femoral evita que o corpo se incline para trás e garante a estabilidade.

b Na fraqueza ou paralisia do M. quadríceps femoral, o joelho não pode mais ser estendido ativamente. Para permanecer de pé, o paciente precisa hiperestender o joelho de forma que a linha de gravidade e, assim, o centro de gravidade de todo o corpo, sejam desviados para a frente do joelho, para utilizar a gravidade como a força de extensão. A articulação é estabilizada, nesta situação, pela cápsula posterior e pelos ligamentos do joelho.

2 Musculatura: Grupos Funcionais | Membro Inferior

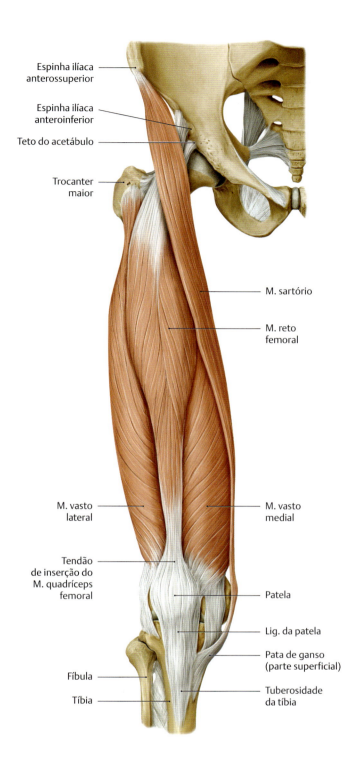

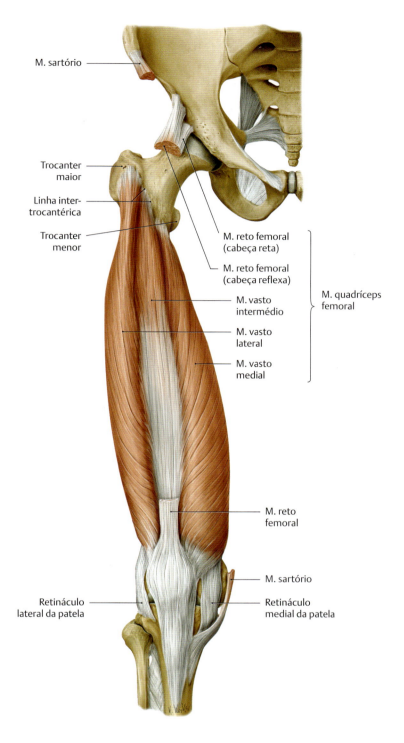

C Grupo extensor (Mm. quadríceps femoral e sartório)
Lado direito, vista anterior. Como indica o nome, o M. quadríceps femoral é basicamente um músculo com quatro cabeças, formado pelos Mm. reto femoral, vastos medial, lateral e intermédio (o M. vasto intermédio, coberto aqui pelo M. reto femoral, é visível em **D**). Também pode ser considerada uma quinta cabeça, o M. articular do joelho. Esta última é formada por fibras distais do M. vasto intermédio, e não constitui um músculo separado. Mas como suas fibras inserem-se na bolsa suprapatelar (não mostrada), ao contrário das outras quatro partes que se fixam no Lig. da patela, o M. articular do joelho frequentemente é considerado como a quinta cabeça do M. quadríceps femoral.
Observação: A única parte biarticular do M. quadríceps femoral é o M. reto femoral, que atua sobre as articulações do quadril e do joelho.

D Grupo extensor (parte profunda do M. quadríceps femoral e sartório)
Lado direito, vista anterior. Os Mm. sartório e reto femoral foram removidos entre as suas origens e inserções.
A área de origem do M. reto femoral é muito próxima à face anterior da cápsula articular do quadril, uma relação com consequências funcionais e clínicas. O edema patológico da cápsula articular pode causar dor que induz reações reflexas quando o M. reto femoral é usado para conter a flexão do joelho; essas reações reflexas são a base de um teste importante. Com o paciente em decúbito ventral, o examinador flete o joelho do paciente. Isso causa alongamento passivo do M. reto femoral e aumenta muito a pressão sobre a cápsula articular do quadril já distendida por derrame. O paciente "afasta-se" reflexamente do estímulo doloroso elevando a região glútea, um "sinal do M. reto" positivo.

2.6 Músculos Posteriores da Coxa: Grupo Flexor

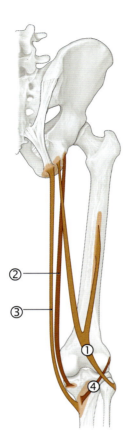

A Esquema dos flexores

① M. bíceps femoral

Origem:	• Cabeça longa: túber isquiático, Lig. sacrotuberal (cabeça comum com o M. semitendíneo)
	• Cabeça curta: lábio lateral da linha áspera no terço médio do fêmur
Inserção:	Cabeça da fíbula
Ação:	• Articulação do quadril (cabeça longa): estende o quadril, estabiliza a pelve no plano sagital
	• Articulação do joelho (todo o músculo): flexão e rotação lateral
Inervação:	• N. tibial, L5 a S2 (cabeça longa)
	• N. fibular comum, L5 a S2 (cabeça curta)

② M. semimembranáceo

Origem:	Túber isquiático
Inserção:	Côndilo medial da tíbia, Lig. poplíteo oblíquo, fáscia do M. poplíteo
Ação:	• Articulação do quadril: estende o quadril, estabiliza a pelve no plano sagital
	• Articulação do joelho: flexão e rotação medial
Inervação:	N. tibial (L5 a S2)

③ M. semitendíneo

Origem:	Túber isquiático e Lig. sacrotuberal (cabeça comum com cabeça longa do M. bíceps femoral)
Inserção:	Medial à tuberosidade da tíbia na pata de ganso (juntamente com os tendões dos Mm. grácil e sartório)
Ação:	• Articulação do quadril: estende o quadril, estabiliza a pelve no plano sagital
	• Articulação do joelho: flexão e rotação medial
Inervação:	N. tibial (L5 a S2)

④ M. poplíteo

Origem:	Côndilo lateral do fêmur, corno posterior do menisco lateral
Inserção:	Face posterior da tíbia (acima da origem do M. sóleo)
Ação:	Flexão e rotação medial da articulação do joelho (estabiliza o joelho)
Inervação:	N. tibial (L5 a S2)

B Insuficiência muscular passiva e ativa, tendo como exemplo a musculatura isquiotibial

a A musculatura isquiotibial segue do ísquio, posteriormente à articulação do quadril e ao joelho, até a perna.

b Insuficiência muscular passiva (capacidade insuficiente de distensão). Com a articulação do joelho estendida, os músculos isquiotibiais não podem ser tão intensamente distendidos, de modo que a máxima flexão na articulação do quadril seja possível.

c Insuficiência muscular ativa (capacidade insuficiente de encurtamento). Com a articulação do quadril estendida, a musculatura isquiotibial não é tão intensamente encurtada, de modo que a máxima flexão da articulação do joelho possa ser realizada (sobre este assunto, ver também comprometimentos musculares e de partes moles, p. 52).

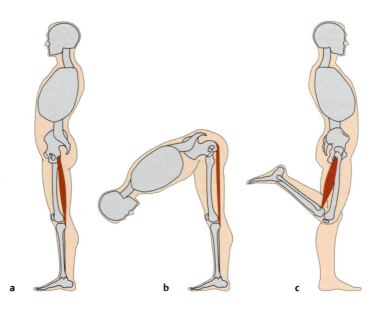

502

2 Musculatura: Grupos Funcionais | Membro Inferior

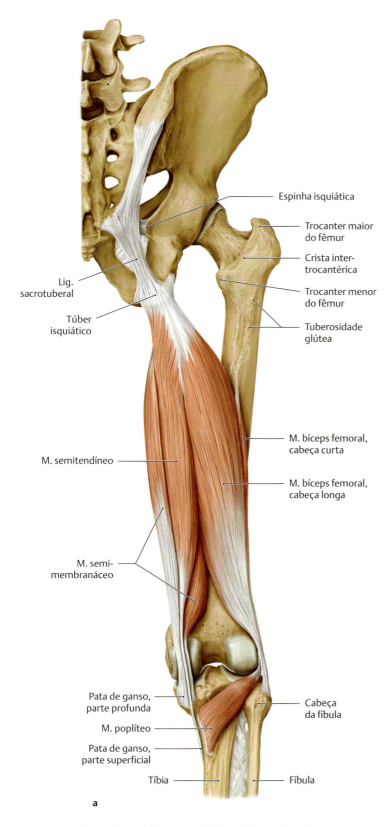
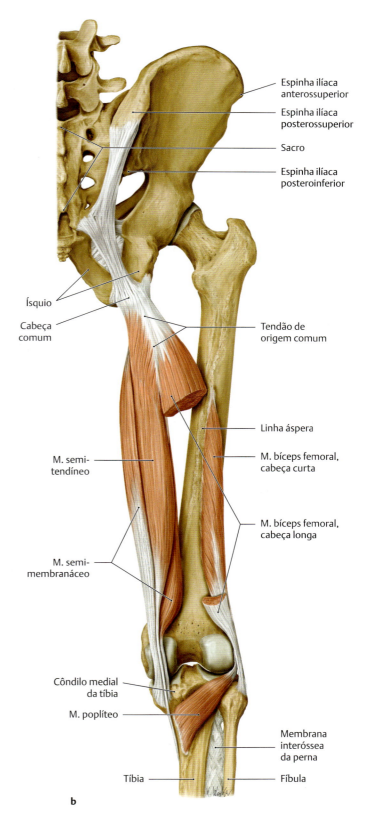

C Grupo flexor (musculatura isquitibial e M. poplíteo)
Lado direito, vista posterior.

a A musculatura isquiotibial consiste nos músculos que se originam nos ísquios e se inserem na perna. São, portanto, conjuntamente articulados, até a cabeça curta do M. bíceps femoral. Eles são os Mm. bíceps femoral, semimembranáceo e semitendíneo (os chamados músculos isquiotibiais).

Observação: Segundo Battermann et al. (2011) a maior parte do M. semitendíneo se origina de um tendão de origem comum com o M. bíceps femoral (cabeça longa):

b Para a representação da cabeça curta do M. bíceps femoral e sua origem no lábio lateral da linha áspera, foi removida uma parte da cabeça longa.

2.7 Músculos da Perna: Grupos Extensor e Fibular

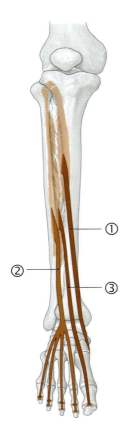

A Esquema do grupo extensor

① **M. tibial anterior**

Origem:	Dois terços superiores da face lateral da tíbia, membrana interóssea da perna, e a parte mais alta da fáscia superficial da perna
Inserção:	Face medial e plantar do cuneiforme medial, base medial do metatarsal I
Ação:	• Articulação talocrural: flexão dorsal • Articulação talocalcânea: inversão (supinação)
Inervação:	N. fibular profundo (L4, L5)

② **M. extensor longo dos dedos**

Origem:	Côndilo lateral da tíbia, cabeça da fíbula, margem anterior da fíbula e membrana interóssea da perna
Inserção:	Por meio de quatro tendões nas aponeuroses dorsais do segundo ao quinto dedos e nas bases das falanges distais do segundo ao quinto dedo
Ação:	• Articulação talocrural: flexão dorsal • Articulação talocalcânea: eversão (pronação) • Extensão das articulações metatarsofalângica e interfalângica do segundo ao quinto dedo
Inervação:	N. fibular profundo (L4–S1)

③ **M. extensor longo do hálux**

Origem:	Terço médio da face medial da fíbula e membrana interóssea crural
Inserção:	Aponeurose dorsal do hálux e a base de sua falange distal
Ação:	• Articulação talocrural: flexão dorsal • Articulação talocalcânea: ativa tanto na eversão quanto na inversão (pronação/supinação), dependendo da posição inicial do pé • Extensão das articulações metatarsofalângica e interfalângica do hálux
Inervação:	N. fibular profundo (L5–S1)

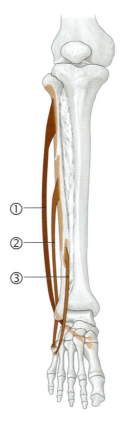

B Esquema do grupo fibular

① **M. fibular longo**

Origem:	Cabeça da fíbula, dois terços proximais da face lateral da fíbula (parcialmente originado dos septos intermusculares)
Inserção:	Face plantar do cuneiforme medial, base do osso metatarsal I
Ação:	• Articulação talocrural: flexão plantar • Articulação talocalcânea: eversão (pronação) • Sustenta o arco transverso do pé
Inervação:	N. fibular superficial (L5 a S1)

② **M. fibular curto**

Origem:	Metade distal da face lateral da fíbula e septos intermusculares
Inserção:	Tuberosidade na base do osso metatarsal V (com uma divisão ocasional para a aponeurose dorsal do quinto dedo)
Ação:	• Articulação talocrural: flexão plantar • Articulação talocalcânea: eversão (pronação)
Inervação:	N. fibular superficial (L5 a S1)

③ **M. fibular terceiro*** **(parte do M. extensor longo dos dedos)** (ver também pp. 528 e 532)

Origem:	Margem anterior da fíbula distal
Inserção:	Base do osso metatarsal V
Ação:	• Articulação talocrural: flexão dorsal • Articulação talocalcânea: eversão (pronação)
Inervação:	N. fibular profundo (L4 a S1)

*Pela sua função e inervação, o M. fibular terceiro pode ser considerado parte dos extensores. Aqui ele foi atribuído ao grupo dos músculos fibulares por conta do seu nome e da sua ação na parte inferior do tornozelo (eversão).

2 Musculatura: Grupos Funcionais | Membro Inferior

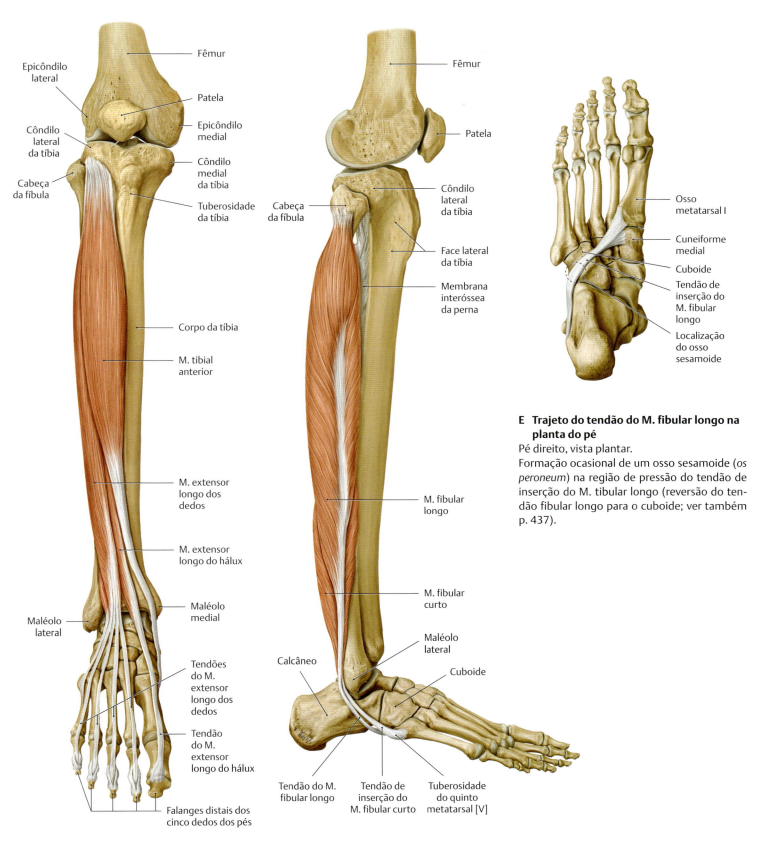

E Trajeto do tendão do M. fibular longo na planta do pé
Pé direito, vista plantar.
Formação ocasional de um osso sesamoide (*os peroneum*) na região de pressão do tendão de inserção do M. tibular longo (reversão do tendão fibular longo para o cuboide; ver também p. 437).

C Grupo extensor (Mm. tibial anterior, extensor longo dos dedos e extensor longo do hálux)
Perna direita, vista anterior.

D Grupo fibular (Mm. fibular longo e fibular curto)
Perna direita, vista lateral.

505

2.8 Músculos da Perna: Grupo Flexor Plantar Superficial

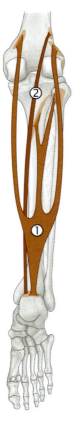

A Esquema dos flexores plantares superficiais

① **M. tríceps sural**

Origem:	• M. sóleo: face posterior da cabeça e do colo da fíbula; fixado à linha do M. sóleo da tíbia por meio de um arco tendíneo
	• M. gastrocnêmio: Cabeça medial — epicôndilo medial do fêmur
	Cabeça lateral — epicôndilo lateral do fêmur
Inserção:	Tuberosidade do calcâneo por meio do tendão do calcâneo
Ação:	• Articulação talocrural: flexão plantar
	• Articulação talocalcânea: inversão (supinação)
	• Articulação do joelho: flexão (M. gastrocnêmio)
Inervação:	N. tibial (S1, S2)

② **M. plantar**

Origem:	Proximal à cabeça lateral do M. gastrocnêmio
Inserção:	Tuberosidade do calcâneo por meio do tendão do calcâneo
Ação:	Negligenciável devido à sua pequena seção transversal; pode evitar compressão dos vasos tibiais posteriores durante flexão do joelho
Inervação:	N. tibial (S1, S2)

B Ruptura do tendão do calcâneo

Perna direita, vista posterior. O tendão de Aquiles (tendão do calcâneo) é o tendão comum de inserção dos músculos que formam o M. tríceps sural (o M. sóleo e as duas cabeças do M. gastrocnêmio). O tendão tem um comprimento médio de 20 a 25 cm, uma área transversa média de aproximadamente 70 a 80 mm², e resistência à ruptura de 60 a 100 N/mm². Assim, um tendão saudável pode suportar uma carga de quase uma tonelada. É muito improvável, então, que o tendão do calcâneo se rompa, exceto se for submetido a cargas excessivas crônicas (em atletas de salto em altura, por exemplo). Microtraumatismos repetitivos podem comprometer o suprimento sanguíneo para o tendão, causando sua degeneração e perda gradual da resistência. Isso é particularmente prejudicial na área onde o tendão já apresenta o menor fluxo sanguíneo: aproximadamente 2 a 6 cm proximais à sua inserção na tuberosidade do calcâneo. Este é o local mais comum de ruptura de um tendão do calcâneo em degeneração, que é precipitada por uma lesão aguda. A ruptura é acompanhada por um som semelhante ao de uma chicotada. Como consequência, o paciente perde a flexão plantar ativa e apresenta apenas flexão plantar residual dos músculos flexores profundos.

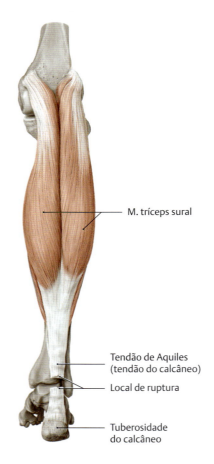

— M. tríceps sural

— Tendão de Aquiles (tendão do calcâneo)
— Local de ruptura

— Tuberosidade do calcâneo

2 **Musculatura: Grupos Funcionais** | Membro Inferior

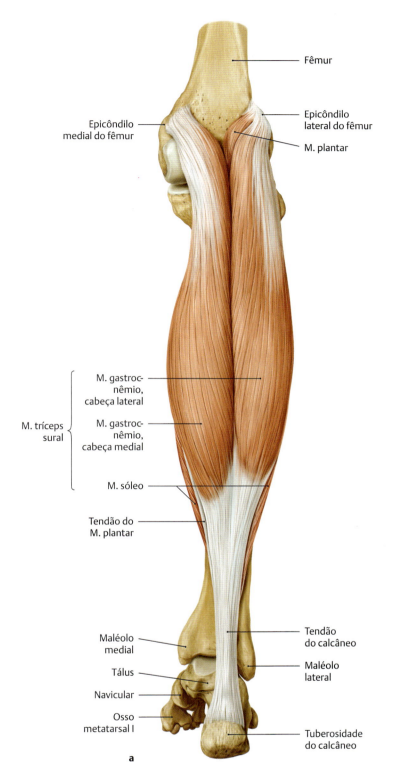

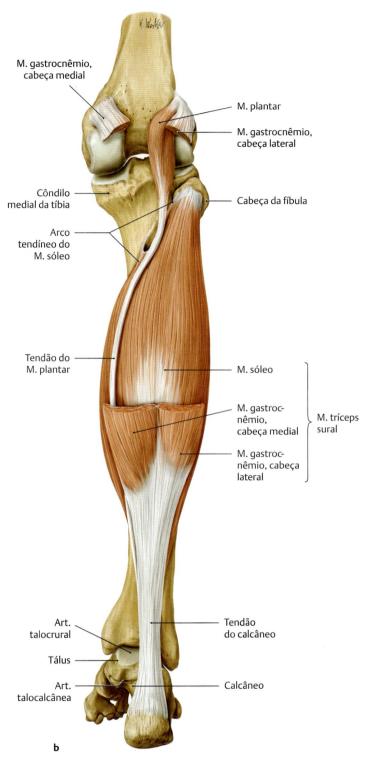

C Grupo flexor plantar superficial (Mm. tríceps sural e plantar)
Perna direita, vista posterior.

a As três cabeças do M. tríceps sural são claramente distinguíveis: as cabeças medial e lateral do M. gastrocnêmio e o M. sóleo. O M. plantar, que se origina proximal à cabeça lateral do M. gastrocnêmio, frequentemente é visto como a quarta cabeça do M. tríceps sural.

b Partes das cabeças lateral e medial do M. gastrocnêmio foram removidas para expor o M. sóleo e o M. plantar com seu tendão de inserção longo e estreito.

507

2.9 Músculos da Perna: Grupo Flexor Profundo

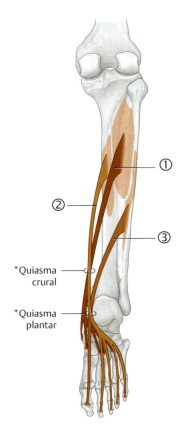

① **M. tibial posterior**

Origem:	Membrana interóssea da perna e margens adjacentes da tíbia e da fíbula
Inserção:	Tuberosidade navicular; cuneiformes medial, intermédio e lateral; bases dos ossos metatarsais II a IV
Ação:	• Articulação talocrural: flexão plantar • Articulação talocalcânea: inversão (supinação) • Sustenta os arcos longitudinal e transverso do pé
Inervação:	N. tibial (L4 a S1)

② **M. flexor longo dos dedos**

Origem:	Terço médio da face posterior da tíbia
Inserção:	Bases das segunda a quinta falanges distais
Ação:	• Articulação talocrural: flexão plantar • Articulação talocalcânea: inversão (supinação) • Articulações metatarsofalângicas e interfalângicas do segundo ao quinto dedos: flexão plantar
Inervação:	N. tibial (L5 a S2)

③ **M. flexor longo do hálux**

Origem:	Dois terços distais da face posterior da fíbula, membrana interóssea da perna adjacente
Inserção:	Base da falange distal do hálux
Ação:	• Articulação talocrural: flexão plantar • Articulação talocalcânea: inversão (supinação) • Articulações metatarsofalângicas e interfalângicas do hálux: flexão plantar • Sustenta o arco longitudinal medial do pé
Inervação:	N. tibial (L5 a S2)

A Esquema dos flexores profundos

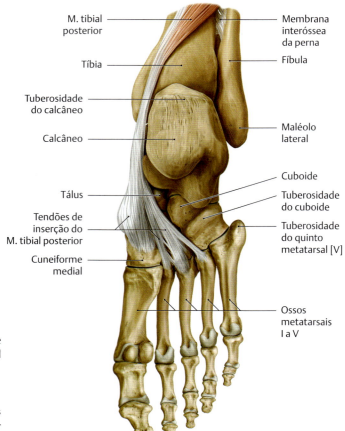

B Inserção do M. tibial posterior
Pé direito em flexão plantar, vista plantar. Com sua inserção em forma de leque, o M. tibial posterior auxilia na estabilização dos arcos longitudinal e transverso do pé.

---

*N.R.T.: A Terminologia Anatômica não menciona quiasma crural e/ou plantar, apenas o tendíneo (mão) e o óptico. Os dois primeiros se referem ao cruzamento do M. flexor longo dos dedos com os Mm. tibial posterior e flexor longo do hálux, respectivamente.

2 Musculatura: Grupos Funcionais | Membro Inferior

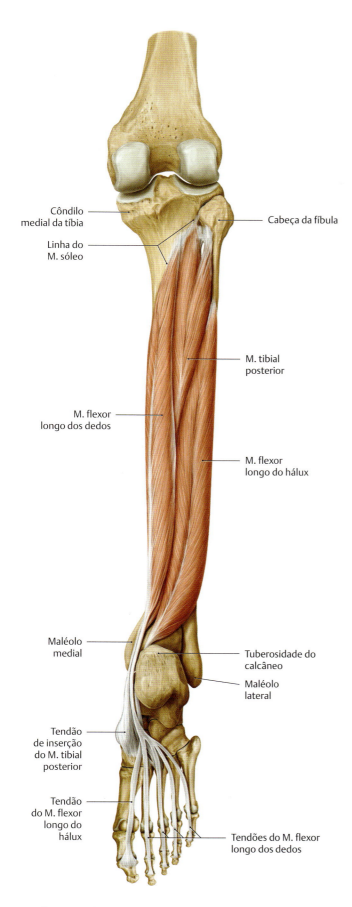

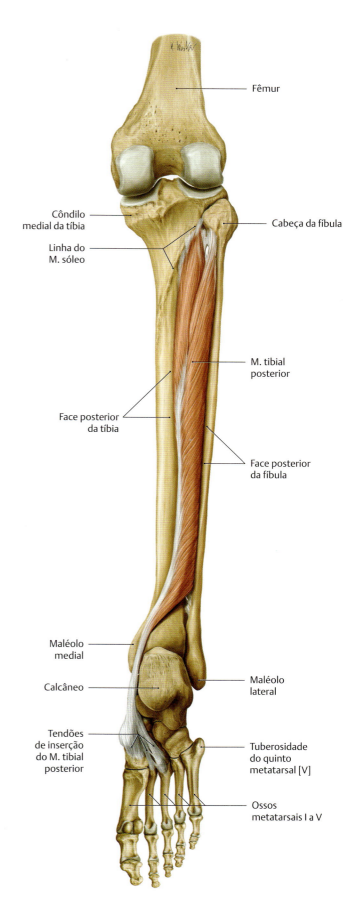

C Grupo flexor profundo (Mm. tibial posterior, flexor longo dos dedos e flexor longo do hálux)
Perna direita com o pé em flexão plantar, vista posterior.

D M. tibial posterior
Perna direita após a remoção dos Mm. flexor longo dos dedos e flexor longo do hálux. Pé em flexão plantar, vista posterior.

2.10 Músculos Intrínsecos do Pé: Dorso do Pé e Planta

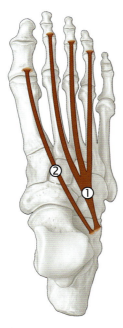

A Vista dorsal dos músculos curtos

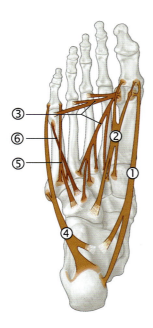

B Vista plantar dos músculos curtos

* Assim como para os músculos, para os nervos não se usa essa terminologia no Brasil.

① M. extensor curto dos dedos
Origem:	Face dorsal do calcâneo
Inserção:	Aponeurose dorsal do segundo ao quarto dedos, bases das falanges médias desses dedos
Ação:	Extensão das articulações metatarsofalângicas e interfalângicas proximais do segundo ao quarto dedo
Inervação:	N. fibular profundo (L5 a S1)

② M. extensor curto do hálux
Origem:	Face dorsal do calcâneo
Inserção:	Aponeurose dorsal do hálux, base da falange proximal do hálux
Ação:	Extensão da articulação metatarsofalângica do hálux
Inervação:	N. fibular profundo (L5 a S1)

① M. abdutor do hálux
Origem:	Proc. medial da tuberosidade do calcâneo, aponeurose plantar
Inserção:	Base da falange proximal do hálux por meio do osso sesamoide medial
Ação:	Primeira articulação metatarsofalângica: flexão e abdução do primeiro dedo; sustenta o arco longitudinal
Inervação:	N. plantar medial (L5 a S1)

② M. flexor curto do hálux
Origem:	Cuneiforme medial, cuneiforme intermédio, ligamento calcaneocubóideo plantar
Inserção:	• Cabeça medial: base da falange proximal do hálux por meio do osso sesamoide medial
	• Cabeça lateral: base da falange proximal do hálux por meio do osso sesamoide lateral
Ação:	Flete a primeira articulação metatarsofalângica, sustenta o arco longitudinal
Inervação:	Cabeça medial: N. plantar medial (L5 a S1); cabeça lateral: N. plantar lateral (S1, S2)

③ M. adutor do hálux (para tornar mais claro, o M. adutor do hálux é representado aqui, embora esteja localizado no compartimento central)
Origem:	• Cabeça oblíqua: bases dos ossos metatarsais II a IV, cuboide, cuneiforme lateral
	• Cabeça transversa: articulações metatarsofalângicas do terceiro ao quinto dedo, Lig. metatarsal transverso profundo
Inserção:	Base da primeira falange proximal por um tendão comum por meio do osso sesamoide lateral
Ação:	Flete a primeira articulação metatarsofalângica, aduz o hálux; a cabeça transversa sustenta o arco transverso; a cabeça oblíqua sustenta o arco longitudinal
Inervação:	N. plantar lateral (S1, S2)

④ M. abdutor do dedo mínimo
Origem:	Processo lateral e face inferior da tuberosidade do calcâneo, aponeurose plantar
Inserção:	Base da falange proximal do hálux, tuberosidade do quinto metatarsal [V]
Ação:	Flete a articulação metatarsofalângica do hálux, abduz o dedo mínimo, sustenta o arco longitudinal
Inervação:	N. plantar lateral (S1, S2)

⑤ M. flexor curto do dedo mínimo
Origem:	Base do do osso metatarsal V, Lig. plantar longo
Inserção:	Base da falange proximal do dedo mínimo
Ação:	Flete a articulação metatarsofalângica do dedo mínimo
Inervação:	N. plantar lateral (S1, S2)

⑥ M. oponente do dedo mínimo
Origem:	Lig. plantar longo, bainha do tendão plantar do M. fibular longo
Inserção:	Osso metatarsal V
Ação:	Traciona o osso metatarsal V ligeiramente na direção plantar e medial
Inervação:	N. plantar lateral (S1, S2)

2 Musculatura: Grupos Funcionais | Membro Inferior

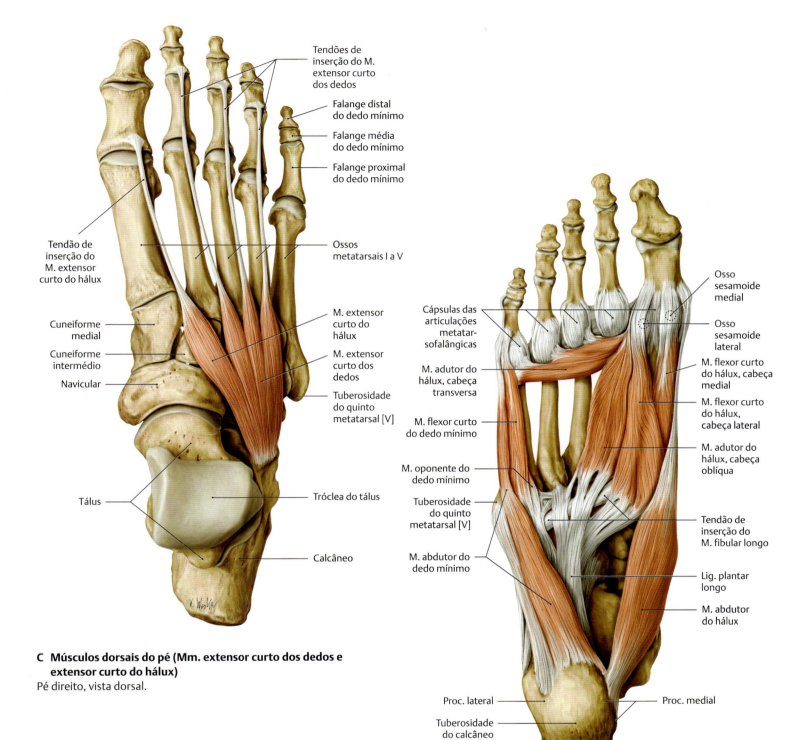

C Músculos dorsais do pé (Mm. extensor curto dos dedos e extensor curto do hálux)
Pé direito, vista dorsal.

D Músculos plantares dos compartimentos medial e lateral (Mm. abdutor do hálux, adutor do hálux,* flexor curto do hálux, abdutor do dedo mínimo, flexor do dedo mínimo e oponente do dedo mínimo)
Pé direito, vista plantar.

*O M. adutor do hálux é considerado parte do compartimento central (ver p. 512).

511

2.11 Músculos Curtos do Pé: Planta (Compartimento Central)*

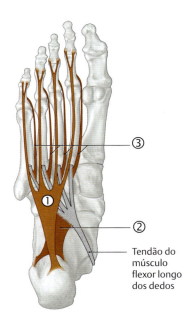

A Esquema dos Mm. flexor curto dos dedos, quadrado plantar e primeiro ao quarto lumbricais

① M. flexor curto dos dedos

Origem:	Tubérculo medial da tuberosidade do calcâneo, aponeurose plantar
Inserção:	Faces das falanges médias do segundo ao quinto dedo
Ação:	• Flete as articulações metatarsofalângicas e as articulações interfalângicas do segundo ao quinto dedo
	• Sustenta o arco longitudinal do pé
Inervação:	N. plantar medial (L5 a S1)

② M. quadrado plantar

Origem:	Margens medial e plantar da face plantar da tuberosidade do calcâneo
Inserção:	Margem lateral do tendão do M. flexor longo dos dedos
Ação:	Redireciona e aumenta a tração do M. flexor longo dos dedos
Inervação:	N. plantar lateral (S1, S2)

③ Mm. lumbricais I a IV

Origem:	Margens mediais dos tendões do M. flexor longo dos dedos
Inserção:	Aponeuroses dorsais do segundo ao quinto dedo
Ação:	• Flete as articulações metatarsofalângicas do segundo ao quinto dedo
	• Extensão das articulações interfalângicas do segundo ao quinto dedo
	• Aproxima os dedos (aduz o segundo ao quinto dedo em direção ao hálux)
Inervação:	• Mm. lumbricais I e II: N. plantar medial (S1, S2)
	• Mm. lumbricais III e IV: N. plantar lateral (S1, S2)

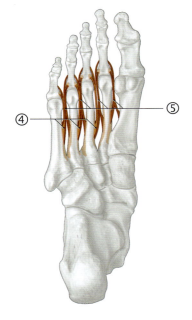

B Esquema dos Mm. interósseos plantares I a III e interósseos dorsais I a IV

④ Mm. interósseos plantares I a III

Origem:	Margem medial dos ossos metatarsais III a V
Inserção:	Base medial da falange proximal do terceiro ao quinto dedo
Ação:	• Flete as articulações metatarsofalângicas do terceiro ao quinto dedo
	• Extensão das articulações interfalângicas do terceiro ao quinto dedo
	• Aproxima os dedos (aduz o terceiro ao quinto dedo em direção ao segundo dedo)
Inervação:	N. plantar lateral (S1, S2)

⑤ Mm. interósseos dorsais I a IV

Origem:	Por duas cabeças de faces opostas dos ossos metatarsais I a V
Inserção:	• I: base medial da segunda falange proximal, aponeurose dorsal do segundo dedo
	• II a IV: base lateral das segunda a quarta falanges proximais, aponeurose dorsal do segundo ao quarto dedo
Ação:	• Flete as articulações metatarsofalângicas do segundo ao quarto dedo
	• Extensão das articulações interfalângicas do segundo ao quarto dedo
	• Afasta os dedos (abduz o terceiro e o quarto dedo em relação ao segundo dedo)
Inervação:	N. plantar lateral (S1, S2)

*O M. adutor do hálux, embora seja parte do compartimento central, não é representado aqui (ver p. 511).

2 Musculatura: Grupos Funcionais | Membro Inferior

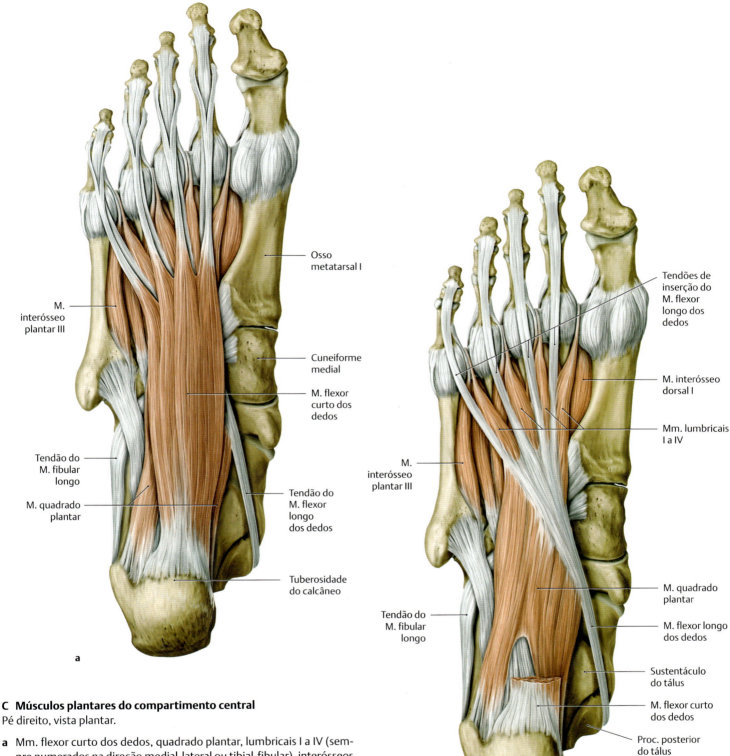

C Músculos plantares do compartimento central
Pé direito, vista plantar.

a Mm. flexor curto dos dedos, quadrado plantar, lumbricais I a IV (sempre numerados na direção medial-lateral ou tibial-fibular), interósseos plantares I a III e interósseos dorsais I a IV (para ficar mais claro, não é mostrado o M. adutor do hálux, embora seja parte do compartimento central; ver p. 511).

b O M. flexor curto dos dedos foi removido de sua origem para mostrar mais claramente a inserção do M. quadrado plantar, na margem lateral do tendão do M. flexor longo dos dedos.

Observe as "origens móveis" dos Mm. lumbricais I a IV, nas margens mediais dos tendões do M. flexor longo dos dedos. Quando o M. flexor longo dos dedos se contrai e, portanto encurta, as origens dos Mm. lumbricais deslocam-se em sentido proximal. Este "pré-alongamento" dos Mm. lumbricais aumenta sua capacidade de contrair, permitindo que desenvolvam mais força.

513

2.12 Visão Geral das Funções dos Músculos: Articulação do Quadril

A Movimentos da articulação do quadril

Tipo de movimento	Amplitude do movimento	Músculo (em ordem decrescente de importância funcional)	Inervação	Segmento nervoso "responsável"
Flexão/anteversão	120 a 140°	• M. iliopsoas (M. psoas maior e M. ilíaco) • M. reto femoral • M. tensor da fáscia lata • M. sartório • M. pectíneo • M. adutor longo • M. adutor curto • M. grácil • Mm. glúteos médio e mínimo (parte anterior)	• Ramos diretos derivados do plexo lombar e N. femoral • N. femoral • N. glúteo superior • N. femoral • N. obturatório • N. obturatório • N. obturatório • N. obturatório • N. glúteo superior	• L1 a L4 • L1 a L4 • L4 e L5 • L1 a L4 • L2 a L4 • L2 a L4 • L2 a L4 • L2 a L4 • L4 a S1
Extensão/retroversão	20°	• M. glúteo máximo • M. semitendíneo • M. semimembranáceo • M. bíceps femoral (cabeça longa) • Mm. glúteos médio e mínimo (parte posterior) • M. adutor magno • M. piriforme • M. obturador interno	• N. glúteo inferior • N. tibial • N. tibial • N. tibial • N. glúteo superior • N. obturatório • N. tibial • Ramos diretos derivados do plexo sacral • Ramos diretos derivados do plexo sacral	• L5 a S2 • L5 a S2 • L5 a S2 • L5 a S2 • L4 a S1 • L2 a L4 • L4 e L5
Abdução	50 a 80°	• M. glúteo médio • M. tensor da fáscia lata • M. glúteo máximo (fibras craniais) • M. glúteo mínimo • M. piriforme • M. sartório	• N. glúteo superior • N. glúteo superior • N. glúteo inferior • N. glúteo superior • Ramos diretos derivados do plexo sacral • N. femoral	• L4 a S1 • L4 e L5 • L5 a S2 • L4 e L5 • L1 a L3
Adução	20 a 30°	• M. adutor magno • M. adutor longo • M. adutor curto • M. glúteo máximo (fibras caudais) • M. pectíneo • M. grácil • M. semitendíneo • M. semimembranáceo • M. bíceps femoral (cabeça longa) • M. quadrado femoral • M. obturador interno • M. obturador externo	• N. obturatório • N. tibial • N. obturatório • N. obturatório • N. glúteo inferior • N. obturatório • N. obturatório • N. tibial • N. tibial • N. tibial • N. glúteo inferior e/ou outro ramo direto derivado do plexo sacral • N. obturatório	• L2 a L4 • L4 e L5 • L2 a L4 • L2 a L4 • L5 a S2 • L2 a L4 • L2 a L4 • L5 a S2 • L5 a S2 • L5 a S2 • L5 a S2 • L2 a L4
Rotação medial	40°	• Mm. glúteos médio e mínimo (parte anterior) • M. tensor da fáscia lata • M. adutor magno (inserção tendínea no epicôndilo medial)	• N. glúteo superior • N. glúteo superior • N. tibial	• L4 a S1 • L4 e L5 • L4 e L5
Rotação lateral	30 a 50°	• M. glúteo máximo • M. obturador interno • M. piriforme • Mm. gêmeos • M. quadrado femoral • M. obturador externo • Mm. glúteos médio e mínimo (parte posterior) • M. adutor magno • M. adutor longo • M. adutor curto • M. pectíneo • M. sartório • M. iliopsoas (M. psoas maior e M. ilíaco)	• N. glúteo inferior • Ramos diretos derivados do plexo sacral • Ramos diretos derivados do plexo sacral • Ramos diretos derivados do plexo sacral • N. glúteo inferior • N. obturatório • N. glúteo superior • N. obturatório • N. tibial • N. obturatório • N. obturatório • N. obturatório • N. femoral • Ramos diretos derivados do plexo lombar e N. femoral	• L5 a S1 • L5 a S2 • L2 a L4 • L4 a S1 • L2 a L4 • L4 e L5 • L2 a L4 • L2 a L4 • L2 a L4 • L1 a L4 • L1 a L4

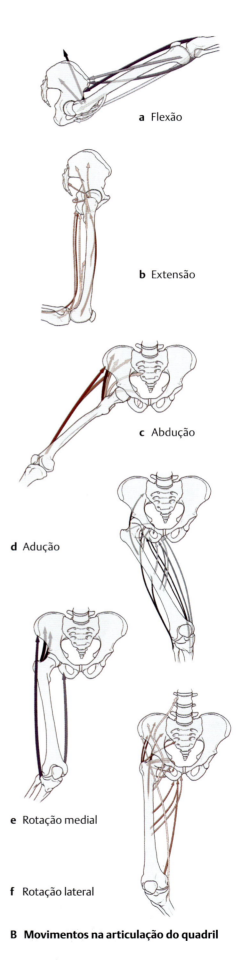

a Flexão

b Extensão

c Abdução

d Adução

e Rotação medial

f Rotação lateral

B Movimentos na articulação do quadril

2 Musculatura: Grupos Funcionais | Membro Inferior

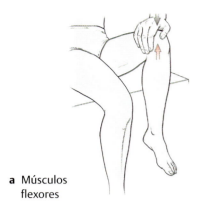

a Músculos flexores

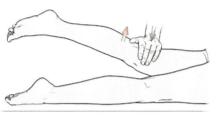

b Músculos extensores

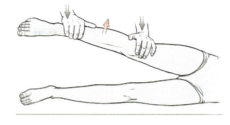

c Músculos abdutores

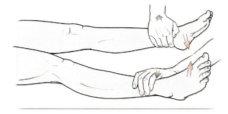

d Músculos adutores em comparação com os do lado oposto

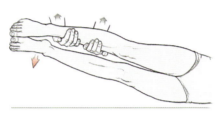

e Músculos adutores em decúbito lateral em relação à gravidade

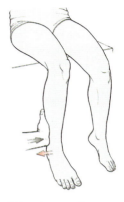

g Músculos rotadores mediais

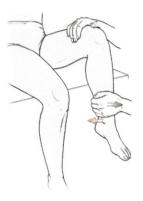

f Músculos rotadores laterais

C Avaliação funcional dos músculos da articulação do quadril

Para a inspeção da força muscular, pede-se ao paciente que se movimente contra a gravidade, e, também, contra uma resistência provida pelo examinador. Cada esforço muscular produzido é avaliado com uma escala de 0 a 5.

D Sintomatologia clínica de músculos encurtados e enfraquecidos da articulação do quadril

Músculos	Sintomatologia do encurtamento dos músculos	Sintomatologia do enfraquecimento
Flexores	O encurtamento dos músculos flexores da articulação do quadril leva à inclinação da pelve para a frente, com acentuação da lordose lombar e restrição da extensão da articulação do quadril. No caso de encurtamento unilateral, há rotação da pelve, com subsequente distúrbio funcional, principalmente na articulação sacroilíaca do lado afetado	Com o enfraquecimento dos músculos flexores, atividades como subir escadas, levantar-se, ficar de pé a partir do decúbito dorsal para se sentar, ou trazer a parte de cima do corpo inclinada para trás de modo a se sentar são consideravelmente afetadas. A flexão da coxa na marcha é realizada pela retroversão e rotação da pelve
Extensores	Contraturas do M. glúteo máximo são raras. O encurtamento dos Mm. isquiotibiais leva a uma postura característica, com aumento de extensão do quadril e de flexão da parte lombar da coluna vertebral	Fraqueza na musculatura extensora da articulação do quadril ocasiona frequentemente instabilidade enquanto o indivíduo se posiciona de pé. A compensação da fraqueza ocorre por meio do desvio posterior da parte superior do corpo (com a importante participação do ligamento iliofemoral como suporte ligamentar)
Abdutores	Com o encurtamento da musculatura abdutora, ocorre um desvio da pelve no plano frontal e um alongamento funcional do membro inferior no lado afetado. A diferença de comprimento entre os membros inferiores é compensada por uma flexão aumentada da articulação do joelho	Devido à fraqueza da sustentação muscular, a pelve não consegue se sustentar durante a fase de posicionamento ereto, sofrendo uma queda em direção ao lado sadio (sinal de Trendelenburg positivo). Com uma fraqueza menos intensa, evita-se a queda da pelve por meio do aumento na inclinação da parte superior do corpo para o lado afetado (sinal de Duchenne)
Adutores	Com o encurtamento dos músculos adutores, ocorre também desvio da pelve no plano frontal e encurtamento funcional do membro inferior no lado afetado	A fraqueza se torna perceptível apenas durante esforço extremo, por exemplo, cavalgadas, esquiar (p. ex., o cavaleiro não consegue se manter sobre o cavalo)
Rotadores mediais	A articulação do quadril não consegue mais realizar uma rotação lateral de forma completa; ou seja, o movimento de cruzar as pernas na posição sentada não é mais possível	A fraqueza muscular resulta em nítido predomínio dos músculos rotadores laterais (= desvio em rotação lateral; a marcha também é alterada: os dedos do pé posicionam-se mais para fora, durante a marcha)
Rotadores laterais	Encurtamentos dos músculos rotadores laterais intrínsecos resulta – devido à tração unilateral sobre o sacro – em distúrbios funcionais nas articulações sacroilíacas	Desvio em rotação medial do lado afetado (os dedos do pé posicionam-se mais para dentro, durante a marcha)

515

2.13 Visão Geral das Funções dos Músculos: Articulação do Joelho

A Movimentos da articulação do joelho

Tipo de movimento	Magnitude do movimento	Músculo (em ordem decrescente de importância funcional)	Inervação	Segmento nervoso "responsável"
Flexão	120–150°	• M. semimembranáceo	• N. tibial	• L5 a S2
		• M. semitendíneo	• N. tibial	• L5 a S2
		• M. bíceps femoral		
		– Cabeça longa	• N. tibial	• L5 a S2
		– Cabeça curta	• N. fibular comum	• L5 a S2
		• M. grácil	• N. obturatório	• L2 a L4
		• M. sartório	• N. femoral	• L1 a L4
		• M. gastrocnêmio (cabeça medial e cabeça lateral)	• N. tibial	• S1 e S2
		• M. poplíteo	• N. tibial	• L5 a S2
		• M. plantar	• N. tibial	• S1 e S2
Extensão	5 a 10°	• M. quadríceps femoral	• N. femoral	• L1 a L4
		– M. reto femoral		
		– M. vasto lateral		
		– M. vasto medial		
		– M. vasto intermédio		
Rotação medial	10°	• M. semimembranáceo	• N. tibial	• L5 a S2
		• M. semitendíneo	• N. tibial	• L5 a S2
		• M. grácil	• N. obturatório	• L2 a L4
		• M. sartório	• N. femoral	• L1 a L4
		• M. poplíteo	• N. tibial	• L5 a S2
Rotação lateral	30 a 40°	• M. bíceps femoral		
		– Cabeça longa	• N. tibial	• L5 a S2
		– Cabeça curta	• N. fibular comum	• L5 a S2

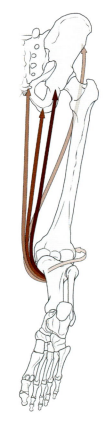

c Rotação medial com a articulação do joelho flexionada

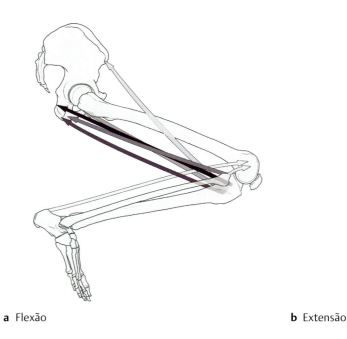

a Flexão   b Extensão

B Movimentos na articulação do joelho

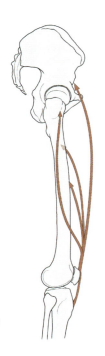

d Rotação lateral com a articulação do joelho flexionada

C Sintomatologia clínica de músculos encurtados e enfraquecidos da articulação do joelho

Músculos	Sintomatologia do encurtamento dos músculos	Sintomatologia do enfraquecimento dos músculos
Flexores	Limitação/restrição da extensão da articulação do joelho com a articulação do quadril flexionada, ou limitação/restrição da flexão da articulação do quadril com a articulação do joelho estendido. Devido ao encurtamento bilateral dos músculos flexores, particularmente dos Mm. isquiotibiais, ocorrem retroversão da pelve e retificação da curvatura lombar da coluna vertebral. Caso o encurtamento seja unilateral, ocorrem rotação da pelve e distúrbios funcionais na articulação sacroilíaca	O enfraquecimento dos Mm. isquiotibiais pode ser identificado tanto na articulação do joelho quanto na articulação do quadril. Consequentemente, ocorre inclinação da pelve para a frente, com simultânea hiperextensão na articulação do joelho. O quadro clínico é semelhante ao do enfraquecimento dos músculos extensores
Extensores	No encurtamento, o M. reto femoral é o mais frequentemente afetado, pois é o único componente biarticular do M. quadríceps femoral. Isto causa flexão limitada da articulação do joelho e extensão limitada da articulação do quadril, com acentuação da lordose lombar	O enfraquecimento restringe muito importantes funções: p. ex., subir escadas, fazer caminhadas, levantar e sentar. A compensação ocorre pelo deslocamento da linha de gravidade para a frente, com hiperextensão da articulação do joelho (*genu recurvatum*): "a força da gravidade se transforma em força extensora"
Rotadores mediais	Rotação lateral restrita ou limitada	Acentuação da posição de rotação lateral da coxa
Rotadores laterais	Rotação medial restrita ou limitada	Acentuação da posição de rotação medial da coxa

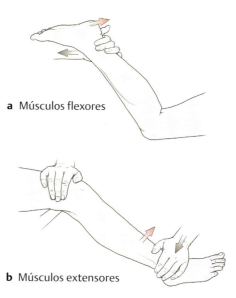

a Músculos flexores

b Músculos extensores

D Avaliação funcional dos músculos da articulação do joelho

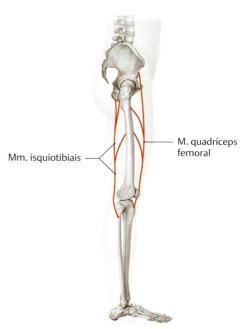

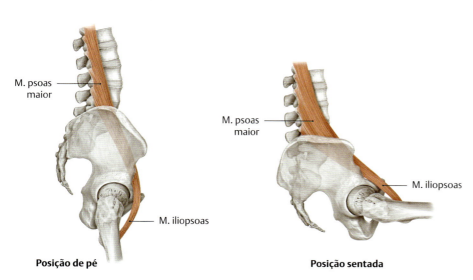

Posição de pé   Posição sentada

E Desequilíbrio muscular

O M. ilíaco não está representado. Para a avaliação específica de cada articulação, não somente o exame de movimentos (método neutro-nulo, ver p. 52) é adequado, mas também o exame da função muscular. Consequentemente, a força e a capacidade de distensão de cada músculo são avaliadas e, ainda, pode-se identificar os distúrbios do equilíbrio muscular e a coordenação muscular. Quando prevalece um desequilíbrio entre um músculo e o seu antagonista – logo, o seu oponente funcional – isto é considerado um desequilíbrio muscular. Frequentemente, pode ocorrer inclusive um desequilíbrio entre a musculatura postural (tônica) e a musculatura de movimentação (fásica).

Enquanto os **músculos posturais** são constituídos predominantemente por fibras musculares de contração lenta – e *nos distúrbios tendem mais facilmente a sofrer encurtamento* (ver p. 60) – os **músculos de movimento** são constituídos por fibras de contração rápida e *tendem a sofrer mais facilmente enfraquecimento (atrofia) nos distúrbios*. Tais distúrbios são consequência da ausência de adaptação ou de ajuste das musculaturas postural e de movimentação, considerando o nosso modo de vida atual, em que passamos muito tempo sentados, tendendo ao sedentarismo com a falta de atividade física, além da especialização estereotipada dos movimentos, como más posturas tanto na vida cotidiana quanto no local de trabalho. A intensificação na variedade de movimentos e uma qualidade melhor desses movimentos são alterações simples do comportamento que conseguem neutralizar eficazmente a falta de estímulos.

Exemplos para a formação de desequilíbrios musculares:
- Uma atividade na qual a pessoa passe um longo tempo sentada causa progressivo encurtamento estrutural dos Mm. iliopsoas (seu comprimento de repouso é atingido com a pessoa de pé), um evidente enfraquecimento dos músculos extensores da articulação do quadril (principalmente do M. glúteo máximo e dos Mm. isquiotibiais) e, portanto, um aumento indireto da suscetibilidade da parte lombar da coluna vertebral com desenvolvimento de hiperlordose compensatória
- O uso de sapatos de salto alto leva a intensa sobrecarga do M. quadríceps femoral, com correspondente aumento do tônus; por outro lado, os Mm. isquiotibiais, sendo oponentes, sofrem atrofia devido à permanente falta de estímulo e encurtam.

2.14 Visão Geral das Funções dos Músculos: Articulação do Tornozelo

A Movimentos nas porções superior e inferior da articulação do tornozelo e da articulação transversa do tarso

Tipo de movimento	Magnitude do movimento	Músculo (em ordem decrescente de importância funcional)	Inervação	Segmento nervoso "responsável"
Flexão plantar	40 a 50°	• M. tríceps sural • M. fibular longo • M. fibular curto • M. flexor longo do hálux • M. flexor longo dos dedos • M. tibial posterior • M. plantar	• N. tibial • N. fibular superficial • N. fibular superficial • N. tibial • N. tibial • N. tibial • N. tibial	• S1 e S2 • L5 a S1 • L5 a S1 • L5 a S2 • L5 a S2 • L4 a S1 • S1 e S2
Flexão dorsal	20 a 30°	• M. tibial anterior • M. extensor longo dos dedos • M. extensor longo do hálux • M. fibular terceiro (variável)	• N. fibular profundo • N. fibular profundo • N. fibular profundo • N. fibular profundo	• L4 e L5 • L4 a S1 • L5 a S1 • L4 a S1
Inversão e supinação	60°	• M. tríceps sural • M. tibial posterior • M. flexor longo do hálux • M. flexor longo dos dedos • M. tibial anterior • (M. extensor longo do hálux)	• N. tibial • N. tibial • N. tibial • N. tibial • N. fibular profundo • N. fibular profundo	• S1 e S2 • L4 a S1 • L5 a S2 • L5 a S2 • L4 e L5 • L5 a S1
Eversão e pronação	30°	• M. fibular longo • M. fibular curto • M. extensor longo dos dedos • (M. extensor longo do hálux)	• N. fibular superficial • N. fibular superficial • N. fibular profundo • N. fibular profundo	• L5 a S1 • L5 a S1 • L4 a S1 • L5 a S1

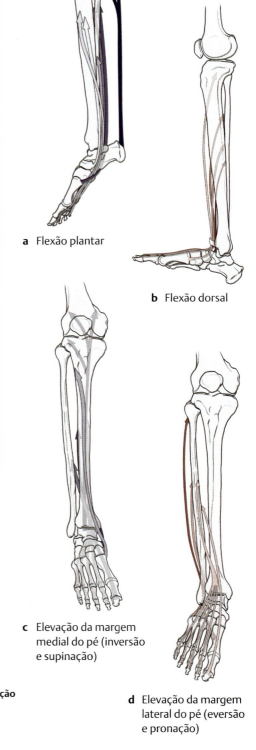

a Flexão plantar

b Flexão dorsal

c Elevação da margem medial do pé (inversão e supinação)

d Elevação da margem lateral do pé (eversão e pronação)

B Movimentos nas articulações talocalcânea e talocrural, bem como na articulação transversa do tarso

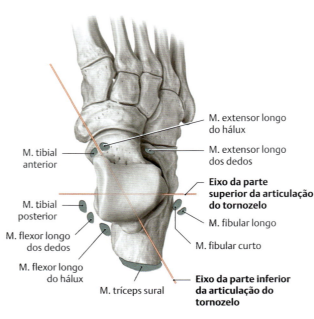

C Posição dos tendões dos músculos extrínsecos do pé em relação aos eixos das partes superior e inferior da articulação do tornozelo

Os dois eixos das partes superior e inferior da articulação do tornozelo em vista cranial. De acordo com o trajeto dos tendões em relação aos eixos, os músculos podem realizar flexão plantar ou extensão dorsal e, simultaneamente, realizar pronação (eversão) ou supinação (inversão).

2 Musculatura: Grupos Funcionais | Membro Inferior

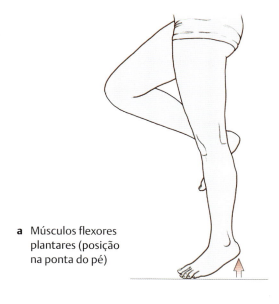

a Músculos flexores plantares (posição na ponta do pé)

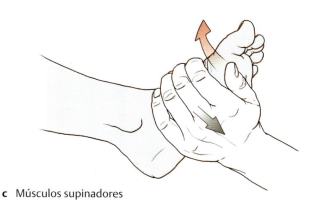

c Músculos supinadores

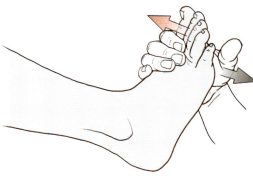

b Músculos extensores dorsais

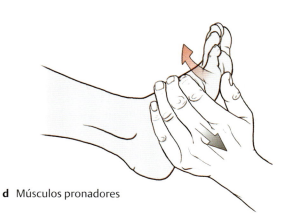

d Músculos pronadores

D Avaliação funcional dos músculos da articulação do tornozelo

E Sintomatologia clínica de músculos encurtados e enfraquecidos das partes superior e inferior da articulação do tornozelo

Músculos	Sintomatologia do encurtamento dos músculos	Sintomatologia do enfraquecimento dos músculos
Flexores plantares	O encurtamento dos músculos flexores plantares, principalmente do M. tríceps sural, leva à combinação de posicionamentos na extremidade no pé e pé equino varo. O resultante alongamento funcional das pernas é compensado por flexão aumentada na articulação do joelho quando o indivíduo está em posição ortostática. Durante a marcha, a articulação do quadril deverá ser adicionalmente flexionada na fase de oscilação, de modo que a perna funcionalmente mais longa possa ser movida para a frente	A posição de ficar na ponta dos pés deixa de ser possível, e o impulso para dar saltos é nitidamente diminuído. Ocorrem o posicionamento estendido do calcâneo e o desenvolvimento de um "pé calcâneo" (que durante a marcha não pode ser movimentado). Em posição ortostática, ocorre extensão aumentada da articulação do joelho
Flexores dorsais	O encurtamento dos músculos extensores dorsais leva a flexão plantar limitada ou restrita e comprometimento da fase de apoio. Frequentemente ocorre o desenvolvimento de "pé calcâneo"	As extremidades dos pés não podem ser elevadas de modo suficiente durante a fase de oscilação da marcha. As articulações do quadril e do joelho apresentam aumento compensatório na flexão. Este típico quadro de marcha é caracterizado como marcha equina ou marcha em tesoura, devido à deficiência dos músculos flexores dorsais do pé
Supinadores	O encurtamento leva ao pé equino varo. A margem lateral se torna bastante sobrecarregada durante a marcha	Com o enfraquecimento dos músculos supinadores, ocorre uma posição valga do pé (*talipes valgus* ou pé valgo), com intensa sobrecarga da margem medial do pé
Pronadores	Se os músculos pronadores (p. ex., grupo fibular) encurtarem, o pé fica em posição de flexão plantar e pronado (pé equino valgo)	A fraqueza dos músculos leva muito frequentemente a torções nas partes superior e inferior da articulação do tornozelo (o chamado traumatismo de supinação)

3.1 Músculos da Coxa, do Quadril e da Região Glútea: Vistas Medial e Anterior

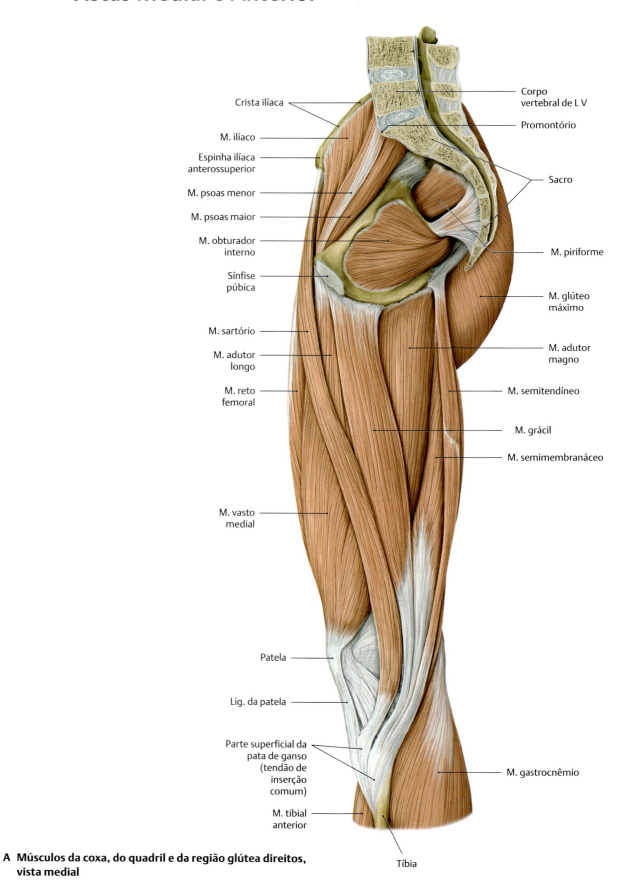

A **Músculos da coxa, do quadril e da região glútea direitos, vista medial**

3 Musculatura: Anatomia Topográfica | Membro Inferior

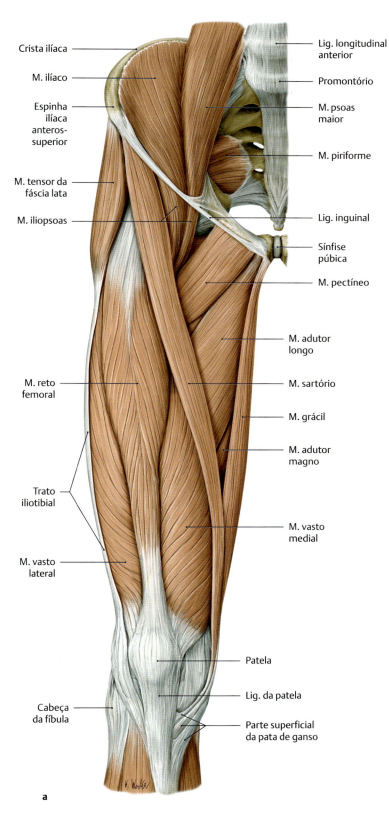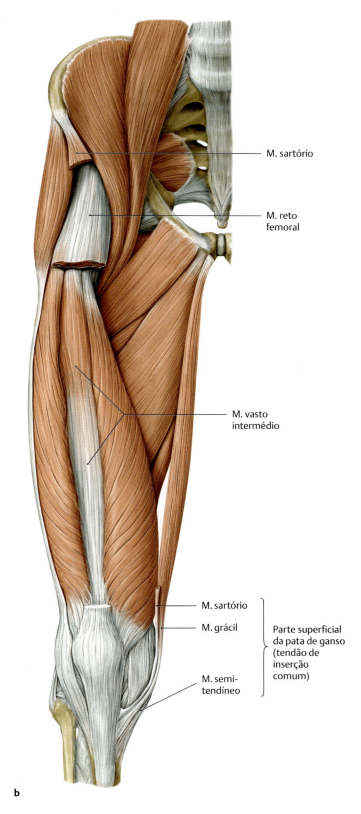

B Músculos da coxa, do quadril e da região glútea direitos, vista anterior

a A fáscia lata da coxa (ver p. 563) foi removida até o trato iliotibial lateral.

b Também foram removidas partes dos Mm. sartório e reto femoral.

521

3.2 Músculos da Coxa, do Quadril e da Região Glútea: Vista Anterior, Origens e Inserções

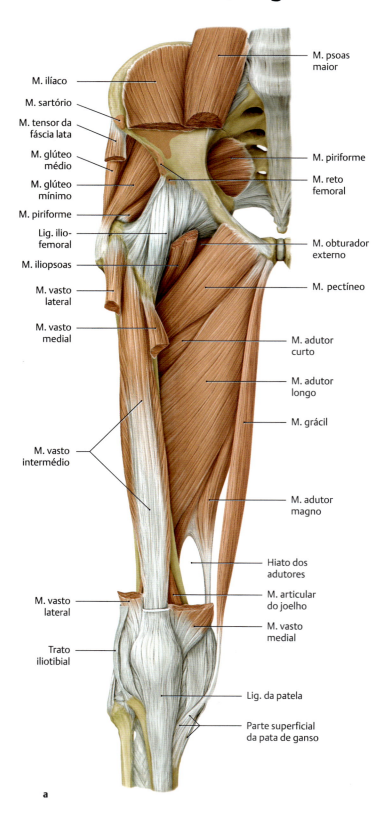

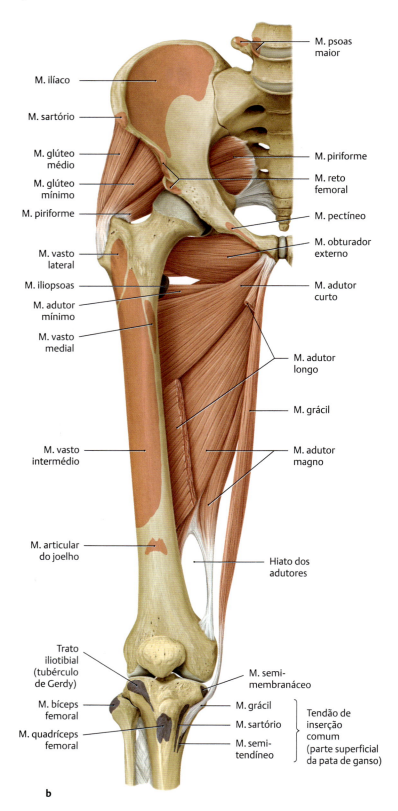

A Músculos da coxa, do quadril e da região glútea direitos, vista anterior

A origem é representada em vermelho; a inserção, em azul.

a Mm. iliopsoas e tensor da fáscia lata parcialmente removidos, Mm. sartório, reto femoral, vasto lateral e vasto medial completamente removidos.

b Mm. quadríceps femoral, iliopsoas, tensor da fáscia lata e pectíneo completamente removidos, M. adutor longo removido na região média. O local de inserção do trato iliotibial (tubérculo do trato iliotibial ou tubérculo de Gerdy) está localizado lateroproximal à tuberosidade da tíbia e pode ser palpado como uma saliência palpável na área do côndilo lateral da tíbia. Se o trato iliotibial for submetido a uma forte tensão (p. ex., como resultado de um joelho varo), poderá haver dor no local de inserção. Isso também é erroneamente chamado de tendopatia de inserção – está errado porque o tubérculo não é uma apófise!

3 Musculatura: Anatomia Topográfica | Membro Inferior

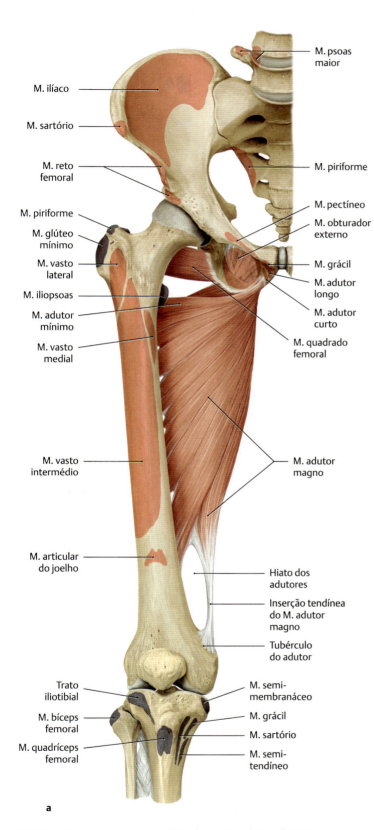
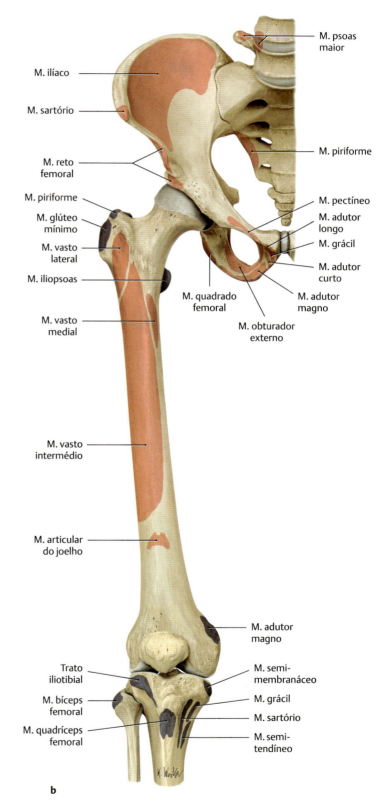

B Músculos da coxa, do quadril e da região glútea direitos, vista anterior
As origens estão representadas em vermelho e as inserções, em azul.

a Todos os músculos foram removidos, exceto o M. adutor magno e o M. quadrado femoral.
b Todos os músculos foram removidos.

Observe o hiato dos adutores, pelo qual artéria e veia femorais penetram na fossa poplítea da perna.

523

Membro Inferior | 3 Musculatura: Anatomia Topográfica

3.3 Músculos da Coxa, do Quadril e da Região Glútea: Vistas Lateral e Posterior

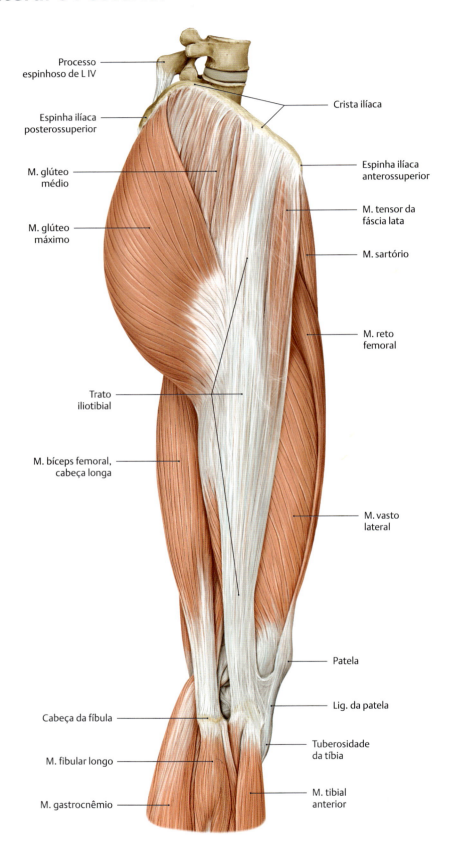

A Músculos da coxa, do quadril e da região glútea direitos, vista lateral

Observe os Mm. tensor da fáscia lata e glúteo máximo, cujos tendões de inserção são resistentes e espessos na parte lateral da fáscia lata. Esta faixa espessa, denominada *trato iliotibial*, porque segue entre a crista *ilíaca* e a face lateral da parte superior da *tíbia*, funciona mecanicamente como uma faixa de tensão, para reduzir a carga de curvatura sobre a parte proximal do fêmur (segundo Pauwels, ver também p. 429).

524

3 Musculatura: Anatomia Topográfica | Membro Inferior

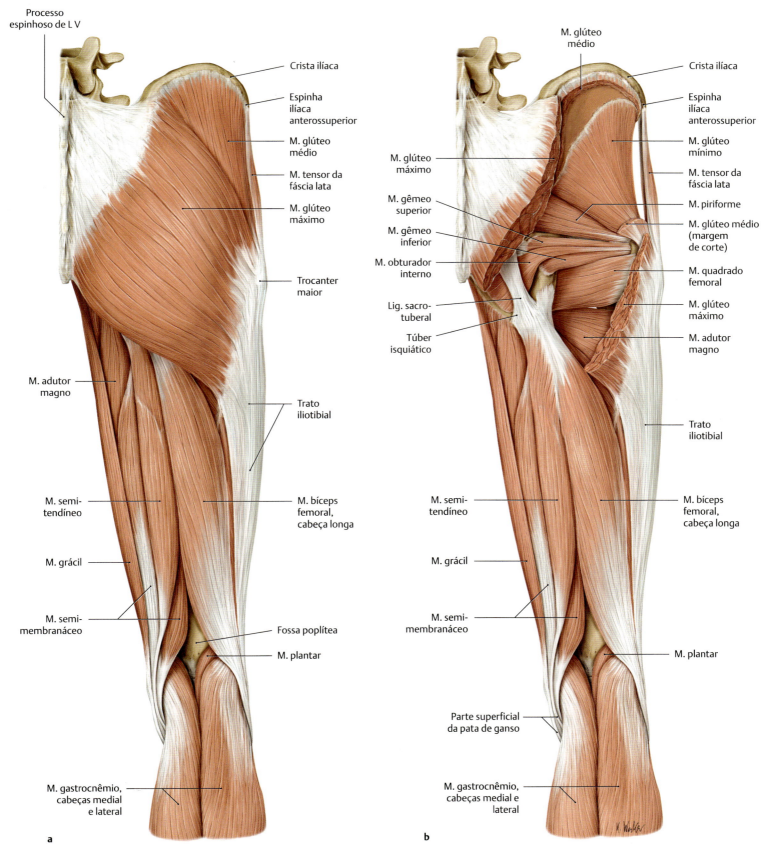

B Músculos da coxa, do quadril e da região glútea direitos, vista posterior
a A fáscia lata foi removida até o trato iliotibial (a parte sobre a região glútea é denominada fáscia glútea).
b Os Mm. glúteo máximo e glúteo médio foram parcialmente removidos.

525

3.4 Músculos da Coxa, do Quadril e da Região Glútea: Vista Posterior, Origens e Inserções

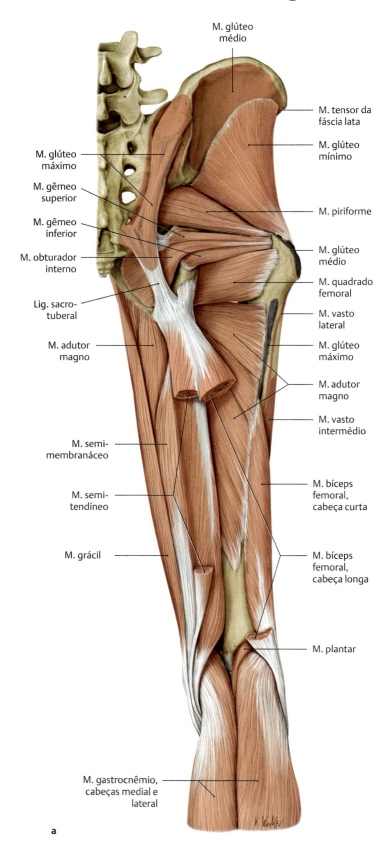
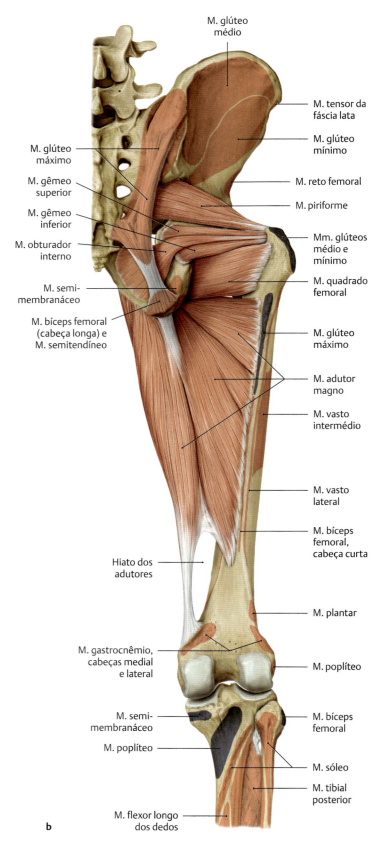

A Músculos da coxa, do quadril e da região glútea direitos, vista posterior
As origens estão representadas em vermelho e as inserções, em azul.

a Os Mm. semitendíneo e bíceps femoral foram parcialmente removidos. Os Mm. glúteo máximo e glúteo médio foram completamente removidos.

b Os músculos isquiotibiais (semitendíneo, semimembranáceo e bíceps femoral) e glúteo mínimo foram completamente removidos.

3 Musculatura: Anatomia Topográfica | Membro Inferior

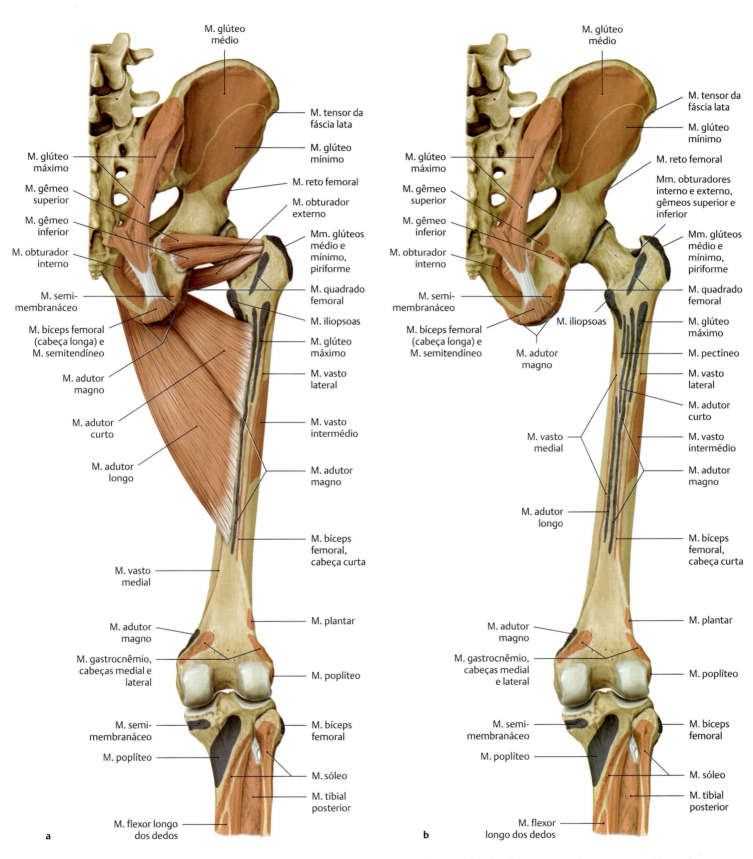

B Músculos da coxa, do quadril e da região glútea direitos, vista posterior
As origens estão representadas em vermelho e as inserções, em azul.

a Todos os músculos foram removidos, exceto os Mm. adutor curto, adutor longo, gêmeos superior e inferior e obturador externo.
b Todos os músculos foram removidos.

527

3.5 Músculos da Perna: Vistas Lateral e Anterior, Origens e Inserções

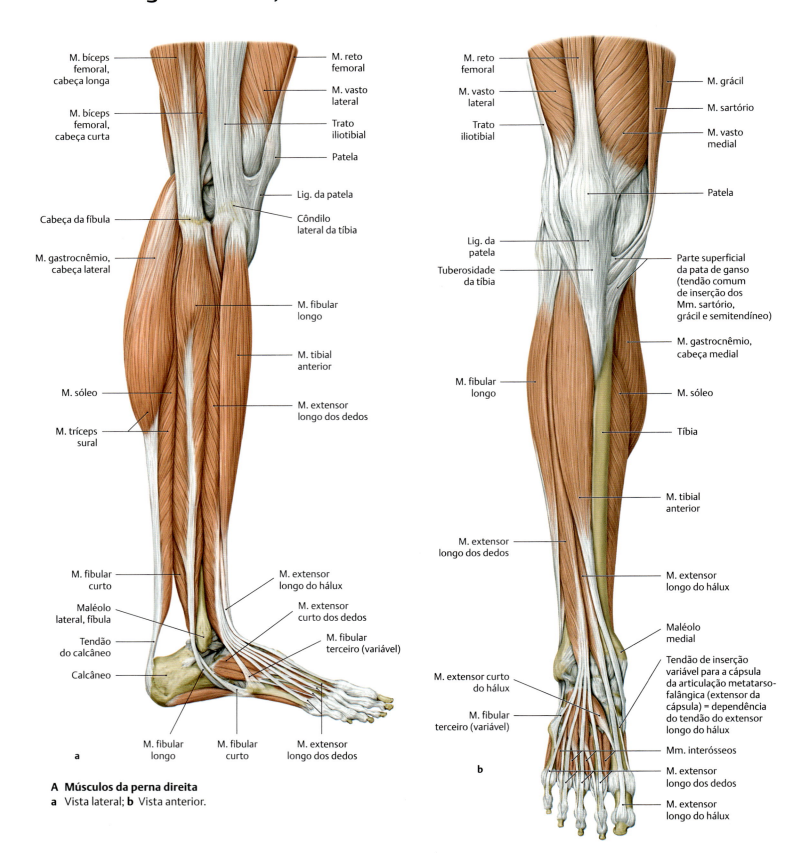

A Músculos da perna direita
a Vista lateral; b Vista anterior.

3 Musculatura: Anatomia Topográfica | Membro Inferior

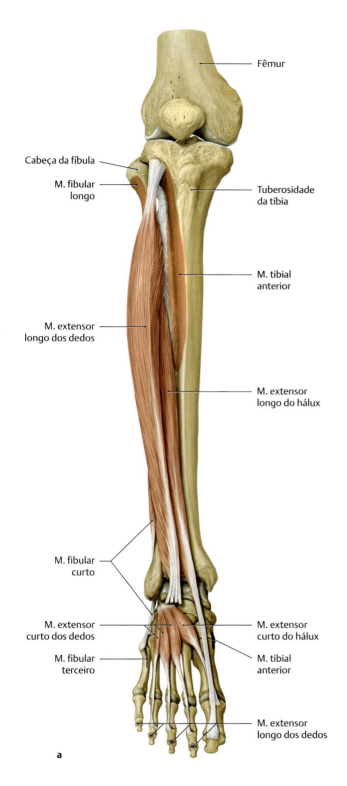

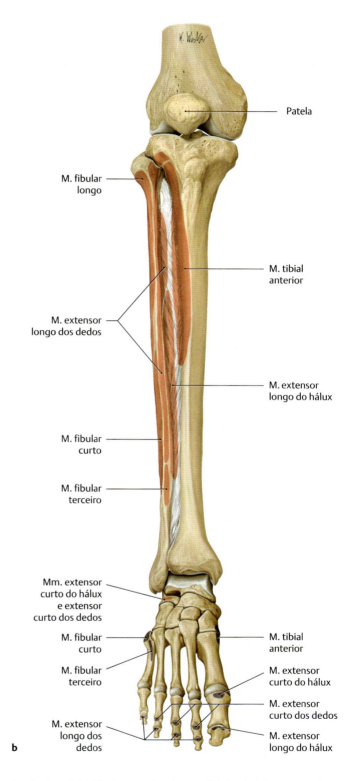

B Músculos da perna direita, vista anterior
As origens estão representadas em vermelho e as inserções, em azul.

a Os Mm. tibial anterior e fibular longo foram completamente removidos, assim como as partes distais dos tendões do M. extensor longo dos dedos. O M. fibular terceiro é uma divisão do M. extensor longo dos dedos.

b Todos os músculos foram removidos.

Membro Inferior | 3 Musculatura: Anatomia Topográfica

3.6 Músculos da Perna: Vista Posterior, Origens e Inserções

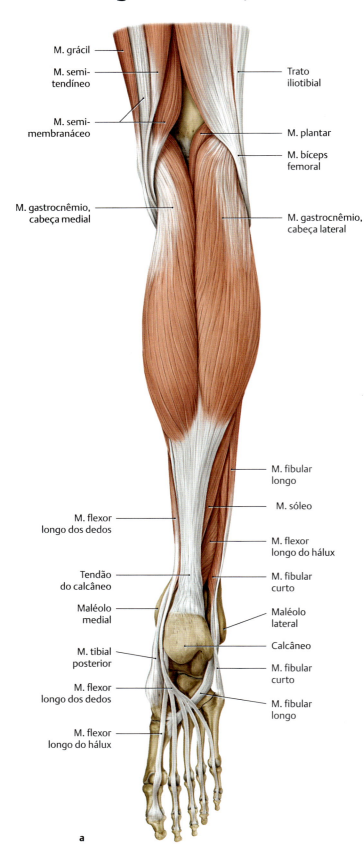

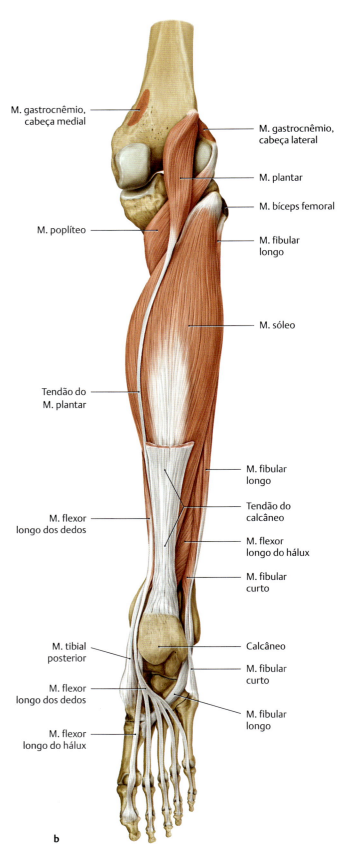

A Músculos da perna direita, vista posterior
As origens estão representadas em vermelho e as inserções, em azul. O pé é mostrado em posição de flexão plantar para mostrar melhor os tendões plantares.

a A saliência da sura (panturrilha) é formada principalmente pelo M. tríceps sural (= M. sóleo mais as duas cabeças do M. gastrocnêmio).
b As duas cabeças do M. gastrocnêmio foram removidas.

530

3 Musculatura: Anatomia Topográfica | Membro Inferior

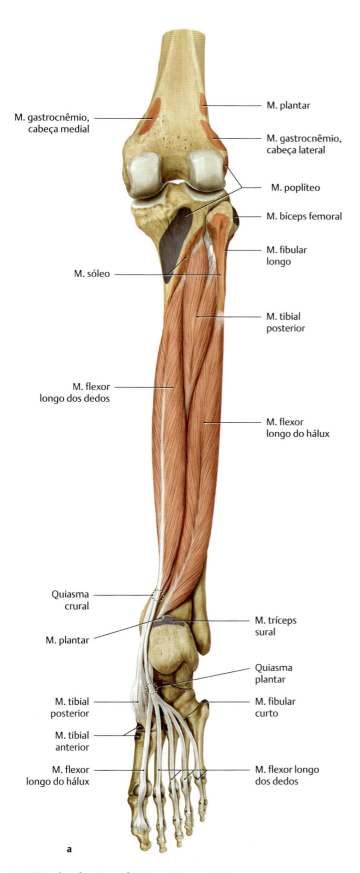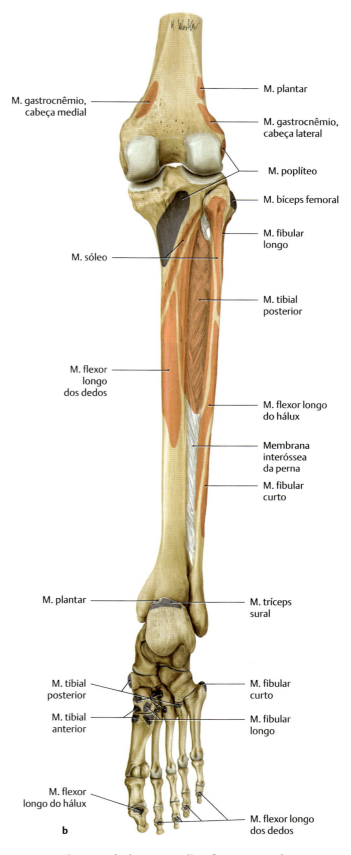

B Músculos da perna direita, vista posterior
As origens estão representadas em vermelho e as inserções, em azul. O pé é mostrado em posição de flexão plantar para mostrar melhor os tendões plantares.

a Os Mm. tríceps sural, plantar e poplíteo foram removidos.
b Todos os músculos foram removidos.

531

3.7 Bainhas Tendíneas e Retináculos do Pé

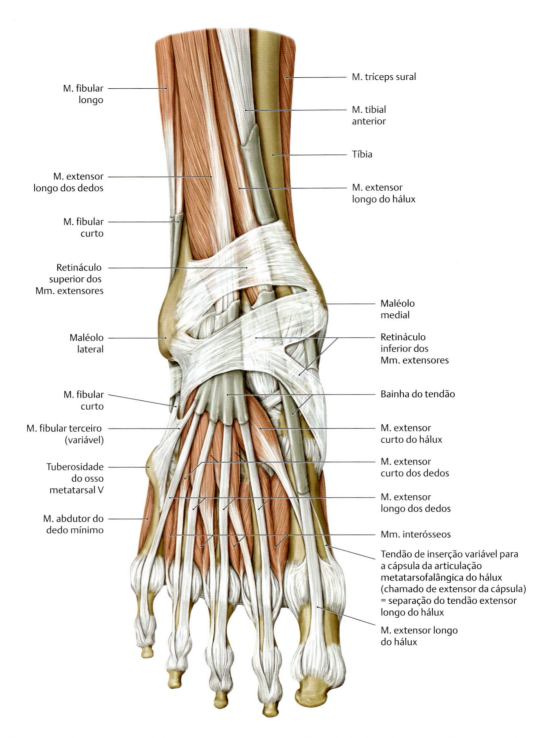

A Bainhas tendíneas e ligamentos de suporte no pé direito, vista anterior

Os reforços transversais da fáscia da perna (aqui removida até os retináculos) envolvem as bainhas tendinosas dos extensores e flexores longos na altura das articulações talocrural e talocalcânea. Eles servem como ligamentos de suporte, que impedem, por exemplo, um deslocamento anterior deste tendão do osso na flexão dorsal.

3 Musculatura: Anatomia Topográfica | Membro Inferior

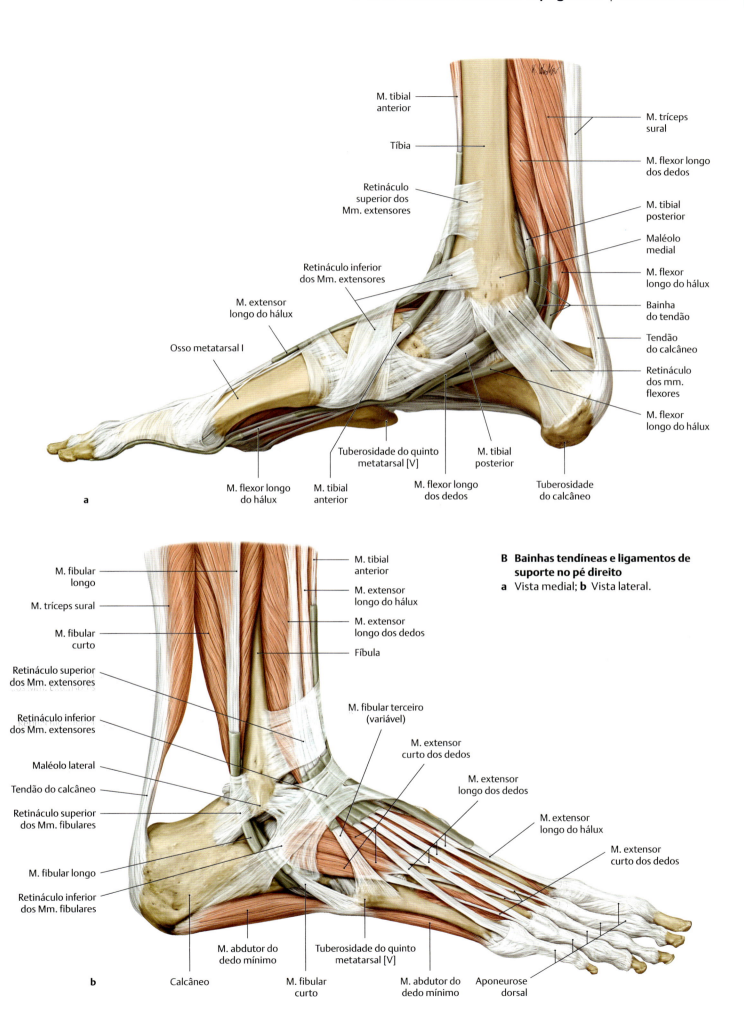

B Bainhas tendíneas e ligamentos de suporte no pé direito
a Vista medial; b Vista lateral.

3.8 Músculos Intrínsecos da Planta: Aponeurose Plantar e Camada Superficial

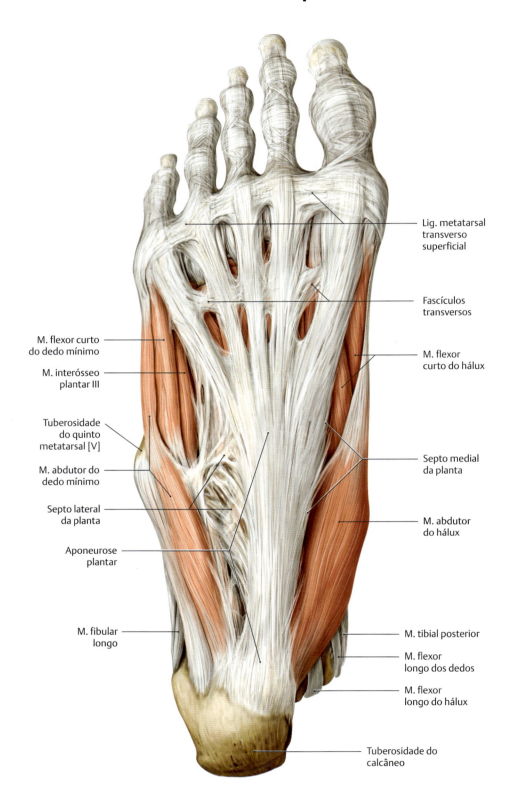

A Aponeurose plantar do pé direito, vista plantar
A *aponeurose plantar* é uma lâmina tendínea rígida que é mais espessa na parte central do que nas partes lateral e medial; funde-se com a fáscia dorsal do pé (não é mostrada aqui) nas margens do pé. Duas expansões sagitais da espessa aponeurose da região central (os septos plantares medial e lateral) se estendem profundamente para os ossos do pé, definindo assim os limites dos três compartimentos musculares na planta: medial, lateral e central (não mostrados aqui, ver p. 512). A principal função da aponeurose plantar é dar sustentação passiva ao arco longitudinal (ver também p. 464).

3 Musculatura: Anatomia Topográfica | Membro Inferior

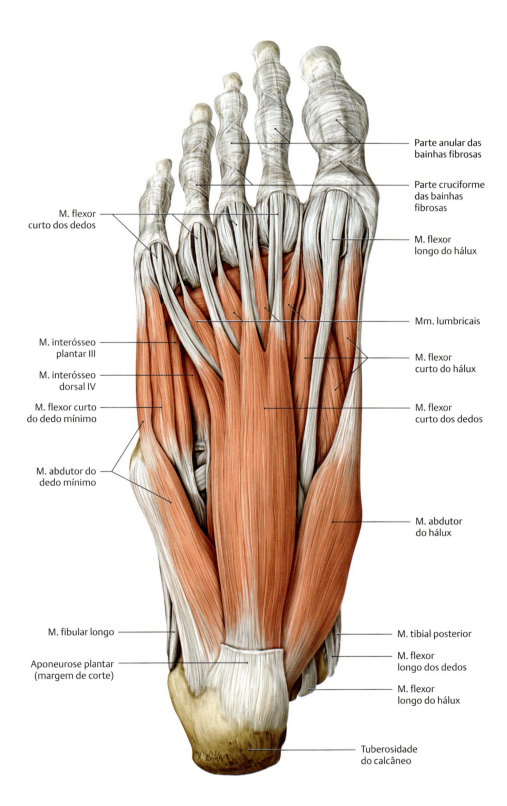

B Músculos intrínsecos do pé direito, vista plantar
Toda a aponeurose plantar, incluindo o Lig. metatarsal transverso superficial, foi removida.

Observe a parte anular das bainhas fibrosas nas faces plantares dos dedos e que reforçam as bainhas tendíneas, juntamente com ligamentos de trajeto oblíquo (partes cruciformes) e, com isso, fazem com que os tendões sejam mantidos "em posição".

3.9 Músculos Intrínsecos da Planta: Camada Média

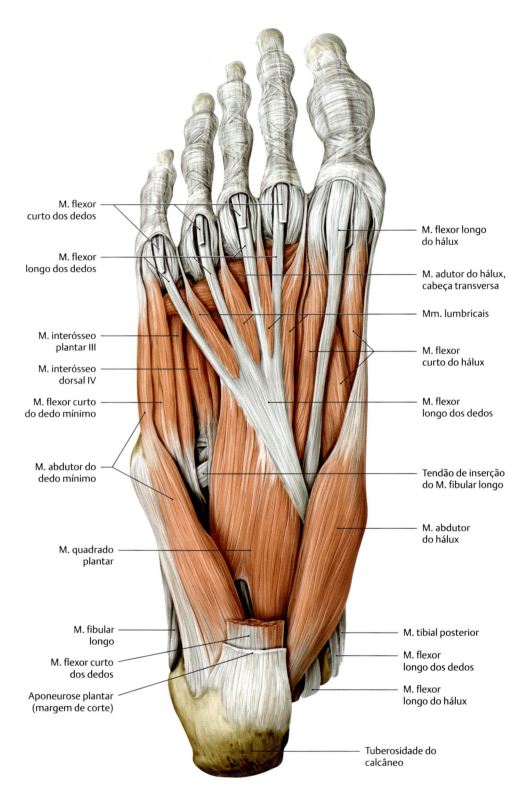

A Músculos intrínsecos do pé direito, vista plantar
Além da aponeurose plantar, o M. flexor curto dos dedos foi removido.

3 Musculatura: Anatomia Topográfica | Membro Inferior

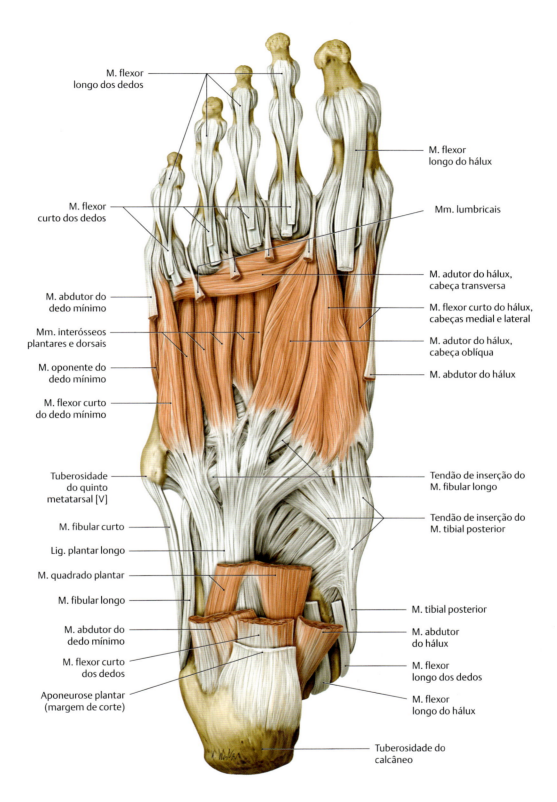

B Músculos intrínsecos do pé direito, vista plantar
A aponeurose plantar foi removida, assim como os Mm. flexor curto dos dedos, abdutor do dedo mínimo, abdutor do hálux, quadrado plantar e lumbricais. Os tendões de inserção dos Mm. flexor longo dos dedos e flexor longo do hálux também foram removidos.

Observe que cada um dos quatro tendões de inserção do M. flexor curto dos dedos se divide em dois feixes e que os tendões do M. flexor longo dos dedos passam entre eles e se inserem nas falanges distais.

537

3.10 Músculos Intrínsecos da Planta: Camada Profunda, Origens e Inserções

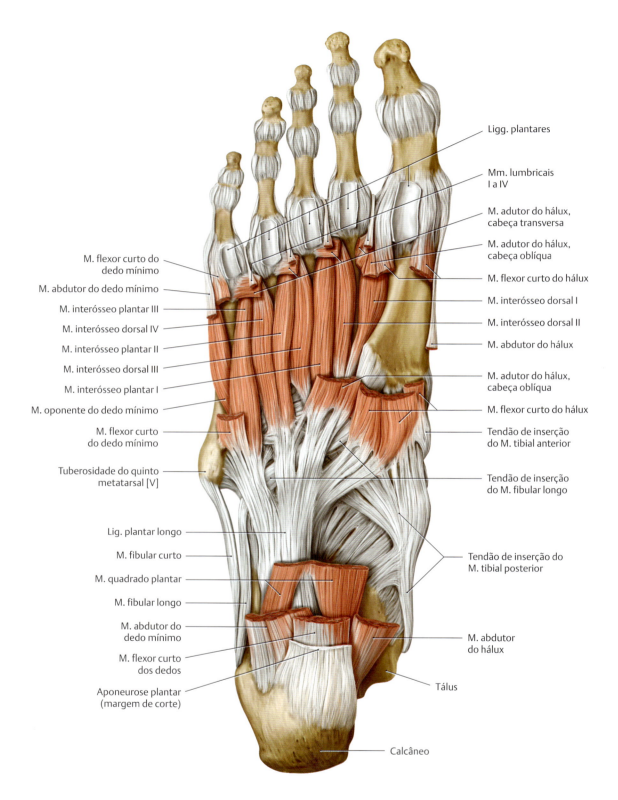

A Músculos intrínsecos do pé direito, vista plantar
Todos os músculos curtos do pé, exceto os Mm. interósseos dorsais e plantares, foram removidos, deixando suas origens e inserções.

Observe o trajeto dos tendões de inserção dos Mm. tibial posterior e fibular longo, que ajudam a sustentar o arco transverso do pé.

3 Musculatura: Anatomia Topográfica | Membro Inferior

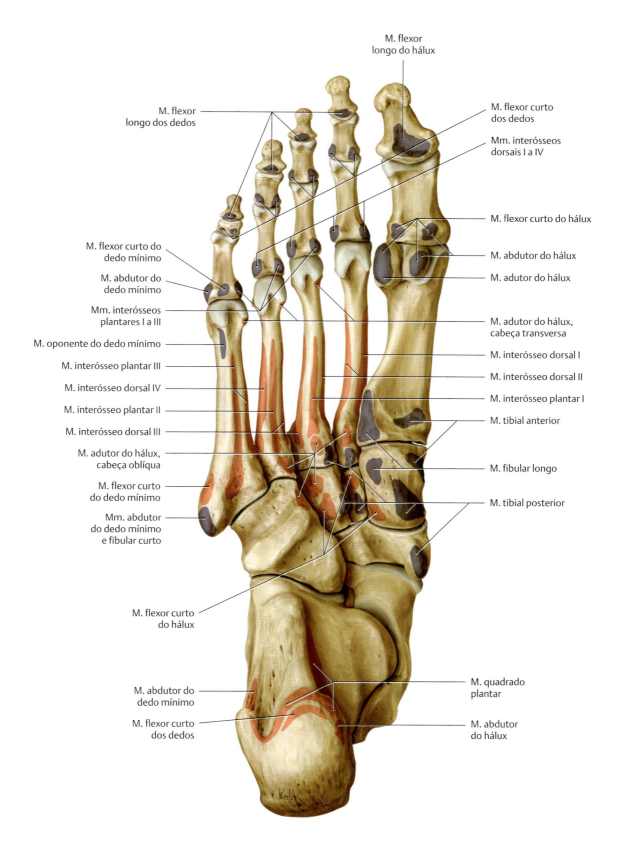

B Origens e inserções musculares do pé direito, vista plantar
As origens estão representadas em vermelho e as inserções, em azul.

539

3.11 Anatomia Seccional: Coxa, Perna e Pé

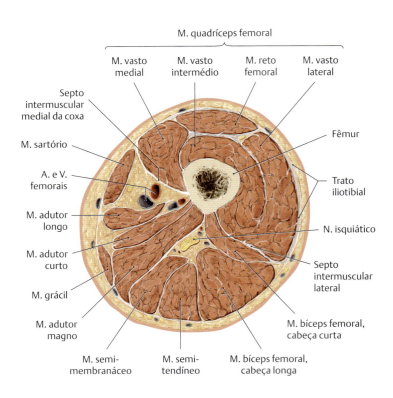

A Corte transversal da coxa direita
Vista superior. O nível do corte é mostrado em **C**.

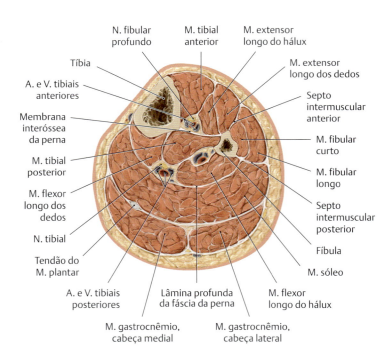

B Corte transversal da perna direita
Vista superior. O nível do corte é mostrado em **C**.

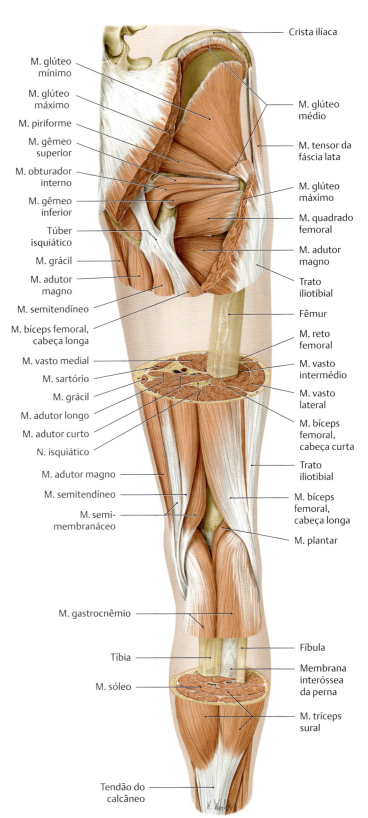

C Dissecção "em janela" do membro inferior direito
Vista posterior. Partes dos Mm. glúteo máximo e glúteo médio foram removidas (os cortes transversais removidos são mostrados em **A** e **B**). O membro inferior é uma das regiões do corpo examinadas com maior frequência por métodos tomográficos, e o conhecimento de sua anatomia em corte transversal é muito importante na identificação dos pontos de referência em imagens de tomografia computadorizada (TC) e de ressonância magnética (RM).

3 Musculatura: Anatomia Topográfica | Membro Inferior

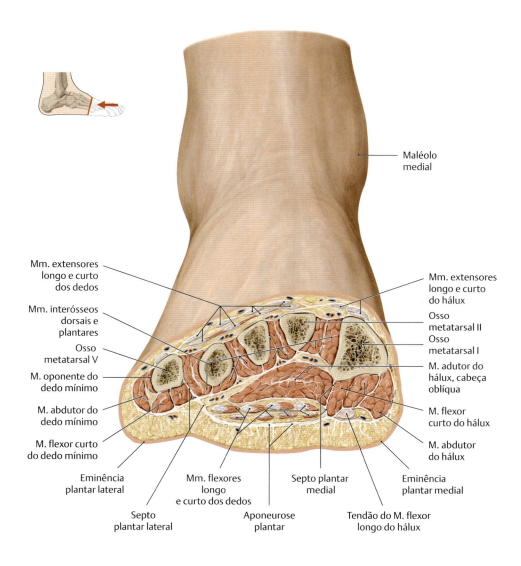

D Corte transversal do pé no nível do metatarso
Vista anterior do corte. Os compartimentos musculares do pé são formados principalmente pela aponeurose plantar, pelos septos medial e lateral da planta, e pela parte profunda da aponeurose plantar (ver também **E**). As lesões do pé, como as fraturas-luxações do tarso e do metatarso, podem causar *síndromes compartimentais do pé*. São causadas por aumento da pressão tecidual, no compartimento afetado, devido ao extravasamento local de sangue. A pressão elevada no compartimento compromete a drenagem venosa e diminui a perfusão capilar. Manifesta-se clinicamente por edema e dor. Isso leva, por sua vez, à disfunção neuromuscular com comprometimento vascular que pode culminar em necrose muscular (desenhado a partir de uma amostra da coleção anatômica da Universität Kiel).

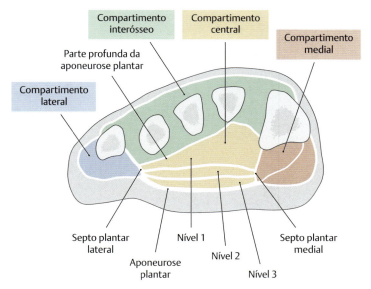

E Localização dos compartimentos do pé
Corte transversal esquemático do pé direito, vista anterior. Os diferentes compartimentos musculares são indicados por cores.

F Compartimentos do pé e seu conteúdo muscular
(ver também **E**)

Compartimento interósseo
- Mm. interósseos dorsais e plantares

Compartimento medial
- M. abdutor do hálux
- M. flexor curto do hálux
- Tendão de inserção do M. flexor longo do hálux

Compartimento lateral
- M. abdutor do dedo mínimo
- M. flexor curto do dedo mínimo
- M. oponente do dedo mínimo

Compartimento central, que apresenta três níveis
- Nível 1: M. adutor do hálux
- Nível 2: Mm. quadrado plantar e lumbricais
  Tendões do M. flexor longo dos dedos
- Nível 3: M. Flexor curto dos dedos

(segundo Mubarak e Hargens)

541

4.1 Artérias

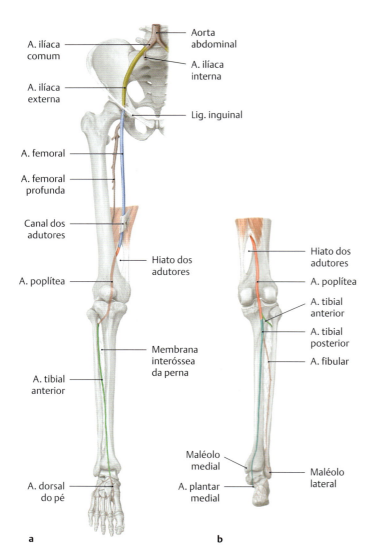

A Diversos segmentos das artérias do membro inferior
a Membro inferior direito, vista anterior; **b** Perna direita, vista posterior. Os diversos segmentos são mostrados em diferentes cores.

A. ilíaca externa: origina-se, juntamente com a A. ilíaca interna, da A. ilíaca comum e adota um trajeto descendente ao longo da margem do M. psoas maior, por meio da lacuna dos vasos (ver p. 567). Continua-se como A. femoral, a partir do nível do ligamento inguinal.

A. femoral: continuação da A. ilíaca externa, seguindo para baixo e acompanhando a face medial da coxa, em direção ao canal dos adutores, a partir do qual passa da face anterior para a face posterior da coxa. Ao sair do canal dos adutores, continua-se como A. poplítea.

A. poplítea: segue, a partir do canal dos adutores, pela fossa poplítea, em direção ao M. poplíteo, dividindo-se, no nível da margem inferior deste músculo, em seus ramos terminais: as Aa. tibiais anterior e posterior.

A. tibial anterior: penetra no compartimento extensor da perna, na margem superior da membrana interóssea da perna e segue para baixo entre os Mm. tibial anterior e extensor longo do hálux. No limite distal do retináculo extensor, continua-se, profundamente, no dorso do pé, como a *A. dorsal do pé*.

A. tibial posterior: continuação direta da A. poplítea, penetra no compartimento flexor da perna e passa imediatamente atrás do maléolo medial. Neste nível, divide-se em seus dois ramos terminais: as *Aa. plantares medial* e *lateral* (esta última é mostrada em **D**), que se continuam profundamente na planta. A A. tibial posterior também origina a A. fibular.

B Vista geral das principais artérias do membro inferior
As artérias do membro inferior podem variar, consideravelmente, em suas origens e nos padrões de ramificação (as principais variações serão revistas no Capítulo 5, Sistemas Vasculonervosos: Anatomia Topográfica). Os ramos estão listados na ordem em que se originam das artérias precedentes.

Ramos da A. ilíaca externa
- A. epigástrica inferior
  - A. cremastérica
  - A. do ligamento redondo do útero
  - R. púbico
- R. circunflexo ilíaco profundo

Ramos da A. femoral (superficial*)
- A. epigástrica superficial
- R. circunflexo ilíaco superficial
- A. pudenda externa superficial
- A. pudenda externa profunda
- A. femoral profunda
  - A. circunflexa femoral medial
  - A. circunflexa femoral lateral
  - Aa. perfurantes
- A. descendente do joelho

Ramos da A. poplítea
- A. recorrente tibial posterior (rede articular do joelho)
- A. superior lateral do joelho (rede articular do joelho = rede anastomótica ao redor do joelho formada por Aa. superiores e inferiores)
- A. superior medial do joelho (rede articular do joelho)
- Aa. surais
- A. média do joelho
- A. inferior lateral do joelho (rede articular do joelho)
- A. inferior medial do joelho (rede articular do joelho)

Ramos da A. tibial anterior
- A. recorrente tibial anterior
- A. maleolar anterior lateral
- A. maleolar anterior medial
- A. dorsal do pé
  - A. tarsal lateral
  - A. tarsal medial
  - A. arqueada com as Aa. metatarsais dorsais (→ Aa. digitais dorsais)

Ramos da A. tibial posterior
- A. fibular
  - R. perfurante
  - R. comunicante
  - Rr. maleolares laterais
  - Rr. calcâneos
- Rr. maleolares mediais
- Rr. do calcâneo
- A. plantar medial
  - R. superficial
  - R. profundo (→ arco plantar profundo)
- A. plantar lateral (→ arco plantar profundo)
- Aa. metatarsais plantares
- Aa. digitais plantares comuns

* Em clínica usa-se muito a denominação de artéria femoral superficial.
→ = continua-se como

Observação: O membro inferior também é suprido por ramos da A. ilíaca interna (p. ex., A. obturatória).

4 Sistemas Vasculonervosos: Formas e Relações | Membro Inferior

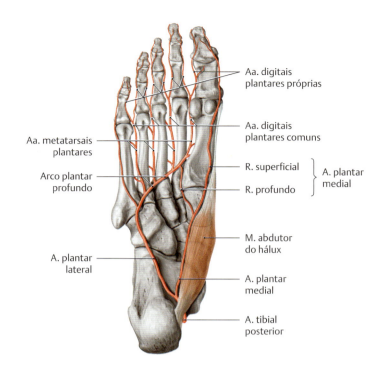

D Artérias da região plantar
Pé direito, vista plantar.

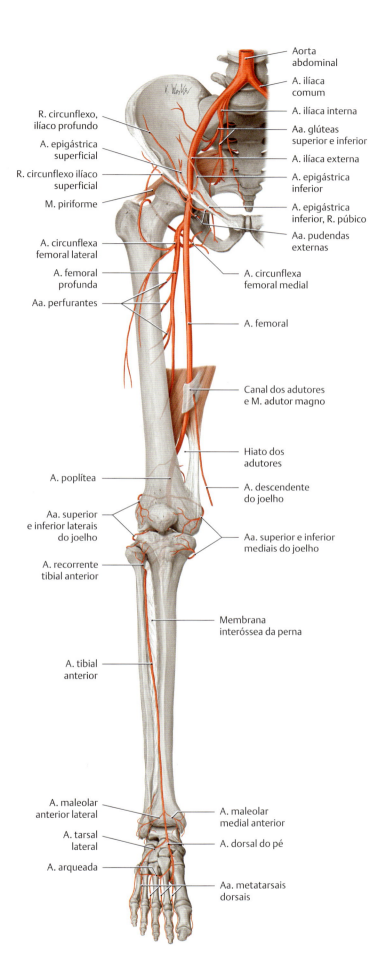

C Artérias do membro inferior
Lado direito, vista anterior com o pé em flexão plantar.

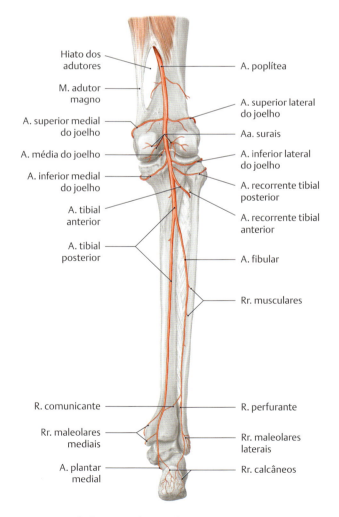

E Artérias da fossa poplítea e da perna
Lado direito, vista posterior.

543

Membro Inferior | 4 Sistemas Vasculonervosos: Formas e Relações

4.2 Veias

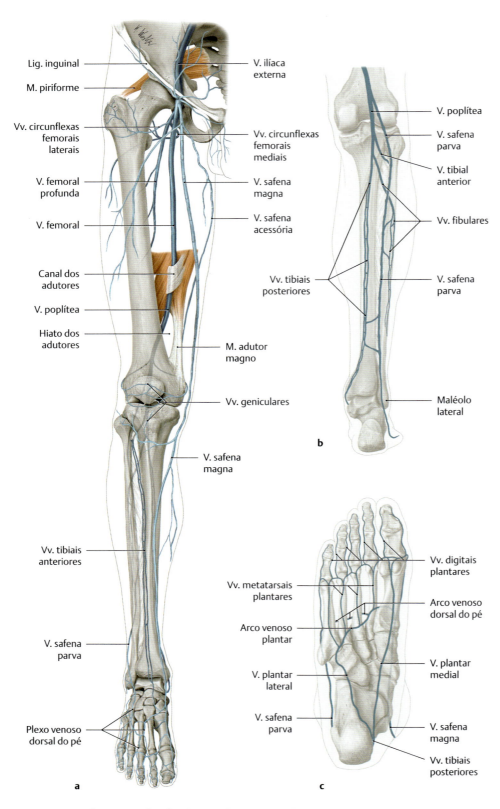

A Veias superficiais e profundas do membro inferior direito
a Coxa, perna e dorso do pé, vista anterior.
b Perna, vista posterior.
c Planta, vista plantar.

Para facilitar a visualização, apenas as veias mais importantes são mostradas aqui.

B Visão geral das principais veias do membro inferior

As veias do membro inferior são subdivididas em três sistemas: superficial (epifascial), profundo (intermuscular) e perfurante, que conecta os sistemas venosos superficial e profundo. A postura ereta humana impõe pressão excepcional às veias do membro inferior, que precisam "combater" a força da gravidade, quando o sangue venoso retorna ao coração (o sistema venoso profundo conduz, aproximadamente, 85% do retorno venoso, enquanto o sistema superficial conduz 15%). Uma série de válvulas ajuda a manter o sentido superficial-profundo do fluxo sanguíneo (ver **E**). Observe que, para facilitar a visualização, as veias no quadro abaixo *não* estão todas representadas nestas ilustrações.

Veias profundas do membro inferior
- V. femoral
- V. femoral profunda
- Vv. circunflexas lateral e medial do fêmur
- V. poplítea
- Vv. surais
- Vv. geniculares
- Vv. tibiais anterior e posterior
- Vv. fibulares
- Vv. metatarsais plantares e dorsais (ver **Ac**)
- Vv. digitais plantares (ver **Ac**)

Veias superficiais do membro inferior
- V. safena magna
- Vv. pudendas externas
- V. circunflexa ilíaca superficial
- V. epigástrica superficial
- V. safena acessória
- V. arqueada posterior da perna
- V. safena parva (ver **Cb**)
- V. femoropoplítea (ver **Cb**)
- Rede venosa dorsal (ver **Ca**)
- Arco venoso dorsal do pé
- Rede venosa plantar
- Arco venoso plantar

Veias perfurantes
Dentre as inúmeras veias perfurantes do membro inferior, três grupos apresentam maior importância clínica (ver **E**):
- O grupo Dodd
  (face medial da coxa, terço médio)
- O grupo Boyd
  (face medial da perna, abaixo do joelho)
- O grupo Cockett
  (face medial da parte distal da perna)

544

4 Sistemas Vasculonervosos: Formas e Relações | Membro Inferior

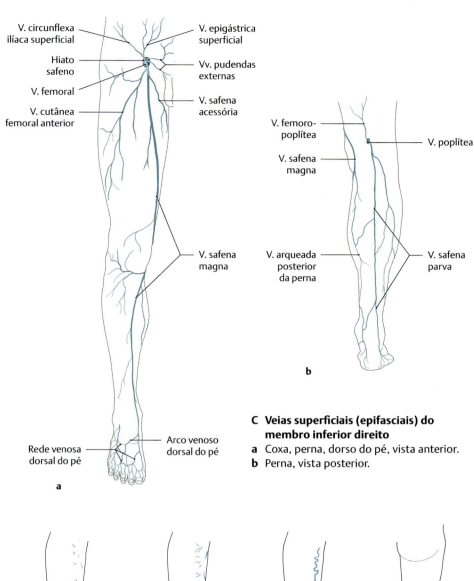

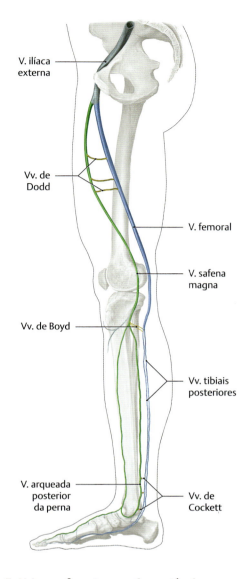

C Veias superficiais (epifasciais) do membro inferior direito
a Coxa, perna, dorso do pé, vista anterior.
b Perna, vista posterior.

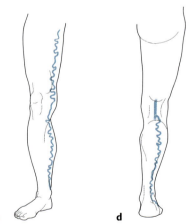

D Varizes das veias superficiais do membro inferior
a Veias em forma de "aranha" (varículas intradérmicas).
b Varizes em forma de "rede" (dilatações de pequenas veias subcutâneas, em forma de rede).
c Varicosidades da V. safena magna.
d Varicosidades da V. safena parva.

A doença varicosa das veias *superficiais* do membro inferior é a doença *crônica* mais comum, afetando 15% da população adulta. As veias varicosas podem ser classificadas como varizes idiopáticas primárias (75%) ou como varizes sintomáticas secundárias. **Varizes primárias**, em geral, resultam de processo degenerativo da parede venosa levando à incompetência das válvulas. **Varizes secundárias** resultam de obstrução crônica do sistema venoso *profundo*, acompanhada de incompetência das veias perfurantes, resultando em inversão do fluxo do sangue. Ao lado das doenças crônicas existem, também, doenças agudas que podem afetar o sistema venoso superficial (p. ex., tromboflebite) e o sistema venoso profundo (p. ex., a trombose venosa).

E Veias perfurantes com importância clínica
Lado direito, vista medial. Numerosas veias perfurantes interconectam os sistemas venosos profundo e superficial do membro inferior. Suas válvulas normalmente impedem que o sangue flua do sistema profundo para o sistema cutâneo superficial. Do ponto de vista clínico, os sistemas perfurantes mais importantes estão localizados entre as veias profundas e a região de tributárias da veia safena magna:

- **Veias de Dodd:** localizadas entre a V. safena magna e a V. femoral, no nível do canal do M. adutor magno
- **Veias de Boyd:** localizadas entre a V. safena magna e as Vv. tibiais posteriores, na face medial do segmento proximal da perna
- **Veias de Cockett (I–III):** localizadas entre as tributárias curvas da V. safena magna, atrás do maléolo medial (a v. arqueada posterior da perna), e as Vv. tibiais posteriores. As veias de Cockett da face medial, do segmento distal da perna, são de grande importância clínica, devido à suscetibilidade às ulcerações.

545

4.3 Vasos Linfáticos e Linfonodos

A Sistema linfático superficial do membro inferior direito
a Vista anterior; **b** Vista posterior. (As setas indicam as principais trajetórias de drenagem da linfa.)

A linfa do membro inferior é drenada pelo sistema superficial (epifascial) e pelo sistema profundo (subfascial), semelhante ao que ocorre no membro superior. Os vasos linfáticos mais calibrosos, chamados coletores, acompanham as veias superficiais (Vv. safenas magna e parva) e as veias profundas (Vv. poplítea e femoral) e são interconectados por anastomoses localizadas, principalmente, nas regiões poplítea e inguinal. Enquanto os vasos linfáticos superficiais drenam, primariamente, a pele e a tela subcutânea, os linfáticos profundos drenam a linfa dos músculos, articulações e nervos. Os linfáticos superficiais consistem em duas redes: anteromedial e posterolateral. A **rede anteromedial** acompanha a veia safena magna em direção aos linfonodos *inguinais* superficiais. Drenam toda a pele e a tela subcutânea do membro inferior, exceto a margem lateral do pé e uma faixa estreita da sura (panturrilha). Estas zonas são drenadas pela **rede posterolateral** (ver **b**), que, assim, são responsáveis pela drenagem da linfa de uma área bem menor. A linfa da rede posterolateral, em primeiro lugar, passa ao longo do trajeto da veia safena parva em direção aos linfonodos *poplíteos* superficiais e, daí, drena, através dos linfonodos poplíteos profundos, para a cadeia de linfonodos inguinais profundos.

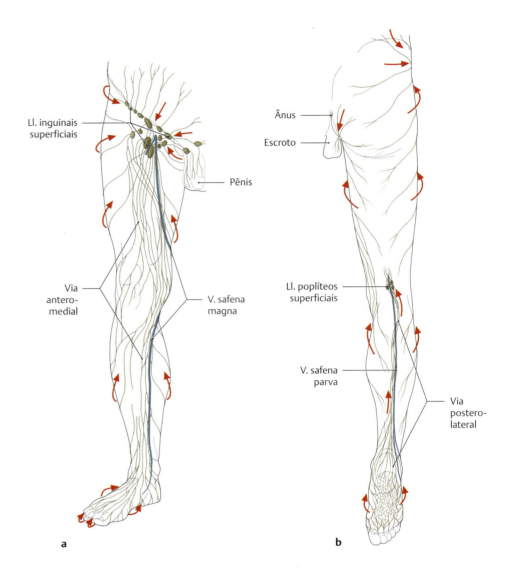

B Linfonodos profundos da região inguinal
Região inguinal direita, após remoção da fáscia cribriforme ao redor do hiato safeno, vista anterior. As veias e o sistema linfático, acima do Lig. inguinal, são mostrados por transparência. Os linfonodos profundos estão localizados nas proximidades da terminação da V. safena magna, medialmente à V. femoral. Este sistema é importante porque *toda a linfa do membro inferior* é filtrada, antes de alcançar os linfonodos ilíacos. O linfonodo mais volumoso deste grupo (*linfonodo de Rosenmüller* ou linfonodo inguinal profundo proximal) é o que está situado no nível mais alto no canal femoral. O grupo de linfonodos pélvicos, que inclui os linfonodos ilíacos externos, situa-se logo acima do ligamento inguinal.

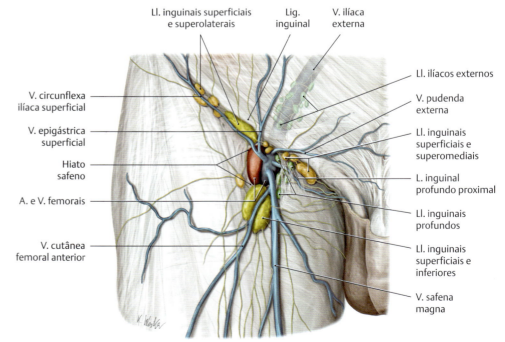

4 Sistemas Vasculonervosos: Formas e Relações | Membro Inferior

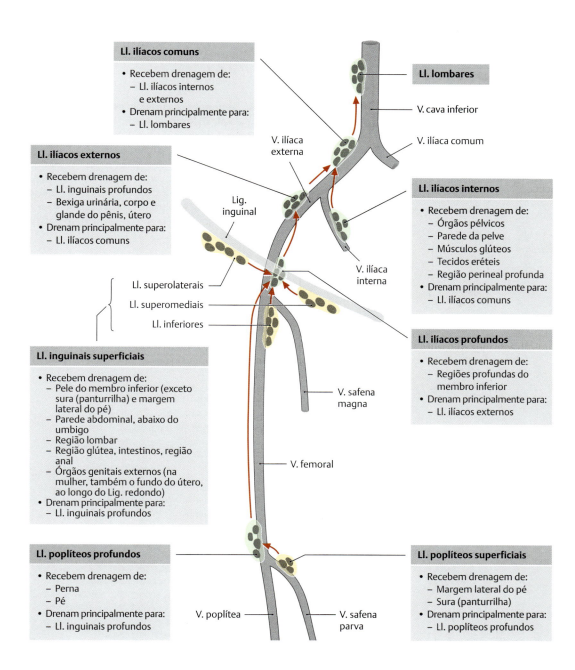

Ll. ilíacos comuns
- Recebem drenagem de:
  - Ll. ilíacos internos e externos
- Drenam principalmente para:
  - Ll. lombares

Ll. ilíacos externos
- Recebem drenagem de:
  - Ll. inguinais profundos
  - Bexiga urinária, corpo e glande do pênis, útero
- Drenam principalmente para:
  - Ll. ilíacos comuns

Ll. lombares

Ll. ilíacos internos
- Recebem drenagem de:
  - Órgãos pélvicos
  - Parede da pelve
  - Músculos glúteos
  - Tecidos eréteis
  - Região perineal profunda
- Drenam principalmente para:
  - Ll. ilíacos comuns

Ll. ilíacos profundos
- Recebem drenagem de:
  - Regiões profundas do membro inferior
- Drenam principalmente para:
  - Ll. ilíacos externos

Ll. inguinais superficiais
- Recebem drenagem de:
  - Pele do membro inferior (exceto sura (panturrilha) e margem lateral do pé)
  - Parede abdominal, abaixo do umbigo
  - Região lombar
  - Região glútea, intestinos, região anal
  - Órgãos genitais externos (na mulher, também o fundo do útero, ao longo do Lig. redondo)
- Drenam principalmente para:
  - Ll. inguinais profundos

Ll. poplíteos profundos
- Recebem drenagem de:
  - Perna
  - Pé
- Drenam principalmente para:
  - Ll. inguinais profundos

Ll. poplíteos superficiais
- Recebem drenagem de:
  - Margem lateral do pé
  - Sura (panturrilha)
- Drenam principalmente para:
  - Ll. poplíteos profundos

Rótulos: V. ilíaca externa; V. cava inferior; V. ilíaca comum; Lig. inguinal; V. ilíaca interna; Ll. superolaterais; Ll. superomediais; Ll. inferiores; V. safena magna; V. femoral; V. poplítea; V. safena parva.

C Localização dos linfonodos e vias de drenagem da linfa do membro inferior

Lado direito, vista anterior. As setas indicam as trajetórias principais do fluxo da linfa, nos sistemas linfáticos superficial e profundo.

Observação: A linfa da pele e da tela subcutânea da sura (panturrilha) e da margem lateral do pé passa pelos linfonodos poplíteos superficiais e profundos, ao longo do sistema profundo, e daí, *diretamente* para os linfonodos inguinais profundos. Em contrapartida, a linfa do restante da pele do membro inferior é drenada primeiro, por meio da rede anteromedial, ao longo da V. safena magna em direção aos linfonodos inguinais superficiais (ver também **A**).

Os *linfonodos inguinais superficiais*, localizados na fáscia lata, estão dispostos da seguinte forma:

- Linfonodos dispostos paralelamente ao Lig. inguinal (Ll. superomedial e superolateral)
- Linfonodos distribuídos verticalmente, ao longo do segmento terminal da V. safena magna (os linfonodos inguinais inferiores).

Estes linfonodos drenam, inicialmente, para o sistema inguinal profundo (ver **B**) e, daí, ao longo da V. ilíaca externa para os sistemas de Ll. ilíacos externos e comuns, para finalmente alcançar os Ll. lombares.

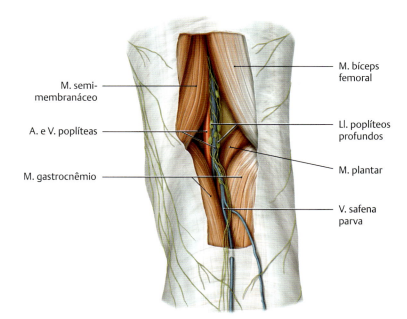

Rótulos: M. semimembranáceo; M. bíceps femoral; A. e V. poplíteas; Ll. poplíteos profundos; M. gastrocnêmio; M. plantar; V. safena parva.

D Linfonodos profundos da região poplítea

Fossa poplítea da perna direita, vista posterior. A linfa proveniente dos linfáticos profundos do membro inferior drena (pelos Ll. poplíteos profundos entre a cápsula articular posterior do joelho e os vasos poplíteos) ao longo da V. femoral e, então, flui anteriormente pelo canal dos adutores para os linfonodos inguinais profundos.

Membro Inferior | 4 Sistemas Vasculonervosos: Formas e Relações

4.4 Estrutura do Plexo Lombossacral

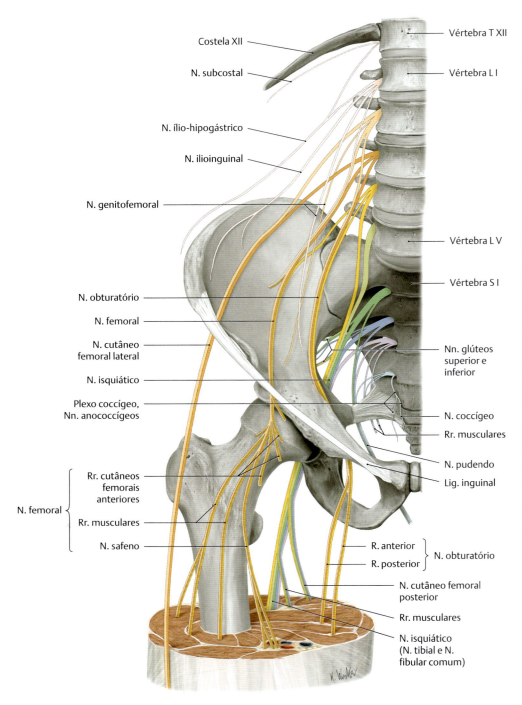

A Plexo lombossacral e seus ramos
Lado direito, vista anterior. Para melhor visualização, os músculos da pelve e da coluna lombar foram removidos. Lateralmente aos forames intervertebrais da coluna lombar, os *Rr. anteriores* dos quatro primeiros nervos espinais *lombares* (L1 a L4) formam o plexo lombar que passa pelo M. psoas maior. Os menores Rr. musculares são distribuídos diretamente ao M. psoas maior. Os ramos maiores emergem deste músculo, em vários locais, e tomam um trajeto descendente para alcançar a parede abdominal e a coxa, exceto no caso do N. obturatório, que segue para baixo na parede lateral da pelve até a coxa. Os Rr. anteriores dos quatro primeiros nervos espinais *sacrais* (S1 a S4) emergem dos forames anteriores do sacro e unem-se, na face anterior do M. piriforme, com o ramo anterior de L5 para formar o plexo sacral. A partir daí, dirigindo-se inferiormente, os nervos do plexo sacral são distribuídos para a parte posterior da coxa, perna e pé.

B Segmentos da medula espinal e nervos do plexo lombossacral
O plexo lombossacral é responsável pela inervação sensitiva e motora do membro inferior. É formado pelos ramos anteriores dos Nn. lombares e sacrais, com contribuições do N. subcostal (T12) e do N. coccígeo (Co1) (ver **D**). O plexo lombossacral é subdividido em plexo lombar e plexo sacral, de acordo com a sua topografia e distribuição.

Plexo lombar (T12 a L4)
- N. ílio-hipogástrico (T12 a L1)
- N. ilioinguinal (L1)
- N. genitofemoral (L1 e L2)
- N. cutâneo femoral lateral (L2 e L3)
- N. obturatório (L2 a L4)
- N. femoral (L1 a L4)
- Ramos curtos e diretos para os Mm. do quadril

Plexo sacral (L4 a S4)*
- N. glúteo superior (L4 a S1)
- N. glúteo inferior (L5 a S2)
- N. cutâneo femoral posterior (S1 a S3)
- N. isquiático (L4 a S3) com dois grandes ramos:
  – N. tibial (L4 a S3)
  – N. fibular comum (L4 a S2)
- N. pudendo (S1 a S4)
- Ramos curtos e diretos para os músculos do quadril

* Com frequência, o plexo sacral é subdividido em um plexo isquiático e um plexo pudendo. O principal ramo do plexo pudendo, o N. pudendo, supre a pele e os músculos do assoalho pélvico, o períneo e aos órgãos genitais externos.

548

4 Sistemas Vasculonervosos: Formas e Relações | Membro Inferior

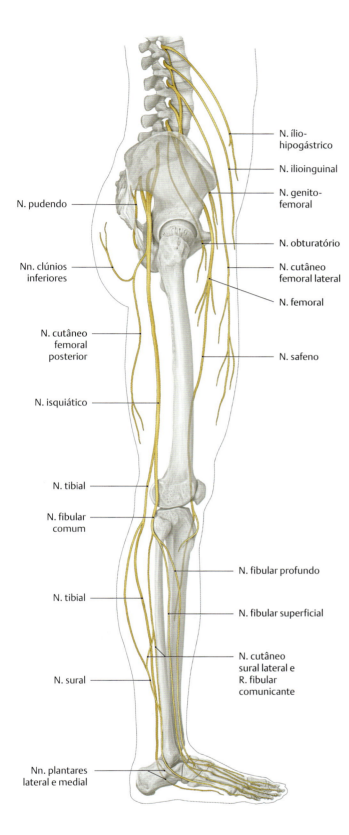

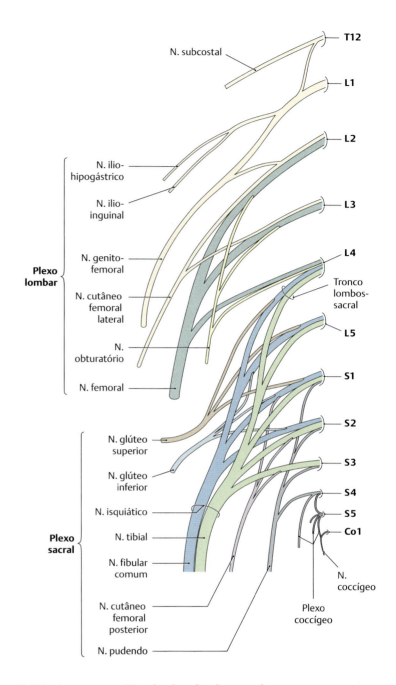

D Estrutura esquemática do plexo lombossacral
O ramo de conexão entre o plexo lombar e o plexo sacral contém uma parte fibrosa do ramo anterior de L4 e é conhecido como tronco lombossacral. O N. coccígeo é o último nervo espinal e sai do hiato sacral. Juntamente com os ramos anteriores dos quarto e quinto nervos sacrais, ele forma o plexo coccígeo (ver p. 560).

C Topografia do plexo lombossacral
Membro inferior direito, vista lateral. Visto que é necessário conhecer a topografia do plexo lombossacral para compreender sua atuação, ela é mostrada aqui. Os nervos do plexo lombar chegam ao membro inferior *anteriormente* à articulação do quadril e suprem, especialmente, a *parede anterior da coxa*, enquanto os nervos do plexo sacral seguem *posteriormente* ao quadril e inervam a *parte posterior da coxa*, a maior parte da *perna* e todo o *pé*.

549

4.5 Nervos do Plexo Lombar: Nn. Ílio-hipogástrico, Ilioinguinal, Genitofemoral e Cutâneo Femoral Lateral

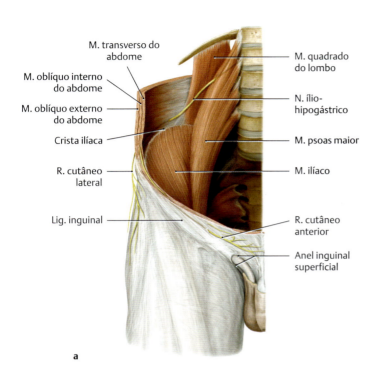
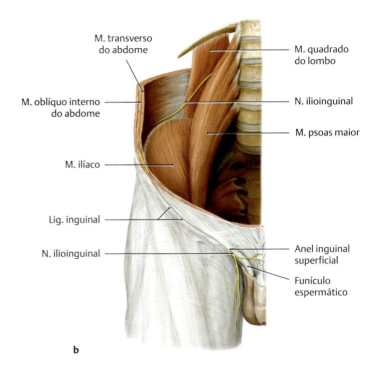

A Trajeto dos Nn. ílio-hipogástrico, ilioinguinal, genitofemoral e cutâneo femoral da coxa, após a emergência do plexo lombar
Regiões lateral e posterior direitas da parede abdominal, vista anterior.

a O **N. ílio-hipogástrico**, geralmente, emerge junto com o N. ilioinguinal (ver **b**), da margem do M. psoas maior e segue lateral e obliquamente na face anterior do M. quadrado do lombo. Aproximadamente 3 a 4 cm da margem lateral do M. quadrado do lombo, este nervo perfura o M. transverso do abdome e segue anteriormente, acima da crista ilíaca, passando entre o M. transverso do abdome e o M. oblíquo interno do abdome. Após a emissão de vários ramos para estes dois músculos e um ramo sensitivo lateral para a pele da face lateral do quadril, o ramo terminal do N. ílio-hipogástrico segue medialmente, em um trajeto paralelo ao Lig. inguinal. Acima do orifício externo do canal inguinal, este ramo perfura a aponeurose do M. oblíquo externo do abdome e supre, com um ramo sensitivo, a pele acima do ligamento inguinal.

b O **N. ilioinguinal**, em geral, segue um trajeto, juntamente com o N. ílio-hipogástrico (ver **a**), na superfície do M. quadrado do lombo, mas, logo se separam, no nível da crista ilíaca, na parede lateral do abdome, que é, então, atravessada em variáveis pontos. Segue medialmente, no nível do ligamento inguinal, entre o M. transverso do abdome e o M. oblíquo interno do abdome, emitindo ramos para ambos os músculos, e fibras sensitivas que passam pelo canal inguinal em direção à pele que cobre a sínfise púbica e a parte lateral do lábio maior do pudendo ou do escroto.

B Vista geral dos nervos do plexo lombar

Nervo	Segmento	Músculos inervados	Ramos cutâneos (para a região que recebe inervação sensitiva, ver C e pp. 546 e 547)
• N. ílio-hipogástrico	T12 a L1	• Mm. transverso do abdome e oblíquo interno do abdome (partes inferiores de cada)	• R. cutâneo anterior • R. cutâneo lateral
• N. ilioinguinal	L1	• Mm. transverso do abdome e oblíquo interno do abdome (partes inferiores de cada)	• Nn. escrotais anteriores, nos homens, e Nn. labiais anteriores, nas mulheres
• N. genitofemoral	L1 e L2	• M. cremaster, nos homens (R. genital)	• R. genital, ramo femoral
• N. cutâneo femoral lateral	L2 e L3		• N. cutâneo femoral lateral
• N. obturatório (ver p. 552) – R. anterior – R. posterior	L2 a L4	• M. obturador externo • Mm. adutor longo, adutor curto, grácil, pectíneo • M. adutor magno	• R. cutâneo
• N. femoral (ver p. 553)	L1 a L4	• Mm. iliopsoas, pectíneo, sartório, quadríceps femoral	• Rr. cutâneos anteriores, N. safeno
• Rr. curtos e diretos (ver p. 552)	T12 a L4	• Mm. psoas maior, quadrado do lombo, ilíaco, intertransversários do lombo	

4 Sistemas Vasculonervosos: Formas e Relações | Membro Inferior

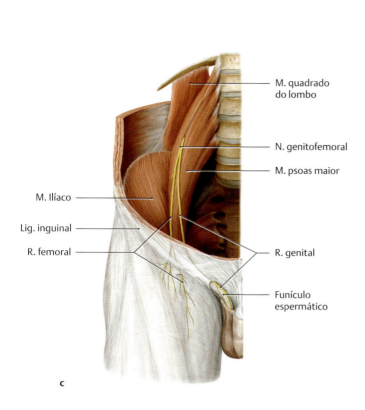

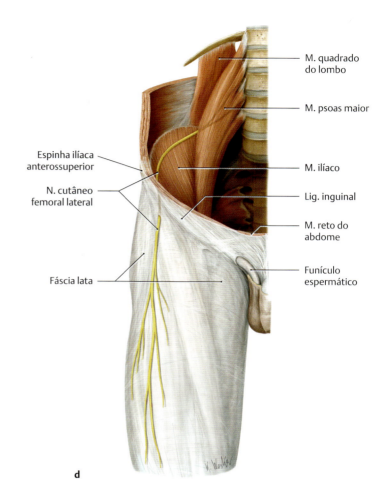

c O **N. genitofemoral** atravessa o M. psoas maior e segue um trajeto descendente na face anterior deste músculo, dividindo-se em seus dois ramos terminais: genital e femoral:

- O R. femoral, *que é apenas sensitivo*, atravessa a lacuna dos vasos, na região do hiato safeno (ver p. 567) e torna-se superficial, suprindo a pele abaixo do ligamento inguinal em ambos os sexos
- O R. genital misto passa no interior do funículo espermático nos homens. Nas mulheres, ele passa, inicialmente, pelo canal inguinal, acompanhado pelo ligamento redondo do útero. Em seu curso, mais adiante, ele emite fibras sensitivas para a pele do escroto, nos homens, e dos lábios maiores do pudendo, nas mulheres. Envia, ainda, nos homens, fibras motoras para o M. cremaster (ver p. 184).

d O **N. cutâneo femoral lateral** emerge da margem lateral do M. psoas maior e segue, em um trajeto oblíquo, para baixo e lateralmente, profundamente na fáscia ilíaca, em direção à espinha ilíaca anterossuperior.

Medialmente à espinha ilíaca, os nervos saem da pelve pela lacuna dos músculos (ver p. 567) tomando um trajeto inicial profundamente à fáscia lata e, em seguida, na direção da pele da região femoral anterior, atravessando a fáscia, aproximadamente a 2 a 3 cm abaixo da espinha ilíaca anterossuperior. O nervo está sujeito a lesões mecânicas ocasionais no local de saída da pelve, abaixo do Lig. inguinal, pois descreve um trajeto angular de aproximadamente 80°, sendo suscetível ao estiramento, especialmente na extensão da coxa. Ainda mais pelo fato de que este nervo tem apenas uma delgada cobertura de tecido adiposo neste local. Lesões por estiramento manifestam-se por distúrbios sensitivos (parestesias) ou dor na *face lateral* da coxa.

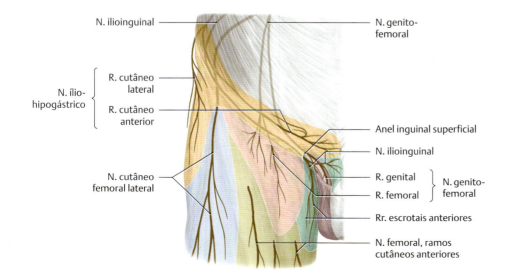

C Inervação sensitiva da região inguinal e da coxa

Região inguinal direita no sexo masculino, vista anterior.

As áreas de inervação sensitiva, de vários nervos, estão indicadas por cores diferentes. *Observação*: Tanto o N. ilioinguinal quanto o ramo genital do N. genitofemoral passam pelo anel inguinal superficial. Os dois nervos são, frequentemente, confundidos. O R. genital, no sexo masculino, localiza-se, inicialmente, na abertura do funículo espermático. Nas mulheres, o R. genital acompanha o Lig. redondo do útero, suprindo a pele dos lábios maiores do pudendo (ver **Ac**).

551

4.6 Nervos do Plexo Lombar: Nn. Obturatório e Femoral

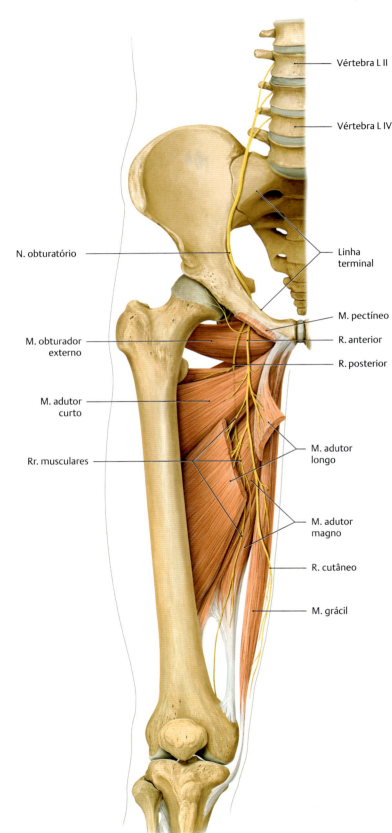

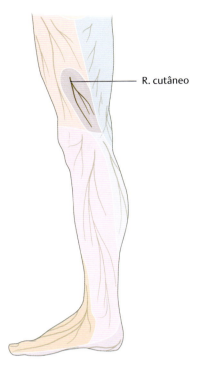

B Distribuição sensitiva do N. obturatório
Lado direito, visão medial

A Trajeto do N. obturatório
Regiões inguinal e femoral do membro inferior direito, vista frontal. O N. obturatório contém fibras dos segmentos lombares L2 a L4. Após sair do plexo lombar, ele segue posterior e medialmente ao M. psoas maior (não visível aqui) em direção à pelve menor e se encontra, abaixo da linha terminal, com os vasos obturatórios no canal obturatório (não visível aqui). Distalmente, ele envia ramos musculares ao M. obturador externo e se divide, adiante no seu trajeto, em ramos anterior e posterior. Os dois ramos seguem anterior e posteriormente ao M. adutor curto no sentido distal e inervam o restante da musculatura adutora (Mm. pectíneo, adutor longo, adutor curto, adutor magno, adutor mínimo e grácil). O ramo anterior envia um ramo cutâneo, que segue na margem anterior do M. grácil, perfura a fáscia lata e inerva uma área de pele do tamanho da palma da mão na parte medial distal da coxa. Para avaliação de sintomas de comprometimento do N. obturatório (p. ex., após fraturas pélvicas, mas também durante o parto) é importante saber que o N. femoral participa da inervação do M. pectíneo e o N. isquiático participa da inervação do M. adutor magno.

4 Sistemas Vasculonervosos: Formas e Relações | Membro Inferior

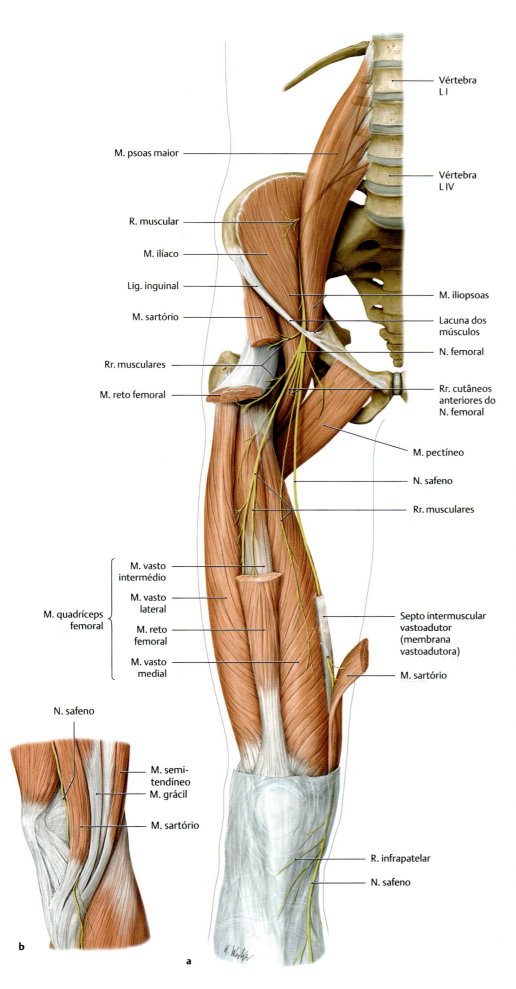

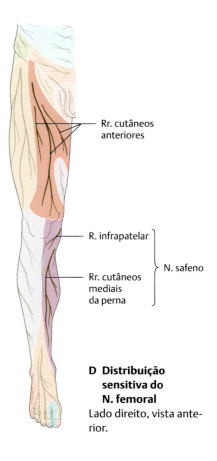

D Distribuição sensitiva do N. femoral
Lado direito, vista anterior.

C Curso do N. femoral
a Regiões inguinal e femoral do membro inferior direto, vista anterior.
b Trajeto do N. safeno sob o M. sartório, vista medial.

Regiões inguinal e femoral do membro inferior direito, vista anterior. Com o maior e mais longo nervo do plexo lombar, o N. femoral contém partes fibrosas dos segmentos espinais lombares L1 a L4. Ele supre, pelo sistema *motor*, os Mm. iliopsoas, pectíneo, sartório e quadríceps femoral, e pelo sistema *sensitivo*, a pele das partes anterior da coxa e medial da perna e retropé (ver **D**). O nervo alcança (coberto pela fáscia do M. psoas), passando por um túnel entre o M. psoas maior e o M. ilíaco, a lacuna medial dos músculos, onde emite ramos para os dois músculos. Cerca de 2 a 3 cm abaixo do ligamento inguinal, o N. femoral emite inúmeras ramificações cutâneas (ramos cutâneos anteriores) e musculares (ramos musculares), bem como um ramo terminal sensitivo que segue até o pé, o N. safeno. O N. safeno segue juntamente com os vasos femorais inicialmente até o canal dos adutores (sob o septo intermuscular vastoadutor), deixando-os, no entanto, perfurando o septo, para seguir, junto com o M. sartório, em direção à parte medial da articulação do joelho (ver **b**). Após emitir um ramo infrapatelar sensitivo para a pele da parte medial do joelho, ele acompanha a V. safena magna até a pele da parte medial da perna e do pé.

553

4.7 Nervos do Plexo Sacral: Nn. Glúteo Superior, Glúteo Inferior e Cutâneo Femoral Posterior

A Nervos do plexo sacral (parte I)
(Os nervos motores e sensitivos do plexo sacral serão revisados nas partes II e III, ver pp. 556 e 560).

Nervo	Segmento	Músculos inervados	Ramos cutâneos
• N. glúteo superior	L4 a S1	• M. glúteo médio • M. glúteo mínimo • M. tensor da fáscia lata	
• N. glúteo inferior	L5 a S2	• M. glúteo máximo	
• N. cutâneo femoral posterior	S1 a S3		• N. cutâneo femoral posterior – Nn. clúnios inferiores – Rr. perineais (ver **F** para a distribuição sensitiva)
• *Ramos diretos do plexo:* – N. para o M. piriforme – N. para o M. obturador interno – N. para o M. quadrado femoral	 S1 e S2 L5 a S2 L4 a S1	 • M. piriforme • M. obturador interno • Mm. gêmeos • M. quadrado femoral	

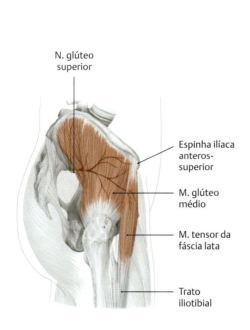

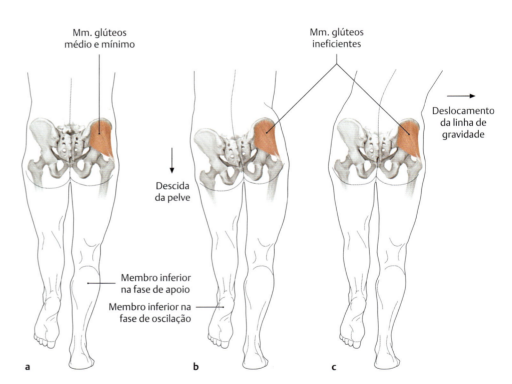

B Distribuição motora do N. glúteo superior
Região do quadril direito, vista lateral. Acompanhado pelos vasos sanguíneos com o mesmo nome, o N. glúteo superior deixa a pelve menor pelo forame isquiático maior, acima do M. piriforme (ver p. 572), segue no espaço interglúteo e supre, com fibras motoras, os pequenos músculos glúteos (Mm. glúteos médio e mínimo) e o M. tensor da fáscia lata.

C Sinais clínicos de enfraquecimento dos Mm. glúteos médio e mínimo: sinal de Trendelenburg e deformidade de Duchenne
Metade inferior do corpo, vista posterior.

a Em uma fase de apoio unipodal da marcha normal, os Mm. glúteos médio e mínimo estabilizam a pelve, no plano coronal, do lado apoiado.

b Enfraquecimento ou paralisia dos Mm. glúteos médio e mínimo (p. ex., devido a injeção intramuscular, causando lesão do N. glúteo superior) manifesta-se por redução da força de abdução do lado afetado e incapacidade de estabilizar a pelve, no plano frontal. Quando o *sinal de Trendelenburg* é positivo, a pelve sofre queda para o lado do membro inferior *normal* que não está sustentando o peso.

c O desvio da parte superior do corpo para o lado afetado desloca a linha de gravidade para o lado apoiado, elevando a pelve do lado que está oscilando (*deformidade de Duchenne*). Com a perda bilateral dos Mm. glúteos médio e mínimo, o paciente exibirá marcha bamboleante típica.

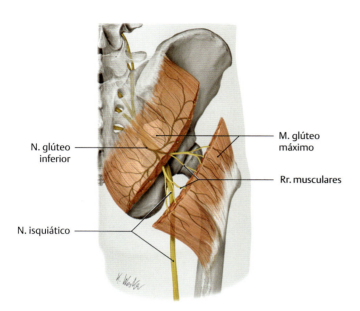
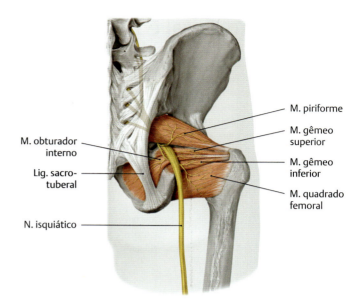

D Distribuição motora do N. glúteo inferior
Metade direita da pelve, vista posterior. O N. glúteo inferior deixa a pelve, juntamente com o N. isquiático pelo forame isquiático maior, abaixo do M. piriforme (ver p. 572) e emite numerosos ramos para o M. glúteo máximo. A paralisia do M. glúteo máximo causa pouco distúrbio na marcha normal, em uma superfície lisa, pelo fato de que esta deficiência é bem compensada pelos músculos isquiotibiais (ver p. 502). O paciente com tal lesão, contudo, é incapaz de correr, saltar ou subir escadas.

E Músculos supridos diretamente por ramos do plexo sacral
Metade direita da pelve, vista posterior. Os ramos diretos do plexo sacral estão listados em **A**.

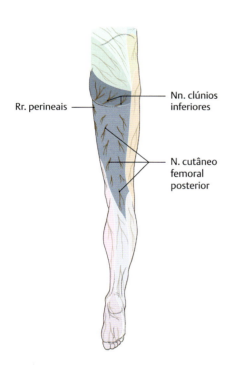
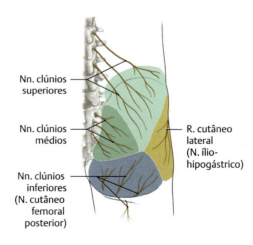
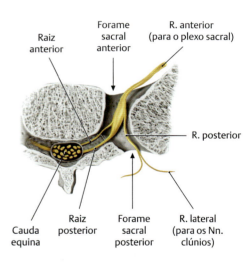

F Distribuição sensitiva do N. cutâneo femoral posterior
Lado direito, vista posterior. Além da pele da face posterior da coxa, o N. cutâneo femoral posterior emite vários ramos para a pele do sulco infraglúteo (Nn. clúnios inferiores), e seus Rr. perineais suprem a pele da região perineal (as áreas sombreadas mais escuras indicam a área exclusiva).

G Inervação sensitiva da região das nádegas, vista posterior.
A inervação sensitiva da região glútea é suprida por ramos dos plexos sacral e lombar (ramos anteriores do nervo espinal), assim como por ramos posteriores dos nervos espinais:

- Inervação pelo plexo sacral: Nn. clúnios inferiores (a partir do N. cutâneo femoral posterior)
- Inervação pelo plexo lombar: ramo lateral do N. ílio-hipogástrico
- Inervação pelos ramos posteriores dos nervos espinais: Nn. clúnios superiores (ramos posteriores de L1 a L3), e clúnios médios (Rr. posteriores de S1 a S3).

H Emergência de um nervo sacral
Corte horizontal da metade direita do sacro, no nível do forame sacral. Enquanto o R. anterior de um nervo sacral emerge do sacro, por um forame sacral *anterior*, o R. posterior correspondente passa pelo forame sacral *posterior*, para suprir a pele da região glútea.

4.8 Nervos do Plexo Sacral: N. Isquiático (Visão Geral e Distribuição Sensitiva)

A Nervos sensitivos e motores do plexo sacral (parte II)

O mais espesso e mais longo dos nervos, o N. isquiático, deixa a pelve menor pelo forame isquiático maior, logo abaixo do M. piriforme, e passa profundamente ao M. glúteo máximo, na face posterior da coxa. Divide-se em dois ramos principais: os Nn. tibial e fibular comum, em variados níveis, mas, em geral, um pouco antes de penetrar na fossa poplítea. Os *ramos musculares* do N. isquiático, contudo, já podem ser identificados, como *parte fibular* (Fib) e *parte tibial* (Tib), bem antes da bifurcação (ver também p. 558). Lesões no N. isquiático podem ser causadas por compressão em sua saída abaixo do M. piriforme (geralmente devido à compressão extrínseca, como o ato de sentar). Outras causas potenciais incluem: injeções intramusculares aplicadas incorretamente (nas quais o nervo é acidentalmente perfurado), fraturas da pelve e procedimentos cirúrgicos (p. ex., cirurgias do quadril).

Nervo	Segmento	Músculos inervados	Ramos cutâneos

N. isquiático	L4 a S3	• M. semitendíneo (Tib)
		• M. semimembranáceo (Tib)
		• M. bíceps femoral
		  – Cabeça longa (Tib)
		  – Cabeça curta (Fib)
		• M. adutor magno (Tib), parte medial	

• N. fibular comum	L4 a S2		• N. cutâneo sural lateral (→ N. sural) • R. comunicante fibular
– N. fibular superficial		• M. fibular longo • M. fibular curto	• N. cutâneo dorsal medial • N. cutâneo dorsal intermédio
– N. fibular profundo		• M. tibial anterior • M. fibular terceiro • M. extensor longo dos dedos • M. extensor curto dos dedos • M. extensor longo do hálux • M. extensor curto do hálux	• N. cutâneo lateral do hálux • N. cutâneo medial do segundo dedo
• N. tibial	L4 a S3	• M. tríceps sural • M. plantar • M. poplíteo • M. tibial posterior • M. flexor longo dos dedos • M. flexor longo do hálux	• N. cutâneo sural medial (→ N. sural) • Rr. calcâneos laterais • Rr. calcâneos mediais • N. cutâneo dorsal lateral
– N. plantar medial		• M. abdutor do hálux • M. flexor curto dos dedos • M. flexor curto do hálux, cabeça medial • Mm. lumbricais I e II	• Nn. digitais plantares próprios
– N. plantar lateral		• M. adutor do hálux • M. flexor curto do hálux, cabeça lateral • M. quadrado plantar • M. abdutor do dedo mínimo (nervo de Baxter*) • M. flexor curto do dedo mínimo • M. oponente do dedo mínimo • Mm. lumbricais III e IV • Mm. interósseos plantares I a III • Mm. interósseos dorsais I a IV	• Nn. digitais plantares próprios

* *Observação:* O primeiro ramo do nervo plantar lateral, misto, se dirige ao M. abdutor do dedo mínimo (descrito por Donald Baxter). Por causa do seu curso incomum, esse nervo pode ser a causa de dor no calcanhar. O nervo de Baxter se dirige posteriormente até a entrada do túnel do tarso (ver p. 581, Figura **E**), imediatamente abaixo do maléolo medial, sob o tendão de origem do M. abdutor do hálux (ver p. 559, Figura **B**). Continuando seu trajeto, aproxima-se da aponeurose plantar, e, finalmente, se desvia para a margem lateral do pé, alcançando o M. abdutor do dedo mínimo (ver p. 582, Figura **B**).

→ = em direção a

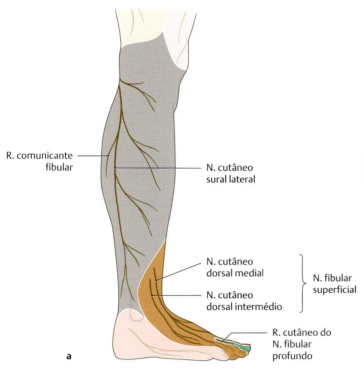

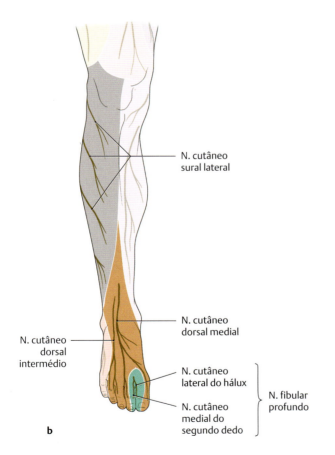

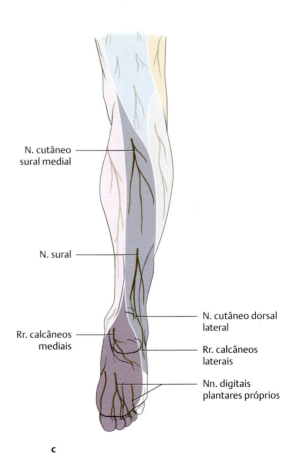

B Distribuição sensitiva do N. isquiático
Perna direita. **a** Vista lateral; **b** Vista anterior; **c** Vista posterior.

Membro Inferior | 4 Sistemas Vasculonervosos: Formas e Relações

4.9 Nervos do Plexo Sacral: N. Isquiático (Trajeto e Distribuição Motora)

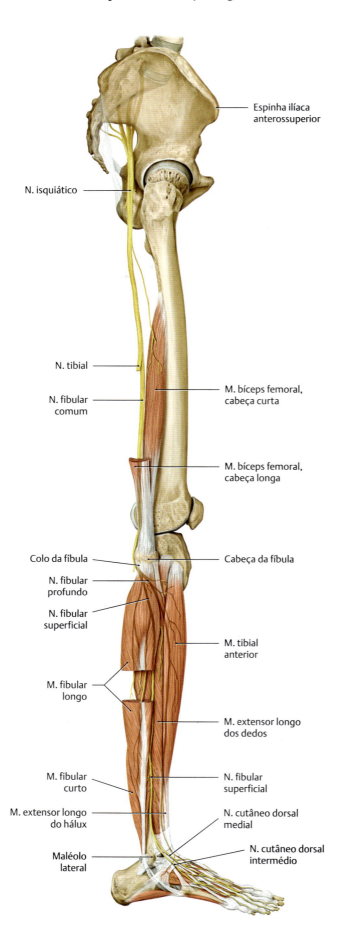

A Trajeto e distribuição motora do N. isquiático: parte fibular (N. fibular comum)

Membro inferior direito, vista lateral. Após a emissão de vários ramos musculares de sua parte fibular (para a cabeça curta do M. bíceps femoral), o N. isquiático divide-se, no terço distal da coxa, nos Nn. tibial e fibular comum. O N. fibular comum então, segue a margem medial do M. bíceps femoral em direção à cabeça da fíbula e contorna o colo da fíbula, posicionando-se na face anterior da perna. Logo após penetrar no M. fibular longo, ele se divide em seus dois ramos terminais: os Nn. fibulares *profundo* e *superficial*. O N. fibular superficial supre os músculos fibulares e segue entre o M. fibular longo e a fíbula, em direção ao dorso do pé. O N. fibular profundo atravessa a membrana interóssea para penetrar no compartimento extensor. Após inervar o M. tibial anterior, o M. extensor longo dos dedos e o M. extensor longo do hálux, segue em um sulco situado entre o M. tibial anterior e o M. extensor longo do hálux, sobre a membrana interóssea da perna, acompanhado pelos vasos tibiais anteriores, em direção ao dorso do pé. *A lesão ou compressão do N. fibular comum* resulta em queda do pé, por exemplo. Dependendo da localização da lesão ou da compressão:

- Se o nervo for lesionado no nível do colo da fíbula (um local onde fica muito exposto), *antes* da sua divisão, o resultado pode ser enfraquecimento ou paralisia dos músculos do compartimento anterior ou lateral (Mm. extensores *e* pronadores), resultando em pé caído com algum grau de inversão
- Se o nervo for lesionado *após* a divisão em seus ramos terminais, teremos como consequência enfraquecimento ou paralisia *isolada* do compartimento anterior ou lateral, dependendo se o N. fibular *profundo* (portanto, Mm. extensores) ou o *superficial* (portanto, Mm. pronadores), foi lesionado. Assim, o resultado pode ser enfraquecimento da flexão dorsal ou da eversão do pé. Uma lesão *isolada* do N. fibular superficial, em geral, afeta apenas o ramo terminal *sensitivo*, com a dor envolvendo o segmento distal da perna e o dorso do pé. Distúrbios da marcha após lesão isolada do N. fibular profundo (como ocorre na síndrome do compartimento anterior, causada por hemorragia nesta área, ver p. 585) poderão resultar em pé caído e "marcha de passo alto". Um aumento na flexão do quadril e do joelho é necessário, para impedir que o pé arraste no solo, durante a fase de oscilação.

4 Sistemas Vasculonervosos: Formas e Relações | Membro Inferior

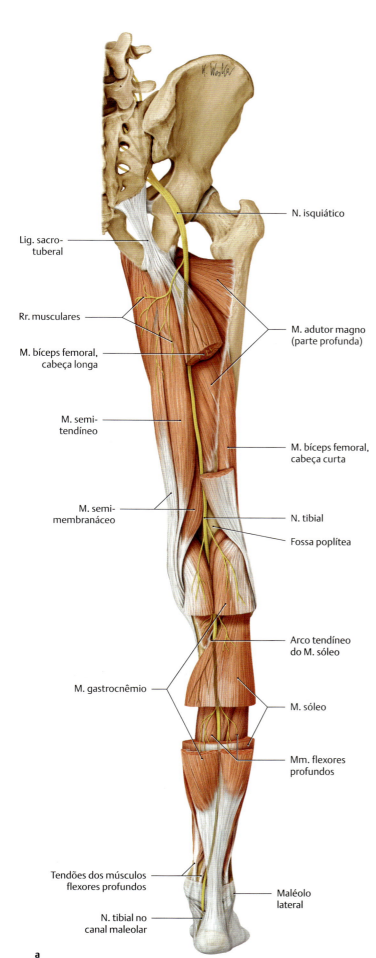

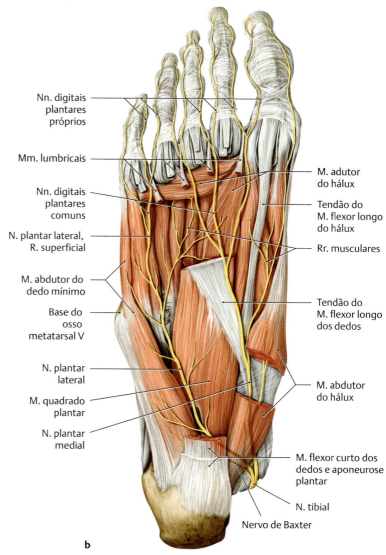

B Trajeto e região de inervação motora do N. isquiático: parte tibial (N. tibial)

a Membro inferior direito, vista posterior; **b** Pé direito, vista plantar. Logo na coxa a parte tibial do N. isquiático emite vários ramos para os seguintes músculos: Mm. semitendíneo, semimembranáceo, bíceps femoral (cabeça longa) e adutor magno (parte medial). Após a distribuição do N. isquiático, o N. tibial segue verticalmente passando pelo centro da fossa poplítea e alcança, sob o arco tendíneo do músculo sóleo, os músculos flexores superficiais e profundos por ele inervados. No compartimento profundo dos músculos flexores, o N. tibial segue juntamente com os vasos tibiais posteriores (não mostrados aqui) no sentido distal e se estende juntamente com os tendões dos flexores profundos através dos canais maleolares (túnel tarsal medial ou posterior) na planta do pé (**b**). Durante a passagem através do canal maleolar, o N. tibial divide-se em dois ramos terminais (Nn. plantares lateral e medial), que inervam todos os músculos da planta do pé. A compressão do N. tibial ou de seus ramos terminais nesse ponto é chamada de síndrome do túnel do tarso medial ou *posterior* – em contraste com a síndrome de túnel do tarso *anterior*, muito mais rara, que resulta da compressão do ramo terminal sensitivo do N. fibular profundo, por exemplo, pelo uso de saltos altos). Possíveis consequências são dor e distúrbios sensoriais na planta e, possivelmente, paresia dos músculos curtos do pé (p. ex., quando a pressão exercida é muito forte, como após fraturas do corpo da tíbia e do maléolo medial). Para o primeiro ramo do nervo plantar lateral (nervo de Baxter), ver p. 556.

559

4.10 Nervos do Plexo Sacral: Nn. Pudendo e Coccígeo

A Nervos do plexo sacral (parte III)
O N. pudendo, o ramo mais distal do plexo sacral, origina-se de um pequeno plexo isolado, constituído pelos ramos ventrais de S1 a S4; consequentemente, é referido às vezes como *plexo pudendo*.

Nervo	Segmento	Músculos inervados	Ramos cutâneos

• N. pudendo (*plexo pudendo*)	S1 a S4	• Músculos do assoalho pélvico
		  – M. levantador do ânus
		  – M. transverso superficial do períneo
		  – M. transverso profundo do períneo
		  – M. bulboesponjoso
		  – M. isquiocavernoso
		  – M. esfíncter externo do ânus
		  – M. esfíncter da uretra
			• Nn. retais inferiores
			• Nn. perineais
			  – Nn. labiais posteriores, nas mulheres
			  – Nn. escrotais posteriores, nos homens
			  – N. dorsal do clitóris, nas mulheres
			  – N. dorsal do pênis, nos homens

• N. coccígeo (*plexo coccígeo*)	S5 a Co2	• M. coccígeo	• N. anococcígeo (Rr. anteriores) • Rr. posteriores

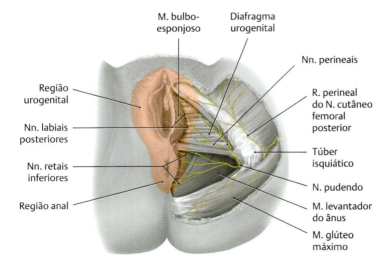

B Ramos cutâneos do N. pudendo e sua distribuição sensitiva no sexo feminino
Posição de litotomia, vista inferior. As camadas da pele foram removidas, no lado esquerdo, para demonstrar os ramos terminais do N. pudendo, na fossa isquioanal (ver p. 574). A área de inervação sensitiva na pele foi delimitada em cores. Grande parte das regiões urogenital e anal é suprida pelo N. pudendo. A área da pele suprida pelo N. pudendo pode ser anestesiada durante o parto, pela infiltração de anestésico no local ou por bloqueio do nervo, permitindo que o obstetra realize uma episiotomia sem dor (ver p. 240). Isto pode ser feito, infiltrando a região do períneo entre o ânus e o fórnice posterior, com um anestésico local ou por um bloqueio do N. pudendo, com um anestésico local injetado nas proximidades da espinha isquiática (antes que o nervo se ramifique; ver diagrama em **C**).

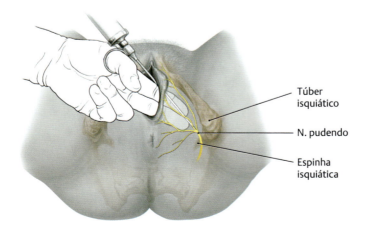

C Técnica de bloqueio do N. pudendo do lado esquerdo
Posição de litotomia, vista inferior. O tipo mais comum de anestesia, usado em manipulações vaginais, é o bloqueio do N. pudendo, que torna o períneo, o pudendo e o terço inferior da vagina insensíveis à dor. Na *técnica transvaginal*, uma cânula-guia é introduzida na vagina e 10 mℓ de uma solução de anestésico local são injetados aproximadamente 1 cm acima e 1 cm ao lado da espinha isquiática, de cada lado. A infiltração nesta área bloqueará o N. pudendo, *antes* que ele penetre no canal do pudendo (canal de Alcock) e *antes* que o nervo se divida em seus ramos terminais. Com frequência, o bloqueio do nervo é realizado na fase final de expulsão do feto para aliviar a dor do estiramento da região perineal (ver p. 240).

4 Sistemas Vasculonervosos: Formas e Relações | Membro Inferior

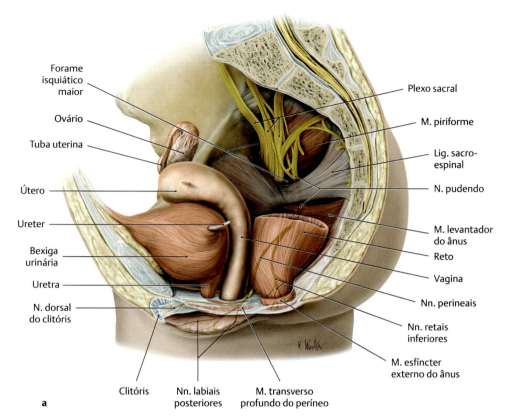

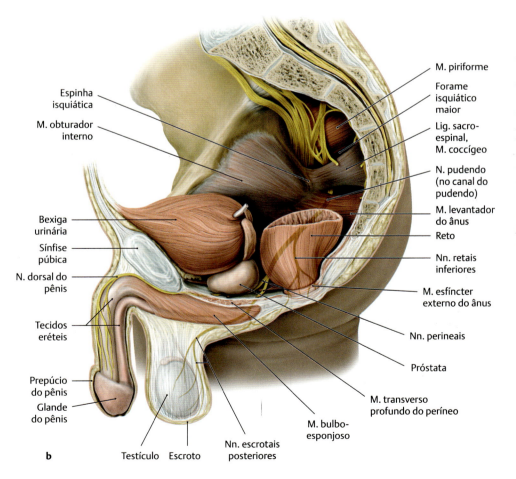

D Trajeto dos Nn. pudendo e coccígeo nas mulheres e nos homens
a Corte sagital da pelve feminina, vista lateral esquerda.
b Corte sagital da pelve masculina, vista lateral esquerda.

O **N. pudendo** emerge da pelve menor pelo forame isquiático *maior*. Em seguida, ele contorna a espinha isquiática e o Lig. sacroespinal e passa pelo forame isquiático *menor*, penetrando na fossa isquioanal (ver p. 574). Segue, para a frente, na parede lateral da fossa, envolvido em uma duplicação da fáscia obturatória interna (canal do pudendo = canal de Alcock) e acompanhado pelos vasos pudendos internos (ver p. 573). Abaixo da sínfise púbica ele segue em direção ao pênis ou ao clitóris. O *N. pudendo* emite numerosos *ramos* no períneo:

- Nn. retais inferiores, responsáveis pela inervação motora do M. esfíncter externo do ânus e pela inervação sensitiva da pele, ao redor do ânus
- Nervos perineais distribuem ramos motores para os músculos do períneo (ver p. 170) e ramos sensitivos para a pele da região posterior do escroto ou dos lábios maiores e menores do pudendo, para a pele do pênis ou do clitóris, e para a glande, o prepúcio e os tecidos eréteis.

Lesões do N. pudendo (p. ex., devido a traumatismos durante o parto) levam à perda da função dos músculos do períneo, especialmente, os Mm. esfinctéricos da bexiga urinária e do canal anal, provocando incontinência urinária e fecal. As lesões do N. pudendo podem provocar disfunções sexuais (p. ex., impotência masculina). Os Rr. anteriores do quinto nervo sacral e do primeiro ou segundo nervos coccígeos formam o **nervo coccígeo** (sinônimo: *plexo coccígeo*). Este nervo e seus ramos sensitivos terminais, os Nn. anococcígeos, passam ao longo do ligamento anococcígeo para suprir a pele entre o ânus e o cóccix.

561

5.1 Anatomia de Superfície I Vasos e Nervos Superficiais: Vista Anterior

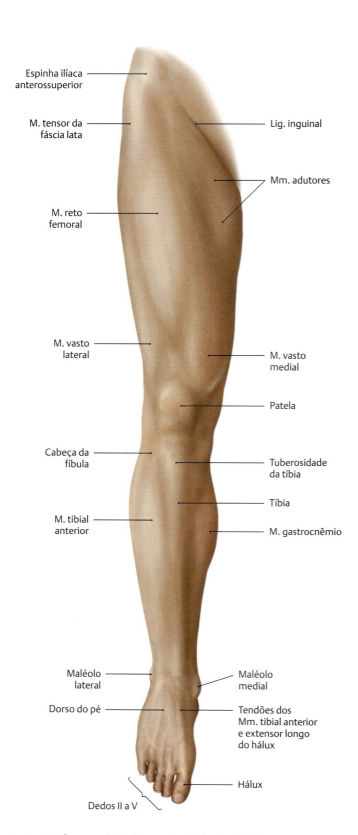

A Anatomia de superfície do membro inferior direito
Os *acidentes ósseos* no membro inferior podem ser revistos na p. 423.

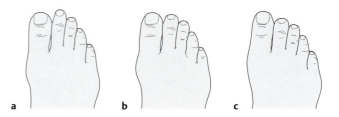

B Variações mais comuns da forma do antepé e dos dedos (segundo Debrunner e Lelièvre)
Os três tipos de formato do pé diferenciam-se pelo comprimento relativo do primeiro e segundo dedos:

a O tipo "grego", no qual o segundo dedo é mais longo do que o primeiro.
b O tipo quadrado, no qual os comprimentos do primeiro e do segundo dedos são iguais.
c O tipo "egípcio", no qual o primeiro dedo é mais longo do que o segundo.

No tipo "grego", o osso metatarsal II é, em geral, mais longo do que o osso metatarsal I. Em consequência, a cabeça do osso metatarsal II, com frequência, dói mais por causa de sobrecarga mecânica, especialmente quando as pessoas usam sapatos com salto alto.

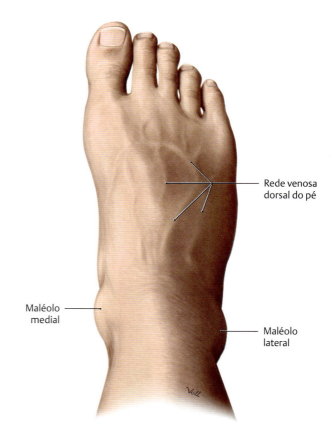

C Face dorsal do pé direito
A rede venosa superficial é visível no dorso do pé (compare com **D**).

5 Sistemas Vasculonervosos: Anatomia Topográfica | Membro Inferior

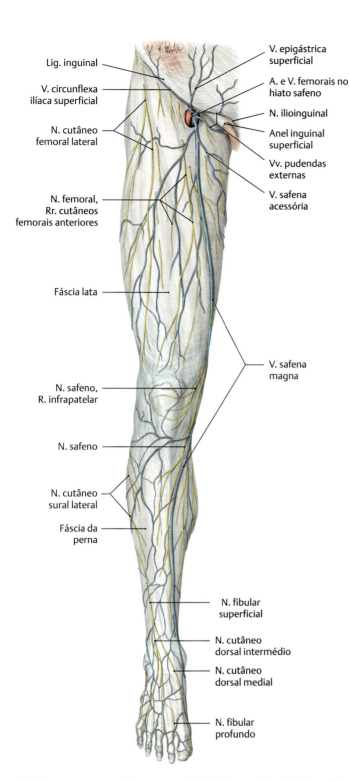

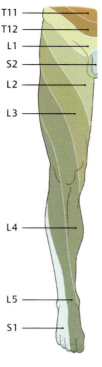

E Padrão segmentar da inervação cutânea (dermátomos) no membro inferior direito

Da mesma forma que ocorre no membro superior, o crescimento do membro inferior, durante o período de desenvolvimento, faz com que os segmentos sensitivos cutâneos tornem-se alongados e organizem-se em faixas estreitas. Os segmentos L4, L5 e S1, em particular, dispõem-se mais distantes, na periferia, e perdem a correspondência com os segmentos do tronco.

Observe que os dermátomos dos segmentos lombares localizam-se, principalmente, na face anterior do membro inferior, enquanto os segmentos sacrais deslocam-se para a face posterior (ver p. 92). O conhecimento desta disposição é importante em pacientes com hérnia de disco, por exemplo, para se determinar o nível da herniação.

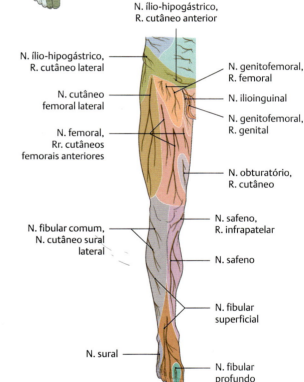

D Veias e nervos cutâneos superficiais do membro inferior direito

Vista anterior. A rede venosa dorsal do pé é drenada por dois grandes troncos venosos (as Vv. safena parva e magna), que recebem uma quantidade variável de veias cutâneas. Enquanto a V. safena parva (ver p. 565) entra na V. poplítea no nível da fossa poplítea, a V. safena magna continua ascendendo no membro inferior até um local imediatamente abaixo do ligamento inguinal, onde passa, no hiato safeno da fáscia lata, para penetrar na V. femoral. As veias superficiais do membro inferior frequentemente se tornam tortuosas, bem visíveis e palpáveis (varizes, ver também p. 545).

F Padrão de inervação sensitiva periférica no membro inferior direito

Da mesma forma que vimos no membro superior, a distribuição sensitive no membro inferior corresponde aos padrões de ramificação periférica dos nervos cutâneos, na tela subcutânea. Os territórios de distribuição periférica dos nervos são superpostos, principalmente em suas margens. Consequentemente, a *área exclusiva* de distribuição de determinado nervo cutâneo (área suprida apenas por aquele nervo específico), na avaliação clínica, tende a ser consideravelmente menor do que a *área máxima* que pode ser demonstrada anatomicamente. Por esta razão, a lesão traumática de um nervo causa perda completa da sensibilidade (anestesia) na área específica mas, com frequência, provoca somente redução da sensibilidade (hipoestesia) no perímetro daquela área.

Observe que a perda sensitiva resultante da lesão nervosa periférica apresenta um padrão inteiramente diferente daquele provocado por uma lesão em uma raiz nervosa (ver p. 96).

5.2 Anatomia de Superfície I Vasos e Nervos Superficiais: Vista Posterior

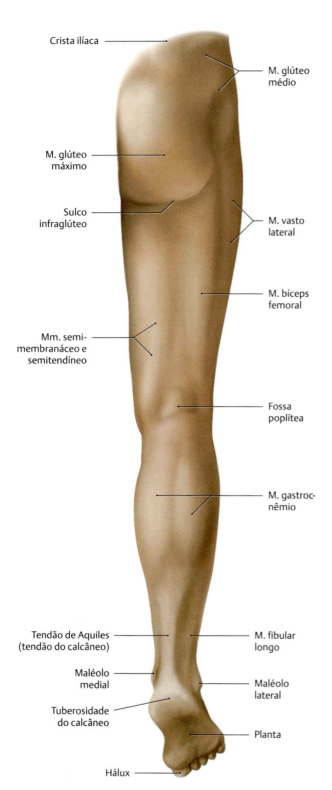

A Anatomia de superfície do membro inferior direito
O pé está em flexão plantar. (Os *acidentes ósseos* palpáveis no membro inferior podem ser revistos na p. 423.)

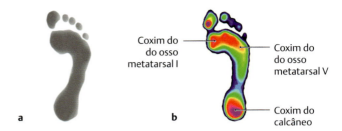

B Impressão plantar (podogramas) do pé direito normal em um adulto

Um podograma permite que se obtenha uma representação gráfica das cargas suportadas pelo pé. Além de uma inspeção visual da planta, a análise do podograma fornece informações importantes da dinâmica do pé na sustentação do peso corporal.

a Impressão plantar obtida com uma almofada de tinta.
b Podograma de pressão dinâmico (ver também p. 483) com arco normal do pé (pé reto). A distribuição da pressão é registrada com a ajuda de cores diferentes e mostra que a pressão é a mesma em todos os pontos de contato (coxins dos ossos metatarsais I e V, bem como coxim do calcâneo) (vermelho-violeta) e que as áreas da planta do pé entre eles não são extensivamente submetidas a pressão (figura **b** original: Michael Kriwat, Kiel)

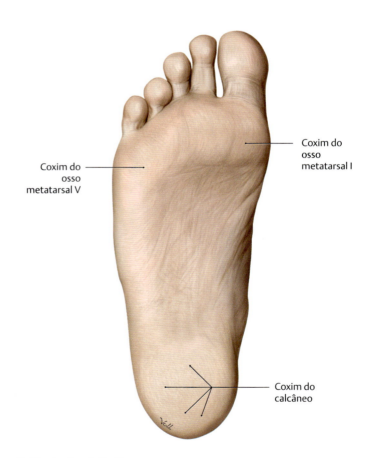

C Planta do pé direito
A pele na planta serve como um órgão sensorial que informa o contato do pé com o solo, percebendo a sua consistência durante a fase de apoio da marcha, por meio de receptores aí localizados. A aplicação de grande estresse mecânico abaixo do calcanhar ou nos dedos gera grandes forças nestas áreas, de tal forma que o tecido conjuntivo se adapta funcionalmente ao desenvolver um sistema de *câmaras de pressão* (ver p. 490).

5 Sistemas Vasculonervosos: Anatomia Topográfica | Membro Inferior

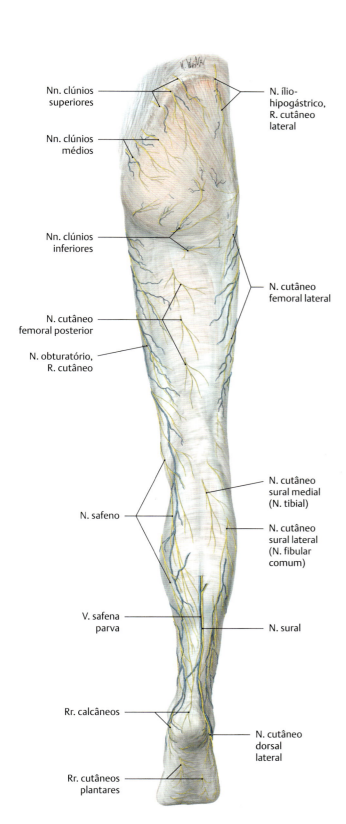

D Veias e nervos cutâneos subcutâneos do membro inferior direito
Vista posterior.

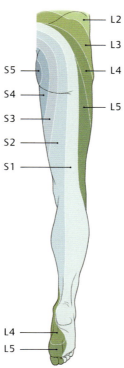

E Padrão segmentar ou radicular da inervação cutânea (dermátomos) no membro inferior direito
Da mesma forma que ocorre no membro superior, o crescimento do membro inferior, durante o período de desenvolvimento, faz com que os segmentos sensitivos cutâneos tornem-se alongados e organizem-se em faixas estreitas. Os segmentos L4, L5 e S1, em particular, afastam-se tanto perifericamente, que perdem a correlação com os segmentos correspondentes do tronco.
Observe que os dermátomos dos segmentos lombares localizam-se, principalmente, na face anterior do membro inferior, enquanto os segmentos sacrais deslocam-se para a face dorsal (ver p. 94). O conhecimento desta disposição é importante em pacientes com hérnia de disco, por exemplo, para se determinar o nível da herniação.

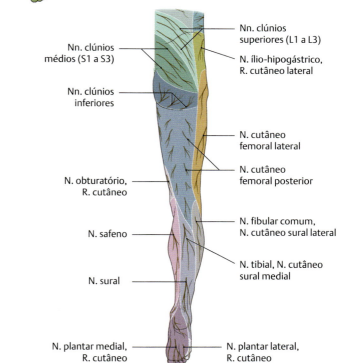

F Padrão de inervação sensitiva periférica no membro inferior direito
Da mesma forma que vimos no membro superior, a distribuição sensitiva no membro inferior corresponde aos padrões de ramificação periférica dos nervos cutâneos, na tela subcutânea. Os territórios de distribuição periférica dos nervos são superpostos, principalmente em suas margens. Consequentemente, a *área exclusiva* de distribuição de determinado nervo cutâneo (área suprida por aquele nervo específico), na avaliação clínica tende a ser consideravelmente menor do que a *área máxima* que pode ser demonstrada anatomicamente. Por esta razão, a ruptura traumática de um nervo causa perda completa da sensibilidade (anestesia) na área específica mas, com frequência, provocará somente redução da sensibilidade (hipoestesia) no perímetro daquela área.
Observe que a perda sensitiva resultante da lesão nervosa periférica apresenta um padrão inteiramente diferente daquele provocado por uma lesão em uma raiz nervosa (ver p. 96).

565

5.3 Região Femoral Anterior, Inclusive Trígono Femoral

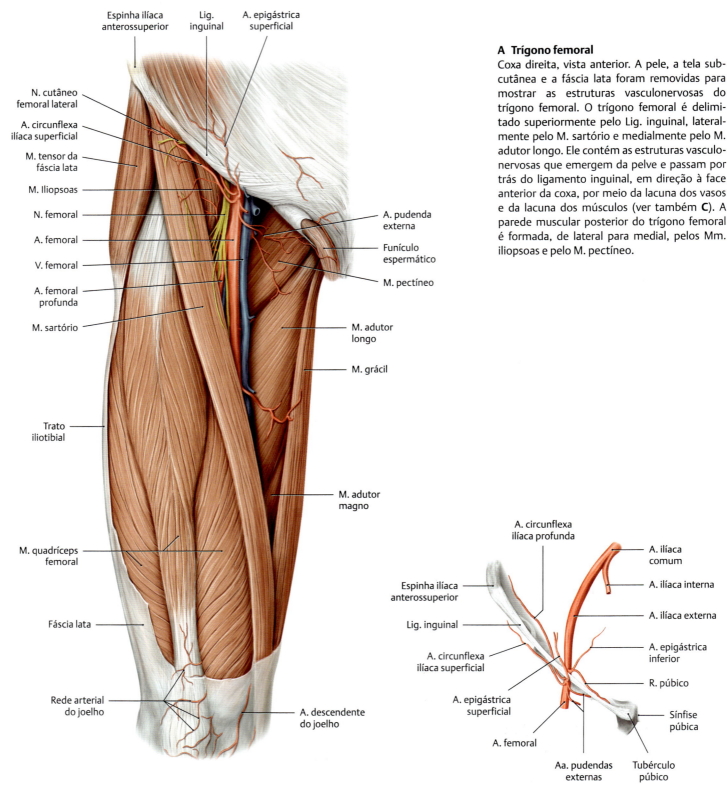

A Trígono femoral
Coxa direita, vista anterior. A pele, a tela subcutânea e a fáscia lata foram removidas para mostrar as estruturas vasculonervosas do trígono femoral. O trígono femoral é delimitado superiormente pelo Lig. inguinal, lateralmente pelo M. sartório e medialmente pelo M. adutor longo. Ele contém as estruturas vasculonervosas que emergem da pelve e passam por trás do ligamento inguinal, em direção à face anterior da coxa, por meio da lacuna dos vasos e da lacuna dos músculos (ver também C). A parede muscular posterior do trígono femoral é formada, de lateral para medial, pelos Mm. iliopsoas e pelo M. pectíneo.

B Ramos da A. ilíaca externa na sua junção com a A. femoral na região do ligamento inguinal
Observação: O A. circunflexa ilíaca profunda mostra-se aqui como um ramo da A. ilíaca externa no nível do ligamento inguinal. De fato, a origem desse vaso é muito variável e também pode, por exemplo, estar acima ou abaixo do ligamento inguinal.

5 Sistemas Vasculonervosos: Anatomia Topográfica | Membro Inferior

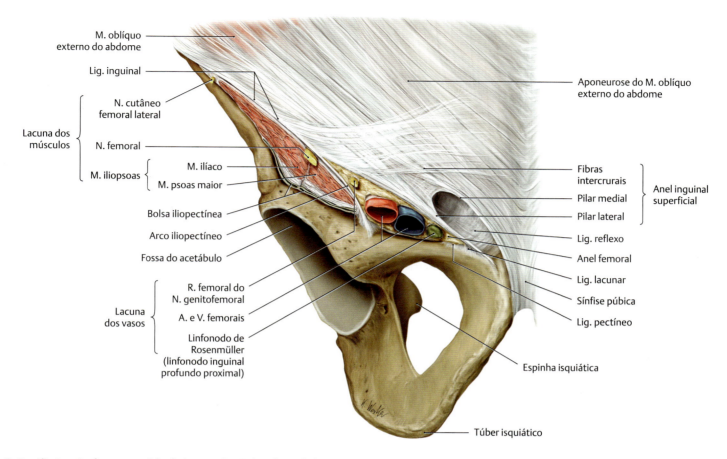

C Região inguinal e o conteúdo da lacuna dos músculos e da lacuna dos vasos

Vista anterior. A figura mostra uma parte da região do ílio do lado direito e a região anterior e inferior da parede abdominal adjacente com o anel inguinal superficial e os conteúdos das lacunas dos músculos e dos vasos, posteriormente ao Lig. inguinal. O local de saída dos músculos e dos vasos, limitado pelo Lig. inguinal e o anel pélvico superior, é subdividido por um arco iliopectíneo fibroso em um espaço muscular lateral (lacuna dos músculos) e um espaço vascular medial (lacuna dos vasos).

A **lacuna dos vasos** está localizada medialmente ao arco iliopectíneo. Este "espaço vascular" é atravessado, de lateral para medial, pelo R. femoral do N. genitofemoral, pela A. femoral, pela V. femoral e pelos vasos linfáticos inguinais profundos (apenas um linfonodo foi mostrado aqui). A parte da lacuna dos vasos que se situa medialmente à V. femoral é chamada *anel femoral*. Os vasos linfáticos da coxa passam por este anel para entrar na pelve. O anel femoral é coberto por uma fina bainha de tecido conjuntivo chamada septo (não mostrada na figura), que, em geral, contém um linfonodo (linfonodo de Rosenmüller), que faz parte do grupo de linfonodos inguinais profundos (ver também p. 546).

A **lacuna dos músculos** situa-se lateralmente ao arco iliopectíneo. Este "espaço muscular" é atravessado pelo M. iliopsoas, pelo N. femoral e pelo N. cutâneo femoral lateral.

Observe a bolsa iliopectínea, localizada atrás do M. iliopsoas. É a bolsa mais volumosa da região do quadril e comunica-se, em 15% dos casos, com o espaço articular do quadril. Por esta razão, um processo inflamatório do quadril pode se estender à bolsa (bursite). Quando está inflamada, a bolsa iliopectínea apresenta-se, com frequência, dolorosa e edemaciada e pode ser confundida, ocasionalmente, com neoplasia na RM.

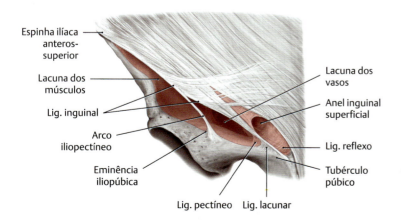

D O tecido conjuntivo e os limites ósseos das lacunas dos músculos e dos vasos

Diagrama da região inguinal direita, vista anterior. O tecido conjuntivo, situado no limite entre as lacunas dos músculos e dos vasos, é constituído pelo arco iliopectíneo, uma faixa espessa na parte medial da fáscia ilíaca. Estende-se entre o Lig. inguinal e a eminência iliopúbica. A faixa fibrosa que se curva para baixo, na fixação medial do Lig. inguinal, é chamada Lig. lacunar e se estende medialmente como Lig. pectíneo, até o ramo superior do púbis. Este ligamento de margens agudas define o limite medial da lacuna dos *vasos* (anel femoral) e pode ser atravessado por sacos herniários em pacientes com uma hérnia femoral (ver p. 222). Acima do Lig. inguinal encontra-se o anel inguinal externo (superficial), que é a abertura externa do canal inguinal (ver p. 218). A lacuna dos *músculos* é delimitada lateralmente pela espinha ilíaca anterossuperior.

567

5.4 Suprimento Arterial da Coxa

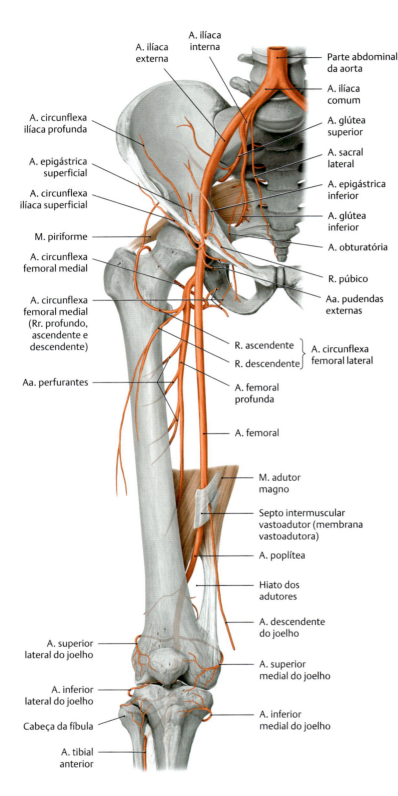

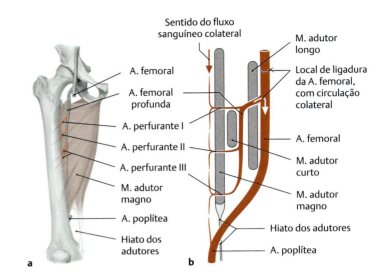

B Trajeto da artéria femoral profunda e os locais onde as artérias perfurantes penetram nos músculos adutores

a Coxa direita, vista anterior; b Esquema de um corte longitudinal dos músculos adutores no nível das Aa. perfurantes. A A. femoral profunda tem, aproximadamente, 3 a 5 ramos terminais que atravessam da face anterior para a posterior da coxa, através das fixações femorais dos Mm. adutores (= da primeira à terceira A. perfurante) para suprir os Mm. isquiotibiais (Mm. bíceps femoral, semitendíneo e semimembranáceo). Geralmente, as artérias perfuram os músculos adutores abaixo do M. adutor curto e imediatamente acima do hiato dos adutores. A ligadura da A. femoral, acima da origem da A. femoral profunda, é relativamente bem tolerada, devido à boa circulação colateral, suprida por ramos da A. ilíaca interna (A. glútea superior e A. obturatória).

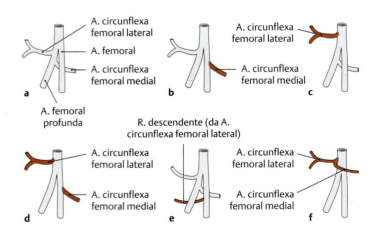

C Variações no padrão de ramificação da A. femoral (segundo Lippert e Pabst)

a Em geral, a A. femoral profunda e as Aa. circunflexas femorais lateral e medial originam-se da A. femoral em um tronco comum (58% dos casos, também mostrada em outras figuras nesta página).

b A A. circunflexa femoral medial origina-se diretamente da A. femoral (18% dos casos).

c A A. circunflexa femoral lateral origina-se diretamente da A. femoral (15% dos casos).

d As Aa. circunflexas originam-se separadamente da A. femoral (4% dos casos).

e O R. descendente da A. circunflexa femoral lateral origina-se diretamente da A. femoral (3% dos casos).

f As Aa. circunflexas originam-se de um tronco comum (1% dos casos).

A Trajeto e ramos da A. femoral

A. femoral, a continuação distal da A. ilíaca externa, segue ao longo da face medial da coxa, em direção ao canal dos adutores, por meio do qual dirige-se para a face posterior da perna. Após emergir do hiato dos adutores, ela se torna a A. poplítea. Na clínica, é conhecida como A. femoral *superficial*, devido ao seu trajeto bem na superfície da face anterior da coxa, distinguindo-se de outra artéria, situada mais profundamente, conhecida como A. *femoral profunda*, que se origina da superficial (ver **D**).

5 Sistemas Vasculonervosos: Anatomia Topográfica | Membro Inferior

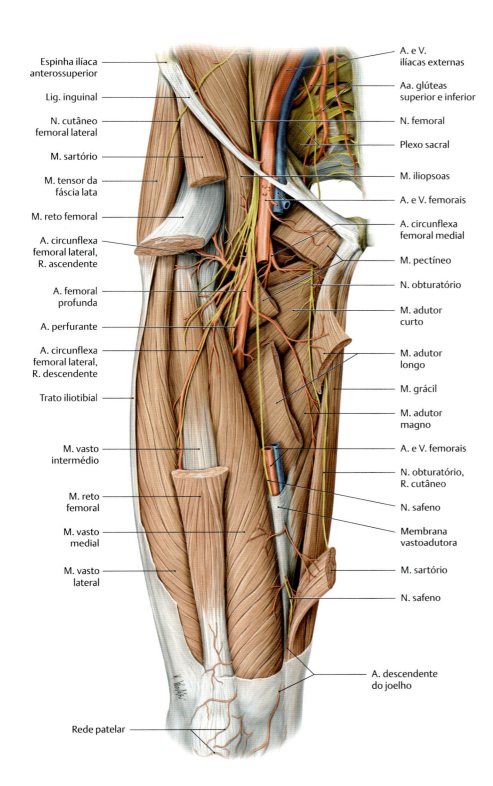

E Localização do canal dos adutores

Coxa direita, vista anterior. O N. safeno segue para baixo, no interior do canal dos adutores, na face anterior da coxa, acompanhado por A. e V. femorais. Enquanto os vasos continuam em seu trajeto descendente, em direção à fossa poplítea, através do hiato dos adutores, o N. safeno perfura a membrana vastoadutora, ao longo da A. descendente do joelho, e passa para a face medial da articulação do joelho (ver também **F**).

F Limites e conteúdo do canal dos adutores

Limites
- M. adutor longo (posterior)
- M. adutor magno (sartório) (medial)
- Membrana vastoadutora (anterior)
- M. vasto medial (lateral e anterior)

Conteúdo
- A. femoral
- V. femoral
- N. safeno — perfuram a membrana vastoadutora
- A. descendente do joelho

D Suprimento sanguíneo da coxa pela A. femoral profunda

Coxa direita, vista anterior. Os Mm. sartório, reto femoral, adutor longo e pectíneo foram parcialmente removidos, juntamente com um segmento intermediário da A. femoral para demonstrar o trajeto da A. femoral profunda na coxa. Para melhor visualização, as veias também foram removidas, na altura da V. ilíaca externa. Esta preparação não mostra a parede abdominal anterior, nem os órgãos abdominais ou pélvicos, acima do nível do Lig. inguinal. Enquanto os ramos das Aa. circunflexas medial e lateral do fêmur suprem, principalmente, a articulação do quadril e os músculos extensores e adutores da coxa, os ramos terminais da A. femoral profunda (das I a III Aa. perfurantes, ver **B**), na face medial do fêmur, passam para a face posterior da coxa, através de um espaço na inserção dos músculos adutores, e suprem os Mm. isquiotibiais (Mm. bíceps femoral, semimembranáceo e semitendíneo).

Observação: A membrana vastoadutora é perfurada pela A. descendente do joelho e pelo N. safeno (ver **E** e **F**).

569

5.5 Região Glútea: Visão Geral de seus Vasos e Nervos

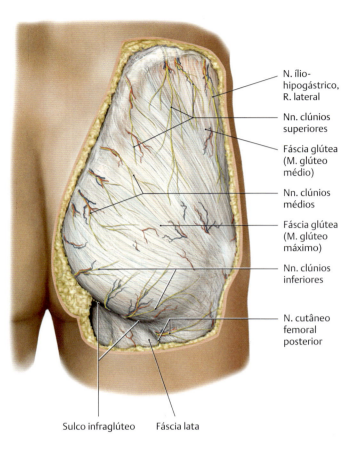

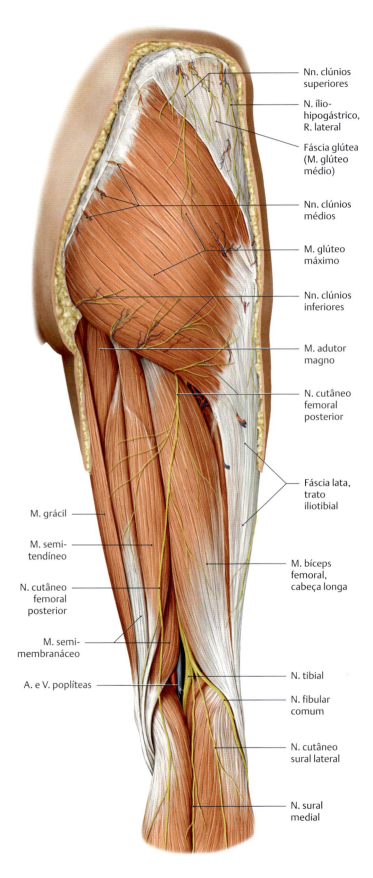

A Fáscia e nervos cutâneos da região glútea superficial
Região glútea direita, vista posterior. A região glútea é coberta pela fáscia glútea, que é uma parte da fáscia lata (embora o termo "fáscia lata" refira-se estritamente à porção abaixo dos Mm. glúteos médio e máximo). A fáscia que cobre o M. glúteo máximo emite invaginações em forma de septos entre os feixes deste músculo. Na junção da região glútea com a face dorsal da coxa existe um sulco infraglúteo levemente curvado, no qual feixes de fibras espessas da fáscia lata se dispõem transversalmente, pela coxa, até o nível do túber isquiático.
Observe na anatomia de superfície: a margem oblíqua inferior do M. glúteo máximo (ver **B**) *cruza* o sulco infraglúteo. Seu trajeto, então, não é o mesmo que o do sulco infraglúteo.

B Regiões glútea e da coxa com a fáscia removida
Lado direito, vista posterior. Após a remoção da fáscia lata, o tronco principal do N. cutâneo femoral posterior, que é subfascial na maior parte do seu trajeto, pode ser observado penetrando na fossa poplítea.

5 Sistemas Vasculonervosos: Anatomia Topográfica | Membro Inferior

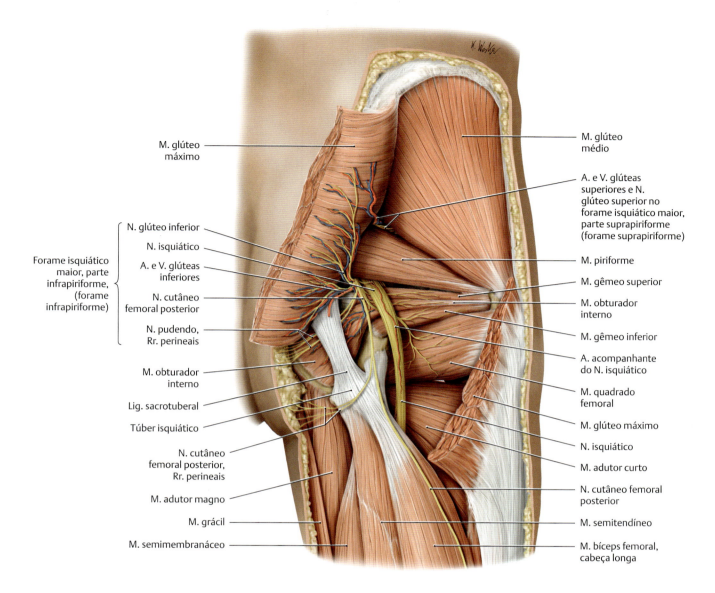

C Vasos e nervos da região glútea profunda
Lado direito, vista posterior, com o M. glúteo máximo parcialmente removido.
As estruturas vasculonervosas da região glútea profunda atravessam uma espessa camada de tecido conjuntivo e adiposo, logo abaixo do M. glúteo máximo. O assoalho deste espaço é constituído pelos Mm. piriforme, obturador interno, gêmeo superior e quadrado femoral. Ele se comunica através do forame isquiático com os espaços de tecido conjuntivo da pelve menor e da fossa isquioanal (não mostrada aqui). Um ponto de referência útil é o M. piriforme, que se estende da superfície do sacro, através do forame isquiático maior, em direção ao ápice do trocanter maior (ver **A**, p. 566).

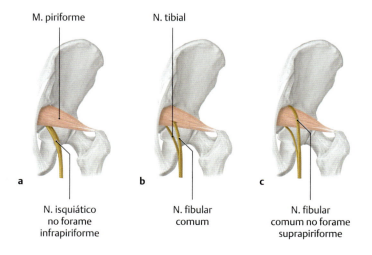

D Variações do trajeto do N. isquiático em relação ao M. piriforme
a O N. isquiático deixa a pelve menor, abaixo do M. piriforme (aproximadamente 85% dos casos).
b Esta variação ilustra uma *divisão alta* do N. isquiático (aproximadamente 15% dos casos). Neste padrão, a divisão fibular (N. fibular comum) e, algumas vezes, o N. cutâneo femoral posterior, passam através do M. piriforme e podem ser comprimidos neste local, causando a "síndrome do piriforme". Em geral, este termo se refere a um quadro que pode desenvolver-se após um traumatismo da região glútea e que se manifesta por forte dor glútea. Existem dúvidas se este sintoma se deve à compressão de partes do N. isquiático.
c Neste tipo, a parte fibular do N. isquiático deixa a pelve menor acima do M. piriforme (rara ocorrência, cerca de 0,5% dos casos).

571

5.6 Região Glútea: Forames e Nervo Isquiáticos

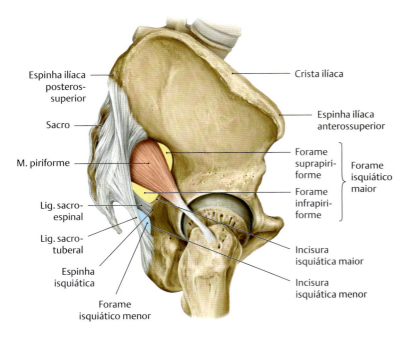

A Localização dos forames isquiáticos maior e menor
Quadril direito, vista lateral.

B Limites dos forames isquiáticos e as estruturas que os atravessam
Os espaços subglúteos de tecido conjuntivo comunicam-se, através dos forames isquiáticos, com os espaços de tecido conjuntivo da pelve menor e da fossa isquioanal.

Forames	Limites	Estruturas que atravessam

• Forame isquiático maior	• Incisura isquiática maior
	• Lig. sacroespinal
	• Sacro
		• *Forame suprapiriforme*
		  – A. e V. glúteas superiores
		  – N. glúteo superior
		• *Forame infrapiriforme*
		  – A. e V. glúteas inferiores
		  – N. glúteo inferior
		  – A. e V. pudendas internas
		  – N. pudendo
		  – N. isquiático
		  – N. cutâneo femoral posterior

• Forame isquiático menor	• Incisura isquiática menor • Lig. sacroespinal • Lig. sacrotuberal	– A. e V. pudendas internas – N. pudendo – M. obturador interno

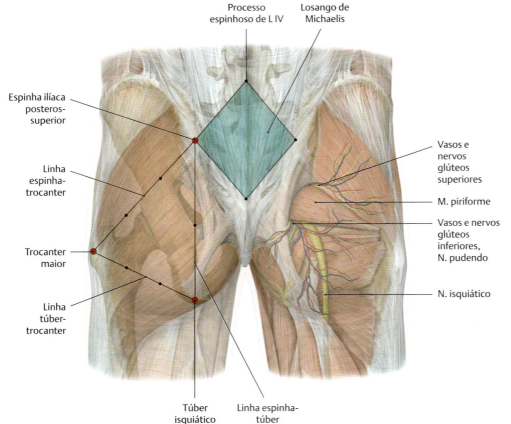

C Linhas de referência para a localização das estruturas vasculonervosas na região glútea
Regiões glúteas direita e esquerda, vista posterior. As linhas de referência são projetadas entre os seguintes pontos: espinha ilíaca posterossuperior (ponto lateral do losango de Michaelis), túber isquiático e trocanter maior.

- **Linha espinha-trocanter:** os vasos glúteos superiores emergem do forame suprapiriforme, entre os terços médio e superior desta linha
- **Linha túber-trocanter:** o N. isquiático segue para baixo entre os terços médio e medial desta linha
- **Linha espinha-túber:** o N. isquiático, o N. glúteo inferior, o N. pudendo e os vasos glúteos inferiores emergem do forame infrapiriforme no ponto médio desta linha.

5 Sistemas Vasculonervosos: Anatomia Topográfica | Membro Inferior

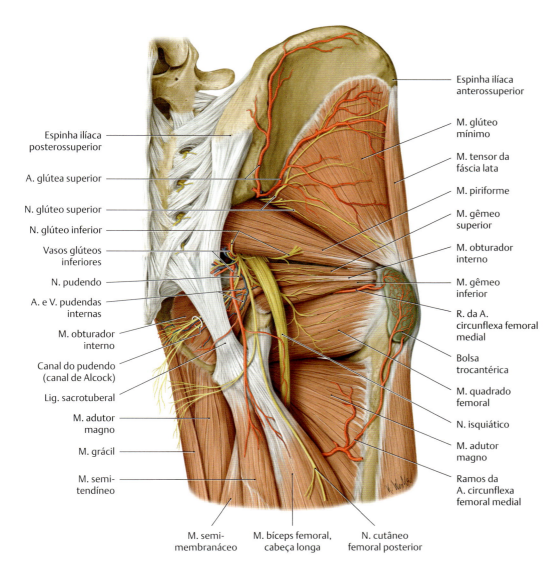

D Vasos e nervos da região glútea e da fossa isquioanal
Região glútea direita, vista posterior, após a remoção dos Mm. glúteos máximo e médio.
Observe o trajeto dos vasos e nervos pudendos na parede lateral da fossa isquioanal. Eles seguem no canal do pudendo (canal de Alcock), que é formado pela fáscia do M. obturador interno (ver p. 496).

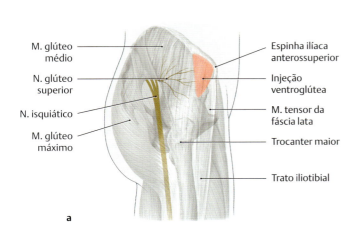

a

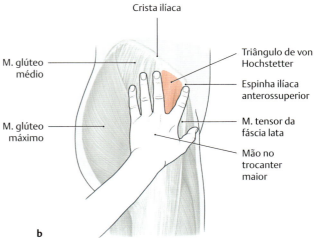

b

E Localização dos Nn. isquiático e glúteo superior e sua proteção durante as injeções intraglúteas
Região glútea direita, vista lateral.

a Dois importantes nervos são encontrados na região glútea: os Nn. isquiático e glúteo superior. Para evitar colocar em risco estes nervos durante as injeções intraglúteas, a agulha deve ser introduzida com a maior margem de segurança possível, em relação a estas estruturas. Aplicando a injeção no interior do *triângulo de von Hochstetter*, pode-se garantir que esta margem de segurança é atendida.

b Localizando o triângulo de von Hochstetter: o ponto de injeção é localizado na região glútea anterolateral (admitindo o termo "injeção ventroglútea"). Para aplicar uma injeção intraglútea no lado direito, por exemplo, coloque a palma da sua mão esquerda no trocanter maior e a extremidade do dedo indicador na espinha ilíaca anterossuperior. Mantendo fixa a posição da mão, afaste o dedo médio do indicador e introduza a agulha, perpendicularmente à superfície da pele, no interior da zona triangular, entre os dois dedos e a crista ilíaca.

573

5.7 Fossa Isquioanal

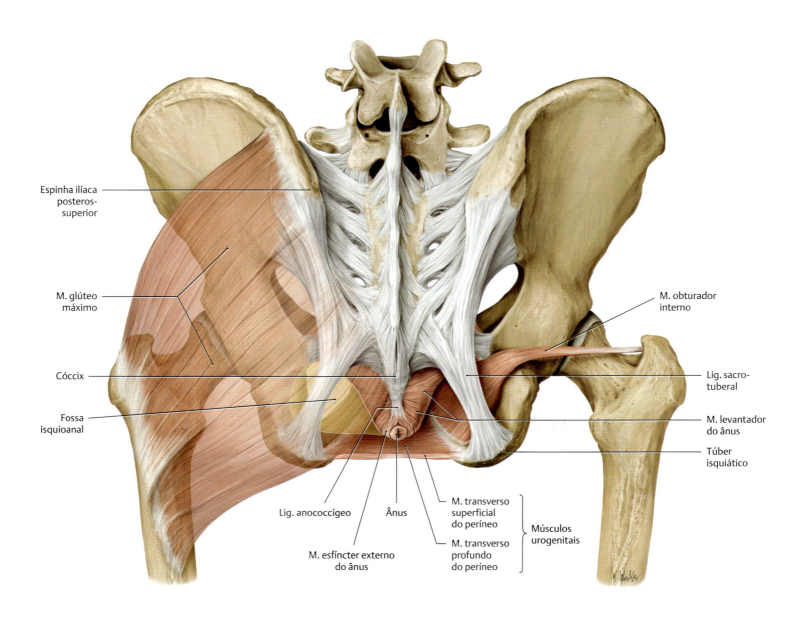

A Limites musculares da fossa isquioanal
Regiões glúteas direita e esquerda, vista posterior. A fossa isquioanal é um espaço em forma de pirâmide, localizado lateralmente ao M. levantador do ânus, de cada um dos lados. O ápice da pirâmide de três faces aponta para a sínfise, e a sua base orienta-se posteriormente. A fossa isquioanal é limitada pelos seguintes músculos:

- Superomedialmente, pelo M. levantador do ânus
- Lateralmente, pelo M. obturador interno
- Inferiormente, pelo M. transverso profundo do períneo
- A entrada da fossa isquioanal é delimitada posteriormente pelo M. glúteo máximo e pelo Lig. sacrotuberal.

O tecido adiposo que preenche a maior parte da fossa isquioanal funciona como um coxim móvel que desliza para baixo e para trás, por exemplo, durante o esvaziamento do intestino ou algum esforço. Ela é atravessada por ramos dos vasos pudendos internos e pelo N. pudendo (ver **B**), cujos troncos estão situados no canal do pudendo (canal de Alcock); ver **A**, p. 576.

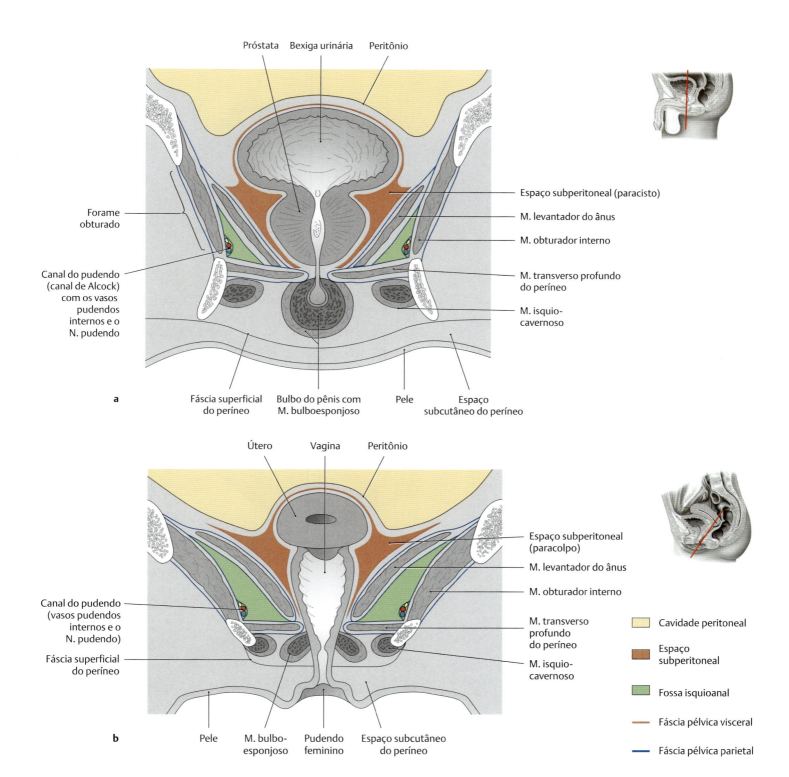

B Fossa isquioanal no andar inferior do espaço pélvico
a Corte frontal da pelve masculina, no nível da próstata.
b Corte frontal da pelve feminina, no nível da vagina.

O espaço pélvico é dividido pelo peritônio e pelo assoalho pélvico em três níveis:

- Superior: cavidade peritoneal
- Médio: espaço subperitoneal
- Inferior: fossa isquioanal.

Os órgãos pélvicos dão contribuições variáveis ao formato da cavidade peritoneal e do espaço subperitoneal, mas não estão representados na fossa isquioanal. Enquanto a cavidade peritoneal é delimitada pelos peritônios parietal e visceral (em relação aos órgãos intraperitoneais como o ovário), o espaço subperitoneal é delimitado pela fáscia pélvica (composta por camadas parietal e visceral, ver p.191).

5.8 Canal do Pudendo e Região Perineal (Regiões Urogenital e Anal)

A Localização do canal do pudendo (canal de Alcock) e as estruturas vasculonervosas em seu interior

Metade direita da pelve, vista medial. Todos os músculos foram removidos, exceto os Mm. psoas maior, piriforme e obturador interno. Para melhor visualização, as veias não foram mostradas. O canal do pudendo é formado pela fáscia do M. obturador interno. Ele começa imediatamente abaixo da espinha isquiática e segue na parede lateral da fossa isquioanal, abaixo do arco tendíneo do M. levantador do ânus, seguindo em direção à sínfise púbica e à margem posterior dos músculos urogenitais (ver p. 170). As estruturas vasculonervosas que atravessam o canal (vasos pudendos internos, dos quais somente a artéria é mostrada, e o N. pudendo, ver **B**) saem da pelve menor através do forame isquiático maior e entram no canal do pudendo através do forame isquiático menor. Eles atravessam o canal em direção à sínfise púbica e à margem posterior dos músculos urogenitais.

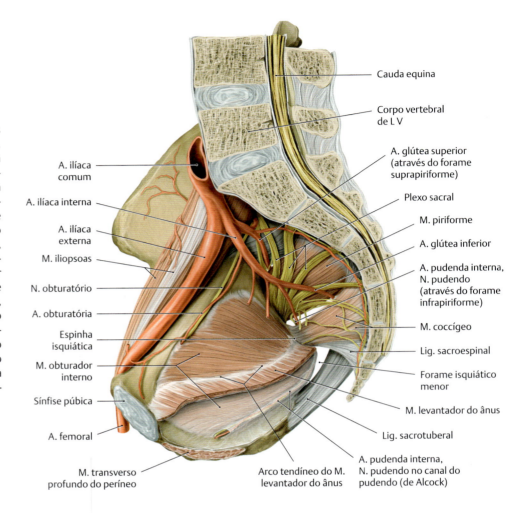

B Distribuição do nervo pudendo e dos vasos pudendos internos para o ânus, o períneo e a genitália externa

Região glútea e fossa isquioanal do lado direito, vista posterior. O M. glúteo máximo e o Lig. sacrotuberal foram parcialmente removidos, e o tecido adiposo foi completamente removido da fossa isquioanal, para mostrar o trajeto do N. pudendo e dos vasos pudendos internos. Em seu curso pelo canal do pudendo (não mostrado aqui para melhor visualização do nervo e dos vasos, abaixo do Lig. sacrotuberal), os vários ramos dos vasos e do nervo são distribuídos, adotando um padrão em forma de leque, em direção ao ânus, ao períneo e aos órgãos genitais externos. É muito frequente, em obstetrícia, realizar um bloqueio anestésico do N. pudendo, no nível da espinha isquiática (isto é, antes que ele emita os Nn. retais inferiores, perineais, dorsal do clitóris e labiais posteriores, ver p. 560).

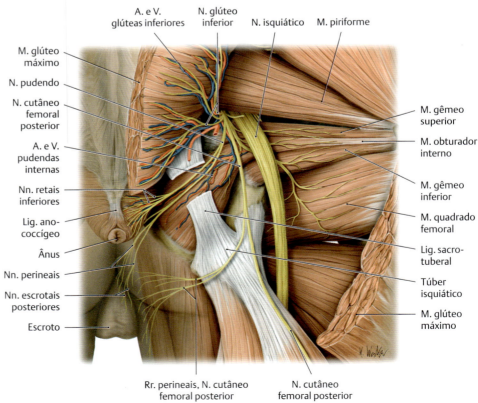

5 Sistemas Vasculonervosos: Anatomia Topográfica | Membro Inferior

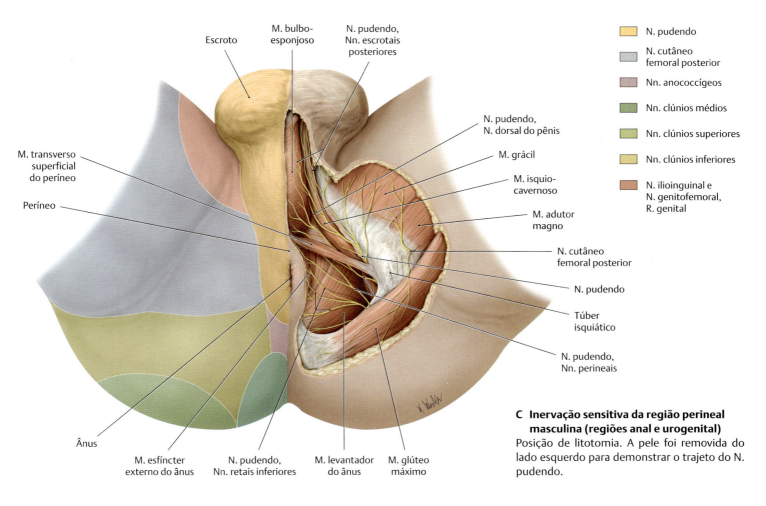

C Inervação sensitiva da região perineal masculina (regiões anal e urogenital)
Posição de litotomia. A pele foi removida do lado esquerdo para demonstrar o trajeto do N. pudendo.

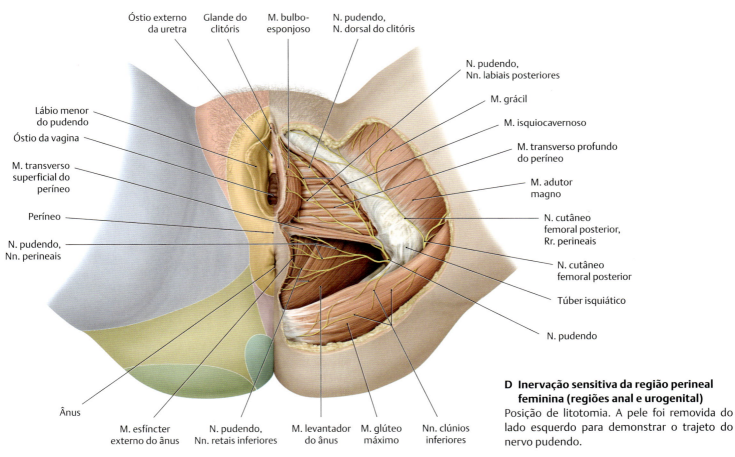

D Inervação sensitiva da região perineal feminina (regiões anal e urogenital)
Posição de litotomia. A pele foi removida do lado esquerdo para demonstrar o trajeto do nervo pudendo.

5.9 Região Femoral Posterior e Região Genicular Posterior (Poplítea)

A Vasos e nervos da região femoral posterior

Coxa direita, vista posterior. Para demonstrar os vasos e nervos, em seus trajetos, da região glútea para a região femoral posterior, até a fossa poplítea (ver **C**), a pele, a fáscia muscular e os seguintes músculos foram removidos: Mm. glúteos máximo e médio e bíceps femoral. O M. semimembranáceo foi afastado medialmente, para melhor evidenciar o hiato dos adutores, por onde passam a A. e a V. femoral (as estruturas vasculonervosas na fossa poplítea são mostradas em **F**). A região femoral posterior recebe a maior parte do seu suprimento sanguíneo dos ramos da A. femoral profunda (da primeira à terceira artéria perfurante) e do R. profundo (não mostrado aqui) da A. circunflexa femoral medial. O segmento proximal do N. isquiático é suprido pela A. isquiática, que é um ramo da A. glútea inferior, e o segmento distal é suprido pelos ramos das três primeiras Aa. perfurantes.

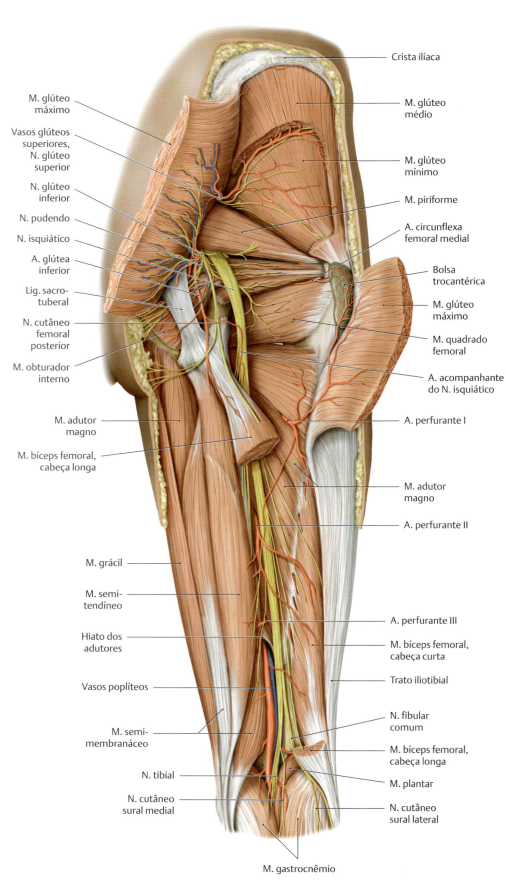

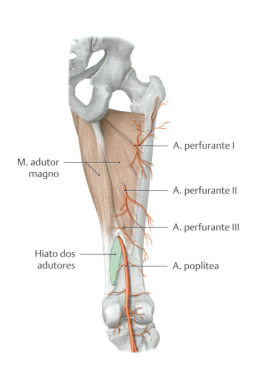

B Locais de emergência das Aa. perfurantes na face dorsal da coxa

Coxa direita, vista posterior. Todos os músculos foram removidos, exceto o M. adutor magno. *Observação*: A A. femoral entra na fossa poplítea através do hiato dos adutores e, em seguida, passa a ser denominada A. poplítea.

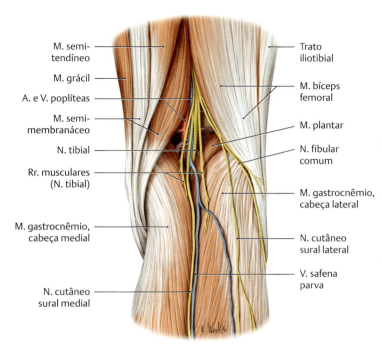

C Limites musculares da fossa poplítea
Fossa poplítea direita, vista posterior. Para melhor visualização, a pele, a fáscia e o coxim adiposo foram removidos.

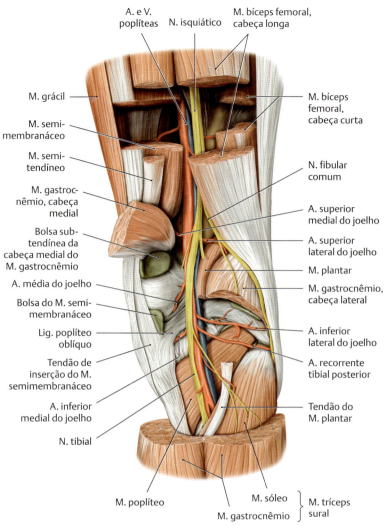

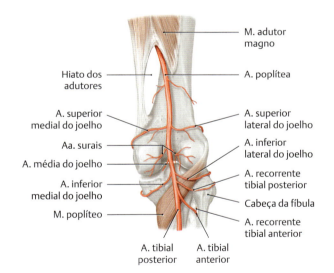

D Ramos da artéria poplítea que passam na fossa poplítea
Joelho direito, vista posterior. A A. poplítea origina-se na saída do canal dos adutores e termina no nível do M. poplíteo, onde se divide nas Aa. tibiais anterior e posterior.

F Estruturas vasculonervosas profundas na fossa poplítea
Joelho direito, vista posterior. Foram removidas ambas as cabeças do M. gastrocnêmio e partes dos Mm. isquiotibiais, para a visualização do trajeto das estruturas vasculonervosas profundas na fossa poplítea. Cinco vasos, alguns pareados, ramos da parte média da A. poplítea, suprem a articulação do joelho (ver **D**):

- Aa. superiores lateral e medial do joelho
- Aa. média do joelho
- Aa. inferiores lateral e medial do joelho.

Um destes vasos, a A. média do joelho, perfura a cápsula da articulação do joelho na área do Lig. poplíteo oblíquo e supre os ligamentos cruzados. Os outros vasos seguem anteriormente nas faces lateral e medial para formar a rede arterial (rede articular) do joelho. As Aa. recorrentes tibiais anterior e posterior contribuem para a rede articular. As Aa. surais, pareadas, suprem as duas cabeças do M. gastrocnêmio (ver **D**, removidas em **F**).
Observe, na face medial, bolsa subtendínea do M. gastrocnêmio, que se comunica, com grande frequência, com a cavidade articular do joelho, e a bolsa do M. semimembranáceo, que ocasionalmente se comunica com a bolsa da cabeça medial do M. gastrocnêmio (esta disposição forma um amplo recesso na cavidade articular do joelho, que pode tornar-se anormalmente distendido para formar o cisto de Baker; ver p. 456).

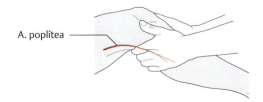

E Palpação da A. poplítea na fossa poplítea

5.10 Região Crural Posterior e Região Retromaleolar Medial

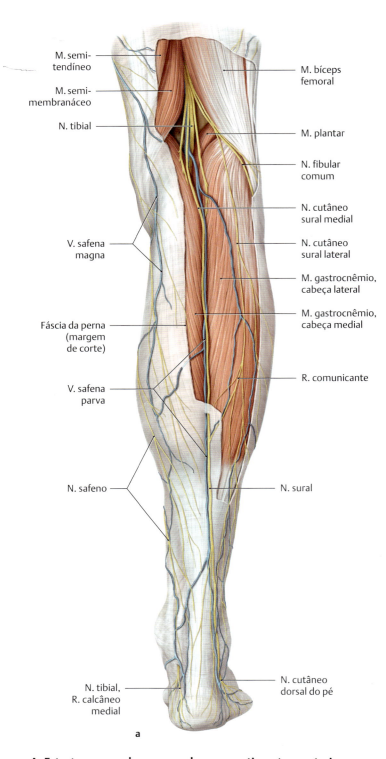
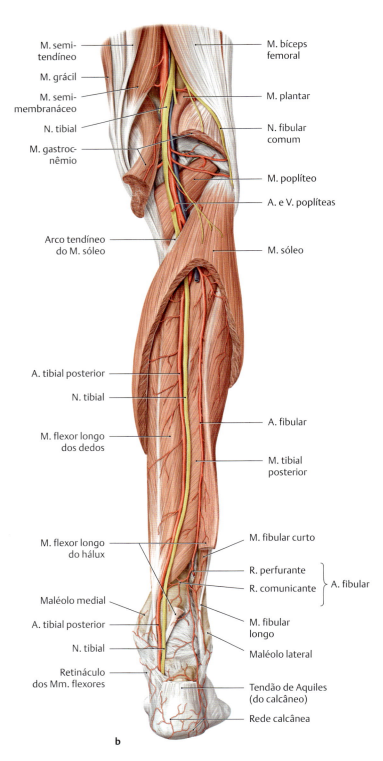

A Estruturas vasculonervosas dos compartimentos posteriores superficial e profundo
Perna direita, vista posterior.

a Estruturas vasculonervosas do *compartimento posterior superficial*: a camada superficial da fáscia da perna, que envolve o M. tríceps sural, foi parcialmente removida na parte proximal.

b Estruturas vasculonervosas do *compartimento posterior profundo*, após a remoção parcial do M. tríceps sural e da camada profunda da fáscia da perna. A A. poplítea divide-se em Aa. tibiais anterior e posterior, na margem distal do M. poplíteo. A A. tibial anterior perfura a membrana interóssea (não mostrada aqui, ver **B**) e passa para a face anterior da perna, penetrando no compartimento anterior. A A. tibial posterior, acompanhada pelo N. tibial, passa abaixo do arco tendíneo do M. sóleo, em direção ao compartimento posterior profundo e, em seguida, emite a A. fibular, continuando-se distalmente, por trás do maléolo medial, até a face plantar. O compartimento posterior profundo é um dos quatro compartimentos musculares pouco distensíveis na perna ("canais osteofibrosos"). Por este motivo, são, potencialmente, locais de desenvolvimento da síndrome compartimental após lesão vascular (ver p. 585).

5 Sistemas Vasculonervosos: Anatomia Topográfica | Membro Inferior

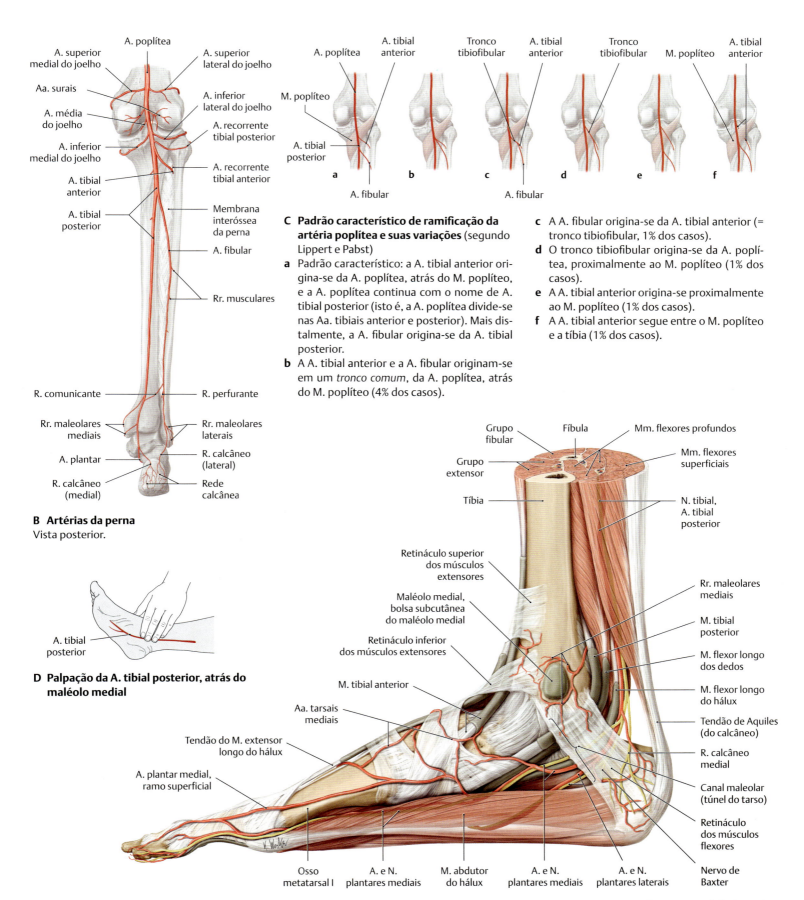

B Artérias da perna
Vista posterior.

C Padrão característico de ramificação da artéria poplítea e suas variações (segundo Lippert e Pabst)

a Padrão característico: a A. tibial anterior origina-se da A. poplítea, atrás do M. poplíteo, e a A. poplítea continua com o nome de A. tibial posterior (isto é, a A. poplítea divide-se nas Aa. tibiais anterior e posterior). Mais distalmente, a A. fibular origina-se da A. tibial posterior.

b A A. tibial anterior e a A. fibular originam-se em um *tronco comum*, da A. poplítea, atrás do M. poplíteo (4% dos casos).

c A A. fibular origina-se da A. tibial anterior (= tronco tibiofibular, 1% dos casos).

d O tronco tibiofibular origina-se da A. poplítea, proximalmente ao M. poplíteo (1% dos casos).

e A A. tibial anterior origina-se proximalmente ao M. poplíteo (1% dos casos).

f A A. tibial anterior segue entre o M. poplíteo e a tíbia (1% dos casos).

D Palpação da A. tibial posterior, atrás do maléolo medial

E Estruturas vasculonervosas da região maleolar medial
Pé direito, vista medial. As estruturas vasculonervosas passam do compartimento profundo para a face plantar através do canal maleolar (túnel do tarso), entre o retináculo dos músculos flexores e o maléolo medial. Elas são acompanhadas pelos tendões de inserção dos Mm. flexores longos (Mm. tibial posterior, flexor longo dos dedos e flexor longo do hálux), no interior de suas bainhas sinoviais.

Observe a divisão do N. tibial posterior nos Nn. plantares medial e lateral e a divisão da A. tibial posterior nas Aa. plantares medial e lateral no canal maleolar. A compressão dos nervos, nesta área, pode provocar uma síndrome do túnel do tarso, medial ou posterior (ver p. 556).

581

5.11 Planta

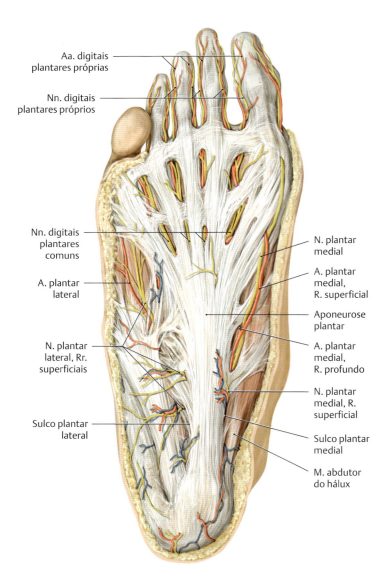

A Artérias e nervos plantares (camada superficial)
Pé direito, vista plantar. A pele e a tela subcutânea foram removidas para a visualização da aponeurose plantar e das estruturas vasculonervosas superficiais.

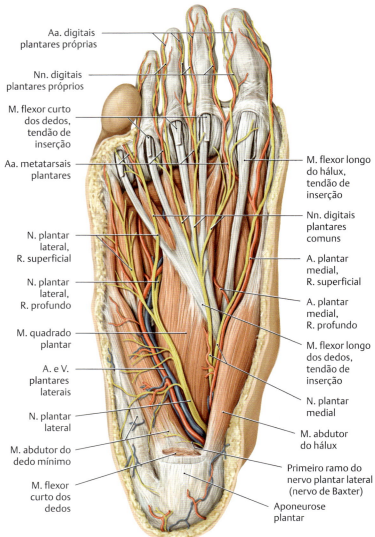

B Artérias e nervos da planta do pé (camada média)
Planta do pé direito, vista plantar, após a remoção da aponeurose plantar e do M. flexor curto dos dedos. Para o primeiro ramo do nervo plantar lateral (nervo de Baxter), ver p. 556.

C Artérias plantares: variações anatômicas
Pé direito, vista plantar. Qualquer dos quatro tipos de variação pode ser observado (segundo Lippert e Pabst):

a O arco plantar profundo e as Aa. metatarsais plantares que se originam do arco são originados inteiramente do R. plantar profundo da A. dorsal do pé (53% dos casos).
b As três primeiras Aa. metatarsais plantares originam-se do ramo plantar profundo da A. dorsal do pé; a A. metatarsal plantar IV deriva do R. profundo da A. plantar lateral (19% dos casos).
c A Aa. metatarsais plantares I e II originam-se do R. plantar profundo da A. dorsal do pé; a terceira e a quarta derivam do R. profundo da A. plantar lateral (13% dos casos).
d O arco plantar profundo e as Aa. metatarsais plantares I a IV originam-se inteiramente do R. profundo da A. plantar lateral (7% dos casos).

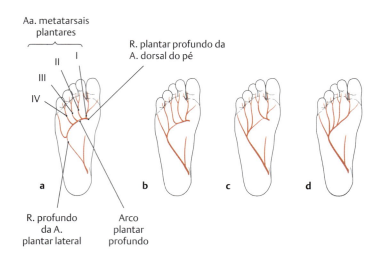

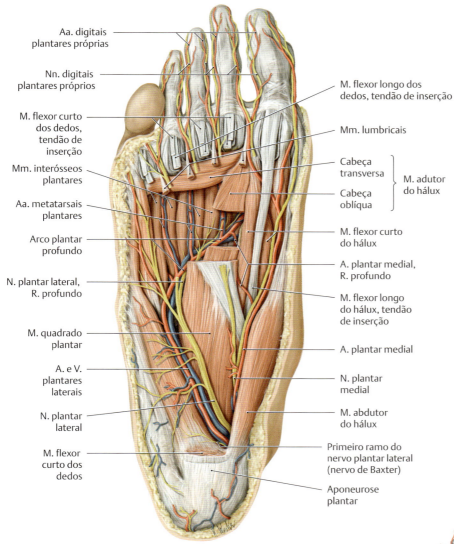

D Artérias e nervos da planta (camada profunda)

Planta do pé direito, vista plantar. Para a representação do arco plantar profundo e do R. profundo do N. plantar lateral, foram removidos, juntamente com a aponeurose plantar e o M. flexor curto dos dedos, os tendões do M. flexor longo dos dedos, bem como a cabeça oblíqua do M. adutor do hálux.

Observação: os ramos superficiais do N. plantar lateral e da A. plantar lateral seguem no *sulco plantar lateral*, os ramos superficiais do N. plantar medial e da A. plantar medial no *sulco plantar medial* (ver **A**). Os ramos superficiais das Aa. plantares medial e lateral estão envolvidos na irrigação sanguínea do importante sistema de câmara de pressão da planta do pé (ver p. 490).

E Vista geral das artérias da planta

Pé direito, vista plantar.

O *arco plantar profundo* é uma arcada arterial na planta que é formada pelo R. plantar profundo da *A. dorsal do pé* e, também, por um R. profundo da *A. plantar lateral*. Com frequência, essas duas artérias, que suprem o arco plantar profundo, diferem em tamanho e, assim, fornecem diferentes contribuições para as quatro primeiras Aa. metatarsais plantares que, consistentemente, originam-se do arco plantar profundo (ver **C**).

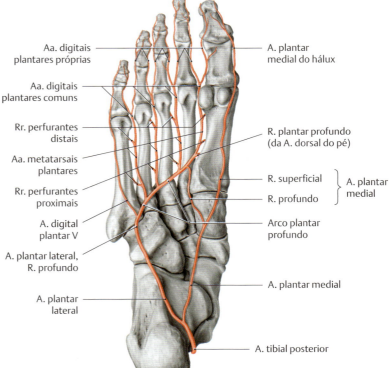

5.12 Região Crural Anterior e Dorso do Pé: Inervação Cutânea

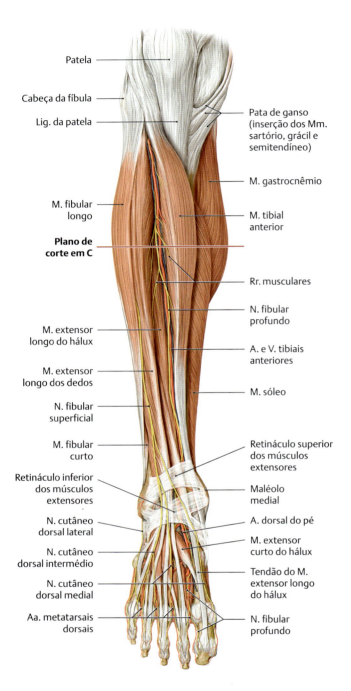

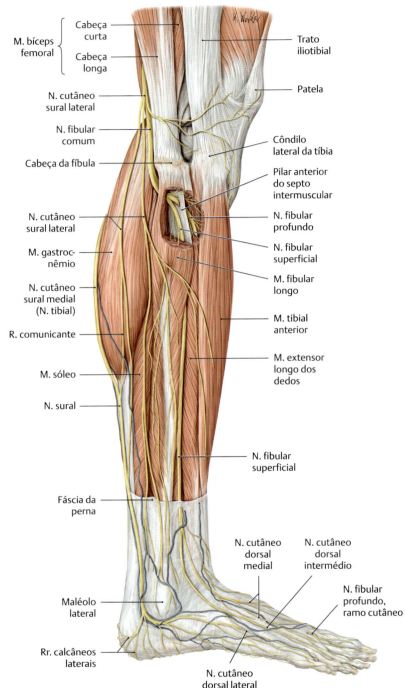

A Estruturas vasculonervosas do compartimento anterior da perna e do dorso do pé

Perna direita com o pé em flexão plantar, vista anterior. A pele, a tela subcutânea e a fáscia foram removidas e os Mm. tibial anterior e extensor longo do hálux foram afastados para a identificação dos vasos tibiais anteriores (= A. e V. tibiais anteriores). A *A. tibial anterior* passa atrás do tendão do M. extensor longo do hálux, na junção da perna com o dorso do pé. Abaixo do retináculo dos músculos extensores, esta artéria torna-se a *A. dorsal do pé*, que segue lateralmente ao tendão do M. extensor longo do hálux, no dorso do pé, acompanhada pelo ramo terminal do *N. fibular profundo* (o local da tomada do pulso da artéria dorsal do pé é mostrado em **E**). O *N. fibular profundo* pode ser comprimido em sua passagem atrás do retináculo inferior dos músculos extensores (com distúrbios sensitivos afetando os primeiro e segundo dedos).

B Divisão do nervo fibular comum nos Nn. fibulares superficial e profundo

Perna direita, vista lateral. A origem dos Mm. fibular longo e extensor longo dos dedos foi seccionada abaixo da cabeça da fíbula e do côndilo lateral da tíbia. Após a bifurcação do N. fibular comum, na parte proximal do compartimento lateral, o *N. fibular superficial* permanece no compartimento lateral. O *N. fibular profundo* perfura o septo intermuscular anterior e desce, juntamente com os vasos tibiais anteriores, no compartimento extensor (**C** oferece uma vista seccional dos compartimentos da perna).

5 Sistemas Vasculonervosos: Anatomia Topográfica | Membro Inferior

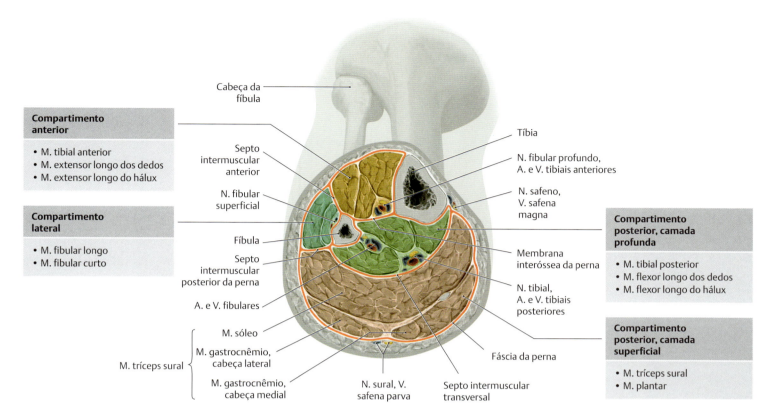

Compartimento anterior
- M. tibial anterior
- M. extensor longo dos dedos
- M. extensor longo do hálux

Compartimento lateral
- M. fibular longo
- M. fibular curto

Compartimento posterior, camada profunda
- M. tibial posterior
- M. flexor longo dos dedos
- M. flexor longo do hálux

Compartimento posterior, camada superficial
- M. tríceps sural
- M. plantar

C Compartimentos e estruturas vasculonervosas na perna

Corte transversal da perna direita, da largura de uma mão abaixo do colo da fíbula, vista inferior (o nível do corte é mostrado em **A**). O septo intermuscular e a membrana interóssea, juntamente com fáscia muscular da perna, definem os limites de quatro compartimentos osteofibrosos, pouco distensíveis, nos quais as estruturas vasculonervosas descem no interior da perna. Um aumento na pressão tecidual, que pode resultar de condições como edema muscular ou de uma fratura com hematoma, pode levar a compressão vasculonervosa, provocando isquemia local. Esta isquemia pode causar uma lesão neuromuscular irreversível, em um intervalo de poucas horas (síndromes compartimental, como a síndrome do M. tibial anterior). Os elementos mais acometidos são as estruturas vasculonervosas do compartimento posterior profundo (A. e Vv. tibiais posteriores e o N. tibial) e do compartimento anterior (A. e Vv. tibiais anteriores e o N. fibular profundo). A síndrome do M. tibial anterior é caracterizada, em seu estágio agudo, por dor intensa e incapacidade de realizar flexão dorsal dos dedos, devido à ação, sem resistência, dos músculos flexores plantares. Isto leva os dedos a uma posição denominada "em garra". De modo geral, o único tratamento eficaz, neste estágio, é a seção da fáscia (fasciotomia) da perna. Este procedimento, rapidamente, descomprime o compartimento e alivia a pressão sobre os vasos que suprem os músculos.

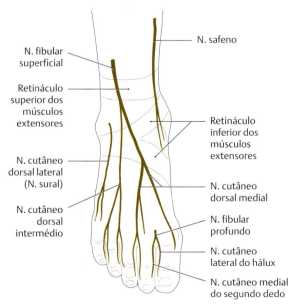

D Nervos cutâneos do dorso do pé
Pé direito, vista dorsal.

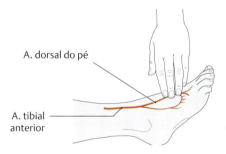

E Palpação do pulso da artéria dorsal do pé

A A. dorsal do pé é palpável no dorso do pé, imediatamente ao lado (lateralmente) do tendão do M. extensor longo do hálux. Além da determinação da temperatura da pele, neste local, a palpação do pulso da A. dorsal do pé é uma etapa importante no exame dos pacientes com suspeita de doença arterial dos membros inferiores (um pé mostra-se mais frio e pálido do que o outro, devido à redução do fluxo sanguíneo). De modo geral, é melhor iniciar com a palpação da A. femoral, na prega inguinal, e então, seguir para a fossa poplítea (A. poplítea), o maléolo medial (A. tibial posterior), e finalmente, para o dorso do pé (A. dorsal do pé, que é o ramo terminal da A. tibial anterior). Os pulsos palpáveis devem sempre ser comparados dos lados direito e esquerdo. Devemos observar a impossibilidade de palpar o pulso da artéria dorsal do pé, quando existe edema, e, nesse caso, é melhor examinar o paciente em decúbito dorsal.

585

5.13 Artérias do Dorso do Pé

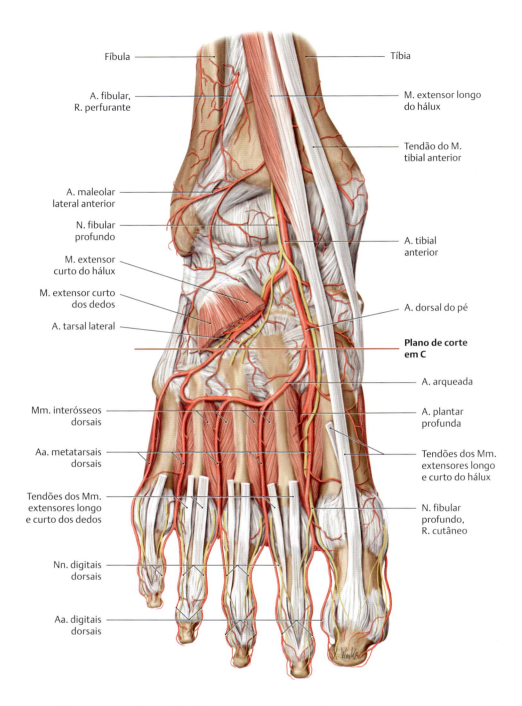

A Artérias e nervos dorsais do pé
Pé direito em flexão plantar, vista dorsal. A pele, a tela subcutânea, as camadas superficial e profunda da fáscia dorsal do pé foram removidas para melhor visualização, além da remoção dos Mm. extensor longo dos dedos, extensor curto dos dedos e extensor curto do hálux. Variações arteriais são mostradas em **D**.

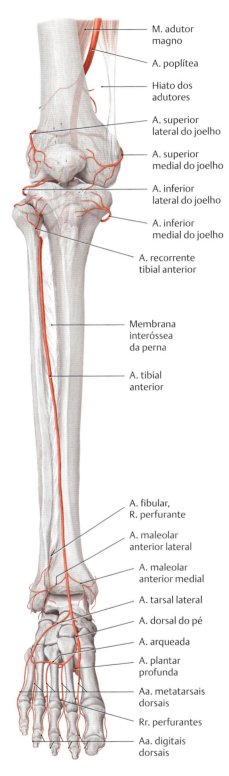

B Artérias da perna e do pé
Perna direita, vista anterior.
Observação: O dorso do pé é suprido, principalmente, por ramos da A. tibial anterior.

5 Sistemas Vasculonervosos: Anatomia Topográfica | Membro Inferior

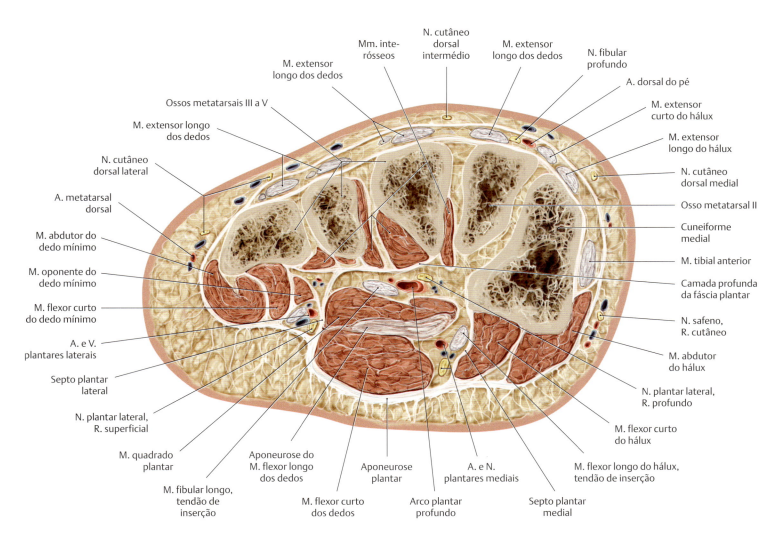

C Estruturas vasculonervosas da planta
Corte transversal do pé direito no nível do cuneiforme medial (a localização é mostrada em **A**), vista distal.
Observe a camada profunda da fáscia plantar, na qual as estruturas vasculonervosas plantares (arco plantar profundo e R. profundo do N. plantar lateral) são envolvidas em tecido conjuntivo que as protege contra pressões aplicadas (para observar o arranjo dos compartimentos do pé, ver p. 541).

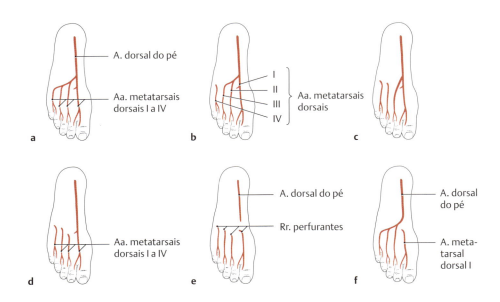

D Variações do suprimento do pé pela artéria dorsal do pé (segundo Lippert e Pabst)
a Todas as Aa. metatarsais dorsais originam-se da A. dorsal do pé (20% dos casos).
b A A. metatarsal dorsal IV origina-se de um R. perfurante da parte lateral da planta (6% dos casos).
c As Aa. metatarsais dorsais III e IV derivam de Rr. perfurantes das Aa. plantares metatarsais (5% dos casos).
d A A. metatarsal dorsal I é o único ramo da A. dorsal do pé (40% dos casos).
e Todas as Aa. metatarsais dorsais derivam de Rr. perfurantes das Aa. metatarsais plantares (10% dos casos).
f Apenas a A. metatarsal dorsal I é derivada de um R. perfurante (5%).

Apêndice

Referências Bibliográficas 591

Índice Alfabético 593

Referências Bibliográficas

Agur AMR. Grants Anatomie. Lehrbuch und Atlas. Stuttgart: Enke; 1999.
Bähr M, Frotscher M. Neurologisch-topische Diagnostik. 10. Aufl. Stuttgart: Thieme; 2014.
Baskin L, Shena J, Sinclair A et al. Development of the Human Penis and Clitoris. Differentiation 2018; 103: 74–85.
Battermann N et al. Int J Sports Med 2011; 32: 211–215.
Baumgartl F. Das Kniegelenk. Berlin: Springer; 1969.
Bohndorf K, Imhof H, Fischer W, Hrsg. Radiologische Diagnostik der Knochen und Gelenke. 2. Aufl. Stuttgart: Thieme; 2006.
Bohndorf K, Imhof H, Wörtler K, Hrsg. Radiologische Diagnostik der Knochen und Gelenke. 4. Aufl. Stuttgart: Thieme; 2017.
Böhni U, Lauper M, Locher H, Hrsg. Manuelle Medizin 2. 2. Aufl. Stuttgart: Thieme; 2020.
Buckup K. Klinische Tests an Knochen, Gelenken und Muskeln. 5. Aufl. Stuttgart: Thieme; 2012.
Chassard J, Lapiné C. Étude radiologique de l'arcade pubienne chez la femme enceinte. J Radiol Electrol 7 (1923), 113.
Christ B, Wachtler F. Medizinische Embryologie. Wiesbaden: Ullstein Medical; 1998.
Dauber W. Bild-Lexikon der Anatomie. 10. Aufl. Stuttgart: Thieme; 2008.
Debrunner AM. Orthopädie. Die Störungen des Bewegungsapparates in Klinik und Praxis. 2. Aufl. Stuttgart: Hans Huber; 1985.
Debrunner HU. Gelenkmessung (Neutral-0-Methode), Längenmessung, Umfangmessung. Bern: AO-Bulletin; 1971.
Di Marino V, Lepidi H. Anatomic Study of the Clitoris and Bulbo-Clitoral Organ. Schweiz: Springer International Publishing; 2014.
Drews U. Taschenatlas der Embryologie. Stuttgart: Thieme; 1993.
Echtermeyer V, Bartsch S. Praxisbuch Schulter. 2. überarb. u. erw. Aufl. Stuttgart: Thieme; 2004.
Efinger K, Kildal D, Hrsg. Bildgebende Diagnostik beim Polytrauma. Stuttgart: Thieme; 2019.
Faller A. Anatomie in Stichworten. Stuttgart: Enke; 1980.
Ficat P. Pathologie Fémoro-Patellaire. Paris: Masson; 1970.
Földi M, Földi E, Kubik S. Lehrbuch Lymphologie. 7. Aufl. Stuttgart: Urban & Fischer, Elsevier; 2010.
Frick H, Leonhardt H, Starck D. Allgemeine und spezielle Anatomie. Taschenlehrbuch der gesamten Anatomie, Bd. 1 u. 2. 4. Aufl. Stuttgart: Thieme; 1992.
Fritsch H, Kühnel W. Taschenatlas der Anatomie. Bd. 2. 11. Aufl. Stuttgart: Thieme; 2013.
Gertz SD, Liebman M. Basiswissen Neuroanatomie. 4. Aufl. Stuttgart: Thieme; 2003.
Goerke K. Taschenatlas der Geburtshilfe. 2. Aufl. Stuttgart: Thieme; 2006.
Graf, R. Fundamentals of sonografic diagnosis in infant hip dysplasia. J Pediatr Orthop 1984, 4, 735–740.
Graumann W, Sasse D. CompactLehrbuch Anatomie. Bd. 4. Stuttgart: Schattauer; 2005.
Haag-Wackernagel D. 2021a. Die Klitoris – das zentrale Organ der weiblichen Lust. Teil 1: Entdeckt, ignoriert und verleugnet – die erstaunliche Geschichte des Bulbo-Klitoralorgans. FRAUENARZT 62 (6), 402–407.
Haag-Wackernagel D. 2021b. Die Klitoris – das zentrale Organ der weiblichen Lust. Teil 2: Bau und Funktion der äußeren weiblichen Genitalien. FRAUENARZT 63 (7), 484–489.
Haag-Wackernagel D. 2022. Sensorische Nervenendigungen – der Schlüssel zur weiblichen Lust. Sexuologie 29 (1-2), 5–20.

Hansen K, Schliack K. Segmentale Innervation. 2. Aufl. Stuttgart: Thieme; 1962.
Hees H. Grundriss und Atlas der Mikroskopischen Anatomie des Menschen. Bd. 1. Zytologie und Allgemeine Histologie. 12. Aufl. Stuttgart: Gustav Fischer; 1996.
Henne-Bruns D. Duale Reihe Chirurgie. 4. Aufl. Stuttgart: Thieme; 2012.
Hepp WR. Radiologie des Femoro-Patellargelenkes. Bücherei des Orthopäden. Bd. 37. Stuttgart: Enke; 1983.
Hilgenreiner H. Zur Frühdiagnose der angeborenen Hüftgelenksverrenkung. Med Klein 21 1925. Stuttgart: Hippokrates; 1981.
Hochschild J. Strukturen und Funktionen begreifen. Bd.1. 4. Aufl. u. Bd 2. 3. Aufl. Stuttgart: Thieme; 2014 u. 2012.
von Hochstetter A, von Rechenberg HK, Schmidt R. Die intragluteale Injektion. Stuttgart: Thieme; 1958.
Hüter-Becker A, Schewe H, Heipertz W. Physiotherapie. Bd. 1. Biomechanik, Arbeitsmedizin, Ergonomie. Stuttgart: Thieme; 1999.
Junghanns H. Die funktionelle Pathologie der Zwischenwirbelscheibe als Grundlage für klinische Betrachtungen. Langenbecks. Arch Klin Chir 1951; 267: 393–417.
Kahle W, Frotscher M. Taschenatlas der Anatomie. Bd. 1. 11. Aufl. Stuttgart: Thieme; 2013.
Kapandji AI. Funktionelle Anatomie der Gelenke. 6. Aufl. Stuttgart: Thieme; 2016.
Kaufmann P. Reife Plazenta. In: Becker V, Schiebler TH, Kubli F, Hrsg. Die Plazenta des Menschen. Stuttgart: Thieme; 1981.
Kilka HG, Geiger P, Mehrkens HH. Die vertikale infraklavikuläre Blockade des Plexus brachialis. Anästhesist 1995; 44: 339–344.
Kobelt GL. Die männlichen und weiblichen Wollustorgane des Menschen und einiger Säugethiere in anatomisch-pyhsiologischer Beziehung. Freiburg im Breisgau: Druck und Verlag von Adolph Emmerling; 1844.
Koebke J. Anatomie des Handgelenkes und der Handwurzel. Unfallchirurgie 1988; 14: 74–79.
Konermann W, Gruber G. Ultraschalldiagnostik der Bewegungsorgane. Kursbuch nach den Richtlinien der DEGUM und der DGOOC, Buch und DVD. 3., überarb. Aufl. Stuttgart: Thieme; 2011.
Kristic RV. General Histology of the Mammals. Berlin: Springer; 1985.
Kubik S. Lymphsystem der oberen Extremität. In: Földi M, Kubik S, Hrsg. Lehrbuch der Lymphologie für Mediziner und Physiotherapeuten. Stuttgart: Gustav Fischer; 1989.
Kummer B. Biomechanik der Wirbelgelenke. In: Meinicke FW. Die Wirbelbogengelenke. Stuttgart: Hippokrates; 1983.
von Lanz T, Wachsmuth W. Praktische Anatomie. Bd. I/3 Arm. 2. Aufl. Berlin: Springer; 1959.
von Lanz T, Wachsmuth W. Praktische Anatomie. Bd. I/4 Bein und Statik. Berlin: Springer; 1972.
Lehnert G. Dopplersonographische Diagnostik der erektilen Dysfunktion unter Anwendung des Papaverintests [Dissertation] Kiel: Universität Kiel, Medizinische Fakultät; 1995.
Lelièvre J. Pathologie du Pied. 2. Aufl. Paris: Masson; 1961.
Lippert H, Pabst R. Arterial Variations in Man. München: Bergmann; 1985.
Loeweneck H. Diagnostische Anatomie. Berlin: Springer; 1981.
Lüllmann-Rauch R. Taschenlehrbuch Histologie. 5. Aufl. Stuttgart: Thieme; 2015.
Lundborg G, Myrhage R, Rydevik B. The vascularization of human flexor tendons within the digital synovial sheath region – structural and functional aspects. J Hand Surg 1977; 2: 417–427.
Luschka H. Die Halbgelenke des menschlichen Körpers. Berlin: Reiner; 1858.

Referências Bibliográficas

Masuhr KF, Neumann M. Neurologie. Duale Reihe. 7. Aufl. Stuttgart: Thieme; 2013.

Matzen P. Praktische Orthopädie. 3., vollst. überarb. u. aktualisierte Aufl. Stuttgart: J. A. Barth Verlag im Thieme Verlag; 2002.

Meier G, Bauereis C, Maurer H, Meier Th. Interscalenäre Plexusblockade. Anästhesist 2001; 50: 333–341.

Mense S. Muskeln, Faszien und Schmerz. Stuttgart: Thieme; 2021.

Merk H, Jerosch J, Hrsg. Arthroskopie des Schultergelenks. Stuttgart: Thieme; 2000.

Möller TB, Reif E. Taschenatlas der Röntgenanatomie. 6. Aufl. Stuttgart: Thieme; 2016.

Möller TB, Reif E. Taschenatlas der Schnittbildanatomie. Bd. 3: Extremitäten, Gelenke, Wirbelsäule. Stuttgart: Thieme; 2007.

Mow VC, Hou JS, Owens JM. Biphasic and quasilinear viscoelastic theories for hydrated soft tissue. In: Mow JC, Ratcliffe A, Woo SL. Biomechanics of Diarthrodial Joints. Springer: New York; 1990. Vol. I: 215–260.

Mubarak SJ, Hargens AR. Compartment Syndromes and Volkamn's Contracture. Philadelphia: W. B. Saunders; 1981.

Müller L, Hollinger B, Burkhart K, Hrsg. Expertise Ellenbogen. Stuttgart: Thieme; 2016.

Müller-Vahl H, Mumenthaler M, Stöhr M. Läsionen peripherer Nerven und radikuläre Syndrome. 10. Aufl. Stuttgart: Thieme; 2014.

Netter FH. Farbatlanten der Medizin. Stuttgart: Thieme; 2000.

Niethard FU, Pfeil J. Orthopädie. Duale Reihe. 8. Aufl. Stuttgart: Thieme; 2017.

Niethard FU. Kinderorthopädie. 2. Aufl. Stuttgart: Thieme; 2009.

Noback CR, Strominger NL, Demarest RJ. The Human Nervous System. 4. Aufl. Philadelphia: Lea & Febiger; 1991.

O'Dey DM, Bozkurt A, Pallua N. The anterior Obturator Artery Perforator (aOAP) flap: surgical anatomy and application of a method for vulvar reconstruction. Gynecol Oncol. 2010. 119 (3): 526–30.

O'Dey DM. Anatomisch-funktionelle Rekonstruktion des weiblichen Genitales nach ritueller Beschneidung. Journal für Ästhetische Chirurgie 2015; 8(4).

O'Dey DM. Complex reconstruction of the vulva following female genital mutilation/cutting. Der Urologe 2017; 56(10): 1298–1301.

O'Dey DM. Vulvar Reconstruction following female genital Mutilation/Cutting (FGM/C) and other acquired Deformaties. Cham: Springer Nature Switzerland; 2019.

O'Rahilly, Müller RF. Developmental Stages in Human Embryos. Carnegie Institution of Washington: Publication 637; 1987.

Pape HC, Kurtz A, Silbernagl S. Physiologie. 7. Aufl. Stuttgart: Thieme; 2014.

Pauwels F. Eine neue Theorie über den Einfluss mechanischer Reize auf die Differenzierung der Stützgewebe (X). Beitrag zur funktionellen Anatomie und kausalen Morphologie des Stützapparates. Z Anat Entwickl Gesch 1968; 121: 478–515.

Pauwels F. Atlas zur Biomechanik der gesunden und kranken Hüfte: Prinzipien, Technik und Resultate einer kausalen Therapie. Heidelberg: Springer; 1973.

Petersen W, Tillmann B. Structure and vascularization of the cruciate ligaments of the human knee joint. Z Orthop 1999; 137: 31–37.

Petersen W, Zantop T. Das vordere Kreuzband – Grundlagen und aktuelle Praxis der operativen Therapie. Köln: Deutscher Ärzte-Verlag; 2009.

Pette D. Das adaptive Potential des Skelettmuskels. Dtsch Z Sportmed 1999; 50: 262–271.

Pette D, Staron RS. Transitions of muscle fiber phenotypic profiles. Histochem Cell Biol 2001; 115 (5): 359–379.

Platzer W. Taschenatlas der Anatomie. Bd. 1. 11 Aufl. Stuttgart: Thieme; 2013.

Platzer W. Atlas der topographischen Anatomie. Stuttgart: Thieme; 1982.

Rauber A, Kopsch F. Anatomie des Menschen. Bd. 1–4. Stuttgart: Thieme; Bd. 1. 2. Aufl. 1997; Bde. 2 u. 3 1987; Bd. 4 1988.

Reiser M, Kuhn FP, Debus J. Radiologie. Duale Reihe. 2. Aufl. Stuttgart: Thieme; 2006.

Rockwood CA. Subluxations and dislocations about the shoulder. In: Rockwood CA, Green DP (eds). Fractures. Philadelphia: Lippincott; 1984: 722–985.

Rohen, JW. Topographische Anatomie. 10. Aufl. Stuttgart: Schattauer; 2007.

Rohen JW, Yokochi C, Lütjen-Drecoll E. Anatomie. 8. Aufl. Stuttgart: Schattauer; 2015.

Romer AS, Parson TS. Vergleichende Anatomie der Wirbeltiere. 5. Aufl. Hamburg und Berlin: Paul Parey; 1983.

Rudigier J. Kurzgefasste Handchirurgie. 6. überarb. Aufl. Stuttgart: Thieme; 2014.

Scheldrup, EW. Tendon sheath patterns in the hand. Surg Gynec-Obestetr 1951; 93: 16–22.

Schmidt HM, Lanz U. Chirurgische Anatomie der Hand. 2. Aufl. Stuttgart: Thieme; 2003.

Schünke M. Funktionelle Anatomie – Topographie und Funktion des Bewegungssystems. 2. Aufl. Stuttgart: Thieme; 2014.

Schumpelick V. Hernien. 5. Aufl. Stuttgart: Thieme; 2015.

Silbernagl S, Despopoulos A. Taschenatlas der Physiologie. 8. Aufl. Stuttgart: Thieme; 2012.

Sökeland J, Rübben H. Taschenlehrbuch Urologie. 14. Aufl. Stuttgart: Thieme; 2007.

Starck D. Embryologie. 3. Aufl. Stuttgart: Thieme; 1975.

Stäbler A, Ertl-Wagner B, Hrsg. Radiologie-Trainer: Bewegungsapparat. 4. Aufl. Stuttgart: Thieme; 2022.

Streater GL. Developmental horizons in human embryos: age group XI, 13–20 somites and age group XII, 21–29 somites. Contrib Embryol 1942; 30: 211–245.

Tossy JD, Newton CM, Sigmond HM. Acromioclavicular separations: useful and practical classification for treatment. Clin Orthop 1963; 28: 111–119.

Uhthoff HK. The Embryology of the Human Locomotor System. Berlin: Springer; 1990.

Vahlensieck M, Reiser M. MRT des Bewegungsapparates. 4. Aufl. Stuttgart: Thieme; 2014.

Vega J, Francesc M et al. The lateral fibulotalocalcaneal ligament complex: an ankle stabilizing isometric structure. Knee Surg Sports Traumatol Arthrosc. 2020; 28(1): 8–17.

Weber U, Greulich M, Sparmann M. Orthopädische Mikrochirurgie. Stuttgart: Thieme; 1993.

Wiberg G. Roentgenographic and anatomic studies on the femoropatellar joint. With special reference to chondromalacia patellae. Acta Orthop Scand 1941; 12: 319–410.

Wiberg G. Studies on dysplastic acetabulum and congenital subluxation of the hip joint with special reference of the complication of osteoarthritis. Acta Chir Scand 1939; 83 (Suppl. 58).

Wolpert L, Beddington R, Brockes J et al. Entwicklungsbiologie. Weinheim: Spektrum; 1999.

Índice Alfabético

A

Abdome, 24
Abdução, 286
- radial, 343
Abertura
- inferior do tórax, 140
- superior do tórax, 140
Abordagens artroscópicas para a articulação do ombro, 282
Acesso
- anterior, 282
- anterossuperior, 282
- extraperitoneal total, 227
- posterior, 282
Acetábulo, 15, 40, 146, 147, 151, 171, 188, 192, 193, 195, 426, 427, 429, 430, 441, 443, 446, 448
Acetilcolina, 103
Achatamento do arco transverso, 483
Ácinos, ducto terminal, 216
Acondroplasia, 14
Acoplamento eletromecânico, 63
Acrômio, 32, 33, 40, 57, 59, 65, 133, 173, 174, 250-255, 257, 262, 270-281, 283, 285, 313, 315, 317, 319, 321, 323, 326, 327, 376, 388, 390, 399, 403, 404
- da escápula, 274, 275, 277, 283
- luxação do ombro, 274
Acropódio, 20
Acrossomo, 5
Abdução, 286
- ulnar, 343
Agrecano, 47
Alavancas de um e dois braços, 53
Alça(s)
- capilar, 17
-- e folículo linfático secundário, 77
- cervical, músculo omo-hióideo, 311
- intestinais, 222
Albinismo, 83
Alterações
- da pressão nas artérias e nas veias na postura ortostática, 73
- degenerativas na coluna vertebral, 138
Amelia, 14
Âmnio, 6, 8
- e cório fundidos, 8
Amplitude
- de movimento, 450, 464, 479
-- da articulação
--- do hálux, 479
--- do quadril, 450
--- subtalar, 479
--- umerorradial e umeroulnar do cotovelo, 297
- de pronação/supinação da articulação transversa do tarso e das articulações tarsometatarsais, 479
- média de movimento nas diferentes regiões da coluna vertebral, 133
- normal de movimento da articulação talocrural, 479
- total de movimento
-- do antepé e do retropé, 479
-- da coluna vertebral, 133
Ampola do ducto deferente, 196
Anastomose
- com o nervo cutâneo medial do braço, 205, 379
- das veias cardinais craniais, 13
Anatomia
- de superfície, 30, 31
-- da mulher, 30
-- do homem, 31
- seccional do ombro, 284
Anel
- femoral, 221, 567
- fibroso, 112, 124-126, 134, 138, 139, 145
-- com cartilagem fibrosa, 112
-- do disco intervertebral, 112
- inguinal
-- profundo, 185, 219, 223-225, 227
--- fossa inguinal lateral, 225
-- superficial, 161, 184, 218, 219, 223-225, 233, 236, 550, 551, 563, 567
- umbilical, 161
Anestesia axilar do plexo, 399
Anfiartroses, 42
Ângulo
- acetabular de Hilgenreiner, 453
- CCC, 429
- centroborda de Wiberg, 441, 453
- da costela, 140, 143
- da face patelar, 433
- da mandíbula, 32, 33
- de abertura sagital, 441
- de anteversão, 431
- de inclinação
-- das faces articulares na região distal do rádio, 268
-- pélvica, 111
- do acrômio, 255
- do clitóris, 244, 245
- do esterno, 34, 140, 142
- inferior, 30, 33, 35, 109, 173, 209, 250-252, 255, 262, 315, 317, 321
-- da escápula, 35, 109
- infraesternal, 144
- intermetatarsal, 486
- lateral, 255
- lombossacral, 111
- metatarsofalângico do hálux, 486
- sacral, 111
- sagital, 441
- subpúbico, 149
- superior, 33, 173, 251, 252, 254, 255, 257, 271, 315, 317, 376
-- clavícula, 252
- suprapúbico, 146
- transverso, 441
-- do limbo do acetábulo, 441
- venoso
-- direito, 76, 202
--- com ducto linfático direito, 76
-- esquerdo, 76, 202
--- com desembocadura do ducto torácico, 76
Anquilose, 42
- da articulação do joelho, 42
Antebraço, 40, 250, 259, 262
Antecurvado, 27
Antepé, 436, 437
- falanges, 436
Anterior, 26
Ânus, 3, 24, 188, 196, 230, 238, 240, 241, 246, 546, 574, 576, 577
Aorta, 6, 7, 10, 12, 70, 112, 183, 542, 543
- abdominal, 542, 543
- dorsal, 6, 10, 12
- pareada, 6, 7
- ventral, 10, 12
Aparelho
- de Golgi, 86
- de pregas subneurais, 63
Apêndice
- do epidídimo, 234
- do testículo, 234
- vermiforme, 76
Apical, 26
Ápice
- da patela, 432
- do dente, 129
- do sacro, 122
Apocitose, 78
Apófise articular, 41
Apofisite do calcâneo, 489
Aponeurose(s)
- crista ilíaca toracolombar, 379
- de origem do músculo latíssimo do dorso, 174
- do(s) músculo(s)
-- bíceps braquial, 325, 350, 352, 357, 370, 400, 406, 408
-- flexor longo dos dedos, 587
-- laterais da parede abdominal, 163
-- oblíquo
--- externo do abdome, 161, 184, 187, 218, 219, 223, 225, 227, 567
--- interno do abdome, 161, 184, 187
-- transverso do abdome, 161, 185, 186, 187
--- linha arqueada, 161
-- tríceps braquial, 390
- dorsal, 359, 361, 533

593

A Aquilodinia

- epicrânica, 56, 58
- palmar, 56, 58, 329, 333, 357, 362, 389, 412, 419
-- conexões intertendíneas, 333
-- contratura de Dupuytren, 362
- plantar, 474, 480, 482, 489, 490, 534-538, 541, 582, 583, 587
- toracolombar, 59, 172, 174-177, 210, 211, 321, 344, 497
-- lâmina
--- profunda, 177
--- superficial, 174, 176
-- músculo eretor da espinha, 211
- toracolombar
-- lâmina
--- posterior, 59
--- superficial, 174, 176
-- parte
--- profunda, 176
--- vertebral, 172
Aquilodinia, 489
Arcada
- da escápula, 403
- de Frohse, 407
Arco, 3
- anterior do atlas, 117, 129, 131
- carpal, 268
- coracoacromial, 271, 275, 278-280
-- do ombro direito, 279
- costal, 31, 140, 141, 183, 207, 349
- da aorta, 10, 12, 198, 199
- de movimento da clavícula, 286
- faríngeo, 2, 10, 14
-- 1º, 10
-- 3º com artéria correspondente, 10
-- 4ª, artéria do, 10
- hemal, 3
- hióideo, 11
- iliopectíneo, 218, 221, 495, 567
- longitudinal, 268
-- do pé, 482
- mandibular, 11
- metacarpal, 268
- palmar
-- profundo, 369, 409, 415, 416, 419
-- regressão, 409
-- superficial, 369, 409, 414-417, 419
- plantar, 480, 543, 582, 583, 587
-- profundo, 543, 582, 583, 587

- posterior, 116, 117, 129-131, 179
-- do atlas, 116, 117, 129-131, 179
--- tubérculo posterior, 129
- púbico, 147, 149
- tendíneo do músculo
-- levantador do ânus, 171, 194, 195, 576
-- sóleo, 507, 559, 580
- transverso, 480
- venoso
-- dorsal do pé, 544, 545
-- palmar
--- profundo, 371
--- superficial, 371
-- plantar, 544
- vertebral, 3, 7, 114, 116, 117, 119, 121, 124-127, 129, 130, 138, 139, 145, 175
-- pedículo, 127
- zigomático, 32
Área(s)
- autônoma do nervo
-- mediano, 411, 413
-- radial, 411
-- ulnar, 413
- da via
-- radial, 372
-- ulnar, 372
- de inervação
-- cutânea, 94
-- máxima de um nervo cutâneo, 105
- de superfície, 22
-- corporal, 23
- dorsolateral do braço, 372
- dorsomedial do braço, 372
- intercondilar
-- anterior, 435, 463
-- posterior, 435
- média
-- do antebraço, 372
-- do braço, 372
Aréola da mama, 30, 207, 216
Artéria(s)
- acompanhante do nervo isquiático, 29, 571, 578
- arqueada, 543, 586
- axilar, 71, 198, 215, 273, 368, 369, 373-375, 377, 380, 381, 383, 385, 387, 393, 396, 399-401, 403, 405, 409
-- fascículos do plexo braquial, 273

- branquial, 3
- braquial, 71, 356, 368, 369, 373, 396, 397, 400, 401, 404-409
-- profunda, 71, 369, 396, 401, 404, 405, 407, 409
--- nervo radial, 404
-- superficial, 401, 409
- carótida
-- comum, 12, 71, 175, 198, 199, 369, 375, 393, 396, 403
--- direita, 12
-- externa, 12, 71
-- interna, 10, 12, 71
- central primária, 409
- cervical
-- ascendente, 393
-- profunda, 199, 211, 393
-- superficial, 393
-- transversa, 210, 211, 393, 403, 405
--- ramo profundo, 211
- circunflexa, 198, 211, 215, 369, 375, 393, 395-397, 401, 403-405, 445, 543, 566, 568, 569, 578
-- anterior do úmero, 369, 395, 396, 401, 405
-- da escápula, 211, 369, 393, 395-397, 401, 403, 404, 405
-- femoral
--- lateral, 445, 543, 568, 569
---- ramo
----- ascendente, 569
----- descendente, 569
--- medial, 445, 543, 568, 569, 578
-- ilíaca
--- profunda, 198, 215, 566, 568
--- superficial, 198, 566, 568
-- posterior do úmero, 211, 369, 375, 395, 396, 401, 404, 405
--- e nervo axilar, 404, 405
- colateral
-- média, 369, 401, 407
-- radial, 369, 401, 407, 410
-- ulnar
--- inferior, 369, 400, 401, 406, 407, 408
--- superior, 369, 400, 401, 406, 407, 408
---- nervo ulnar, 406, 408
- cremastérica, 235
- da região escapular profunda, arcada escapular, 211

- descendente do joelho, 543, 566, 568, 569
- digital(is), 369, 410, 412, 414, 415, 417, 543, 582, 583, 586
-- dorsal(is), 369, 410, 412, 415, 586
--- palmar, 415
-- palmares
--- comuns, 412, 414, 415, 417
--- do polegar, 415
--- próprias, 369, 412-415, 417
-- plantares, 583
--- comuns, 583
--- próprias, 543, 582, 583
- distantes do coração, 70
- do antebraço, 409
- do arco
-- branquial, 3
-- faríngeo, 12
- do bulbo
-- do pênis, 238
-- do vestíbulo, 242
- do ducto deferente, 235
- dorsal
-- da escápula, 393, 403-405
--- ramo profundo, 393
---- da artéria cervical transversa, 403
--- e nervo dorsal da escápula, 404
-- do clitóris, 242, 245
-- do pé, 71, 542, 543, 584, 586, 587
-- do pênis, 237-239
- e nervo(s)
-- digitais dorsais, 413
-- dorsais do clitóris, 242
-- dorsais do pênis, 236, 238
--- ramo da veia dorsal profunda do pênis, 236
-- plantares
--- laterais, 581
--- mediais, 581, 587
-- supraescapulares, 404
-- ulnares, 412, 414-416, 419
--- ramo profundo, 414, 419
- e veia(s)
-- axilares, 217, 285, 393, 395, 398
--- nervo mediano, 406
-- branquiais, 3
-- braquiais, 400
-- circunflexas
--- posteriores do úmero, 285
--- superficiais, 214
-- colaterais
--- médias, 400

594

Artéria(s) A

--- radiais, 400
--- ulnares superiores, 400
-- cremastéricas, 233
-- do ducto deferente, 220, 221, 233
-- epigástricas
--- inferiores, 214, 219
---- ligamento interfoveolar, 219
--- superficiais, 214
--- superiores, 214
-- escrotais anteriores, 236
-- femorais, 29, 197, 218, 219, 233, 236, 448, 540, 546, 563, 567, 569
--- profundas, 29
--- no hiato safeno, 563
-- fibulares posteriores, 585
-- glúteas
--- inferiores, 571, 576
--- superiores, parte suprapiriforme, 571
-- ilíacas externas, 190, 220, 221, 569
-- intercostais posteriores, 213, 214
-- nutrícias, 41
-- palmares superficiais, 416
-- plantares laterais, 582, 583, 587
-- poplíteas, 455, 463, 469, 547, 579, 580
-- pudendas
--- externas, 236
--- internas, 197, 573, 576
-- subclávias, 217, 377, 398, 400
-- testiculares, 220, 221
-- tibiais
--- anteriores, 540, 584
--- posteriores, 489, 540
-- torácicas
--- internas, 214, 217
--- laterais, 214, 217
- epigástrica
-- inferior, 198, 199, 215, 543, 566, 568
--- ramo púbico, 543
-- superficial, 198, 215, 543, 566, 568
-- superior, 198, 199, 215
- esplênica, 71
- femoral, 198, 199, 206, 235, 576
-- ilíaca superficial, 215
-- profunda, 71, 445, 542, 543, 566, 568, 569
- fibular, 71, 542, 543, 580, 581, 586

-- ramo perfurante, 586
- gástrica esquerda, 71
- glútea
-- inferior, 543, 568, 569, 576, 578
-- superior, 543, 568, 569, 573, 576
- helicinas, 239
- hepática comum, 71
- ilíaca
-- comum, 71, 212, 542, 543, 566, 568, 576
-- externa, 71, 198, 199, 212, 215, 542, 543, 566, 576
-- interna, 71, 198, 212, 238, 542, 543, 566, 568, 576
- inferior
-- lateral do joelho, 543, 568, 579, 581, 586
-- medial do joelho, 543, 568, 579, 581, 586
- intercostal
-- anterior II, 199
-- posterior, 198, 199
--- I, 199
--- II, 199
--- VIII a XI, 198
- suprema, 199, 393
- interóssea
-- anterior, 369, 401, 407-409, 415
-- comum, 369, 401, 407, 408, 415
-- em regressão, 409
-- posterior, 369, 401, 407, 408, 410, 415
-- recorrente, 407, 410, 415
- lombares I a IV, 198, 199
- maleolar
-- anterior
--- lateral, 543, 586
--- medial, 586
-- lateral anterior, 586
-- medial anterior, 543
-- média do joelho, 543, 579, 581
- mediana, 409, 414
- mesentérica
-- inferior, 71
-- superior, 71
- metacarpais
-- dorsais, 369, 410, 415
-- palmares, 369, 415
- metatarsais
-- dorsais, 543, 584, 586, 587
-- plantares, 543, 582, 583
- musculofrênica, 198, 199

- obturatória, 568, 576
-- ramo
--- acetabular, 445
--- anterior, 246
- occipital, 211
- ovárica, 71
- perfurante, 543, 568, 569, 578
-- I, 568, 578
-- II, 568, 578
-- III, 568, 578
- perineal, 238, 242
- plantar
-- lateral, 543, 582, 583
--- ramo profundo, 583
-- medial, 542, 543, 581, 582, 583
--- do hálux, 583
--- ramo
---- profundo, 582, 583
---- superficial, 581, 582
-- profunda, 586
- poplítea, 71, 542, 543, 568, 578, 579, 581, 586
-- anterior, 581
- principal do polegar, 369
- profunda
-- do clitóris, 242, 245
-- do pênis, 236, 237, 238, 239
--- dilatada, 239
- pudenda
-- externa, 543, 566, 568
-- interna, 238, 242, 576
--- nervo pudendo, 576
---- no canal do pudendo (de Alcock), 576
- pulmonar, 12, 70
-- da aorta, 12
-- direção do fluxo do sangue, 70
- radial, 71, 356, 368, 369, 401, 406-412, 414-419
-- dos dedos, 408
-- ramo
--- carpal dorsal, 410, 411
--- palmar superficial, 412, 414-419
- radicular
-- anterior, 199
-- posterior, 199
- recorrente
-- radial, 369, 401, 406, 407
-- tibial
--- anterior, 543, 579, 581, 586
--- posterior, 543, 579, 581
-- ulnar, 369, 401, 407
- renal, 71
- retal

-- inferior, 238, 242
-- média, 238
- sacral
-- artéria iliolombar mediana, 198
-- lateral, 198, 212, 568
- segmentares do tronco, 12
- subclávia, 198, 199, 215, 368, 369, 373, 375, 377, 393, 395-397, 403, 405
-- direita, 12, 71
-- esquerda, 12, 71
- subcostal, 198
- subescapular, 369, 393, 396, 397, 401, 403, 405
- superior
-- lateral do joelho, 543, 568, 579, 581, 586
-- medial do joelho, 543, 568, 579, 581, 586
- supraescapular, 211, 369, 393, 396, 402, 403, 405
- surais, 543, 579, 581
- tarsal(is)
-- lateral, 543, 586
-- mediais, 581
- testicular, 233, 234, 235
- tibial
-- anterior, 71, 542, 543, 568, 579, 581, 586
-- posterior, 71, 542, 543, 579-581, 583
- tireóidea inferior, 393
- torácica
-- interna, 71, 198, 199, 215, 369, 393, 396
-- lateral, 198, 215, 369, 393, 395, 396, 397, 401
-- ramos mamários mediais, 199
-- superior, 198, 215, 369, 393, 395-397
- toracoacromial, 198, 369, 393-397, 401
- toracodorsal, 198, 215, 393, 395, 396, 397, 401, 405
- ulnar, 71, 356, 368, 369, 401, 406-410, 414-419
-- ramo
--- carpal dorsal, 410, 415
--- profundo, 415, 417
--- superficial, 419
-- superficial, 409
- umbilical, 12
- uretral, 236-239
-- corpo esponjoso, 236

595

A Arteríola(s)

- vertebral, 134, 135, 198, 199, 211, 369, 393, 396, 403, 405
-- no forame transversário, 134
- vitelina, 12
Arteríola(s), 38, 75, 77
- pré-capilares, 74
Articulação(ões)
- acromioclavicular, 31, 40, 250, 252-254, 270, 285
- atlantoaxial, 128, 130, 131, 134, 135
-- lateral, 128, 130, 131, 134, 135
--- cápsula articular, 128
-- mediana, 128, 131
- atlantoccipital, 128, 130
- calcaneocubóidea, 471
- carpometacarpal, 40, 250, 261, 265, 308
-- do polegar, 40, 250, 261, 265, 308
- condilar, 51
- costotransversária, 140, 145
- cuneonavicular, 471
- da cabeça, 128, 145
-- da costela, 145
- da coluna vertebral, 48, 111
-- com o cíngulo do membro inferior, 111
- do cotovelo, 40, 250, 288, 290, 340
- do joelho, 21, 40, 51, 422, 425, 454, 455, 516
- do ombro, 40, 48, 250, 270, 280, 338
- do processo articular, 116, 118, 120, 128, 132, 135, 137, 138
- do quadril, 15, 40, 422, 425, 514
- escapulotorácica, 270, 273
-- parte anterolateral, 273
-- parte dorsomedial, 273
- esferóidea, 51
- esternoclavicular, 32, 40, 252, 253, 270
- esternocostal, 142, 271
- femoropatelar, 40, 455, 459
- funcionais, 270
- inferiores da cabeça, 128
- intercuneiformes, 471
- interfalângica, 32, 250, 251, 261, 265, 423, 471
-- distal (IFD), 250, 261, 265, 298, 299, 304, 305, 308, 361, 390, 471
--- cápsula articular, 299
--- ligamentos colaterais, 298, 304

--- proximal (IFP), 250, 261, 265, 298, 299, 304, 308, 309, 361, 390, 471
---- cápsula articular, 299
---- ligamentos colaterais, 298, 304
-- da mão, 32, 251
-- do pé, 32, 423
- intervertebral, 51
- mediocarpal, 265, 301, 308, 342
- metacarpofalângica (MCF), 32, 250, 251, 261, 265, 298, 299, 304, 308, 390, 412, 423
-- do hálux, 471, 481
-- do polegar, 308
-- I, 265
-- II, 484
-- ligamentos colaterais, 298, 299, 304
- radiocarpal, 40, 250, 265, 301, 308, 342
- radiulnar
-- distal, 40, 250, 261, 263, 265, 294, 299, 301, 308
-- proximal, 40, 250, 261, 263, 288, 289, 291, 294
- sacrococcígea, 122
- sacroilíaca, 40, 146, 147, 149, 150, 151, 427
- selar, 51
- subtalar (talocalcânea), 425
- superior da cabeça, 128
- talocalcânea, 40, 471, 480, 482, 488, 507
-- compartimento posterior, 482
-- subtalar, 471
- talocalcaneonavicular, 471, 482, 488
- talocrural, 40, 422, 424, 471, 480, 482, 488, 507
- tarsometatarsais, 471
- temporomandibular, 40
- tibiofibular, 40, 434, 460
- trocóidea, 51
- umerorradial, 250, 261, 262, 288, 289
- umeroulnar, 250, 261, 288, 289
- uncovertebral, 134, 135
- verdadeiras, 42, 44, 46, 270
Artrodese em T, 42
Artrografia, 42
Artroscopia, 42
Artrose
- de Bouchard, 48
- de Heberden, 48

- estágios, mecanismos de compensação e quadro clínico da, 49
Artrotomia, 42
Asa
- do ílio, 147, 150, 427
-- fossa ilíaca, 150
- do sacro, 122, 123
Astrócito(s), 101
- fibroso, 87
- protoplasmático, 87
Atlas, 33, 40, 110, 128, 130, 134, 135, 157, 159, 167, 178-181, 211, 253, 376, 381
- massa lateral, 130, 159, 178, 179, 211
- tubérculo posterior, 159
Átrio
- direito, 70
- esquerdo, 70
Atrioporo (poro abdominal), 3
Aumento do diâmetro
- sagital, 144
- transverso, 144
Ausência de reforço por ligamentos do disco intervertebral, 127
Autopódio, 20
Avaliação
- do formato da patela, 433
- funcional dos músculos da articulação
-- do quadril, 515
-- do tornozelo, 519
- radiológica do quadril de crianças, 453
Axial, 26
Áxis, 40, 110, 128, 130, 131, 134, 157, 159, 167, 180, 211
- corpo, 130, 131
- processo espinhoso, 159, 211
Axônio(s), 63, 86, 100, 101
- amielínicos, 101
- mielínico, 101

B

Baço, 76
Bainha(s)
- carótica, 175
- de mielina, 101
- do músculo reto do abdome, 161, 163, 183, 187, 220, 225, 348

-- lâmina anterior, 161, 187, 225
-- lâmina posterior, 183, 187, 220
- do notocórdio, 112
- do(s) tendão(ões), 532, 533
-- dorsais do carpo, 359
- dos músculos retos do abdome, 214, 224
-- lâmina posterior, 214
-- parede lateral, 229
- pericondral, 16
- perineural, 101
- sinovial, 65
- tendínea(s), 65, 275, 278, 280, 358, 416
-- comum
--- do carpo, 416
--- dos músculos flexores, 358
-- do músculo flexor
--- longo do polegar, 416
--- superficial e profundo dos dedos, 416
-- intertubercular, 275, 278
-- no sulco intertubercular, 280
- vasculonervosa (artéria e veia axilares e plexo braquial), 398
Bandas laterais, 361
Basal, 26
Basal/ventral, 85
Base
- da falange, 264, 306, 329, 333, 337, 472, 481, 484
-- distal
--- do dedo II, 337
--- do polegar, 329, 333
-- proximal
--- do dedo mínimo, 333
--- do hálux, 472, 481
--- do polegar, 333
--- II, 484
- da patela, 432
- do osso metacarpal, 264, 306, 329, 331, 333, 335
-- I, 306, 329, 331, 333, 335, 481
-- II, 329, 331, 335
-- III, 331, 335
-- V, 329, 333
- do osso metatarsal
-- I, 472
-- V, 472, 481, 559
- do promontório
do sacro, 122, 123
- do sacro, 114, 123, 146
Basipódio, 20
Bexiga, 3
- natatória, 3

596

- urinária, 3, 24, 113, 191, 196, 197, 220, 232, 237, 240, 448, 561
Bigorna, 11
Blastocisto, 5
Bloqueio
- axilar, 398
- interescalênico, 398
- vertical infraclavicular, 398, 399
Bolsa(s)
- acromial subcutânea, 280
- de Rathke, 10
- do músculo
-- coracobraquial, 65, 275, 278, 280
-- semimembranáceo, 456, 469, 579
- do olécrano, 289
- do tendão do calcâneo, 482
- dural com gânglio sensitivo do nervo espinal, 136, 139
- faríngea(s), 12
-- endodérmica, 10
- iliopectínea, 448, 449, 567
- infrapatelar, 462, 463
-- profunda, 463
- pré-patelar, 455
- sinoviais, 65
- subacromial, 65, 278-281, 285, 403
- subcutânea
-- acromial, 65
-- pré-patelar, 463
- subdeltóidea, 65, 273, 278-281, 403
- subtendínea
-- da cabeça medial do músculo gastrocnêmio, 579
-- do músculo
--- infraespinal, 278
--- subescapular, 273, 275, 278, 280
-- lateral do músculo gastrocnêmio, 456
-- medial do músculo gastrocnêmio, 456
- suprapatelar, 462, 463
- tendínea do calcâneo, 489
- trocantérica, 446, 448, 573, 578
Braço, 40, 250, 259, 262
- de alavanca efetivo, 65
- de carga, 53
- de força, 53
Brotamento(s)
- adicionais das costelas, 114

- dos membros, 2, 14
- axônico, 105
- colateral, 105
- costais, 114
- da glândula suprarrenal, 82
- da hipófise, 80
- da medula espinal, 112
- da orelha, 153
- do corpo vertebral com cartilagem hialina, 112
- do olho, 153
- do plexo da parede intestinal, 82
- do tronco ganglionar, 82
- dos arcos faríngeos e branquiais de um embrião humano de 5 semanas, 2
- dos membros, 14, 153
- terminal, 105
Brotos dos membros, 10
Bula, 435
Bulbo(s), 80, 113, 190, 191, 197, 230, 232, 237, 240, 242-245, 575
- do pênis, 191, 197, 232, 237, 575
-- corpo esponjoso, 191, 237
--- músculo bulboesponjoso, 191
- do vestíbulo, 190, 230, 240, 242-245
-- esquerdo, 244
-- músculo bulboesponjoso, 190
- nasal, 113
- olfatório, 80

C

Cabeça
- articular, 44
- clavicular, 313
- comum, 503
- curta, 56, 57, 58, 285, 584
-- do músculo bíceps
--- braquial, 56, 58, 285
--- femoral, 57
- da costela, 115, 143, 144, 145
-- respiração esternocostal, 144
- da falange, 264, 306, 337
- distal do dedo II, 337
- da fíbula, 31-33, 40, 56, 422, 423, 425, 432, 434, 435, 454, 457, 458, 460, 466, 503, 505, 507, 509, 521, 524, 528, 529, 558, 562, 568, 579, 584
- da tíbia, 40, 434

- da ulna, 250, 260, 262-264, 294, 295, 303, 407
- do epidídimo, 234
- do fêmur, 15, 40, 191, 428-431, 440, 441, 444-446, 448, 449, 452
- do osso
-- metacarpal, 264, 304, 306, 331, 335, 411
--- I, 306, 331, 335, 411
--- II, 331
-- metatarsal
--- I, 480, 484, 485
--- II, 484
--- V, 480
- do rádio, 33, 40, 250, 251, 259, 260-263, 288, 289, 291, 292, 297, 407
- circunferência articular, 260, 263, 288
- do rádio, lúnula oblíqua, 291
- do tálus, 436-439, 473, 474
-- com face articular navicular, 473
- do úmero, 40, 256-271, 273, 274, 276, 281, 283-285, 326, 395, 407
- esternal, 313
- lateral do músculo
-- gastrocnêmio, 57, 59, 456
-- tríceps braquial, 405
- longa, 56-59, 285, 405, 584
-- do músculo
--- bíceps
---- braquial, 56, 58, 285
---- femoral, 57, 59
--- tríceps braquial, 285
- média do músculo gastrocnêmio, 57, 59
- medial, 56, 58, 405, 456
-- do músculo gastrocnêmio, 56, 58, 456
- oblíqua, 583
- tibial da fíbula, 461
- transversa, 583
Cadeia linfática axilar, 373
Caixa torácica, 140
- em vista lateral, 141
Calcâneo, 19, 422, 425, 436-439, 470, 471, 473-477, 480-482, 485, 488-490, 505, 507-509, 511, 528, 530, 533, 538
- com face articular para o cuboide, 473
Cálice óptico, 80

Camada
- citotrofoblástica externa, 8
- condrogênica, 15
- de osteoblastos, 41
-- ativos, 17
- íntima, 46
- profunda da fáscia plantar, 587
- subíntima, 46
Canal(is)
- central, 81
- de cartilagem, 15
- de Alcock, 190, 191, 573, 575
- de Havers com vaso sanguíneo, 41
- de Volkmann, 41
- do colo do útero, 8
- do nervo hipoglosso, 129
- do pudendo, 190, 191, 573, 575
- dos adutores, 542, 543, 544
-- e músculo adutor magno, 543
- inguinal, 232, 235
- maleolar (túnel do tarso), 581
- obturatório, 194, 448
- sacral, 114, 122, 123, 136, 146, 147, 151, 195
- supracondilar, 407
- vertebral, 3
Capilar(es), 9, 75, 77
- com junções de oclusão, 101
- do encéfalo, 101
- fetais com eritrócitos, 9
- linfáticos pré-coletores, 77
- no mesoderma coriônico, 8
- sanguíneo, 62
Capitato, 33, 40, 251, 264-268, 300, 301, 303, 306, 308, 335, 416
Capítulo, 256-258, 261, 288, 289, 291-293
- do úmero, 257, 258, 288, 291-293
Cápsula(s)
- adiposa, 175
- articular, 15, 44-46, 65, 126, 128, 129, 131, 267, 272, 275, 278, 279, 289, 291, 444, 445, 449, 452, 456, 460-462, 485
-- anterior, 275
-- da(s) articulação(ões)
--- atlantoaxial lateral, 129
--- dos arcos vertebrais, 129
--- dos processos articulares, 126
-- ligamento atlantoccipital lateral, 131
-- metatarsofalângicas, 476

597

C Características dos cordados

- da(s) articulação(ões)
-- do ombro, 404
-- metatarsofalângicas, 511
--- do hálux, 477
- e ligamentos, 290
- fibrosa, 175, 445
Características dos cordados, 3
Carcinoides, 83
Carcinoma medular da tireoide, 83
Cartilagem
- articular, 15, 16, 41, 44, 469
- costal, 43, 140-143, 167, 180, 184, 252, 271, 349, 377
- cricóidea, 11, 32, 398
- de Meckel, 11
- fibrosa, 55
- hialina, 14, 15, 17
- mineralizada, 16
- tireóidea, 11, 207
- tripartida, 427, 452, 453
Cauda
- do epidídimo, 234
- equina, 113, 136, 137, 139, 555, 576
- pós-anal, 3
Caudal, 6, 26, 85
Cavernas
- anastomóticas, 239
- dilatadas, 239
Cavidade(s)
- abdominal, 25, 153, 227
-- com o peritônio parietal, 227
- amniótica, 6, 8
- articular, 15, 44, 46, 455
- bucal com cirros, 3
- coriônica, 8
- corporal, 7
- da túnica vaginal
-- com epiórquio e periórquio, 225
-- do escroto, 225, 232
- do blastocisto, 5
- do crânio, 25
- do pericárdio, 25
- do útero, 8, 196
- glenoidal, 173, 252, 253, 255, 257, 271, 273, 274, 276-278, 283-285, 315
-- recesso axilar, 283
- medular, 16, 41
-- primária, 16
- peritoneal, 68, 190, 232, 575
-- do escroto, 234
- pleural, 25, 181, 215
- respiratória, 3

- serosas, espaços do tecido conjuntivo, 24
- sinovial, 65, 416
- torácica, 25
Celoma, 3
- intraembrionário, 6
Célula(s)
- adiposa, 46
- caliciformes, 78
- da coroa radiada, 5
- da crista, 82
- de Hofbauer, 9
- de Langerhans, 9
- de Leydig, 230
- de Purkinje, 86
- de Schwann, 63, 100, 105
-- com um axônio mielínico, 100
-- com vários axônios, 100
- de Sertoli, 230
- do sistema nervoso, 86
- do trofoblasto, 5
- endotelial, 75, 101
- epitelial, 5, 78
- esclerotomais migrantes, 7
- gliais, 87
- nervosas simpáticas no corno lateral, 103
- osteoprogenitoras, 17, 55
- piramidal, 86
- satélite, 62
Central, 26
Centro(s)
- de gravidade do corpo, 27, 425
- de ossificação, 14, 16, 112, 452, 453
-- apófise, 452
-- cabeça do fêmur, 452
- de rotação da
-- articulação
--- do cotovelo, 53
--- do quadril, 53
-- cabeça do fêmur, 424
- primário de ossificação, 14, 16
- secundário de ossificação, 16
-- na epífise distal, 16
- tendíneo, 168, 169, 171, 182, 183, 186, 213
Cerebelo, 80
Cicatriz de tecido conjuntivo, 105
Cifose
- neonatal, 113
- sacral, 111, 113
- torácica, 111, 113
Cíngulo do membro, 20, 21, 253, 422

- inferior, 253, 422
- posterior, 21
- superior, 253
Circuitos da divisão autônoma do sistema nervoso, 103
Circulação
- corporal intraembrionária, 12
- embrionária, 12
- placentária, 12
- portal, 70
- pulmonar, 70
- sistêmica, 70
- vitelínica extraembrionária, 12
Circuncisão, 246
Circunferência articular, 260, 263, 289
Cirurgia
- de Lichtenstein, 227
- de Shouldice, 227
- plástica do assoalho pélvico, 171
Cisterna
- cerebelobulbar, 129
- do quilo, 76, 202
Cisto de Baker, 456
Citotrofoblasto, 8, 9
Clavícula, 18, 30, 32-34, 40, 57, 59, 65, 169, 173, 174, 207, 250-254, 262, 270-276, 280, 313, 315, 319, 321, 323, 345, 348, 349, 373, 376, 377, 379, 381, 388, 392-398, 403, 404
- acrômio, 345
- extremidade acromial, 33, 251
Clitóris, 240, 561
Cóccix, 40, 110, 113, 122, 123, 136, 147, 149-151, 171, 188, 192-195, 574
Colar ósseo pericondral, 14
Colaterais axônicos, 63
Colículo seminal, 191
Colo
- anatômico, 256-258, 274, 277
- cirúrgico, 256, 258
- da costela, 115, 143-145
- da escápula, 255, 257, 275
- da fíbula, 434, 454, 558
- do fêmur, 40, 422, 428-431, 440, 441, 444, 446, 448, 449
- do rádio, 260, 262, 288, 290, 294, 296
- do tálus, 436-439, 474
- do úmero
-- face posterior, 256
- do útero, 190, 196, 240

Coluna
- cervical, 24, 116
- intermediária vertebral do recém-nascido com cifose característica, 113
- lombar, 24, 164
- nuclear, 81, 96
-- da motricidade
--- somática, 81
--- visceral, 81
-- da sensibilidade
--- somática, 81
--- visceral, 81
- torácica, 118
- vertebral, 14, 40, 108-111, 113, 120
-- cervical, 108, 109
-- do adulto, 113
-- lombar, 108, 109, 120
-- sacral, 111
-- torácica, 109
Comissura
- anterior dos lábios, 240
- dos bulbos, 196, 240, 244, 245
- posterior, 188, 240, 241
-- dos lábios, 188, 240
Compartimento
- anterior, 67, 475
-- da perna, 67
- muscular, 66
- posterior, 475
Complexo
- ulnocarpal, 301
- venoso de Kobelt, 196, 244, 245
Comprimento
- da mão, 251
- do antebraço, 251
- do braço, 251
- do passo, 491
Concavidade da coluna vertebral, 141
Côndilo(s)
- da tíbia, 460
- do fêmur, 460
- do úmero, 256, 257, 259, 272, 279
- lateral, 40, 422, 428, 430-432, 434, 435, 455
-- articulação do joelho, 433
-- da tíbia, 32, 33, 423, 432, 454, 456, 466, 505, 528, 584
-- do fêmur, 454-456, 458, 459, 461, 462, 466, 469

598

- medial, 40, 422, 428, 430, 431, 433-435, 455, 458, 459, 461, 462, 503
-- da tíbia, 32, 33, 423, 454, 466, 503, 505, 507, 509
--- ligamento cruzado anterior, 466
-- do fêmur, 454, 455, 458, 459, 461, 462, 466
- occipital, 130
Condrócitos, 46
Condroclastos multinucleares, 16
Condrose/discose, 138
Cone
- axonal, 86
- de implantação, 86
- medular, 113, 136, 137
Conexões intertendíneas, 354, 359, 360
Consolidação das fraturas, 55
- direta, 55
- indireta, 55
Constrição do prepúcio, 236
Conteúdo herniário, 222
Convexidade da coluna vertebral, 141
Coração, 3, 12, 13, 113
Corda oblíqua, 294
Cordado, estrutura básica de um, 3
Cordão umbilical, 9
Cório
- frondoso, 8
- liso, 8
-- em formação, 8
Corno(s)
- anterior, 7, 81, 89, 96, 97, 112
- coccígeo, 122
- lateral, 81, 89, 97
- maior, hioide, 11
- menor, hioide, 11
- posterior, 81, 89, 96, 97, 112, 456
-- do menisco, 456
-- fibras aferentes, 97
- sacrais, 122
Coroa da glande, 236-238
Coronal, 26
Corpo
- adiposo infrapatelar, 65, 462, 463, 468
- anular, 125
- caloso, 113
- cavernoso, 196, 230, 236-239, 245
-- do pênis, 230

-- e corpo esponjoso com a túnica albugínea, 236
- celular, 105
- da 1ª vértebra torácica, 118
- da clavícula, 254
- da costela, 115, 143
- da falange, 264, 306, 337
-- distal do dedo II, 337
- da fíbula, 434, 454
- da tíbia, 434, 505
- da ulna, 33, 251, 260, 263, 294
- face
-- anterior, 260, 263
-- posterior, 251
- da ulna, face posterior, 33
- de C VII, 114, 129
- de L I, 141, 163
- de L III, 163
- de L V, 195, 196
- de T I, 141
- de T XII, 141
- do áxis, 129
- do calcâneo, 436
- do clitóris, 196, 230, 240, 243-245
- parte
-- ascendente, 244, 245
-- descendente, 244, 245
- do epidídimo, 234
- do esterno, 32, 40, 140, 142, 161, 163, 167, 180, 181, 183, 184, 186, 252, 348, 349
- do fêmur, 428, 429, 446, 452
-- limite cartilagem-osso, 452
- do hioide, 32
- do ílio, 427
- do ísquio, 426, 427
- do neurônio, 86
- do osso metacarpal, 264, 306, 331
-- I, 306, 331
-- II, 331
- do pênis, 237
- do períneo, 189, 192
- do púbis, 427
- do rádio
-- face anterior, 260, 263
- do tálus, 436-439
- do úmero, 258, 317, 319, 325-327
-- face anterolateral, 258
- do úmero, face anteromedial, 258
- do útero, 8

- esponjoso, 196, 230, 237, 238, 239
-- do pênis, 230
- humano, 22
- lúteo, 5
- vertebral, 3, 7, 43, 112, 114-121, 124-127, 129, 130, 132, 134-136, 138, 143-145, 169, 182, 348, 349, 379, 520, 576
-- com cartilagem hialina, 112
--- com lâmina epifisial de, 124
-- com resíduo do notocórdio, 7
-- de C VII, 348, 379
-- de L I, 169
-- de L III, 136, 169
-- de L V, 136, 169, 520, 576
-- de T XII, 136, 349
-- epífise anular, 119, 121
-- face intervertebral, 119, 121
Corpúsculo(s)
- de Meissner, 38, 39
- de Vater-Pacini, 38, 388
- tátil de Meissner, 388
- de Nissl, 105
- de Ruffini, 39
- polares, 5
Córtex, 77
Costela(s), 3
- 1ª costela, 159, 167, 180, 181
-- à 9ª costela, 173
- 5ª costela, 161, 163
- 10ª costela, 161, 169
- 12ª costela, 141, 169, 177, 180, 181
- acessória, 114
- caudal, 144
- cervical, 377
- cranial, 144
- falsas (VIII a X), 141
- flutuantes (XI a XII), 141
- I, 34, 199, 252, 253, 270-272, 280, 315, 348, 375-377, 379, 381, 393
-- I a IX, 315
- II, 34
- III a V, 315
- IX, 376
- V, 155
- verdadeiras (I a VII), 141
- vértebra proeminente, 109
- XII, 34, 252, 495, 548
Cotilédone, 9
Coto do clitóris, 247
Coxa, 40
Coxartrose, 48

- artrose, 48
Coxim
- do calcanhar, 490
- do osso metatarsal
-- I, 564
-- V, 564
Cranial, 6, 26, 85
- oral, 85
Crânio, 24, 40
Crista(s)
- da cabeça da costela, 145
- do colo da costela, 143
- do músculo supinador, 262, 288, 292
- do tubérculo
-- maior, 173, 256, 317, 321, 323, 325
-- menor, 256, 258, 317, 321, 325
- ilíaca, 31-33, 35, 40, 59, 146-148, 150, 155, 161, 163, 169, 172, 174, 176, 177, 183, 194, 195, 207, 209, 210, 321, 344, 422, 423, 425-427, 440-442, 495, 497, 499, 520, 521, 524, 525, 540, 550, 564, 572, 573, 578
-- lábio
--- externo, 161
--- interno, 161
--- linha intermédia, 161
- intertrocantérica, 428, 440, 442, 497, 503
- marginal epitelial, 14
- neural, 6, 81, 82
- occipital
-- externa, 130
-- interna, 128
- sacral
-- lateral, 122, 123
-- medial, 122
-- mediana, 114, 122, 123, 146, 147
- supraepicondilar
-- lateral, 256, 258, 288, 290, 331
-- medial, 256, 258, 288
Cruzado anterior, ligamento, 466
Cuboide, 19, 40, 425, 436-439, 470-473, 475-477, 480, 481, 488, 489, 505, 508
- navicular, 488
Cuneiforme, 480, 482, 490
- intermédio, 19, 436, 437, 439, 470-473, 481, 488, 511
- lateral, 19, 436, 437, 439, 470-473, 481, 488, 489

599

C Cúpula

- medial, 19, 436-439, 470-476, 480-482, 488, 505, 508, 511, 513, 587

Cúpula
- direita do diafragma, 169
- esquerda do diafragma, 169

Curvatura lateral da coluna vertebral, 141

D

Decídua
- basal, 8, 9
- capsular, 8
- parietal, 8

Decussação das pirâmides, 98

Dedo(s), 18, 19, 250, 262, 264, 384, 562
- anelar, 388
- em garra, 384
-- e em martelo, 487
- II a V, 562
- indicador, 388
- médio, 388
- mínimo, 388

Deformidade(s)
- de Duchenne, 554
- rotacionais do colo do fêmur, 431

Degeneração e hérnia dos discos intervertebrais, 138

Dendrito, 86

Dente
- do atlas (C I), 272
- do áxis, 110, 113, 116, 117, 129-131, 134, 135, 253
-- face articular posterior, 130

Derivados
- da crista neural, 82
- do dermátomo, 7
- do esclerótomo, 7
- do miótomo, 7

Dermátomos, 7, 90, 91, 94, 112
- dispersos, 112

Derme, 38, 39, 234

Derrame
- articular do joelho, 463
- pleural, 215

Descida
- do útero, 171
- dos testículos, 232
- transabdominal, 232
- transinguinal, 232

Desembocadura das glândulas vestibulares maiores (de Bartholin), 240

Desenvolvimento
- da coluna vertebral, 112
- da parte
-- central do sistema nervoso, 80
-- periférica do sistema nervoso, 82
- das articulações, 15
- das membranas fetais e da placenta, 8
- de um nervo periférico, 83
- de um osso longo, 16
- de um ósteon, 17
- do encéfalo, 80
- do sistema
-- esquelético, 14
-- nervoso, 81
- dos arcos faríngeos, 10
- dos membros e das articulações, 14
- dos órgãos genitais externos, 230
- dos principais vasos sanguíneos, 12
- e remodelação ósseos, 16
- humano pré-natal, 4
- inicial, 4
- pré-natal do esqueleto e centros de ossificação, 14

Desequilíbrio muscular, 517

Deslizamento, 50
- dos filamentos, 63

Deslocamento(s)
- com encurtamento ou alongamento, 54
- lateral, 54
- por rotação, 54
- típicos das fraturas, 54

Desvio(s)
- em valgo normal da articulação do cotovelo, 296
- dos membros em relação ao eixo do corpo, 27

Diáfise, 14, 16, 41, 43

Diafragma, 113, 164, 181, 182, 186, 212, 213
- da pelve, 190
- parte
-- costal, 169
-- esternal, 169
-- lombar, 169, 212
- urogenital, 190, 237, 238, 560

Diâmetro
- anterior, 474
- conjugado, reto bloqueio da articulação sacroilíaca, 150
- diagonal, 149
- interespinoso, 149
- oblíquo
-- direito, 149
-- esquerdo, 149
- posterior, 474
- reto do plano da abertura inferior da pelve, 149
- transverso do plano da abertura superior da pelve, 149
- verdadeiro, 149

Diartroses, 42

Diástase dos músculos retos do abdome, 228

Diencéfalo, 80

Diferenciação
- das camadas germinativas, 7
- dos órgãos genitais, 230

Direcionamento das fibrilas colágenas, 46

Direções da tração, 66

Disco(s)
- articular, 44, 271, 295, 300, 301, 308
-- ulnocarpal, 267
- de crescimento, 452
- de Merkel, 39
- embrionário
-- à altura do sulco primitivo, 6
-- ao longo do processo notocordal, 6
-- bilaminar, 6
-- trilaminar humano, 6
- intervertebral, 3, 43, 110, 112, 124-130, 132, 134, 136, 138, 139, 141, 145, 151
- com formações de fendas horizontais, 135
- ulnocarpal, 301

Discose, 138

Disestesia na face medial da perna, 104

Displasia e luxação congênita do quadril, 453

Distal, 26

Distância
- intercondilar, 425
- intercristal, 149
- interespinosa, 149
- intermaleolar, 425

Distopia, 271

Distribuição
- da área de superfície corporal, 23
- das fibras simpáticas na periferia, 103

Divisão
- alta do vaso, 401
- anterior (flexores), 374
- autônoma do sistema nervoso, 102
- posterior (extensores), 374

Doença(s)
- de Hirschsprung, 83
- degenerativas
-- das articulações, 48
-- do hálux, 486

Dor no calcanhar, 489

Dorsal, 26, 85

Dorso do pé, 31, 37, 562

Drenagem
- linfática
-- da mama, 217
-- da parte anterior do clitóris, 242
-- do escroto e das camadas do testículo, 235
-- do testículo e do epidídimo, 235
- torácica, 215

Dreno torácico, 215

Ducto
- arterial, 12
- deferente, 220, 225, 232-234, 239
- do epidídimo, 234
- excretor, 78
-- da glândula vestibular maior, 244
- lactífero, 216
- linfático direito, 202, 217, 373
- torácico, 76, 202
- venoso, 13

Dúctulos eferentes, 234

Duodeno, 13

Duplicação da fáscia transversal, 227

Dura-máter espinal, 136, 139

E

Ectoderma, 6, 7, 81, 82, 112
- de revestimento, 82
- superficial, 6, 7

Efusão pleural, 215

Eixo(s)
- anatômico do fêmur, 424, 429
- condilar, 431

- da cabeça do úmero, 259
- de abdução/adução, 497
- de costela, 144
- de flexão/extensão, 498
- de movimento, 65, 144, 478
-- da articulação
--- do joelho, 65
--- do quadril, 450
--- subtalar, 478
--- talocalcânea, 478
--- talocrural, 478
--- transversa do tarso e das articulações tarsometatarsais, 478
-- da costela, 144
- de pronação/supinação, 294
- do colo do fêmur, 429, 431
- do retropé, 478
- epicondilar, 259
- longitudinal ou vertical, 27
- mecânico, 424
- sagital, 27
- transversal ou horizontal, 27
Elevação e abaixamento, 286
Embrião(ões), 8
- de 5 a 8 semanas, teratógenos, 4
Embrioblasto, 5
Eminência
- cardíaca, 14
- hipotenar, 388, 416
- iliopúbica, 146, 567
- intercondilar, 434, 435, 454
-- do platô tibial, 424
- medial intercondilar, 461
- plantar
-- lateral, 541
-- medial, 541
- radial do carpo, 303
- tenar, 388, 416
- ulnar do carpo, 303
Encaixe do tornozelo, 422, 424, 434, 470, 471, 474
Encarceramento de uma hérnia, 226
Encéfalo, 3, 24, 84
Endoderma, 6
Endométrio, 5, 8
Endomísio, 62
Endoneuro, 83, 101
Endósteo, 17, 55
Entrada do túnel do carpo, 302
Envergadura, 22
Envoltórios herniários, 222
Epiblasto, 6

Epicôndilo
- do úmero, 387
- lateral, 32, 251, 256, 261, 272, 279, 288-292, 296, 325-327, 331, 333, 349, 407, 423, 428, 454, 459, 505
-- do fêmur, 507
-- medial, 33
-- origem comum dos músculos extensores, 353, 355
-- supinador, 353
- medial, 32, 33, 251, 256-258, 261, 279, 288-292, 296, 325-327, 329, 331, 333, 348, 349, 370, 383, 385, 405-409, 423, 428, 454, 459, 499, 505
-- do fêmur, 507
-- do úmero, 259, 401
-- origem comum dos músculos flexores, 352-355, 357
Epiderme, 7, 38, 39, 82, 234
Epididimite, 235
Epidídimo, 224, 225, 232-234, 239
Epífise, 16, 18, 41, 43, 124, 125
- anular, 124
- distal, 16, 18, 41
- proximal, 16, 18
Epigástrio, 36, 207
Epímero
- musculatura epaxial, 7
Epimísio, 62
Epineuro, 83
Epiórquio, 232
Episiotomia
- lateral, 241
- mediana, 241
- mediolateral, 241
Epitendíneo, 64
Escafoide, 40, 264-268, 300, 301, 303, 306, 308, 335, 411, 416
Escápula, 14, 18, 21, 24, 30, 31, 33, 40, 169, 172, 250, 262, 273, 279, 281, 285, 313, 315, 326
- cavidade glenoidal, 281
- do plexo braquial, 395
- espinha da escápula, 209
- face
-- costal, 252, 270, 271, 275, 319, 321, 325
-- posterior, 173, 252, 315, 319, 326
- margem medial, 31, 209, 376, 403

Escavação retouterina, 196
Esclerótomo, 7, 112
Escoliose, 141
Escroto, 31, 113, 188, 196, 230, 232, 233, 546, 561, 576, 577
Esfíncter pré-capilar, 75
Esforço/compressão, 125
Esôfago, 3, 10, 113, 175, 183, 213
Espaço(s)
- da fratura, 269
- da medula óssea, 17
- de tecido conjuntivo, 24, 195
- de trajeto vertical na fratura, 269
- epidural, 136
- interescalênico, 375
- interviloso, 8, 9
- pré-peritoneal, 187, 224, 227
- profundo do períneo, 190
- retroprostático com fáscia própria dos órgãos pélvicos (de Denonvilliers), 196
- retovaginal, 196
- retroperitoneal, 25
- retropúbico, 196
- subacromial, 270, 278
- subaracnóideo, 129, 136
- subcutâneo do períneo, 190, 191, 575
- subperitoneal, 25, 190, 575
-- paracisto, 575
-- paracolpo, 575
- superficial do períneo, 190
- triangular, 404
Espermátides, 5
Espermatocele, 235
Espermatócito(s)
- primário, 5
- secundários, 5
Espermatogênese, 5
Espermatogônia, 5
Espermatozoides, 5
Espinha
- bífida, 112
- da escápula, 31, 33, 35, 40, 57, 59, 173, 174, 250, 251, 254, 255, 257, 272, 274, 277, 279, 313, 315, 317, 319, 326, 344, 345, 376, 402-405
- ilíaca
-- anteroinferior, 146-148, 150, 188, 192, 194, 195, 426, 427, 442, 499, 501

-- anterossuperior, 30, 32, 111, 146-148, 150, 151, 161, 165, 184, 188, 192, 194, 195, 207, 422, 423, 425-427, 440, 442, 447, 450, 495, 497, 499, 501, 503, 520, 521, 524, 525, 551, 554, 558, 562, 566, 567, 572, 573
-- posteroinferior, 146, 147, 426, 440, 503
-- posterossuperior, 33, 35, 111, 146, 147, 150, 151, 165, 169, 194, 195, 209, 422, 423, 426, 440, 442, 450, 503, 524, 572-574
- isquiática, 146-151, 171, 188, 192-195, 425-427, 440-442, 447, 495, 497, 503, 560, 561, 567, 572
Esplancnopleura, 6, 7
Espondilartrose, 138
Espondiloartrose, 48
Espondilófito, 135, 138, 139
- no processo articular, 138
Espondilodese, 42
Espondilólise, 112
Espondilolistese, 112
Esporão
- plantar do calcâneo, 489
- posterior do calcâneo, 489
Esqueleto
- de gato, 21
- do tronco, 108
- primitivo, 14
Estabilidade de transmissão de forças, 52
Estabilização ativa e passiva de uma articulação, 52
Estabilizadores
- ativos do arco longitudinal, 482
- passivos do arco longitudinal, 482
Estenose do canal vertebral, 138
Esterno, 43, 108, 140-143, 165, 167, 169, 173, 182, 185, 201, 213, 272, 313, 323, 377, 379, 392
Estilopódio, 20
Estômago, 3, 113
Estrato
- basal, 39
- córneo, 39, 388
- espinhoso, 39, 388
- fibroso, 41, 65
- germinativo basal, 388

E Estribo

- granuloso, 39, 388
- lúcido, 39, 388
- papilar, 39
- reticular, 39
Estribo, 11
Estroma fibroso, 233
Estrutura(s)
- da cápsula articular, 462
- da divisão autônoma do sistema nervoso, 102
- da pele, 38
- da vértebra, 114
- de um nervo, 83
- do corpo humano, 24
- do plexo braquial, 377
- dos arcos faríngeos, 10
- e posição dos membros, 20
- vasculonervosas da planta, 587
Exame bimanual do testículo e do epidídimo, 235
Exocitose, 78
Exostose de Haglund, 489
Extensão(ões)
- da cavidade articular, 462
- dorsal, 343
- fibrosa
-- anterior, 276
-- posterior, 276
Extensor(es), 26
- dos membros, 153
Externo, 26
Extremidade
- acromial, 254, 271
- esternal, 254, 271, 403

F

Face(s)
- anterior, 262, 263
- anterolateral, 256
- anteromedial, 256
- articular
-- acromial, 254
-- anterior, 116, 117
-- calcânea
--- anterior, 437
--- média, 437
--- posterior, 437, 439
-- carpal, 260, 263, 301
-- convexa, 132
-- da cabeça da costela, 145
-- da clavícula, 257, 277, 279
-- do acrômio, 279
-- do cuboide, 436-439

-- do maléolo
--- lateral, 435, 471, 474
--- medial, 435, 471, 474
-- do tubérculo da costela, 145
-- esternal, 254
-- inferior, 116-121, 126, 127, 134, 138, 435, 474
-- lateral, 455
-- medial, 455
-- navicular, 436-439, 474
-- posterior, 116
-- superior, 114, 116-121, 126, 127, 131, 132, 134, 135
--- massa lateral do atlas, 131
-- talar
--- anterior, 436, 438
--- média, 436, 438, 439
--- posterior, 436, 438, 439
- auricular, 43
-- do ílio, 150, 426, 427, 441
-- do sacro, 150
- costal, 254, 255
- dorsal, 123
- glútea, 426
- intervertebral(is), 125
-- esclerosadas, 138
- lateral, 260, 262, 263, 435, 505
-- da tíbia, 505
- maleolar
-- lateral, 436, 439, 473, 474
-- medial, 436, 438, 473, 474
- medial, 32, 260, 263, 423, 433, 435, 459
-- da tíbia, 32, 423, 459
- patelar, 428, 430
-- do fêmur, 433, 455, 458, 459, 462, 466
- pélvica, 114, 123, 146, 150
-- parte lateral, 146
- poplítea, 428, 454
- posterior, 255, 260, 435, 509
-- da fíbula, 509
-- da tíbia, 509
- semilunar, 426, 444, 445
- sinfisial, 43, 149-151, 426, 427
- superior
-- da tróclea do tálus, 436, 438, 439, 473
--- diâmetro anterior, 474
--- diâmetro posterior, 474
-- do tálus, 471
Faixa
- central, 361
- interóssea, 361

- livre de cartilagem, 263
- lumbrical, 361
Falange(s), 18, 21, 33, 40, 251, 329, 337, 422, 505
- distal, 18, 19, 40, 296, 298, 299, 304, 306, 308, 335, 361, 413, 505
-- do dedo
--- indicador, 390
--- mínimo, 436, 437, 439, 488, 511
-- do hálux, 436-438, 471, 476, 477, 488
-- do polegar, 306
-- I, 250, 261, 262, 264, 329, 335
-- II, 250, 261, 264
-- IV, 250, 329
- média, 18, 19, 40, 296, 298, 299, 304-306, 308, 329, 413
-- do dedo
--- indicador, 390
--- mínimo, 436, 437, 439, 488, 511
-- do quarto dedo, 471
-- II, 250, 261, 264, 337
-- IV, 250
- proximal, 18, 19, 40, 296, 298, 299, 304-306, 308, 337, 413
-- base, 335
-- do dedo
--- indicador, 390
--- mínimo, 436, 437, 439, 488, 511
-- do hálux, 436-438, 471, 476, 477, 481, 486, 488
-- do polegar, 306
-- I, 250, 261, 262, 264, 335, 484
--- base, 335
--- cabeça, 335
--- corpo, 335
-- II, 250, 261, 264, 337
-- IV, 250, 337
Fáscia(s)
- abdominal superficial, 216, 224, 225
- axilar, 394, 395
- braquial, 65
- cervical, 175
- clavipeitoral, 69, 394, 395
- cremastérica, 218, 223, 233, 234, 236
- da cavidade
-- corporal, 68, 69
-- pélvica, 69

- da nuca, 175
- da parede
-- do tronco, 68
-- pélvica, 69
- da pelve, 69
- da perna, 66, 563, 580, 584
-- lâmina profunda, 66, 585
-- lâmina superficial, 66
- de grupo, 65
- diafragmática da pelve superior/inferior, 69
- do antebraço, 362, 412
- do braço, 394, 395, 400
- do clitóris, 245
- do músculo
-- bíceps braquial, 406
-- obturador interno, 195
-- quadrado do lombo e fáscia transversal, 175
- do tórax, 69
- do tronco e das cavidades corporais, 68
- endotorácica, 69, 181, 182, 186, 213, 215
- espermática
-- externa, 225, 233, 234
-- interna, 223, 225, 233, 234
- extraperitoneal, 68, 69
- frenicopleural, 181, 213
- glútea, 570
- inferior do diafragma
-- da pelve, 189, 190
-- urogenital, 190, 237
- infraespinal, 402
- intermédia de revestimento, 68, 69
- lata, 214, 218, 223, 224, 227, 551, 563, 566, 570
- trato iliotibial, 570
- muscular, 38, 62, 65, 66
- obturatória, 189, 194
- parietal, 68, 69
-- da pelve, 69
-- do abdome, 68
- peitoral, 69, 216
- pélvica
-- parietal, 575
-- visceral, 575
- profunda
-- de revestimento, 68, 69
-- do pênis, 236, 238
- renal
-- lâmina anterior, 175
-- lâmina posterior, 175
- superficial

602

-- de revestimento, 68, 69
--- do abdome, 187, 218
-- do abdome, 163
-- do pênis, 236
-- do períneo, 69, 189-191, 575
-- pele do períneo, 575
- superior do diafragma
-- da pelve, 69, 190
-- urogenital, 190
- torácica, 69
-- superficial, 395
- toracolombar, 57, 67
-- lâmina superficial, 57
- transversal, 163, 175, 185-187, 214, 218-225, 227
- visceral, 175
-- da pelve, 69
-- do abdome, 68
Fascículo(s), 374, 375, 379-381, 383, 385, 387, 395-397, 484
- lateral, 374, 375
-- do plexo braquial, 379, 380, 387, 395-397
- longitudinal(is), 129-131, 362
-- da aponeurose plantar, 484
- medial, 374, 375
-- do plexo braquial, 379, 385, 387, 395-397
- posterior, 374, 375, 379
-- do plexo braquial, 381, 383, 395-397
- transversais, 362
- transversos, 534
Fase, 113
Fechamento
- da lâmina epifisial
-- distal, 16
-- proximal, 16
- do tubo neural, 6
Fecundação, 4
Feixe
- anteromedial, 466
- de fibras de colágeno, 66
- de vaso e nervos, 66
- posterolateral, 466
Felix catus, 21
Fêmur, 19, 21, 29, 40, 65, 197, 422, 425, 430, 432, 442, 453, 454, 456, 457, 459, 461-463, 468, 469, 499, 505, 507, 509, 529, 540
Fenda
- articular, 44, 46, 132, 142
-- com sinóvia, 15
- de Larrey, 182

- faríngea ectodérmica, 10
- interglútea, 30, 209
- sináptica, 63, 87
Fenestração
- com diafragma, 75
- sem diafragma, 75
Feocromocitoma, 83
Feto, 8
Fibra(s)
- amielínica, 104
- mielínica, 104
- mielinizada, 83
- muscular, 63
- não mielinizada, 83
- colágenas
-- do endoneuro, 101
-- fusiformes, 41
- colaterais em degeneração, 105
- de colágeno
-- horizontais, 66
-- oblíquas, 66
-- verticais, 66
- de contração, 60
- de Sharpey, 41
- intercrurais, 218, 219, 567
- motoras
-- somáticas, 85
-- viscerais, 85
- musculares, 60
-- dos tipos I e II, 60
- pré-retais, 171, 193, 194
- sensitivas
-- somáticas, 85
-- viscerais, 85
Fibroblasto, 9
- subsinovial, 46
Fibrócito, 66
Fíbula, 19-21, 40, 43, 45, 422, 425, 432, 434, 435, 454, 456-459, 462, 470, 471, 474, 476, 477, 485, 488, 489, 497, 499, 501, 508, 533, 540, 585, 586
Fibular, 26, 481
- longo, 481
Fígado, 3, 13, 24, 70, 113, 181
- fundo cego, 3
Filamento
- de actina, 63
- terminal da pia-máter, 136
Fileira distal dos ossos carpais, 267
Filo Chordata, 2
Filogênese humana, 2

Fimose, 236
Flexão
- anterior das regiões torácica e lombar da coluna vertebral, 133
- e extensão da articulação do joelho, 464
- palmar, 343
Flexor(es), 26
- dos membros, 153
Flexura
- cefálica, 80
- cervical, 80
Fluxo sanguíneo entrando pelas, 239
Foice do cérebro, 113
Folículo(s)
- aferente, 78
- de Graaf, 5
- linfáticos no íleo, 76
- secundário, 77
Fontículo
- anterior, 43
- posterior, 43
Forame(s)
- da escápula, 255
- da veia cava, 168, 182, 183
-- inferior, 169
- infraorbital, 32
- infrapiriforme, 571, 572
- intervertebral, 84, 110, 118, 120, 125-127, 129, 130, 132, 135, 138, 139, 145
- isquiático
-- maior, 148, 151, 561, 572
--- parte infrapiriforme, 571
-- menor, 148, 151, 572, 576
- magno, 130
- mentual, 32
- nutrício, 41, 127
- obturado, 146, 147, 150, 195, 237, 426, 427, 444, 447, 575
- sacrais, 43
-- anteriores, 110, 122, 123, 151, 555
-- posteriores, 110, 122, 123, 146, 555
- suprapiriforme, 572
- supratroclear, 256
- transversário, 114, 116, 117, 128, 130, 131, 134, 135
- vertebral, 114, 115, 117, 119, 121, 124, 131, 134, 138, 143, 145

Forças
- de atrito, 269
- de compressão e de resistência à tensão, 429
Formação
- de cartilagem hialina, 112
- de dermátomos e de plexos, 92
- de fissura no eixo, 54
- de plexos, 96
- do óvulo e do espermatozoide, 5
- dos plexos, plexo braquial, 93
- dos somitos, 6
- óssea nos membros superior e inferior, 18
Fossa(s)
- axilar, 281
- coronóidea, 256, 288, 289, 291, 292
- cubital, 30, 400
- do acetábulo, 15, 426, 441, 444-446, 449, 567
- do maléolo lateral, 434, 435
- do olécrano, 256-258, 288-290, 292
- ilíaca, 146, 147, 163, 426, 427
- infraclavicular, 36, 37, 392, 394, 398, 399
- infraespinal, 250, 255, 274, 403
- inguinal
-- lateral, 220, 221
-- medial, 220, 221, 225
- intercondilar, 428, 430, 433, 454, 458, 461, 466
- isquioanal, 190, 197, 574, 575
- jugular, 30, 36, 207, 398, 399
-- clavícula, 399
- navicular, 237, 244
- paravesical, 191
- poplítea, 30, 57, 59, 456, 525, 559, 564
- radial, 256, 258, 288, 291
- retromandibular, 36
- subescapular, 255
- supraclavicular, 31, 36
-- maior, 36
-- menor, 36
- supraespinal, 250, 253-255, 257, 272, 279, 403
- supravesical, 220, 221
- trocantérica, 428
Fóvea
- articular, 145, 260, 263, 289, 291, 294
-- superior, 145

F Fratura(s)

- costal, 110, 114, 115, 118, 119, 132, 145
-- do processo transverso, 110, 114, 115, 118, 119, 132, 145
-- inferior, 110, 118, 119, 132, 145
-- superior, 110, 114, 115, 118, 119, 132, 145
- da cabeça do fêmur, 428, 430, 431, 444, 447
- do dente, 117, 131

Fratura(s)
- aberta, 54
- classificação das, 54
- cominutiva, 54, 258
- da porção proximal do úmero, 258
- da região distal do rádio e do escafoide, 268
- de Colles, 269
- de Smith, 269
- de Weber, 477
- do escafoide, 269
- e deformidades dos corpos vertebrais, 138
- espontânea, 54
- extra-articulares, 258
- fechada, 54
- intra-articulares, 258
- lateral do colo do fêmur, 446
- mediais do colo do fêmur, 446, 447
- morfologia da fratura, 54
- não deslocada da cabeça do rádio, 293
- não traumática, 54
- oblíqua, 54
- por avulsão, 54
- por cisalhamento, 54
- por dobramento, 54
- por extensão, 269
- por flexão, 269
- por torção ou em espiral, 54
- subtrocantérica do fêmur, 446
- transtrocantérica do fêmur, 446
- transversal, 54
- traumática por impacto direto, 54

Frênulo, 236, 244
- do clitóris, 244
- dos lábios do pudendo, 244

Frontal, 26, 32, 85
Funções dos músculos da parede abdominal, 164

Fundo do útero, 190
Funículo espermático, 58, 184, 185, 197, 218, 219, 224, 225, 227, 238, 448, 550, 551, 566
- com a fáscia espermática interna, 219
- músculo cremaster, 184, 185, 219

Fusão do óvulo com o espermatozoide, 5
Futuro tubo intestinal, 6

G

Gânglio(s)
- cercicotorácico, 102
- cervical
-- médio, 102
-- superior, 102
- da raiz dorsal, 374
- do tronco simpático, 88, 89, 97
-- com o segundo neurônio eferente, 103
- espinal, 134
- mesentérico
-- inferior, 102
-- superior, 102
- parassimpático(s), 103
-- da cabeça, 102
-- próximos aos órgãos, 102
- pré-vertebral com o segundo neurônio eferente, 103
- sensitivo do nervo espinal, 7, 83, 84, 88, 89, 96-98, 103, 137, 205
- simpático, 103, 205

Ganglioblastos, 82
Gastrulação, 6
Gene SRY, 230
Gibosidade costal, 141
Gínglimo, 51
Glande
- do clitóris, 188, 192, 196, 230, 240, 243-246
- do pênis, 31, 188, 196, 230, 232, 236-239, 561

Glândula(s)
- areolares, 216
- bulbouretral, 191, 196, 232, 238
- endócrina
-- com folículo, 78
-- sem formação de folículo, 78
- exócrina, 78

- paratireoides, 79
- pineal, 79
- pluricelular intraepitelial, 78
- sebáceas, 38, 103
- seminal, 197, 232, 239, 448
- sudorífera, 388
- sudoríparas, 38, 103
-- écrinas, 38
- suprarrenais, 79
- tireoide, 79, 175
- vestibular maior (de Bartholin), 243, 244

Glicosaminoglicanos, 47
Gônadas, 3
Gonartrose, 48
Gonfose, 43
Gordura
- epidural, 137
- intraforaminal, 137

Grupo
- adutor, 498
- de músculos radiais, 383
- extensor, 581
- fibular, 581
- flexor, 502
- radial de linfáticos, 372
- ulnar de linfáticos, 372

Gubernáculo, 232

H

Hálux
- em martelo, 486, 487
- rígido, 486, 487
- valgo, 486

Hamato, 40, 264, 266, 267, 298, 300, 301, 303, 308, 335, 416

Hâmulo
- do hamato, 32, 251, 264, 267, 299, 302, 303, 329, 335, 337, 419
- do trapézio, 307

Haste do pelo, 38
Hematoma de fratura, 55
Hermafroditismo verdadeiro, 231

Hérnia(s)
- cicatricial, 228
- da parede abdominal anterior, 228
- de disco
-- dorsal, 139
-- intervertebral, 138, 139
-- mediana, 139

-- mediolateral, 139
- de Grynfelt, 229
- de Petit, 229
- de Spiegel, 229
- diagnóstico e tratamento das, 226
- epigástrica, 228
- espinotuberal, 229
- femoral, 222
- infrapiriforme, 229
- inguinal, 222-225, 235
-- direta, 222, 225
--- medial, 222
-- indireta, 222, 224, 225
--- lateral, 222
- isquiática, 229
- isquiorretal, 229
- lombar, 229
-- inferior, 229
-- superior, 229
- obturatória, 229
- perineal, 229
-- anterior, 229
-- posterior, 229
- suprapiriforme, 229
- umbilical, 228

Hialuronato, 45
Hiato
- aórtico, 168, 169, 182, 183
- basílico, 371, 389
- distal do túnel ulnar, 419
- do ânus, 171
- do levantador, 193, 194
- do músculo tríceps braquial, 404
- dos adutores, 499, 522, 523, 526, 542-544, 568, 579, 586
- dos escalenos, 393, 398, 399
- esofágico, 168, 182, 183
- proximal, 419
- sacral, 122, 146, 147, 151, 193, 195
- safeno, 223, 224, 545, 546
-- fossa oval, 223
- urogenital, 171

Hidrocele testicular, 235
Hilo, 77
Hioide, 313, 398
Hipoblasto, 6
Hipocôndrio, 36, 207
- direito, 207
- esquerdo, 207

Hipoderme, 38, 39
Hipófise, 79

Hipogástrio, 207
Hipômero, 7
Hipospadias, 231
Holocitose, 78
Horizontal, 26
Hormônios, 79

I

Ilhotas de Langerhans no
 pâncreas, 79
Ílio, 19, 40, 43, 146, 148, 151,
 172, 321, 427, 429, 446, 452,
 453, 497
- face glútea, 148, 497
Imagem da lágrima
 de Köhler, 447
Implantação do blastocisto, 5
Impressão(ões)
- do ligamento
 costoclavicular, 254
- plantares, 483
Incisura
- clavicular, 140, 142
- costal
-- I, 142
-- II a VII, 142
- da escápula, 252, 253, 255, 257,
 271, 272, 274, 275, 279,
 317, 404
- do acetábulo, 426
- frontal, 32
- isquiática
-- maior, 147, 426, 572
-- menor, 147, 197, 426, 448, 572
- jugular, 140, 141, 142
- radial, 260, 262, 263
-- da ulna, 289, 291
- supraorbital, 32
- tireóidea, 398
-- superior, 32
- troclear, 260, 262, 263, 289,
 291, 292, 294
- vertebral
-- inferior, 118, 120
-- superior, 114, 115, 118-121,
 124, 135
Índice de massa corporal, 23
Inervação
- das fáscias, 67
- motora, 96, 98
- sensitiva, 90, 92, 94
Inferior, 26
Início da ossificação, 112

Injeção ventroglútea, 573
Inserção
- do músculo subescapular no
 tubérculo menor, 277
- tendínea do músculo adutor
 magno, 523
Insuficiência muscular passiva e
 ativa, 502
Ínsula, 80
Intermédio, 26
Interneurônio, 83, 96
- motor, 99
Interno, 26
Intersecção tendínea, 31, 163,
 185, 207
Intersexualidade, 231
Intervalo dos rotadores, 277
Intestino, 3, 10, 24
- branquial, 3
- com artéria e veia, 3
- delgado, 24
- faríngeo, 10
- grosso, 24
Íntima, 45
Introito vaginal, 246
- estreitado, 246
- restaurado, 246
Intumescência
 labioescrotal, 230, 232
Invasão de vasos sanguíneos, 16
Invertebrados, 2
Ísquio, 19, 40, 43, 146, 427, 448,
 453, 503

J

Joelho, 468
Junção de oclusão, 101

L

Lábio(s)
- articulares, 44
- do acetábulo, 15, 429, 430,
 444-447, 449, 452
- externo, 147
- glenoidal, 44, 273, 274,
 278, 281
- interno, 147
- lateral, 428
- maior do pudendo, 188,
 240, 246
- medial, 428

- menor
-- do pudendo, 188, 240, 243,
 244, 246, 577
Lacuna
- dos músculos, 553, 567
- dos vasos, 567
Lagarto, *Lacerta viridis*, 21
Lamelas, 17, 41
- intersticiais, 17
Lâmina(s)
- basal, 101
- de crescimento, 43
- do arco vertebral, 114, 117, 119,
 121, 127, 134
- epifisial, 16
-- de cartilagem hialina, 124, 125
-- ossificada, 43
- fibrocartilagínea, 485
-- da articulação
--- IFD, 484
--- IFP, 484
--- metatarsofalângica, 484
- parietal da túnica vaginal do
 testículo, 233
- pré-traqueal, 175
- pré-vertebral, 175
- profunda, 163
-- da fáscia da perna, 540
- superficial, 163, 175
-- da fáscia cervical, 56
- terminal da vértebra, 125
Largura do passo, 491
Laringe, 31, 32, 113
Lateral, 26
Leito
- capilar, 74
- vascular terminal, 74
Lesão(ões)
- devido à
-- compressão, 104
-- transecção, 104
- distal do nervo
-- mediano, 386
-- radial, 382
-- ulnar, 384
- do sistema do ligamento
 acromioclavicular, 272
- do tendão do músculo
 supraespinal, 281
- em um nervo periférico,
 síndromes compressivas, 104
- no nível médio do nervo
-- radial, 382
-- ulnar, 384
- nos nervos periféricos, 104

- proximal do nervo
-- mediano, 386
-- ulnar, 384
-- radial, 382
- traumáticas e síndromes
 compressivas envolvendo
 o nervo
-- mediano, 386
-- radial, 382
-- ulnar, 384
Ligamento(s)
- acromioclavicular, 271, 272,
 275, 280, 403
- articulação
 acromioclavicular, 272
- alares, 130, 131
- amarelo, 43, 125-130, 132,
 136-138
- anococcígeo, 171, 189, 192,
 195, 196, 574, 576
- anterior da cabeça da fíbula,
 458, 459
- anular, 304, 305, 358,
 361, 362
-- do rádio, 289-291, 294, 296
- arqueado
-- do púbis, 193
-- lateral, 168, 182, 183, 212
-- medial, 168, 183, 212
-- mediano, 182, 183
-- médio, 182
- arterial, 12
- atlantoccipital lateral, 128, 130
- bifurcado, 475-477
- calcaneocubóideo
 dorsal, 475, 476
- calcaneofibular, 476, 477
- calcaneonavicular
 plantar, 474-476, 482
- capitato-hamato, 300
- carpal palmar, 303
- carpometacarpais
-- dorsais, 298
-- palmares, 299
- colateral, 304, 308, 361
-- acessório, 291, 304, 305
-- fibular, 45, 455-462, 466
-- medial, 476, 477
-- radial, 289-291, 294, 296,
 298-300, 308
--- do carpo, 298-300
-- tibial, 45, 455-459, 461,
 466, 469
-- ulnar, 267, 289-291, 294, 296,
 298-301, 308

605

--- do carpo, 267, 298-301
--- parte anterior, 290
--- parte posterior, 290
--- parte transversa, 290
- conoide, 271
- coracoacromial, 271, 272, 275, 277-279, 280, 403
- coracoclavicular, 271, 272, 275, 280, 402, 403
- coracoumeral, 275-277
- costoclavicular, 271
- costotransversário, 145, 180
-- lateral, 145, 180
-- superior, 145
- costoxifoide, 142
- cruciforme, 304, 358, 362
-- do atlas, 130
- cruzado, 45, 455
-- anterior, 458, 461-463, 468, 469
-- do joelho direito, 458
-- posterior, 458, 460, 461, 466, 468, 469
- cuneometatarsal interósseo (de Lisfranc), 477
- da(s) articulação(ões)
-- costovertebrais, 145
-- da cabeça, 131
-- do quadril, 442
-- esternoclavicular, 272
-- sacroilíaca, 151
- da cabeça do fêmur, 15, 444, 445, 446, 448
- da coluna
-- cervical, 128, 129
-- vertebral, 126
- da patela, 45, 56, 58, 65, 455, 457-459, 461-463, 468, 501, 520-522, 524, 528, 584
- de Cooper, 227
- de Struthers, 407
- do ápice do dente, 129-131
- do crânio, 130
- do pé, 476
- dorsais do tarso, 476, 477
- dos dedos, 304
- escafossemilunar, 300
- esfenomandibular, 11
- esternoclavicular
-- anterior, 271, 272
-- posterior, 272
- esternocostais radiados, 142, 180
- estilo-hióideo, 11
- extracapsular, 462

- falangoglenoidal, 304, 305
- fundiforme do pênis, 184
- glenoumeral
-- inferior, 276, 277, 283
-- médio, 276, 277, 283
-- superior, 276, 277
- iliofemoral, 442, 443, 522
- iliolombar, 148, 442
- inguinal, 148, 161, 163, 184, 185, 206, 207, 214, 218-221, 223, 227, 442, 444, 495, 521, 542, 544, 546, 550, 551, 553, 562, 563, 566, 567, 569
- intercarpais
-- dorsais, 296, 298
-- interósseos, 300
-- palmares, 299
- interclavicular, 271
- interespinal, 43, 126, 129, 136
- interfoveolar, 221
- interósseo, 301
- intertransversário, 126, 127, 131, 180
- intra-articular da cabeça da costela, 145
- intracapsulares, 45, 462
- isquiofemoral, 442, 443
- lacunar, 218, 223, 227, 567
- longitudinal
-- anterior, 125-129, 136-138, 148, 180, 181, 442, 521
-- posterior, 125-127, 129, 130, 136-138
--- transição toracolombar, 126
- meniscofemoral
  posterior, 458, 460
- metacarpal(is)
-- dorsais, 298, 308, 477
-- palmares, 299
-- transverso profundo, 299, 304, 361
- metatarsal transverso
-- profundo, 481, 484, 485
-- superficial, 534
- nucal, 128-131, 173, 180, 313
- palmar, 299, 305, 366, 414, 416, 419
-- do carpo, 414, 416, 419
- pectíneo, 218, 221, 227, 567
- piso-hamato, 419
- plantar, 474-476, 481, 482, 484, 485, 511, 537, 538
-- longo, 474-476, 482, 511, 537, 538

- poplíteo
-- arqueado, 456
-- oblíquo, 456, 579
- popliteofibular, 456
- posterior da cabeça da fíbula, 458, 459
- púbico inferior, 238
- pubofemoral, 442, 443
-- menor, 442
- radiado da cabeça da costela, 145, 271
- radiocarpal
-- dorsal, 296, 298
-- palmar, 296, 299
- radiopiramidal, 301
- radiulnar
-- dorsal, 294, 295, 298, 301
-- palmar, 294, 295, 299, 301
- redondo
-- do fígado, 220
-- do útero, 190, 196, 223
- reflexo, 218, 219, 567
- sacrococcígeo anterior, 148, 151
- sacroespinal, 148, 151, 171, 183, 192, 195, 442, 444, 495, 561, 572, 576
-- músculo coccígeo, 183, 561
- sacroilíacos
-- anteriores, 148, 151, 195, 442
-- interósseos, 148, 151
-- posteriores, 148, 151, 442
- sacrotuberal, 148, 151, 171, 192, 195, 229, 442, 444, 495, 497, 503, 526, 555, 559, 571-574, 576, 578
- semilunopiramidal, 300, 301
- supraespinal, 43, 126, 129, 136, 180
- suspensor(es), 190, 216, 234, 236, 244, 245
-- da mama (de Cooper), 216
-- do clitóris, 244, 245
-- do ovário, 190
-- do pênis, 236
- talocalcâneo
-- interósseo, 471, 474-476, 482
-- lateral, 476
- talofibular
-- anterior, 476, 477
-- posterior, 476, 477, 489
- talonavicular, 476, 477
- tibiofibular, 476, 477
-- anterior, 476
-- posterior, 476, 477
- transverso

-- do acetábulo, 445
-- do atlas, 129, 130
--- com cartilagem fibrosa, 131
-- do carpo, 362, 363
-- do colo, 190
-- do joelho, 458, 460
-- do períneo, 238
-- do úmero, 275, 278, 349
-- inferior da escápula, 403, 404
-- profundo do metacarpo, 305, 362, 363
-- superficial do metacarpo, 362
-- superior da escápula, 271, 272, 275, 279, 280, 376, 402-404
- trapezoide, 271, 300
- ulnocarpal, 296, 299
-- palmar, 296
- ulnopiramidal, 299, 301
-- palmar, 299
- ulnossemilunar, 299, 301
Limbo do acetábulo, 146, 147, 426, 427, 429, 440, 441, 452
- inferior, 441
- superior, 453
Linfa, 77
Linfáticos descendentes dorsais, 372
Linfócitos
- B, 77
- T, 77
Linfonodo(s)
- axilar(es), 76, 202, 203, 373
-- apicais, 217, 373
-- centrais, 217, 373
-- interpeitorais, 217, 373
-- laterais, 217, 373
-- peitorais, 217, 373
-- subescapulares, 217, 373
- braquiais, 373
- cervicais, 76, 202, 203, 373
- cubitais, 372, 373
- de coleta, 77
- de Rosenmüller, 223, 567
- ilíacos
-- comuns, 202, 547
-- externos, 202, 546, 547
-- internos, 202, 242, 547
-- profundos, 547
- inguinal(is), 76, 223, 235
-- profundo(s), 202, 223, 242, 546
--- proximal, 546, 567
-- superficiais, 202, 203, 235, 242, 546, 547

--- e superolaterais, 546
--- e superomediais, 546
- intestinal, 76
- lombares, 202, 547
- paraesternais, 202, 203, 217
- paramamários, 217, 373
- poplíteos
-- profundos, 547
-- superficiais, 546, 547
- regionais, 77, 373
- supraclaviculares, 373
- supratrocleares, 373
Língua, 113
Linha(s)
- alba, 31, 161, 163, 165, 184-187, 207, 218, 228
- arqueada, 146, 147, 150, 151, 185, 186, 195, 218, 220, 221, 229, 426, 427
-- do ílio, 426
- articular
-- de Chopart, 470, 471
-- de Lisfranc, 470
- áspera, 40, 428, 431, 498, 503
- axilar
-- anterior, 34
-- média, 34
-- posterior, 34
- clavicular, 133
- de base do joelho, 424
- de cemento, 41
- de gravidade, 27, 111, 425
-- na posição neutra, 133
- de Hilgenreiner, 453
- de Ménard-Shenton, 453
- de Mikulicz, 424
- de Perkins-Ombrédanne, 453
- de Roser–Nélaton, 443
- divisória, 203
- do músculo sóleo, 434, 454, 509
- do teto do acetábulo, 453
- e triângulo de Hueter, 290
- epifisial, 41, 429, 446, 453
- escapular, 34
- espinha-trocanter, 572
- espinha-túber, 572
- esternal, 30, 34
- glútea
-- anterior, 147, 426
-- inferior, 426
-- posterior, 147, 426, 497
- ilioisquiática, 447
- iliopectínea, 447
- intercondilar, 428, 454, 466
- intermédia, 147

- intertrocantérica, 428, 440, 442, 444, 495, 501
- limitante, 46
- mamárias, 216
- mediana
-- anterior, 34
-- posterior, 34
- medioclavicular, 34, 207
- nucal
-- inferior, 128, 157, 159, 179
-- superior, 128, 130, 155, 157, 159, 173, 177-179, 313, 345
- ocular, 133
- paraesternal, 34
- paravertebral, 34
- pectínea, 426-428, 431, 440
-- do púbis, 146, 147, 150, 151
- primitiva, 6
- semilunar, 31, 161, 185, 207, 229
- supracondilar
-- lateral, 428
-- medial, 428
- terminal, 149, 552
- transversas, 43, 122
- túber-trocanter, 572
- verticais
-- através do centro da cabeça do fêmur, 453
-- de orientação do tronco, 34
Lobos da glândula mamária, 216
Lóbulos, 216, 234
Local
- de ligadura da artéria femoral com circulação colateral, 568
- de punção, 215
Localização
- da patela, 457
- do canal inguinal, 223
- do osso sesamoide, 505
Loja de Guyon, 303
Longitudinal, 26
Lordose
- cervical, 111, 113
- lombar, 111, 113, 450
Losango de Michaelis, 30, 209, 572
Lúmen
- do capilar, 101
- do tubo neural, 81
Luxação
- aguda do cotovelo, 292
- obturatória, 443
- púbica, 443
- traumática do quadril, 443

M

Macrófagos, 16
Maléolo
- articulação talocrural lateral, 425
- lateral, 30, 32, 33, 40, 422, 423, 434, 435, 470, 471, 474, 476, 477, 485, 488, 489, 505, 507-509, 528, 530, 532, 533, 542, 544, 558, 559, 562, 564, 580, 584
- medial, 30, 32, 33, 40, 422, 423, 434, 435, 470, 471, 474, 476, 477, 481, 482, 485, 488, 505, 507, 509, 528, 530, 532, 533, 542, 562, 564, 581, 584
-- bolsa subcutânea do, 581
Mama, 30, 207, 216
Mamíferos
- características dos, 3
- estrutura, 3
Mamilo, 30
Mandíbula, 40, 43, 113, 159
Manobra de Thomas, 450
Manúbrio do esterno, 32, 40, 140, 142, 167, 180, 181, 183, 186, 252, 253, 270, 271, 348, 349
Mão, 40, 259, 262, 264, 384, 386, 573
- em garra decorrente de lesão do nervo ulnar, 384
- em prece, 386
- no trocanter maior, 573
Marcha
- ereta, 422
- humana, 490
Margem
- anterior, 260, 263, 294, 435, 440, 447
-- do acetábulo, 440, 447
- de corte
-- da aponeurose palmar, 419
-- do músculo peitoral maior, 393
-- do vestíbulo, 245
- de secção da costela II, 379
- inferior do ílio, 452
- interóssea, 260, 262, 263, 294
-- radial, 263
-- ulnar, 263
- lateral, 172, 252, 255, 274, 275, 278, 317, 321, 326, 453
-- da escápula, 278
-- do ílio acima da cartilagem tripartida, 453

- medial, 33, 57, 59, 173, 174, 251, 252, 255, 256, 258, 271, 315, 317, 345, 404
-- da escápula, 57, 59, 345
- óssea da cavidade glenoidal, 40
- posterior, 242, 260, 333, 447
-- do acetábulo, 447
-- do diafragma urogenital, 242
- seccionada
-- da cápsula articular, 462
-- do músculo esplênio da cabeça, 177
- superior, 35, 254, 255, 257, 317
-- da sínfise púbica, 35
-- do manúbrio do esterno, 35
Martelo, 11
Massa lateral do atlas, 117, 131, 376
Material da crista neural, 7
Matriz
- cartilaginosa mineralizada, 46
- extracelular, 46
-- estrutura e função da, 47
Maxila, 32, 40
Meato acústico externo, 111
Mecânica articular, 50, 52
Medial, 26
Mediano, 26
Mediastino do testículo, 234
Medidas corporais, 22
Médio, 26
Mediopé, 437
Medula
- da glândula suprarrenal, 103
- espinal, 3, 7, 63, 84, 96, 98, 113, 129, 134, 136, 175, 205, 213, 239
-- cornos posteriores, 7
-- no canal vertebral, 3, 7, 113
- óssea, 76
-- amarela, 41
- sacral, 102
Melanoblastos, 82
Melanócitos, 38
Melanoma maligno, 83
Membrana(s)
- atlantoccipital
-- anterior, 128, 129
-- posterior, 128-131
--- forame da artéria vertebral, 179
- basal, 62, 63, 75
- do períneo, 189
- fetais, 8

607

M Membro(s)

- fibrosa, 45, 46, 444, 445, 448, 455, 460, 462
-- cartilagem hialina, 46
- intercostal externa, 180
- interóssea, 43, 66, 263, 294, 296, 308, 329, 331, 355, 356, 365, 369, 409, 410, 415, 434, 435, 457, 458, 477, 497, 503, 505, 508, 531, 540, 542, 543, 581, 585, 586
-- da perna, 434, 435, 457, 497, 503, 505, 508, 531, 540, 542, 543, 581, 585, 586
-- do antebraço, 263, 294, 296, 308, 329, 331, 355, 356, 365, 369, 409, 410, 415
- obturadora, 148, 151, 197
- orofaríngea, 6
- pós-sináptica, 63, 87
- pré-sináptica, 87
- sinovial, 45, 46, 444, 445, 455, 462
-- adiposa, 46
-- areolar, 46
-- fibrosa, 46
- suprapleural (fáscia de Sibson), 181
- tectória, 129, 130, 131
- vastoadutora, 569
Membro(s), 14
- anterior, 21
- inferior, 24, 420, 422
- posterior, 21
- superior, 250
Menisco, 65
- articular, 44, 267, 301
- lateral, 45, 458-462, 466, 468, 469
- medial, 45, 458, 459, 461, 462, 466, 469
- ulnocarpal, 301
Meralgia parestésica, 104
Meromelia, 14
Mesencéfalo, 80
Mesênquima, 10
Mesentério dorsal, 187
Mesoderma, 6, 8, 9
- coriônico, 8, 9
- embrionário, 6
- extraembrionário, 6
- intermediário, 6
- paraxial, 6
Mesogástrio, 207
Mesotendão, 65
Metáfise, 16

Metapódio, 20
Metarteríola, 75
Metatarso (ossos metatarsais), 436
Método neutro-nulo, 52
Microambiente encefálico, 101
Micróglia, 87
Microscopia eletrônica
- do neurônio, 86
- dos dois tipos de sinapses, 87
Microvilosidades, 9
Mielinização, 100
Miofibrilas, 62, 63
Miofibroblasto, 66
Miométrio, 5
Miótomo, 3, 7, 112
Mitocôndrias, 62, 86, 101
Modelo mecânico, 52
Modelo viscoelástico bifásico da cartilagem articular, 47
Moléculas de acetilcolina liberadas, 63
Monte do púbis, 30, 188, 207, 240, 246
Motoneurônio, 63, 96, 98
Movimento(s)
- da articulação
-- esternoclavicular, 286
-- do cotovelo e radiulnares, 296
-- do joelho, 516
-- do ombro, 287
-- do quadril, 514
-- talocalcânea e talocrural, 518
- da escápula, 286
- de rotação, 50
-- da tíbia, 464
- de translação, 50
- do membro inferior durante um ciclo de marcha, 491
- do pé, 478
- em torno de um eixo
-- horizontal, 287
-- sagital, 287
-- vertical, 287
Musculatura
- abdominal, 165
- da mímica, 11
- da parede
-- abdominal, 153, 164
-- do tronco, 152
- do assoalho pélvico, 164
-- da mulher, 171
- epaxial, 7, 112, 153
- esquelética, 60, 62
- hipaxial, 7, 112, 153

- infra-hióidea, 11
- isquiocrural, 165
- somática, 153
Músculo(s)
- abaixador
-- do ângulo da boca, 56, 58
-- do lábio inferior, 56, 58
-- do supercílio, 56, 58
- abdutor
-- curto do polegar, 58, 59, 311, 334, 335, 358, 362-367, 412, 414, 415, 417, 419
-- curto dos dedos, 56
-- do dedo mínimo, 57, 59, 308, 311, 334, 335, 358-360, 362-367, 412, 414, 415, 417, 419, 471, 489, 510, 511, 532-539, 541, 559, 582, 587
--- e fibular curto, 539
--- e flexor do dedo mínimo, 419
-- do hálux, 471, 485, 486, 489, 510, 511, 534-539, 541, 543, 559, 581-583, 587
-- longo do polegar, 56-59, 311, 332, 333, 352-357, 359, 360, 363, 367, 383, 408, 410, 411
--- músculo flexor superficial, 408
-- longo dos dedos, 56
-- do quadril, 451
- adutor(es), 191, 197, 446, 562
-- curto, 498, 499, 522, 523, 527, 540, 552, 568, 569, 571
-- do hálux, 481, 483, 485, 486, 510, 511, 536-539, 541, 559, 583
--- cabeça
---- oblíqua, 481, 483, 511, 537-539, 541
---- transversa, 481, 483, 511, 536-539
-- do polegar, 58, 311, 334, 335, 358, 360, 362-367, 412, 414, 415, 417
--- cabeça
---- oblíqua, 335, 358, 362-366, 415
---- transversa, 335, 358, 362-366, 415
-- longo, 29, 56, 58, 229, 498, 499, 520-523, 527, 540, 552, 566, 568, 569
-- magno, 29, 56, 57-59, 498, 499, 520-523, 525-527, 540, 543,

544, 552, 559, 566, 568, 569-571, 573, 577-579, 586
--- parte
---- tendínea, 499
---- profunda, 559
--- mínimo, 498, 499, 522, 523
- ancôneo, 57, 59, 289, 311, 326, 344, 346, 347, 354, 355, 410
- anteriores
-- da coxa, 492
-- do antebraço, 310
- articular do joelho, 522, 523
- auricular, 11
- bíceps
-- braquial, 53, 56, 65, 278, 280, 285, 311, 324, 325, 348-353, 356, 357, 370, 373, 380, 388, 394-398, 400, 403, 406, 408
--- cabeça
---- curta, 278, 280, 325, 348-350, 356, 357, 380, 403
---- longa, 278, 280, 325, 348-351, 356, 357, 380, 395
--- tendão de inserção, 285, 350, 352, 357
---- da cabeça longa, 285
--- tuberosidade do rádio, 351
-- femoral, 29, 424, 502, 503, 522-528, 530, 531, 540, 547, 558, 559, 564, 570, 571, 573, 578-580, 584
--- cabeça
---- curta, 503, 526-528, 540, 558, 559, 578, 579
---- longa, 503, 524-526, 528, 540, 558, 559, 570, 571, 573, 578, 579
- bicipital, 61
- branquiogênicos, 153
- braquial, 56, 58, 65, 289, 311, 324, 325, 347-353, 356, 357, 380, 383, 400, 406, 408
- braquiorradial, 56-59, 289, 311, 330, 331, 344, 346, 347, 351-357, 360, 369, 383, 388, 406, 408-410, 414, 417, 419
-- tendão de inserção, 331
- bucinador, 58
- bulboesponjoso, 170, 171, 189-192, 196, 237, 238, 242-244, 560, 561, 575, 577
- coccígeo, 192-195, 576

608

Músculo(s) M

- coracobraquial, 56, 58, 173, 273, 280, 322, 323, 348, 349, 351, 357, 380, 394-396, 398-400, 403
- corrugador do supercílio, 58
- cremaster, 58, 218, 223-225, 233, 234
-- com a fáscia cremastérica, 224
-- e funículo espermático, 223
- curtos do pé, 482
- da articulação do ombro, 310, 316
- da coxa, 492
- da mastigação, 153
- da mímica da face, 153
- da parede do tronco, 152
- da perna, 492
- de movimento, 60
- de sustentação, 60
- deltoide, 30, 56-59, 65, 153, 174, 207, 209-211, 273, 280, 281, 284, 285, 318, 319, 344-351, 357, 381, 388, 390, 392-397, 400, 402-405
-- parte
--- acromial, 285, 319, 346, 347, 349
--- clavicular, 285, 319, 346, 347, 349
---- músculo trapézio, 349
--- espinal, 285, 319, 346, 347
- digástrico, 11, 61
-- ventre
--- anterior, 11
--- posterior, 11
- do abdome, 68
- do assoalho pélvico, 170, 190
- do braço, 310
- do cíngulo do membro superior, 310, 312, 318
- do dorso e do cíngulo do membro superior, 310
- do grupo adutor, 492
- do membro inferior, 492
- do quadril, músculos glúteos, 492
- do tecido erétil, 190
- do tórax, 310
- dorsais, 492
- encurtados e enfraquecidos da articulação do joelho, 517
- eréteis, 239, 243
- eretor
-- da espinha, 31, 154, 155, 182, 209, 213, 345

--- aponeurose toracolombar, 345
-- do pelo, 38
- escaleno(s)
-- anterior, 167, 180, 181, 369, 375, 377, 380, 381, 383, 387, 393, 398
-- médio, 167, 180, 181, 369, 375, 377, 381, 393, 398
-- posterior, 167, 180, 181, 393
-- tireocervical, 396
- esfíncter
-- externo
--- da uretra, 170, 171, 192, 196
--- do ânus, 170, 171, 189, 192, 195, 196, 238, 241-244, 561, 574, 577
-- interno do ânus, 196
- espinal, 157, 176, 177
-- do pescoço, 157, 177
-- do tórax, 177
- esplênio, 57, 59, 154, 155, 176-179, 210, 211, 344, 345
-- da cabeça, 57, 59, 155, 176-179, 210, 211, 344, 345
-- do pescoço, 57, 59, 155, 176-178
- esquelético, 89, 98
-- com placas motoras, 89
- esternocleidomastóideo, 31, 56-59, 153, 174, 175, 178, 179, 207, 211, 311-313, 344, 345, 348, 349, 392, 398, 399
- esterno-hióideo, 56
- estilofaríngeo, 11, 153
- extensor
-- curto
--- do hálux, 56, 58, 511, 528, 529, 532, 584, 586, 587
--- do polegar, 57, 59, 311, 332, 333, 354-356, 359, 360, 364-366, 383, 410, 411
--- dos dedos, 56, 58, 510, 511, 528, 529, 532, 533, 586
-- do dedo mínimo, 56, 57, 59, 311, 332, 333, 354, 355, 356, 359, 360, 410
-- do hálux, 471
-- do indicador, 59, 311, 332, 333, 354, 355, 359, 360, 410, 411
-- dos dedos, 56, 57, 59, 311, 332, 333, 344, 346, 354-356, 359-361, 383, 390, 410, 411, 471
--- tendão de inserção, 361, 390
-- longo

--- do hálux, 56, 58, 486, 489, 504, 505, 528, 529, 532, 533, 540, 558, 584, 586, 587
--- do polegar, 59, 311, 332, 333, 354-356, 359, 360, 383, 390, 410, 411
--- dos dedos, 56, 58, 504, 505, 528, 529, 532, 533, 540, 558, 584, 587
-- radial
--- curto do carpo, 57, 59, 311, 330, 331, 344, 346, 347, 351-357, 359, 360, 408, 410, 411
---- tendão de inserção, 360
--- longo do carpo, 56, 57, 59, 289, 311, 330, 331, 344, 346, 347, 351-357, 359, 360, 406, 408, 410, 411
---- tendão de inserção, 360
-- ulnar do carpo, 57, 59, 311, 332, 333, 344, 346, 354-356, 359, 360, 367, 410
- extrínsecos do bulbo do olho, 153
- fibular
-- curto, 57, 59, 471, 489, 504, 505, 528-533, 537, 538, 540, 558, 580, 584
-- longo, 56, 57-59, 471, 481, 483, 504, 505, 524, 528-538, 540, 558, 564, 580, 584, 587
---- tendão de inserção, 587
-- terceiro, 56, 58, 504, 528, 529, 532, 533
- flexor
-- curto do dedo mínimo, 58, 311, 334, 335, 358, 362-367, 412, 414, 415, 417, 419, 510, 511, 534-539, 541, 587
-- curto do hálux, 485, 510, 511, 534-539, 541, 583, 587
--- cabeça
---- lateral, 511
---- medial, 511, 537
-- curto do polegar, 311, 334, 335, 358, 362-367, 412, 414, 415, 417, 419
--- cabeça
---- profunda, 311, 365, 366
---- superficial, 311, 335, 358, 362-366, 412, 414, 417, 419

-- curto dos dedos, 471, 489, 512, 513, 535-539, 559, 582, 583, 587
--- e aponeurose plantar, 559
--- nervo de Baxter, 583
--- tendão de inserção, 582, 583
-- longo do hálux, 57, 59, 471, 482, 483, 485, 486, 489, 508, 509, 530, 531, 533-537, 539, 540, 580-583, 587
--- tendão de inserção, 582, 583, 587
-- longo do polegar, 56, 58, 311, 328, 329, 352, 353, 356-358, 362-365, 367, 387, 408, 414, 417, 419
--- tendão de inserção, 352, 353, 363-365
--- nervo mediano, 408
-- longo dos dedos, 57, 59, 471, 482, 508, 509, 513, 526, 527, 530, 531, 533-537, 539, 540, 580-583
--- tendão de inserção, 582, 583
-- profundo dos dedos, 59, 311, 328, 329, 337, 346, 351-356, 358, 361, 363, 364-367, 385, 387, 408, 413
--- tendões de inserção, 337, 352, 353, 363-365
-- radial do carpo, 56, 58, 311, 328, 329, 352-358, 362, 363, 367, 387, 406, 408, 414, 417-419
-- superficial dos dedos, 58, 311, 328, 329, 352, 353, 356-358, 361-365, 367, 387, 408, 413, 414, 417, 419
--- cabeça
---- do rádio, 353, 408
---- ulnar, 353
---- umeroulnar, 408
--- tendões de inserção, 352, 363, 364, 365
-- ulnar do carpo, 56-59, 328, 329, 344, 346, 352-358, 362, 363, 367, 369, 385, 406, 408, 409, 414, 415, 417-419
- gastrocnêmio, 57, 59, 455, 468, 507, 520, 524-528, 530, 531, 540, 547, 559, 562, 564, 578-580, 584, 585
-- cabeça

609

M Músculo(s)

--- lateral, 455, 468, 507, 525-528, 530, 531, 540, 579, 580, 585
--- medial, 455, 507, 524-528, 530, 531, 540, 579, 580, 585
- gêmeo, 57, 59, 496, 497, 525-527, 540, 555, 571, 573, 576
-- inferior, 57, 59, 497, 525-527, 540, 555, 571, 573, 576
-- superior, 57, 59, 497, 526, 527, 540, 555, 571, 573, 576
- glúteo
-- máximo, 57, 59, 165, 174, 176, 177, 183, 189, 197, 229, 238, 241, 424, 446, 448, 449, 496, 497, 520, 524-527, 540, 555, 560, 564, 570, 571, 573, 574, 576-578
-- médio, 53, 57, 59, 174, 446, 448, 449, 496, 497, 522, 524-527, 540, 554, 564, 570, 571, 573, 578
-- mínimo, 53, 57, 59, 191, 446, 496, 497, 522, 523, 525-527, 540, 573, 578
- grácil, 29, 56, 57, 58, 59, 424, 498, 499, 520-523, 525, 526, 528, 530, 540, 552, 553, 566, 569-571, 573, 577-580
- hipotenares, 310, 408, 418, 419
- ilíaco, 163, 183, 186, 190, 212, 220, 221, 446, 495, 520-523, 550, 551, 553, 567
- iliococcígeo, 170, 171, 193, 194, 195
- iliocostal, 154, 155, 176, 177
-- do lombo, 155, 177
--- parte
---- lombar, 155
---- torácica, 155
-- do pescoço, 155, 177
-- do tórax, 177
- iliopsoas, 56, 58, 163, 165, 183, 197, 218, 221, 448-450, 494, 495, 521-523, 527, 553, 566, 567, 576
-- articular, 449
-- músculo reto femoral, 450
- inervado de modo
-- monossegmentar, 96
-- plurissegmentar, 96

- infraespinal, 57, 59, 174, 211, 273, 277, 278, 282, 285, 311, 317, 345-347, 376, 402, 404, 405
-- e redondo menor, 402
- infra-hióideos, 175
- intercostais, 56, 58, 69, 166, 167, 176, 177, 180-184, 213, 216, 285
-- externos, 56, 58, 167, 176, 177, 180, 181, 184, 213, 215
-- internos, 58, 167, 180, 181, 183, 184, 213, 215
-- íntimos, 181, 213, 215
- interespinais, 156, 157, 177, 179
-- do lombo, 157, 177
-- do pescoço, 157, 177, 179
- interósseo dorsal, 56, 57, 59, 336, 359, 366, 410, 484, 512, 537, 539, 541, 586
-- I, 59, 308, 337, 358, 360-364, 367, 411, 414, 417, 513, 535, 536, 538, 539
-- II, 59, 308, 311, 336, 337, 360, 361, 366, 512, 538, 539
-- III, 59, 308, 311, 336, 337, 360, 361, 366, 512, 538, 539
--- fibras fixadas ao osso, 361
--- fibras fixadas ao tendão do músculo extensor, 361
-- IV, 59, 308, 336, 337, 360, 366, 512, 535, 536, 538, 539
- interósseo(s) plantar(es), 311
-- I, 336, 337, 366
-- II, 336, 337, 365, 366
-- III, 336, 337, 365, 366
- interósseos plantar, 512, 537, 539, 541, 583
-- I, 512, 513, 534-536, 538, 539
-- II, 512, 513, 534-536, 538, 539
-- III, 512, 513, 534-536, 538, 539
- intertransversários, 154, 155, 177, 179
-- do pescoço, 179
-- laterais do lombo, 155, 177
-- mediais do lombo, 155, 177
-- posteriores cervicais, 155
- intrínsecos do pé, 492
- isquiocavernoso, 170, 171, 189, 190, 192, 237, 241-244, 575, 577
-- peniforme complexo, 244
- laterais
-- da parede abdominal, 175
-- do quadril, 492, 496, 497

- latíssimo do dorso, 56-59, 67, 153, 172, 174-176, 182, 210, 213, 215, 281, 285, 320, 321, 344-351, 369, 373, 379, 390, 394-397, 400, 402
-- artéria toracodorsal, 369
-- parte
--- escapular, 172, 321, 346, 347
--- ilíaca, 172, 321
--- vertebral, 172, 321
-- prega axilar posterior, 394
- levantador(es)
-- curtos das costelas, 155, 177
-- da artéria cervical transversa, escápula, 211
-- da escápula, 57, 59, 173-175, 314, 315, 345-347, 376, 403
-- das costelas, 154, 177
-- do ângulo da boca, 56, 58
-- do ânus, 170, 171, 189-197, 229, 241, 242, 560, 561, 574, 575-577
-- do lábio superior e da asa do nariz, 56, 58
-- longos das costelas, 155, 177
- liso do tubo intestinal, 103
- longo
-- da cabeça, 158, 159
-- do pescoço, 158, 159, 175
- longuíssimo, 154, 155, 176-179, 211
-- da cabeça, 155, 177-179, 211
-- do pescoço, 155
-- do tórax, 155, 177
- lumbrical, 337, 361
-- I, 311, 337, 361, 387, 512, 513, 538
-- II, 311, 337, 361, 387, 512, 513, 538
-- III, 311, 337, 512, 513, 538
-- IV, 311, 337, 512, 513, 538
- masseter, 11, 58
- mediais do quadril, 494, 495
-- músculos extensores, 492
- mentual, 56, 58
- metacarpais, 310
- multífido, 157, 177
-- do lombo, 209
- multigástrico, 61
- multipeniforme, 61
- não peniforme, 60, 61
- nasal, 56, 58
- nervo pudendo, 577
- oblíquo(s)
-- da parede abdominal, 153

-- externo do abdome, 56-59, 160, 161, 163, 165, 174, 176, 182, 184-187, 207, 210, 213, 214, 218, 224, 344, 345, 348, 394, 395, 550
--- com aponeurose, 224
--- fáscia superficial de revestimento, 394
-- inferior da cabeça, 57, 158, 159, 177, 179, 211
-- interno do abdome, 56-59, 160, 161, 163, 165, 174, 176, 177, 182, 184-187, 210, 214, 218, 219, 224, 225, 227, 344, 550
-- superior da cabeça, 57, 158, 159, 177-179, 211
- obturador
-- externo, 191, 197, 229, 446, 498, 499, 522, 523, 527, 552
-- interno, 57, 59, 171, 183, 189, 190-194, 197, 241, 448, 496, 497, 520, 525-527, 540, 555, 561, 571, 573-576, 578
- occipital, 11, 153
- omo-hióideo, 312, 313, 373, 393, 398, 402, 403
-- ventre inferior, 373
- oponente
-- do dedo mínimo, 311, 334, 335, 358, 360, 363-367, 415, 510, 511, 537-539, 541, 587
-- do polegar, 58, 308, 311, 334, 335, 358, 362-367, 414, 415, 417, 419
- orbicular
-- da boca, 56, 58
-- do olho, 56, 58
- palmar
-- curto, 56, 58, 311, 334, 357, 362, 412, 419
-- longo, 56, 58, 311, 328, 329, 352, 356, 357, 362, 387, 406, 408, 412, 414, 418, 419
--- tendão de inserção, 362
- para movimentação do braço e cíngulo do membro superior, 69
- pectíneo, 56, 58, 197, 218, 227, 229, 448, 498, 499, 521-523, 527, 552, 553, 566, 569
- peitoral
-- maior, 31, 56, 58, 65, 173, 184, 207, 216, 273, 285, 311,

610

Músculo(s) M

322, 323, 348-351, 357, 373, 379, 388, 392-397, 400
--- parte
---- abdominal, 173, 184, 323, 348
---- clavicular, 56, 173, 323, 348, 349, 394
---- esternocostal, 173, 184, 323, 348, 349, 394
-- menor, 56, 58, 173, 216, 217, 273, 285, 311, 315, 349-351, 369, 373, 377, 379, 395-398, 400, 403
--- linfonodos axilares, 373
- peniforme, 60, 61
- piramidal, 163, 185, 224
- piriforme, 57, 183, 192-195, 229, 496, 497, 520-523, 525, 526, 540, 543, 544, 555, 561, 568, 571-573, 576, 578
- plano, 61
- plantar, 57, 59, 492, 506, 507, 525-527, 530, 531, 540, 547, 578-580
-- gastrocnêmio
--- cabeça medial, 531
- poplíteo, 57, 59, 456, 502, 503, 526, 527, 530, 531, 579-581
-- complexo ligamentar posterolateral, 456
- posteriores
-- da coxa, 492
-- do antebraço, 310
- prócero, 56
- pronador
-- quadrado, 58, 311, 328, 329, 352, 353, 358, 363, 387, 408, 414, 415, 419
-- redondo, 56, 58, 328, 329, 350-353, 355, 356, 357, 387, 406-409
--- cabeça
---- ulnar, 353, 387, 406, 408
---- umeral, 353, 387, 406, 408
- próprios do dorso, 153, 156, 158, 163, 165, 175
-- da aponeurose toracolombar, 163
- psoas
-- maior, 163, 165, 168, 175, 182, 183, 212, 220, 221, 495, 520-523, 550, 551, 553, 567
-- menor, 183, 212, 495, 520
- pubococcígeo, 170, 171, 193-195

- puborretal, 170, 171, 193-195
- quadrado
-- do lombo, 162, 163, 168, 175, 177, 182, 183, 212, 550, 551
-- femoral, 57, 59, 191, 496, 497, 523, 525-527, 540, 555, 571, 573, 576, 578
-- plantar, 471, 489, 512, 513, 536-539, 559, 582, 583, 587
- quadríceps femoral, 31, 56, 65, 165, 459, 463, 500, 501, 522, 523, 540, 553, 566
- quadricipital, 61
- radiais do antebraço, 310
- radial, 61
- redondo
-- maior, 56-59, 174, 209, 211, 280, 281, 285, 311, 320, 321, 344-351, 357, 379, 390, 396, 397, 400-402, 404, 405
-- menor, 57, 59, 211, 278, 282, 285, 311, 317, 345-347, 381, 404, 405
- reto
-- anterior da cabeça, 158, 159
-- do abdome, 56, 58, 153, 162, 163, 165, 182, 184-187, 207, 214, 218-221, 224, 225, 228, 448, 551
--- bainha do, lâmina posterior, 187, 220
-- femoral, 29, 56, 58, 197, 448, 500, 501, 520-524, 526, 528, 540, 553, 562, 569
-- lateral da cabeça, 158, 159
-- posterior
--- inferior da cabeça, 178
--- maior da cabeça, 57, 158, 159, 177, 179, 211
--- menor da cabeça, 57, 158, 159, 177, 178, 179, 211
- risório, 56, 58
- romboide, 176, 211
-- maior, 57, 59, 173, 174, 176, 210, 273, 311, 314, 315, 345-347, 376
-- menor, 57, 59, 173, 174, 176, 311, 314, 315, 345-347, 376
- rotadores
-- curtos, 156, 157, 177
--- do tórax, 177
-- longos, 156, 157, 177

--- do tórax, 177
- sartório, 29, 56, 58, 197, 207, 223, 424, 448, 500, 501, 520-524, 528, 540, 553, 566, 569
- semiespinal, 57, 59, 157, 176-179, 211, 344, 345
-- da cabeça, 57, 59, 157, 176-179, 211, 344, 345
-- do pescoço, 157, 178, 211, 345
-- do tórax, 157
- semimembranáceo, 29, 31, 57, 59, 456, 502, 503, 520, 522, 523, 525-527, 530, 540, 547, 559, 564, 570, 571, 573, 578-580
- semipeniforme, 61
- semitendíneo, 29, 56, 57-59, 424, 502, 503, 520, 522, 523, 525-527, 530, 540, 553, 559, 570, 571, 573, 578-580
-- cabeça longa, 29
- serrátil
-- anterior, 56-59, 153, 173, 174, 184, 207, 273, 285, 314, 315, 345, 348-351, 376, 394-397, 400
--- e nervo torácico longo, 395
-- posterior, 57, 59, 172, 174-176, 210, 213, 345
--- inferior, 57, 59, 172, 174-176, 210, 345
--- superior, 172, 176
- sóleo, 56-59, 507, 526-528, 530, 531, 540, 559, 579, 580, 584, 585
- subclávio, 56, 58, 173, 285, 314, 315, 349, 350, 376, 377, 393, 395, 397
- subcostais, 167, 181
- subescapular, 58, 65, 273, 277, 278, 280-282, 285, 316, 317, 349-351, 379, 395-397, 400, 403
-- e nervo subescapular, 395
- suboccipitais, 158
- supinador, 57-59, 289, 311, 332, 333, 341, 346, 351-355, 383, 406, 407, 410
-- cabeça umeral, 355
-- parte
--- profunda, 407
--- superficial, 407

- supraespinal, 57, 59, 174, 277-282, 285, 316, 317, 345-347, 349-351, 376, 396, 402-405
- temporal, 11
- tenares, 310, 357, 387, 408, 418
-- aponeurose palmar, 408
- tensor da fáscia lata, 56-59, 197, 448, 496, 497, 521, 522, 524-527, 540, 554, 562, 566, 569, 573
- tibial
-- anterior, 56, 58, 471, 504, 505, 520, 528, 529, 531-533, 539-540, 558, 562, 581, 584, 587
-- posterior, 57, 59, 471, 481, 483, 508, 509, 526, 527, 530, 531, 533-537, 539, 540, 580, 581
- transverso
-- do abdome, 56, 58, 160, 161, 163, 165, 177, 182, 183, 185-187, 212, 214, 218, 219, 224, 225, 227, 228, 550
--- canal inguinal masculino, 218
--- parede abdominal, 187
-- do tórax, 166, 167, 181, 183, 186
-- profundo do períneo, 170, 190-192, 195, 196, 229, 237, 241-243, 561, 574-577
-- superficial do períneo, 170, 171, 189, 192, 241, 243, 574, 577
- trapézio, 30, 31, 153, 175, 176, 178, 179, 210, 211, 273, 280, 281, 285, 312, 313, 345-348, 350, 351, 390, 392, 393, 398
-- parte
--- ascendente, 57, 59, 173, 174, 313, 344, 402
--- descendente, 57, 59, 173, 174, 313, 344
--- transversa, 57, 59, 173, 174, 313, 344, 402
- tríceps braquial, 56-59, 65, 174, 277, 289, 326, 327, 344-347, 352, 354-357, 369, 383, 388, 390, 394-397, 400, 402, 404-406, 408, 410
-- cabeça
--- lateral, 326, 327, 344, 346, 347, 356, 410
--- longa, 277, 326, 327, 344, 346, 347, 356, 369, 396, 404

611

--- medial, 326, 327, 346, 347, 356, 396, 400
-- tendão
--- de inserção, 327
--- de origem da cabeça
---- lateral, 327
---- longa, 327
- tríceps
-- braquial
--- cabeça lateral, 388
--- cabeça longa, 400
-- sural, 31, 483, 506, 507, 528, 531-533, 540, 579, 585
- tricipital, 61
- urogenitais, 574
- vasto, 29, 56-58, 197, 446, 457, 500, 501, 520-524, 526-528, 540, 553, 562, 564, 569
-- intermédio, 29, 56, 58, 500, 501, 521-523, 526, 527, 540, 553, 569
-- lateral, 29, 56, 57, 58, 197, 446, 457, 501, 521-524, 526-528, 540, 553, 562, 564, 569
-- medial, 29, 56, 58, 457, 500, 501, 520-523, 527, 528, 540, 553, 562, 569
--- lateral, 500
- zigomático
-- maior, 56, 58
-- menor, 56, 58

N

Nadadeira anal, 3
Navicular, 19, 40, 436, 437-439, 470-477, 480, 482, 483, 488, 489, 490, 507, 511
Nervo(s)
- acessório, 210, 311, 392, 402
-- e ramos do plexo cervical, 402
- anococcígeos, 209, 577
- auricular magno, 95, 208, 211, 392
- autônomos, 233
- axilar, 95, 211, 285, 311, 374, 375, 380, 381, 383, 385, 387, 396, 397, 405
- cervical transverso, 95
- clúnios
-- inferiores, 95, 208-210, 549, 555, 565, 570, 577
-- médios, 95, 205, 208-210, 555, 565, 570, 577

- superiores, 95, 205, 208-210, 555, 565, 570, 577
- coccígeo, 549
- cutâneo
-- dorsal
--- intermédio, 557, 558, 563, 584, 585, 587
--- lateral, 557, 565, 584, 587
--- medial, 557, 558, 563, 584, 585, 587
-- extensores dorsal lateral, 585
-- femoral
--- lateral, 206, 208, 212, 221, 548, 549, 551, 563, 565-567, 569
--- posterior, 208, 209, 548, 549, 555, 565, 570, 571, 573, 576-578
---- ramos perineais, 571, 577
-- lateral
--- do antebraço, 95, 370, 378, 380, 389, 391, 406
---- nervo musculocutâneo, 378, 380, 389, 391, 406
--- do fêmur, 95
--- do hálux, 557, 585
--- do braço, 378, 383, 389, 391, 400, 402
--- superior do braço, 208, 378, 381, 389, 391, 402
---- ramo sensitivo terminal do nervo axilar, 381
-- medial
--- do antebraço, 95, 370, 378, 380, 381, 383, 385, 387, 389, 391, 397, 400, 406
--- do braço, 95, 206, 375, 378, 380, 381, 383, 385, 387, 389, 391, 400
---- e nervo intercostobraquial, 378, 389, 391
--- do segundo dedo, 585
--- nervo ulnar do antebraço, 375
-- posterior
--- do antebraço, 378, 383, 391
--- do braço, 378, 383, 391, 395-397, 400, 402
--- do fêmur, 95
--- medial do segundo dedo, 557
-- superficial, 557
--- dorsal intermédio, 557
-- sural
--- lateral, 549, 557, 563, 565, 570, 578-580, 584

--- medial, 557, 565, 578-580, 584
- de Baxter, 559, 581
- digital(is)
-- dorsais, 378, 383, 385, 391, 411, 412, 586
-- palmares
--- comum e próprio, 387, 389
---- nervo mediano, 378
---- nervo ulnar, 378, 385
--- do polegar, 412
--- próprios, 378, 385, 387, 391, 412, 414, 415, 417
---- com ramo dorsal, 412
---- do polegar, 414, 417
-- plantares, 557, 559, 582, 583
--- comuns, 559, 582
--- próprios, 557, 559, 582, 583
- do arco faríngeo, 10
- do plexo sacral, 560
- dorsal
-- da escápula, 375, 376
--- músculo levantador da escápula, 311
-- do clitóris, 243, 245, 247, 561
-- do pênis, 237-239, 561
- escrotais posteriores, 238, 561, 576
- espinais, 84, 85, 88, 89, 92, 97, 103, 105, 132, 134, 153, 205, 208, 210
-- no forame intervertebral, 92, 105
-- no seu sulco, 134
-- ramos dorsais
--- cutâneos laterais, 208
--- cutâneos médios, 208
-- ramos posteriores, 208, 210
--- cutâneos laterais, 208
--- cutâneos mediais, 208
- esplâncnico(s), 97, 102, 239
-- maior, 102
-- pélvicos, 102
--- fibras parassimpáticas eferentes, 239
- facial, 11, 102
- femoral, 95, 204, 206, 212, 218, 221, 448, 493, 548, 549, 551, 553, 563, 566, 569
-- ramos cutâneos anteriores, 206, 212, 551, 563
- fibular, 95, 493, 540, 549, 557, 558, 563, 565, 570, 571, 578-580, 584-587

- comum, 95, 493, 549, 558, 563, 565, 570, 571, 578-580, 584
--- lateral, 558
--- no forame suprapiriforme, 571
-- profundo, 95, 493, 540, 549, 558, 563, 584-587
--- artéria e veia tibiais anteriores, 585
--- ramo cutâneo, 584, 586
-- superficial, 95, 493, 549, 558, 563, 584, 585
- frênico, 213, 375, 381, 383, 393, 398
- genitofemoral, 95, 204, 206, 209, 212, 218, 219, 221, 233, 548, 549, 551, 563, 577
-- ramo
--- femoral, 206, 212, 563
--- genital, 206, 209, 212, 218, 219, 233, 563, 577
- glossofaríngeo, 11, 102
- glúteo
-- inferior, 493, 548, 549, 555, 571, 573, 576, 578
-- superior, 493, 548, 549, 554, 573
- hipogástricos, 239
- ílio-hipogástrico, 95, 204, 205, 206, 208, 212, 219, 227, 548-551, 563, 565, 570
-- ramo cutâneo
--- anterior, 206, 212, 219, 563
--- lateral, 206, 208, 212, 563, 565, 570
- ilioinguinal, 95, 204-206, 209, 212, 218, 219, 224, 227, 233, 236, 548-551, 563, 577
- intercostais, 204-206, 208, 210, 213, 217, 378, 379, 389
-- I a XI, 205
-- II e III, 205
-- ramo(s)
--- anteriores, 213
--- colateral, 213
--- cutâneos
---- anteriores, 205, 206, 213, 378, 389
---- laterais, 205, 206, 208, 210, 213, 389
--- mamários
---- laterais, 206, 217
---- mediais, 205, 206, 217
--- posterior, 213

- intercostobraquial(is), 206, 375, 379, 389, 391
- interósseo
-- anterior do antebraço, 356, 387
-- posterior, 383, 407
--- do antebraço, 356
- isquiático, 29, 197, 204, 229, 493, 540, 548, 549, 555, 556, 558, 559, 571-573, 576, 578, 579
-- no forame infrapiriforme, 571
- labiais posteriores, 560, 561
- laríngeo (ramo do nervo vago), 11
- mandibular, 11, 95
- maxilar, 95
- mediano, 95, 311, 356, 374, 375, 380, 381, 383, 385-387, 389, 393, 395-397, 400, 401, 406-408, 411, 413, 414, 416-419
-- entre as duas cabeças, 407
-- músculo pronador redondo, 311
-- na cabeça
--- ulnar do músculo pronador redondo, 407
--- umeral do músculo pronador redondo, 407
-- nervos digitais palmares
--- comuns, 413
--- próprios, 413
-- raiz
--- lateral, 374
--- medial, 374
-- ramo
--- dorsal dos nervo digitais, 411
--- palmar, 389, 413, 417, 419
--- tenar, 417, 419
- musculocutâneo, 95, 311, 356, 374, 375, 380, 381, 383, 385, 387, 393, 395-397, 400, 401, 406
- obturatório, 95, 204, 212, 220, 221, 229, 493, 548, 549, 552, 563, 565, 569, 576
-- ramo cutâneo, 563, 565, 569
- occipital
-- maior, 95, 208, 211
-- menor, 95, 208, 211
-- terceiro, 208, 211
- oculomotor, 102
- oftálmico, 95
- palmares digitais, 387, 413
-- comuns, 387

- peitoral
-- lateral, 311, 375, 379, 393-395
-- medial, 311, 375, 379, 393-395
- periférico, 92, 96, 105
- perineais, 238, 242, 243, 560, 561, 576
- plantar lateral, 95, 493, 549, 559, 565, 582, 583, 587
-- ramo
--- cutâneo, 565
--- profundo, 582, 583, 587
--- superficial, 559, 587, 582
- plantar medial, 95, 493, 549, 559, 565, 582, 583
-- ramo
--- cutâneo, 565
--- superficial, 582
- pudendo, 197, 238, 239, 242, 243, 548, 549, 560, 561, 571, 573, 575-578
-- no canal do pudendo, 561
-- ramos perineais, 571
- radial, 95, 311, 356, 374, 375, 380, 381, 383, 385, 387, 389, 391, 396, 397, 400, 405-408, 411, 413, 416
-- ramo(s)
--- musculares, 406
--- superficial, 356, 389, 391, 408, 411, 416
---- e nervos digitais dorsais, 411
-- no sulco do nervo radial, 383, 405
- retais inferiores, 238, 243, 560, 561, 576
- safeno, 29, 95, 549, 553, 563, 565, 569, 580, 585, 587
-- ramo
--- cutâneo, 587
--- infrapatelar, 563
-- veia safena magna, 585
- segmentar, 112
- subclávio, 311, 375, 376
- subcostal, 204, 205, 212, 548, 549
- subescapular, 311, 375, 395
-- parte
--- inferior, 396, 397
--- superficial, 396
- suboccipital, 211
- supraclavicular, 95, 206, 208, 217, 378, 380, 381, 383, 385, 387, 389, 391, 392, 402
- supraescapular, 211, 311, 375

-- na incisura da escápula, 376, 396, 402, 403
- sural, 95, 549, 557, 563, 565, 580, 584
-- medial, 570
-- veia safena parva, 585
- tibial, 95, 489, 493, 540, 549, 558, 565, 570, 571, 578-581, 585
-- no canal maleolar, 559
- torácico longo, 205, 311, 375, 376, 393, 395, 397
- toracodorsal, 311, 375, 379, 395, 396, 397
- transverso do pescoço, 392
- trigêmeo, 95
- ulnar, 95, 311, 356, 374, 380, 381, 383-385, 387, 393, 395-397, 400, 405, 408, 413-415, 417-419
- ramo
-- dorsal, 391, 411
-- palmar, 389, 417, 419
-- profundo, 415, 417, 419
-- superficial, 414, 415, 417, 419
-- no sulco do nervo ulnar, 400
- vago, 102, 175
Neuroblastoma, 83
Neurofibromatose, 83
Neuroma de amputação, 105
Neurônio(s)
- 1º no córtex motor, 99
- 1º sensitivo, 99
- 2º motor, 99
- 2º sensitivo, 99
- 3º sensitivo, 99
- aferentes na raiz posterior, 98
- bipolar, 86
- da parte
-- parassimpática, 102
-- simpática, 102
- motores, 98
- multipolar, 86
- no córtex sensitivo, 99
- normal, 105
- pós-ganglionar, 103
- pré-ganglionar, 103
- pseudounipolar, 86
Neurossecreção, 79
Neurotúbulos e neurofilamentos, 86
Neurulação, 6
Nevralgia interdigital de Morton, 104
Nó primitivo, 6

Nodo de Ranvier, 101
Norepinefrina, 103
Notocórdio, 3, 6, 7, 81, 82, 112
Núcleo
- celular, 62
- de uma célula de Schwann, 100, 101
- do espermatozoide, 5
- do neurônio, 105
- pulposo, 112, 124-126, 134, 137-139, 145
Nucléolo, 86

O

Occipital, 26, 33, 40, 85, 128-130, 159, 178
- parte basilar, 128, 129, 159
Olécrano, 31, 33, 40, 174, 250, 251, 259, 260, 262, 263, 288-292, 294, 326, 327, 331, 333, 344, 346, 354, 390, 410
Oligodendrócito, 87, 100
Omartrose, 48
Onfalocele, 228
Ontogênese humana, 4, 6, 8
- desenvolvimento das membranas, 8
Óptica, 10
Oral/rostral, 85
Órbita, 40
Organização funcional básica do sistema circulatório, artérias próximas ao coração, 70
Órgão(s)
- genital(is)
-- externos, 230
-- masculino, 232
- linfáticos, 76
-- primários, 76
-- secundários, 76
- sexual, 3
Orientação do corpo humano, 26
Orifício herniário, 222
- interno, 227
Origem
- aponeurótica do músculo latíssimo do dorso, 57, 59
- comum dos músculos
-- extensores, 346, 347, 351
--- dos dedos, extensor do dedo mínimo e extensor ulnar do carpo, 333
-- flexores, 346, 347, 350, 351

613

O Ossificação

- da musculatura da parede do tronco, 153
Ossificação
- diafisária, 18
- do esqueleto do membro
-- inferior, 19
-- superior, 18
- dos membros, 18
- endocondral, 14, 16, 17
- intramembranosa, 14, 16, 17
Osso(s)
- acessórios, 40
- carpais, 18, 20, 21, 40, 250, 259, 261, 264, 266
- centrais, 20
- compacto, 41
- cortical, 41
- cuneiformes, 40
- curtos, 40
- de Vesalius, 439
- do crânio, 43
- do quadril, 19, 21, 43, 146, 422, 425, 427
- dos dedos, 20, 259
-- da mão, 20
-- do pé, 20
- esponjoso, 41, 125
-- do corpo vertebral, 125
- externo da tíbia, 439
- fibular, 439
- intermetatarsal, 439
- irregulares, 40
- longos, 16, 40
- metacarpal(is), 18, 20, 21, 33, 40, 250, 261, 262, 264, 304-308, 331, 333, 335, 337, 361, 390, 411, 413
-- I a V, 266, 267, 296, 298, 299, 303
-- I, 250, 261, 262, 264, 308, 331, 333, 335, 337, 361, 390, 411, 413
-- II, 261, 331, 333, 335, 337, 361, 390, 413
-- III, 331, 335, 361, 413
-- V, 250, 335
-- preensão, 306
- metatarsal(is), 19-21, 40, 422, 470, 472, 473, 488, 508, 509, 511, 587
-- I a V, 472, 473, 488, 508, 509, 511, 587
-- I, 436-439, 470, 471, 474, 476, 477, 480-482, 485, 486, 489, 490, 505, 507, 513, 533, 541, 581, 587

-- II, 482, 490, 541, 587
-- IV, 489
-- V, 437, 471, 475, 541
- nasal, 32
- planos, 40
- pneumáticos, 40
- sesamoide(s), 18, 19, 40, 65, 264, 437, 470, 484, 485, 488
-- lateral, 484-486, 511
-- medial, 484-486, 511
-- da articulação metatarsofalângica do hálux, 484
-- do hálux, 485
- supranavicular, 439
- tarsais, 19-21, 40, 422
- trígono, 439, 489
Osteoartrite, 451
- do quadril, 48
Osteoblastos, 16, 17, 41, 55
- ativos, 17
Osteócitos, 17, 41, 46
- com processos, 41
- em lamelas ósseas maduras, 17
Osteoclasto, 17, 41, 55
- em lacuna de Howship, 17
Osteocondrose, 138
Osteogênese, 16
Osteoide, 16, 17
Ósteons, 17, 41
Osteossíntese, 55
Óstio
- da glândula vestibular maior, 243
- da vagina, 196, 240, 243, 244, 577
- do ureter, 191
- externo
-- da uretra, 188, 192, 196, 236, 237, 240, 243-246, 577
-- do útero, 8
- interno da uretra, 191, 237
Ovários, 79, 190, 196, 240, 561
Ovócito
- na 2ª divisão de maturação, 5
- primário, 5
- secundário, 5
Ovogênese, 5
Ovogônia, 5
Óvulo, 5

P

Palma, 26, 37, 388
Palmar, 26

Palpação
- da espinha ilíaca, 226
- do escroto, 226
- do pulso da artéria dorsal do pé, 585
Papila mamária, 30, 207, 216
Par de somitos, 6
Paracolpo, 190
Paracórtex, 77
Parafimose, 236
Paralisia
- do sábado à noite, 104
- espástica ou central, 98
- flácida ou periférica, 98
Paratendíneo, 64
Parede
- abdominal com a fáscia transversal, 227
- anterior do tronco, 214
- da cavidade, 239
- do tronco, 106
- lateral da fossa intercondilar, 466
Parietal, 33, 40, 85, 178
Parte
- abdominal da aorta, 113, 175, 198, 199, 212, 235, 568
- anterior, 131
- anular das bainhas fibrosas, 535
- ascendente da aorta, 12, 71, 113, 198
- basilar, 129
- costal, 168
-- do diafragma, 182, 183, 186
- cruciforme das bainhas fibrosas, 535
- descendente da aorta, 12, 71, 198
- esponjosa
-- da uretra, 237
-- residual, 244, 245
- esternal
-- do diafragma, 182
-- lateral, 114, 122, 123, 146, 147
- lombar
-- do diafragma
--- pilar direito, 168, 182
--- pilar esquerdo, 168, 182, 183
-- do forame da veia cava, 183
- medial do púbis, 426
- membranácea, 237
- parietal do estrato sinovial, 65
- posterior, 131
- profunda, 175
- prostática, 237
- superficial, 175

-- da pata de ganso, 520-522, 525, 528
- tendínea do estrato sinovial, 65
- tibiocalcânea, 476
- tibionavicular, 476
- tibiotalar
-- anterior, 476
-- posterior, 476
- torácica da aorta, 198, 199, 213
Passagem
- através da membrana interóssea do antebraço, 410
- da artéria interóssea anterior, 410
- do tendão do músculo flexor radial do carpo, 303
Pata de ganso
- inserção dos músculos sartório, grácil e semitendíneo, 584
- parte
-- profunda, 503
-- superficial, 501, 503
- sobreposição dos tendões, 56, 58
Patela, 19, 21, 30, 32, 40, 56, 58, 65, 422, 423, 425, 430, 432, 441, 454, 455, 458, 459, 461-463, 468, 499, 505, 520, 521, 524, 528, 529, 562, 584
- face articular, 462
- bipartida, 433
Pé, 422, 488
Pedículo, 2, 6, 8, 10, 14, 114, 117, 119, 121, 126
- com alantoide, 10
- com vasos sanguíneos fetais, 8
- do arco vertebral, 114, 117, 119, 121
- do embrião, 14
Pele
- do abdome, 225
- do escroto com túnica dartos, 225, 234
- do pênis, 236
- e tela subcutânea, 281
- pudendo feminino, 575
Pelo, 38
Pelve, 24
Pênis, 31, 113, 232, 233, 546
Pericárdio, 213
Pericôndrio, 16
Perióstio, 232
Periférico, 26
Perimísio, 62
Períneo, 188, 241, 246, 577
Perineuro, 83

614

Período
- embrionário, 4
- fetal, 4
Periósteo, 16, 41, 65
Peritônio
- do saco herniário, 223, 224
- parietal, 163, 175, 186, 187, 218, 224, 227
-- sobre a fáscia parietal do abdome, 175
Perna, 40, 422
Pescoço, 24
Pesos, 22
Pilar
- anterior do septo intermuscular, 584
- direito do clitóris, 244
- lateral, 218, 219, 567
- medial, 218, 219, 567
Piramidal, 33, 40, 251, 264-267, 298, 300, 301, 303, 307, 308, 335, 416
Pisiforme, 32, 40, 251, 264, 267, 299, 300, 302, 303, 307, 308, 329, 335, 337, 416, 418, 419
Placa(s)
- alar, 81, 89
- basal, 81, 89
- coriônica, 8
-- artérias umbilicais, 9
-- da placenta, 12
- de Peyer, 76
- do assoalho, 81
- do teto, 81
- motora, 63, 105
- neural, 82
Placenta, 8, 9
- após o parto, 9
- madura, 9
Placoide da lente, 2
Plano(s)
- axial, 28
-- transversal, 28
- coronal, 28
-- oblíquo, 28
- da abertura superior da pelve, 149
- de avaliação radiológica, 28
- de oclusão, 133
- escapular, 253
- frontal, 27
-- pelo ombro/ da pelve na posição neutra, 133
- interespinhal, 35

- intertubercular, 35
- padronizados na RM do ombro, 28
- sagital, 27, 28, 133, 441
-- oblíquo, 28
- subcostal, 35
- supracristal, 35
- transpilórico, 35
- transversal, 27
Planta, 37, 564
Plantar, 26
Plasticidade fenotípica do músculo, 60
Platisma, 56, 58
Platô tibial, 40, 422, 434, 454
Pleura
- parietal, 181, 186, 215
-- parte costal, 181, 186
-- parte diafragmática, 181, 186
- visceral, 181, 215
Plexo(s)
- braquial, 84, 175, 204, 285, 377, 379, 381, 393, 398
- cervical, 204
- coccígeo, 548, 549
- hipogástrico inferior, 102
- lombar, 204, 212, 493, 549
- lombossacral, 84, 548
- músculos escalenos, 377
- pampiniforme, 233, 234
- sacral, 204, 238, 243, 493, 549, 561, 569, 576
- testicular, 233
- vascular superficial, 38
- venoso, 136, 191, 200, 201, 238, 242, 544
-- areolar, 200
-- da próstata, 238
-- do bulbo do vestíbulo, 242
-- dorsal do pé, 544
-- vertebral
--- anterior externo, 201
--- interno anterior, 136
--- interno posterior, 136
--- posterior externo, 201
-- vesical, 238
- vertebrais anterior e posterior internos, 201
Polegar, 388
Ponte, 80, 113
Porção
- caudal aberta do tubo neural, 6
- supravaginal do colo do útero, 8
- vaginal do colo do útero, 8

Posição
- anatômica do corpo, 26
- de expiração, 144
- de inspiração, 144
- de litotomia, 35
- dos membros de um vertebrado terrestre tetrápode primitivo, 21
- dos músculos suboccipitais, 178
- funcional do pé, 478
Posterior, 26, 263
Potencial da membrana, 86
Prega(s)
- anais, 230
- axilar anterior, 394, 399
- da articulação metacarpofalângica, 388
- da cápsula articular, 452
- de extensão
-- distal, 390
-- proximal, 390
- distal
-- da articulação interfalângica, 388
-- do punho, 388
- interdigitais, 413
- média, 388
- metapleural, 3
- neural, 6, 82
- proximal
-- da articulação interfalângica, 388
-- do punho, 388
- sinovial, 462
-- meniscoide da cápsula articular, 132
- tenar interfalângica, 388
- transversal
-- distal, 388
-- proximal, 388
- umbilical
-- lateral, 220, 225
-- medial, 220, 221, 225
-- mediana, 220
- urogenitais, 230
Prensa abdominal, 164
Pré-polegar, 20
Prepúcio
- do clitóris, 188, 196, 240, 243-247
- do pênis, 561
Primeira costela (costela I), 141
Primeiro metatarsal, 40
Primeiro ramo do nervo plantar lateral, 582

Primórdio
- da glândula tireoide, 10
- da traqueia com brotamento pulmonar, 10
- do coração, 6
- do corpo vertebral, 7, 112
- do disco intervertebral, 112
- hepático, 13
Processo(s)
- acessório, 114, 121
- articular
-- cápsula, 130
-- inferior, 110, 114, 116-121, 124-127, 132, 135
-- superior, 110, 114-127, 132, 135, 138, 139, 145-147
- coracoide, 32, 40, 65, 173, 250-255, 257, 262, 270-280, 282, 315, 317, 319, 323, 325-327, 349, 377, 379, 380, 396, 397, 400, 403
-- escápula, 275, 377
- coronoide, 260-263, 288-292, 294, 329
-- cabeça do úmero, 321
-- fraturado, 292
- costiforme, 110, 114, 118, 120, 121, 124, 125, 127, 138, 139, 155, 157, 169, 175, 177
-- da vértebra I, 169
-- processo mamilar, 155
- da 1ª semana de desenvolvimento embrionário, 5
- de fecundação, 5
- espinhoso(s), 33, 110, 173, 252, 315
-- de C VII, 35, 109, 155, 157, 173, 252, 313, 315
-- de L I, 109, 140, 524, 572
-- de L IV, 109, 148, 209, 524, 572
-- de L V, 151, 525
-- de T I, 35, 109, 140, 173
-- de T II, 35, 109, 173
-- de T III, 35, 173
-- de T IV, 173
-- de T XII, 35, 109, 173, 313, 379
-- do áxis, 178, 179
-- vértebra proeminente, 155, 157
-- vertebral, 124
- estiloide
-- da ulna, 31-33, 40, 250, 251, 260, 262-267, 294-299, 301, 303, 306, 390

P Proeminência

-- do rádio, 30-33, 251, 259-267, 269, 294-296, 298-300, 303, 306, 331, 390, 411
-- temporal, 11
- lateral
-- da tuberosidade do calcâneo, 437, 439
-- do tálus, 439
- mamilar, 114, 120, 121
- mastoide, 33, 128, 130, 155, 159, 178, 179, 211
-- da cabeça, 211
-- do temporal, 130
- maxilar, 10
- medial da tuberosidade do calcâneo, 437, 438, 439
- notocordal, 6
- posterior do tálus, 437-439, 488, 513
-- tubérculo
--- lateral, 488
--- medial, 488
---- do tálus, 437
- supracondilar, 256, 407
- transverso(s), 3, 7, 33, 43, 110, 114-119, 126, 128, 130-132, 134, 140, 143-145, 157, 173, 179, 252, 315
-- com o sulco do nervo espinal, 117
-- costiforme, 126
-- de C I a C IV, 173, 315
-- de C VII, 179
- vaginal, 225, 232, 233
-- do peritônio, 233
--- obliterado, 225
-- obliterado, 232, 233
- xifoide, 32, 40, 140, 142, 161, 163, 169, 180, 184, 207, 349
-- do esterno, 167
Proeminência
- cárdio-hepática, 10
- laríngea, 32
Profundo, 26
Prolapso
- ou hérnia de disco intervertebral, 138
- uterino, 271
Prolongamento de astrócito, 101
Promontório, 110, 111, 113, 123, 136, 146-151, 195, 442, 495, 499, 520, 521
Pronação
- dolorosa, 297
- e supinação da mão direita, 296
Proporções normais do corpo, 22

Prosencéfalo, 10, 80
Próstata, 113, 191, 196, 197, 220, 232, 237, 239, 561, 575
Proteoglicano, 47
Prótese
- articular, 42
- total da articulação do quadril, 48
Protuberância
- cardíaca, 2
- mentual, 32
- occipital
-- externa, 33, 128-130, 159, 173, 178-180, 313
-- interna, 128
Proximal, 26
Pseudoartrose, 42
Pseudo-hermafroditismo
- feminino, 231
- masculino, 231
Púbis, 19, 40, 43, 146, 147, 427, 448, 453
Pudendo
- feminino, 190
- reconstruído, 246
Pulmão, 24, 181, 215
- com artérias e veias pulmonares, 3
Punção articular, 42

Q

Quadrante
- inferior
-- direito, 207
-- esquerdo, 207
- superior
-- direito, 207
-- esquerdo, 207
Quarto nervo digital palmar comum, 385
Quiasma
- crural, 531
- plantar, 531

R

Radial, 20, 26
Radículas
- anteriores, 89
- posteriores, 89
Rádio, 18, 20, 21, 40, 43, 250, 259, 261, 263-267, 288-292, 295, 296, 298-303, 306, 308, 329, 331, 333, 337, 356, 357, 359, 364-366, 367, 407, 409
Radiografia
- convencional do cotovelo direito, 292
- da articulação do quadril, 447
- da coluna cervical, 129
- do acetábulo direito de uma criança, 427
- do pé, 488
Rafe
- da uretra, 244, 245
- do músculo iliococcígeo, 171, 193, 194
- do períneo, 188, 230, 240
- do pudendo períneo, 230
Raios
- da nadadeira, 3
- laterais, 480
- mediais, 480
- medulares, 77
Raiz
- anterior, 89, 96, 97, 103, 134, 205, 374, 555
- aórtica, 3
- capilar, 38
- do pênis, 237
- dorsal, 7
- lateral do nervo mediano, 387
- medial do nervo mediano, 387
- nervosa
-- comprimida, 139
-- no forame intervertebral, 138
- posterior, 89, 96, 97, 103, 134, 205, 374, 555
-- sensitiva, 105
- ventral, 7, 112
-- da aorta, 12
Ramo(s)
- acromial, 369, 396
- anterior(es), 88, 89, 97, 134, 153, 205, 548, 552
-- dos nervos espinais, 374
- arterial aferente, 74
- articular, 387
- ascendente, 568
- calcâneos, 543, 557, 565, 584
-- laterais, 557, 581, 584
-- mediais, 557, 581
- carpal
-- anterior dorsal
-- dorsal, 369, 415
- circunflexo ilíaco
-- superficial, 543
-- profundo, 543
- colateral, 199

- comunicante, 88, 89, 97, 103, 205, 413, 543, 557, 580, 581, 584
-- branco, 88, 89, 97, 103, 205
-- cinzento, 88, 89, 97, 205
-- fibular, 557
-- mediano, 413
-- ulnar, 413
- cutâneo(s)
-- anterior, 88, 205, 379, 550
--- do(s) nervo(s)
---- femoral, 553
---- intercostais, 95
-- do nervo fibular profundo, 557
-- lateral, 88, 199, 205, 550, 555, 379
--- dos nervos intercostais, 95
-- medial, 199
-- plantares, 565
- da(s) artéria(s)
-- axilar, 368
-- braquial, 368
-- circunflexa femoral medial, 573
-- digitais palmares próprias, 413
-- profunda do pênis, 239
-- radial, 368
-- subclávia, 368
- deltoide, 369
- deltóideo, 401
- descendente, 568
- do clitóris, 230, 242-245
-- músculo isquiocavernoso, 190
- do ísquio, 147, 171, 188, 192, 193, 195, 427
- do pênis, 237
-- músculo isquiocavernoso, 191
- dorsal, 7, 199, 378, 385
-- do nervo ulnar, 378, 385
- e veia circunflexos ilíacos superficiais, 215
- escrotais
-- anteriores, 551
-- posteriores, 238
- espinal, 199
- esternais, 199
- femoral, 212, 221, 551, 567
-- do nervo genitofemoral, 567
- fibular comunicante, 549
- genital, 212, 221, 551
- inferior do púbis, 147, 171, 188, 190, 191, 193, 197, 237, 244, 426, 427
- infrapatelar, 553
- intercostais anteriores, 198, 199
- labiais
-- anteriores, 242

-- posteriores, 242, 243
- lateral para os nervos clúnios, 555
- maleolares
-- laterais, 543, 581
-- mediais, 543, 581
- mamários
-- laterais, 199, 217
-- mediais, 217
- meníngeo, 88, 89, 97, 205
- motores do nervo radial, 396
- muscular, 238, 407, 543, 548, 552, 553, 559, 579, 581, 584
-- do nervo radial, 405
-- tenar, 387
- obturatório, 220, 221
- palmar, 413
-- do carpo para a rede palmar do carpo, 415
-- do nervo
--- mediano, 387, 408, 412
--- ulnar, 378, 385, 412
-- superficial, 369
- peitoral, 369, 396, 401
- perfurante, 199, 213, 217, 369, 415, 543, 580, 581, 586
-- distais, 583
-- proximais, 583
- perineais, 555, 576
-- do nervo cutâneo femoral posterior, 560
- plantar profundo da artéria dorsal do pé, 582
- posterior, 88, 89, 95, 97, 153, 205, 213, 374, 548, 552
-- artéria interóssea, 369
--- anterior, 369
-- dos nervos espinais, 95, 374
- profundo, 385, 407, 543
-- da artéria plantar lateral, 582
-- do nervo radial no canal supinador, 383
-- medial, 583
- púbico, 218, 221, 566, 568
-- superior, 218
- superficial, 385, 407, 543
-- ascendente, 211
-- do nervo radial, 378, 383
-- superior do púbis, 147, 188, 192, 193, 227, 237, 426, 427, 499
- terminal sensitivo do nervo interósseo anterior do antebraço, 415
- venoso eferente, 74
- ventral, 7, 153
Receptores da pele, 89

Recesso(s)
- axilar, 275, 276, 278, 282
- costodiafragmático, 181
- poplíteo, 456, 462
- saciforme, 289, 290, 291
Reconstrução do pudendo, 246
Rede
- acromial, 405
- anastomótica, 13
- arterial
-- do cotovelo e do epicôndilo lateral, 410
-- do joelho, 566
- calcânea, 580, 581
- capilar
-- da metade inferior do corpo, 70
-- da metade superior do corpo, 70
-- do sangue da veia porta, 71
-- no saco vitelino, 12
-- pulmonar, 70
- carpal dorsal, 369, 410, 415
- do testículo, 234
- dorsal do carpo, 415
- palmar do carpo, 415
- patelar, 569
- venosa dorsal, 371, 391
-- do pé, 545, 562
Redução
- completa de uma hérnia, 226
- da luxação do ombro, 275
Reflexão da membrana sinovial, 444
Reflexo(s)
- aquileu, 97
- bicipital, 97
- do músculo quadríceps, 97
- do tendão do calcâneo, 97
- exteroceptivo polissináptico, 96
- intrínsecos clinicamente importantes, 97
- miotático monossináptico, 96
- patelar, 97
- tricipital, 97
Reforço capsular ligamentar, 276, 277
Regeneração de um nervo periférico após transecção, degeneração walleriana, 105
Região(ões)
- anal, 37, 188, 560
- antebraquial
-- anterior, 37
-- posterior, 37
- anterior do braço, 37
- axilar, 36, 37

- braquial posterior, 37
- calcânea, 37
- carpal
-- anterior, 37
-- posterior, 37
- caudal do esclerótomo, 112
- cervical, 36
-- lateral, 36
-- posterior, 36
- cranial do esclerótomo, 112
- crural
-- anterior, 37
-- posterior, 37
- cubital
-- anterior, 37
-- posterior, 37
- da bochecha, 36
- de transição
-- cérvico-occipital, 111
-- cervicotorácica, 111
-- lombossacral, 111
-- toracolombar, 111
-- deltóidea, 36, 37
- do corpo, 36
- dorsal da mão, 37
- epigástrica, 207
- escapular, 36, 37
- esternocleidomastóidea, 36
- femoral
-- anterior, 37
-- posterior, 37
- frontal, 36
- genicular
-- anterior, 37
-- posterior, 37
- glútea, 30, 37
- hipoecogênica, 449
- infraescapular, 36
- inframamária, 36
- infraorbital, 36
- infratemporal, 36
- inguinal, 36, 207
-- direita, 207
-- esquerda, 207
- interescapular, 36
- lateral
-- direita, 207
-- esquerda, 207
- mentual, 36
- nasal, 36
- occipital, 36
- oral, 36
- orbital, 36
- parietal, 36
- parotideomassetérica, 36
- peitoral, 36

-- lateral, 36
- perineal, 37, 188
- periumbilical, 207
- pré-esternal, 36
- púbica, 36, 207
- retromaleolar lateral, 37
- supraescapular, 36
- temporal, 36
- toracolombar, 126
- umbilical, 36, 207
- urogenital, 37, 188, 560
- vasculares, 74
- vertebral, 36
-- com sulco dorsal, 30
- zigomática, 36
Regra
- da área palmar, 23
- de tudo ou nada, 60
- do convexo-côncavo, 51
Relevos ósseos palpáveis, 32
Resíduo do notocórdio, 3, 7
Resistência da articulação do quadril, 451
Resquícios do notocórdio, 112
Ressonância magnética
- da articulação do joelho, 468, 469
- da coluna cervical, 129
- da região lombar da coluna vertebral normal, 137
- do pé direito, 489
Retículo endoplasmático granular, 86
Retináculo(s)
- dos músculos
-- extensores, 57, 59, 359, 360, 390, 410, 411
-- flexores, 302, 303, 357, 358, 362-366, 385, 387, 408, 412, 418, 419, 533, 581
- inferior dos músculos
-- extensores, 532, 533, 581, 584, 585
-- fibulares, 533
- lateral da patela, 457, 501
- medial da patela, 501
-- longitudinal, 457
-- transverso, 457
- superior dos músculos
-- extensores, 532, 533, 581, 584, 585
-- fibulares, 533
Reto, 190, 197, 237, 240, 448, 561
- ampola retal, 196

Retorno venoso em direção ao coração, 73
Retropé, 437
Rim, 3, 13, 24, 175
Ritmo escapuloumeral, 287
Rizartrose, 48
Rombencéfalo, 80
Rostral, 26
Rotação, 21, 50, 286
- dos membros nos ancestrais dos mamíferos, 21
- lateral do ângulo inferior, 286
Ruptura
- do ligamento, 466, 467
-- cruzado anterior, 467
- do tendão do calcâneo, 506

S

Saco
- dural, 136, 139
- herniário, 222, 227
- vitelino, 6, 8
Sacrais anteriores, forames, 151
Sacro, 33, 40, 43, 110, 111, 113, 114, 122, 136, 146-148, 150, 151, 155, 157, 169, 172, 194-196, 321, 379, 423, 427, 442, 453, 497, 503, 520, 572
- face auricular, 150
Sagital, 26
Sarcolema, 62
Sarcômero, 62, 63
Sarcopenia, 60
Sarcoplasma, 63
Secreção
- endócrina, 79
- neurócrina, 79
- parácrina e autócrina, 79
Segmento
- da medula espinal, 88, 96
- de transmissão, 86
- hepático da veia cava inferior, 13
- inicial do axônio, 105
- receptor, 86
- renal da veia cava inferior, 13
- sacrocardinal da veia cava inferior, 13
- terminal, 86
Seio
- coronário, 13
- do epidídimo, 234
- do tarso, 436, 437
- esfenoidal, 129

- intermédio, 77
- lactífero, 216
- marginal, 77
- medular, 77
- portal, 13
- urogenital, 230
Sela turca, 129
Semilunar, 40, 264-267, 300, 301, 303, 306, 308, 335
Sentido
- caudal, 26
- cranial, 26
- da transmissão, 86
- do fluxo sanguíneo colateral, 568
Septo(s)
- da decídua, 9
- do clitóris, 245
- do pênis, 236
- intermuscular
-- anterior, 540, 585
-- lateral, 65, 356, 400, 405, 540
--- do braço, 65, 356, 400, 405
-- medial, 65, 356, 400, 540
--- da coxa, 540
--- do braço, 65, 356, 400
-- posterior, 66, 540, 585
--- da perna, 66, 585
-- vastoadutor, 553, 568
- lateral da planta, 534
- longitudinais de matriz cartilaginosa, 16
- medial da planta, 534
- plantar lateral, 541, 587
- plantar medial, 541, 587
- transversais, 16
Séptulo do testículo, 234
Sinal(is)
- da garrafa positivo na mão direita, 386
- de Froment, 384
- de Trendelenburg, 554
- do coxim de gordura, 293
Sinapse em forma de espinha, 87
Sinartroses, 42
Sinciciotrofoblasto, 8, 9
Sincondroses, 42, 43
Sindactilia, 14
Sindesmose, 42, 477
- tibiofibular, 40, 43, 434, 471, 476
Síndrome(s)
- adrenogenital, 231
- compartimental na perna, 67
- compressiva do plexo braquial, 377

- costoclavicular, 377
- da abertura torácica, 104
- da compressão radial distal, 104
- da incisura da escápula, 104
- da loja de Guyon, 104
- de hiperabdução, 377
- de Howship-Romberg, 104
- de Wartenberg, 104
- do espaço axilar lateral, 104
- do impacto, 280
- do ligamento inguinal, 104
- do piriforme, 104
- do pronador redondo, 104
- do sulco do nervo ulnar, 104
- do supinador, 104
- do túnel
-- cubital, 104
-- do carpo, 104
-- do nervo ulnar, 104
-- fibular, 104
-- tarsal
--- anterior, 104
--- posterior, 104
- escalênica, 377
Sínfise púbica, 32, 40, 43, 111, 113, 146-149, 151, 161, 163, 171, 183, 192-197, 232, 237, 240, 423, 427, 442, 495, 520, 521, 561, 566, 567, 576
Sinostose, 19, 42, 43
Sinovectomia, 42
Sinóvia, 15, 46
Sinoviócitos, 46
- do tipo A, 46
- do tipo B, 46
Sinusoide hepático, 13
Sistema(s)
- circulatório, 70
- circunferencial
-- externo, 41
-- interno, 41
- de fibras cruzadas do anel fibroso, 124
- de Havers, 41
- de ligamentos das articulações, 45
- de túbulos
-- L, 62
-- T, 62
- digestório, 70
- esquelético, 14
- intersticial, 41
- linfático, 76
- vegetativo, 102
Sítio doador, 215
Somatopleura, 6, 7

Somitos, 6, 153
- cervicais, 153
- coccígeos, 153
- das placas laterais, 6
- lombares, 153
- occipitais, 153
- sacrais, 153
- torácicos, 153
Subíntima, 45
Substância
- branca, 81, 89
- cinzenta, 89
Sulco(s)
- capitulotroclear, 257, 288, 289, 291
- da artéria
-- subclávia, 143
-- vertebral, 116, 117, 131
- da costela, 181, 213, 215
- da veia subclávia, 143
- deltopeitoral, 207, 371, 394
- do calcâneo, 436
- do músculo subclávio, 254
- do nervo
-- espinal, 116, 117, 128, 134, 135
-- radial, 256, 327, 347
-- ulnar, 256, 257, 288, 290, 333, 385
- do tálus, 437
- do tendão do músculo fibular longo, 437
-- do hálux, 436, 437
-- do tubérculo hálux lateral, 437
- genitofemoral, 246
- hipobranquial, 3
- infraglúteo, 30, 209, 564, 570
- inguinal, 30
- interglúteo, 423
- intertubercular, 173, 256-259, 271, 274-276, 279, 317, 321, 323, 325, 351, 380, 405
- maleolar, 434
- neural, 6, 82
- plantar
-- lateral, 582
-- medial, 582
- primitivo, 6
- supra-acetabular, 426
- telodiencefálico, 80
- vertebral, 209
Superficial, 26
Superior, 26
Sustentação do arco longitudinal, 483

Sustentáculo do tálus, 436-438, 470, 473-476, 481, 482, 485, 488, 513

Sutura
- lambóidea, 33
- sagital, 33

T

Tabaqueira anatômica, 390, 411
Tálus, 19, 40, 43, 436, 470, 471-477, 480-483, 485, 488, 489, 507, 508, 511, 538
Tampão mucoso no canal do colo do útero, 8
Tarso (ossos tarsais), 436
Tecido, 16, 17, 55, 137, 139, 216, 224
- adiposo
-- epidural, 137, 139
-- pré-peritoneal, 224
- conjuntivo
-- interlobular, 216
-- mesenquimal, 17
- e músculos eréteis do pênis, 237
- eréteis, 243, 561
- ósseo
-- compacto, 17
-- da epífise, 16
-- esponjoso, 16, 17, 55
--- primário, 16
--- secundário, 16
-- lamelar, 17
-- maduro, 17
Técnica de bloqueio do nervo pudendo, 560
Tela subcutânea, 65, 187, 222, 484
Tela subserosa, 218, 227
Telencéfalo, 80
Tempo de duração da gravidez, 4
Temporal, 26, 33, 130
Tendão(ões)
- acessório do músculo supraespinal, 277
- da cabeça longa do músculo bíceps braquial, 276, 283, 284, 395-397, 400
-- no sulco intertubercular, 277
- da patela, 65
- de Aquiles, 506, 564, 580, 581
- de inserção
-- comum parte superficial da pata de ganso, 522
-- do músculo

--- extensor
---- curto do hálux, 511, 484
---- curto dos dedos, 511
---- do indicador, 411
---- dos dedos, 390
---- longo do hálux, 484
--- fibular
---- curto, 505
---- longo, 505, 511, 536-538
--- flexor
---- curto dos dedos, 484
---- curto e longo dos dedos, 484
---- longo do hálux, 484, 485
---- longo dos dedos, 484, 513
---- ulnar do carpo, 299
--- grácil, 499
--- quadríceps femoral, 501
--- reto femoral, 457
--- semimembranáceo, 579
--- supraespinal, 285
--- tibial
---- anterior, 538
---- posterior, 508, 509, 537, 538
--- vasto intermédio, 457
-- variável para a cápsula da articulação metatarsofalângica do hálux, 532
- de origem comum, 503
- de pressão, 64
- de tração, 64
- do calcâneo, 31, 57, 59, 482, 507, 528, 530, 533, 540
- do músculo
-- abdutor longo do polegar, 364-366, 416
-- bíceps braquial, 273, 275, 276, 278, 289, 406, 408
--- cabeça longa, 273, 275, 276, 278
-- extensor
--- curto do polegar, 416
--- do(s) dedo(s), 305, 354, 361
---- aponeurose, 354
---- e extensor do indicador, 416
---- mínimo, 416
--- longo
---- do hálux, 505, 581, 584, 586
---- do polegar, 354, 416
---- dos dedos, 489, 505
---- e curto do hálux, 586
---- e curto dos dedos, 586
--- radial
---- curto do carpo, 354, 416
---- longo do carpo, 354, 416
---- ulnar do carpo, 295, 416

-- fibular
--- curto, 489
--- longo, 489, 505, 513
-- flexor
--- longo
---- do hálux, 489, 509, 541, 559
---- do polegar, 416
---- dos dedos, 489, 509, 513, 559
--- profundo dos dedos, 304, 305, 361, 413
--- radial do carpo, 364-366, 416, 418
--- superficial dos dedos, 304, 305, 361, 413, 416, 419
--- ulnar do carpo, 364-366, 419
-- iliopsoas, 445
-- palmar longo, 388, 418, 419
-- plantar, 507, 530, 540, 579
-- poplíteo, 456
-- quadríceps femoral, 459, 462, 463
-- sóleo, 489
-- subescapular, 283, 284
-- supraespinal, 280, 281
-- tibial
--- anterior, 489, 562, 586
--- posterior, 489
- e bainha tendínea do músculo extensor ulnar do carpo, 301
- e mecanismos de apoio à função muscular, 64
- e suas bainhas no túnel do carpo, 416
- extensor, 413
- intermediário, 313
- superficiais do músculo flexor superficial dos dedos, 408
Terminações nervosas livres, 38
Termos de orientação, 26, 34
Teste(s)
- da gaveta, 465
- de desvio do pivô, 465
- de flexão na posição ortostática, 150
- de Lachmann, 465
- de subluxação anterior dinâmica, 465
- de valgo e varo, 465
- funcionais dos ligamentos capsulares, 465
Testículo(s), 24, 224, 225, 234, 239, 561
- abdominal, 232
- com a lâmina visceral da túnica vaginal, 233
- ectópicos, 232
- inguinais, 232

- transmissão de informação por meio de hormônios, 79
Testosterona, 230
Teto do acetábulo, 441, 445, 447, 452, 501
- cartilaginoso, 452
Tíbia, 19, 21, 40, 43, 56, 58, 65, 422, 425, 432, 434, 435, 454, 456-458, 461-463, 468-471, 474, 476, 477, 480, 482, 485, 488-490, 499, 501, 503, 508, 520, 528, 532, 533, 540, 562, 581, 585, 586
Tibial, 26, 481
- posterior, 481
Timo, 76
Tipos de ossificação, 17
Tonsila
- faríngea, 76
- lingual, 76
- palatina, 76
Topografia e estrutura do sistema nervoso, 84
Tórax, 24, 108
Torção do úmero, 258, 259
Trabécula(s), 17, 77
- de compressão, 429
- de tensão, 429
- do osso esponjoso, 41
- do tecido ósseo esponjoso, 17
- ósseas, 16
Transição
- da incisura troclear em processo coronoide, 260
- toracoabdominal, 182
Transversal, 26
Transverso, 26
Trapézio, 40, 264-267, 300, 303, 306-308, 329, 335, 411, 416
Trapezoide, 40, 264-267, 300, 301, 303, 306, 308, 337
Traqueia, 3, 113, 175
Tratamento conservador com gesso, 55
Trato
- iliopúbico, 221
- iliotibial, 56-59, 66, 424, 496, 497, 521-525, 528, 530, 540, 554, 566, 569, 573, 578, 579, 584
- piramidal, 98
Triângulo(s)
- assimétricos do quadril, 141
- da dor, 221
- de Bochdalek, 182
- de Hesselbach, 220, 227

T Trígono

- de von Hochstetter, 573
- do desastre, 221
- sacral, 209

Trígono
- anterior carótico, 36
- cervical lateral, 392
- clavipeitoral, 36, 37, 394
- do músculo oblíquo interno do abdome, 174
- esternocostal, 182
- femoral, 36, 37, 566
- inguinal, 219
- lombar, 36, 174, 210
-- inferior (de Petit), 210
-- superior (de Grynfelt), 210
- lombocostal, 169, 182
- muscular (omotraqueal), 36
- sacral, 31
- submandibular, 36
- submentual, 36
- suboccipital, 211

Trocanter
- maior, 32, 33, 40, 133, 422, 423, 425, 428-431, 440-442, 444, 446-448, 452, 495, 497, 499, 501, 503, 525, 572, 573
-- do fêmur, 503
- menor, 40, 163, 422, 425, 428, 431, 440-442, 444, 445, 447, 495, 497, 499, 501, 503
-- do fêmur, 503

Tróclea
- do tálus, 488, 511
- do úmero, 256-258, 261, 288, 289, 291, 292

Trofoblasto, 5

Tronco(s)
- braquiocefálico, 12, 71, 199, 368, 369, 375, 377, 396, 403
- broncomediastinal, 202
-- direito, 202
-- esquerdo, 202
- celíaco, 71
- costocervical, 199, 369, 393
- das veias cardinais, 13
- inferior, 374, 375
- intestinais, 202
- jugular
-- direito, 202
-- esquerdo, 202
- lombar
-- direito, 202
-- esquerdo, 202
- lombossacral, 549
- médio, 374, 375
- simpático, 102, 212

- subclávio
-- direito, 202
-- esquerdo, 202
- superior, 374, 375
- tibiofibular, 581
- tireocervical, 199, 369, 393, 403, 405

Tropomiosina, 63
Troponina, 63
Tuba uterina, 5, 190, 196, 240, 561
Túber isquiático, 32, 33, 40, 146-148, 150, 151, 171, 188, 189, 192, 193, 195, 197, 238, 242, 423, 425-427, 440, 442, 443, 497, 503, 525, 540, 560, 567, 571, 572, 574, 576, 577

Tubérculo(s)
- anterior, 114, 116, 117, 128, 134, 159
-- do atlas, 131
- conoide, 254
- da costela, 115, 140, 143-145
- de Gerdy, 522
- do adutor, 428, 523
- do escafoide, 32, 251, 264, 267, 303
- do músculo
-- escaleno anterior, 143
-- serrátil anterior, 143
- do processo transverso, 144
- do trapézio, 32, 251, 264, 266, 267, 299, 302, 303, 306, 329
- dorsal, 260, 262, 263, 266, 267, 294-296, 298, 301, 333, 354, 355, 359, 411
-- do rádio, 354, 355, 359, 411
- dos adutores, 454
- genitais, 230
- glenoidal menor, 285
- ilíaco, 426
- infraglenoidal, 255, 274, 326, 327
- lateral, 436, 438, 474
- maior, 32, 33, 40, 173, 251, 256-259, 271, 272, 274, 276-279, 283-285, 317, 321, 323, 325-327, 349, 376, 405
-- do úmero, 259
- medial, 436-438, 482, 485
- menor, 32, 40, 173, 251, 256-259, 271, 272, 274, 276, 279, 284, 317, 321, 323, 325, 405
-- do úmero, 259

- posterior, 114, 116, 117, 128, 129, 134, 155
-- do arco posterior do atlas, 129
-- do atlas, 131
- púbico, 32, 146-149, 163, 194, 195, 218, 423, 425, 426, 440, 442, 495, 566, 567
- sublime, 288, 290-292
- supraglenoidal, 255, 274, 283, 325

Tuberosidade
- da falange distal, 264, 305, 306
- da tíbia, 31, 32, 40, 56, 58, 65, 423, 425, 432, 434, 435, 454, 457, 459, 461, 466, 499, 501, 505, 524, 528, 529, 562
- da ulna, 260, 261, 263, 288, 291, 294, 296, 325, 329
-- tendão de inserção do músculo braquial, 325
- do calcâneo, 30, 33, 423, 436, 437-439, 470, 480, 488, 506, 508, 509, 513, 533-537, 564
- do cuboide, 437, 508
- do músculo deltoide, 256, 319
- do navicular, 423, 473
- do quinto metatarsal, 32, 423, 436, 437, 439, 470, 472, 481, 488, 508, 509, 511, 532-534, 537, 538
- do rádio, 260, 261, 263, 288, 290-292, 294, 296, 325, 329
-- tendão de inserção do músculo bíceps braquial, 325
- do sacro, 122, 150, 151
- glútea, 428, 440, 497, 503
- ilíaca, 147, 150, 151, 426, 427
-- face glútea, 147
- mamilar, 80
- sacral, 123

Tubo
- intestinal, 6, 7, 13, 112
- neural, 2, 3, 6, 7, 10, 80, 81, 82

Túbulos seminíferos contorcidos, 234

Tumor testicular, 235

Túnel
- do carpo, 303, 365, 366, 416
- radial, 383, 406
- ulnar, 303, 412, 416

Túnica
- adventícia, 72
- albugínea, 234, 238, 239, 245
-- do corpo
--- cavernoso, 236
--- esponjoso, 236

- dartos, 233
- íntima, 72, 462
- média, 72
- subíntima, 462
- vaginal do testículo, lâmina
-- parietal, 234
-- visceral, 234

U

Ulna, 14, 18, 20, 21, 40, 43, 250, 261, 263, 264, 288-292, 298-303, 308, 326, 331, 333, 337, 359, 364-367, 380, 390, 407, 409
- processo coronoide, 288

Ulnar, 20, 26

Ultrassonografia da articulação do quadril, 449

Umbigo, 30, 31, 184-186, 207, 214, 220, 228

Úmero, 14, 18, 20, 21, 40, 65, 172, 173, 250, 259, 261, 262, 270-272, 274, 278, 279, 281, 288-292, 296, 321, 323, 329, 331, 356, 357, 377, 400, 405, 407
- em abdução máxima, 377
- epicôndilo medial, 329
- músculo tríceps braquial, 289

Unco
- do corpo, 114, 116, 117, 134, 135
-- vertebral, 116, 134, 135

Uncoartrose avançada, 135

Unha distal, 305

União das raízes do nervo mediano, 374

Unidade
- lobular do ducto terminal (ULDT), 216
- motora, 63

Ureter, 24, 196, 232, 561

Uretra, 232, 239, 244, 561
- parte
-- esponjosa, 196, 236, 237
-- membranácea, 191, 196
-- prostática, 196, 197

Útero, 196, 240, 561, 575

V

Vagina, 8, 188, 190, 197, 240, 244, 561, 575

620

- óstio da, 188
Valgo, 27
Válvula, 77
Varicocele, 235
Varizes
- primárias, 545
- secundárias, 545
Varo, 27
Vascularização da pele, 38
Vaso(s)
- branquial, 3
- circunflexos ilíacos profundos, 220
- de Havers no canal de Havers, 41
- do colo do fêmur, 445
- epigástricos inferiores, 220, 221, 223-225
- femorais, 223
- glúteos
-- inferiores, 572, 573
-- superiores, 572, 578
- haversiano, 17
- iliolombares, 212
- intercostais, 216
- linfático(s), 38, 70
-- aferentes, 77
-- eferente, 77
-- intercostais, 202
-- periféricos aferentes, 76
-- superficiais da parede
--- abdominal, 203
--- torácica, 203
- obturatórios, 221
- perfurantes coletores, 77
- poplíteos, 578
- pudendos
-- externos, 238
-- internos, 238, 242
- retais inferiores, 238, 242
- sanguíneo(s), 15-17, 46, 64, 78, 112, 388
-- aferente, glândulas endócrinas, 78
-- da diáfise, 16
-- e medula óssea, 46
-- epifisiais e metafisários, 16
-- intersegmentar, 112
-- maternos, 8, 9
-- no canal
--- da cartilagem, 15
--- de Havers, 17
- tibiais posteriores, 471
- torácicos internos, 213
Veia(s)
- arqueada posterior da perna, 545

- axilar, 71, 200, 202, 371, 377
- ázigo, 13, 71, 200, 201, 213
- basílica, 71, 217, 356, 370, 371, 373, 388, 389, 391, 397, 400, 406
- basivertebrais, 137, 201
- braquial, 71, 356, 371, 373, 395
- braquiocefálica
-- direita, 200, 201, 392
-- esquerda, 13, 71, 200
- cardinal
-- caudal, 12, 13
-- cranial, 12, 13
- cava
-- inferior, 13, 70, 71, 175, 183, 200-202, 212, 213, 235
-- superior, 13, 70, 71, 200-202, 392
- cefálica
-- acessória, 370, 391
-- no sulco deltopeitoral, 392, 394, 398
- cervical transversa, 392
- circunflexa(s), 200, 206, 239, 544, 545, 546, 563
-- femorais
--- laterais, 544
--- mediais, 544
-- ilíaca
--- profunda, 200
--- superficial, 200, 206, 545, 546, 563
- cremastérica, 235
- cutânea femoral anterior, 545, 546
- da coluna vertebral, 201
- de Boyd, 545
- de Cockett, 545
- de Dodd, 545
- de drenagem comprimida, 239
- digitais
-- dorsais, 371, 391
-- palmares, 371
-- plantares, 544
- do bulbo
-- do pênis, 238
-- do vestíbulo, 242
- do ducto deferente, 235
- dorsal, 236-239, 242, 245
-- profunda
--- do clitóris, 242, 245
--- do pênis, 236-238
-- superficial
--- do clitóris, 245
--- do pênis, 236-238
- emissárias, 239

- epigástrica
-- inferior, 200, 201
-- superficial, 200, 206, 214, 545, 546, 563
-- superior, 201
- escrotais posteriores, 238
- esplênica, 13, 71
- facial, 392
- femoral, 71, 200, 201, 206, 448, 545, 566
-- profunda, 544
- femoropoplítea, 545
- fibulares, 544
- geniculares, 544
- gonadal esquerda, 13
- hemiázigo, 13
-- acessória, 200
- hepática, 70, 71
-- esquerda, 13
- ilíaca
-- comum, 71, 200
--- esquerda, 13
-- externa, 71, 200, 201, 544-546
-- interna, 71, 200, 238
-- iliolombar, 200
- intercapitulares, 371, 391
- intercostal(is)
-- anteriores, 201
-- posteriores, 200, 201
-- direita, 200
-- suprema, 200
- intermédia
-- basílica, 370, 371
-- cefálica, 370
-- do antebraço, 370, 371, 389, 406
-- do cotovelo, 370, 371, 388, 389
--- profunda, 370
- interósseas anteriores, 371
- intestinal, 3
- intracranianas, 71
- intraforaminais, 137
- jugular
-- anterior, 392
-- externa, 71, 200, 206, 392, 393
-- interna, 71, 76, 175, 200-202, 373, 392, 393, 399
--- direita, 392
- labiais posteriores, 242
- lombar(es), 200, 201
-- ascendente, 200
-- I a IV, 200
- mesentérica
-- inferior, 71
-- superior, 13, 71
- metacarpais palmares, 371

- metatarsais plantares, 544
- musculofrênica, 201
- occipital, 392
- ovárica, 71
- paraumbilicais, 200, 220
- perfurante, 370, 371, 389, 406, 545
- perineais, 242
- periumbilicais, 206
- plantar
-- lateral, 544
-- medial, 544
- poplítea, 71, 544, 545
- porta do fígado, 13, 70, 71
- profundas
-- do clitóris, 242, 245
-- do pênis, 238
- pudenda
-- externa, 200, 206, 545, 546, 563
-- interna, 238, 242
- pulmonar, 70
- radial, 71, 371
- renal(is), 13
-- esquerda, 71, 235
- retais inferiores, 238, 242
- sacral(is)
-- laterais, 200
-- mediana, 200
- sacrocardinal, 13
- safena
-- acessória, 544, 545, 563
-- magna, 29, 71, 200, 206, 214, 223, 544-546, 563, 580
-- parva, 489, 544-547, 565, 579, 580
- subcardinal, 13
- subclávia, 71, 76, 200-202, 371, 377, 392, 393, 395, 397, 399
- subcostal, 200, 201
- supracardinal, 13
- temporal superficial, 392
- testicular, 233, 234, 235
-- esquerda, 235
-- plexo
--- pampiniforme, 233, 235
- tibial
-- anterior, 71, 544
-- posterior, 71, 544, 545
- torácica
-- interna, 201
-- lateral, 202, 373
- toracodorsal, 371
- toracoepigástrica, 200, 206, 214, 371
- ulnar(es), 71, 371

V Ventral

- umbilical, 9, 12, 13
-- direita, 13
-- esquerda, 13
-- obliterada, 13
- vitelina, 12, 13
-- direita, 13
Ventral, 85
Ventre frontal do músculo occipitofrontal, 56, 58
Ventrículo
- direito, 70
- esquerdo, 70
Vênula, 38
- pós-capilar, 74, 75, 77
Vértebra(s)
- cervical, 110, 114, 116, 117
-- 1ª, 117
-- 2ª, 117
-- 4ª, 117
-- 7ª, 117
-- VI, 159, 175, 375, 381
-- VII, 159, 375, 381
- lombar, 110, 114, 120, 121
-- 2ª, 121

-- 4ª, 121
-- 5ª, 120, 121
-- L I, 168, 175, 442, 548, 552
-- L II, 168, 175, 552
-- L III, 168, 175
-- L IV, 442, 552
-- L V, 442, 495, 548
- proeminente, 31, 33, 35, 36, 110, 113, 128, 129, 179, 209, 376
- S I, 548
- torácicas, 110, 114
- T I, 110, 159, 375
- T III, 110, 159
- T XII, 110, 548
Vertebrados
- características dos, 3
- mamíferos, 2
Vertical, 26
Vesícula, 3, 10, 14, 75
- citoplasmática, 75
- com acetilcolina, 63
- com neurotransmissor, 87
- encefálica, 3, 80
- óptica, 10, 14

Vestíbulo
- aberto, 247
- da vagina, 190, 192, 230, 240, 243, 244, 246, 247
-- aberto, 247
Via(s)
- anteromedial, 546
- da medula espinal, 239
- de acesso interescalênica, 399
- linfáticas, 76
- posterolateral, 546
Vilosidade(s)
- do cório, 9
- primária, 8
Vínculo(s)
- curtos, 361
- longo, 361

Z

Zeugopódio, 20
Zona(s)
- articular intermediária, 15

- da remodelação da cartilagem, 16
- de cartilagem
-- colunar, 16
-- em repouso, 16
-- hipertrófica, 16
- de Obersteiner-Redlich da raiz dorsal, 99
- de ossificação, 16
- de proliferação, 16
- de reestruturação, 17
- de reserva, 16
- de transformação, 17
- dos neurônios autônomos, 81
- externa, 124, 134
-- do anel fibroso, 124, 134
- intermediária, 89
- interna
-- do anel fibroso, 124
- orbicular, 445
- pelúcida, 5
- sem cartilagem, 291
Zônula de oclusão, 75